U0293930

# 实用中医生殖医学

SHIYONG ZHONGYI SHENGZHI YIXUE

编 著 庞保珍 庞清洋

河南科学技术出版社
·郑州·

## 内容提要

中医药在生殖功能障碍的防治、生殖健康、优生优育方面具有独特而明显的优势。本书系统构建与整理了中医生殖医学学科理论体系,继承、创新了中医生殖理论与临床实践,凝练了中医名家经验与学术思想。全书分生殖总论篇、男性不育篇、女性不孕篇、辅助生殖篇、生殖健康篇、优生优育篇6篇。生殖总论篇全面、完整、系统地阐述了中医生殖医学的基本理论;男性不育篇与女性不孕篇,以中医治疗的优势病种为主,对相关疾病进行了系统论述;辅助生殖篇阐述了中医药对辅助生殖的理论探讨、临床应用与实验研究;生殖健康篇阐述了中医生殖健康理论与实践;优生优育篇论述了中医优生的理论与方法等内容。本书内容系统全面,理论上既有传承,更有创新;疾病的论述既突出中医特色优势和实用性,又融历代中医名家经验与最新研究成果于一体,重视经方的应用。本书基本体现了目前中医生殖医学的整体发展状况,可供从事生殖医学、不孕不育、妇科与男科的临床医师、科研人员及医学院校的学生参考使用。

**图书在版编目(CIP)数据**

实用中医生殖医学/庞保珍,庞清洋编著. —郑州:河南科学技术出版社,2021.2
ISBN 978-7-5725-0247-7

Ⅰ.①实… Ⅱ.①庞… ②庞… Ⅲ.①中医学－生殖医学 Ⅳ.①R211 ②R339.2

中国版本图书馆 CIP 数据核字(2020)第 265110 号

---

**出版发行**:河南科学技术出版社
　　　　　北京名医世纪文化传媒有限公司
　　　　　地址:北京市丰台区万丰路 316 号万开基地 B 座 1-115　　邮编:100161
　　　　　电话:010-63863186　010-63863168
**策划编辑**:欣　逸
**文字编辑**:郭春喜
**责任审读**:周晓洲
**责任校对**:龚利霞
**封面设计**:吴朝洪
**版式设计**:崔刚工作室
**责任印制**:苟小红
**印　　刷**:河南省环发印务有限公司
**经　　销**:全国新华书店、医学书店、网店
**开　　本**:787 mm×1092 mm　1/16　**印张**:33.625·彩页 4 面　**字数**:816 千字
**版　　次**:2021 年 2 月第 1 版　　2021 年 2 月第 1 次印刷
**定　　价**:128.00 元

---

# 作者简介

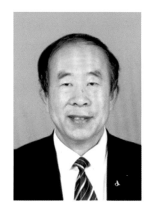

**庞保珍**,山东名中医药专家,聊城市中医医院不孕不育科主任医师,著名生殖医学、妇科及男科专家。全国首届中医药科技推广工作先进个人,2017年3月被聊城市人民政府授予"水城领军人才·杏林名医"称号。

历任世界中医药学会联合会男科专业委员会副会长,养生专业委员会副会长,一技之长专业委员会副会长,妇科专业委员会、生殖医学专业委员会常务理事;国际中医男科学会副主席;中华中医药学会生殖医学分会、男科分会、养生康复分会常务委员,妇产科分会委员;中国性学会中医性学专业委员会常务委员;中国中医药研究促进会妇产科与辅助生育分会常务委员;山东中医药学会不孕不育专业委员会副主任委员;山东中西医结合学会男科专业委员会副主任委员;山东省激光医学会生殖医学专业委员会副主任委员等。

男科与妇科双馨,生殖养生造诣深。擅治男女不孕不育、性功能障碍、输卵管阻塞、排卵障碍、前列腺炎等妇科、男科病,尤其擅长于男女不孕不育的诊治与中医辅助生殖,对不孕不育中医外治法有独到而丰富的临床经验,以六经辨证经方治疗疑难杂症经验丰富,对健康长寿之道研究颇深。

勤于笔耕,著作等身。与世界中医药学会联合会男科专业委员会创会会长曹开镛教授主持制订国内第一部中医男科标准。独立完成与主编《不孕不育中医治疗学》等专著30余部,其中主编的《中医生殖医学》荣获国家科学技术学术著作出版基金资助出版。发表论文180多篇,其中在SCI期刊发表生殖领域论文2篇。获国家级、地市级等优秀学术、科技成果奖10余项。获不孕症领域2项国家发明专利。获"发展中医男科杰出贡献奖"、2018年度"山东省老科学技术工作者协会突出贡献奖"、2019年聊城市"水城最美科技工作者"、2019年"中国老科学技术工作者协会奖"等奖项。

**健康热线:**136 0635 7986

微信公众号:庞保珍优生优育健康长寿智慧讲坛

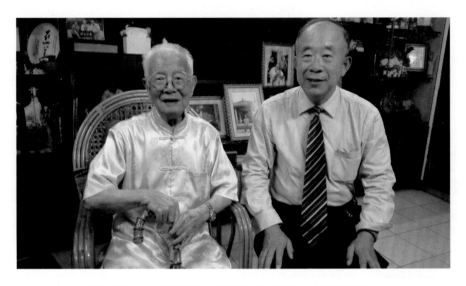

2016 年 5 月 13 日庞保珍(右)拜见首届国医大师邓铁涛(左)

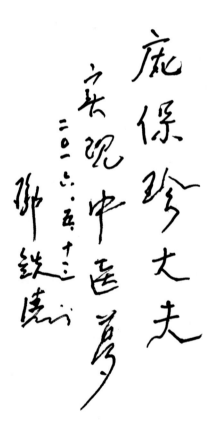

国医大师邓铁涛为庞保珍题词

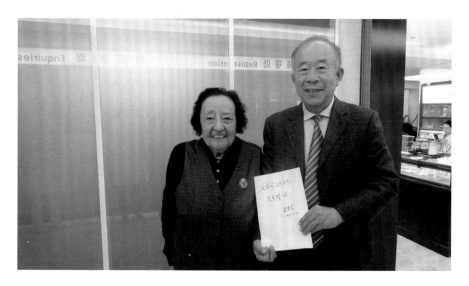

2019 年 10 月 24 日庞保珍(右)拜见恩师国医大师柴嵩岩(左)

庞保珍主任医师

大医精诚

柴嵩岩

2019. 10. 24

国医大师柴嵩岩为庞保珍题词

# 序　一

　　中医生殖医学是运用中医药理论及方法来认识和研究人类生殖问题的一门学科。中医药在生殖功能障碍的防治、优生优育和生殖健康保健方面具有悠久的历史与独特优势，但其内容散见于中医妇科学、中医男科学、中医内科学、中医外科学等学科和有关古籍文献中，对其进行系统整理、研究、发扬光大非常必要。

　　我认识山东名中医药专家庞保珍主任医师多年，他勤奋好学，读书为乐，学验俱丰，四十余年来一直精心从事中医生殖医学、妇科、男科与养生事业，可谓妇科与男科双馨，生殖养生造诣深，临床之余，笔耕不辍，近又主编《实用中医生殖医学》一书。

　　该书分为生殖总论篇、男性不育篇、女性不孕篇、辅助生殖篇、生殖健康篇、优生优育篇，系统阐述了中医生殖理论、中医治疗女性不孕和男性不育常见疾病的诊疗方法、名家经验、诊疗述评、研究进展、历代中医名家的文献精选、中医辅助生殖的优势与经验、中医生殖健康与优生优育知识等内容。本书内容全面系统，理论上有传承更有创新；疾病的阐述既突出中医特色与实用性，又融中医名家经验与最新研究成果于一体。本书的出版，对中医生殖医学理论体系的建立，临床研究的规范化开展，促进生殖健康和优生优育，具有重要意义，必将对中医生殖学科的发展起到积极的推动作用，是一部有较高实用性、科学性、先进性的好书，可供生殖医学临床、科研工作人员及医学生和研究生参考，故欣然为之序。

国医大师　柴嵩岩

2020 年 6 月 16 日

# 序　二

　　生殖医学关系到人类繁衍、家庭幸福与社会安定和谐,是世界医学领域研究的重要课题之一。中医中药在治疗生殖医学疾病方面历史悠久,具有一定的理论基础和丰富的临床实践经验,取得了较好的疗效。深入开展中医生殖医学研究,对提高生殖相关疾病的诊断和治疗水平,改善民众生殖健康和提高生活质量及优生优育等具有重要意义。

　　我认识山东名中医药专家庞保珍主任医师多年,他天赋睿智,思维灵聪,勤奋好学,读书为乐,如痴如醉,四十余年如一日,中医经典理论宏深,临床经验富邃,才华横溢,著作等身,学验俱丰,四十余年来一直精心从事中医生殖医学、妇科、男科与养生事业,可谓硕果累累,是中医生殖医学领域中知识较为全面的专家和不可多得的人才。他在临床工作之余,笔耕不辍,最近又主编《实用中医生殖医学》一书。

　　该书分为生殖总论篇、男性不育篇、女性不孕篇、辅助生殖篇、生殖健康篇、优生优育篇,系统阐述了中医生殖理论、中医治疗女性不孕和男性不育常见疾病的诊疗方法、名家经验、诊疗述评、研究进展、历代中医名家的文献精选、中医辅助生殖的优势与经验、中医生殖健康与优生优育知识等内容。本书既继承了古代中医名家的宝贵经验,又及时吸收了近代中医名家的生殖领域进展新成果;既有中医生殖理论,又有系统的中医临床实践,可谓内容系统、丰富。本书是一部有较高实用性、科学性、先进性的好书,可供生殖医学临床、科研工作人员及医学生和研究生参考,故欣然为之序。

中华中医药学会外科分会名誉主任委员
中国性学会中医性学专业委员会名誉主任委员

李曰庆

北京中医药学会男科分会名誉主任委员
博士生导师　首都国医名师
2020 年 4 月 16 日

# 前　言

　　中医生殖医学是运用中医理论及方法来认识和研究人类生殖问题的一门学科。中医生殖医学的主要内容包括生殖基础(男、女生殖系统的解剖生理)、生殖临床(生殖疾病的发病机制、诊断、治疗及辅助生育)和生殖健康(遗传、优生、性病、性功能障碍等)3个方面。生殖疾病发病率高,它关系到人类繁衍、家庭和睦与社会的安定。因此,研究生殖医学对提高生殖相关疾病的诊治和科研水平,以及改善民众生殖健康的质量等均具有重要意义。

　　本书充分弘扬中医生殖医学优势,为促进中医生殖医学的建立、发展奠定基础。本书分生殖总论篇、男性不育篇、女性不孕篇、辅助生殖篇、生殖健康篇、优生优育篇。本书的编写遵循以下原则。

　　1. 总原则是本书要具有较好的科学性、先进性、实用性,突出中医生殖医学的特色与优势,强调、重视经方的应用,力争成为一部中医生殖医学实用精品书。

　　2. 文献精选是中医经典著作或历代名家名著中有关生殖的精辟论述。中医药是治疗生殖疾病的伟大宝库,充分挖掘、利用历代中医古籍中有关生殖医学的精华,遵"继承不泥古,创新不离宗"这一基本思想。

　　3. 名家经验是对当代著名中医学家、国医大师、国家级名老中医等在中医生殖领域的学术思想、学术观点、学术经验等,进行认真总结。

　　4. 诊疗述评是针对某种疾病,以及目前的研究状况,笔者结合自己的体会,提出该病的诊治难点及如何提高疗效的思路与方法等。

　　5. 现代研究进展是对近年来的理论研究、临床研究、实验研究的总结,本书研究进展较为全面、系统,是其重要亮点之一。

　　本书系统阐述了中医生殖医学的理论与实践,是在国内外一系列有关中医生殖论述的基础上,汲取了中医生殖医学的最新研究成果而编写的。本书积累资料并撰写多年,数易其稿,可以说是中医生殖医学精华的荟萃,基本反映了现代中医生殖医学的诊疗水平,是中医生殖医学的一次重大发展。本书适合生殖医学临床、科研工作人员及临床医学专业生殖医学方向的学生阅读。

　　本书在编写之际,有幸得到国医大师邓铁涛、柴嵩岩题词;本书承国医大师柴嵩岩和首都国医名师李曰庆教授作序。在编写过程中,我们查阅了大量古今医籍、专著和医学期刊,采纳或引用了很多学者的研究成果,在此一并致以谢忱! 在编写本书期间,笔者有幸拜见了国医大师邓铁涛、柴嵩岩教授，对邓老、柴老的勉励和指导表示衷心的感谢！笔者虽欲求尽善尽美，但书中仍有疏漏，祈望同道和读者斧正。

庞保珍

2020 年 6 月 26 日

# 目　录

# 女性不孕篇

# 辅助生殖篇

## 生殖健康篇

## 优生优育篇

# 生殖总论篇

# 第1章 中医生殖概述

## 一、中医生殖医学的定义

中医生殖医学是运用中医的思维，以中医药理论及方法来认识和研究人类生殖问题的一门学科。中医生殖医学的主要内容包括生殖基础（男、女生殖系统的解剖生理）、生殖临床（生殖疾病的病因病机、诊断、治疗及辅助生育）和生殖健康（遗传、优生、性病、性功能障碍等）三方面。

## 二、中医生殖医学的研究范畴

中医生殖医学的研究对象不单是男性与女性两类个体，更多的是将夫妻双方或男女双方结合起来研究。研究范畴则是用中医的思维，从中医的角度，以中医生殖为中心，涵盖生殖基础、生殖临床及生殖健康等三方面内容。具体包括男女中医生殖生理、生殖病理、生殖病因病机、诊断、辨证、治法、与生殖相关的中医药物研究开发，中医药在现代辅助生殖技术中的应用，中医药对优生、生殖健康保健和出生缺陷干预研究等。

## 三、中医生殖医学与现代生殖医学的区别

中医生殖医学是用中医的思维，依据中医理论，采用中药为主的药物疗法，治疗夫妻双方的生殖问题，并对其受孕、优生进行指导，争取达到优生优育之目的，提倡夫妻同查同治、指导科学备孕、受孕，具有绿色自然、费用相对较低、成功率较高、优生率高、涉及伦理优生问题较少的特点。更可贵的是，中医生殖医学具有在提高生殖能力的同时，能整体调治，促进身心健康，提高性欲等优势。

西医生殖医学是多学科的整合医学，运用现代医学的基础理论，并从细胞生物学与分子生物学的微观角度，研究两性生殖系统的解剖特点、组织结构、生殖生理，生殖系统的功能性与器质性疾病的病因病理、诊断与鉴别诊断、预防和治疗方法，以及两性保健、计划生育及胚胎的发生、发育等。

辅助生殖技术是指在体外对配子与胚胎采用显微操作技术，帮助不孕夫妇受孕的一组方法，包括人工授精（artificial insemination，AI）与体外受精-胚胎移植（in vitro fertilization and embryo transfer，IVF-ET），以及在此基础上衍生的各种新技术，如卵胞质内单精子显微注射

（intracytoplasmic sperm injection，ICSI）、胚胎植入前遗传学诊断（preimplantation genetic diagnosis，PGD）技术、生育功能的保存技术（精子冷冻、卵子和卵巢组织冷冻、胚胎冷冻）等。近年来，出现的核移植与治疗性克隆、胚胎干细胞的研究等也属于辅助生育技术的研究范畴。

而单纯运用中西药物疗法难以治愈的生殖问题，现代辅助生殖医学则显示出了优势。采用辅助生育技术不仅可以治疗不孕症，而且可以通过该技术观察胚胎发育过程，揭示生殖奥秘。近年来，辅助生育获得了长足的发展，已成为生殖医学重要的治疗方法，但遗传风险问题、出生缺陷问题及道德伦理问题等，也引起大家的更多关注。

将辅助生育和中医药物疗法结合起来，可以通过改善夫妻双方的生殖状况，提高精子、卵子的质量，移植成功后中西医结合保胎等途径，提高辅助生育的成功率，相对降低患者的经济负担。尽管中医生殖医学与西医生殖医学归属于不同医疗体系，但终极达到生育的目标是相同的，两种生殖研究体系各有优势。中西医结合生殖医学集中西医两大医学的各自优势，取长补短，是生殖医学的最佳途径。

保持中医生殖医学自身的优势，吸收融合辅助生育技术，提高不孕不育症的治愈率，进行生殖健康研究，是中医生殖医学发展的又一思路。

### 四、中医生殖医学与其他学科的关系

中医生殖医学是中医多学科的整合中医学，其中与中医妇科学、中医男科学的关系最为密切。

中医生殖医学与多个中医学科相互交叉、渗透，是一个完整的中医生殖医学理论体系。与中医内分泌学相互交叉，形成中医生殖内分泌学；与中医遗传学、出生缺陷干预相互交叉，形成中医遗传优生学；与中医诊断学相互交叉，形成中医生殖诊断学；与中医方剂学相互交叉，形成中医生殖、优生方剂学；与中药学相互交叉，形成中医生殖药物学；与中医免疫学相互交叉，形成中医生殖免疫学；与中医性病学相互交叉，形成中医生殖性病学；与中医性医学相互交叉，形成中医生殖性医学；将中医生殖与辅助生育结合起来，形成独特的中医辅助生育学；与中医肿瘤病学相互交叉，形成中医生殖肿瘤学。

# 第2章 中医生殖医学发展概要

## 一、中医求嗣起源与发展

中医是中国的国粹,中医医籍历史悠久,浩如烟海,其中有关男性不育、女性不孕的内容非常丰富。

不孕不育症伴随着人类的诞生而存在,它影响着种族繁衍,家庭和睦。在我国最早的文字——殷商的甲骨文字中,已有相当丰富的关于生育方面的记载。甲骨文的卜辞中,也有不少占卜是否有子。

萌芽于殷周的《易经》中就有"天地氤氲,万物化醇,男女构精,万物化生"的关于人类生命起源的论述,它揭示了人类生命繁衍的奥秘。书中的"妇三岁不孕""妇孕不育"等记载,是"不孕""不育"的最早文字记载。

大约成书于公元前 11 世纪的《山海经》中,已经出现与生育有关的药物记载,如其中《西山经》云:"又西三百二十里,曰嶓冢之山……有草焉,其叶如蕙,其本如桔梗,黑华而不实,名曰蓍蓉,食之使人无子。"《中山经》云:"又东十里,曰青要之山……是山也,宜女子。畛水出焉,而北流注于河。其中有鸟焉……其状如凫,青身而朱目赤尾,食之宜子。"又说:"又东二十里,曰苦山……其上有木焉,名曰黄棘,黄华而员(圆)叶,服之不字。"可反映当时人们对不孕不育的认识。因此,对药物中有"宜子"和"使人无子""服之不字"的告诫。以上数种药物,究竟为何物,还有待于进一步考察,但据此却可以推之当时已对"种子"和"绝育"的药物有一定程度的了解,亦是世界有关"求嗣"的最早记载。

周代,对孕育的认识更有进步。在《礼记》中有"娶妻不同姓",据《春秋公羊传注疏》说"礼,不娶同姓,买妾不知其姓,则卜之。为同宗共祖,乱人伦,与禽兽无别"。只是从社会伦理的角度提出,而不是从医学优生方面考虑。《左传·僖公二十三年(公元前 664 年)》指出:"男女同姓,其生不蕃。"因古代生产力低下,常是聚族而居,故同姓之人多有亲缘关系,而男女近亲结婚,不利于后代的繁衍昌盛。这种优生观点已被现代科学所证实,比著名英国生物学家达尔文发现这一科学事实要早 2500 多年。《公羊传·哀公十二年(公元前 557 年)》指出"讳娶同姓",说明当时对血缘近亲婚配所致的遗传性疾病及对子孙繁衍的障碍已有正确认识。至《周礼》中,为了优生,对结婚年龄有所限制,在《周礼·媒氏》中,提出"令男三十而娶,女二十而嫁"。此时男女正当肾气盛,生殖器官成熟。从医学角度看,这对优生、预防不孕不育无疑是有利的。

春秋战国时期,社会动乱,战事频仍,诸子蜂起,百家争鸣,出现了标志着我国医学理论形成的奠基之著——《黄帝内经》。在马王堆出土的稍早于《黄帝内经》的《胎产书》中,有求子的记载。在该书的"禹问幼频"中有"禹问幼频曰:我欲填(殖)人产子,何如而有?幼频合(答)曰:月朔(月经)已去汁净,三日中从之,有子。其一日南(男),其二日女。"上述文字反映的是受孕的日期问题,认为月经净后三天,便是种子的日期。较早的已注意到受孕日期是在经净之后,可以说是择期受孕的最早记载。与现在指导不孕患者预测排卵期,在排卵期交合,以求增加受孕的机会,是不谋而合的,也可视为当时治疗不孕症的措施之一。

《黄帝内经》奠定求嗣的理论基础。书中认为"肾藏精",其所藏"先天之精"是生殖、发育的根本,"肾主命门之火"是促进生殖发育的动力,"肾主水"统人体水液的代谢,是泌尿功能的概括。还有"肾司二阴""两神相搏,合而成形"等有关生殖方面的记载。《素问·上古天真论》首先提出了肾气盛,天癸至,任通冲盛,月事一时下,故有子的受孕生理。又在《素问·骨空论》中指出"督脉者……此生病……其女子不孕"的病理,在《黄帝内经》中,对女子一生的生长、发育与衰老及随之出现的月经来潮、孕育、绝经等一系列生理变化,有很详细的科学阐述:"女子七岁肾气盛,齿更发长;二七而天癸至,任脉通。太冲脉盛,月事以时下,故有子;三七肾气平均,故真牙生而长极;四七筋骨坚,发长极;五七阳明脉衰,面始焦,发始堕;六七三阳脉衰于上,面皆焦,发始白;七七任脉虚,太冲脉衰少,天癸竭,地道不通。故形坏而无子也。"在《黄帝内经》中有多处述及孕育,《灵枢·邪客》中说:"地有四时不生草,人有无子。"用自然界的现象来类比解释不孕的机制。对妊娠的诊断也有记载,如《素问·平人气象论》指出:"妇人手少阴脉动甚者,妊子也。"《素问·阴阳别论》言:"阴搏阳别,谓之有子。"《灵枢·论疾诊人》曰:"女子手少阴脉动甚者,妊子。"这些切脉诊断妊娠的理论仍有较高的临床指导意义。此外,在战国时期的诸子百家中,还有专门从事两性阴阳运气,逆流采战之类房中研究的"房中家"和著作。仅《汉书·艺文志·方技略》就著录房中八家,即《容成阴道》《务成子阴道》《尧舜阴道》《汤盘庚阴道》《天老杂子阴道》《天一阴道》《黄帝三王养阳方》《三家内房有子方》,虽已失传,但从字义上看肯定包含求嗣内容。

## 二、完善过程与理论形成

张仲景将男性不育归于虚劳范畴,认为男子精气亏虚而精冷不温是导致不育的主要病机,指出了阳虚精亏型男子不育的脉象。张仲景《金匮·血痹虚劳病脉证并治第六》中记载"男子脉弱而涩。为无子,精气清冷",是后世治疗男方不育精少、精冷用温肾补涩的理论根据。而对女性不孕,仍持宫寒的观点,如《金匮·妇人杂病脉证并治第二十二》中记载"温经汤……亦主妇人少腹寒,久不受胎"。温经汤是现有文献记载的第一条调经种子之方。在成书于东汉时期的我国第一部药物学专著《神农本草经》中已有治疗男子不育、女子不孕药物的总结,如"阳起石……(治疗)无子,阳痿不起,补不足""肉苁蓉强阴,益精、多子"。鹿角胶主治"伤中劳绝,腰痛羸瘦,补中益气,妇人血闭无子,止痛安胎";当归"主治妇人漏下绝子";在川芎、桃仁、水蛭、卷柏、阳起石、乌贼骨、肉苁蓉、覆盆子条目中,都记载可以治无子。该书还最早把女子胞称作"子宫"。《神农本草经·紫石英》条曰:"女子风寒在子宫,绝孕十年无子。"

晋唐时期,临床医学发展很快,出现了不少临床医学著作,如《肘后备急方》《针灸甲乙经》《千金要方》《千金翼方》《外台秘要》等,出现了我国医学史上第一部病因证候学专著——《诸病源候论》。在这些书中,不少涉及了不孕不育症的诊断和治疗。《针灸甲乙经·妇人杂病第十》:"女子绝子,阴挺出,不禁白沥,上髎主之。"《针灸甲乙经·妇人杂病》曰"女子绝子,衃血在内不下,关元主之",率先提出瘀血导致不孕的机制,将针灸用于治疗女子不孕。南北朝南齐医家褚澄《褚氏遗书》首次提出父母的年龄及体质可以通过遗传影响下一代。书中之"父少母老,产女必羸;母壮父衰,生男必弱……补羸女则养血健体,补弱男则壮脾节色",并再次重申了"男必三十而子""女必二十而嫁",则"阴阳充实而交合,则交而孕,孕而育。育而为子,坚壮强寿";否则"未笄之女"结婚,必交而不孕,孕而不育,育而子脆不寿。并记载了用补养导引的治疗方法治疗无子:"月初出时,日入时,向月正立。不息八通,仰头吸月光精,入咽之,令人阴气长。

妇人吸之,阴气益盛,子道通,阴气长,益精髓脑。少小者,妇人之四十九已上还子;断绪者,即有子。久行不已,即成仙矣。"

隋代巢元方所撰《诸病源候论》,是我国第一部病理学专著,其中涉及泌尿、生殖方面的疾病就有 27 卷,29 门,210 候,对男性不育、女性不孕病因病机的论述至今仍有较高的临床应用价值,如指出精冷、精稀、不射精为男性不育之病源等。书中专列"无子候"篇。在此篇中,提出了"妇人无子"的原因:"妇人无子者,其事有三也。一者……二者……三者夫病妇疹,皆使无子。"此三者中,一、二均涉于迷信之说,而第三则明确提出了夫妇多因病而导致"无子",而不是妇女单方面的原因,开辟了不孕症治疗史上的新篇章。巢元方还提出了"诊其右手关后尺脉,浮则为阳,阳脉绝无子也;又脉微涩,中年得此,为绝产也;少阴脉如浮紧则绝产恶寒;脉尺寸微弱,则绝嗣不产也"。对于妇女原因引起的无子候,又分"月水不利无子候""月水不通无子候""子脏冷无子候""带下无子候""结积无子候"等进行详述。子脏冷为承袭汉代宫寒不孕的病因;而月水不利、不通、带下、结积无子从描述症状看,尤类今之盆腔炎、输卵管炎、子宫肿瘤等导致的不孕。

唐代著名医家孙思邈著《千金要方》《千金翼方》,被誉为中国最早的临床百科全书。在其著作中,《千金要方》有 3 卷、《千金翼方》有 4 卷专述与妇女特有或有关的疾病,因此可以认为是至宋代出现妇科专著的奠基。在《千金要方》《千金翼方》中,均将"求子"作为第一篇,可见其对不孕不育症的高度重视。在其著作中,肯定并首先提出了"凡人无子,当为夫妻俱有五劳七伤、虚羸百病所致,故有绝嗣之殃",即女子、男子均可因劳伤、虚羸、百病导致不孕不育症,而不是仅仅责之女方;首先提出了"全不产""断续"分类;提出了"治之法:男子服七子散,女服紫石门冬丸及坐药荡胞汤,无不有子也",从"七子散治丈夫风虚目暗,精气衰少,无子,补不足",可见,辨证是气虚且肾阳、肾精不足,故而所用大多是补肾温阳、健脾益气之药;而用于女子之朴硝荡胞汤,治"全不产"和"断续久不产三十年者",则基本上是养血活血、攻下祛瘀之药,服后"必下积血及冷赤脓如赤小豆汁。本为妇人子宫内有些恶物令然",并配合有坐导药方,纳妇人阴中,亦"必下青黄冷汁"。另有用白薇丸、承泽丸、硝石大黄丸、秦椒丸等,亦多是攻补兼施,服后亦"当有所去""下长虫及青黄汁"等。可见是为宫中有冷血、癥瘕而设;另一方紫石门冬丸则为温肾补阳、养阴补血之药,则为虚羸宫寒而设。另有专为男子而设的庆云散,云属古代求子所用,"主丈夫阳气不足,不能施化,施化无成",则与汉代所持男子"精气清冷"导致不育的观点相一致,是一脉相承的。可见古代治疗男性不育多偏于温补。从孙思邈制订专治男性不育的方剂"七子散"和"庆云散"可以看出,他非常重视以此类药物治疗男性不育。

孙思邈是最早应用灸法治疗绝子、绝嗣不生。有"绝子,灸然谷五十壮""绝嗣不生,胞门闭塞,灸关元三十壮报之""妇人绝嗣不生,灸气门穴。在关元旁三寸各百壮""妇人子脏闭塞不受精,疼,灸胞门五十壮""妇人绝嗣不生,漏赤白,灸泉门十壮,三报之"等记载,可见灸疗法在不孕不育症的应用,已十分广泛。

孙思邈在《千金要方》《千金翼方》中所提出的优生理论,对后世影响极大。他认为最佳的媾精时间是夜半,其次是夜半后,此时媾精易成孕,所孕胎儿质较优。他又从年月节律的角度,提出了诸多媾精不利因素的避禁。如曰:"交会者,当避丙丁日(火日、夏日)及弦(阴历初七、八和二十二、二十三日)、望(阴历十五日)、晦(阴历月终)、朔(阴历初一)、大风、大雨、大雾、大寒、大暑、雷电霹雳、天地晦暝、日月薄蚀、虹蜺地动。"认为此时媾精,不利优生,这种按生物节律时间媾精的观点,与现代科学颇多一致。

唐代的本草首次出现以功效作为药物分类的依据,依次介绍具有相同功效的药物,如世界上第一部由国家颁布的具有药典性质的《新修本草》中,就有治无子功效之目,其下列有紫石英、阳起石、桑螵蛸、秦皮、石钟乳、紫葳、艾叶、卷柏等八味,是当时临床用药经验的总结。现代研究紫石英有较好的促排卵功效。

宋代皇帝对医药非常重视,皇帝不仅亲自敕撰医方、本草,设翰林医官,还成立校正医书局、和剂局等机构,使中医药的发展又出现一个新高峰——又一次的理论总结。而妇产科在唐代发展的基础上,正式独立成科。宋代的医学教育机构太医局所设九科中,产科为其中之一,是妇产科独立成科的标志。当时产科是包括妇科在内的。陈自明著《妇人大全良方》,齐仲甫著《女科百问》《产宝杂录》,郭稽中著《妇人产育宝庆集》《妇人方》,陈素庵著《陈秘兰妇科》《素阉医要》《陈素庵妇科补解》,杜蒇对《产育宝庆集》做了附益,冀致君作《校附产育宝庆集》、严用和著《校正郭稽中产后二十一论治》与《校正时贤胎前十八论治》等。

宋代在妇产科方面影响最深、成就最大、内容最完备的专著,当首推陈自明的《妇人大全良方》,内设"求嗣门"。《妇人大全良方》继承了易学和《黄帝内经》学术思想,在"胎教门"中指出:"天地者,形之大也;阴阳者,气之大也。惟形与气相资而立,未始偏废。男女构精,万物化生,天地阴阳之形气寓焉。语七八之数,七,少阳也;八,少阴也,相感而流通。故女子二七而天癸至,男子二八天癸至,则以阴阳交合而兆始故也。"

本时期妇产科的特点是改宋以前以求嗣为第一,而对经带之研究予以重视,因此在妇产科著作中是经带疾病在前,胎产在后,《妇人大全良方》即是将"月经序论"放在首卷首篇,并曰:"若遇经行,最宜谨慎,否则与产后症相类"。《陈素庵妇科补解》说"妇人诸病,都由经水不调。调经,然后可以孕子,然后可以祛疾,故以调经为首,序于安胎、保产之前。《本事方》说"凡妇人有白带是第一等病,令人不产育,宜速治之",突出了经、带与不孕不育症的密切关系。同时也体现了古代医家对"种子先调经,经调胎自孕"观点的高度重视。

对于无子的病因,《妇人大全良方》中曰"夫无子者,若夫妇疾病,必须药饵。然妇人无子,或劳伤血气,或月经闭涩,或崩漏带下。右尺浮则为阳绝,或尺微涩,或少阴脉浮紧,或尺寸俱微弱者,皆致绝产。若调摄失宜,饮食失节,乘风袭冷,结于子脏,亦令无子也。"比较隋唐时期,不仅在认识上对经、带引起的不孕予以重视,而且在治疗上除沿用唐以前历代传下之七子散、荡胞汤、紫石门冬丸等外,又开创辨证论治之先河,如治妇人冲任虚寒之诜诜丸;治子宫虚冷、带下白淫之艾附暖宫丸;治妇人嬴弱、血虚有热、经水不调、崩漏带下、骨蒸等疾导致之乌鸡丸等。骨蒸类今之结核病,可见此时已发现骨蒸(子宫结核)引起的不孕症。

金元时期,金元四大家分别以"六气皆从火化"(刘完素),"内伤脾胃,百病由生"(李杲),"邪去正自安"(张从正),"阳常有余,阴常不足"(朱震亨)立论,创寒凉、补土、攻下、滋阴四派,学术的争鸣,促进了金元时期医学的发展,为后世留下了丰富的治疗经验。在治疗妇产科疾病方面,亦突出了各流派的学术特点,如张从正每用攻下法治不孕,如其撰《治百病法》卷二,即记载治"妇人年乃二三十者,虽无病而无子,经血如常,或经血不调,乃阴不升阳不降之故也。可独圣散,上吐讫冷痰三二升;后用导水丸、禹功散,泻讫三五行及十余行;或用无忧散泻十余行;次后吃葱醋白粥三五口。胃气既通,肠中得实,可服玉烛散。更助以桂苓白术丸、散,二药是降心火,益肾水,既济之道,不数月而必有孕也",就是佐证。朱震亨对不孕症研究较深,在《格致余论·受胎论》中指出"男不可为父,得阳气之亏者也;女不可为母,得阴气之塞者也",并首先提出"女涵男"的真假阴阳人不能生育。在《丹溪心法·子嗣》中增补了肥盛妇人痰湿闭塞子宫和怯瘦妇人子宫干涩不能怀孕的证治。在《金匮钩玄·卷三》认为肥盛妇人不能孕育者,以其身中脂膜闭塞子宫,而致经事不能行。"可以有导痰汤之类,亦可调理药……却后服螽斯丸。"此外提出"瘦怯妇人不能孕育者,以子宫无血,经气不聚故也""妇人气盛于血,所以无子。前者治以四物汤,养血、养阴等药,后者治以抑气散。"充实了不孕不育症诊治的内容。朱震亨同时提出:"求子之道,莫如调经。"的观点。

明代是中国封建社会进入中后期的时期。一方面,封建礼教之禁锢较唐宋时期更为厉害,妇女地位更低;另一方面则是在明代中期以后,随着西方传教士的到来,也带来了一些科学文化,包括医学在内。

从妇产科来说,妇产科学术著作可说是繁荣时期,即使在综合性著作中,妇产科也占有很大的篇幅,至今指导着中医妇产科临床。如薛己的《女科撮要》《校注妇人良方》,万全的《广嗣纪要》《万氏妇人科》《万氏女科汇要》《万氏妇科达生编》,俞桥的《广嗣要语》,武之望的《济阴纲目》,女医家谈允贤的《女医杂言》,龚居中的《女科百效全书》,岳甫嘉的《医学正印种子编》,王肯堂的《女科证治准绳》《胎产证治》,张景岳的《景岳全书·妇人规》等。其中万全的《广嗣纪要》、俞桥的《广嗣要语》、岳甫嘉的《医学正印种子编》为求嗣专书。

明代俞桥所撰《广嗣要语》认为,男精女血是孕育胎始的两种基本物质,精血的充盛,是孕育胎始的基本条件。指出:"夫精者,血也,水也,阴也。盖以有形言之也。有形而能射者,则又为气为火为阳所使然也。精兼气血,兼水火,兼阴阳,总属肾与命门二脉,以沉静为平。"该论有两层意思:其一,精由血所化生,有形质,藏于肾之命门。精虽属阴,但兼具水火气血阴阳,纵欲能使气血水火阴阳俱亏。其二,精性喜沉静,其躁动与射出,则有赖于气、阳、火的鼓动。寡欲养生,心境安定,欲念宁静,则精不妄动。俞桥的精血论,这种精为阳使、清心养精的观点,给遗精、早泄、性功能亢进、不育等疾病的论治以较大启迪。

明代岳甫嘉所撰《医学正印种子编》,分男科、女科各一卷。上卷"男科"专论男子不育,载方52首,认为不育有肾之本经病与他经病之不同。肾的功能失常是不育的直接原因,七情、六淫等病因也可导致肾的功能失常,造成不育。治宜审因求本,先治他经之疾,除去病源,继以补肾。反对不辨证论治而乱用补法。肾为先天之本,靠后天脾胃运化精微不断充养。故在调补肝肾阴阳的同时,宜兼养脾胃,或先调脾胃继补肝肾。此外,还提出清心滋肾、固肾宁心、宁心疏肝、养心温肾、活血安神等治法,调理心神。总以补阴阳之虚,以平和为期。古代医家在不育用方中多加固精涩精之品,他对此提出异议:"种子之法,要在固精,而涩精之药,尤种子所忌。如龙骨、牡蛎等,可入治虚损,不入种子方。以涩则施精不全,非求嗣者所宜也。"认为涩精药须伍以疏利肾气之品(如车前子等),方可用于不育方中。其对女性不孕也有较精辟的论述。

明代万全所撰《广嗣纪要》,对男性不育主张用益精固精法,"用枸杞子、菟丝子、柏子仁以生其精,使不至于易亏;山茱萸、山药、芡实以固其精,使不至于易泄。"对男子万全总结为"无不男",即"天"(生殖器官短小若无)、"漏"(男子精关不固,常自遗泄)、"犍"(阴茎被割)、"怯"(阳痿)、"变"(两性畸形)。万全在《广嗣纪要·择配篇》中提出了"无不女"的观点:"一曰螺,阴户外纹如螺丝样,旋入内;二曰文,阴户小如箸头大,只可通,难交合,名曰石女;三曰鼓花头,绷急似无孔;四曰角化头,头削似角;五曰脉,或经脉未及十四而先来,或十五六而始至,或不调,或全无。此五种无花之器,不能配合太阳,焉能结仙胎哉?""螺"类似于先天阴道不完全横隔;"文"为先天性阴道狭窄;"鼓花头"为处女膜闭锁;"角花头"为阴蒂过长,类似于两性人,故为女性生殖器官先天发育畸形导致不孕;"脉"属月经不调,或可引起不孕。可见万全既重视妇科的研究,又重视男科的研究,对不孕不育的研究不再偏重于女性,可以说是一大进步。尽管封建礼教在明代禁锢甚剧,如《医学入门》记载:"……或证重而隔帐诊之,或证轻而就门隔帏诊之,亦必以薄纱罩手。贫家不便,医者自袖薄纱。寡妇室女,愈加敬谨,此非小节……"导致明代妇产科的四诊名存实亡。而万全仍不受影响而有所发展和提高,是难能可贵的。

在此时期,辨证论治已较广泛运用于临床。楼英之《医学纲目·妇人部》"每见妇人之无子者,其经必或前或后,或多或少,或将行作痛,或行后作痛,或紫或黑或淡,或凝而不调,不调则血气乖争,不能成孕矣""详不调之由,其或前或后及行后作痛者,虚也。其少而淡者,血虚也。多者,气虚也。其行将作痛及凝块不散者,滞也。紫黑色者,滞而夹热也。治法:血虚者四物汤,气虚者四物加参、芪,滞者香附、缩砂、木香、槟榔、桃仁、玄明,滞久而沉痼者吐之下之,脉证热者四物加芩、连,脉证寒者四物加楂、附及紫石英类是也。直至积去、滞行、虚回,然后血气和平,能孕子也。"这种辨证论治的方法、方药,至今在临床仍很实用。

张景岳在《类经附翼》中对子宫位置做了正确的描写。其曰"夫所谓子户者,即子宫也,即玉房之中也,俗名子肠。居直肠之前,膀胱之后……而子由是生。子宫之下有一门,其在女者,可以手探而得。"这与现代妇科检查方法相仿,然封建礼教扼杀了这一进步。张景岳对不孕症有丰富的经验,有较深刻的阐述。在《妇人规》中指出"不生不毛者,出于先天之禀赋,非人力为也",是对绝对性不孕的描述。又说"不知产育由于血气,血气由于情怀,情怀不畅,则冲任不充,冲任不充,则胎孕不受",较早认为七情内伤导致不孕症。并提出"凡唇短嘴小者不堪,此子处之部位也;耳小轮薄者不堪,此肾气之外候也……"是诊断不孕的一种新方法,值得研究。对不孕症的治疗,《妇人规》指出:"种子之方,本无定轨,因人而药,各有所宜。故凡寒者宜温,热者宜凉,滑者宜涩,虚者宜补,去其所偏,则阴阳和而生化着矣。"强调治疗不孕症必须辨证论治。又说"精不充实,则胎元不固……"暗示补肾是治疗不孕不育的重要方法。

在赵献可撰《邯郸遗稿》中,记载了"凡妇人生理不顺怕产者,宜服九龙丹则不娠,其故何也? 此药能令脂膜生满子室,不受孕矣。如后要嗣而受孕者,以车前子为末,温酒服一钱,数服仍可以受孕,极善之法也……(九龙丹)男子服之精涩体强,女子服之则不孕。"可见明代已有应用药物避孕者,同时还有解除避孕药作用促使复孕者。其效果如何,值得临床进一步研究。

清代承袭明代,在临证经验方面更见丰富,在辨证论治方面更为娴熟,妇产科著作不断增多,如秦之桢《女科切要》、萧埙《女科经纶》、陈治《济阴近编》、钱俊《济阴纂要》《保产良方》、沈尧封《沈氏女科辑要》、沈金鳌《妇科玉尺》、傅山《傅青主女科》、叶桂《叶天士女科医案》、萧山竹林寺僧撰的《萧山竹林寺女科》等,其中以《傅青主女科》《萧山竹林寺女科》流传最广,影响最大。

在不孕不育症研究上,傅山对带脉予以重视,认为"带脉者,所以约束胞胎之子也。带脉无力,则难以提系,必然胞胎不固,故曰带弱则胎易坠,带伤则胎不牢",为不孕不育症治疗开辟了先河,故有完带汤之设。王孟英在《沈氏女科辑要》中提出:"妇人之病,虽以调经为先,第人禀不同,亦如其面。有终身月汛不齐而善于生育者,有经期极壮而竟不受孕者……始知古人之论。不可尽泥;无妄之药,不可妄施也。"认识到月经不调可以导致不孕,但不是不孕的决定性因素,强调辨证论治。

对于不孕不育症的原因,在《傅青主女科》《萧山竹林寺女科》中有较系统的总结。《傅青主女科》将不孕归结为身瘦不孕、胸满不思饮食不孕、下部冰冷不孕、胸满少食不孕、少腹急迫不孕、嫉妒不孕、肥胖不孕、骨蒸夜热不孕、腰酸腹胀不孕、便涩腹胀足水肿不孕十种,分别用养精种玉汤、并提汤、温胞饮、温土毓麟汤、宽带汤、开郁种玉汤、加味补中益气汤、清骨滋肾汤、升带汤、化水种子汤为治。《萧山竹林寺女科》除述有妇人虚弱不孕（治以毓麟珠）、脏寒不孕（治以续嗣降生丹）、形肥不孕（治以涤淡汤或丸）、瘦弱不孕（治以大补丸）、素弱不孕（治以八珍益母丸）、相火盛（治以一阴煎）、脾胃寒（治以补中丸）、气郁不孕（治以合欢丸）、血滞不孕（治以五物煎）、经乱不孕（治以种玉酒）、经水不调（治以大生丸、调经种玉丸）等外，还特别阐述了男子导致的不孕，称为艰嗣。分为男子阴虚艰嗣（治以左归丸）、精少艰嗣（治以固本丸）、瘦弱艰嗣（治以无比山药丸）、精冷艰嗣（治以菟丝丸）、精寒艰嗣（治以毓麟珠）、虚寒艰嗣（治以还少丹）、精薄艰嗣（治以梦熊丸）、精滑艰嗣（治以种子丹）、精清艰嗣（治以固本健阳丹）、阳痿艰嗣（治以赞育丹）、阳虚艰嗣（治以右归丸）、火盛艰嗣（治以补阴丸）、阳极艰嗣（治以延年益嗣丹）、鸡精艰嗣（治以壮阳汤）十四类，是妇产科著作中涉及男子引起不孕诊治最丰富的著作。由于这两部著作分类详细，用方明确，因此这两部著作不仅对清代治疗不孕不育有较大影响，而且对今天治疗不孕不育仍有较大的指导意义。

《医宗金鉴》中专列"嗣育"一节。

此外，唐容川著《血证论》，对结核病导致的"抱儿痨"有详述。其曰"世谓妇人有胎，复得咳嗽发热骨蒸，或吐血，或梦交，名为抱儿痨。其胎不能孕满十月，或七八月，或五六月，胎便萎堕，儿不长成。其每坐产之后，不得满月，定然废命"。认为"抱儿痨，困惫之极，胎不能保，则亦无须存胎，单以保产母为急……听其安可也，堕亦可也，胎既下后，但照正产，按法治之，去瘀生新，自无不愈。"提出"治抱儿痨以保养肺金为第一要法"，这种不主张保胎，而以保全母体为首要，以保养肺金为治疗大法，对结核引起的不孕、早产、胎发育不良等，无疑开拓了临床诊治思路。

19 世纪中期以后，西方医学传入了中国，并发展成西医学在中国立足，开始与中国传统的医学并存竞争的局面。在此形势下，出现了一批中西医汇通派，如王学权《重庆堂随笔》、石寿棠《医原》、张锡纯《医学衷中参西录》等，其中就有关于女性生殖器官、胚胎理论与不孕不育的阐述，是中西医汇通的初步。

新中国成立后，中医辨证论治、辨病与辨证相结合治疗不孕不育，中医辅助生殖，取得了较大进展。

## 参 考 文 献

[1]　何清湖,等 . 中华医书集成[M]. 北京:中医古籍出版社,1999.

[2]　河北医学院 . 灵枢经校释(2 版)[M]. 北京:人民卫生出版社,2009.

[3]　山东中医学院,河北医学院 . 黄帝内经素问校释(上册 . 2 版)[M]. 北京:人民卫生出版社,2009.

[4]　王洪图 . 黄帝内经素问白话解[M]. 北京:人民卫生出版社,2004.

[5]　山东中医学院,河北医学院 . 黄帝内经素问校释(下册 . 2 版)[M]. 北京:人民卫生出版社,2009.

[6]　谷翊群,等译 . 世界卫生组织人类精液及精子-宫颈黏液相互作用实验室检验手册(4 版)[M]. 北京:人民卫生出版社,2001.

[7]　李曰庆 . 中医外科学[M]. 北京:中国中医药出版社,2002.

[8]　王心如,周作民 . 生殖医学[M]. 北京:人民卫生出版社,2004.

[9]　尤昭玲 . 中西医结合妇产科学[M]. 北京:中国中医药出版社,2006.

[10]　曹开镛 . 中医男科诊断治疗学[M]. 北京:中国医药科技出版社,2007.

[11] 王琦.王琦男科学.2版[M].郑州:河南科学技术出版社,2007.

[12] 窦肇华.生殖生物学[M].北京:人民卫生出版社,2007.

[13] 乔杰.生殖工程学[M].北京:人民卫生出版社,2007.

[14] 周作民.生殖病理学[M].北京:人民卫生出版社,2007.

[15] 朱长虹.生殖药理学[M].北京:人民卫生出版社,2007.

[16] 王应雄.生殖健康学[M].北京:人民卫生出版社,2007.

[17] 熊承良.临床生殖医学[M].北京:人民卫生出版社,2007.

[18] 徐晓阳.性医学[M].北京:人民卫生出版社,2007.

[19] 李铮,等译.世界卫生组织男性不育标准化检查与诊疗手册[M].北京:人民卫生出版社,2007.

[20] 张滨.性医学[M].广州:广东教育出版社,2008.

[21] 庞保珍,赵焕云.不孕不育中医治疗学[M].北京:人民军医出版社,2008.

[22] 庞保珍,庞清洋,赵焕云.不孕不育中医外治法[M].北京:人民军医出版社,2009.

[23] 夏桂成.夏桂成实用中医妇科学[M].北京:中国中医药出版社,2009.

[24] 徐福松.徐福松实用中医男科学[M].北京:中国中医药出版社,2009.

[25] 中华医学会.临床诊疗指南·辅助生殖技术与精子库分册.[M].北京:人民卫生出版社,2009.

[26] 罗丽兰.不孕与不育.2版[M].北京:人民卫生出版社,2009.

[27] 乔杰.多囊卵巢综合征[M].北京:北京大学医学出版社,2009.

[28] 乔杰,主译.临床生殖医学与手术[M].北京:北京大学医学出版社,2009.

[29] 肖承宗.中医妇科临床研究[M].北京:人民卫生出版社,2009.

[30] 侯丽辉,王耀庭.今日中医妇科.2版[M].北京:人民卫生出版社,2011.

[31] 庞保珍.不孕不育名方精选[M].北京:人民军医出版社,2011.

[32] 谷翊群,等译.世界卫生组织人类精液检查与处理实验室手册.5版[M].北京:人民卫生出版社,2011.

[33] 中华医学会.临床技术操作规范·辅助生殖技术和精子库分册[M].北京:人民军医出版社,2012.

[34] 李蓉,乔杰.生殖内分泌疾病诊断与治疗[M].北京:北京大学医学出版社,2012.

[35] 李力,乔杰.实用生殖医学[M].北京:人民卫生出版社,2012.

[36] 庞保珍.饮食养生之道[M].北京:中医古籍出版社,2012.

[37] 庞保珍.男性健康之道[M].北京:中医古籍出版社,2012.

[38] 庞保珍.放松心情之道[M].北京:中医古籍出版社,2012.

[39] 庞保珍.性功能障碍防治精华[M].北京:人民军医出版社,2012.

[40] [英]瑞兹克.不孕症与辅助生殖[M].孙鲲主译.北京:人民卫生出版社,2013.

[41] 刘平,乔杰.生殖医学实验室技术[M].北京:北京大学医学出版社,2013.

[42] 乔杰.生育力保护与生殖储备[M].北京:北京大学医学出版社,2013.

[43] 李淑玲,庞保珍.中西医临床生殖医学[M].北京:中医古籍出版社,2013.

[44] 乔杰.生殖医学临床诊疗常规[M].北京:人民军医出版社,2013.

[45] 曹开镛,庞保珍.中医男科病证诊断与疗效评价标准[M].北京:人民卫生出版社,2013.

[46] 左伋.医学遗传学[M].6版.北京:人民卫生出版社,2013.

[47] 乔杰.生殖医学临床指南与专家解读[M].北京:人民军医出版社,2014.

[48] 庞保珍,庞清洋.健康长寿之路[M].北京:中医古籍出版社,2015.

[49] 庞保珍,庞清洋.女性健康漂亮的智慧[M].北京:中医古籍出版社,2015.

[50] 庞保珍,庞清洋.战胜不孕不育的智慧[M].北京:中医古籍出版社,2015.

[51] 庞保珍.生活起居中的健康科学——远离癌症、糖尿病、心脑血管疾病[M].北京:人民卫生出版社,2015.

[52] 庞保珍.不孕不育治疗名方验方[M].北京:人民卫生出版社,2015.

[53] 庞保珍.优生优育——生男生女好方法[M].北京:中医古籍出版社,2016.

[54] 郭应禄,辛钟成,金杰.男性生殖医学[M].北京:北京大学医学出版社,2016.

[55] 王劲松,王心恒,王晓虎.王劲松中医精室论[M].南京:东南大学出版社,2016.

[56] 庞保珍,庞清洋.健康之路——《国家基本公共卫生服务规范》健康教育解读[M].郑州:河南科学技术出版社,2017.

[57] 孙自学,庞保珍.中医生殖医学[M].北京:人民卫生出版社,2017.

[58] 连方.中西医结合生殖医学[M].北京:人民卫生出版社,2017.

[59] 陈子江.生殖内分泌学[M].北京:人民卫生出版社,2017.

[60] 姜辉,邓春华.中国男科疾病诊断治疗指南与专家共识[M].北京:人民卫生出版社,2017.

# 第3章 中医生殖医学著作

## 1. 古代中医生殖专著

古今医家对生殖的研究非常重视,从古至今对不孕不育的研究,是一个不断发展,逐步完善的过程。不仅综合医籍有专篇详述,而且涌现出大量的求嗣专著,如万全的《广嗣纪要》、俞桥的《广嗣要语》、徐春甫的《螽斯广育》、蔡龙阳的《螽斯集》(百家名书所刻,改名为《广嗣须知》)、李盛春的《胤嗣全书》、钱大义的《求嗣秘书》、岳甫嘉的《妙一斋医学正印种子编》、袁黄的《祈嗣真诠》、胡孝的《种子类纂》、程云鹏的《种嗣玄机》、包诚的《广生篇》、叶天士的《秘本种子金丹》等,还有现已佚失无从查阅的《衍嗣宝训》《广嗣秘旨》《集验广嗣珍奇》等。

## 2. 现代中医与中西医结合生殖专著

李淑玲,庞保珍. 中西医临床生殖医学. 北京:中医古籍出版社,2013.

孙自学,庞保珍. 中医生殖医学. 北京:人民卫生出版社,2017.

连方. 中西医结合生殖医学. 北京:人民卫生出版社,2017.

庞保珍,郭兴萍,庞清洋. 实用中西医生殖医学. 中医古籍出版社,2019.

# 第4章 中医生殖医学的优势与特色

中医生殖医学是中医学的重要组成部分,历史悠久,是中华民族在长期的医疗实践中积累的丰富的防治生殖相关性疾病的经验,有其独特的优势与特色。

**1. 中医生殖医学具有扎实、系统的理论基础**

早在《黄帝内经》中就有男女生殖器官名称的记载,如《素问·五脏别论》载:"脑、髓、骨、脉、胆、女子胞……名曰奇恒之府。"女子胞即子宫。《灵枢·刺节真邪》云:"茎垂者,身中之机,阴精之候,津液之道也。"此外,尚有"茎""睾""睾系"等称法;《灵枢·四时气》云:"小腹控睾……连睾系,属于脊……"茎垂,即指阴茎和阴囊的全称。茎,指阴茎;睾,指睾丸;睾系,即指附睾、附睾管、输精管、射精管等输精通道。《素问·上古天真论》首次提出了生殖的基础——"天癸"。其以"女子七岁""男子八岁"为阶段,系统地论述了男女生殖功能由发育起、至壮盛、再至逐渐衰退的全过程,突出了肾中精气的作用。肾中精气充足,化生天癸,促进生殖器官的逐渐发育,生殖功能的逐渐成熟,在不同的年龄段表现出不同的生理特点。《素问·五常政大论》载"岁有胎孕不育"。《灵枢·邪客》指出"地有四时不生草,人有无子。此人与天地相应者也"。之后历代医家均有不同程度的发展,而成为今天较为完整、系统的中医生殖理论体系。

**2. 中医生殖医学经历了时间最长、最有实用价值的大数据的考验**

中医生殖医学具有几千年的悠久历史,经过了几千年的广泛应用,并且在中国乃至世界更加广泛的关注与应用,可见中医生殖医学已经经历了时间最长、最有实用价值的大数据的考验,充分说明了中医生殖医学有其他医学所不可比拟的独特优势。

**3. 天人合一,因人制宜,整体调节**

中医生殖医学的整体观念,主要体现在人体自身的整体性和人与自然、社会环境的统一性。人体外在的形体官窍与内在脏腑密切联系,每一个疾病的发生都是整体功能失衡所致。中医生殖医学将人看成统一的整体,充分考虑自然与社会环境因素对个人生殖功能所造成的影响,顺应自然规律,遵循因时、因人、因地制宜,并有效预防其生殖疾病的发生。

**4. 用中医的思维辨证论治**

中医生殖医学是采用中医的思维辨证论治,这也是取得较好疗效的关键。

**5. 治疗方法丰富多彩、实用、绿色**

中医生殖医学在治疗的过程中,可根据病情,灵活选用不同的治疗方法,如内服药物、药物外治、针灸、灌肠、督脉灸、按摩、拔罐、食疗、精神心理治疗等,可谓丰富多彩,实用,无创伤、少痛苦,且经济方便。

**6. 治疗方法人性化**

中医生殖医学治疗方法,无创伤,人性化,患者乐意接受。

**7. 临床疗效显著,且有独特的优势**

对于应用西医生殖医学疗效不好的许多疾病,而中医生殖医学,用中医的思维,辨证论治,多可取得较好的疗效,如前列腺炎、少精子症、弱精子症、多囊卵巢综合征、输卵管不通等疾病。

中医药在体外受精-胚胎移植应用中取得了令世人瞩目的成就,越来越多的研究报道证实,中医辅助治疗能有效提高 ART 妊娠成功率,尤其中医药在身体整体调节,特别是调节自身卵巢功能,诱导排卵与提高优质卵泡数,改善子宫内膜容受性,提高妊娠成功率与试管婴儿出生率,并有效降低西药的不良反应等方面成绩显著。

### 8. 患者健康,利于优生

中医生殖医学用中医的思维辨证论治,可使男女患者的自身身心健康,且利于优生优育,这是西医生殖医学所不能比拟的。

中医生殖医学的治疗效果令人满意,诊治范围不断扩大,发展前景广阔。

# 第5章 中医生殖藏象

## 一、中医对男性生殖系统的认识

### (一)男性生殖器官

#### 1. 阴茎

阴茎,古人认为是"宗筋所聚",因此又称之为"宗筋"。如《素问·厥论》所云:"前阴者,宗筋之所聚,太阴阳明之所合也。"《素问·痿论》曰:"阳明者,五脏六腑之海,主润宗筋""入房太甚,宗筋弛纵"。龟头,古称"阴头"。龟头中间的开口处为前尿道口,是精液与尿液排出的外口,古称"马口"。由于男性尿道具有排尿、排精的双重功能,所以古人将其称为"精道""溺道"或"水道"。

阴茎是男性性交器官,同时又是尿液排出之道。《灵枢·刺节真邪》有"茎垂者,身中之机,阴精之候,津液之道"之论述。《素女经》将阴茎充血、壮大、持久与温暖的变化称为"四至"("怒""大""坚""热"),而后世医家则认为心、肝、肾三脏功能的正常与否是阴茎能否充血坚起、粗大发热与坚硬持久的关键。《广嗣纪要》载:"男女未交合之时,男有三至……三至者,谓阳道奋昂而振者,肝气至也;壮大而热者,心气至也;坚劲而久者,肾气至也……若萎而不举者,肝气未至也,肝气未至而强合则伤其筋,其精流滴而不射也;壮而不热者,心气未至也,心气未至而强合则伤其血,其精清冷而不暖也;坚而不久者,肾气未至也,肾气未至而强合则伤其骨,其精不出,虽出亦少矣。"提示了阳痿不仅有肾功能失调所致,心、肝等其他脏腑功能异常也可导致阳痿。"阴茎之病,亦从乎肝治""精道之病,当从乎肾治"。肾主生长发育,肾气充足则多长寿;肾气亏损则易早衰。按时发育成熟的成年男性反映肾气强弱的外在征象便是阴茎的勃起与勃起的坚度和持久时间、次数等,从某种角度上讲也可以说性功能正常与否,是衡量一个人健康与否的一杆秤。

#### 2. 阴囊

阴囊,在《黄帝内经》中称为"囊"或"垂"。"囊"是形容其状似囊袋而能盛物,"垂"则言其位置悬垂于人体会阴之处。《灵枢·刺节真邪》谓:"茎垂者,身中之机。"《素问·热论》曰:"厥阴脉循阴器而络于肝,故烦满而囊缩""厥阴病衰,囊纵"。

阴囊状似囊袋,悬垂于人体会阴之处,内盛睾丸等组织,其外壁皮肤伸缩性很大,可随外界温度和体内温度变化而伸缩,以调节阴囊内温度,有利于精子的生存和储存;又因其宽松柔软,缓冲力大,从而保护睾丸避免或减轻外界的损伤。

#### 3. 睾丸

"阴子"即睾丸。睾丸位于阴囊之内,左右各一,状如雀卵,产生生殖之精。古人认为,睾丸与肾有密切联系,故称睾丸为"外肾",且古代医家已经发现睾丸是男性生育的决定性因素之一。如《广嗣纪要》记载男子"乏其后嗣"的 5 种病,其中一种为"犍",即"外肾只有一子,或全无者",这种病就是无睾症或独睾症。

#### 4. 精室

王劲松等 1996 年 5 月在《南京中医药大学学报》第 12 卷第 3 期发表论文,"略论精室当为奇恒之腑",倡说之精室理论为:精室位居下焦,乃男子奇恒之腑之一,亦是一个具"亦脏亦腑,非脏非腑,能藏能泄"的特殊器官。以中医脏腑作为器官为有形之说,就其功能表象又是无形之论为立论基础,认为据其有形之说:精室当包括睾丸、附睾、精囊和前列腺等;缘其无形之论:精室当囊括与男子生殖相关的诸多器官组织等。女子胞主藏蓄阴精,月经间歇期蓄藏精(经)血,妊娠间孕育胎儿;男子之精室,藏蓄化生精液,"满则溢",施精成孕,育成胚胎,可以与女子胞相提并论,皆隶属于肾,为肾所主,两者同为肾主生殖的效应器官等。

精室的生理功能:生精、藏精、施精、种子,与女子胞皆赖于"天癸"之作用而发生生理效应,与脏腑经络有密切关系,其藏泄功能皆以气血调和、脏腑经络功能之正常为其物质基础,其功能盛衰与脏腑经络气血等强弱息息相关。

精室之精,贵在藏泄有度,然当脏腑经络、奇恒之腑功能不足或失调,内外病邪或病理产物蓄滞稽留精室等,皆可致其藏泄功能失常,出现局部或全身诸多寒热虚实之腺、性、精、育等病变,体现在男子性与生殖、生长、发育等许多方面。

精室疾患虽居隐奥之处,而根本在于脏腑病变,临证论治之则当遵循寒热虚实,或其兼顾之法。祛除病邪,消除病因;协调脏腑经络之功能,纠正阴阳气血之盛衰;洁净清宁之腑精室之邪滞,滋补精室阴精之亏损。既重视局部整体;又重视辨病辨证等,最大限度地恢复其固藏秘守、施泄畅通之功用,使其犹若一泉,化生、闭藏、施泄有度,源泉不竭,畅流不腐。切莫拘泥通利涩补之法,更忌过寒过热补肾一端等。

把精室定为男子奇恒之腑之一,对于男子性及生殖系生理认识、疾病分析、临床诊治、辨证用药和男科常见疾病之预防保健等奠定了坚实的理论基础;并丰富发展了中医基础理论藏象学说的理论之内涵等。

#### 5. 子系

子系,指维系肾子(即睾丸)的组织,故又称"睾系"或"阴筋"。古人认为,睾丸系带是由"筋"组成的柔软的束状组织。从现代解剖来看,子系相当于精索。

子系的功能一是维系悬挂的睾丸;二是肾等脏腑的气血精微物质以此为通道供给睾丸营养;三是生殖之精以此为通道排入女性体内而生育。子系有病,通道不畅,睾丸失去肾气等精微物质的温煦濡养,或生殖之精排泄障碍,可导致阳痿、不育等疾病。

#### (二)男性生理特点

中医生殖医学认为,肾藏精、主生殖,肾在男性生长发育与生殖生理方面起着极为重要作用。肾的功能正常,男性生理功能才能正常发挥,而肾功能的正常必赖于其他脏腑功能的正常与协调。肾的阴阳失调,或其他脏腑功能失常等,均可影响到男性的生理功能。现存最早的医学著作《黄帝内经》对男性的生理特点有其高度系统的概括,如《素问·上古天真论》云:"丈夫八岁,肾气实,发长齿更。二八,肾气盛,天癸至,精气溢泻,阴阳合,故能有子。三八,肾气平均,筋骨劲强,故真牙生而长极。四八,筋骨隆盛,肌肉满壮。五八,肾气衰,发堕齿槁。六八,阳气衰竭于上,面焦,发鬓斑白。七八,肝气衰,筋不能动。八八,天癸竭,精少,肾脏衰,形体皆极,则齿发去。肾者主水,受五脏六腑之精而藏之,故五脏盛乃能泄。今五脏皆衰,筋骨解堕,天癸尽矣。故发鬓白,身体重,行步不正,而无子耳。"《素问·上古天真论》以 8 岁为一个年龄周期描述了男性在生长、发育、生殖功能成熟与衰退的生理变化过程中的特点,突出了肾气、天癸、精三者在人体生理活动和生殖功能方面的重要作用。

### 1. 肾气

中医生殖医学认为,男子生殖系统的发育及生精、种子等功能与肾气密切相关,而肾气之盛衰又与天癸的"至"与"竭"有直接关系。肾气虚可导致天癸迟到或天癸早竭,天癸迟到则性功能不得按时成熟,天癸早竭则性功能过早衰退。肾气虚者性功能多低下,或引起无精子、无精液、不育等病症。男子到了 16 岁前后的青春期,肾气始盛,天癸充盛,发育迅速,特别是性器官与性征的发育最为明显,性功能与生殖能力趋于成熟,并开始出现排精现象,初步具备了生育能力。24—32 岁是男性发育的鼎盛时期,此时肾气充实,天癸充足,为最佳的生育年龄,故《周易》强调"男子三十而娶"。56 岁左右,肾气始衰,天癸渐竭,性功能与生殖能力逐渐衰退。约 65 岁开始,性能力明显下降,一般不再有生育能力。但善于科学养生,先天禀赋充足者或许有生育可能,故"道者,能却老而全形,身年虽寿,能生子也"。

### 2. 天癸

天癸是促进男性机体生长发育、生殖功能旺盛、精液精子的产生、第二性征的维持及种子生育的一种物质,而非男子之精。天癸蕴育于胚胎时期,贮藏于肾,并受肾气盛衰的影响与后天水谷精微之充养。"二八"以后,天癸充,精满溢泻,初具种子能力;"七八"以后,天癸衰,精少,种子能力减退。天癸在心肾等脏腑与经络、气血功能的协同作用下发挥其生理功能。天癸的产生、成熟、竭尽及量之多少,可从机体的生理病理等方面反映出来,可以提示某些疾病的病因病机,从而指导预防与临床治疗。历代医家多认为,天癸是促进机体生长、发育和维持生殖功能正常的物质;天癸的至与竭决定着机体的生、长、壮、老。

天癸是肾气的产物,而天癸的产生又必须以肾气充盈为先决条件。

### 3. 精

生殖之精的生成与排泄是男性特有的生理特点之一。生殖之精的生成以脏腑、经络、气血的功能正常及其协调作用为基础,以肾气的强盛与天癸的至竭为决定性因素,即生殖之精生成的多少直接受肾气、天癸的影响。心主调神,肾主藏精,肝主疏泄,脾主统摄,肺朝百脉,诸脏功能正常并协同作用,共同维持着生精、排精功能的正常进行。肾的功能正常,男性有了足量、质高的生殖之精,便具备了种子功能。

肾主宰着人体的生长、发育、衰老过程与生殖活动。男子一生的自然盛衰现象正是肾气自然盛衰的外在表现。中医生殖医学精辟地揭示男子性能力与生殖能力的基础是肾气、天癸和生殖之精三大物质。三大物质之间既相互区别,又紧密联系。天癸来源于先天之精气,靠后天水谷滋养;肾气的充实促使天癸充盛,随着天癸的充实,精室产生成熟精子而精液溢泻。三者之中,天癸是促进男性性能力和生殖能力旺盛的关键物质,性能力和生殖能力的强弱随着天癸的盛衰而发生变化。故男性的生理特点是以肾主生殖为中心,以肾气、天癸、精三大物质为基础,以"肾气-天癸-精"为主轴的变化过程。西医生殖医学对男性生理的研究结果与中医生殖医学的认识有相似之处。

## 二、中医对女性生殖系统的认识

### (一)女性生殖器官

女性生殖器官分为内生殖器官与外生殖器官。内生殖器官是指生殖器内藏的部分,包括阴道、胞宫等;外生殖器官是指生殖器外露的部分,包括毛际、阴户、玉门。《灵枢·经脉》称为

"阴器"。《素问·厥论》称"前阴"。

### 1. 阴道

阴道,又称产道,意指胎儿分娩时所经之道路,位于子宫与阴户之间。阴道是防御外邪入侵的关口,有"自洁"的作用;是排出月经、分泌带下的通道,反映阴液之盛衰及"阴道炎"的病位;是阴阳交合的器官;又是娩出胎儿,排出恶露的路径。

阴道可反映妇女脏腑、精气津液的盛衰,与肝、脾、肾功能密切相关。肾、肝、脾功能正常,则阴道发育正常,阴中润泽;若肝肾不足,可导致阴道发育不良,或阴道干涩。

### 2. 胞宫

胞宫,是女性特有的内生殖器官的概称,包括子宫、输卵管与卵巢等,其功能涵盖内生殖器官的功能。胞宫除与脏腑、十二经脉相互联系外,与冲任督带的关系更为密切。胞宫受肾、天癸主宰,汇通冲任督带,以"出纳精气"通脑髓、连五脏、主司子宫,使子宫具有行经与种子育胎的正常功能。此外,还有胞脉、胞络,是附于胞宫并联属心肾的脉络。胞脉、胞络使心气下达胞宫与肾精营血输注胞宫以发挥其功能作用。

《黄帝内经》称子宫为"女子胞""子处",属"奇恒之腑"。子宫位于带脉以下,小腹正中,膀胱之后,直肠之前。《类经》指出,子宫的功能为"女子之胞,子宫是也,亦以出纳精气而成胎孕者为奇",明确指出子宫是胎孕所藏之处。子宫在未孕的状态下呈前后略扁的倒梨形,壁厚而中空。子宫下部呈圆柱形,暴露于阴道部分的为子宫颈口,中医称子门。子宫包括形如合钵而中空的子宫体和呈圆柱状的子宫颈。

子宫的功能是主行月经、分泌带下、种子育胎、发动分娩、排出恶露。子宫的特性是在胞宫的主司下具有明显的周期性月节律。子宫又是奇恒之腑,能藏能泻,藏泻有序,故其另一个特征是:非脏非腑,亦脏亦腑,能藏能泻。

### 3. 毛际

毛际,主要指前阴隆起的脂肪垫,即阴阜。青春期开始生长阴毛,与月经初潮时间大致一致。《灵枢·经脉》曰:"胆足少阳之脉……绕毛际。"此乃第一次记载了毛际的解剖名称。阴毛,亦称"性毛",具有男女性别的特征。成熟女性的阴毛呈尖端向下的倒三角形。阴毛在一定程度上能够反映肾气的盛衰。阴毛异常也是一部分疾病的特征。

### 4. 阴户

阴户,又称"四边",即前起阴蒂,后至阴唇系带,左右大、小阴唇之间,阴道口外的前后左右。

### 5. 玉门

玉门,即阴道口,古称"廷孔"。《素问·骨空论》曰:"其孔,溺孔之端也……"指出阴道口的位置在尿道口之端。《备急千金要方》载玉门的位置"在玉泉下,女人入阴内外之际"。此外,古人又有根据婚嫁,产子与未产的不同,将其分为"已产属胞门,未产属龙门,未嫁属玉门"。玉门是防御外邪入侵之门户,是行月经、泌带下之出口,是合阴阳之入口,又是娩出胎儿、胎盘、排出恶露之产门。玉门与肝肾功能密切相关。

### (二)女性生理特点

《素问·上古天真论》指出:"女子七岁,肾气盛,齿更发长。二七而天癸至,任脉通,太冲脉盛,月事以时下,故有子。三七,肾气平均,故真牙生而长极。四七,筋骨坚,发长极,身体盛壮。五七,阳明脉衰,面始焦,发始堕。六七,三阳脉衰于上,面皆焦,发始白。七七,任脉虚,太冲脉衰少,天癸竭,地道不通,故形坏而无子也。"这是以 7 岁为律,按女性各年龄阶段生理变化分期的最早记载,明确指出肾气的盛与衰,天癸的至与竭,主宰着女子的生长、发育、生殖与衰老的过程;指出了女性月经的初潮年龄为 14 岁左右。首次提出了"肾气-天癸-胞宫"之性腺轴,提出了女性生育年龄为 14—49 岁,最佳生育年龄为 21—28 岁。还指出了女性生殖能力开始明显下降的年龄为 35 岁,并且与"阳明脉衰""三阳脉衰于上"密切相关。其中最突出的是从"二七"至"七七"之年,这 35 年左右的生殖生理活动时期所表现的经、带、胎、产、乳的生理特点。

目前多将女性一生分为胎儿期、新生儿期、儿童期、青春期、性成熟期、围绝经期、老年期。

### 1. 胎儿期

父母精卵结合成受精卵是妊娠的开始。《灵枢·决气》云:"两神相搏,合而成形。"从受精后与受精卵在子宫内种植、生长、发育、成熟的时期为胎儿期。需 10 个妊娠月,即 280 天左右。胎儿期在人生之始,中医有"慎始""胎教"理论,是胎儿期的早期教育,科学应用利于优生。

### 2. 新生儿期

婴儿出生后 4 周称为新生儿期。女婴在母体内受性腺与胎盘所产生的性激素影响,有的女婴出生时乳房可略呈隆起或有少许泌乳,外阴较丰满;出生后脱离胎盘,血中女性激素水平迅速下降,极少数女婴可出现少量阴道出血,这是生理现象,短期内会自然消失。

### 3. 儿童期

出生 4 周以后至 12 岁左右为儿童期。儿童期又可分为儿童前期与儿童后期。儿童前期即 7 岁之前,是肾气始盛的时期,齿更发茂,身体持续增长与发育,但生殖器官仍为幼稚型;在儿童后期,8—12 岁始,第二性征开始发育,逐渐呈现女性体态特征。

### 4. 青春期

从月经初潮至生殖器官逐渐发育成熟的时期称青春期。世界卫生组织(WHO)规定青春期为 10—19 岁,约为"二七"至"三七"之年。此期显著的生理特征如下。

(1)体格发育,身高、体形已渐发育为女性特有的体态。

(2)生殖器官发育(第一性征),从幼稚型变为成人型。

(3)第二性征发育呈现女性特有的体态。

(4)月经来潮是青春期开始的一个重要标志。初潮 1～2 年月经可或迟或早,或多或少,或停闭几个月等,此属生理现象。

(5)此时期整个生殖系统的功能虽尚未完善,但已有生育能力。

### 5. 性成熟期

性成熟期又称生育期,是卵巢生殖功能与内分泌功能最旺盛的时期。此期一般自 18 岁左右开始,历时 30 年,即中医从"三七"至"七七"之年(21—49 岁)。此期女性肾气、脏腑、天癸、冲任、气血具有相应的节律性变化,月经有规律地周期性来潮。生殖功能经历成熟、旺盛及开始衰退的生理过程。

在性成熟期,女性乳房亦发育成熟。中医认为,"乳头属肝""乳房属胃",足少阴肾经行乳内。孕期乳房充分发育,以适应产后哺乳的需要。

### 6. 围绝经期

"七七"之年为围绝经期,肾气渐虚,冲任二脉虚衰,天癸渐竭,生殖器官及乳房也逐渐萎缩,中医称"经断前后"或"绝经前后"。1994 年,WHO 召开有关绝经研究的进展工作会议,推荐采用"围绝经期",即包括绝经前期、绝经期、绝经后期 3 个阶段。

（1）绝经前期：有的妇女会出现月经失调，如周期或提前或推后，经量或多或少，甚至可患崩漏。有些妇女也可同时出现腰膝酸软、夜尿频多、烘热汗出、烦躁易怒、失眠健忘、发枯易脱、牙齿酸软等。

（2）绝经期：80％妇女年龄为在 44－54 岁。自然绝经通常是指女性生命中最后一次月经后，停经达到 1 年以上者。据现代调查，中国妇女平均绝经年龄为 49.5 岁，与两千多年前《黄帝内经》提出的"七七"（49 岁）经断年龄是一致的。此期一部分妇女会出现"经断前后诸证"，即现在所称"围绝经期综合征"。

（3）绝经后期：是指绝经后至生殖功能完全消失的时期。绝经后将步入老年期。

### 7. 老年期

老年期一般指 60－65 岁以后的妇女。此期肾气虚，天癸已衰竭，生殖器官萎缩老化，骨质疏松而易发生骨折，心、脑功能亦随之减退，全身功能处于衰退期。

# 第6章　中医对受精与着床的认识

## 一、中医对受精的认识

成熟精子和卵子相结合的过程称为受精。受精后的卵子称为孕卵或受精卵,标志着新生命的诞生。中医对受精的研究较早且有丰富的理论。

### 1. 受精条件

受精的条件,首先是男女双方生殖之精正常。《女科正宗·广嗣总论》明确指出:"男精壮而女经调,有子之道也。"受孕的前提是男女双方肾气充盛,天癸成熟,冲任二脉通盛功能协调。女子则子宫藏泻有期,月经按期来潮;男子精壮,"精气溢泻",则有生育能力。

(1)和男女必当其年:是保证男女生殖之精正常的重要条件。南齐褚澄《褚氏遗书·问子》明确指出:"合男女必当其年,男虽十六而精通,必三十而娶;女虽十四而天癸至,必二十而嫁。皆欲阴阳气完实而后交合,则交而孕,孕而育,育而为子,坚壮强寿。"女子在月经初潮之后,脏腑与子宫尚处于发育阶段,到18岁左右才渐趋成熟。20—35岁生育能力较旺盛,25—30岁为最佳生育年龄。健康的育龄妇女其月经周期应有规律,经期、经量、经色和经质均应合乎常度,子宫正常,胞脉、胞络通畅。男子到25—30岁为最佳生育年龄时期,则生殖之精壮。

(2)"的候"顺而施之:受孕还需要有适当的时机,《证治准绳·女科》引袁了凡语:"凡妇人一月经行一度,必有一日氤氲之候,于一时辰间……此的候也……顺而施之,则成胎矣。"古代医家通过细致的观察,推论妇女在每个月经周期中有一日一时为"氤氲之候""的候",在此时阴阳交媾,是受孕的最佳时机。

### 2. 受精机制

中医对受精机制的认识基于中国古代的自然哲学。《周易》曰:"天地氤氲,万物化醇;男女媾精,万物化生。"明确提出"男女媾精"创造人的生命。这是唯物主义的观点,是人类认识生命起源的最早的经典学说。

《黄帝内经》对受精机制有颇多论述。《灵枢·本神》曰:"故生之来谓之精,两精相搏谓之神。""两精"指男女双方生殖之精,两精相结合之后成为胚胎,胚胎形成以后,不断变化成脏腑、形神俱备的胎儿。"神"指具有生机之物体,不断变化发展。"变化不测之谓神"。《灵枢·决气》指出:"两神相搏,合而成形,常先身生,是谓精。"两种有生殖能力的物质相结合后,成为一个新生命。这种有生殖能力的物质,就是先天之精。

### 3. 受精能力由肾精、天癸所主导

现代生殖医学认为,人体具备生殖能力的主要条件是性腺功能的成熟,主要表现为女性卵巢周期性分泌性激素、月经规律来潮与男性睾丸分泌性激素、正常的遗精。这些生殖生理功能与中医学中"肾精、主生殖""天癸"学说不谋而合。中医学认为,"肾藏精"是"肾主生殖"的基础。肾所藏之精包括先天之精和后天之精。先天之精,禀受于父母,与生俱来,构成人体的原始物质。

肾精的生成、贮藏与排泄,对人类的整个生殖生理功能起着重要的作用,这种作用需通过

天癸而发挥。天癸是肾精充盛的产物，男精与女血又是天癸至的结果；天癸的"至、竭"与肾中精气盛衰有直接关系。人体生殖能力由肾精、天癸所主导，肾精的盛衰、天癸的盈亏直接决定了人的受精能力强弱。

（1）卵细胞的发生以肾精为基础：肾藏之精是人体最基本的生命物质，是人身中最精粹的部分。如《素问·金匮真言论》所云："夫精者，身之本也。"《灵枢·经脉》指出："人始生，先成精。"肾中先天之精乃孕育的物质基础，人类卵细胞的生成、发育、成熟与肾精充盛密切相关，是以肾中所藏之精气为物质基础的，肾精不足是卵泡发育障碍的基本病机。女子只有肾之精气充盈，天癸来至，冲任通盛，经行调畅，才能产生优质的卵细胞，为孕育胎儿做好准备。反之，肾精气虚衰，天癸少而竭，则经水无以行，卵细胞无以生，出现卵细胞发育不良、成熟延迟、萎缩及排出障碍等。另外，肾阳主要有促进机体的温煦、运动、兴奋和化气的功能，卵细胞的正常排出有赖于肾阳之气的鼓动以使冲任气血调畅。此外，现代临床及实验研究发现补肾中药配合超排卵方案可明显减少促卵泡激素（FSH）用量，提高卵巢反应，改善卵子质量，提高妊娠率。可见，卵细胞的生长以肾精为基础，卵细胞的排出有赖于肾阳之鼓动，肾精的盛衰对卵细胞的生长、发育、成熟排出起着决定性的作用。

（2）精子的发生以肾精为基础：中医学早在《黄帝内经》中已对男子的生殖生理特点做了高度的概括。《素问·上古天真论》指出："丈夫八岁，肾气实，发长齿更。二八，肾气盛，天癸至，精气溢泻，阴阳合，故能有子……八八，天癸竭，精少，肾脏衰，形体皆极，则齿发去。"以 8 岁为1 个年龄周期记述了男性在生长、发育、生殖功能成熟和衰退的生理变化过程中的特点，突出反映了肾气、天癸、精三者在男子生理活动和生殖功能方面的重要作用。精是构成人体生殖、繁衍后代的原始物质。肾精、肾气的充盛与否，直接影响到精子质量的好坏，而肾精、肾气的充盛与否又与天癸之至与竭有直接关系。肾气的充实促使天癸充盛，随着天癸的充实，则产生成熟精子而精液溢泄。肾气虚可导致天癸迟至或天癸早竭，则无以产生成熟精子而引起无精子、无精液、不育等病症。肾藏精，主生殖。肾阳主要有促进机体的温煦、运动、兴奋和化气的功能，肾阳的盛衰决定了精子活力的强弱。当肾精充盛，阳气充足时，推动、激发、温煦作用强劲，肾气充沛，精血旺盛，则精液充足，精子动力强；当肾精乏源，肾阳虚衰，生精功能不足，肾阳鼓动无力，精液无以温煦，动力不足，出现弱精子症。根据"男子以精为主""种子之法男必先养其精"的中医理论，临床常应用补肾益精中药治疗少精子症、弱精子症，疗效显著。补肾一方面有助于增加精子生成和成熟的物质基础，另一方面有利于改善精子生成和成熟的内环境。现代实验及药理研究发现，菟丝子、淫羊藿等补肾中药有雄性激素样作用，能促进性腺功能及精液分泌；金匮肾气丸能提高肾阳虚男性不育患者血清睾酮水平，并提高精子数量，增强精子活力，而且还能改善精子质量，提高精子活率，降低精子畸形率。可见，精子的发生与肾精有着密切的关系，肾精所化之肾阳的盛衰决定了精子动力的强弱。

## 二、中医对着床的认识

晚期胚泡植入子宫内膜的过程称受精卵着床。中医对着床的研究较早且具有丰富的理论。对胎儿发育的描述，中医古籍中早有记载。《灵枢·经脉》指出："人始生，先成精，精成而脑髓生，骨为干，脉为营，筋为刚，肉为墙，皮肤坚而毛发长。"此处所言之"精"，应理解为受精卵。受孕之后，胎元逐渐发育成长，经过 10 个妊娠月，就可足月分娩。唐代孙思邈《备急千金要方·妇人方》云："妊娠一月名始胚，二月始膏，三月始胞，四月形体成，五月能动，六月筋骨立,七月毛发生,八月脏腑具,九月谷气入胃,十月诸神备,日满则产矣。"概括地描述了胎元在每个妊娠月的发育情况,与实际大体相符。

**1. 着床能力由肾精、天癸所主导**

(1)子宫内膜容受性受肾精主控:妊娠是胚泡与子宫内膜相互作用而植入子宫的过程,胚泡着床障碍是造成妊娠失败的主要原因之一,而子宫内膜容受性差又是胚泡着床障碍的重要原因之一。

中医认为,"肾藏精、主生殖""胞脉者,系于肾""精满则子宫易于摄精,血足则子宫易于容物",胞宫的功能直接与肾有密切的关系。《张氏医通·诸血门》指出:"精不泄,归精于肝而化清血。"因此,肾精充盈,则血有所充,精足则血旺,女子经、孕之职正常;反之,精亏则血虚,出现着床障碍。肾气旺盛,肾精充足,血海满盈,胞宫营养良好,宫内备好一个可使男女之精着床孕育的适宜环境,这是女子受孕的主要前提条件;反之,若肾气虚弱、肾精不足,则血海空虚,胞宫营养不良,则男女之精无以植入胞宫。

现代研究证实,补肾中药能使实验动物子宫增重,子宫内膜增厚明显,腺体增多,分泌现象有趋于明显倾向,可提高子宫内膜雌、孕激素受体含量,还可增加靶组织雌激素受体的亲和力,使子宫内膜增殖、分泌功能好转。另外,补肾中药尚可促进内生殖器官血液循环,使子宫血供明显增加,从而改善子宫内膜的容受性。因此,胚胎着床期的子宫内膜容受性直接由肾精的盛衰所决定。

(2)胚胎质量及发育潜能由肾精决定:西医学认为,胚胎的质量与发育潜能直接影响妊娠的结局,胚胎异常是流产的重要原因,早期流产胚胎检查发现 50%～60% 有染色体异常。夫妇任何一方有染色体异常可传至子代,导致流产。其父代的染色体与中医学所述之"先天之精"相似。

中医认为,肾所藏之先天之精源于父精母血的生殖之精,与生俱来,是构成胚胎发育的原始物质,肾精盛衰又决定了胚胎发育的潜能。人体形成胚胎所禀受的"先天之精",携带父母的遗传信息,并于传递过程中形成不断复制与转换的信息。所受父母的肾精盛与虚,关乎所受先天之精的盛与虚。父母肾精的盛虚关乎子代胚胎的优劣、发育潜能,甚至决定以后生命体的形体、疾病的易感性、寿长等。如高龄"五七"之后的不孕妇女,往往卵细胞质量下降;在单精子卵泡浆内注射中,如果男方精子畸形率高,所形成的胚胎往往碎片多,胚胎发育潜能受到影响,以至于影响到临床妊娠率,这与禀受于父母的"先天之精"虚衰有很大关系。通过补肾中药提高卵细胞、精子质量后,所形成的胚胎质量优良,进一步发育的潜能好,辅助生殖的临床妊娠率有相应的提高,说明所受先天之精盛实后,胚胎质量提高,发育潜能改善。现代研究证实,补肾中药能显著提高卵细胞数、胚胎质量和体外受精——胚胎移植的成功率;实验研究证实,补肾中药可提高实验小鼠受精率、卵裂率、囊胚形成率。因此,父母肾精的盛衰直接影响着子代胚胎的质量及发育潜能。

**2. 瘀血内阻是影响着床的重要因素**

瘀血的成因有多种,如气滞致瘀、寒凝血瘀、热灼血瘀、外伤血瘀、气虚血瘀等,而瘀血阻滞胞脉、冲任,影响着床,或因瘀血阻滞胞脉、冲任导致胞宫失养影响着床。因此,用中医的理论进行指导,酌情辨证活血化瘀,可提高受精卵的着床率。

综上所述,人体受精与着床能力由肾精、天癸所主导;卵细胞的发生以肾精为基础,卵细胞的排出有赖于肾阳之鼓动;精子的发生以肾精为基础,精子的动力源于肾阳;子宫内膜容受性受肾精主控;胚胎质量及发育潜能由肾精决定。临床实践证明,补肾中药可提高卵细胞、精子和胚胎质量,改善子宫内膜容受性,提高生殖功能,进一步佐证了中医"肾藏精、主生殖"理论的科学性及巨大的临床指导意义。瘀血内阻是影响着床的重要因素。

## 参 考 文 献

[1] 王瑞霞,连方,孙振高.从现代生殖医学角度探讨"肾藏精主生殖"理论[J].辽宁中医杂志,2010,37(9): 1672-1674.

[2] 刘敏如,欧阳惠卿.实用中医妇科学[M].2版.上海:上海科学技术出版社,2010.

[3] 夏桂成.夏桂成实用中医妇科学[M].北京:中国中医药出版社,2009.

[4] 肖承悰.中医妇科临床研究[M].北京:人民卫生出版社,2009.

[5] 李淑玲,庞保珍.中西医临床生殖医学[M].北京:中医古籍出版社,2013.

[6] 庞保珍,郭兴萍,庞清洋.实用中西医生殖医学[M].北京:中医古籍出版社,2019.

# 第7章 中医对生殖免疫的认识

中医学关于免疫的临床实际应用和理论认识,早在唐宋时代就采用人痘接种以预防天花,开创了免疫医学的新纪元。后相继传入西亚和欧洲,至18世纪英国医师改用牛痘疫苗预防而传播全球,最终消灭了天花。《黄帝内经》中的"阴平阳秘,精神乃治""正气存内,邪不可干""邪之所凑,其气必虚"等论述概括了人体防御功能的重要性,已包含了免疫的理念。"免疫"一词,首见于明代《免疫类方》,书中把中药对瘟疫的防治作用称为免疫。免疫的现代概念是机体对异物的识别和清除的生理适应性机制。免疫因素是导致生殖医学疾病的又一重要病因。

## 一、正虚邪恋、虚实夹杂是生殖免疫疾病的主要病机

### 1. 男性免疫性不育

在正常情况下睾丸和男性生殖道有坚固的血生精小管屏障,精子抗原不与人体的免疫系统相接触。自身免疫现象的发生,提示精子逾越正常屏障与人体免疫系统发生接触,诱发了自身免疫反应。出现此种情况多由疾病因素造成,如睾丸损伤、炎症、输精管道感染、阻塞等,由于它是自身免疫反应时出现于人体内部的抗精子抗体,所以处理起来比女性有更大的难度。徐福松认为,男性免疫不育症的病位,首在肝肾,次在肺脾;病因之本为体虚,病因之标为损伤或感染;病机为正虚邪恋,虚实夹杂。

### 2. 女性免疫性不孕

(1)感染性疾病与免疫因素:中医认为,人在正气不足的情况下,则免疫功能低下,容易发生生殖道感染(如支原体、衣原体、病毒及各种细菌),发生外阴阴道炎、宫颈炎、盆腔炎,孕期可导致流产或死胎。

(2)妊娠病与免疫因素:人类与其他哺乳动物的妊娠,是异体移植物(胎儿)和受体(母体)共存一定时间而不被排斥反应的范例。生殖免疫学研究发现,一些妊娠病的发生与免疫因素密切相关。

①反复自然流产:自然流产的原因很复杂,涉及遗传、内分泌、生殖器官与免疫因素。免疫因素中,主要是免疫应答低下,封闭抗体缺乏,多导致早期流产。中医认为,封闭抗体缺乏主要是正气不足,无力抗邪,缺乏自卫能力。另一类是自身免疫反应亢进,产生自身免疫性抗体,多导致晚期流产等。中医认为,"阴平阳秘"是其常,若阴阳失常,维持机体正常的正气不足,导致晚期流产。

②妊娠高血压疾病:此病的病因是多方面的,如子宫胎盘缺血、胎盘抗体大量进入母体,或母-胎间组织相容抗体不合,导致母体免疫功能异常,均是重要原因。

③胎儿生长受限:有研究发现,自身抗体阳性与胎儿生长受限的发生呈显著性相关。

④孕期子宫内感染与免疫因素:有研究表明,一些病毒感染能造成新生儿畸形,如风疹病毒。

(3)不孕症与免疫因素:抗精子抗体是免疫不孕最常见的病因。目前的研究认为,抗精子抗体的产生与生殖道感染、损伤等有关。

（4）其他：子宫内膜异位症患者可产生子宫内膜抗体，可能干扰受精卵的着床。中毒性甲状腺肿、重症肌无力、系统性红斑狼疮、糖尿病等与免疫因素有关，对不孕症患者应详细了解其相关病史。

中医认为，引起女性免疫性不孕的重要病机是正虚邪恋，在正气虚的情况下产生上述疾病，造成免疫性不孕症。

## 二、扶正祛邪是治疗生殖免疫疾病的重要原则

### 1. 对男性免疫性不育症的治疗

徐福松治疗多从审因求治，辨病与辨证论治相结合，以扶正祛邪、消补兼施为法则。阴虚火旺者，用大补阴丸加减，以滋阴降火；肺虚易感者，用玉屏风散（生黄芪、防风、白术）加减，以益气固表；脾胃虚弱者，用参苓白术散加减，以健脾和胃。王琦等分4型辨证治疗：肝肾阴虚湿热证，方用知柏地黄汤加减；肺虚气虚易感证，方用参苓白术散合香连丸加减；气滞血瘀证，方用少腹逐瘀汤加减；阴阳平和证，方用王氏脱敏生育方（经验方）。

### 2. 对女性免疫性不孕的治疗

李广文认为，免疫性不孕症肾虚是本，邪实是标，瘀则是其变，虚实夹杂是其特点。治法以扶正祛邪为主。并根据这一特点创制治疗免疫性不孕专用方——种子转阴汤：紫石英、党参、续断、淫羊藿各15g，黄芩、徐长卿、菟丝子、当归、白芍、白术、茯苓、炙甘草各9g，熟地黄12g，蜀椒1.5g，鹿角霜、川芎各6g。温补肾气，祛邪抑抗。每日1剂，水煎2次分服，月经第7天开始，连服3天停药1天。

## 参 考 文 献

[1] 徐福松，莫蕙. 不孕不育症诊治[M]. 上海：上海科学技术出版社，2006.

[2] 王琦. 王琦男科学[M]. 2版. 郑州：河南科学技术出版社，2007.

[3] 夏桂成. 夏桂成实用中医妇科学[M]. 北京：中国中医药出版社，2009.

[4] 肖承悰. 中医妇科临床研究[M]. 北京：人民卫生出版社，2009.

[5] 罗丽兰. 不孕与不育[M]. 2版. 北京：人民卫生出版社，2009.

[6] 刘敏如，欧阳惠卿. 实用中医妇科学[M]. 2版. 上海：上海科学技术出版社，2010.

[7] 李淑玲，庞保珍. 中西医临床生殖医学[M]. 北京：中医古籍出版社，2013.

[8] 庞保珍，郭兴萍，庞清洋. 实用中西医生殖医学[M]. 北京：中医古籍出版社，2019.

# 第8章  中医生殖轴

## 一、"肾气-天癸-精室或胞宫"之中医生殖轴

《素问·上古天真论》指出："男子八岁肾气实,二八,肾气盛,天癸至,精气溢泻,阴阳和,故能有子……""女子七岁,肾气盛,齿更发长。二七而天癸至,任脉通,太冲脉盛,月事以时下,故有子。三七,肾气平均,故真牙生而长极。四七,筋骨坚,发长极,身体盛壮。五七,阳明脉衰,面始焦,发始堕。六七,三阳脉衰于上,面皆焦,发始白。七七,任脉虚,太冲脉衰少,天癸竭,地道不通,故形坏而无子也。"首次提出了"肾气-天癸-胞宫"之中医生殖轴,提出了女性生育年龄为14—49岁,最佳生育年龄为21—28岁,还指出了女性生殖能力开始明显下降的年龄为35岁,并且与"阳明脉衰""三阳脉衰于上"密切相关。

## 二、"肾气-天癸-冲任-子宫"轴的概念

中医学妇科体系中"肾-天癸-冲任-胞宫"生殖轴理论,在最近30多年已经得到中医学界和临床的普遍认可。早在1982年全国首届中医妇科学术研讨会上,中医学及妇科名家罗元恺即以"肾气、天癸、冲任与生殖"为题,阐述了"肾气、天癸、冲任的作用;肾气、天癸、冲任与生殖的关系"。罗元恺据《素问·上古天真论》的经典理论,参阅历代中医医家的相关论述,探讨与归纳肾气、天癸、冲任的内涵及其关系,最终提出"肾气→天癸→冲任→子宫是直接联系并相互协调以调节妇女性周期的一个轴",从而确立中医学"肾-天癸-冲任-子宫"的中医生殖轴概念。继之,中医妇科学进一步修订为"肾-天癸-冲任-胞宫"中医生殖轴,并已被国家规划教材广泛引用。

## 三、"心-肾-子宫轴"的概念

20世纪90年代,夏桂成在长期临床实践与科研中发现心肾对于月经周期节律、生殖节律的主导作用。在继承前人理论基础上,提出:肾属下焦,主泌尿生殖,相当于卵巢的作用;心位于上焦,主神明,涵盖了部分脑之功能,相当于下丘脑、垂体的作用。其援易入医,应用后天太极八卦理论,坎离与心肾关系,创立了女性心-肾-子宫中医生殖轴理论。夏桂成认为,月经周期的圆运动规律,更多的是与内在的心-肾-子宫生殖生理轴,即心肾交合圈、任督循环圈之间的关系,有如太极图中阴阳两个小圈的活动,联系起来反映外圈大圆运动规律。

据《黄帝内经》理论可知,所谓心(脑)者,君主之官(元神之府),是躯体脏腑经络的主宰。心主神明,包括脑的功能。脑为髓海,肾者藏精、生髓,髓自精生,髓通于脑,脑养于髓;心肾相交,亦体现在精髓相通方面,心脑通过骨髓与肾关联。心脑为神之所藏,精能生髓,髓能养神,精亦能养神,神亦能驭精,特别是心神能够驾驭生殖之精。

男女精卵的排出和孕育,均与心脑有关。心(脑)主神明,主宰精卵的发育与排出,亦对子宫有主宰作用,在生殖生理中具有主控功能。心、肾、子宫三者间通过冲任督脉及胞脉、胞络发生联系,胞之络脉上通于心,下通于肾,肾与子宫受命于心脑,故排出精卵、行止月经、泌至天

癸、孕育子嗣、分娩胎儿,均与心(脑)主神明作用息息相关。女性月经与生殖等周期节律的阴阳消长、阴阳转化,必须依赖心-肾-子宫轴的纵横反馈作用方能完成。

### 四、肾-天癸-冲任-精室或胞宫是男女中医生殖轴

中医生殖医学的男女中医生殖轴系统,是由肾-天癸-冲任-精室或胞宫这些要素组成的一个有机整体,共同完成精气溢泻、月经和胎产的功能。即肾-天癸-冲任-精室为男性中医生殖轴,肾-天癸-冲任-胞宫为女性中医生殖轴。

#### (一)肾与中医生殖轴

#### 1. 肾主生殖

肾藏精,精化气,肾气主生殖。《周易》云:"天地氤氲,万物化淳;男女媾精,万物化生。"《黄帝内经》对于肾精及其功能有多处记载。《灵枢·本神》载:"生之来,谓之精。"《灵枢·决气》谓:"两神相搏,合而成形,常先身生,是谓精。"《素问·六节藏象论》道:"肾者主蛰,封藏之本,精之处也。"肾主生殖的功能,是通过肾藏"生殖之精"化生肾气而实现的。正如《素问·上古天真论》所云:"女子七岁肾气盛,二七而天癸至,任脉通,太冲脉盛,月事以时下,故有子;男子八岁肾气实,二八,肾气盛,天癸至,精气溢泻,阴阳和,故能有子。"而肾藏精中的"生殖之精",以西医学理论加以诠释,就是生殖细胞——精子和卵子,以及精子与卵子结合后的受精卵。

#### 2. 先天之精与后天之精

肾为先天之本。《灵枢·经脉》云:"人始生,先成精。"肾的生理作用是维系人体生命活动的根本,也是男女生殖功能发育成熟、维持正常及构成胚胎的原始物质基础。肾藏之"精",当有"先天之精"与"后天之精"之分。其"先天之精"源于父母,是人类繁殖后代的"生殖之精"。《素问·上古天真论》载:女子至"五七",男子至"五八",肾气作用将逐渐减弱,并以"阳明脉衰"或"三阳脉""阳明之气"衰竭于上为代表,强调若没有后天补充,随着年龄增长肾精储备会消耗减少,生殖功能将消失殆尽。故《经》云:"肾者主水,受五脏六腑之精而藏之,故五脏盛乃能泻。"李东垣《脾胃论·脾胃虚则九窍不通论》谓:"真气又名元气,乃先身生之精气也,非胃气不能滋之。"《医宗金鉴·删补名医方论》云:"先天之气在肾,是父母之所赋;后天之气在脾,是水谷之所化。"脾胃为后天之本,其所化生的水谷精微物质,不断下泻滋养于肾,即可称为"后天之精"。无论先天抑或后天之精,其化生肾气,体现男女之生殖功能,均仰仗于人体五脏六腑功能的正常运转,也包括阴阳平衡、气血运行通畅、气机升降调顺。

#### 3. 男精女血与肾相关

宋代齐仲甫《女科百问》云:"男子以精为本,女子以血为源。"《女科经纶·经论男女有子本于肾气之盛实》曰:"男女有子,本于天癸至,而肾气盛实之候也。"男子的生理特点是生精、排精,女子的生理特点是经、带、胎、产、乳,无不与精血相关。肾藏精,肝藏血,心主血脉,脾主统血;肝肾同源,命门之火温煦脾土,心肾相交,精血的化生无不与肾气相系。精血同源而互生,其又皆由水谷精微化生与充养,同需在脾肾之气作用下,转化精微而成精血,补充后天之精,供养肾气之用。故《女科正宗·广嗣总论》提出:"男精壮而女精调,有子之道也。"

#### (二)天癸与中医生殖轴

#### 1. 天癸的概念与作用

天癸作为中医学专有名词,最早见于《素问·上古天真论》。天癸,男女皆有,张玉珍的《中医妇科学》谓其"是肾精肾气充盛到一定程度时体内出现的具有促进人体生长发育和生殖的一

种精微物质"。天癸即是客观存在于人体的精微物质,又具有生殖功能。天癸至,男子则精气溢泻,女子月事以时下而能有子。

罗元恺早在 30 多年前点注《妇人规》时即指出:"天癸不同于精血而是另一种物质""从今天看来,它是肉眼看不见而能促进生殖的一种体液——内分泌激素,可无疑义"。近年来,许多研究者认识到,"肾主生殖"可以指男女生殖腺,即睾丸与卵巢;而"天癸"则是促进性腺发育的物质,包括"神经细胞"、促卵泡激素(FSH)和黄体生成素(LH)等内分泌激素,以及相关的"生物因子"或"更深层次的分子及基因领域"之功能载体。

**2. 天癸的功能特性**

近代医家恽铁樵曾在其《妇科大略》中提到:《黄帝内经》所谓"天癸",即指生殖腺;所谓"天癸至"即指性腺之盛熟。天癸具有以下功能特性。

(1)时限性:从《素问·上古天真论》可以看出,天癸的至与竭,具有明确的时间节段,在女子由"二七"开始到"七七"终止,男子则由"二八"开始到"八八"终止。男女多在天癸发挥作用的时段内拥有旺盛的性功能与生殖能力。

(2)周期性:《经》云:肾气盛,天癸至,月事以时下。《傅青主女科》言:"经本于肾""经水出诸肾",提示依赖于肾气的天癸,其促进生殖的功能同样是"以时而降""按月而至"的。结合西医学精子、卵子产生与发育成熟的过程,即可确认:天癸泌至,既有周期性(吴效科等所谓"节律性"),又有多种神经内分泌激素参与其周期性的调节与反馈。

(3)特殊性:首先,天癸的特殊性表现在虽为阴精、体液,却不同于精血,后者以储备留存于体内、不轻易耗散丢失为贵,而天癸则以能够定期启用、降至生殖器官发挥效应为顺。其次,天癸对肾气肾精具有依赖性,对冲任、生殖器官具有靶位性,可谓随肾气盛衰而至竭,凭冲任荣通而往来,最终发挥作用而使男子精气溢泻,女子按月行经,故能有子。

**(三)冲任与中医生殖轴**

冲任二脉是奇经八脉中与生殖功能密切相关的经脉,在肾气盛、天癸至的前提下,汇聚体内有余之血气而逐渐充盈流通,满溢下注于生殖器官形成精与月经。

《素问·骨空论》云:"任脉者,起于中极之下,以上毛际……""督脉者,起于少腹以下骨中央,女子入系廷孔……其络循阴器,合篡间……贯脊属肾"。《灵枢·五音五味》载:"冲脉、任脉皆起于胞中。"《灵枢·动输》言:"冲脉者……循胫骨内廉,并少阴之经。"《灵枢·经筋》道:"足少阴之筋……并太阴之筋而上循阴股,结于阴器。"李时珍《奇经八脉考》说:"督乃阳脉之海,其脉起于肾下胞中。"故中医学历来有"冲任督脉同起于胞中""胞络者系于肾"的论述。

《素问·痿论》云:"冲脉者,经脉之海也……与阳明合于宗筋,阳明揔宗筋之会,会于气街,而阳明为之长,皆属于带脉,而络于督脉。"《灵枢·海论》道:"冲脉者,为十二经之海。"此即"冲为血海""冲脉隶于阳明"之说的由来。

任主胞胎。任脉与足三阴经和阴维脉均有交会,总任一身阴经脉气,并与督脉维持人体阴阳脉气之平衡。《难经集注·二十八难》言:"任者,妊也,此是人之生养之本。"《杂病源流犀烛·诸脉主病诗》曰:"任主天癸,乃天之元气,任脉充,然后冲脉旺,月事时下而有子,故真阴之盛,必由真阳之实。"

从中医学经络体系的作用而言,冲任二脉首先是联系脏腑与生殖器官之间的通路,是输送转运生殖之精、天癸、气血等物质的载体,其功能类似车马;其次,冲任二脉是储存与调节脏腑、十二经脉有余之血的场所,并对生殖器官及胚胎具有濡养作用,其功能类似驿站。男女阴器通过足少阴经筋隶属于肾。赵献可《医贯》云："八脉俱属肾经。"张介宾《质疑录》谓："男精女血，皆聚于此。"说明奇经八脉皆与肾密切相连，男女之精室或胞宫可通过冲任督脉等隶属于肾，完成精气溢泻、月事以时下、故有子的生理功能。

**（四）精室或胞宫与中医生殖轴**

男女皆通过肾气盛实、天癸泌至、冲任流通，下至精室胞宫，最终完成精气溢泻、月事以时下和孕育胚胎的生殖功能。作为男女生殖器官的精室、胞宫，是体现生殖生理、完成生殖轴功能的终端脏器。生殖轴的任何一个环节发生病变，皆可影响累及精室与胞宫，而精室胞宫的功能病变若不能得到及时复常治疗，也必然干扰和逆向引起生殖轴功能损害。

总之，天人合一，这个中医生殖轴系统是人体整个大系统中一个相对独立的子系统，其所主司的生殖功能也会受到整个人体内外大环境的影响。肾（心脑）、天癸、冲任、精室或胞宫，在生殖轴的功能系统中各有其不同的生理特点，各司其职，又相互联系、相互协同完成生殖系统的功能。

## 参 考 文 献

[1] 罗元恺.罗元恺论医集[M].北京：人民卫生出版社，2012.

[2] 李健美.夏桂成教授心（脑）-肾-子宫生殖轴学说及其临床运用[J].四川中医，2013，31（7）：1-3.

[3] 庞聪慧，连方.试论"卵巢为奇恒之脏"[J].江西中医药，2014，45（379）：15-18.

[4] 师双斌."肾藏精"藏象基础理论核心概念诠释[D].沈阳：辽宁中医药大学，2013.

[5] 黄琼霞，周安方.从补肾毓麟汤的作用机制探讨"肾主生殖"的科学内涵[J].湖北中医学院学报，2010，12（1）：61-63.

[6] 张海莹，金涛伟.天癸从精化气论探微[J].长春中医药大学学报，2013，29（2）：374.

# 第9章 中医生殖常用方药

## 第一节 常用中药

### 一、麻黄 Mahuang(《神农本草经》)

【药性】 辛、微苦,温。归肺、膀胱经。

【功效】 发汗解表,宣肺平喘,利水消肿。

【用法用量】 水煎服,2~9g。发汗解表宜生用,止咳平喘多炙用。

【使用注意】 本品发汗宣肺力强,凡表虚自汗、阴虚盗汗及肺肾虚喘者均当慎用。

【古籍摘要】 ①《神农本草经》:引"主中风,伤寒头痛,温疟。发表出汗,去邪热气,止咳逆上气,除寒热,破癥坚积聚。"②《本草纲目》:"散目赤肿痛,水肿,风肿。""麻黄乃肺经专药,故治肺病多用之。张仲景治伤寒,无汗用麻黄,有汗用桂枝。"

### 二、桂枝 Guizhi(《名医别录》)

【药性】 辛、甘,温。归心、肺、膀胱经。

【功效】 发汗解肌,温通经脉,助阳化气。

【用法用量】 水煎服,3~9g。

【使用注意】 本品辛温助热,易伤阴动血,凡外感热病、阴虚火旺、血热妄行等证,均当忌用。孕妇及月经过多者慎用。

【古籍摘要】 ①《医学启源》:"《主治秘诀》:去伤风头痛,开腠理,解表,去皮肤风湿。"②《本草经疏》:"实表祛邪。主利肝肺气,头痛,风痹骨节疼痛。"

### 三、生姜 Shengjiang(《名医别录》)

【药性】 辛,温。归肺、脾、胃经。

【功效】 解表散寒,温中止呕,温肺止咳。

【用法用量】 水煎服,3~9g,或捣汁服。

【使用注意】 本品助火伤阴,故热盛及阴虚内热者忌服。

【古籍摘要】 ①《名医别录》:"主伤寒头痛鼻塞,咳逆上气。"②《药性论》:"主痰水气满,下气;生与干并治嗽,疗时疾,止呕吐不下食。"

### 四、细辛 Xixin(《神农本草经》)

【药性】 辛,温。有小毒。归肺、肾、心经。

【功效】 解表散寒,祛风止痛,通窍,温肺化饮。

【用法用量】 水煎服,1~3g;散剂每次服0.5~1.0g。

【使用注意】 阴虚阳亢头痛、肺燥伤阴干咳者忌用。不宜与藜芦同用。

【鉴别用药】 细辛、麻黄、桂枝皆为辛温解表、发散风寒常用药,均可用治风寒感冒。然麻黄发汗作用较强,主治风寒感冒重证;桂枝发汗解表作用较为和缓,凡风寒感冒,无论表实无汗,表虚有汗均可用之;细辛辛温走窜,达表入里,发汗之力不如麻黄、桂枝,但散寒力胜,适当配伍还常用治寒犯少阴之阳虚外感。

【古籍摘要】 ①《神农本草经》:"主咳逆,头痛脑动,百节拘挛,风湿痹痛,死肌。明目,利九窍。"②《本草别说》:"细辛若单用末,不可过半钱匕,多则气闷塞,不通者死。"

### 五、葱白 Congbai(《神农本草经》)

【药性】 辛,温。归肺、胃经。

【功效】 发汗解表,散寒通阳。

【用法用量】 水煎服,3~9g。外用适量。

【古籍摘要】 《神农本草经》:"主伤寒,寒热,出汗,中风,面目肿。"

### 六、菊花 Juhua(《神农本草经》)

【药性】 辛、甘、苦,微寒。归肺、肝经。

【功效】 疏散风热,平抑肝阳,清肝明目,清热解毒。

【用法用量】 水煎服,5~9g。疏散风热宜用黄菊花,平肝、清肝明目宜用白菊花。

【鉴别用药】 桑叶与菊花皆能疏散风热,平抑肝阳,清肝明目,同用可治风热感冒或温病初起,发热、微恶风寒、头痛,肝阳上亢,头痛眩晕,风热上攻或肝火上炎所致的目赤肿痛,以及肝肾精血不足,目暗昏花等证。但桑叶疏散风热之力较强,又能清肺润燥,凉血止血。菊花平肝、清肝明目之力较强,又能清热解毒。

【古籍摘要】 《神农本草经》:"主诸风头眩、肿痛,目欲脱,泪出,皮肤死肌,恶风湿痹,利血气。"

### 七、柴胡 Chaihu(《神农本草经》)

【药性】 苦、辛,微寒。归肝、胆经。

【功效】 解表退热,疏肝解郁,升举阳气。

【用法用量】 水煎服,3~9g。解表退热宜生用,且用量宜稍重;疏肝解郁宜醋炙,升阳可生用或酒炙,其用量均宜稍轻。

【使用注意】 柴胡其性升散,古人有"柴胡劫肝阴"之说,阴虚阳亢、肝风内动、阴虚火旺及气机上逆者忌用或慎用。

【古籍摘要】 ①《神农本草经》:"主心腹肠胃结气,饮食积聚,寒热邪气,推陈致新。"②《本草纲目》:"治阳气下陷,平肝、胆、三焦、包络相火及头痛、眩晕、目昏、赤痛障翳、耳聋鸣、诸疟及肥气寒热,妇人热入血室,经水不调,小儿痘疹余热,五疳羸热。"

### 八、升麻 Shengma(《神农本草经》)

【药性】 辛、微甘,微寒。归肺、脾、胃、大肠经。

【功效】 解表透疹,清热解毒,升举阳气。

【用法用量】　水煎服,3~9g。发表透疹、清热解毒宜生用,升阳举陷宜炙用。

【使用注意】　麻疹已透、阴虚火旺,以及阴虚阳亢者,均当忌用。

【古籍摘要】　①《神农本草经》:"主解百毒,辟温疾、障邪。"②《名医别录》:"主中恶腹痛,时气毒疠,头痛寒热,风肿诸毒,喉痛口疮。"

## 九、葛根 Gegen(《神农本草经》)

【药性】　甘、辛,凉。归脾、胃经。

【功效】　解肌退热,透疹,生津止渴,升阳止泻。

【用法用量】　水煎服,9~15g。解肌退热、透疹、生津宜生用,升阳止泻宜煨用。

【鉴别用药】　柴胡、升麻、葛根三者皆能发表、升阳,均可用治风热感冒、发热、头痛,以及清阳不升等证。其中,柴胡、升麻两者均能升阳举陷,用治气虚下陷、食少便溏、久泻脱肛、胃下垂、肾下垂、子宫脱垂等脏器脱垂;升麻、葛根两者又能透疹,常用治麻疹初起、透发不畅。但柴胡主升肝胆之气,长于疏散少阳半表半里之邪、退热,疏肝解郁,为治疗少阳证的要药。又常用于伤寒邪在少阳,寒热往来、胸胁苦满、口苦咽干、目眩,感冒发热,肝郁气滞,胸胁胀痛,月经不调、痛经等证。升麻主升脾胃清阳之气,其升提(升阳举陷)之力较柴胡为强,并善于清热解毒,又常用于多种热毒病证。葛根主升脾胃清阳之气而达到生津止渴、止泻之功,常用于热病烦渴,阴虚消渴;热泄热痢,脾虚泄泻。同时,葛根解肌退热,对于外感表证,发热恶寒、头痛无汗、项背强痛,无论风寒表证、风热表证,均可使用。

【古籍摘要】　①《神农本草经》:"主消渴,身大热,呕吐,诸痹,起阴气,解诸毒。"②《名医别录》:"疗伤寒中风头痛,解肌发表,出汗,开腠理,疗金疮,止痛,胁风痛。""生根汁,疗消渴,伤寒壮热。"

## 十、石膏 Shigao(《神农本草经》)

【药性】　甘、辛,大寒。归肺、胃经。

【功效】　生用:清热泻火,除烦止渴;煅用:敛疮生肌,收湿,止血。

【用法用量】　生石膏水煎服,15~60g,宜先煎。煅石膏适量外用,研末,撒敷患处。

【使用注意】　脾胃虚寒及阴虚内热者忌用。

【古籍摘要】　①《神农本草经》:"主中风寒热,心下逆气,惊喘,口干舌焦,不能息……产乳,金疮。"②《名医别录》:"除时气头痛身热,三焦大热,皮肤热,肠胃中膈热,解肌发汗;止消渴烦逆,腹胀暴气喘息,咽热。"

## 十一、知母 Zhimu(《神农本草经》)

【药性】　苦、甘,寒。归肺、胃、肾经。

【功效】　清热泻火,滋阴润燥。

【用法用量】　水煎服,6~12g。

【使用注意】　本品性寒质润,有滑肠作用,故脾虚便溏者不宜用。

【鉴别用药】　石膏、知母均能清热泻火,可用治温热病气分热盛及肺热咳嗽等证。但石膏泻火之中长于清解,重在清泻肺胃实火,肺热喘咳、胃火头痛牙痛多用石膏;知母泻火之中长于清润,肺热燥咳、内热骨蒸、消渴多选知母。

【古籍摘要】 ①《神农本草经》："主消渴热中,除邪气,肢体浮肿,下水,补不足,益气。"②《用药法象》："泻无根之肾火,疗有汗之骨蒸,止虚劳之热,滋化源之阴。"

### 十二、天花粉 Tianhuafen(《神农本草经》)

【药性】 甘、微苦,微寒。归肺、胃经。

【功效】 清热泻火,生津止渴,消肿排脓。

【用法用量】 水煎服,10~15g。

【使用注意】 不宜与乌头类药材同用。

【古籍摘要】 ①《神农本草经》："主消渴,身热,烦满大热,补虚,安中,续绝伤。"②《本草汇言》："天花粉,退五脏郁热,如心火盛而舌干口燥,肺火盛而咽肿喉痹,脾火盛而口舌齿肿,痰火盛而咳嗽不宁。若肝火之胁胀走注,肾火之骨蒸烦热,或痈疽已溃未溃,而热毒不散,或五疸身目俱黄,而小水若淋若涩,是皆火热郁结所致。惟此剂能开郁结,降痰火,并能治之。又其性甘寒,善能治渴,从补药而治虚渴,从凉药而治火渴,从气药而治郁渴,从血药而治烦渴,乃治渴之要药也。"

### 十三、竹叶 Zhuye(《名医别录》)

【药性】 甘、辛、淡,寒。归心、胃、小肠经。

【功效】 清热泻火,除烦,生津,利尿。

【用法用量】 水煎服,6~15g;鲜品 15~30g。

【使用注意】 阴虚火旺、骨蒸潮热者忌用。

【古籍摘要】 ①《名医别录》："主胸中痰热,咳逆上气。"②《药品化义》："竹叶,清香透心,微苦凉热,气味俱清。经曰:治温以清,专清心气,味淡利窍,使心经热血分解。主治暑热消渴,胸中热痰,伤寒虚烦,咳逆喘促,皆为良剂也。"

### 十四、淡竹叶 Danzhuye(《神农本草经》)

【药性】 甘、淡,寒。归心、胃、小肠经。

【功效】 清热泻火,除烦,利尿。

【用法用量】 水煎服,6~9g。

【古籍摘要】 ①《本草纲目》："去烦热,利小便,清心。"②《生草药性备要》："消痰止渴,除上焦火,明眼目,利小便,治白浊,退热,散痔疮毒。"

### 十五、栀子 Zhizi(《神农本草经》)

【药性】 苦,寒。归心、肺、三焦经。

【功效】 泻火除烦,清热利湿,凉血解毒。

【用法用量】 水煎服,5~10g。外用生品适量,研末调敷。

【使用注意】 本品苦寒伤胃,脾虚便溏者不宜用。

【鉴别用药】 栀子除果实全体入药外,还有果皮、种子分开用者。栀子皮(果皮)偏于达表而去肌肤之热;栀子仁(种子)偏于走里而清内热。生栀子走气分而泻火,焦栀子入血分而凉血止血。

【古籍摘要】　①《神农本草经》:"主五内邪气,胃中热气。"②《本草正》:"栀子,若用佐使,治有不同:加厚朴、枳实可除烦满,加生姜、陈皮可除呕秽。"

### 十六、黄芩 Huangqin(《神农本草经》)

【药性】　苦,寒。归肺、胆、脾、胃、大肠、小肠经。

【功效】　清热燥湿,泻火解毒,止血,安胎。

【使用注意】　本品苦寒伤胃,脾胃虚寒者不宜使用。

【鉴别用药】　黄芩分枯芩与子芩。枯芩为生长年久的宿根,中空而枯,体轻主浮,善清上焦肺火,主治肺热咳嗽痰黄;子芩为生长年少的子根,体实而坚,质重主降,善泻大肠湿热,主治湿热泻痢腹痛。

【古籍摘要】　①《神农本草经》:"主诸热黄疸,肠澼泻痢,逐水,下血闭,恶疮疽蚀火疡。"②《本草正》:"枯者清上焦之火,消痰利气,定喘咳,止失血,退往来寒热,风热湿热,头痛,解瘟疫,清咽,疗肺痿、乳痈发背,尤祛肌表之热,故治斑疹、鼠瘘、疮疡、赤眼;实者凉下焦之热,能除赤痢,热蓄膀胱,五淋涩痛,大肠闭结,便血,漏血。"

### 十七、黄连 Huanglian(《神农本草经》)

【药性】　苦,寒。归心、脾、胃、胆、大肠经。

【功效】　清热燥湿,泻火解毒。

【用法用量】　水煎服,2～5g。外用适量。

【使用注意】　本品大苦大寒,过服久服易伤脾胃,脾胃虚寒者忌用;苦燥易伤阴津,阴虚津伤者慎用。

【鉴别用药】　本品除生用外,还有酒炙、姜汁炙、吴茱萸水炙等特殊炮制品,其功用各有区别。酒黄连善清上焦火热,多用于目赤肿痛、口疮;姜黄连善清胃热和胃止呕,多用治寒热互结,湿热中阻,痞满呕吐;萸黄连善疏肝和胃止呕,多用治肝胃不和之呕吐吞酸。

【古籍摘要】　①《神农本草经》:"主热气目痛,眦伤泣出,明目,肠澼腹痛下痢,妇人阴中肿痛。"②《珍珠囊》:"其用有六:泻心脏火,一也;去中焦湿热,二也;诸疮必用,三也;去风湿,四也;治赤眼暴发,五也;止中部见血,六也。"

### 十八、黄柏 Huangbo(《神农本草经》)

【药性】　苦,寒。归肾、膀胱、大肠经。

【功效】　清热燥湿,泻火解毒,除骨蒸。

【用法用量】　水煎服,3～12g。外用适量。

【使用注意】　本品苦寒伤胃,脾胃虚寒者忌用。

【鉴别用药】　黄芩、黄连、黄柏三药性味皆苦寒,而黄连为苦寒之最。三药均以清热燥湿、泻火解毒为主要功效,用治湿热内盛或热毒炽盛之证,常相须为用。但黄芩偏泻上焦肺火,肺热咳嗽者多用;黄连偏泻中焦胃火,并长于泻心火,中焦湿热、痞满呕逆及心火亢旺、高热心烦者多用;黄柏偏泻下焦相火、除骨蒸,湿热下注诸证及骨蒸劳热者多用。

【古籍摘要】　①《神农本草经》:"主五脏肠胃中结热,黄疸,肠痔,止泄利,女子漏下赤白,阴伤蚀疮。"②《珍珠囊》:"黄柏之用有六:泻膀胱龙火,一也;利小便结,二也;除下焦湿肿,三也;痢疾先见血,四也;脐中痛,五也;补肾不足,壮骨髓,六也。"

### 十九、龙胆 Longdan(《神农本草经》)

【药性】 苦,寒。归肝、胆经。

【功效】 清热燥湿,泻肝胆火。

【用法用量】 水煎服,3~6g。外用适量。

【使用注意】 脾胃虚寒者不宜用,阴虚伤津者慎用。

【古籍摘要】《神农本草经》:主骨间寒热,惊痫邪气,续绝伤,定五脏,杀蛊毒。

### 二十、连翘 Lianqiao(《神农本草经》)

【药性】 苦,微寒。归肺、心、小肠经。

【功效】 清热解毒,消肿散结,疏散风热。

【用法用量】 水煎服,6~15g。

【使用注意】 脾胃虚寒及气虚脓清者不宜用。

【鉴别用药】 连翘有青翘、老翘及连翘心之分。青翘,其清热解毒之力较强;老翘,长于透热达表,而疏散风热;连翘心,长于清心泻火,常用治邪入心包的高热烦躁、神昏谵语等症。

连翘与金银花,均有清热解毒作用,既能透热达表,又能清里热而解毒。对外感风热、温病初起、热毒疮疡等证常相须为用。然区别点是:连翘清心解毒之力强,并善于消痈散结,为疮家圣药,亦治瘰疬痰核;而金银花疏散表热之效优,且炒炭后善于凉血止痢,用治热毒血痢。

【古籍摘要】 ①《神农本草经》:"主寒热,鼠瘘、瘰疬、痈肿、恶疮、瘿瘤、结热、蛊毒。"②《珍珠囊》:"连翘之用有三:泻心经客热,一也;去上焦诸热,二也,为疮家圣药,三也。"

### 二十一、射干 Shegan(《神农本草经》)

【药性】 苦,寒。归肺经。

【功效】 清热解毒,消痰,利咽。

【用法用量】 水煎服,3~9g。

【使用注意】 本品苦寒,脾虚便溏者不宜使用。孕妇忌用或慎用。

【古籍摘要】 ①《神农本草经》:"治咳逆上气,喉痹咽痛不得消息。散结气,腹中邪逆,食饮大热。"②《本草纲目》:"射干能降火,故古方治喉痹咽痛为要药。"

### 二十二、白头翁 Baitouweng(《神农本草经》)

【药性】 苦,寒。归胃、大肠经。

【功效】 清热解毒,凉血止痢。

【用法用量】 水煎服,9~15g,鲜品 15~30g。外用适量。

【使用注意】 虚寒泻痢忌服。

【古籍摘要】 ①《神农本草经》:"主温疟狂易寒热,癥瘕积聚,瘿气,逐血止痛,疗金疮。"②《药性论》:"止腹痛及赤毒痢,治齿痛,主项下瘰疬。"

### 二十三、马齿苋 Machixian(《本草经集注》)

【药性】　酸,寒。归肝、大肠经。

【功效】　清热解毒,凉血止血,止痢。

【用法用量】　水煎服,9～15g,鲜品 30～60g。外用适量,捣敷患处。

【使用注意】　脾胃虚寒,肠滑作泄者忌服。

【古籍摘要】　①《新修本草》:"主诸肿瘘疣目,捣揩之;饮汁主反胃,诸淋,金疮血流,破血癖癥瘕,小儿尤良。"②《本草纲目》:"散血消肿,利肠滑胎,解毒通淋,治产后虚汗。"

### 二十四、生地黄 Shengdihuang(《神农本草经》)

【药性】　甘、苦,寒。归心、肝、肾经。

【功效】　清热凉血,养阴生津。

【用法用量】　水煎服,10～15g。鲜品用量加倍,或以鲜品捣汁入药。

【使用注意】　脾虚湿滞、腹满便溏者不宜使用。

【古籍摘要】　①《神农本草经》:"主折跌绝筋,伤中,逐血痹,填骨髓,长肌肉,作汤除寒热积聚,除痹。生者尤良。"②《本经逢原》:"干地黄,内专凉血滋阴,外润皮肤荣泽,病人虚而有热者宜加用之。戴元礼曰,阴微阳盛,相火炽强,来乘阴位,日渐煎熬,阴虚火旺之证,宜生地黄以滋阴退阳。浙产者,专于凉血润燥,病人元气本亏,因热邪闭结,而舌干焦黑,大小便秘,不胜攻下者,用此于清热药中,通其秘结最佳,以其有润燥之功,而无滋腻之患也。"

### 二十五、玄参 Xuanshen(《神农本草经》)

【药性】　甘、苦、咸,微寒。归肺、胃、肾经。

【功效】　清热凉血,泻火解毒,滋阴。

【用法用量】　水煎服,10～15g。

【使用注意】　脾胃虚寒、食少便溏者不宜服用。反藜芦。

【鉴别用药】　玄参与生地黄均能清热凉血,养阴生津,用治热入营血、热病伤阴、阴虚内热等证,常相须为用。但玄参泻火解毒力较强,故咽喉肿痛、痰火瘰疬多用;生地黄清热凉血力较大,故血热出血、内热消渴多用。

【古籍摘要】　①《神农本草经》:"主腹中寒热积聚,女人产乳余疾,补肾气,令人目明。"②《本草纲目》:"滋阴降火,解斑毒,利咽喉,通小便血滞。"

### 二十六、牡丹皮 Mudanpi(《神农本草经》)

【药性】　苦、辛,微寒。归心、肝、肾经。

【功效】　清热凉血,活血祛瘀。

【用法用量】　水煎服,6～12g。清热凉血宜生用,活血祛瘀宜酒炙用。

【使用注意】　血虚有寒、月经过多及孕妇不宜用。

【古籍摘要】　①《神农本草经》:"主寒热,中风瘈疭、痉、惊痫邪气,除癥坚,瘀血留舍肠胃,安五脏,疗痈疮。"②《珍珠囊》:"治肠胃积血、衄血、吐血、无汗骨蒸。"

### 二十七、赤芍 Chishao(《开宝本草》)

【药性】 苦,微寒。归肝经。

【功效】 清热凉血,散瘀止痛。

【用法用量】 水煎服,6~12g。

【使用注意】 血寒经闭不宜用。反藜芦。

【古籍摘要】 ①《神农本草经》:"主邪气腹痛,除血痹,破坚积,寒热疝瘕,止痛,利小便。"
②《本草求真》:"赤芍与白芍主治略同,但白则有敛阴益营之力,赤则止有散邪行血之意;白则
能于土中泻木,赤则能于血中活滞。故凡腹痛坚积,血瘕疝痹,经闭目赤,因于积热而成者,用
此则能凉血逐瘀,与白芍主补无泻,大相远耳。"

### 二十八、青蒿 Qinghao(《神农本草经》)

【药性】 苦、辛,寒。归肝、胆经。

【功效】 清透虚热,凉血除蒸,解暑,截疟。

【用法用量】 水煎服,6~12g,不宜久煎;或鲜用绞汁服。

【使用注意】 脾胃虚弱,肠滑泄泻者忌服。

【古籍摘要】 ①《本草纲目》:"治疟疾寒热。"②《本草新编》:"退暑热。"

### 二十九、大黄 Dahuang(《神农本草经》)

【药性】 苦,寒。归脾、胃、大肠、肝、心包经。

【功效】 泻下攻积,清热泻火,凉血解毒,逐瘀通经。

【用法用量】 水煎服,5~15g。外用适量。

【使用注意】 本品为峻烈攻下之品,易伤正气,如非实证不宜妄用;本品苦寒,易伤胃气,
脾胃虚弱者慎用;其性沉降,且善活血祛瘀,故妊娠期、月经期、哺乳期应忌用。

【用药鉴别】 生大黄泻下力强,故欲攻下者宜生用,入汤剂应后下,或用开水泡服;久煎则
泻下力减弱。酒制大黄泻下力较弱,活血作用较好,宜用于瘀血证。大黄炭则多用于出血证。

【古籍摘要】 ①《神农本草经》:"下瘀血,血闭寒热,破癥瘕积聚,留饮宿食,荡涤肠胃,推
陈致新,通利水谷,调中化食,安和五脏。"②《本草纲目》:"下痢赤白,里急腹痛,小便淋沥,实热
燥结,潮热谵语,黄疸,诸火疮。"

### 三十、芒硝 Mangxiao(《名医别录》)

【药性】 咸、苦,寒。归胃、大肠经。

【功效】 泻下攻积,润燥软坚,清热消肿。

【用法用量】 10~15g,冲入药汁内或开水溶化后服。外用适量。

【使用注意】 孕妇及哺乳期妇女忌用或慎用。

【鉴别用药】 芒硝、大黄均为泻下药,常相须用治肠燥便秘。然大黄味苦泻下力强,有荡
涤肠胃之功,为治热结便秘之主药;芒硝味咸,可软坚泻下,善除燥屎坚结。

【古籍摘要】 ①《神农本草经》:"除寒热邪气,逐六腑积聚、结固、留癖,能化七十二种石。"
②《珍珠囊》:"其用有三:去实热,一也;涤肠中宿垢,二也;破坚积热块,三也。"

### 三十一、苍术 Cangzhu(《神农本草经》)

【药性】　辛、苦,温。归脾、胃、肝经。

【功效】　燥湿健脾,祛风散寒。

【用法用量】　水煎服,5～10g。

【使用注意】　阴虚内热、气虚多汗者忌用。

【鉴别用药】　苍术、藿香、佩兰均为芳香化湿药,具有化湿之力,用于湿阻中焦证。但苍术苦温燥烈,可燥湿健脾,不仅适用于湿阻中焦,亦可用于其他湿邪泛滥之证;而藿香、佩兰性微温或平,以化湿醒脾为主,多用于湿邪困脾之症。

【古籍摘要】　《神农本草经》:"主风寒湿痹,死肌痉疸。做煎饵久服,轻身延年不饥"。

### 三十二、厚朴 Houpo(《神农本草经》)

【药性】　苦、辛,温。归脾、胃、肺、大肠经。

【功效】　燥湿消痰,下气除满。

【用法用量】　水煎服,3～10g。或入丸散。

【使用注意】　本品辛苦温燥湿,易耗气伤津,故气虚津亏者及孕妇当慎用。

【鉴别用药】　厚朴、苍术均为化湿药,性辛苦温,具有燥湿之功,常相须为用,治疗湿阻中焦之证。但厚朴以苦味为重,苦降下气消积除胀满,又下气消痰平喘,既可除无形之湿满,又可消有形之实满,为消除胀满的要药;而苍术辛散温燥为主,为治湿阻中焦之要药,又可祛风湿。

【古籍摘要】　①《神农本草经》:"主中风伤寒,头痛,寒热,惊悸,气血痹,死肌,去三虫。"②《名医别录》:"主温中,益气,消痰下气,治霍乱及腹痛,胀满,胃中冷逆,胸中呕逆不止,泄痢,淋露,除惊,去留热,止烦满,厚肠胃。"

### 三十三、茯苓 Fuling(《神农本草经》)

【药性】　甘、淡,平。归心、脾、肾经。

【功效】　利水渗湿,健脾,宁心。

【用法用量】　水煎服,9～15g。

【使用注意】　虚寒精滑者忌服。

【古籍摘要】　①《神农本草经》:"主胸胁逆气,忧恚惊邪恐悸,心下结痛,寒热,烦满,咳逆,口焦舌干,利小便。久服安魂、养神、不饥、延年。"②《世补斋医书》:"茯苓一味,为治痰主药,痰之本,水也,茯苓可以行水。痰之动,湿也,茯苓又可行湿。"

### 三十四、薏苡仁 Yiyiren(《神农本草经》)

【药性】　甘、淡,凉。归脾、胃、肺经。

【功效】　利水渗湿,健脾,除痹,清热排脓。

【用法用量】　水煎服,9～30g。清利湿热宜生用,健脾止泻宜炒用。

【使用注意】　津液不足者慎用。

【鉴别用药】　薏苡仁与茯苓功能相近,均利水消肿,渗湿,健脾。然薏苡仁性凉而清热,排脓消痈,又擅除痹。而茯苓性平,且补益心脾,宁心安神。

【古籍摘要】 ①《神农本草经》:"主筋急拘挛,不可屈伸,风湿痹,下气。"②《本草纲目》:"薏苡仁,阳明药也,能健脾益胃。虚则补其母,故肺痿、肺痈用之。筋骨之病,以治阳明为本,故拘挛筋急、风痹者用之。土能胜水除湿,故泄泻、水肿用之。"

### 三十五、猪苓 Zhuling(《神农本草经》)

【药性】 甘、淡,平。归肾、膀胱经。

【功效】 利水渗湿。

【用法用量】 水煎服,6～12g。

【鉴别用药】 猪苓与茯苓:均利水消肿,渗湿,用治水肿,小便不利等证。然猪苓利水作用较强,无补益之功。而茯苓性平和,能补能利,既善渗泄水湿,又能健脾宁心。

【古籍摘要】 ①《神农本草经》:"主痎疟,解毒……利水道。"②《本草纲目》:"开腠理,治淋肿脚气,白浊,带下,妊娠子淋,胎肿,小便不利。"并谓"开腠理,利小便,与茯苓同功。但入补药不如茯苓也。"

### 三十六、泽泻 Zexie(《神农本草经》)

【药性】 甘,寒。归肾、膀胱经。

【功效】 利水渗湿,泄热。

【用法用量】 水煎服,5～10g。

【古籍摘要】 ①《药性论》:"主肾虚精自出,治五淋,利膀胱热,宣通水。"②《本草要略》:"除湿通淋,止渴,治水肿,止泻痢,以猪苓佐之。"

### 三十七、车前子 Cheqianzi(《神农本草经》)

【药性】 甘,微寒。归肝、肾、肺、小肠经。

【功效】 利尿通淋,渗湿止泻,明目,祛痰。

【用法用量】 水煎服,9～15g。宜包煎。

【使用注意】 肾虚精滑者慎用。

【古籍摘要】 ①《神农本草经》:"主气癃,止痛,利水道小便,除湿痹。"②《本草纲目》:"导小肠热,止暑湿泻痢。"

### 三十八、滑石 Huashi(《神农本草经》)

【药性】 甘、淡,寒。归膀胱、肺、胃经。

【功效】 利尿通淋,清热解暑,收湿敛疮。

【用法用量】 水煎服,10～20g,宜包煎。外用适量。

【使用注意】 脾虚、热病伤津及孕妇忌用。

【古籍摘要】 ①《神农本草经》:"主身热泄澼,女子乳难,癃闭,利小便,荡胃中积聚寒热。"②《本草纲目》:"滑石利窍,不独小便也。上能利毛腠之窍,下能利精溺之窍。盖甘淡之味,先入于胃,渗走经络,游溢精气,上输于肺,下通膀胱。肺主皮毛,为水之上源。膀胱司津液,气化则能出。故滑石上能发表,下利水道,为荡热燥湿之剂。"

### 三十九、茵陈 Yinchen(《神农本草经》)

【药性】　苦、辛,微寒。归脾、胃、肝、胆经。

【功效】　清利湿热,利胆退黄。

【用法用量】　水煎服,6～15g。外用适量,煎汤熏洗。

【使用注意】　蓄血发黄者及血虚萎黄者慎用。

【古籍摘要】　①《神农本草经》:"主风湿寒热邪气,热结黄疸。"②《名医别录》:"通身发黄,小便不利,除头痛,去伏瘕。"

### 四十、附子 Fuzi(《神农本草经》)

【药性】　辛、甘,大热。有毒。归心、肾、脾经。

【功效】　回阳救逆,补火助阳,散寒止痛。

【用法用量】　水煎服,3～15g;本品有毒,宜先煎 0.5～1.0 小时,至口尝无麻辣感为度。

【使用注意】　孕妇及阴虚阳亢者忌用。反半夏、瓜蒌、贝母、白蔹、白及。生品外用,内服须炮制。若内服过量,或炮制、煎煮方法不当,可引起中毒。

【古籍摘要】　①《本草汇言》:"附子,回阳气,散阴寒,逐冷痰,通关节之猛药也。诸病真阳不足,虚火上升,咽喉不利,饮食不入,服寒药愈甚者,附子乃命门主药,能入其窟穴而招之,引火归原,则浮游之火自熄矣。凡属阳虚阴极之候,肺肾无热证者,服之有起死之殊功。"②《本草正义》:"附子,本是辛温大热,其性善走,故为通十二经纯阳之要药,外则达皮毛而除表寒,里则达下元而温痼冷,彻内彻外,凡三焦经络,诸脏诸腑,果有真寒,无不可治。"

### 四十一、干姜 Ganjiang(《神农本草经》)

【药性】　辛,热。归脾、胃、肾、心、肺经。

【功效】　温中散寒,回阳通脉,温肺化饮。

【用法用量】　水煎服,3～10g。

【使用注意】　本品辛热燥烈,阴虚内热、血热妄行者忌用。

【古籍摘要】　①《珍珠囊》:"干姜其用有四:通心阳,一也;去脏腑沉寒痼冷,二也;发诸经之寒气,三也;治感寒腹痛,四也。"②《本草求真》:"干姜,大热无毒,守而不走,凡胃中虚冷,元阳欲绝,合以附子同投,则能回阳立效,故书有附子无姜不热之句。"

### 四十二、肉桂 Rougui(《神农本草经》)

【药性】　辛、甘,大热。归肾、脾、心、肝经。

【功效】　补火助阳,散寒止痛,温经通脉,引火归原。

【用法用量】　水煎服,1.0～4.5g,宜后下;研末冲服,每次 1～2g。

【使用注意】　阴虚火旺、里有实热、血热妄行出血及孕妇忌用。畏赤石脂。

【鉴别用药】　肉桂、附子、干姜性味均辛热,能温中散寒止痛,用治脾胃虚寒之脘腹冷痛、大便溏泄等。然干姜主入脾胃,长于温中散寒、健运脾阳而止呕;肉桂、附子味甘而大热,散寒止痛力强,善治脘腹冷痛甚者及寒湿痹痛证,二者又能补火助阳,用治肾阳虚证及脾肾阳虚证。肉桂还能引火归原、温经通脉,用治虚阳上浮及胸痹、阴疽、闭经、痛经等。附子、干姜能回阳救逆,用治亡阳证。此功附子力强,干姜力弱,常相须为用。干姜尚能温肺化饮,用治肺寒痰饮咳喘。

肉桂、桂枝性味均辛甘温,能散寒止痛、温经通脉,用治寒凝血滞之胸痹、闭经、痛经、风寒湿痹证。肉桂长于温里寒,用治里寒证;又能补火助阳,引火归原,用治肾阳不足、命门火衰之阳痿宫冷,下元虚衰、虚阳上浮之虚喘、心悸等。桂枝长于散表寒,用治风寒表证;又能助阳化气,用治痰饮、蓄水证。

【古籍摘要】 ①《汤液本草》:"补命门不足,益火消阴。"②《本草求真》:"大补命门相火,益阳治阴。凡沉寒痼冷、营卫风寒、阳虚自汗、腹中冷痛、咳逆结气、脾虚恶食、湿盛泄泻、血脉不通、胎衣不下、目赤肿痛,因寒因滞而得者,用此治无不效。"

### 四十三、吴茱萸 Wuzhuyu(《神农本草经》)

【药性】 辛、苦,热。有小毒。归肝、脾、胃、肾经。

【功效】 散寒止痛,降逆止呕,助阳止泻。

【用法用量】 水煎服,1.5～4.5g。外用适量。

【使用注意】 本品辛热燥烈,易耗气动火,故不宜多用、久服。阴虚有热者忌用。

【古籍摘要】 ①《本草纲目》:"开郁化滞,治吞酸,厥阴痰涎头痛,阴毒腹痛,疝气血痢,喉舌口疮。"②《本草经疏》:"吴茱萸,辛温暖脾胃而散寒邪,则中自温、气自下,而诸证悉除。"

### 四十四、小茴香 Xiaohuixiang(《新修本草》)

【药性】 辛,温。归肝、肾、脾、胃经。

【功效】 散寒止痛,理气和胃。

【用法用量】 水煎服,3～6g;外用适量。

【使用注意】 阴虚火旺者慎用。

【古籍摘要】 《新修本草》:"主诸痿、霍乱及蛇伤。"

### 四十五、枳实 Zhishi(《神农本草经》)

【药性】 苦、辛、酸,温。归脾、胃、大肠经。

【功效】 破气消积,化痰除痞。

【用法用量】 水煎服,3～9g,大量可用至30g。炒后性较平和。

【使用注意】 孕妇慎用。

【古籍摘要】 ①《神农本草经》:"主大风在皮肤中如麻豆苦痒,除寒热结,止痢,长肌肉,利五脏,益气轻身。"②《本草纲目》:"枳实、枳壳大抵其功皆能利气,气下则痰喘止,气行则痰满消,气通则痛刺止,气利则后重除。"

### 四十六、槟榔 Binglang(《名医别录》)

【药性】 苦、辛,温。归胃、大肠经。

【功效】 杀虫消积,行气,利水,截疟。

【用法用量】 水煎服,3～10g。驱绦虫、姜片虫30～60g。生用力佳,炒用力缓;鲜者优于陈久者。

【使用注意】　脾虚便溏或气虚下陷者忌用;孕妇慎用。

【古籍摘要】　《名医别录》:"主消谷,逐水,除痰癖,杀三虫伏尸,疗寸白。"

## 四十七、三七 Sanqi(《本草纲目》)

【药性】　甘、微苦,温。归肝、胃经。

【功效】　化瘀止血,活血定痛。

【用法用量】　多研末吞服,1.0～1.5g;水煎服,3～10g,亦入丸、散。外用适量,研末外掺或调敷。

【使用注意】　孕妇慎用。

【古籍摘要】　①《本草求真》:"三七,世人仅知功能止血住痛,殊不知痛因血瘀则痛作,血因敷散则血止。三七气味苦温,能于血分化其血瘀。故凡金刃刀剪所伤及跌扑杖疮血出不止,嚼烂涂之,或为末掺,其血即止。且以吐血、衄血、下血、血痢、崩漏、经水不止、产后恶露不下,俱宜自嚼,或为末,米饮送下即愈。"②《本草新编》:"三七根,止血之神药也,无论上中下之血,凡有外越者,一味独用亦效,加入补血补气药之中则更神。盖止药得补而无沸腾之患,补药得止而有安静之休也。"

## 四十八、艾叶 Aiye(《名医别录》)

【药性】　辛、苦,温。有小毒。归肝、脾、肾经。

【功效】　温经止血,散寒调经,安胎。

【用法用量】　水煎服,3～10g。外用适量。温经止血宜炒炭用,余生用。

【古籍摘要】　①《名医别录》:"主灸百病,可作煎,止下痢,吐血,下部疮,妇人漏血,利阴气,生肌肉,辟风寒,使人有子。生寒熟热。主下血,衄血,脓血痢,水煮及丸散任用。"②《本草纲目》:"艾叶服之则走三阴而逐一切寒湿,转肃杀之气为融和;灸之则透诸经而治百种病邪,起沉疴之人为康泰,其功亦大矣。"

## 四十九、炮姜 Paojiang(《珍珠囊》)

【药性】　苦、涩,温。归脾、肝经。

【功效】　温经止血,温中止痛。

【用法用量】　水煎服,3～6g。

【鉴别用药】　生姜、干姜和炮姜本为一物,均能温中散寒,适用于脾胃寒证。由于鲜干质量不同与炮制不同,其性能亦异。生姜长于散表寒,又为呕家之圣药;干姜偏于祛里寒,为温中散寒之至药;炮姜善走血分,长于温经而止衄。

【古籍摘要】　①《本草正》:"阴盛格阳,火不归原及阳虚不能摄血而为吐血、下血者,但宜炒熟留性用之,最为止血要药。"②《得配本草》:"炮姜守而不走,燥脾胃之寒湿,除脐腹之寒痞,暖心气,温肝经,能去恶生新,使阳生阴长,故吐衄下血有阴无阳者宜之。"

## 五十、川芎 Chuanxiong(《神农本草经》)

【药性】　辛,温。归肝、胆、心包经。

【功效】　活血行气,祛风止痛。

【用法用量】 水煎服,3～9g。

【使用注意】 阴虚火旺、多汗、热盛及无瘀之出血证和孕妇均当慎用。

【古籍摘要】 ①《神农本草经》:"主中风入脑头痛、寒痹,筋脉缓急,金疮,妇人血闭无子。"②《本草汇言》:"芎䓖,上行头目,下调经水,中开郁结,血中气药……尝为当归所使,非第治血有功,而治气亦神验也……味辛性阳,气善走窜而无阴凝黏滞之态,虽入血分,又能去一切风,调一切气。"

## 五十一、延胡索 Yanhusuo(《雷公炮炙论》)

【药性】 辛、苦,温。归心、肝、脾经。

【功效】 活血,行气,止痛。

【用法用量】 水煎服,3～10g。研粉吞服,每次1.3g。

【古籍摘要】 ①《雷公炮炙论》:"心痛欲死,速觅延胡。"②《本草纲目》:"延胡索,能行血中气滞,气中血滞,故专治一身上下诸痛,用之中的,妙不可言。盖延胡索活血化气,第一品药也。"

## 五十二、红花 Honghua(《新修本草》)

【药性】 辛,温。归心、肝经。

【功效】 活血通经,祛瘀止痛。

【用法用量】 水煎服,3～10g。外用适量。

【使用注意】 孕妇忌用。有出血倾向者慎用。

【古籍摘要】 ①《新修本草》:"治口噤不语,血结,产后诸疾。"②《本草汇言》:"红花,破血、行血、和血、调血之药也。"

## 五十三、桃仁 Taoren(《神农本草经》)

【药性】 苦、甘,平。有小毒。归心、肝、大肠经。

【功效】 活血祛瘀,润肠通便,止咳平喘。

【用法用量】 水煎服,5～10g,捣碎用;桃仁霜入汤剂宜包煎。

【使用注意】 孕妇忌用。便溏者慎用。本品有毒,不可过量。

【古籍摘要】 ①《珍珠囊》:"治血结、血秘、血燥,通润大便,破蓄血。"②《本草经疏》:"桃仁,性善破血,散而不收,泻而无补。过用之及用之不得其当,能使血下行不止,损伤真阴。"

## 五十四、益母草 Yimucao(《神农本草经》)

【药性】 辛、苦,微寒。归心、肝、膀胱经。

【功效】 活血调经,利水消肿,清热解毒。

【用法用量】 水煎服,10～30g;或熬膏,入丸剂,外用适量捣敷或煎汤外洗。

【使用注意】 无瘀滞及阴虚血少者忌用。

【古籍摘要】 《本草纲目》:"活血、破血、调经、解毒。"

### 五十五、半夏 Banxia(《神农本草经》)

【药性】　辛,温。有毒。归脾、胃、肺经。

【功效】　燥湿化痰,降逆止呕,消痞散结;外用消肿止痛。

【用法用量】　水煎服,3～10g。炮制品中有姜半夏、法半夏等,其中姜半夏长于降逆止呕,法半夏长于燥湿且温性较弱,半夏曲则有化痰消食之功,竹沥半夏能清化热痰,主治热痰、风痰之证。外用适量。

【使用注意】　反乌头。阴虚燥咳、血证、热痰、燥痰慎用。

【古籍摘要】　《名医别灵》:"消心腹胸膈痰热满结,咳嗽上气,心下急痛,坚痞,时气呕逆,消痈肿,堕胎。"

### 五十六、瓜蒌 Gualou(《神农本草经》)

【药性】　甘、微苦,寒。归肺、胃、大肠经。

【功效】　清热化痰,宽胸散结,润肠通便。

【用法用量】　水煎服,全瓜蒌 10～20g,瓜蒌皮 6～12g,瓜蒌仁 10～15g,打碎入煎。

【使用注意】　本品甘寒而滑,脾虚便溏者及寒痰、湿痰证忌用。反乌头。

【鉴别用药】　本品入药又有全瓜蒌、瓜蒌皮、瓜蒌仁之分。瓜蒌皮重在清热化痰,宽胸理气;瓜蒌仁重在润燥化痰,润肠通便;全瓜蒌则兼有瓜蒌皮、瓜蒌仁之功效。

【古籍摘要】　①《本草纲目》:"润肺燥,降火,治咳嗽,涤痰结,利咽喉,止消渴,利大肠,消痈肿疮毒。"②《本草述》:"栝楼实,阴厚而脂润,故热燥之痰为对待的剂。若用寒痰、湿痰、气虚所结之痰,饮食积聚之痰,皆无益而有害者也。"

### 五十七、龙骨 Longgu(《神农本草经》)

【药性】　甘、涩,平。归心、肝、肾经。

【功效】　镇惊安神,平肝潜阳,收敛固涩。

【用法用量】　水煎服,15～30g;宜先煎。外用适量。镇惊安神、平肝潜阳多生用。收敛固涩宜煅用。

【使用注意】　湿热积滞者不宜使用。

【古籍摘要】　①《神农本草经》:"龙骨味甘平,主……咳逆,泻痢脓血,女子漏下,癥瘕坚结,小儿热气惊痫。齿主小儿大人惊痫癫疾狂走。"②《本草纲目》:"益肾镇惊,止阴疟,收湿气,脱肛,生肌敛疮。"

### 五十八、牡蛎 Muli(《神农本草经》)

【药性】　咸,微寒。归肝、胆、肾经。

【功效】　重镇安神,平肝潜阳,软坚散结,收敛固涩。

【用法用量】　水煎服,9～30g;宜打碎先煎。外用适量。收敛固涩宜煅用,其他宜生用。

【鉴别用药】　龙骨与牡蛎均有重镇安神、平肝潜阳、收敛固涩作用,均可用治心神不安、惊悸失眠、阴虚阳亢、头晕目眩及各种滑脱证。然龙骨长于镇惊安神,且收敛固涩力优于牡蛎;牡蛎平肝潜阳功效显著,又有软坚散结之功。

【古籍摘要】 ①《海药本草》:"主男子遗精,虚劳乏损,补肾正气,止盗汗,去烦热,治伤寒热痰,能补养安神,治孩子惊痫。"②《本草备要》:"咸以软坚化痰,消瘰疬结核,老血疝瘕。涩以收脱,治遗精崩带,止嗽敛汗,固大小肠。"

## 五十九、人参 Renshen(《神农本草经》)

【药性】 甘、微苦,微温。归肺、脾、心经。

【功效】 大补元气,补脾益肺,生津,安神益智。

【用法用量】 水煎服,3~9g;挽救虚脱可用 15~30g。宜文火另煎分次对服。野山参研末吞服,每次 2g,每日 2 次。

【使用注意】 不宜与藜芦同用。

【古籍摘要】 ①《医学启源》引《主治秘要》:"补元气,止渴,生津液。"②《本草汇言》:"补气生血,助精养神之药也。"

## 六十、西洋参 Xiyangshen(《增订本草备要》)

【药性】 甘、微苦,凉。归肺、心、肾、脾经。

【功效】 补气养阴,清热生津。

【用法用量】 另煎对服,3~6g。

【使用注意】 据《药典》记载,本品不宜与藜芦同用。

【鉴别用药】 人参与西洋参均有补益元气之功,可用于气虚欲脱之气短神疲、脉细无力等。但人参益气救脱之力较强,单用即可收效;西洋参偏于苦寒,兼能补阴,较宜于热病等所致气阴两脱者。二药又皆能补脾肺之气,可以主治脾肺气虚之证,其中也以人参作用较强,但西洋参多用于脾肺气阴两虚之证。此二药还有益气生津作用,均常用于津伤口渴和消渴证。此外,人参尚能补益心肾之气,安神增智,还常用于失眠、健忘、心悸怔忡及肾不纳气之虚喘气短。

【古籍摘要】 ①《本草从新》:"补肺降火,生津液。"②《医学衷中参西录》:"能补助气分受人参之温补者,皆可以此代之。"

## 六十一、党参 Dangshen(《增订本草备要》)

【药性】 甘,平。归脾、肺经。

【功效】 补脾肺气,补血,生津。

【用法用量】 水煎服,9~30g。

【使用注意】 据《药典》记载,本品不宜与藜芦同用。

【鉴别用药】 人参与党参均具有补脾气、补肺气、益气生津、益气生血及扶正祛邪之功,均可用于脾气虚、肺气虚、津伤口渴、消渴、血虚及气虚邪实之证。但党参性味甘平,作用缓和,药力薄弱,古方治以上轻症和慢性疾病患者,可用党参加大用量代替人参,而急症、重症仍以人参为宜。但党参不具有人参益气救脱之功,凡元气虚脱之证,应以人参急救虚脱,不能以党参代替。此外,人参还长于益气助阳,安神增智,而党参类似作用不明显,但兼有补血之功。

【古籍摘要】 ①《本草从新》:"补中益气,和脾胃,除烦渴。中气微虚,用以调补,甚为平安。"②《本草正义》:"补脾养胃,润肺生津,健运中气,本与人参不甚相远。"

### 六十二、黄芪 Huangqi(《神农本草经》)

【药性】　甘,微温。归脾、肺经。

【功效】　补气健脾,升阳举陷,益卫固表,利尿消肿,托毒生肌。

【用法用量】　水煎服,9～30g。蜜炙可增强其补中益气作用。

【鉴别用药】　人参、党参、黄芪三药,皆具有补气及补气生津、补气生血之功效,且常相须为用,能相互增强疗效。但人参作用较强,被誉为补气第一要药,并具有益气救脱、安神增智、补气助阳之功。党参补气之力较为平和,专于补益脾肺之气,兼能补血。黄芪补益元气之力不及人参,但长于补气升阳、益卫固表、托疮生肌、利水退肿,尤宜于脾虚气陷及表虚自汗等证。

【古籍摘要】　①《本草汇言》:"补肺健脾,实卫敛汗,驱风运毒之药也。"②《医学衷中参西录》:"能补气,兼能升气,善治胸中大气(即宗气)下陷。"

### 六十三、白术 Baizhu(《神农本草经》)

【药性】　甘,苦,温。归脾、胃经。

【功效】　益气健脾,燥湿利水,止汗,安胎。

【用法用量】　水煎服,6～12g。炒用可增强补气健脾止泻作用。

【使用注意】　本品性偏温燥,热病伤津及阴虚燥渴者不宜。

【鉴别用药】　白术与苍术,古时不分,统称为"术",后世逐渐分别入药。二药均具有健脾与燥湿两种主要功效。然白术以健脾益气为主,多用于脾虚湿困而偏于虚证者;苍术以苦温燥湿为主,适用于湿浊内阻而偏于实证者。此外,白术还有利尿、止汗、安胎之功,苍术还有发汗解表、祛风湿及明目作用。

【古籍摘要】　《本草通玄》:"补脾胃之药,更无出其右者。土旺则能健运,故不能食者,食停滞者,有痞积者,皆用之也。土旺则能胜湿,故患痰饮者,肿满者,湿痹者,皆赖之也。土旺则清气善升,而精微上奉,浊气善除,而糟粕下输,故吐泻者,不可阙也。"

### 六十四、山药 Shanyao(《神农本草经》)

【药性】　甘,平。归脾、肺、肾经。

【功效】　益气养阴,补脾肺肾,固精止带。

【用法用量】　水煎服,15～30g。麸炒可增强补脾止泻作用。

【古籍摘要】　①《神农本草经》:"补中,益气力,长肌肉"。②《本草纲目》:"益肾气,健脾胃。"

### 六十五、甘草 Gancao(《神农本草经》)

【药性】　甘,平。归心、肺、脾、胃经。

【功效】　补脾益气,祛痰止咳,缓急止痛,清热解毒,调和诸药。

【用法用量】　水煎服,1.5～9.0g。生用性微寒,可清热解毒;蜜炙药性微温,并可增强补益心脾之气和润肺止咳作用。

【使用注意】　不宜与京大戟、芫花、甘遂、海藻同用。本品有助湿壅气之弊,湿盛胀满、水肿者不宜用。大剂量久服可导致水钠潴留,引起水肿。

【古籍摘要】 ①《名医别录》:"温中下气,烦满短气,伤脏咳嗽。"②《本草汇言》:"和中益气,补虚解毒之药也。"

### 六十六、大枣 Dazao(《神农本草经》)

【药性】 甘,温。归脾、胃、心经。

【功效】 补中益气,养血安神。

【用法用量】 劈破,水煎服,6～15g。

【古籍摘要】 ①《神农本草经》:"安中养脾。"②《名医别录》:"补中益气,强力,除烦闷。"

### 六十七、饴糖 Yitang(《名医别录》)

【药性】 甘,温。归脾、胃、肺经。

【功效】 补益中气,缓急止痛,润肺止咳。

【用法用量】 入汤剂须烊化冲服,每次 15～20g。

【使用注意】 本品有助湿壅中之弊,湿阻中满者不宜服。

【古籍摘要】 ①《千金方·食治》:"补虚冷,益气力,止肠鸣,咽痛,除唾血,祛咳嗽。"②《长沙药解》:"补脾精,化胃气,生津,养血,缓里急,止腹痛。"

### 六十八、蜂蜜 Fengmi(《神农本草经》)

【药性】 甘,平。归肺、脾、大肠经。

【功能】 补中,润燥,止痛,解毒。

【用法用量】 水煎服或冲服,15～30g,大剂量 30～60g。外用适量;本品做栓剂肛内给药,通便效果较口服更捷。

【使用注意】 本品助湿壅中,又能润肠,故湿阻中满及便溏泄泻者慎用。

【古籍摘要】 ①《神农本草经》:"益气补中,止痛,解毒……和百药。"②《本草纲目》:"……清热也,补中也,解毒也,润燥也,止痛也。生则性凉,故能清热;熟则性温,故能补中。甘而和平,故能解毒;柔而濡泽,故能润燥。缓可以去急,故能止心腹、肌肉、疮疡之痛……张仲景治阳明结燥,大便不通,蜜煎导法,诚千古神方也。"

### 六十九、鹿茸 Lurong(《神农本草经》)

【药性】 甘、咸,温。归肾、肝经。

【功效】 补肾阳,益精血,强筋骨,调冲任,托疮毒。

【用法用量】 1～2g,研末吞服;或入丸、散。

【使用注意】 服用本品宜从小量开始,缓缓增加,不可骤用大量,以免阳升风动,头晕目赤,或伤阴动血。凡发热者均当忌服。

【古籍摘要】 ①《神农本草经》:"主漏下恶血,寒热惊痫,益气强志,生齿不老。"②《本草纲目》:"生精补髓,养血益阳,强筋健骨。治一切虚损,耳聋目暗,眩晕虚痢。"

### 七十、紫河车 Ziheche(《本草拾遗》)

【药性】 甘、咸,温。归肺、肝、肾经。

【功效】　补肾益精,养血益气。

【用法用量】　1.5～3g,研末装胶囊服,也可入丸、散。如用鲜胎盘,每次 0.5～1 个,水煮服食。

【鉴别用药】　鹿茸与紫河车皆能补肾阳,益精血,为滋补强壮之要药。鹿茸补阳力强,为峻补之品,用于肾阳虚之重证;且使阳生阴长,而用于精血亏虚诸证;紫河车养阴力强,而使阴长阳生,兼能大补气血,用于气血不足,虚损劳伤诸证。

【使用注意】　阴虚火旺不宜单独应用。

【古籍摘要】　①《本草拾遗》:"治血气羸瘦,妇人劳损,面皯皮黑,腹内诸病渐瘦悴者。"②《本草经疏》:"人胞乃补阴阳两虚之药,有反本还原之功。然而阴虚精涸,水不制火,发为咳嗽吐血,骨蒸盗汗等证,此属阳盛阴虚,法当壮水之主,以制阳光,不宜服此并补之剂。以耗将竭之阴也。"

## 七十一、淫羊藿 Yinyanghuo(《神农本草经》)

【药性】　辛、甘,温。归肾、肝经。

【功效】　补肾壮阳,祛风除湿。

【用法用量】　水煎服,3～15g。

【使用注意】　阴虚火旺者不宜服。

【古籍摘要】　①《神农本草经》:"主阴痿绝伤,茎中痛,利小便,益气力,强志。"②《日华子本草》:"治一切冷风劳气,补腰膝,强心力,丈夫绝阳不起,女子绝阴无子,筋骨挛急,四肢不任,老人昏耄,中年健忘。"

## 七十二、巴戟天 Bajitian(《神农本草经》)

【药性】　辛、甘,微温。归肾、肝经。

【功效】　补肾助阳,祛风除湿。

【用法用量】　水煎服,5～15g。

【使用注意】　阴虚火旺及有热者不宜服。

【古籍摘要】　①《神农本草经》:"主大风邪气,阳痿不起,强筋骨,安五脏,补中,增志,益气。"②《本草备要》:"补肾益精,治五劳七伤,辛温散风湿,治风湿脚气水肿。"

## 七十三、仙茅 Xianmao(《海药本草》)

【药性】　辛,热。有毒。归肾、肝经。

【功效】　温肾壮阳,祛寒除湿。

【用法用量】　水煎服,5～15g。或酒浸服,亦入丸、散。

【使用注意】　阴虚火旺者忌服。本品燥烈有毒,不宜久服。

【古籍摘要】　①《海药本草》:"主风,补暖腰脚,清安五脏,强筋骨,消食。宣而复补,主丈夫七伤,明耳目,益筋力,填骨髓,益阳。"②《本草纲目》:"仙茅性热,补三焦、命门之药也。惟阳弱精寒,禀赋素怯者宜之。若体壮相火炽盛者,服之反能动火。"

### 七十四、杜仲 Duzhong(《神农本草经》)

【药性】 甘,温。归肝、肾经。

【功效】 补肝肾,强筋骨,安胎。

【用法用量】 水煎服,10～15g。

【使用注意】 炒用破坏其胶质,更利于有效成分煎出,故比生用效果好。本品为温补之品,阴虚火旺者慎用。

【古籍摘要】 ①《神农本草经》:"主腰脊痛,补中,益精气,坚筋骨,强志,除阴下痒湿,小便余沥。"②《名医别录》:"主脚中酸痛,不欲践地。"

### 七十五、续断 Xuduan(《神农本草经》)

【药性】 苦、辛,微温。归肝、肾经。

【功效】 补益肝肾,强筋健骨,止血安胎,疗伤续折。

【用法用量】 水煎服,9～15g;或入丸、散。外用适量研末敷。崩漏下血宜炒用。

【使用注意】 风湿热痹者忌服。

【古籍摘要】 ①《神农本草经》:"主伤寒,补不足,金疮痈伤。折跌,续筋骨,妇人乳难。"②《本草经疏》:"为治胎产、续绝伤、补不足、疗金疮、理腰肾之要药也。"

### 七十六、肉苁蓉 Roucongrong(《神农本草经》)

【药性】 甘、咸,温。归肾、大肠经。

【功效】 补肾助阳,润肠通便。

【用法用量】 水煎服,10～15g。

【使用注意】 本品能助阳、滑肠,故阴虚火旺及大便泄泻者不宜服。肠胃实热、大便秘结者亦不宜服。

【古籍摘要】 《神农本草》:"主五劳七伤,补中,除茎中寒热痛,养五脏,强阴,益精气,妇人癥瘕。久服轻身。"

### 七十七、菟丝子 Tusizi(《神农本草经》)

【药性】 辛、甘,平。归肾、肝、脾经。

【功效】 补肾益精,养肝明目,止泻,安胎。

【用法用量】 水煎服,10～20g。

【使用注意】 本品为平补之药,但偏补阳,阴虚火旺、大便燥结、小便短赤者不宜服。

【古籍摘要】 ①《本草经疏》:"五味之中,惟辛通四气,复兼四味,《经》曰肾苦燥,急食辛以润之。菟丝子之属是也,与辛香燥热之辛,迥乎不同矣,学者不以辞害义可也。"②《本经逢原》:"菟丝子,祛风明目,肝肾气分也。其性味辛温质黏,与杜仲之壮筋暖腰膝无异。其功专于益精髓,坚筋骨,止遗泄,主茎寒精出,溺有余沥,去膝胫酸软,老人肝肾气虚,腰痛膝冷,合补骨脂、杜仲用之,诸筋膜皆属之肝也。气虚瞳子无神者,以麦门冬佐之,蜜丸服,效。凡阳强不痿,大便燥结,小水赤涩者勿用,以其性偏助阳也。"

## 七十八、紫石英 Zishiying(《神农本草经》)

【药性】　甘,温。归心、肺、肾经。

【功效】　温肾助阳,镇心安神,温肺平喘。

【用法用量】　水煎服,9～15g。打碎先煎。

【使用注意】　阴虚火旺而不能摄精之不孕症及肺热气喘者忌用。

【古籍摘要】　①《神农本草经》:"主心腹咳逆邪气,补不足,女子风寒在子宫,绝孕十年无子。久服温中,轻身延年。"②《本草纲目》:"上能镇心,重以去怯也;下能益肝,湿以去枯也。"

## 七十九、熟地黄 Shudihuang(《本草拾遗》)

【药性】　甘,微温。归肝、肾经。

【功效】　补血养阴,填精益髓。

【用法用量】　水煎服,10～30g。

【鉴别用药】　地黄始见于《神农本草经》,现临床使用有鲜、生、熟三种,均有养阴生津之功,而治阴虚津亏诸证。鲜地黄甘苦大寒,滋阴之力虽弱,但长于清热凉血,泻火除烦,多用于血热邪盛,阴虚津亏证;生(干)地黄甘寒质润,凉血之力稍逊,但长于养心肾之阴,故血热阴伤及阴虚发热者宜之;熟地黄性味甘温,入肝肾而功专养血滋阴,填精益髓,凡真阴不足,精髓亏虚者,皆可用之。

【使用注意】　本品性质黏腻,较生地黄更甚,有碍消化,凡气滞痰多、脘腹胀痛、食少便溏者忌服。重用久服宜与陈皮、炒仁等同用,以免黏腻碍胃。

【古籍摘要】　①《本草纲目》:"填骨髓,长肌肉,生精血,补五脏内伤不足,通血脉,利耳目,黑须发,男子五劳七伤,女子伤中胞漏,经候不调,胎产百病。"②《药品化义》:"熟地,藉酒蒸熟,味苦化甘,性凉变温,专入肝脏补血。因肝苦急,用甘缓之,兼主温胆,能益心血,更补肾水。凡内伤不足,苦志劳神,忧患伤血,纵欲耗精,调经胎产,皆宜用此。安五脏,和血脉,润肌肤,养心神,宁魂魄,滋补真阴,封填骨髓,为圣药也。"

## 八十、白芍 Baishao(《神农本草经》)

【药性】　苦、酸,微寒。归肝、脾经。

【功效】　养血敛阴,柔肝止痛,平抑肝阳。

【用法用量】　水煎服,5～15g;大剂量 15～30g。

【鉴别用药】　白芍与赤芍《神农本草经》不分,通称芍药,唐末宋初始将二者区分。二者虽同出一物而性微寒,但前人谓"白补赤泻,白收赤散",一语而道破二者的主要区别。一般认为,在功效方面,白芍长于养血调经,敛阴止汗,平抑肝阳;赤芍则长于清热凉血,活血散瘀,清泄肝火。在应用方面,白芍主治血虚阴亏,肝阳偏亢诸证;赤芍主治血热、血瘀、肝火所致诸证。又白芍、赤芍皆能止痛,均可用治疼痛的病证。但白芍长于养血柔肝,缓急止痛,主治肝阴不足,血虚肝旺,肝气不舒所致的胁肋疼痛、脘腹四肢拘挛作痛;而赤芍则长于活血祛瘀止痛,主治血滞诸痛证,因能清热凉血,故血热瘀滞者尤为适宜。

【使用注意】　阳衰虚寒之证不宜用。反藜芦。

【古籍摘要】　①《神农本草经》:"主邪气腹痛……止痛,利小便,益气。"②《本草求真》:"赤芍药与白芍药主治略同,但白则有敛阴益营之力,赤则止有散邪行血之意;白则能于土中泻木,赤则能于血中活滞。"

### 八十一、阿胶 Ejiao(《神农本草经》)

【药性】 甘,平。归肺、肝、肾经。

【功效】 补血,滋阴,润肺,止血。

【用法用量】 5～15g。入汤剂宜烊化冲服。

【使用注意】 本品黏腻,有碍消化,故脾胃虚弱者慎用。

【古籍摘要】 ①《神农本草经》:"主心腹内崩,劳极洒洒如疟状,腰腹痛,四肢酸痛,女子下血,安胎。"②《名医别录》:"主丈夫小腹痛,虚劳羸瘦,阴气不足,脚酸不能久立,养肝气。"

### 八十二、何首乌 Heshouwu(《日华子本草》)

【药性】 苦、甘、涩,微温。归肝、肾经。

【功效】 制用:补益精血。生用:解毒,截疟,润肠通便。

【用法用量】 水煎服,9～15g。

【使用注意】 大便溏泄及痰湿较重者不宜用。

【古籍摘要】 《本草纲目》:"能养血益肝,固精益肾,健筋骨,乌髭发,为滋补良药,不寒不燥,功在地黄、天冬诸药之上"。

### 八十三、百合 Baihe(《神农本草经》)

【药性】 甘,微寒。归肺、心、胃经。

【功效】 养阴润肺,清心安神。

【用法用量】 水煎服,6～12g。蜜炙可增加润肺作用。

【古籍摘要】 ①《日华子本草》:"安心,定胆,益志,养五脏。"②《本草纲目拾遗》:"清痰火,补虚损。"

### 八十四、麦冬 Maidong(《神农本草经》)

【药性】 甘、微苦,微寒。归胃、肺、心经。

【功效】 养阴润肺,益胃生津,清心除烦。

【用法用量】 水煎服,6～12g。

【古籍摘要】 ①《神农本草经》:"主心腹结气……胃络脉绝,羸瘦短气。"②《本草汇言》:"清心润肺之药。主心气不足,惊悸怔忡,健忘恍惚,精神失守;或肺热肺燥,咳声连发,肺痿叶焦,短气虚喘,火伏肺中,咯血咳血;或虚劳客热,津液干少;或脾胃燥涸,虚秘便难。"

### 八十五、枸杞子 Gouqizi(《神农本草经》)

【药性】 甘,平。归肝、肾经。

【功效】 滋补肝肾,益精明目。

【用法用量】 水煎服,6～12g。

【古籍摘要】 ①《本草经集注》:"补益精气,强盛阴道。"②《药性论》:"补益精,诸不足,易颜色,变白,明目……令人长寿。"

### 八十六、五味子 Wuweizi(《神农本草经》)

**【药性】**　酸、甘,温。归肺、心、肾经。

**【功效】**　收敛固涩,益气生津,补肾宁心。

**【用法用量】**　水煎服,3～6g;研末服,1～3g。

**【使用注意】**　凡表邪未解、内有实热、咳嗽初起、麻疹初期,均不宜用。

**【古籍摘要】**　①《神农本草经》:"主益气,咳逆上气,劳伤羸瘦,补不足,强阴,益男子精。"②《医林纂要》:"宁神,除烦渴,止吐衄,安梦寐。"

### 八十七、乌梅 Wumei(《神农本草经》)

**【药性】**　酸、涩,平。归肝、脾、肺、大肠经。

**【功效】**　敛肺止咳,涩肠止泻,安蛔止痛,生津止渴。

**【用法用量】**　水煎服,3～10g,大剂量可用至 30g。外用适量,捣烂或炒炭研末外敷。止泻宜炒炭用。

**【使用注意】**　外有表邪或内有实热积滞者均不宜服。

**【古籍摘要】**　①《神农本草经》:"下气,除热烦满,安心,止肢体痛,偏枯不仁,死肌,去青黑痔,蚀恶肉。"②《本草纲目》:"敛肺涩肠,止久嗽泻痢,反胃噎膈,蛔厥吐利。"

### 八十八、山茱萸 Shanzhuyu(《神农本草经》)

**【药性】**　酸、涩,微温。归肝、肾经。

**【功效】**　补益肝肾,收敛固涩。

**【用法用量】**　煎服,5～10g,急救固脱 20～30g。

**【使用注意】**　素有湿热而致小便淋涩者,不宜应用。

**【古籍摘要】**　①《神农本草经》:"主心下邪气,寒热,温中,逐寒湿痹,去三虫。"②《药性论》:"止月水不定,补肾气,兴阳道,添精髓,疗耳鸣……止老人尿不节。"

### 八十九、覆盆子 Fupenzi(《名医别录》)

**【药性】**　甘、酸,微温。入肝、肾经。

**【功效】**　固精缩尿,益肝肾明目。

**【用法用量】**　水煎服,5～10g。

**【古籍摘要】**　①《名医别录》:"益气轻身,令发不白。"②《本草备要》:"益肾脏而固精,补肝虚而明目,起阳痿,缩小便。"

# 第二节　常用中成药

## 一、五子衍宗丸(《摄生众妙方》)

**【组成】**　菟丝子、枸杞子、覆盆子、五味子、车前子。

【用法】 口服。水蜜丸,每次 6g,每日 2 次。

【功效】 补肾益精。

【主治】 用于肾虚精亏所致的阳痿不育,遗精早泄、腰痛、尿后余沥。

【按语】

### 1. 五子衍宗丸的历史源流

五子衍宗丸由菟丝子、枸杞子、覆盆子、五味子、车前子五味药组成。唐代《悬解录》(唐宣宗大中九年,公元 855 年)中所记载的"五子守仙丸"为该方雏形,方中以余甘子代替枸杞子,为服食"金石药"后的辅助药。后历经《圣济总录》(北宋政和七年,公元 1117 年)的"五子丸方"、《杨氏家藏方》(南宋淳熙五年,公元 1178 年)的"三仁五子圆"及明初《普济方》(明成祖永乐四年,公元 1406 年)的"五子丸",最后于《摄生众妙方》(明世宗嘉靖二十九年,公元 1550 年)中正式出现与今相同药物组成的"五子衍宗丸"。《中华人民共和国药典》于 1977 年版首次收录"五子补肾丸",自 1985 年版起正式将其更名为"五子衍宗丸",现版药典收载"五子衍宗丸"与"五子衍宗片"。(王子濠,等. 五子衍宗丸治疗男性不育症的研究进展[J]. 中国计划生育学杂志,2016,24(2):136-141)

### 2. 柴智等对五子衍宗丸的研究

(1)方解:五子衍宗丸为"摄生众妙方"中的补肾方剂,因其具有填精补髓、输利肾气、种嗣衍宗等功效而为历代医家所推崇,有"古今种子第一方"之说,由菟丝子、枸杞子、覆盆子、五味子、车前子 5 味药组成。方中菟丝子温肾益精,枸杞子滋肾填精,两药相合阴阳并补,共为君药;五味子益气补虚强阴涩精,覆盆子温肾而不燥固精而不凝,共为臣药;车前子涩中兼通,补而不滞,用为佐药。中医认为,"肾藏精,肾主先天,肾主生殖发育",表明中医的补肾方剂对生殖系统具有一定的影响。五子衍宗丸全方共奏补肾益精之功,具有较强的补肾壮阳功效,对生殖功能有明显改善作用。

(2)五子衍宗丸对男性生殖系统的影响

①对生精功能的影响:男性的生精功能与生育能力密切相关,李育浩等在五子衍宗丸药理研究中证实,五子衍宗丸有促进精子生成和成熟的作用。也有研究表明,五子衍宗丸的主要作用是直接促进生精上皮细胞的分裂增殖,进而促进曲细精管中精原细胞和初级精母细胞数目增加,表现出了直接促进生精干细胞和各级生精细胞的作用。另外王秋萍等研究也发现,五子衍宗丸可以明显提高模型动物精子活力,改善精子密度,并且对睾丸组织的损伤有一定的保护作用。

②对精子质量的影响:生殖系统和精子能控制性的产生少量活性氧(reactive oxygen species,ROS),其在精子运动激活、高活跃性运动等方面发挥重要的生理作用。ROS 主要由精子自身和精液中的白细胞产生,ROS 在低浓度时可以调节正常精子功能,而过量 ROS 会引起氧化应激反应,影响精子膜功能和精子运动能力。而研究表明,五子衍宗丸含药血清可拮抗ROS 所致的大鼠精子的活力下降。现代研究也指出,五子衍宗丸还可产生睾丸前性物质以提高精子数量和精子活力。

精浆中果糖是精囊的特征产物,直接参与精子的获能,为精子纤丝收缩提供能量的 ATP主要依靠果糖补充。李轩等研究表明,五子衍宗丸可以促进精囊腺分泌果糖,为精子活动提供能量,提高精子活力及精子活率;而且可以通过调整附睾功能,促进 α-糖苷酶分泌,提高精子活力及精子活率,能有效治疗不育症。

③对支持细胞的影响:精子发生是一个独特复杂的细胞分化过程。支持细胞在生精过程中起着非常重要的作用,被称为生精细胞的"保姆细胞"。张圣强等研究表明,五子衍宗丸含药血清对支持细胞的活力有一定的促进作用;而且可通过抑制支持细胞 Cox7a2 基因过表达调控大鼠睾丸支持细胞分泌产物水平,改善支持细胞功能,进而改善生精功能。另有研究显示,五子衍宗丸可以改善睾丸支持细胞的氧化应激损伤,抑制细胞凋亡。

④对下丘脑单胺类递质释放的影响:王学美等研究发现,五子衍宗丸可升高老龄雄性大鼠下丘脑去甲肾上腺(NE)含量,降低 5-羟色胺(5-HT)的含量和 5-羟色胺/多巴胺(DA)比值;升高老龄大鼠血浆睾酮(testosterone,T)含量,降低雌二醇($E_2$)/血浆睾酮比值;提高雄性大鼠精子活动度、精子计数和生育能力。这些结果表明,五子衍宗丸可能是通过调节雄性大鼠下丘脑单胺类递质的随龄变化,进而调节性激素水平,提高雄性大鼠生育能力。另有临床研究也证明,五子衍宗液可调节老年男性体内性激素水平,老年男性在服用五子衍宗液后,其血浆 T 水平较治疗前升高,$E_2$/T 比值较治疗前下降,这可能是五子衍宗丸治疗老年肾虚、延缓衰老的主要作用机制之一。

(3)五子衍宗丸对女性生殖系统的影响:研究报道,五子衍宗丸因其具有类性激素类作用,因而可以调节女性更年期症状,治疗女性不孕不育等女性生殖系统方面疾病。孙青凤研究发现,五子衍宗丸具有促进卵泡发育的功能,且疗效显著;此外,还可提高患者雌激素水平。五子衍宗丸对于不同原因引起的女子不孕症,也具有一定疗效。庞玉琴用五子衍宗丸治疗子宫发育不良所致不孕症 100 例,治愈率 68%,总有效率 89%。另外,陈阳等观察了五子衍宗丸对 GnRHa 控制性超促排卵小鼠着床期 S100A11 基因的调控作用,结果显示,中药五子衍宗丸可上调因 GnRHa 长方案 COH 所致下降的 S100A11 基因的表达,提高子宫内膜容受性,改善小鼠妊娠率和胚胎着床率。李丽蓉等探讨了五子衍宗丸联合西药治疗无排卵型不孕症的临床疗效,发现五子衍宗丸具有添精补肾、益气助阳之功,联合常规西药治疗不孕症时可以改善患者的排卵情况,缓解临床症状,且安全性高,值得临床推广应用。

(4)五子衍宗丸对胎儿发育的影响:大量临床流行病学研究及动物实验表明,胎儿在宫内发育时受到遗传因素和宫内环境的影响,如果先天不足会影响胎儿期的生长发育,导致胎儿发育迟缓、体质较弱等,并可能产生持续的结构功能改变,导致新生儿畸形或一系列成年期的疾病发生。这与中医"肾主先天,主生殖发育"和"补母益子"的理论不谋而合。中医理论认为,肾为先天之本,先天之本充盈则"正气存内,邪不可干",即抗病能力强。五子衍宗丸为经典的补肾益精之方,徐凯霞等的研究表明,在胚胎发育期给予五子衍宗丸补充先天之精后,可显著提高宫内发育迟缓胎鼠肝细胞 RNA 的含量,促进胎儿在宫内的生长发育,还可增强其出生后的免疫力。也有研究表明,五子衍宗丸对全反式维 A 酸(all trans retinoic acid,ATRA)诱导的小鼠神经管畸形具有防治作用,其作用机制与抑制神经管细胞的过度凋亡有关。

(5)其他:目前,五子衍宗丸在临床上还用于治疗生殖泌尿、内科及抗衰老、轻度认知障碍等多种疾病。药理研究表明,五子衍宗丸具有提高生殖器官重量、增加雄性激素分泌、降低血糖、提高机体免疫功能、抗衰老及增强学习记忆能力等作用。此外,因五子衍宗丸具有抗氧化作用,能够抑制慢性乙醇诱导的大鼠的氧化应激和死亡率,对乙醇诱导的 HepG2 肝癌细胞毒性也具有保护作用。(柴智等.五子衍宗丸对生殖系统的保护作用及其临床研究进展[J].中华中医药杂志,2012,6(31)9:3662-3664)

### 3. 实验研究

葛争艳等对五子衍宗丸补肾壮阳作用的实验研究认为,五子衍宗丸具有补肾壮阳及改善阴茎勃起功能障碍的作用。

## 二、逍遥丸

【处方】 柴胡 0.17g,当归 0.17g,白芍 0.17g,炒白术 0.17g,茯苓 0.17g,炙甘草 0.13g,薄荷 33mg,生姜 0.17g(每克含药量)。

【性状】 本品为黄棕色至棕色的水丸,或为黑棕色的水丸;味甜。

【功能与主治】 疏肝健脾,养血调经。用于肝郁脾虚所致的郁闷不舒、胸胁胀痛、头晕目眩、食欲减退、月经不调。

【用法与用量】 口服。每次 6～9g,每日 1～2 次。

【贮藏】 密封。

【其他剂型】 逍遥合剂、逍遥口服液、逍遥丸(大蜜丸、浓缩丸)、逍遥颗粒。

## 三、龟龄集

【组成】 红参,鹿茸,海马,枸杞子,丁香,穿山甲,雀脑,牛膝,锁阳,熟地黄,补骨脂,菟丝子,杜仲,石燕,肉苁蓉,甘草,天冬,淫羊藿,大青盐,砂仁等(龟龄集处方和炮制属于国家保密技术)。

【用法】 口服。每次 0.6g,每日 1 次,早饭前 2 小时用淡盐水送服。

【功效】 强身补脑,固肾补气,增进食欲。

【主治】 用于肾亏阳弱,记忆减退,夜梦精溢,腰酸腿软,气虚咳嗽,五更溏泄,食欲缺乏。

【按语】

中医最大的特色与优势就是养生,服食是中医养生的精髓,龟龄集是中国现存唯一采用炉鼎升炼技术炼制的养生丹药,因其唯一性,龟龄集的传统制作技艺也自然成为目前考察养生炼丹术的唯一标本,自然目前研究服食丹药养生只能从研究龟龄集开始。龟龄集是 1541 年明代嘉靖皇帝为解决自己身体虚赢无嗣而主持开发的"国家级科研项目成果",现已列入"国家保密品种""国家中药保护品种"。2008 年,将广誉远中医传统制剂方法(龟龄集)列入第一批国家级非物质文化遗产扩展项目名录。龟龄集是服食养生珍品,延年益寿是龟龄集的主要功效,且有广泛的治疗功能,适用于阳虚导致的多种病证,尤其是肾阳虚导致的多种病证。龟龄集无论是用来延年益寿之养生服用,还是治疗疾病,在阴虚与湿热的阶段不宜用。龟龄集说明炼丹术有一定的合理性,说明丹药服食养生应该占有一席之地,亟待继承发展炼丹术,使之更好地造福人类。因此,目前研究服食丹药养生只能从研究龟龄集开始;截止到 2018 年 7 月 28 日在中国知网期刊中以龟龄集为主题词,共查到有关龟龄集论文 117 篇,通过研究论文,参阅有关书籍与临床实践,并通过与国家级非物质文化遗产(龟龄集传统制作技艺)项目传承人柳惠武访谈,研究如下。

### 1. 龟龄集的历史渊源

龟龄集是 1541 年明代嘉靖皇帝为解决自己身体虚赢无嗣而主持开发的"国家级科研项目成果"。龟龄集源于古代神仙家养生服食方药,一般认为其处方是根据晋代葛洪《玉函方》中"老君益寿散"精心加减化裁而来,并按照"炉鼎升炼"技术炼制而成,是当时为嘉靖皇帝量身定做制成的益寿"仙丹",是中国现存唯一的"炉鼎升炼"工艺制作的养生丹药。

据沈尔安考证,明朝嘉靖皇帝 15 岁登基,至 29 岁却卧床不起,且无子嗣,遂下诏广集长生不老医方,以传皇室血脉,方士邵元节和陶仲文以老君益寿散为基础,取长补短加以增删,制成长生不老的"仙药"献给嘉靖皇帝。嘉靖皇帝服用后,果然身体日臻强健,至 50 岁时精力依然益发旺盛,一连生下 8 个皇子、5 位公主。于是龙颜大悦,遂将此丹奉为皇室之宝,御用圣药,并赐名"龟龄集",以示服之,可与神龟同寿。古代,龟被列为四灵"龙凤龟麟"之一,有其祥瑞之象征,相传龟的寿命是以百年千年计算的。取"龟龄集"之名,意在表示采用大自东西南北中各地的名贵道地中药材,广收天地之灵气,集天下之大成,服之可获得像龟那样之高龄。据史料《明司礼监刻本〈赐号太和先生相赞〉》记载,当时两位方士因为献制龟龄集有功,深得圣上宠幸,被昭封为朝廷二品官爵,位居三孤。孟乃昌先生分析,方士邵元节与陶仲文从嘉靖三年被召见受到宠信,直到嘉靖三十九年陶仲文死,历时 36 年,邵、陶二人长期受到宠幸,可见所献的丹药是既无毒又有效的。在《中国长寿大辞典》收载的四十余个益寿内服方剂之中,龟龄集独占鳌头,甚至有人评价:内服益寿谁第一,山西太谷"龟龄集",因此龟龄集是典型的中医服食养生丹药。

龟龄集自从 1541 年问世以来,便成为"皇室至宝,御用圣药",一直在皇宫里秘密升炼,为皇室所独享,为明清十八代帝王所重,甚至常常作为皇帝们笼络人心的赏赐品。嘉靖皇帝服用龟龄集的较好效果,为后世帝王们服食丹药提供了最佳的示范案例与服用动力,因此龟龄集自从诞生后,便受到了王公贵族的追捧,有了"四百年宫廷礼遇,十八代帝王享用"的历史。正是由于龟龄集的皇家出身与帝王们的青睐,龟龄集流传到民间后也备受追捧。

始创于明嘉靖二十年(1541 年)的广盛号药铺,是我国目前有文字记载的历史最悠久,最古老的药店之一。据《山西通志》载,明朝嘉靖年间,山西襄垣县的名老中医石立生,在太谷城钱市巷开设广盛药铺,悬壶济世。后来皇宫医药总管陶仲文的义子告老还乡时,将龟龄集的秘方带回祖籍山西太谷,辗转流传于"广盛号"药铺制售,"广盛号"药铺因此获得大的发展。400多年间,由"广盛号"演变成为"广升聚""广升蔚""广升誉""广升远""广誉远"等一系列专制龟龄集的药号。龟龄集的药号经过了多年的传承与发展之后由"山西中药厂"生产,1979 年叶剑英元帅为山西中药厂题写了厂名,1980 年 3 月,粟裕将军为山西中药厂亲笔题词:"精益求精制良药,兢兢业业为人民"。目前龟龄集由山西广誉远国药有限公司生产。

龟龄集流入民间后,因其卓著的疗效与独特的"炉鼎升炼"工艺而备受追捧,在清代就已经行销 18 个国家和地区,享有"有华人的地方,就有龟龄集"之美誉。1900 年,因龟龄集治愈南洋流行的"疙瘩瘟",在全球医学界掀起了龟龄集研究热与服食热。国家第一历史档案馆与故宫博物院珍藏的龟龄集历史资料中,就有明、清两代皇家与龟龄集诸多相关事件的文献记载。从 1885—1930 年广升远商号遍布海内外,仅以龟龄集为主要卖点,就获得 75 万两白银的丰厚利润。《中国长寿大辞典》收载的四十余种益寿内服方剂中,龟龄集独占鳌头。龟龄集在国内外久享盛誉,屡获国际与国家名牌产品等殊荣,现已列入"国家保密品种""国家基本用药目录""国家中药保护品种"。2008 年,山西省晋中市太谷县广誉远中医传统制剂方法(龟龄集)列入第一批国家级非物质文化遗产扩展项目名录,说明龟龄集得到了应有的重视。

道家养生最精彩,龟龄集的制作技艺承载了道家炼丹术的思想,服食丹药养生,只是道家极其丰富养生术中之一。

### 2. 龟龄集的组方用药与特色

（1）龟龄集的组方用药：目前山西广誉远国药有限公司龟龄集说明书中的主要成分：红参、鹿茸、海马、枸杞子、丁香、穿山甲、雀脑、牛膝、锁阳、熟地黄、补骨脂、菟丝子、杜仲、石燕、肉苁蓉、甘草、天冬、淫羊藿、大青盐、砂仁等。因是"国家保密品种"，方中仅有 20 味药材，单味药制法和工艺未载。龟龄集是现存唯一的炉鼎升炼工艺制作的服食丹药。

（2）龟龄集的组方特色：龟龄集的传承人柳惠武认为，中医理论将九宫八卦与脏腑相配合，并与自然界的相关事物联系起来。龟龄集就是根据这种思想进行组方立论，并贯彻于制作过程之中。龟龄集组方依据中医学"天人合一"的整体观念，采用天地人三才合一之说，除了三才理念，龟龄集的组方还根据五行学说对配药的颜色、产地、采摘时间等都有严格的要求。此外，龟龄集所用药物包括植物、动物及矿物类药材，植物药使用范围涉及根、茎、叶、花、花蕾和果实、种子等全株，体现其"天人合一"及包罗万象的整体观念。

### 3. 龟龄集传统制作技艺与炼丹术

"丹"是中药的剂型之一，是通过炼丹术制作的中成药。1541 年，明代嘉靖皇帝专为补赢广嗣开发的龟龄集，则正是中国现存唯一的炼丹术制作的养生丹药，因其唯一性，龟龄集的传统制作技艺也自然成为目前考察炼丹术的唯一标本。

据柳长华等研究龟龄集传统制作工艺的部分内容如下。

（1）龟龄集的制作原理：据龟龄集传统制作技艺传承人柳惠武介绍，龟龄集"以乾坤为鼎器，以阴阳为堤防，以水火为化机，以五行为辅助，以玄精为丹基"等易道理论为基础。

（2）龟龄集的制作工序：据龟龄集传统制作技艺传承人柳惠武介绍，龟龄集的制备工艺有99 道大工序，360 道小工序。

①龟龄集单味药物炮制方法与辅料、器具使用：龟龄集的工序复杂，其中原因之一就是龟龄集每味药物都要单独炮制，而且所用辅料别具一格，所用器具不一，要采用有别于一般炮制手段的特殊方法，主要体现在制作工艺与辅料的应用上，要根据龟龄集的功效分别制定其炮制方法，因此其工序号称 360 道实不为过。

此外，龟龄集单味药的炮制需要的辅料和器具，在不同配方中的要求也不一样。需要辅料炮制的药物多达三十余种，需要的辅料或器具有二十余种。

②龟龄集的炼制与器具：根据广誉远龟龄集的制法，是在合药后用大铁锅一口，先在锅内铺泥约 5 寸，风干后上面放置预制锡锅一个（锡锅内径约 6 寸，高约 12 寸，比装药粉的银锅直径和高度加大 1 寸左右，银锅厚度 8 分），在银锅外围抹成陡坡状泥壁，泥壁底沿厚约 3 寸，上口厚约 1 寸。抹成后晾晒干透即成。升炼时木炭在此泥锡锅底下燃烧，火力透过铁、泥、锡各层，导至银锅内部。在此期间，升炼温度完全靠师傅的经验掌握。升炼时间为 36 天，期满，剥取银锅外面泥层，出药后晾木盘内，冷却后过罗，装瓷罐，封口，储存，用时取出包装。

其中，银锅是丹鼎，用来盛药，极为重要。因为银器具有非凡的杀菌能力，所以有学者认为，通过银锅的升炼，能有效杀死药品中的细菌，确保用药安全，且可使药品长久保存。龟龄集的传承人柳惠武介绍，银锅实际还有参与药物反应的功用，即银本身就是龟龄集的一味药。此外，大铁锅也很重要，充当炉鼎。在过去的数百年间，龟龄集的升炼工具一直沿用"泥锡锅"，也称"老君炼丹炉"，即龟龄集在 1975 年以前都是用古法和原本的工艺来制作的，现已被电子数控电升炉取代。遗憾的是，至今已经没有古法升炼的龟龄集生产了。庆幸的是，过去升炼龟龄集的老药工虽然九旬高龄，却依然健在。

根据广誉远过去升炼龟龄集的具体要求,其他相关的炮制与制药器具还有浸水池、姜炭炉、晾晒房、研药钵、炼蜜罐、药碾槽等。

炼丹术工艺在现存药物中尚有存在,如白降丹与红升丹等,但是作为服食的养生丹药炼制工艺却仅有龟龄集一个品种,白降丹与红升丹目前掌握制作技艺的人尚有不少,但龟龄集的生产却仅有广誉远一家。由于炼丹术的缘起本是因为炼制长生不老的养生药物,所以龟龄集传统制作工艺就显得弥足珍贵。

柳长华等研究认为,龟龄集基本保留了炼丹术的完整内容并有所发展和改进,如择友、择地、丹室、禁秽,龟龄集都有要求。

### 4. 龟龄集的功效与服法

《中国药典》(2010 版)载录龟龄集的功效:"强身补脑,固肾补气,增进食欲"。

目前山西广誉远国药有限公司龟龄集说明书中的功效是:"强身补脑,固肾补气,增进食欲"。

1920 年的龟龄集仿票古香古色,印制精美(即说明书),其页面顶上左角有老君炼丹炉图案,上书"广升远",中有朱书"百炼金丹",右上角有印鉴,下有一框,框外右边书"晋谷广升远拣选极品参茸顶上药料自制龟龄集",框内书大字"龟龄集",横线隔开下有说明:"此丹谨按三才五行九宫八卦虔诚修合炉鼎升炼火候合乎周天度数,药品按夫二十八宿得天地之灵气盛日月之精华……久服此药大能强助精神,老当益壮,有阴生阳长之功,滋精益髓之妙,非寻常补养之药所能比也。谨将治症用引开列于后:男子肾虚……白开水送下。以上治症乃其大略,功效极广,笔难尽述,凡男妇虚损等症,即宜常服,自然体壮神清,诸病不染。更有起死回生之功,返老还童之妙。延年广嗣,神效无比。诚为养生之至宝,延寿之灵丹也。"。其中对龟龄集的制法、功用、服食方法与效果均做了说明,其中也有"常服"方能取效的说明。

据龟龄集(传统医药制作工艺)的传承人柳惠武先生介绍,龟龄集长期服食,可以达到延年益寿之效,这虽然没有经过科学的论证,但是已经得到历史的验证,参与龟龄集炼制的几位老药工均为高寿或年逾八旬,犹如壮年,这就是最好的证明。据清宫《龟龄集方药原委》说明:龟龄集方中,以补肾助阳药居多,每服五钱,用黄酒吞下,服后即全身发热,百窍通和,丹田微暖,痿阳立兴。柳长华等研究认为:从古代文献记载,"延年益寿应当是龟龄集的主要功效。但是现代文献记载的龟龄集功用与过去的功效有所不同……龟龄集的功用显然经过了现代思维的加工,主要从治病疗疾和壮阳的角度考虑,淡化了龟龄集的养生功能"。陈可冀先生在《中国宫廷医学》指出:"龟龄集是宫廷常用的平补五脏之药,也是治疗虚损重症的常用药,其方秘而不传。"柳长华等研究认为:"龟龄集实际是古代服丹养生的服食之品,而且养生功效非常显著,适应证与治疗范围相当宽泛。"

总之,通过研究历代有关龟龄集的文献可以看出,延年益寿是龟龄集的主要功效,且有广泛的治疗功能:用于肾亏阳弱,记忆减退,夜梦精溢,腰酸腿软,气虚咳嗽,五更溏泻,食欲缺乏,补肾壮阳,治命门火衰,久无子嗣等阳虚导致的多种病证,尤其是肾阳虚导致的多种病证。龟龄集本身是对人体整体功能进行调节与从整体上调复正气和辅助阳气,从而达到延年益寿之主要功效与广泛的治疗功能。龟龄集无论是用来延年益寿之养生服用,还是治疗疾病,在阴虚与湿热的阶段不宜用。

龟龄集是通过炉鼎升炼而成的药物,是实实在在的丹药,即通过炼丹术工艺制成的中药。柳长华等研究指出:"历史经验证明,龟龄集本身的功效在升炼后显然比升炼前要好。"因此,评价龟龄集的疗效,不能只从药物组成一个层面分析,要考虑到龟龄集是目前唯一通过炉鼎升炼而成的丹药。既是同样配方的药物,通过不同的制作工艺制作的药,其功效是不可能相同的。

通过研究历代有关龟龄集的文献与龟龄集(传统医药制作工艺)的传承人柳惠武先生介绍,可以看出龟龄集用来延年益寿的服用时间:久服。

### 5. 龟龄集延年益寿(养生)主要功效的现代研究

柳长华等指出:"现代研究表明,龟龄集有增强记忆,镇静安神,抗御疲劳,提高机体对外界环境的适应能力,增强机体的非特异性和特异性免疫功能。能直接兴奋心肌,显示强心作用,有促性激素样作用,能提高性功能。并能保护和增强肾上腺皮质功能,保护肝,增强蛋白质和核酸的代谢等多方面的综合保健作用。经试验证明,龟龄集具有延缓衰老、抗疲劳的保健功能,对下元不足,肾阳虚衰引起的腰膝冷痛,头晕耳鸣,记忆力减退,动则气急,性欲低下,阳痿早泄,夜尿增多等衰老征象尤其有针对性。"陈可冀院士在《清宫配方集成》中指出:"近年来的药理研究表明,龟龄集有增强肾上腺皮质功能的作用;能刺激小鼠血清特异性抗体的生成;延长小鼠游泳时间;增加正常小鼠及 $CCl_4$ 中毒后小鼠肝内蛋白质含量,抑制中毒后小鼠血清谷丙转氨酶升高;并似有促性腺作用。龟龄集有明显的强心作用,用普萘洛尔可部分减弱这种作用,表明强心作用与 β 受体兴奋有一定的关系,但在普萘洛尔阻断 β 受体后,其仍可显示增强心肌收缩力作用,提示该药可能以直接兴奋心肌为主。龟龄集可提高小鼠的识别与记忆能力,增强小鼠抗疲劳与耐缺氧能力。小鼠抗疲劳与耐缺氧试验还表明,龟龄集的作用以冬季最为明显,提示此药物以冬季服用效果较好。"1995 年,谢民等通过对历代医家遗留下来的 77 个有名的抗衰老处方研究认为:"龟龄集是以补阳为主,兼以治疗健忘而达到延缓衰老使人延年益寿的,而且相对其他抗衰老处方而言,龟龄集延缓其衰老是最有效的。"并指出:"龟龄集是著名的抗衰老处方,由于其久服能延缓人的衰老使与龟龄相同而得名。经历代医家验证是有效的。"梁宏等实验研究表明,龟龄集能够减轻老年大鼠杏仁体的衰老变化,使杏仁体神经细胞及其生存环境得到改善,对杏仁体超微结构具有保护作用,可以延缓衰老进程。谢罗斌报道,龟龄集对延缓衰老,增加生命质量疗效可靠,具有双向调节作用。

总之,通过历代有关龟龄集的文献,可以看出:龟龄集确有延年益寿的功效,且是龟龄集的主要功效,但在阴虚与湿热的阶段不宜用。

### 6. 龟龄集广泛治疗功能的现代研究

向斯在《龟龄集探秘》中指出:①根据有关资料显示,龟龄集可以有效地治疗许多临床之中常见的疑难杂症。从临床实例上看,曾有医师用龟龄集配合激素治疗肾病综合征,肾病患者水肿消退之后,可渐渐减少激素,从而达到有效恢复肾功能的作用,疗效十分显著。②有些年事已高的老年人骨折之后,久病不愈,通过试服龟龄集之后,收到意想不到的奇效。说明龟龄集对骨折愈合有着极为良好的疗效。③尤其令人吃惊的是,龟龄集在治疗妇科、男科病方面,有着十分独特的疗效,特别是在女子生殖器官发育不全、月经不调、不孕、痛经、崩漏、滑胎、白带增多,以及男子精少、阳痿等症状方面,有显著的疗效。在此之外,龟龄集还有增强体力、精力充沛的功能,在保肝,治疗胃病、十二指肠溃疡,以及抗疲劳诸方面有着独特的疗效。据调查、统计,随访了大量连续使用龟龄集的老客户,普遍反映:服用龟龄集之后,明显感到体力不错,睡眠好,吃饭香;不缺钙,腰不酸;腿不痛;精力旺盛,不疲劳,少感冒。

张效机通过对龟龄集方剂来源、方剂组合、主治功效、医治的分析,归纳出龟龄集的功能是补阳固肾,主治肾阳亏损的阳虚病证,主要是补元阳,固肾水,兼有运脾滋肝、填精补脑、强健筋骨等作用,但应依据辨证施治的法则分别使用。应用龟龄集治疗因肾阳亏损引起的脏腑不调,精关不固,头痛眩晕,精神萎靡,疲劳健忘,奏效甚捷。黄圳通过临床观察和动物实验认为,龟龄集在临床上能提高肾阳虚型少弱精子症患者的精子密度和活动力,改善患者的内分泌激素水平,并能够改善患者的临床症状。常虹报道,龟龄集可以治疗多种因肾阳虚损所致的妇科病。李庭凯等报道,龟龄集胶囊对肾阳虚证临床疗效确切且安全性好。魏青报道,龟龄集对老年人肾阳虚引起的慢性腹泻、便秘具有双向调节作用。主治肾阳虚腹泻、便秘,但阴虚火旺者不宜。刘宝庭根据临证指出,只要辨证合理,龟龄集对女子生殖器官发育不全、月经失调、不孕,以及男子精少、阳痿等,急则大剂峻补,缓则少量久服,均有肯定疗效,长期服用亦无不良反应。但有肾阴虚或阴虚阳亢者,可致咽干、头晕,服六味地黄丸或知柏地黄丸即可消失。服药期间忌食生冷刺激性食物,孕妇及感冒者停服。

总之,通过历代有关龟龄集的文献可以看出:龟龄集具有广泛的治疗功能,适用于阳虚导致的多种病证,尤其适用于肾阳虚导致的多种病证。

### 7. 龟龄集是服食养生珍品

中医养生丹药从秦汉以前的长生不老仙药追求开始发展起来,并在秦汉形成服食之风,魏晋南北朝推崇金丹服食并形成系统的理论与丹药炼制技术方法,隋唐五代完成了丹药服食成仙向丹药服食疗病的转变,其丹药服食最初是以长生成仙为目的,金石药物为主要原料,水火烹炼为主要手段的养生方法,隋唐以前,丹药多为金石药物为主配伍炼制而成。两宋金元时期丹药服食从金石药转向草木药为主配伍炼制,而明清时期则完成了金石丹药烧炼制作技艺在草木丹药烧炼制作中的应用,形成较为成熟的中医丹药制作工艺,最终实现了"丹""药"融一,服丹与服药合一。明代龟龄集就是炼丹术与中药炮制技术融合的标志与活证,是炼丹技术应用于草木配方药物制作的优秀成果,是此期形成较为成熟中医丹药制作工艺的标志与活证。

龟龄集的服食,一直延续近 500 年。尽管历史上因丹药服食而造成二十余位皇帝丧生,但是,明清两朝十八代皇帝,无数的嫔妃宫娥袭用不衰,甚至清代雍正皇帝还在亲自炼丹,被称为皇家"不可一日不用"和"宫闱圣药",皇帝与道士(方士)是服食炼丹的主要参与者,他们属于上层建筑,是社会的精英,具有一定的知识,不会盲从或轻易上当受骗,何况历史上有诸多教训。另一方面古人肯定获得过服食丹石之益。龟龄集在国内外久享盛誉,远销二十多个国家和中国香港、澳门地区。而今龟龄集以其独特的制作技艺被列入国家级非物质文化遗产保护名录。在近 500 年间从宫廷到民间,从国内到海外有无数的人员在应用,而且在继续应用,如果效果不好,会流传这么长的时间吗?尤其在宫廷里会流传这么久吗?会有无数的人在应用吗?这不是龟龄集应用在人体的大数据吗?应用在人体的大数据比应用在实验室小白鼠身上的数据可靠吗?柳长华等研究指出:"龟龄集远比其他复方药物复杂得多,单从小白鼠实验得出龟龄集对某些因子影响的结论,对于龟龄集的研究显然是只见树木,不见森林。"龟龄集一直受到皇家和民间的欢迎,可见炼丹术有一定的合理性。历经四个多世纪的实践与检验,龟龄集被证明补脑、益髓、行阳、滋肾、调整神经、延年益寿等显著效果。柳长华等研究指出:"不论从配方的严谨细致,还是炮制工序的复杂精细,炉鼎烧炼的特殊工艺,以及历史的经验与科学的检验,龟龄集都是当之无愧的服食养生珍品。"

### 8. 请养生,别养病

(1)健康的身体是 1,没有健康的身体你还有啥:人,健康地活着是本,健康的身体是 1,一旦失去了这个 1,1 后面的 0 再多,不也是 0 吗?想想!人没有了健康的身体你还有啥?

一个健身一个金,真金难买健康身,真金失去有处找,健身失去无处寻。

(2)不主动养生,就被动养病:就科学养生来讲是最公平的,不管地位高低,谁科学养生谁就健康,人,不主动养生,就被动养病。

(3)不要做"温水中的青蛙":值得提醒的是,不要做"温水中的青蛙",要科学养生。

### 9. 科学养生,健康中国

只有持之以恒的科学养生,才能身心健康,健康是干事创业之本,健康是幸福之基,因此,应高度重视、积极推进"健康中国"的建设,通过全民健康助力全面小康,实现中华民族伟大复兴的中国梦。

### 10. 亟待继承发展炼丹术,使之更好地造福人类

龟龄集传统制作技艺是目前考察服食养生丹药炼制工艺的唯一标本,龟龄集传统制作工艺承载了炼丹术养生的内容,但却是目前唯一的存在,庆幸的是过去升炼龟龄集的老药工虽然九旬高龄,却依然健在,龟龄集的传统制作技艺传承人柳惠武知识渊博。炼丹术的传统制作技艺亟待继承发展,亟待用中医的思维继承、创新、发展服食养生丹药,亟待用传统的服食养生丹药炼制工艺,制造出更多、更好的服食养生丹药,促进人类健康长寿,健康中国。

### 参 考 文 献

[1] 柳长华,程志立,柳惠武. 中医养生丹药龟龄集研究[M]. 北京:人民卫生出版社,2014:1-118.

[2] 沈尔安. 名人与龟龄集的故事[J]. 医药世界,2001,3:46-47.

[3] 孟乃昌. 龟龄集的历史源流[J]. 中成药研究,1984,8:29-30.

[4] 陈可冀,李春生. 中国宫廷医学[M]. 北京:中国青年出版社,2009.

[5] 陈可冀. 清宫配方集成[M]. 北京:北京大学医学出版社,2013.

[6] 谢民,陈志红,苗灵娟,等,龟龄集抗衰老方药的文献学研究[J]. 河南中医,1995,15 (6):46.

[7] 梁宏,郭连魁,王树党,等. 龟龄集对老年大鼠杏仁体超微结构的影响[J]. 中国中西医结合杂志,1998,18(2):213-215,387.

[8] 谢罗斌. 龟龄集对延缓衰老和防治疾病有神奇效果[C]. 第三届"中和亚健康论坛"暨 2009 亚健康产业展览会论文集,2009:159-161.

[9] 向斯. 龟龄集探秘[M]. 北京:故宫出版社,2013:336-338.

[10] 张效机. 龟龄集的疗效探索[J]. 浙江中医学院学报,1980,5:18-19.

[11] 黄圳.龟龄集对肾虚型少弱精子症的生精作用及激素调节作用观察[D]. 广州中医药大学,2010:17-19.

[12] 常虹.龟龄集也治妇科病[N]. 医药经济报,2004,6(A04).

[13] 李庭凯,贾念民,宋明锁,等. 龟龄集胶囊治疗肾阳虚证的临床研究[J]. 光明中医,2003,3:27-28.

[14] 魏青.龟龄集治老人腹泻[N]. 医药养生保健报,2003,12(013).

[15] 刘宝庭. 龟龄集在妇科临床上的应用[J]. 新中医,1983,10:32-33.

## 四、定坤丹

【组成】 每克药含人参 18mg,鹿茸(酒制)18mg,熟地黄 90mg,当归(酒制)90mg,西红花 2.7mg,红花 24mg,三七 23mg,阿胶 18mg,鹿角霜 45mg,白芍(酒制)27mg,枸杞子 27mg,益母草 4.5mg,鸡血藤膏 23mg,五灵脂(醋制)4.5mg,茯苓 3.7mg,白术(土炒)27mg,茺蔚子 4.5mg,川芎(姜炙)2.7mg,香附(醋制)4.5mg,柴胡 3.7mg,乌药 2.7mg,延胡索(醋制)

4.5mg,黄芩(酒制)1.8mg,砂仁 1.8mg,杜仲(炭)3.7mg,干姜(炭)3.7mg,细辛 1.3mg,川牛膝 2.7mg,肉桂 1.8mg,炙甘草 4.5mg。

【用法】　口服。①每次 1 丸,每日 2 次(每丸重 6g);②每次 1/2～1.0 丸,每日 2 次(每丸重 10.8g)。

【功效】　滋补气血,调经舒郁。

【主治】　适用于月经不调,经行腹痛,崩漏下血,赤白带下,贫血衰弱,血晕血脱,产后诸虚,骨蒸潮热。

【按语】

中国医药学是一个伟大的宝库,历史名方中国宫帷圣药定坤丹是库中璀璨的明珠之一,在宫廷与民间广泛应用 200 余年,且至今仍广泛临床应用,200 多年声誉不衰,且取得了较好疗效。中医的精髓就是整体观念,辨证论治,且只有用中医的思维辨证论治,才能取得较好防治疾病的疗效;只有根据中医的思维,找到病机,针对病机治疗才是最佳途径。根据中医"异病同治,同病异治"的原则,定坤丹适用于肾阳虚为主,兼以气血两虚,气滞血瘀所致的妇科、男科、内科等多科的多种病证及美容、养生保健等。阴虚、湿热体质不宜应用定坤丹。

截至 2019 年 11 月 16 日在中国知网期刊中共查到有关定坤丹论文 147 篇,通过研究论文,参阅有关书籍与临床实践,并通过与国家级非物质文化遗产(定坤丹传统制作技艺)项目传承人柳惠武访谈,研究如下。

### 1. 历史沿革

中国宫帷圣药定坤丹这一历史妇科名方,始创于清代乾隆四年(公元 1739 年),由于当时清代后宫嫔妃大多身体不健,而成虚弱多病之情景,睿智的乾隆皇帝感到后宫嫔妃们的虚弱之体,定会严重影响皇族嗣衍,是一个关系到后继是否有人的大问题。此时恰逢太医院召集全国名中医聚集京城编撰中医巨著《医宗金鉴》之大好机会,乾隆诏令把后宫嫔妃的郁血病列入主要研究项目,以吴谦为首的医学巨匠,集思广益,据清·竹林寺僧《竹林女科证治》中"补经汤"一方,删减增补,精心研创出一个处方,后宫嫔妃服用后效果极佳,屡治屡效,乾隆大喜,遂将这个处方赐名"定坤丹",取"安定坤宫"之意,并列为"宫帷圣药",专供内廷使用。为防止外传,此方有意不列入《医宗金鉴》。可见定坤丹系清代乾隆年间全国名医集体创造,为我国妇科综合制剂的最高总结,我国医药宝库中"古方所未备,珍秘而不传"的传统医药妇科制剂中的一大珍品。后来,山西太谷籍监察御史孙廷夔,因其母亲有病,遂设法从太医院将定坤丹处方及其制作方法秘密抄出,交其太谷的家庭药铺"保元堂"为其秘密配制,成功治愈了母亲的疾病。当时配制的定坤丹仅供自家眷属服用,有时也馈赠亲友,这是定坤丹从宫廷流入太谷之始,成为山西太谷的独特方剂。之后定坤丹秘方又辗转机缘落入"广盛号"药店(广誉远前身),开始作为商品制售,因服之功效奇绝,遂在民间声名鹊起,而山西"广誉远"就是由明代嘉靖二十年(公元 1541 年)开设的"广盛号"药店发展而来,在近 500 年的历史发展中,"广誉远"先后历经了"广盛号""广源兴""广升聚""广升蔚""广升誉""广升远""山西中药厂""山西广誉远"等十几个商号,定坤丹是广誉远传统独特产品。

据记载,清朝末年八国联军攻陷北京时,慈禧仓皇西逃途中,妇科病复发,腹痛难忍,太谷县令进奉 2 粒定坤丹后,诸痛消失,慈禧如释重负,念定坤丹功德,御笔亲书:"平安富贵"。

### 2. 组方分析

定坤丹的药物组成,文献报道不同,其原因和生产厂家不一有关。山西广誉远国药有限公司始创于明嘉靖二十年(公元 1541 年),是我国历史最为悠久的中药企业之一及中药品牌,以其近 500 年无断代的传承,2006 年获国家商务部首批"中华老字号"称号,这也是山西省医药行业唯一的中华老字号企业。按其广誉远定坤丹说明书,其药物组成有红参、白术、茯苓、炙甘草、白芍、熟地黄、当归、川芎、枸杞子、阿胶、鹿茸、鹿角霜、肉桂、香附、延胡索、柴胡、乌药、茺蔚子、西红花、三七、鸡血藤、红花、益母草、五灵脂、干姜、细辛、砂仁、黄芩、杜仲、川牛膝 30 味药,辅料为蜂蜜。广誉远定坤丹说明书功能主治:"滋补气血,调经舒郁。用于气血两虚、气滞血瘀所致的月经不调、行经腹痛、崩漏下血、赤白带下、血晕血脱、产后诸虚、骨蒸潮热。"

广誉远定坤丹药物组成蕴含方药颇多,方中不仅含有名方四君子汤、四物汤、八珍汤,还蕴含逍遥散、柴胡疏肝散、当归芍药散、芍药甘草汤、理中汤、八珍益母汤、胶艾汤、肾著汤等诸多名方。

广誉远定坤丹中姜炭的制法等,至今仍完全沿袭古法。

著名医家张仲景将妇人杂病致病原因,高度概括为因虚、积冷、结气三个因素:"妇人之病,因虚、积冷、结气,为诸经水断绝,至有历年……"(《金匮要略·妇人杂病篇》)历代不少医家将其作为妇人杂病病因之总纲,从广誉远定坤丹的组方看,恰恰针对因虚、积冷、结气三病机而设,因此本方应是妇科诸般疾病的基本方、首选方,且主治范围应外延,且对妇科诸般病症,均有良效。

定坤丹组方还有一妙用之处就是人参与五灵脂共用,但从中医药配伍禁忌来说,这两种药属于"相畏",不能一起使用。在广誉远定坤丹中反其道行之而收奇效,人参与五灵脂相配得当,攻补兼施,其有益气摄血而无留瘀,活血化瘀而无伤正之多种奥妙玄机。纵观本方,药多偏温,因此临证中发现部分患者服用后可能出现口鼻干燥,面部生疹,大便偏干等燥热征象。

笔者依据文献报道与 40 余年临床经验认为,广誉远定坤丹的功效是:以补肾阳为主,佐以滋补气血,理气活血。适用于以肾阳虚为主,兼以气血两虚,气滞血瘀导致的多种病证,尤其适用于肾阳虚血瘀导致的多种病证。

### 3. 临床研究

(1)妇科病

①治疗不孕症:徐云虹运用定坤丹及乌鸡白凤丸治疗女性不孕 22 例,治愈 20 例,无效 2 例。

范波等研究认为,定坤丹治疗子宫内膜发育不良性不孕症临床疗效确切,辨证应用定坤丹有增加患者子宫内膜厚度,提高临床妊娠率之功。严凤英等研究提示,定坤丹联合克罗米芬比单纯克罗米芬治疗排卵障碍性不孕症疗效显著。黄日亮研究排卵障碍性不孕症患者临床应用定坤丹治疗,可增大子宫内膜厚度,提高妊娠率。卫爱武等研究定坤丹联合氯米芬能明显改善多囊卵巢综合征伴不孕患者的临床疗效。赵成元等研究认为,定坤丹联合腹腔镜治疗 EMT(子宫内膜异位症)性不孕,可提高腹腔镜术后 6 个月的妊娠率与降低妊娠前 3 个月内的流产率。安向荣研究认为,应用腹腔镜手术与定坤丹治疗对子宫内膜异位症性不孕症患者,安全、有效。

②卵巢储备功能下降:谈珍瑜等研究定坤丹对肾虚型月经后期卵巢储备功能下降(DOR)患者,可有效改善其肾虚型月经后期卵 DOR 患者性激素水平,增大平均卵巢体积,增加窦卵泡计数,促进月经来潮,进而恢复与改善卵巢储备功能。孙爱军等研究肾虚为主,兼夹肝郁、脾虚、血虚是 DOR 不孕症的主要病机,其根本病机为肾精亏虚。将中西医治疗思想相结合,辨

病论治与辨证论治结合,采纳中医专病通治方的理念,确定补肾养血、疏肝健脾的治法治则,组方遣药,通过中药补肾方加减可多系统、多靶点、多环节调节生殖功能,充分发挥中医药优势。程炜等研究基础抗米勒管激素(AMH)既是卵巢功能改变的早期信号,又具有稳定、时间自由等优势,值得推广应用,而 FSH、$E_2$ 虽是临床常用的指标,但属于较晚期的信号,需要综合年龄、症状等综合评价。

③中医辅助生殖:周冬梅,滑玮,黄艳红研究冻融胚胎移植周期中添加定坤丹对转化日子宫内膜厚度和类型及临床妊娠率、胚胎种植率无显著影响,但一定程度上可增加移植日 $E_2$ 的水平和 B 型子宫内膜的比例。卫爱武等研究结论,定坤丹能改善 IVF-ET 中 DOR 患者 hCG 日 $E_2$ 水平、子宫内膜厚度及形态;减少 Gn 用量及用药天数,降低周期取消率;提高获卵数、受精率、优质胚胎率、临床妊娠率、胚胎种植率,改善患者临床症状。

④治疗子宫内膜异位症:张西芝等运用定坤丹为主治疗子宫内膜异位症 37 例效佳。

⑤月经病:王燕运用定坤丹治疗原发性痛经 300 例,有效率达 90% 以上。马堃等研究定坤丹治疗寒凝血瘀型痛经临床疗效显著,安全可靠,其可能是通过降低血清前列腺素($GPE_{2\alpha}$)、血管内皮素(ET)、血小板活化因子(PAF)水平,减少子宫动脉血流子宫动脉血流搏动指数(PI),阻力指数(RI),增加子宫血流灌注,纠正局部组织缺血,从而达到缓解疼痛的目的。易星星等研究定坤丹与戊酸雌二醇皆可使肾虚肝郁证月经过少患者子宫内膜增厚,但在增加月经量、改善临床症状和总疗效方面,定坤丹更具优势。陈舞燕研究认为,达英-35 人工周期疗法联合定坤丹治疗 PCOS 所致月经不调疗效确切,可明显改善性激素水平与月经不调症状。冯晓勇辨证应用艾附暖宫丸联合定坤丹治疗功能性失调子宫出血效佳。

⑥更年期综合征:王秀芳研究发现,定坤丹合生化汤对痛经、产后腹痛及更年期综合征有很好的疗效。李国珍等认为,定坤丹结合谷维素治疗围绝经期综合征的疗效显著。李海燕等研究定坤丹治疗围绝经期综合征的疗效显著,并且不增加因激素治疗引起的子宫内膜病变及乳房癌的不良反应,安全可靠,值得临床推广应用。

⑦乳腺增生:于晓涛等应用定坤丹胶囊治疗乳腺增生病 82 例,临床治愈 49 例(59.76%),效佳。

⑧预防宫腔镜术后宫腔粘连:王剑研究定坤丹对预防宫腔粘连宫腔镜术后再粘连具有一定优势,且能够促进子宫内膜生长修复,提高子宫的容受性。

⑨产后病:曾莉等研究在剖宫产术后虚寒证患者应用定坤丹可以明显促进术后的康复,从而减少术后并发症有重大意义。孙善红等研究在早期稽留流产常规治疗上加用定坤丹可有效改善子宫内膜厚度及复潮月经量。

(2)治疗男科病:目前,定坤丹在临床上不仅广泛应用于女性,根据"同病异治,异病同治"的原则,男性也可辨证应用定坤丹,有关其临床的研究也不断增加。彭慕斌报道 3 个临床案例,对肾阳不足、精血亏虚之阳痿、早泄、不育疗效较好。刘健英研究认为,定坤丹有治疗阳痿、早泄与前列腺肥大之功效。

(3)治疗其他疾病:牛忻群运用定坤丹治疗贫血、脱发、黄褐斑及腓肠肌综合征等效佳。

**4. 实验研究**

(1)性行为反射作用研究:任占川等研究 LH 细胞最初可能广泛存在于脑的不同区域,以后随着年龄的增长,脑某些部位的 LH 细胞开始出现合成功能减退,甚至完全消失的现象;定坤丹可维持和延长 LH 细胞的正常功能,中脑中央灰质内的 LH 细胞与性行为反射有关。这为该药治疗妇科病与男科病提供了临床治疗的科学依据。

（2）促排卵、提高子宫内膜容受性作用研究：宋玉荣等研究认为，定坤丹对 PCOS 模型大鼠具有促排卵、提高子宫内膜容受性作用。其机制可能与调节多囊卵巢模型大鼠体内性激素水平、减少卵巢中 VEGF 表达、增加子宫 HOXA10 表达有关。陈兰等研究定坤丹对 PCOS 的排卵障碍有一定的预防和治疗作用，并能同时治疗 HA，其机制可能是通过调节卵巢组织中 TGF-$\beta_1$，CTGF 和 AR 的表达水平。

（3）对痛经、子宫内膜异位症的作用机制研究：何闰华等研究认为，定坤丹对 EMS（子宫内膜异位症）模型大鼠的异位内膜生长有一定的抑制作用，其作用机制可能与血清 TNF-α（肿瘤坏死因子-α）水平降低和 VEGF（血管内皮生长因子）的表达减少有关。郁琳等通过大鼠子宫内膜自体移植模型研究定坤丹治疗痛经及子宫内膜异位症（endometriosis，EMS）的疗效和相关机制，其结论为定坤丹治疗能显著抑制异位内膜包囊的生长，VEGF/VEGFR2（异位内膜血管内皮生长因子/血管内皮生长因子受体）改变可能与异位内膜包囊壁上皮层的脱落和包囊腔的形成有关。

（4）巨噬细胞的吞噬作用研究：曾繁婷等通过小白鼠实验研究认为，定坤丹具有明显增强巨噬细胞的吞噬功能，且提示定坤丹有增强细胞免疫的功能。

（5）活血化瘀作用研究：顿颖等给予"血瘀"模型大鼠定坤丹后，能使全血比及血浆比黏度皆较模型组显著下降，红细胞压积指数有下降的趋势，红细胞电泳时间显著缩短，为定坤丹的"活血化瘀"功能提供了一定的依据。

（6）对大鼠、小鼠前列腺增生的影响作用：郭琳研究认为，定坤丹可改善动物模型机体激素内分泌紊乱情况，增强动物模型的抗氧化能力，调节模型动物前列腺细胞凋亡/增殖平衡，说明定坤丹对前列腺增生具有较好的治疗作用。

（7）安全性研究：侯霄等对小鼠进行急性毒性实验，结果无明显毒性反应。并对大鼠灌胃进行长期毒性试验，也未见明显异常和毒性反应。田南卉等运用石墨炉原子吸收光谱法测定定坤丹中铅的含量，结果显示定坤丹中铅的含量很小，未见明显毒性。定坤丹经学者对其进行急性毒性、慢性毒性实验，并检测有害金属元素铅的含量，未见明显不良反应，颇值得临床推广。定坤丹作为怀孕前后用药，虽然未见历代医家有其致畸报道，但也缺少对其进行生殖及遗传安全性流行病学的追踪调查。因此，今后还应进一步加强对其生殖及遗传安全性实验的研究。

### 5. 心悟与展望

（1）关于定坤丹的主治范围：按照中医的思维，辨证应用定坤丹。中医的精髓就是整体观念，辨证论治，且只有用中医的思维辨证论治，才能取得较好防治疾病的疗效；只有根据中医的思维，找到病机，针对病机治疗才是最佳途径。根据中医"异病同治，同病异治"的原则，定坤丹适用于肾阳虚为主，兼以气血两虚，气滞血瘀所致的多科的多种病证。

①妇科病：定坤丹适用于肾阳虚为主，兼以气血两虚，气滞血瘀所致的不孕症、月经不调、痛经、更年期综合征、子宫内膜异位症、性功能障碍、黄褐斑、乳癖、慢性盆腔炎、产后恶露不行等诸病症。

②男科病：定坤丹适用于肾阳虚为主，兼以气血两虚，气滞血瘀所致的早泄、阳痿、不育症、前列腺疾病等多种男科病症。

③中医辅助生殖：定坤丹可用中医的思维辨证应用于肾阳虚为主，兼以气血两虚，气滞血

瘀所致的体外受精-胚胎移植中的卵巢反应功能低下(用于调节自身卵巢功能等)、子宫内膜容受性差等。特别是辨证应用于身体整体调节,尤其是调节自身卵巢功能,诱导排卵与提高优质卵泡数,改善子宫内膜容受性,提高妊娠成功率与试管婴儿出生率,并有效降低西药的不良反应等方面有一定独特优势。

④美容:用于肾阳虚为主,兼以气血两虚,气滞血瘀所致的黄褐斑、面色微黄等。

⑤养生保健:用于肾阳虚为主,兼以气血两虚,气滞血瘀所致的亚健康人群等。

(2)禁忌证:由于本方药物偏于温性,对于偏于阴虚体质、湿热体质的阶段则不宜应用定坤丹。

(3)科研设计:从目前关于定坤丹的文献看,多为未设对照组的系列病例报道或专家经验,而设计良好并严格实施的随机对照试验并不多,多中心大样本的随机对照试验更是鲜见,仍需进一步开展设计合理、科学、高质量的试验来支持定坤丹的有效性。

## 参 考 文 献

[1] 陈燕霞,马堃. 定坤丹临床应用的系统评价[J]. 中国中药杂志,2015,(40)20;3916-3919.

[2] 刘丹卓,赵新广,尤昭玲. 定坤丹组方研究及临床应用现状分析[J]. 世界中医药,2014,9(8):1108-1110.

[3] 徐云虹. 定坤丹和乌鸡白凤丸治疗女性不孕 22 例[J]. 成都中医药大学学报,2000,23(4):51.

[4] 范波,冉伟,张凤. 定坤丹对子宫内膜发育不良所致不孕症患者妊娠率的影响[J]. 河南中医,2016,36(7):1242-1244.

[5] 严凤英,王丽,赵成元. 定坤丹联合克罗米酚治疗排卵障碍性不孕症疗效观察[J]. 中国中医药咨讯,2011,3(9):146.

[6] 黄日亮. 定坤丹治疗排卵障碍性不孕症的临床观察[J]. 中国中医药现代远程教育,2018(16),12:120-122.

[7] 卫爱武,肖惠冬子,宋艳丽. 定坤丹联合氯米芬治疗多囊卵巢综合征伴不孕疗效观察[J]. 中国实用妇科与产科杂志,2018(34)4:444-447.

[8] 赵成元,喻琳麟,王华. 腹腔镜联合中药定坤丹治疗子宫内膜异位症性不孕症的临床疗效分析[J]. 中国妇幼保健,2016,31(4):796-798.

[9] 安向荣. 中药定坤丹配合腹腔镜治疗子宫内膜异位症性不孕症 128 例分析[J]. 中国现代药物应用,2016,10(20):270-271.

[10] 谈珍瑜,游卉,尤昭玲. 定坤丹治疗卵巢储备功能下降致月经后期肾虚证的临床观察[J]. 中华生殖与避孕杂志,2018(38)5:406-409.

[11] 孙爱军,唐旭东,张巧利,等. 卵巢储备功能降低不孕症中西医结合治疗的理论与临床试验研究探讨[J]. 中国实验方剂学杂志,2019(25)8:148-157.

[12] 程炜,孙爱军. 卵巢储备功能的研究进展[J]. 实用妇科内分泌杂志,2017(4)3:11-13.

[13] 周冬梅,滑玮,黄艳红. 定坤丹对复苏周期子宫内膜及妊娠结局的影响[J]. 中国妇幼健康研究,2018(29)4:511-513.

[14] 卫爱武,肖惠冬子,徐广立,等. 定坤丹联合微刺激方案对体外受精-胚胎移植中卵巢低反应临床结局的影响[J]. 中华中医药学刊,2019(37)9:2224-2228.

[15] 张西芝,潘涛. 定坤丹为主治疗子宫内膜异位症 37 例[J]. 中医杂志,2005,46(4):286.

[16] 王燕. 定坤丹治疗原发性痛经 300 例[J]. 陕西中医,2010,31(3):278-280.

[17] 牛忻群.定坤丹新用途[J].家庭中医药,2004,4(4):50.

[18] 陈舞燕.人工周期联合定坤丹治疗 PCOS 致月经不调的临床疗效观察[J].北方药学,2016,13(1):55-56.

[19] 冯晓勇.艾附暖宫丸联合定坤丹治疗功能性失调子宫出血的临床疗效观察[J].中国实用医药,2015,10(32):192-193.

[20] 王秀芳.定坤丹合生化汤临床运用举隅[J].现代中西医结合杂志,2003,12(18):1973-1974.

[21] 李国珍,徐晶.定坤丹结合谷维素治疗围绝经期综合征临床观察[J].广西中医药大学学报,2015,18(2):35-36.

[22] 李海燕,邱巍峰,徐玉萍,等.定坤丹对女性更年期症状的疗效评价[J].河北医药,2018,23(40):3610-3612.

[23] 于晓涛,董敬远.定坤丹胶囊治疗乳腺增生 82 例临床观察[J].医学信息,2006,19(10):1866-1877.

[24] 王剑.补肾活血化瘀中药预防宫腔镜术后宫腔粘连的临床研究[J].中国现代药物应用,2018,12(12):125-126.

[25] 曾莉,曹俊岩,华诏召,等.定坤丹促进剖宫产术后虚寒证患者子宫复旧的临床观察.海峡药学,2018,(30)5:102-104.

[26] 孙善红,胡江华,杨晓燕.稽留流产术后应用定坤丹效果观察[J].实用中医药杂志,2018,1(34):27-28.

[27] 彭慕斌.男科巧用定坤丹[J].医学文选,1994,12(1):1.

[28] 刘健英.妇科定坤丹也治男性病[N].医药养生保健报,2005.

[29] 任占川,郭俊仙,魏建宏,等.定坤丹对大鼠中脑内黄体生成素细胞分布的影响[J].中成药,2000,22(5):365-367.

[30] 宋玉荣,王文艳,卫兵.定坤丹对多囊卵巢模型大鼠生殖功能的影响[J].安徽医科大学学报,2016,51(10):1473-1477.

[31] 陈兰,谈勇,陈淑萍.定坤丹对 PCOS 模型大鼠 TGF-β1、CTGF 和 AR 表达的影响.中国免疫学杂志,2018,2(34):218-222.

[32] 何闻华,王文艳,卫兵.定坤丹对子宫内膜异位症模型大鼠的作用[J].安徽医科大学学报,2015,50(11):1693-1695.

[33] 郁琳,石燕,庄梦斐,等.定坤丹治疗子宫内膜异位症的药理作用与机制[J].生殖与避孕,2016,36(12):963-970.

[34] 曾繁婷,高金翠,罗建祥,等.定坤丹促进巨噬细胞吞噬作用的实验研究[J].中成药研究,1979(3):1-4.

[35] 李启佳,陆华,刘影.应用红外热成像技术评价定坤丹靶向药效[J].中成药,2016,38(12):2560-2562.

[36] 顿颖,武玉鹏,贾力莉,等.定坤丹对"血瘀"模型大鼠血流变指标的影响[J].山西职工医学院学报,1995,5(1):5-6.

[37] 郭琳.定坤丹对大、小鼠前列腺增生模型的影响.中国知网,博硕论文.

[38] 侯霄,万山,尤利霞.定坤丹胶囊毒理实验研究[J].山西医科大学学报,2007,38(10):919.

[39] 田南卉.石墨炉原子吸收光谱法测定定坤丹中铅的含量[J].药物分析杂志,1995,15(增刊):600.

[40] 宋民宪,杨明.新编国家中成药(2)版[M].北京:人民卫生出版社,2011.

## 五、佳蓉片

**【处方】** 每片含倒卵叶五加 0.13g,熟地黄 0.2g,肉桂 35mg,附子(制)90mg,枸杞子 0.13g,女贞子(制)0.1g,山药 0.1g,茯苓 70mg,菟丝子(制)0.13g,肉苁蓉(制)0.13g,牡丹皮 70mg,泽泻 70mg。

**【性状】** 本品为糖衣片,除去糖衣显棕褐色;气微香,味微苦、微辛。

【功能与主治】 滋阴扶阳,补肾益精。用于更年期综合征肾阴阳两虚证,症见烘热汗出畏寒怕冷、腰膝酸软。

【用法与用量】 口服。每次4~5片,每日3次。

【规格】 片芯重0.23g。

【贮藏】 密封。

【其他剂型】 佳蓉丸。

【按语】 中国医药学是一个伟大的宝库,佳蓉片是库中璀璨的明珠之一,在国内经过二十多年的临床应用,曾荣获1993年全军院校科技成果金奖,1997年中华医学会优秀产品奖等,并获得国内第一批出口中药产品质量注册证书,出口美国、马来西亚等国家地区。中医的精髓就是整体观念,辨证论治,且只有用中医的思维辨证论治,才能取得较好防治疾病的疗效;只有根据中医的思维,找到病机,针对病机治疗才是最佳途径,根据中医"异病同治,同病异治"的原则,佳蓉片适用于肾阳虚、肾阴阳两虚导致的妇科、男科等多科的多种病证及中医辅助生殖、优生、美容、养生保健等,前景广阔。但临证应注意,湿热体质的阶段不宜应用佳蓉片。2019年12月11日,在中国知网期刊中以佳蓉片为主题词,共查到有关佳蓉片论文57篇,通过研究论文,参阅有关书籍与临床实践,研究如下。

**1. 佳蓉片是中国第四军医大学重大科研成果**

佳蓉片原名回春片,后改为甲蓉片,1996年地标升国标后,改为佳蓉片至今。佳蓉片是第四军医大学西京医院著名专家叶雪清教授与第四军医大学药物研究所朱玲珍所长经过二十多年研发、临床研究获得的重大科研成果,由第四军医大学科研药厂于1985年投产。第四军医大学科研药厂是经国务院、中央军委批准创办的最早、规模最大的军队制药厂。1995年第四军医大学科研药厂,更名为西安博爱制药有限责任公司。佳蓉片在国内经过二十多年的临床应用,曾荣获1993年全军院校科技成果金奖,1997年中华医学会优秀产品奖等,并获得国内第一批出口中药产品质量注册证书,出口美国、马来西亚等国家地区。

**2. 组方分析**

(1)佳蓉片组成:倒卵叶五加、熟地黄、菟丝子(制)、枸杞子、肉苁蓉(制)、女贞子(制)、附子(制)、山药、茯苓、泽泻、牡丹皮、肉桂。

(2)佳蓉片集多方精华组成:佳蓉片集桂附地黄丸、五子衍宗丸、左归丸、左归饮、右归丸、右归饮等方剂之要药而成,聚多方之精华于一体。

(3)组方依据:中医认为,肾主生殖,《素问·上古天真论》云:"女子七岁,肾气盛,齿更,发长;二七而天癸至,任脉通,太冲脉盛,月事以时下,故有子……七七,任脉虚,太冲脉衰少,天癸竭,地道不通,故形坏而无子也。丈夫八岁,肾气实,发长齿更;二八,肾气盛,天癸至,精气溢泻,阴阳合,故能有子……七八,肝气衰,筋不能动,天癸竭,精少,肾脏衰,形体皆极;八八,则齿发去。"这不仅说明了肾主生殖,而且说明了只有"肾气盛"才能生殖。中医认为,导致不孕不育的原因虽多,但必须影响到肾或影响到肾的功能的发挥,才能导致不孕不育,肾的功能异常是其主要原因,因此佳蓉片以调肾为主,滋阴扶阳,补肾益精。

张景岳认为,"两肾皆属命门",他在《类经附翼·求证录·三焦包络命门辨》中云"肾两者,坎外之偶也;命门一者,坎中之奇也。以一统两,两二包一。是命门总乎两肾,而两肾皆属命门"。他在《景岳全书·传忠录》里强调说"命门为元气之根,为水火之宅。五脏之阴气,非此不能滋;五脏之阳气,非此不能发"。可见,佳蓉片虽以补肾为主,但利于其他脏器功能的恢复与发挥。当然,方中也包含调补他脏的药物,如山药、茯苓等。山药,肺脾肾三藏同补,不温不燥,茯苓补脾,利湿,宁心。肾为先天之本,脾胃为后天之本,后天养先天,因此佳蓉片中就有调理后天的药物。

赵献可在《医贯·内经十二官论》中说:"五脏之真,惟肾为根"。说明肾关系到一身脏腑的功能正常与否,肾对于全身的健康,有着十分重要的意义,肾是根,其他都是树干树枝。从而说明佳蓉片调肾的同时,对于促进其他脏腑功能的正常,对于全身健康有着十分重大的意义。

对阴阳偏衰的治疗,张景岳依据阴阳互根的原理,提出了阴中求阳,阳中求阴的治法:"善补阳者,必于阴中求阳,则阳得阴助而生化无穷;善补阴者,必于阳中求阴,则阴得阳升,而源泉不竭"(《景岳全书·新方八阵·补略》)。佳蓉片就采用了阴中求阳,阳中求阴的治疗方法,以使阴阳偏胜偏衰的异常现象,复归于平衡协调的正常状态,称之为"阴平阳秘"。

### 3. 中药佳蓉片与雌激素对生殖系统作用的异同

陈亚琼等实验研究结果,佳蓉片(JRP)对小鼠子宫、阴道有弱雌激素样作用,但作用强度远低于己烯雌酚(DES),这种作用可能不是通过提高内源性 $E_2$ 水平而实现的。

武小文等研究佳蓉片治疗更年期综合征的总有效率达 96.60%,对更年期的多发症状,如失眠、潮热出汗、易激动、疲乏等都具有良好的治疗效果。另外,用药前后子宫内膜及血性激素水平无明显改变,特别是对患有子宫肌瘤、乳腺增生、内科并发症等不适合用雌激素治疗的患者,是一种良好的选择。

### 4. 适应证

(1)不孕症:李爱芳等用佳蓉片联合氯米芬治疗卵巢功能障碍不孕症 30 例,取得较好效果。认为两者合用既可促进排卵,又可改善卵巢黄体功能,在提高排卵的同时促进内膜与囊胚发育同步化,因而提高了妊娠率。

(2)女性更年期综合征:叶雪清研究认为,对于阴阳两虚型女性围绝经期综合征,经近 20 年应用佳蓉片治疗,证实佳蓉片确能明显地纠正患者多种临床症状,且能明显纠正体内多种神经、内分泌和免疫指标的不正常情况。周暄宣等实验研究证实,倒卵叶五加和佳蓉片可明显增加大鼠 UC 的 Bcl-2 表达、减少 Yax 表达,并阻断 Caspase-3 的级联裂解;揭示倒卵叶五加和佳蓉片对更年期综合征和衰老的作用,可能与其抑制 UC 凋亡机制有关;阐明倒卵叶五加在佳蓉片处方中的君药地位和作用的同时,提示倒卵叶五加中可能存在较强抗 GC 凋亡活性成分。叶海琼研究,佳蓉片对去卵巢大鼠的子宫内膜在雌激素缺乏的情况下作用不明显,而与雌激素合用时对子宫内膜作用较明显,故对于围绝经期妇女自身体内有弱雌激素水平,使用佳蓉片,可以提高体内雌激素水平同时降低使用大剂量外源性雌激素所引起的一系列不良反应。

(3)妇女围绝经期骨质疏松:叶雪清研究认为,雌激素缺乏是引起围绝经期妇女骨质疏松症的主要原因,佳蓉片有预防和治疗的作用。杨海燕等通过实验研究认为,补肾中药方剂佳蓉片可预防去卵巢引起的骨丢失,改善骨的生物力学性能。陈亚琼等研究佳蓉片有缓解骨质疏松症状,提高腰椎和股骨的骨密度的作用。

(4)子宫内膜异位症:刘彬彬研究结果,佳蓉片联合曲普瑞林对子宫内膜异位症患者临床疗效确切,能明显降低 CA125,CA199,EMAb,VEGF 水平。王霞等研究认为,亮丙瑞林注射剂联合佳蓉片治疗子宫内膜异位症伴不孕的临床疗效显著,且不增加药物不良反应的发生率。

(5)妇女更年期灼口综合征:周杰等研究认为,佳蓉片治疗妇女更年期灼口综合征(BMS)具有良好的临床疗效,减少舌表面组织 P 物质的含量,可能是其治疗更年期妇女 BMS 的作用机制之一。毛凯平等研究认为,佳蓉片治疗更年期妇女 BMS 具有良好的临床疗效,降低更年期妇女雄激素水平,可能是其治疗更年期妇女 BMS 的作用机制之一。

(6)男性更年期综合征:谢艳华等实验研究认为,倒卵叶五加及其复方"佳蓉片"可以上调 D-半乳糖致亚急性衰老大鼠睾丸间质细胞中的 Bcl-2 蛋白的表达和下调 Bax 蛋白的表达,从而抑制睾丸间质细胞的凋亡,对抗 D-半乳糖引起组织细胞的衰老。邓军等研究认为,佳蓉片辅助治疗对改善 PADAM(中老年男子部分雄激素缺乏综合征)症状中精神心理症状的影响具有临床上的积极意义。

(7)男性不育:秦素等研究,实验组采用佳蓉片、维生素 E、维生素 $B_6$、维生素 C、硫酸锌口服液、HCG;对照组采用维生素 E、维生素 $B_6$、维生素 C、硫酸锌口服液、HCG,结果:佳蓉片配合西药维生素 E、维生素 $B_6$、维生素 C、硫酸锌口服液、HCG 治疗男性少弱精子症,对改善精子的数量和质量及运动功能方面显示出佳蓉片独特的优势,可改善全身新陈代谢,协调神经与内分泌、生殖系统功能。

(8)前列腺疾病:梁铁军等采用佳蓉片治疗非细菌性前列腺炎患者 120 例,取得较好疗效,治疗后患者的临床症状、前列腺液镜检均有显著改善。

(9)延年益寿:杨倩等用倒卵叶五加和佳蓉片可升高衰老大鼠的抗氧化能力,具有明显延缓衰老的作用;机制可能与其抗氧化和降低衰老大鼠睾丸组织中 NO 和 iNOS 的含量有关。

(10)治疗其他疾病:美容。单鸣等研究认为,激光和口服中成药佳蓉片治疗皮肤光老化,采用内调外治相结合,效果好、安全,特别是在降低反弹率和推迟反弹时间上有优势。

### 5. 心悟与展望

(1)佳蓉片的主治范围

按照中医的思维,辨证应用佳蓉片。中医的精髓就是整体观念,辨证论治,且只有用中医的思维辨证论治,才能取得较好防治疾病的疗效;只有根据中医的思维,找到病机,针对病机治疗才是最佳途径。根据中医"异病同治,同病异治"的原则,佳蓉片适用于肾阳虚、肾阴阳两虚所致的多科的多种病证。

①妇科病:佳蓉片适用于肾阳虚、肾阴阳两虚所致的不孕症、月经不调、痛经、更年期综合征、子宫内膜异位症、更年期妇女灼口综合征、性功能障碍、黄褐斑、乳癖、慢性盆腔炎、产后恶露不行等病证。

②男科病:佳蓉片适用于肾阳虚、肾阴阳两虚所致的早泄、阳痿、不育症、前列腺疾病等多种男科病证。

③中医辅助生殖:佳蓉片可用中医的思维辨证应用于肾阳虚、肾阴阳两虚所致的体外受精-胚胎移植中的卵巢反应功能低下(用于调节自身卵巢功能等)、子宫内膜容受性差等。特别是辨证应用于身体整体调节,尤其是调节自身卵巢功能,诱导排卵与提高优质卵泡数,改善子宫内膜容受性,提高妊娠成功率与试管婴儿出生率,并有效降低西药的不良反应等方面有一定独特优势。

④优生:备孕的男女双方,最好在孕前 3 个月,按照中医的思维辨证应用,科学调理,利于优生。

⑤美容:用于肾阳虚、肾阴阳两虚所致的黄褐斑、面色微黄等。

⑥养生保健:用于肾阳虚、肾阴阳两虚所致的亚健康人群等。

(2)禁忌证:湿热体质的阶段不宜应用佳蓉片。

(3)科研设计:从目前关于佳蓉片的文献看,多为未设对照组的系列病例报道或专家经验,而设计良好并严格实施的随机对照试验并不多,多中心大样本的随机对照试验更是鲜见,仍需进一步开展设计合理、科学、高质量的试验来支持佳蓉片的有效性。

(4)前景广阔:佳蓉片适用于肾阳虚、肾阴阳两虚导致的多科的多种疾病,且是常见病,需求面广,用中医的思维,辨证应用,前景广阔。

## 参 考 文 献

[1] 叶雪清.中西医结合治疗围绝经期综合征[J].中国中西医结合杂志,2002,7(22):497.

[2] 冷雯,叶雪清.妇科肾阳虚患者血浆 β-内啡肽水平及甲蓉片的影响[J].第四军医大学学报,1990,11(6):421-422.

[3] 陈亚琼,叶雪清.甲蓉片对肾阳虚证妇女 5 羟色胺代谢的影响[J].第四军医大学学报,1990,11(6):419-420.

[4] 王剑波,叶雪清,朱玲珍.甲蓉片药效学实验研究[J].西北药学杂志,1997,12(2):64-65.

[5] 陈亚琼,杨海燕,黄艳红,等.中药佳蓉片与雌激素对生殖系统作用的异同[J].第四军医大学学报,2001,22(10):894-897.

[6] 武小文,胡引珍,郭荣,等.佳蓉片治疗更年期综合征30例[J].医药导报,1999,18(4):243-244.

[7] 李爱芳,徐成林,王伟红.佳蓉片联合氯米芬治疗不孕症30例[J].第四军医大学学报,2005,26(7):660.

[8] 周暄宣,杨倩,谢艳华,等.倒卵叶五加和佳蓉片对大鼠卵巢颗粒细胞 Bcl-2 和 Bax 表达的影响[J].西北药学杂志,2013,28(4):377-379.

[9] 叶海琼,鲁照明,秦明丽.佳蓉片对去卵巢大鼠子宫内膜的影响[J].四川医学,2011,3(32):315-317.

[10] 杨海燕,陈亚琼,黄艳红,等.补肾中药佳蓉片对去势小鼠骨丢失的预防作用[J].第四军医大学学报,2001,17(22):1572-1575.

[11] 陈亚琼,黄艳红.补肾中药在治疗绝经后骨质疏松的临床研究[J].当代医学,2001,4(7):57-58.

[12] 刘彬彬.佳蓉片联合曲普瑞林对子宫内膜异位症患者的临床疗效[J].中成药,2019,9(41):2271-2273.

[13] 周杰,毛凯平,荣刚,等.佳蓉片治疗更年期妇女灼口综合征的疗效观察及其对舌侧缘浅表组织 P 物质的影响[J].临床口腔医学杂志,2009,25(10):619-621.

[14] 毛凯平,周杰,荣刚,等.佳蓉片治疗更年期妇女灼口综合征的疗效观察及其对血清性激素水平的影响[J].口腔医学研究,2010,26(4):534-536.

[15] 谢艳华,杨倩,周暄宣,等.倒卵叶五加及复方佳蓉片对衰老大鼠睾丸间质细胞 Bcl-2,Bax 的作用[J].陕西中医,2013,34(9):1257-1258.

[16] 邓军,江洋,高坪,等.十一酸睾酮与佳蓉片联合治疗 PADAM 的疗效观察[J].中国男科学杂志,2004,18(2):43-44.

[17] 秦素,单鸣,罗华,等.男性少弱精子症的中西药治疗临床观察(附36例报告)[J].中国男科学杂志,2006,20(8):65-66.

[18] 梁铁军,高洁,金讯波.佳蓉片治疗非细菌性前列腺炎120例[J].第四军医大学学报,1999,20(6):502.

[19] 杨倩,谢艳华,周暄宣,等.倒卵叶五加及其复方佳蓉片对大鼠的抗衰老作用[J].中国医药导报,2013,5(10):12-14.

[20] 单鸣,张维苹,赵书刚.佳蓉片配合激光治疗皮肤光老化93例[J].中国中医药科技,2011,6(18):533-534.

[21] 宋民宪,杨明.新编国家中成药.2版[M].北京:人民卫生出版社,2011.

## 六、复方阿胶浆

【组成】　阿胶、人参、熟地黄、党参、山楂。

【用法】　口服。每次 20ml,每日 3 次。

【功效】　补气养血。

【主治】　适用于气血两虚,头晕目眩,心悸失眠,食欲缺乏及白细胞减少症和贫血。

【按语】

**1. 李晶晶等"复方阿胶浆对排卵障碍性不孕患者促排周期子宫内膜及卵泡发育的影响"的研究**

(1)女性生殖功能与肾精、气血密切相关:中医学认为,肾藏精,主生殖。《傅青主女科》云:"女子以血为本""精满则血足,精满则子宫易于摄精;血足则子宫易于容物,皆有子之道也"。《景岳全书·妇人规》云:"妇人所重在血,血能构精,胎孕乃成""凡男女胎孕所由,总在气血……其有不能孕者,无非气血薄弱"。说明女性生殖功能与肾精、气血密切相关。肾虚则阴精不足,气血虚弱则胞脉不充,不能摄精受孕。经后期血海空虚,肾精渐聚,是卵泡生长发育、子宫内膜增殖阶段,卵泡的发育成熟排出、子宫内膜厚度的增加,皆有赖于肾精的充盛和气血的充足。

(2)方解:复方阿胶浆由阿胶、红参、熟地黄、党参、山楂组成。阿胶,味甘性平属血肉有情之品,滋阴补血,安胎。熟地黄,味甘微苦,味厚气薄,大补血衰,滋培肾水,填骨髓、益真阴。红参,性味甘温,大补元气,生津养血。熟地黄与红参配伍,见于张景岳《新方八阵·补阵》中的两仪膏,二药配伍补益精气,体现了阴中求阳、阳中求阴的治肾原则。精与气,一阴一阳,二者互根互生,精能化气,气能化生精血,肾中阴精的产生有阳气作为化生动力而源源不绝。党参,性味甘平,健脾益气,生津养血。山楂,酸甘微温,健脾消食,活血化瘀,既补益脾气化生精微,又能使诸药补而不腻,其活血化瘀作用能改善卵巢局部的血液循环,促进卵泡发育成熟及排出。诸药合用,共奏补肾填精,益气养血之功,既温养先天肾气以生精,又培补后天脾气以生血,使精充血足,冲任得养,为卵泡的生长发育、子宫内膜厚度的增加提供物质基础。

(3)研究结果:李晶晶等将 65 例排卵障碍性不孕患者随机分为治疗组(34 例,59 个周期)和对照组(31 例,58 个周期),治疗组予以复方阿胶浆联合 CC/HMG/HCG,对照组予以 CC/HMG/HCG。观察两组 HCG 注射日子宫内膜厚度、单卵泡排卵周期率、HMG 周期用量、周期排卵率、周期妊娠率、总妊娠率、未破裂卵泡黄素化综合征(LUFS)周期率等方面的效果。结果治疗组 HMG 周期用量、LUFS 周期率明显低于对照组($P<0.05$);治疗组 HCG 日子宫内膜厚度、单卵泡发育周期率、周期排卵率、总妊娠率明显优于对照组($P<0.05$)。结论:复方阿胶浆联合 CC/HMG/HCG 可以减少 HMG 周期用量,降低发生 LUFS 周期率,增加子宫内膜厚度,提高周期排卵率、单卵泡排卵周期率、妊娠率及总妊娠率。该法既减少单纯西药所产生的不良反应,又缩短了单纯中药治疗的漫长周期。

**2. 复方阿胶浆提高排卵障碍性不孕患者妊娠率的疗效和机制研究**

姚丽雯等研究认为,复方阿胶浆联合氯米芬可更有效地调节体内性激素水平,促进卵泡发育,健全黄体,促进排卵,改善子宫卵巢血供,增强子宫内膜容受性、显著提高妊振率。

**3. 复方阿胶浆用于女大学生月经失调及痛经的疗效调查分析**

顾建军等研究认为,复方阿胶浆用于女大学生月经失调及痛经对于改善经期常见不适症状等有较好效果;同时,复方阿胶浆总体安全性良好,无严重不良反应。

**4. 复方阿胶浆可广泛应用于气血两虚所致的多种病证**

例如气血两虚所致的月经不调、排卵障碍、女性性欲低下等妇科病;气血两虚所致的男性性功能障碍、少精症、弱精症等男科疾病。

## 七、海龙胶口服液

**【组成】** 每毫升含海龙 0.2g,黄明胶 0.15g,当归 3mg,肉桂 3mg,川芎 2mg,肉苁蓉 2mg,黄芪 2mg,白芍 1mg,枸杞子 1mg,陈皮 1mg,甘草 10mg。

**【用法】** 每次 6～9g,每日 1～2 次,烊化兑服。

**【功效】** 温肾壮阳,添精补髓。

**【主治】** 适用于腰酸足软,精神萎靡,面色白,男子阳痿遗精,女子宫冷不孕。

**【按语】** 海龙胶口服液可用于肾阳虚所致的男子阳痿、遗精、少精、弱精;女子宫冷不孕等病证。

## 八、麒麟丸

**【组成】** 制何首乌,墨旱莲,淫羊藿,菟丝子,锁阳,党参,郁金,枸杞子,覆盆子,山药,丹参,黄芪,白芍,青皮,桑椹。

**【用法】** 口服。每次 6g,每日 2～3 次;或遵医嘱。

**【功效】** 补肾填精,益气养血。

**【主治】** 适用于肾虚精亏,血气不足,腰膝酸软,倦怠乏力,面色不华,男精液清稀,阳痿早泄,女子月经不调,或男子不育症,女子不孕症见有上述证候者。

**【按语】** 商学军等采用多中心的临床研究方法,试验组患者口服麒麟丸,每次 6g,每日 3 次,对照组患者采用五子衍宗丸,每次 6g,每日 2 次,两组均 12 周为 1 个疗程。治疗 1 个疗程,以精子浓度、a 级精子百分率、(a+b)级精子百分率及精子活动率为主要疗效指标,以配偶妊娠率为次要疗效指标,评价麒麟丸治疗效果。结果:有 310 例患者完成了临床研究,与治疗前相比,除对照组治疗后第 4 周的精子浓度和 a 级精子百分率这两个指标外,两组其他各精液参数在治疗 4、8 和 12 周后具有显著改善($P$ 均<0.01),与对照组相同的时段相比,试验组在精液各参数均有显著改善($P$ 均<0.01)。结论:麒麟丸可明显提高少弱精子症患者精液质量,未见明显不良反应。

## 九、至宝三鞭丸

**【组成】** 鹿鞭,海狗鞭,狗鞭,蛤蚧,海马,鹿茸,人参,肉桂,沉香,龙骨,阳起石,覆盆子,补骨脂(炒),桑螵蛸(炒),菟丝子(蒸),远志,炙淫羊藿,蛇床子,牛膝,花椒(炒),辅料为蜂蜜。

**【用法】** 小蜜丸每次 1 盒,每日 1 次,早饭前或临睡前用温开水送服。

**【功效】** 补血生精,健脑补肾。

**【主治】** 适用于肾虚所致体质虚弱,腰背酸痛,头晕,心悸健忘,虚汗,畏寒失眠,面色苍白,气虚食减。

**【按语】**

包国荣等为探讨至宝三鞭丸对勃起功能障碍(erectile)的治疗效果及机制。将 106 例 ED

患者随机分成两组:研究组($n=75$)及对照组($n=31$),研究组口服至宝三鞭丸,对照组口服维生素 C+维生素 E。结果连续服用 6 周后,研究组较对照组勃起功能有不同程度改善,差异有极显著性($P<0.01$),总有效率达 82.7%。结论至宝三鞭丸对 ED 治疗效果满意。

韩万峰等研究认为,对中老年男性患者由于肾虚而导致的阳痿,早泄,神疲乏力,头晕目眩,失眠,腰痛,腰膝酸软,阴囊潮湿等证疗效较好。

周惠耕等研究认为,本文资料表明至宝三鞭丸对精液量,黏度,pH,精子密度和形态的影响不明显,但具有降低 ASAB(抗精子抗体)作用。至宝三鞭丸是治疗精子质量低下和内分泌不足所致的阳痿及 ASAB 阳性不育者首选的药物之一。

王龙等试验研究认为,至宝三鞭丸对小鼠腹腔巨噬细胞吞噬功能有明显的促进作用;对氢化可的松抑制小鼠腹腔巨噬细胞吞噬功能有明显的对抗作用和促进其恢复的作用,并对小鼠体液免疫也有明显的促进作用。研究结果为至宝三鞭丸的强身作用提供了科学依据,并认为,它可能成为一种良好的免疫促进剂。

## 十、龙胆泻肝丸

【处方】　每克药含龙胆草 0.14g,柴胡 0.14g,黄芩 71mg,栀子(炒)71mg,泽泻 140mg,木通 71mg,盐车前子 71mg,酒当归 71mg,地黄 0.14g,炙甘草 71mg。

【性状】　本品为暗黄色的水丸;味苦。

【功能与主治】　清肝胆,利湿热。适用于肝胆湿热,头晕目赤,耳鸣耳聋,耳肿疼痛,胁痛口苦,尿赤涩痛,湿热带下。

【用法与用量】　口服。每次 3~6g,每日 2 次。

【注意】　孕妇慎用。

【贮藏】　密闭,防潮。

【其他剂型】　龙胆泻肝丸(大蜜丸、浓缩丸)、龙胆泻肝颗粒、龙胆泻肝胶囊、龙胆泻肝软胶囊、龙胆泻肝片、龙胆泻肝口服液。

## 十一、艾附暖宫丸

【处方】　每克含艾叶(炭)62mg,醋香附 0.12g,制吴茱萸 42mg,肉桂 10mg,当归 62mg,川芎 42mg,白芍(酒炒)42mg,地黄 21mg,炙黄芪 42mg,续断 31mg。

【性状】　本品为深褐色至黑色的小蜜丸或大蜜丸;气微,味甘而后苦、辛。

【功能与主治】　益气补血,暖宫调经。适用于血虚气滞、下焦虚寒所致的月经不调、痛经,症见行经后错、经量少、有血块、小腹疼痛、经行小腹冷痛喜热、腰膝酸痛。

【用法与用量】　口服。小蜜丸每次 9g,大蜜丸每次 1 丸,每日 2~3 次。

【规格】　大蜜丸,每丸重 9g。

【贮藏】　密封。

## 十二、六味地黄颗粒

【处方】　每克含熟地黄 0.32g,酒山茱萸 0.16g,牡丹皮 0.12g,山药 0.16g,茯苓 0.12g,泽泻 0.12g。

【性状】　本品为棕褐色的颗粒,味微甜、酸、微苦,有特异香气。

【功能与主治】 滋阴补肾。适用于肾阴亏损,头晕耳鸣,腰膝酸软,骨蒸潮热,盗汗遗精,消渴。

【用法与用量】 开水冲服。每次 5g,每日 2 次。

【规格】 每袋装 5g。

【贮藏】 密封,置干燥处。

【其他剂型】 六味地黄丸(水丸、小蜜丸、大蜜丸、浓缩丸)、六味地黄软胶囊、六味地黄胶囊、六味地黄片、六味地黄膏。

## 十三、金匮肾气丸

【处方】 每克药含地黄 0.2g,山药 50mg,山茱萸(酒炙)50mg,茯苓 140mg,牡丹皮 50mg,泽泻 50mg,桂枝 50mg,附子(炙)8.3mg,牛膝(去头)50mg,车前子(盐炙)50mg。

【性状】 本品为黑褐色的水蜜丸或大蜜丸;味酸、微甘、苦。

【功能与主治】 温补肾阳,化气行水。适用于肾虚水肿,腰膝酸软,小便不利,畏寒肢冷。

【用法与用量】 口服,水蜜丸每次 4~5g(20~25 粒),大蜜丸每次 1 丸,每日 2 次。

【注意】 孕妇忌服。忌房欲、气恼。忌食生冷食物。

【规格】 大蜜丸每丸重 6g。

【贮藏】 密封。

## 十四、大黄䗪虫丸

【处方】 每克含熟大黄 0.16g,土鳖虫(炒)16mg,水蛭(制)32mg,虻虫(去翅、足,炒)24mg,蛴螬(炒)24mg,干漆(煅)16mg,桃仁 65mg,炒苦杏仁 65mg,黄芩 32mg,地黄 0.16g,白芍 65mg,甘草 49mg。

【性状】 本品为黑色的水蜜丸、小蜜丸或大蜜丸;气浓,味甘、微苦。

【功能与主治】 活血破瘀,通经消癥。适用于瘀血内停所致的癥瘕、闭经,症见腹部肿块、肌肤甲错、面色黧黑、潮热羸瘦、经闭不行。

【用法与用量】 口服。水蜜丸每次 3g,小蜜丸每次 3~6 丸,大蜜丸每次 1~2 丸,每日 1~2 次。

【注意】 孕妇禁用;皮肤过敏者停服。

【规格】 大蜜丸每丸重 3g。

【贮藏】 密封。

【其他剂型】 大黄䗪虫片、大黄䗪虫胶囊。

## 十五、桂枝茯苓丸

【处方】 每克含桂枝 0.1g,茯苓 0.1g,牡丹皮 0.1g,赤芍 0.1g,桃仁 0.1g。

【性状】 本品为棕褐色的大蜜丸;味甜。

【功能与主治】 活血,化瘀,消癥。适用于妇人宿有癥块,或血瘀经闭,行经腹痛,产后恶露不尽。

【用法与用量】 口服。每次 1 丸,每日 1~2 次。

【注意】 孕妇慎用。

【规格】　每丸重 6g。

【贮藏】　密封。

【其他剂型】　桂枝茯苓丸(浓缩丸)、桂枝茯苓胶囊。

## 十六、八正合剂

【处方】　每毫升含瞿麦 0.12g,车前子(炒)0.12g,萹蓄 0.12g,大黄 0.12g,滑石 0.12g,川木通 0.12g,栀子 0.12g,甘草 0.12g,灯心草 59mg。

【性状】　本品为棕褐色的液体;味苦、微甜。

【功能与主治】　清热,利尿,通淋。适用于湿热下注,小便短赤,淋漓涩痛,口燥咽干。

【用法与用量】　口服。每次 5~20ml,每日 3 次,用时摇匀。

【规格】　每瓶装 100ml,120ml,200ml。

【贮藏】　密封,置阴凉处。

【其他剂型】　八正胶囊、八正片、八正颗粒。

【临床报道】　郭宇峰、商永生联合氧氟沙星治疗泌尿系感染 62 例,均为门诊患者,随机分为 2 组。治疗组 32 例,对照组 30 例。两组间性别、平均年龄均无明显差异,具有可比性。治疗组:口服氧氟沙星每次 0.2g,每日 2 次;碳酸氢钠每次 1g,每日 3 次;八正合剂每次 20ml,每日 3 次。连服 3 日。对照组:氧氟沙星每次 0.2g,每日 2 次;碳酸氢钠每次 1g,每日 3 次。连服 3 天。治愈:治疗组 23 例,对照组 14 例;好转:两组分别为 7 例、10 例;无效:两组分别为 2 例、6 例。两组总有效率分别为 93.75% 和 80%,经采用 $\chi^2$ 检验,有显著性差异。药物不良反应:治疗组中恶心、上腹痛 3 例;对照组恶心、上腹痛 2 例,腹泻 1 例。

## 十七、补中益气片

【处方】　每片含黄芪(蜜炙)0.2g,党参 60mg,甘草(蜜炙)0.1g,白术(炒)60mg,当归 60mg,升麻 60mg,柴胡 60mg,陈皮 60mg,生姜 20mg,大枣 40mg。

【性状】　本品为深褐色片;气微香,味甘、微苦。

【功能与主治】　补中益气,升阳举陷。适用于脾胃虚弱,中气下陷,体倦乏力,食少腹胀,久泻,脱肛,子宫脱垂。

【用法与用量】　口服。每次 4~5 片,每日 3 次。

【规格】　每片重 0.64g。

【贮藏】　密封。

【其他剂型】　补中益气膏、补中益气合剂、补中益气颗粒、补中益气口服液、补中益气丸(大蜜丸、小蜜丸、水丸、浓缩丸)。

## 十八、附子理中片

【处方】　每片含附子(制)67mg,党参 0.13g,白术(炒)67mg,干姜 67mg,甘草 67mg。

【性状】　本品为糖衣片,除去糖衣后显棕褐色;气微,味微甜而辛辣。

【功能与主治】　温中健脾。适用于脾虚胃虚寒,脘腹冷痛,呕吐泄泻,手足不温。

【用法与用量】　口服。每次 6~8 片。每日 1~3 次。

【注意】　孕妇慎用。

【贮藏】 密封。

【其他剂型】 附子理中丸(大蜜丸、小蜜丸、水蜜丸、浓缩丸)、附子理中口服液。

## 十九、人参归脾丸

【处方】 每克含人参30mg,白术(麸炒)61mg,茯苓61mg,甘草(蜜炙)15mg,黄芪(蜜炙)30mg,当归、术香各15mg,远志(去心甘草炙)61mg,龙眼肉61mg,酸枣仁(炒)30mg。

【性状】 本品为棕黄色的大蜜丸;气微香,味甘。

【功能与主治】 益气补血,健脾养心。适用于心脾两虚,气血不足所致的心悸、怔忡,失眠健忘,食少体倦及脾不统血所致的便血、崩漏,带下等症。

【用法与用量】 口服。每次1丸,每日2次。

【规格】 每丸重9g。

【贮藏】 密闭,防潮。

## 二十、少腹逐瘀丸

【处方】 每克含当归96mg,蒲黄96mg,五灵脂(醋炒)64mg,赤芍64mg,小茴香(盐炒)32mg,延胡索(醋制)32mg,没药(炒)32mg,川芎32mg,肉桂32mg,炮姜6.4mg。

【性状】 本品为棕黑色的大蜜丸;气芳香,味辛、苦。

【功能与主治】 温经活血,祛寒止痛。适用于寒凝血瘀所致的月经后期、痛经、产后腹痛,症见行经后错、行经小腹冷痛、经血紫暗、有血块、产后小腹疼痛喜热、拒按。

【用法与用量】 口服。每次1丸,每日2~3次,温黄酒或温开水送服。

【注意】 孕妇忌服。

【规格】 每丸重9g。

【贮藏】 密封。

【其他剂型】 少腹逐瘀胶囊、少腹逐瘀颗粒。

## 二十一、血府逐瘀胶囊

【处方】 每粒含柴胡27mg,当归81mg,地黄81mg,赤芍54mg,红花81mg,炒桃仁0.11g,麸炒枳壳54mg,甘草27mg,川芎40mg,牛膝81mg,桔梗40mg。

【性状】 本品为硬胶囊,内容物为棕色至棕褐色的颗粒和粉末;气辛、味微苦。

【功能与主治】 活血祛瘀,行气止痛。适用于气滞血瘀所致的胸痹、头痛日久、痛如针刺而有定处、心悸失眠,急躁易怒。

【用法与用量】 口服。每次6粒,每日2次;1个月为1个疗程。

【注意】 忌服辛冷食物,孕妇忌服。

【规格】 每粒装0.4g。

【贮藏】 密封,置干燥处。

【其他剂型】 血府逐瘀口服液、血府逐瘀丸。

## 二十二、知柏地黄片

【处方】 每片含知母26mg,黄柏26mg,熟地黄0.1g,茯苓38mg,山茱萸51mg,牡丹皮

38mg,山药 51mg,泽泻(盐水蒸)38mg。

【性状】　本品为糖衣片,除去糖衣显棕色或棕褐色;味涩、微苦。

【功能与主治】　滋阴降火。适用于阴虚火旺,潮热盗汗,口干咽痛,耳鸣遗精,小便短赤。

【用法与用量】　口服。每次 6 片,每日 4 次。

【贮藏】　密封。

【其他剂型】　知柏地黄口服液、知柏地黄丸(水蜜丸、小蜜丸、大蜜丸、浓缩丸)、知柏地黄胶囊。

### 二十三、丹栀逍遥片

【处方】　每片含柴胡 0.18g,当归 0.18g,白芍 0.18g,白术 0.18g,茯苓 0.18g,甘草 90mg,牡丹皮 90mg,栀子 90mg。

【性状】　本品为赤褐色的片;气香,味甘、苦、微辛。

【功能与主治】　疏肝健脾,解郁清热,养血调经。适用于肝郁脾弱,血虚发热,肋胁作痛,头晕目眩,月经不调等症。

【用法与用量】　口服。每次 6~8 片,每日 2 次。

【注意】　孕妇慎用。

【规格】　每片重 0.35g。

【贮藏】　密封。

【其他剂型】　丹栀逍遥丸、丹栀逍遥胶囊。

### 参 考 文 献

[1]　宋民宪,杨明.新编国家中成药.2 版[M].北京:人民卫生出版社,2011.

# 第三节　常用方剂

**一、温肾养血除湿汤**(柴嵩岩方.柴嵩岩以自拟温肾养血除湿汤治疗多囊卵巢综合征的经验.北京中医药)

【组成】　菟丝子 15g,当归 10g,杜仲 10g,蛇床子 3g,川芎 5g,益母草 10g,月季花 6g,夏枯草 10g,车前子 10g,薏苡仁 12g,白术 10g,香附 10g。

【用法】　水煎服,每日 1 剂。

【功效】　温肾养血、除湿调经。

【主治】　肾虚血虚痰湿瘀阻所致的多囊卵巢综合征等病证。

【按语】

**1. 对多囊卵巢综合征病因病机的认识**

柴嵩岩认为,多囊卵巢综合征(PCOS)为本虚标实之证。本虚是指肾虚血虚;标实是指痰湿瘀阻。

(1)肾虚:肾为生长发育经孕之本。《素问·上古天真论》云:"女子七岁,肾气盛,齿更发长,二七而天癸至,任脉通,太冲脉盛,月事以时下,故有子……"PCOS患者之肾虚多为先天禀赋不足,表现为多发于青春期,子宫偏小,卵子不能发育成熟排出,而见月经稀发、闭经、不孕。

(2)血虚:女子"以血为主,以血为用",血是生长发育经孕之物质基础。PCOS患者之血虚为后天损伤,表现为部分患者继发于人工流产、药物流产、服避孕药后,见经少、经闭、继发不孕。

(3)痰湿:丹溪云:"若是肥盛妇人,秉受甚厚,恣于酒食之人,经血不调,不能成胎,谓之躯脂满溢,闭塞子宫,宜行湿燥痰。"PCOS患者之痰湿,为先天体质因素加之后天喂养不当、饮食不节,表现为痤疮、肥胖、多毛。

**2. 方解**

本方君药菟丝子、当归。菟丝子,性辛平味甘,入肝肾经,补肾,偏于温补肾阳;当归,性辛温味甘,入肝、心、脾经,养血、活血。柴嵩岩用二药共同作为君药,说明在治疗PCOS时,温肾与养血同等重要,要温肾养血并举。臣药杜仲、蛇床子、川芎、益母草、月季花。杜仲,性温味甘,归肝、肾经,具有温补肝肾之效,《本草汇言》:"凡下焦之虚,非杜仲不补"。柴嵩岩认为,杜仲有走下之性,入下焦冲任,在此助菟丝子温肾调经。蛇床子,性辛温味苦,具有温肾壮阳燥湿之功效,对于PCOS湿浊重者效佳。川芎、益母草、月季花为妇科养血活血调经之要药,助当归养血活血调经。佐药夏枯草、车前子、薏苡仁、白术。夏枯草清肝热,散郁结;车前子走下清热通利;薏苡仁最善利水;白术健脾燥湿。柴嵩岩用夏枯草、车前子作为佐药,因此二药性微寒与温肾养血之君药相佐,可缓其燥性,夏枯草有散性,车前子有通利走下之性兼可调经。柴嵩岩认为,PCOS为本虚(肾虚血虚)而标实(痰湿)之证,薏苡仁、白术除湿浊之实邪,与温肾养血补虚之法相佐。使药香附。香附性辛平味微苦微甘,归肝、脾、三焦经,辛能通行、苦能疏泄、微甘缓急、为妇科要药。《本草纲目》:"乃气病之总司,女科之主帅也。"柴嵩岩用香附作为使药,调动诸药发挥作用。

本病前来妇科就诊者以闭经、不孕者居多,另有以痤疮、肥胖者往皮肤科、内科就诊。一经确诊为PCOS则大多在妇科就诊。根据PCOS"本虚而标实"的这一病机特点,柴嵩岩以益肾养血除湿汤作为基础方,根据患者主诉及四诊合参,随证加减治疗:①湿浊重时先除湿,以舌象为依据,尤其是初诊用药,舌苔厚腻者,方中重用薏苡仁30g或加土茯苓20g,枳壳10g;②除湿后补虚,以脉象为依据,脉细弱无力者,温肾养血,不急于活血,尤其不可破血,加阿胶珠12g,丹参12g;③待肾脉旺盛血海充盈即可活血调经促孕,加苏木10g,三棱10g。

闭经者忌酸;肥胖者忌甜;痤疮者忌辣;不孕者忌苦。

## 二、补肾助孕汤(夏桂成.妇科方药临证心得十五讲)

**【组成】** 丹参、赤白芍、怀山药、炒牡丹皮、茯苓各10g,紫石英(先煎)12～15g,川断、菟丝子各12g,紫河车6～9g,炒柴胡5g,绿萼梅5g。

**【用法】** 每日1剂,水煎分2次服,经间排卵期后服,直至行经期停。

**【功效】** 补肾助阳,暖宫促孕。

**【主治】** 肾阳偏虚之不孕不育病证、肾阳不足之膜样性痛经、子宫内膜异位症等。

**【按语】**

**1. 方解**

不孕不育病证,大多与肾有关,而且阳虚宫寒尤为常见。所以补肾助阳,温煦子宫,乃为种子之要法,故本方药是在张景岳的毓麟珠的基础上加减而来,毓麟珠原为血中补阳的方剂,故方中用丹参、赤白芍,亦即是四物汤为基础,之所以加入怀山药、山茱萸者乃滋阴补肝肾之药也。我们认为欲助阳者,先当滋阴,此乃阴生阳长之意也,且淮山药亦有助于恢复黄体激素的作用。川断、菟丝子、紫河车有着平补肾阳的作用,因为黄体功能不健全,虽与肾阳不足有关,但确切地说,应与癸阳之水有关,阳水,含在血液中,故血中助阳,就必在血液中滋阴助阳,川断、菟丝子、紫河车亦血中之阴阳药也,但偏于阳,故又常加入紫石英,助阳暖宫,且助孕汤必须重用紫石英,所以用量较多。又鉴于黄体功能不健全者,绝大多数伴有肝郁气滞的病证,故方药中又当加入炒柴胡、绿萼梅以疏肝解郁,不仅缓解肝郁的症状,而且通过疏肝解郁,达到理气化瘀的目的,这完全是基于临床病证的需要而用。

**2. 临床应用**

(1)黄体功能不全肾阳虚的不孕不育病证:月经后期,或先后不一,经量偏多,色紫红,有血块,头昏腰酸,胸闷烦躁,经前乳胀,小腹有冷感,经行大便偏溏,脉象细弦,舌质偏红,苔白黄腻。本方药可加入制香附、五灵脂等。

(2)肾阳偏虚的膜样痛经,子宫内膜异位症:可见月经失调,经行量少,或多,色紫红,有血块,或烂肉状血块,经行疼痛剧烈,腰酸腹冷,胸闷烦躁,脉象弦细,舌质边紫,苔白腻。治当用本方药加入制香附,五灵脂,延胡索等。

**3. 加减**

本方药在具体的临床上应用时,常有所加减。大便偏干者,可去丹参,而用当归;如经前期漏红,色鲜红无血块者,亦应去丹参、赤芍,而用黑当归、大小蓟;如用之于先兆流产者,亦应去丹参、赤芍、紫石英、牡丹皮等,加入黑当归、杜仲、寄生、鹿角胶等,或用鹿角霜亦可;如胸闷烦躁、乳房胀痛颇剧者,应加入钩藤、白蒺藜、广郁金等;如腹胀矢气、大便溏泻者,可去紫河车,加煨木香、炒白术、砂仁等以调之。

**4. 服药时间的重要性**

阳虚宫寒病证的服药时间十分重要。其一是月经周期的时间。补肾助阳药,必须在经前期的前半时期服药,也即是在 BBT 上升为高温相时期服药较为合适。其二是每日的服药时间,应选择每日的上、中午服药,这就是阳药必须阳时服,可以达到时相来复的优势,借时相变化的规律有助于体内阳的恢复。

### 三、三仙种子汤(《中国百年百名中医临床家丛书·国医大师卷》之《李济仁》)

【组成】　淫羊藿 30g,仙茅 15g,威灵仙 9g,枸杞子 25g,覆盆子 15g,酒炒菟丝子 20g,石楠叶 15g,制何首乌 15g,肉苁蓉 15g,山茱萸 15g,潼蒺藜 15g。

【用法】　水煎服。

【功效】　温补肾阳,育精养血。

【主治】　肾阳虚型不育症。

【按语】

**无精子症病案及验方"三仙种子汤"**

郑某,男,34 岁,已婚。1984 年元月 23 日初诊。患者婚后 10 年未育。平素经常头晕腰酸,手足欠温,会阴坠痛,神困肢软。体检正常,睾丸、附睾均无异常发现。精液检查:色灰白,质略稀,量约 2 ml,5 次查找无精子。经中西医多次治疗,无效。患者配偶健康无恙。按其脉濡细,审其舌质淡,苔薄白。

诊断:不育证(肾阳虚型)。

治法:温补肾阳,育精养血。

处方:三仙种子汤 15 剂。

2 月 7 日二诊:药后头晕腰酸好转,精神略振。宗原方加锁阳 12g,狗脊 15g。15 剂。

2 月 21 日三诊:四肢渐暖,阴部坠痛大减。拟原方继服 15 剂。

3 月 5 日四诊:复查精液常规:量约 3ml,色灰白,质稠,精子数 7000 万个,活动率 74% 以上。宗原意加巴戟天 15g,继服 15 剂。

3 月 20 日五诊:病愈神振,依上方删锁阳,增五味子 12g,车前子 9g。15 剂。炼蜜为丸,每日服 2 次,每次服 15g。时隔两月,患者偕同爱人一道登门报怀孕之喜。翌年产一男孩。

男性无精子患者临床并不鲜见,此证多属肾亏范畴,尤以肾阳虚者为多。据此,李济仁先生自拟"三仙种子汤"益肾生精,曾治疗多例,均获显效。三仙中淫羊藿、仙茅为补肾阳、助命火、益精气之要药,配以威灵仙宣经通络,三者合作,促使精子生长。石楠叶、制何首乌、肉苁蓉、巴戟天、山茱萸、潼蒺藜为治疗内伤阴衰、肾亏髓耗之上品。更有古今种子良药枸杞子、覆盆子、菟丝子相伍,其生精种子大有望耳。本案因无精子致男性不育症,中西医长期治疗无效。今辨其证属肾阳虚损,命门火衰,无力生精;论其治应温肾填精,自拟三仙种子汤图治获效。二诊加锁阳、狗脊以兴阳通络,故很快使四肢转温,会阴部坠痛减轻。后拟丸方去锁阳,盖虑其久服滑肠之弊;加五味子、车前子以助滋水益精之功而符五子衍宗丸之旨。可见,治疗无精型男性不育症,温补肾阳为根本之法,三仙、五子等确属种子良方,值得推广应用。

### 四、活血止痛汤(李振华方,刘文礼.李振华教授辨治痛经临证经验)

【组成】 当归、川芎、桃仁、红花、丹参、延胡索、灵脂、香附、西茴、乌药、木香、牛膝。

【用法】 水煎服。宜在预期经前 3~5 日,当冲任脉动,气血将行而见少腹及乳房出现胀痛之时,服药 3~5 剂,理气和血,因势利导,如此调治数个行经周期,则经血可调,腹痛可消。

【功效】 行气活血,祛瘀止痛。

【主治】 气滞血瘀所致的痛经、不孕症等。

【按语】 通调和运为体。痛经之机,总由气血为病,或由情志不舒,气机郁滞,胞宫血行郁阻;或由寒湿凝遏胞宫,气血瘀滞;或由气血亏虚,胞脉失养。故痛经之治,总以通调和运气血为旨,使胞宫气血充养有度,循行有常。然气滞血瘀有偏盛之异,气血亏虚有微甚之变,用药之时尤须究心审慎。病由情志不遂,肝气郁结,气滞血瘀,胞宫血行不畅而见经前或经期少腹疼痛拒按,痛引腰脊,月经量少,或血行不畅,忽有忽无,经色紫暗有块,经前乳房胀痛,伴有心烦、口苦、头晕,舌黯有瘀点,苔薄白,脉沉弦或沉涩者,治宜行气活血,祛瘀止痛。方用李振华自拟活血止痛汤治之。药用当归、川芎、桃仁、红花、丹参、延胡索、灵脂通经活血、祛瘀止痛;香附、西茴、乌药、木香疏理肝气;牛膝引血下行。偏于气滞而见少腹胀痛,病位游窜不定者,重用香附、西茴、乌药、青皮、木香等疏肝理气之品;偏于血瘀而见少腹刺痛,痛位不移者,重用延胡索、灵脂、桃仁、红花、乳香等活血化瘀之品。

### 五、温经止痛汤(李振华方,刘文礼.李振华教授辨治痛经临证经验)

【组成】 桂枝、吴萸子、细辛、白术、木香、甘草、当归、川芎、赤芍。

【用法】　水煎服。

【功效】　温经祛湿、理气活血。

【主治】　寒湿瘀滞所致的痛经、不孕症等。

【按语】　温清补消为用。痛经之为病,乃由冲任失调,气血失和所致;究其致病之因,又有寒凝、肝郁、气血耗损之别,病性亦有寒热虚实之分,故施治宜以温、清、补、消为法。然取用之时,李振华强调,四法宜相机权宜,或分而治之,或温清并举,或消补兼施,不以成法,贵在变通。病由经期产后冒雨涉水或冷水洗浴,感受寒湿之邪,或过食寒凉生冷,寒客冲任,经血为寒邪凝滞而见经前或经期少腹剧痛并有凉感,得热痛减,月经量少,色暗红而紫,舌淡苔薄白稍腻,脉沉紧者,治宜温经祛湿、理气活血之法。方用李振华自拟温经止痛汤,药用桂枝、吴萸子、细辛温经散寒;白术、木香、甘草健脾醒脾、理气燥湿;当归、川芎、赤芍配桂枝温通经血。如寒湿之象偏重而见少腹剧痛难忍,手足不温,脉象沉迟,舌质淡暗者,酌加附子、炮姜以增强温经通阳散寒之力。

## 六、健脾止血汤（李振华方,李郑生．李振华教授治疗崩漏经验）

【组成】　黄芪 30g,党参 15g,白术 10g,茯苓 15g,当归 10g,醋白芍 15g,远志 10g,炒酸枣仁 15g,醋柴胡 6g,升麻 6g,黑地榆 12g,阿胶 10g,广木香 6g,炙甘草 6g,米醋 120 ml（晚煎）。

【用法】　水煎服。

【功效】　健脾益气。

【主治】　脾虚失统所致的崩漏等。

【按语】　李振华认为,脾虚失统是崩漏发病之本,其主要病机为脾胃虚弱,气虚血脱。病因多为饮食不节,思虑过度,劳倦太过,或久病不愈,致使脾胃虚损,中气不足,则血失统摄,气随血陷,冲任不固,发为崩漏。脾不统血,气不升摄则见突然出血,下血如冲,或淋漓不断,血色淡红质稀;脾胃虚弱,气血不足,纳运失常则胸脘满闷,食少便溏,舌体胖大,边见齿痕;血虚衰,脾气受损,统摄无权,可致崩漏反复发作,久延不愈。崩漏虽为妇科疾患,但其发病机制与脾胃有着密切关系,故曰脾虚失统为崩漏发病之本。

由于崩漏病机主要为脾胃虚弱,中气下陷,导致脾不统血,气不升摄,血海不固,气虚血脱而成。故针对其病机,李振华强调治疗应以健脾益气为原则,法用健脾益气,举陷止血,在补中益气汤和归脾汤基础上加减变化而成健脾止血汤。方中黄芪、党参、白术、茯苓、炙甘草健脾益气;醋柴胡、升麻升阳举陷,固脱止血,与黄芪、四君子汤配合,可增强统血摄血之力;阿胶、远志、炒酸枣仁养血止血,安神宁志;黑地榆配阿胶凉血止血;米醋酸涩收敛,可达迅速止血之目的。米醋一则可直折横逆之肝气,使肝不犯脾,以利脾气的恢复;二则健脾调中;三则收敛固涩,直损出血之势。与健脾益气诸药配伍,米醋标本兼顾,实为治疗出血的良药。共奏健脾益气,举陷固脱,养血止血之功。若脾虚日久,土壅木郁,肝郁气滞腹痛者,加醋香附 10g,延胡索 10g,郁金 10 g 以疏肝理气;气滞血瘀,出血色暗,夹有血块者,加三七粉（冲服）3g,丹参 15 g 以活血化瘀;气郁化火,肝火内盛者,加牡丹皮 10g,栀子 10g,川楝子 12 g 以疏肝清热;脾虚湿盛,胸脘满闷,食少便溏者,加薏苡仁 30g,泽泻 10g,砂仁 8 g 以健脾祛湿;脾肾阳虚,腹中冷痛,四肢不温者,加炮姜 5g,制附子 10g 以温补脾肾;出血量多势急者,党参改为人参 10g,加海螵蛸 15g,茜草炭 10g 以益气固脱,收敛止血。

### 七、黄精赞育方（王琦方，盖海山整理.《王琦临床方药应用十讲》）

【组成】 黄精、制何首乌、淫羊藿、熟地黄、山茱萸、山药、丹参、菟丝子、枸杞子、秦皮、败酱草、车前子。

【用法】 水煎服。

【功效】 益肾生精赞育，清热活血杀虫。

【主治】 适用于男性不育，属少精子症、弱精子症、死精子症等。

【按语】 王琦教授指出，男性不育的发病机制是"肾虚夹湿热、瘀、毒、虫"。"肾虚"，包括了生精功能低下、性事过频、精子活动力弱等；"湿热"，则包括前列腺炎症、过量饮酒及其他生殖系统炎症等；"瘀"，包括精索静脉曲张、精液不液化等；"毒"，是指农药、棉子油及辐射等；"虫"，是指各种微生物等方面的因素。方中黄精、制何首乌、熟地黄、山药、菟丝子、枸杞子养阴益肾生精，治精弱；丹参、秦皮、车前子活血清热利湿，杀虫生精；淫羊藿、山茱萸益肾温阳生精。诸药合用，共起生精赞育之功。

临床应辨病与辨证相结合。如肾虚精亏者，单用基本方治疗。脾肾阳虚者，加黄芪 30g，红参 15g；气滞血瘀者，加柴胡 15g，枳壳、川芎各 10g；湿热下注者，加蒲公英、败酱草各 30g。对于无证可辨者，则辨病并结合现代医学检测结果加减用药，慢性前列腺炎及附睾炎引起精液异常者，加败酱草、土茯苓各 30g；精索静脉曲张者，加路路通 15g，水蛭 10g；支原体感染者，加百部、蛇床子各 15g；血清泌乳素增高者，加麦芽 50g，柴胡 15g；抗精子抗体阳性者，加黄芪 30g，知母、女贞子各 15g。

### 八、毓麟珠（张景岳方，《景岳全书·新方八阵·因阵》）

【组成】 人参、白术、茯苓、芍药（酒炒）各 60g，川芎、炙甘草各 30g，当归、熟地黄、菟丝子各 120g，杜仲（酒炒）、鹿角霜、川椒各 60g。

【用法】 上为末，炼蜜为丸，每次 6～9g，每日 2～3 次，酒或温水送服；亦可为汤剂，用量按比例酌减。

【功效】 养血温肾，暖宫毓麟。

【主治】 不孕症证属肾阳虚血少者。"治妇人气血俱虚，经脉不调，或断续，或带浊，或腹痛，或腰酸，或饮食不甘，瘦弱不孕"（《景岳全书·妇人规》）。

【按语】 本方原为肾阳虚不孕症之专方，其应用要点在于经行量少，腰酸头昏、小腹自感有冷感、脉细弦、舌质淡苔白等阳虚血少证候。《傅青主女科》明确指出："寒冰之地，不生草木；重阴之渊，不长鱼龙。今胞宫既寒，何能受孕"。子宫孕育胎儿之际，必须保持适宜的温度。毓麟珠是血中补阳，或名补血补阳之方，是在补血的基础上补阳。"妇人之生，有余于气，不足于血，以其数脱血也"（《灵枢·五音五味篇》），揭示了女子以血为本的生理特点和容易发生"气血失调"的病因病机。正因为女子以血为本，故本方治疗不孕症应用较多，且启迪人们种子、调经必须照顾精血，所以著名医家张景岳种子始终处处以照顾精血为其思想核心，创补血补阳之法。本方不仅用于治疗不孕症，凡属阳虚血少的各种病症皆可应用，如治疗膜样痛经、子宫内膜异位、产后虚弱、胎萎不长等属阳虚血少的各种病症。本方对于不明原因的不孕症用之多可取得较好的疗效。其加减以原书为好，张景岳《妇人规》原书指出："妇人血气俱虚，经脉不调，不受孕者，惟毓麟珠随宜加减用之为最妙……如女子经迟腹痛，宜加酒炒破故纸、肉桂各一两，甚者再加吴茱萸五钱,汤泡一宿炒用。如带多腹痛,加破故纸一两、北五味子五钱,或加龙骨一两醋煅用。如子宫寒甚,或泄或痛,加制附子、炮干姜随宜。如多郁怒气,有不顺而为胀为滞者,宜加酒炒香附二两,或甚者再加沉香五钱。如血热多火,经早内热者,加川续断、地骨皮各二两,或另以汤剂暂清其火,而后服此。"庞保珍常以此方加紫石英,多年临证体会紫石英暖宫、促进卵子的生长效佳。

### 九、温土毓麟汤(傅青主方,《傅青主女科》)

【组成】　巴戟天(去心,酒浸)30g,覆盆子(酒浸蒸)30g,白术(土炒)15g,人参9g,怀山药(炒)15g,神曲炒(3g)。

【用法】　水煎,服1个月。

【功效】　补心肾之火而温脾胃。

【主治】　胸满少食不孕。症见婚久不孕,妇人有素性恬淡,饮食少则平和,多则难受,或作呕泄,胸膈胀满,腰膝酸软,畏寒喜暖,月经后期,量少色淡,质稀,舌质淡,苔薄白,脉沉细。

【按语】　心肾火衰,不能温脾和胃。温土毓麟汤重用酒浸巴戟天之温润,以补肾阳而益精气。前述诸方巴戟天皆用盐水浸,本方独用酒浸,须知其妙。盖前用盐水浸者,取其直达肾脏,温阳益精,守而固藏;此处用酒者,取酒性升散助阳,欲其温肾而上煦脾阳。覆盆子甘温益肾,唐·甄权《药性本草》曰"子食之有子",亦用酒浸者,义与此制巴戟天同。人参补心阳而益胃气,白术健脾而利腰脐,此乃气中补阳:既在补肾的基础上补阳,书中不少补阳方剂中均有人参、白术,有类于脾肾双补,但目的在于补阳。《伤寒论》真武汤是气中补阳的祖方,但方药温燥刚烈,而治不孕症、月经病必须顾护精血,故应取温润之方。傅青主巧创温土毓麟汤、化水种子汤等,恰乃温润之剂,有益气助阳、顾及精血之功。山药补任带,稍佐神曲以助化滞。药味不多,而四经同治,共奏心肾火旺,脾胃冲和,饮食调匀,精微敷化,则如蓝天春暖,乃祈嗣佳期。

前论"胸满不思食不孕",此论"胸满少食不孕",两处均言"胸满",一为"不思食",则属食欲缺乏;一为"少食",则属虽能进食,但纳谷不多。不思食与少食,仅毫厘之差,细推之而病机却大有区分。虽同责之于脾胃虚弱,但一为肾中水火之气不足,使脾胃气失蒸腾;一为心肾火衰,不能温脾和胃。故立法用药不同。

### 十、兴阳冲剂(李曰庆方,李曰庆.兴阳冲剂治疗肾虚肝郁型阳痿50例)

【组成】　柴狗肾、淫羊藿、巴戟天、山茱萸、柴胡、当归、白芍、鹿角胶、枸杞子。

【用法】　水煎浓缩烘干制成冲剂,12g/袋,每次1袋,每日3次;或酌情改成汤剂水煎服。

【功效】　补肾助阳,疏肝养筋。

【主治】　肾虚肝郁型阳痿。

【按语】　阳痿可以说是标本相兼、虚实挟杂、非常复杂的。临证中发现许多阳痿患者既有肾虚表现,又有肝气郁结症状,而出现肾虚肝郁之证候。中医认为:肾、肝为母子之脏,母病可以及子,又肝、肾同源,精血互生,故肝肾症状常互见。李教授针对肾虚肝郁型阳痿肾虚为本、肝郁为标,本虚标实之病机,配制了兴阳冲剂。方中柴狗肾为血肉有情之品,补肾壮阳,益肾填精为君药;淫羊藿、巴戟天、鹿角胶入肝、肾二经,温肾助阳,生精养血;山茱萸、枸杞子补益肝肾,益精滋阴;柴胡、当归、白芍为逍遥散中之主药,柴胡疏肝解郁,当归、白芍养血柔肝,且当归可行气缓急,尤为肝郁血虚之要药。诸药合用,共奏补肾助阳、疏肝荣筋之功。另外,随着诊断水平的提高,现代医学对阳痿的病因分类也越来越细。过去认为:阳痿大多与精神因素有关,现在则认为器质性阳痿的发病率逐渐升高,包括血管性、神经性与内分泌性等不同原因引起的阳痿;糖尿病、高血压、甲状腺功能亢进或低下、慢性肝炎、高催乳激素血症等也可诱发阳痿。此外,生殖器局部病变、外伤、手术创伤或经常服用某些药物(如降压片、西咪替丁、地西泮等)均可引起阳痿。因此,临证时应仔细询问病史,认真检查,探明病因,方能提高疗效。

### 十一、种子助孕汤(肖承悰方,选自《中医妇科验方选》)

【组成】 女贞子 15g,枸杞子 15g,山茱萸 10g,紫石英 15g,紫河车 10g,黄精 15g,白芍 15g,制香附 10g,川椒 3g。

【用法】 水煎服。月经净后始服 14 剂。

【功效】 补肝肾,益精血,调冲任。

【主治】 不孕症。

【按语】 本方适用于肝肾不足,或兼有肝郁之不孕症,包括原发与继发不孕,可见子宫发育不良,卵巢功能低下。如因炎症引起输卵管堵塞之不孕者不宜使用。

### 十二、液化汤(曹开镛方,天津曹开镛中医男科医院)

【组成】 女贞子,墨旱莲,何首乌,知母,杜仲,蒲公英,沙参,款冬花,紫菀,麦冬。

【用法】 水煎服。

【功效】 滋阴清热,润肺滋水。

【主治】 精液不液化引起的男性不育症。

【按语】 此方是世界中医药学会联合会男科专业委员会创会会长曹开镛几十年大量临床实践治疗男性不育症总结出的较好验方,主要适用于阴虚火旺引起的精液不液化所致的男性不育症。临床除精液不液化外,一般表现有经常腰酸,入秋后较为明显,晚上有时干咳,特别是性生活后干咳较为明显,并有口干,舌质红,苔少,脉细稍数等。

### 十三、乌梅甘草汤(徐福松方,徐福松.《徐福松实用中医男科学》)

【组成】 乌梅,甘草,白芍,天花粉,何首乌,泽泻,知母,黄精,生地黄,海藻。

【用法】 水煎服。

【功效】 酸甘化阴,滋阴降火。

【主治】 阴虚火旺所致的精液不液化等病证。

【按语】 偏于肾阴虚者,加枸杞子、沙苑子以滋补肾阴;偏于火旺者,加黄柏以泻相火;五心烦热甚者,加竹叶以清热除烦,透热外达。

### 十四、转阴生精 1 号方(曾庆琪.辨治男子免疫性不育四法)

【组成】 生地黄、熟地黄、泽泻、牡丹皮、山茱萸、杞果、黄精、山药、知母、茯苓各 10g,生鳖甲(先煎)、生牡蛎(先煎)各 30g,瘪桃干、碧玉散(包)各 15g。

【用法】 水煎服,每日 1 剂。

【功效】 滋阴降火。

【主治】 阴虚火旺所致的男子免疫性不育等。

【按语】 滋肝肾,生精血,滋虚助育。男子以精为根,以气为用,精血阴液充足,则脏腑功能旺盛,免于诸邪之侵袭。今肝肾之精血亏损,气血失和,精室虚空,复受邪之扰乱,以致抗体产生。本证型患者多有房劳过度、性欲亢进或生殖器损伤或感染史。症见午后潮热,五心烦热,口渴喜饮,腰酸膝软,尿黄便秘,夜寐盗汗,舌红少苔,脉细弦。

### 十五、香蛭赞孕丹(庞保珍方,庞保珍.《不孕不育中医治疗学》)

【组成】 香附,水蛭,当归,川芎,枳壳,延胡索,三棱,莪术,菟丝子,甘草。

【用法】 水煎服。

【功效】 疏肝理气,活血毓麟。

【主治】 气滞血瘀所致的闭经、不孕症等。

【按语】 所愿不遂,肝气郁结,气滞则血瘀,气血瘀滞,冲任气机不畅,胞脉阻止,经血不得下行而致血隔闭经等。症见月经数月不行,精神抑郁,烦躁易怒,善太息,胸胁胀满,少腹胀痛或拒按,舌边紫黯,或有瘀点瘀斑,脉沉弦或沉涩。

### 十六、涤痰祈嗣丹(庞保珍方,庞保珍.《不孕不育中医治疗学》)

【组成】 半夏,茯苓,陈皮,甘草,苍术,胆南星,枳壳,生姜,柴胡,人参,黄芪,淫羊藿,巴戟天。

【用法】 水煎服。

【功效】 温肾补脾,化痰毓麟。

【主治】 痰湿所致的不孕症等。

【按语】 本方对痰湿所致的多囊卵巢综合征、闭经、无排卵、黄体功能不全、子宫发育不良等有较好的疗效。素体脾肾阳虚或劳倦思虑过度,饮食不节伤脾或肝木犯脾,或肾阳虚不能温脾,脾虚则健运失司,水湿内停,肾阳虚则不能化气行水,湿聚成痰;或嗜食膏粱厚味,痰湿内生,躯脂满溢,遮盖子宫,不能摄精成孕;或痰阻气机,气滞血瘀,痰瘀互结,不能启动氤氲乐育之气而致不孕。主症:婚久不孕,多自青春期始即形体肥胖,月经常推后、稀发,甚则停经;带下量多,色白质黏无臭;头晕心悸,胸闷泛恶,面目虚浮;舌淡胖,苔白腻,脉滑。

临床较多见的多囊卵巢综合征(PCOS)常可导致排卵障碍性不孕。其临床主要症状有月经不调(月经稀发、闭经、功能失调性子宫出血)、不孕、肥胖、多毛等,伴双侧卵巢多囊性增大。这是一组复杂的综合征,患者可具备以上典型症状,也可以只有部分症状,排卵障碍导致不孕是 PCOS 的主要临床表现之一。PCOS 的发病原因目前尚不清楚,可能与下丘脑-垂体-卵巢轴功能障碍、高雄激素血症、胰岛素抵抗及高胰岛素血症等有关。该病在中医学中无记载,根据其症状特点可归属于中医的"月经后期""闭经""不孕"等范畴。因 PCOS 患者有肥胖的体征,近代妇科临床多倾向本病为痰湿不孕,苍附导痰汤、启宫丸是常用方剂。古人对肥胖伴闭经、不孕亦有论述。元·朱震亨《丹溪心法》云:"若是肥盛妇人,禀受甚厚,恣于酒食之人,经水不调,不能成胎,谓之躯脂满溢,闭塞子宫,宜行湿燥痰。"并有"躯脂满经闭"之论述,首倡痰湿闭经与不孕,并提出了行湿燥痰的治法,用导痰汤或胆南星、半夏、苍术、川芎、防风、滑石、羌活等药物。清·傅山《傅青主女科》谓:"妇人有身体肥胖,痰涎甚多,不能受孕者,人以为气虚之故,谁知是湿盛之故乎! 夫湿从下受,乃言外邪之湿也,而肥胖之湿,实非外邪,乃脾土之内病也。然脾土既病,不能分化水谷以养四肢,宜其身躯瘦弱,何以能肥胖乎? 不知湿盛者多肥胖,肥胖者多气虚,气虚者多痰涎,外似健壮而内实虚损也……夫脾本湿土,又因痰多,愈加其湿,脾不能受,必浸润于胞胎,日积月累,则胞胎竟变为汪洋之窟矣!且肥胖之妇,内肉必满,遮隔子宫,不能受精,此必然之势也。"

"痰"是水液代谢障碍所形成的病理产物。正常生理条件下,津液的代谢是通过胃的摄入,脾的运化和转输,肺的宣发和肃降,肾的蒸腾和气化,以三焦为通道输送、转化、排泄的。肾中精气的蒸腾气化,实际主宰着整个津液代谢,肺、脾等内脏对津液的气化均依赖于肾中精气的蒸腾气化。脾阳根于肾阳,肾阳不足,阳虚火衰,则无以温煦脾阳;脾阳久虚,又可损及肾阳,而成脾肾阳虚之证,运化功能失职,湿聚为痰,故肾阳虚是 PCOS 患者出现痰湿表现(如肥胖)的根本。临证并不是所有的 PCOS 患者皆出现肥胖的症状,而 PCOS 亦不能与痰湿不孕相等同。痰湿是标,肾阳虚、脾虚是本,所以单用化痰法治疗 PCOS 疗效不理想。温肾补脾,化痰毓麟则是治本之法。

### 十七、少腹逐瘀汤(《医林改错·少腹逐瘀汤说》)

【组成】 炒小茴香 1.5g,炒干姜 0.6g,延胡索 3g,官桂 3g,赤芍 6g,生蒲黄 9g,炒五灵脂 6g,没药、川芎各 5g,当归 9g。

【用法】 水煎分服,每日 1 剂。

【功效】 活血化瘀,温经止痛。

【主治】 虚寒夹瘀所致的不孕症、痛经、闭经、崩漏及癥瘕等。原书指征:治少腹积块疼痛,或疼痛而无积块,或少腹胀满;或经血见时先腰酸少腹胀,或经血一月见三五次,接连不断,断而又来,其色或紫或黑或块,或崩漏并少腹疼痛,或经色粉红兼白带。

【按语】 本方的适应证是虚寒夹瘀。

### 十八、血府逐瘀汤(《医林改错》)

【组成】 桃仁 12g,红花 9g,当归 9g,生地黄 9g,川芎 9g,赤芍 6g,川牛膝 9g,桔梗 5g,柴胡 3g,枳壳 6g,甘草 3g。

【用法】 水煎服,每日 1 剂。

【功效】 活血祛瘀,理气止痛。

【主治】 瘀血所致的不孕症、月经过少、闭经、痛经、胸中血府血瘀等各种病证。

【按语】 血府逐瘀汤是王清任创造的五逐瘀汤中应用最广泛,最著名的一首方剂,对于其适应病证《医林改错》中虽列举了 19 个之多,如胸痛、头痛、呃逆、怔忡等,但病机均与血瘀气滞有关。本方原治胸中瘀血,阻碍气机,兼见肝郁气滞之瘀血证。本方不仅行血分瘀滞,又能解气分之郁结,活血而不耗血,祛瘀又能生新,使瘀去血行,则诸症可愈,故本方可治一切气滞血瘀病证,其治疗范围几乎涉及临床各科,甚至一些病程较长、久治不愈而又原因不明的顽疾,用本方治疗而取卓效者屡见不鲜。之所以如此,是因本方有着其合理的组方奥妙。桃红四物汤是活血化瘀的基本方,为了确保活血化瘀作用的更好发挥,而且也不至于引起损耗血液及出血等弊端,故以生地黄易熟地黄,赤芍易白芍。气行则血行,调畅气机,是保障活血化瘀的前提,其调畅气机是采用升降的奥妙方式,即用桔梗、柴胡之升,枳壳、牛膝之降,欲降先升,升轻降重,枳壳、牛膝的用量亦重于桔梗、柴胡,巧妙的泄降气机,有助于逐瘀下行。笔者临证体会以本方治疗瘀血所致的不孕症疗效确切。

### 十九、桂枝茯苓丸 (《金匮要略》)

【组成】　桂枝、茯苓、牡丹皮、桃仁(去皮尖等)、芍药各9g。

【用法】　炼蜜为丸,如兔屎大。每日食前服1丸,不知,加至3丸。现代用法:多作汤剂,水煎服,用量按原方比例酌定;亦可为末,炼蜜为丸,每日服3～5g。

【功效】　活血化瘀,缓消癥块。

【主治】　瘀血留结胞宫。胎动不安,漏下紫黑,伴腹痛,痛经,闭经,死胎不下。原书指征:妇人宿有癥瘤,经断未及三月,而得漏下不止,胎动在脐上者,此为癥痼害;妊娠六月动者;前三月经水利时,胎也;下血者,后断三月衃也,所以血不止者,其癥不去故也,当下其癥,桂枝茯苓丸主之。

【按语】　原书对本方服法规定极严,每日服兔屎大一丸,不知,加之三丸。说明对妇人妊娠而又瘀血,只能渐消,不可峻攻猛破,这是应加注意的。

水瘀相兼之癥块,是桂枝茯苓丸治疗的指征。血、水、气三者流动不息,一旦停留,必然相互影响,故瘀阻之处,常有水湿停滞。正如《女科经纶》引武叔卿所言:"盖痞气之中,未尝无饮,而血癥、食癥之内,未尝无痰。"验之临床,盆腔包块、早期子宫肌瘤、卵巢囊肿、炎症性包块等,绝大部分是血瘀、湿浊、痰饮相兼而成,恰合桂枝茯苓丸所治之证。此乃本方化瘀利湿、缓消癥块的作用,而且本方还有健脾和胃、扶助心阳之功,长期服用,效果尤佳。可广泛应用于瘀血所致的各科病证,如瘀血所致的不孕症、妊娠胎动不安、腹痛漏下、子宫肌瘤、卵巢囊肿、盆腔炎及其包块、妊娠合并子宫肌瘤引起的腹痛出血、死胎不下或胎盘、胎膜残留、月经量多、崩漏、经期延长、痛经、子宫内膜异位症、习惯性流产、输卵管积水、输卵管粘连等。

### 二十、开郁种玉汤 (傅青主方,《傅青主女科》)

【组成】　白芍(酒炒)30g,香附(酒炒)9g,当归(酒洗)15g,白术(土炒)15g,牡丹皮(酒洗)9g,茯苓(去皮)9g,花粉6g。

【用法】　水煎。服1个月。

【功效】　调肝开郁,抑火疏脾。

【主治】　嫉妒不孕。症见婚久不孕,怀抱素恶,常有嫉妒之心,烦躁多怒,常叹息,胸胁或乳房胀痛,月经多后期,经量时多是少,行经腹痛,舌质淡,苔薄白,脉弦。

【按语】　此乃肝气郁结所致。肝郁日久,则火易动而血无所藏,冲任失其通盛,带脉失其宽舒。且抑郁寡欢肝失条达,则胸胁胀满;脾受其侮,则被困而饮食少思,精微无所生化,自难摄精成孕。方中重用白芍养血敛阴柔肝,滋养肝之体阴,配当归以养血,且用酒洗以开郁散结,白术健脾而利腰脐之气,茯苓宁心,香附乃解郁散结之圣药,佐牡丹皮以泻郁火,更妙于再配天花粉以润燥生津而利月水。其滋而不滞,利而不伤。此方之妙,解肝气之郁,宣脾气之困,而心肾之气亦因之俱舒。所以腰脐利而任带通达,不必启胞胎之门,而胞胎自启,不但是特治嫉妒不孕之妙方,而且肝气郁结者皆可服之。服之郁结之气开,郁开则无非喜气之盈腹,而嫉妒之心,亦可以一易,自然两相合好,自可毓麟于顷刻之间。

### 二十一、四二五合方 (刘奉五方,《刘奉五妇科经验》)

【组成】　当归9g,白芍9g,川芎3g,熟地黄12g,覆盆子9g,菟丝子9g,五味子9g,车前子

9g,牛膝 12g,枸杞子 15g,仙茅 9g,淫羊藿 12g。

【用法】 水煎服。

【功效】 养血益阴,补肾生精。

【主治】 血虚肾亏所引起的经闭,或席汉综合征。

【按语】 本方专治血虚肾亏所引起的闭经,或产后大出血所引起的席汉综合征。此类患者表现为精神疲惫,腋毛及阴毛脱落,生殖器官萎缩,闭经,性欲减退,阴道分泌物减少及乳房萎缩等症状。根据中医观点认为:此类症候,均为产后大出血伤肾、伤血所引起。由于肾藏精,主生长、发育、生殖功能。若肾气虚,则毛发脱落,性欲减退。若肾阴虚,则肾精减少,月经闭止,阴道分泌物减少。肾虚督脉空虚不能濡养脑髓,故记忆力减退,精神疲惫。

本方用五子衍宗丸补肾气,其中菟丝子苦平补肾,益精髓;覆盆子甘酸微温,固肾涩精;枸杞子甘酸化阴,能补肾阴;五味子五味俱备,入五脏大补五脏之气,因其入肾故补肾之力更强;车前子性寒有下降利窍之功,且能泄肾浊补肾阴而生精液。配合仙茅、淫羊藿以补肾壮阳。五子与二仙合用的目的是既补肾阳又补肾阴。补肾阳能鼓动肾气,补肾阴能增加精液。肾气充实,肾精丰满,则可使毛发生长,阴道分泌物增多,性欲增加,月经复来。临床观察有促进排卵的功能,肾气及精液充足,督脉充盈,脑髓得以濡养,脑健则可使记忆力增强,精力充沛。

另外,与四物汤合方以加强养血益阴之效,再加牛膝能补肾通经。本方的功能不在于通而在于补。肾气充、肾精足,经水有源,则月经自复。若为产后气血极度虚弱,可加人参、黄芪以补气,称为参芪四二五合方。此乃以补气之法,增强补血之效,以气带血,同时又能加强补肾的功能。

### 二十二、阳和汤(《外科全生集·卷四》)

【组成】 熟地黄 30g,肉桂(去皮,研粉)3g,麻黄 2g,鹿角胶 9g,白芥子 6g,姜炭 2g,生甘草 3g。

【用法】 水煎分服,每日 1 剂。

【功效】 温阳补血,散寒通滞。

【主治】 阳虚寒凝所致的不孕症、乳癖、乳岩、贴骨疽、脱疽、流注、痰核、鹤膝风等。原书指征:治鹤膝风、贴骨疽及一切阴疽,如治乳癖乳岩加土贝母。症见患处慢肿无头,酸痛无热,皮色不变,口中不渴,舌苔淡白,脉沉细等。

【按语】 本方一以温补营血不足;一以解散阴凝寒痰,使其阴破阳回,寒消痰化。治证是属于寒凝痰滞的阴证。阳和汤是中医外科临床上治疗一切阴疽的代表方,正如《外科全生集》王洪绪所言:阴疽的治疗非麻黄不能开其腠理,非肉桂、炮姜不能解其寒凝,此三味虽酷暑不可缺一也,腠理一开,寒凝一解,毒亦随之消失。确属可贵经验之谈。据此笔者常用阳合汤治疗寒凝痰滞所致的不孕症疗效卓著,如寒凝痰滞性子宫内膜异位症、多囊卵巢综合征等所致的不孕症。

### 二十三、护卵汤(尤昭玲方,湖南中医药大学中西医结合学院)

【组成】 熟地黄 10g,生地黄 10g,沙参 10g,覆盆子 10g,石斛 15g,山药 15g,百合 10g,紫石英 20g,橘叶 10g,黄精 10g,何首乌 10g,莲子肉 15g,莲子心 5g,桑椹 10g,月季花 10g,甘草 5g。

【用法】　于月经第 9～16 日服用,每日 1 剂,分 2 次温服。

【功效】　益肾健脾,暖巢增液,助养泡膜,宣散脉络,促泡速长,顺势而出,滋补肾精,助膜长养。

【主治】　主要治疗因卵巢功能低下、卵泡发育不良、排卵障碍导致的月经不调、多囊卵巢综合征、排卵障碍性不孕等。亦可用于辅治体外受精-胚胎移植过程中取卵数量少、卵子质量差、宫内膜容受性差。

【按语】　护卵汤是尤昭玲教授根据多年的临床经验总结,在治疗排卵障碍性不孕患者及采用中医药辅治体外受精-胚胎移植(IVF-ET)患者过程中所创。该方旨在益肾健脾,暖巢增液,助养泡膜,宣散脉络,促泡速长,顺势而出,滋补肾精,助膜长养,在临床运用中获得了较为满意的疗效。

肾藏精,主生殖,为先天之本,人的生长发育赖于肾精,卵泡和内膜的生长发育亦赖于先天之精的滋养;肾-天癸-冲任-胞宫生殖轴作为女性内分泌调节的关键,肾作为生殖轴的基础,直接影响天癸、冲任、胞宫的功能。文献表明,补肾中药对卵巢功能及子宫内膜具有类激素样作用,可调整下丘脑-垂体-卵巢轴功能;促卵泡生长和促排卵;调控相关细胞因子及其受体水平;整体调节性激素及其受体水平;改善子宫内膜促受孕等,对卵泡和内膜的生长发育有着重要的促进作用,是先天物质基础。脾主运化、主升清、为后天之本,脾能运化水谷,升散疏布精微,为卵泡和内膜充填水谷精微物质助其生长,是卵泡和内膜生长发育的后天物质基础。因此,肾、脾作为先、后天物质基础,是主要的脏腑定位。近来学者提出妇产科内治应以“调”为主,因而护卵汤以调补肾脾为首要调治原则;现代研究表明,卵泡液的增加对卵泡壁张力的提高及溶解卵巢表面形成破口至关重要,所以滋阴增液亦为重要的治则。通过调补脾肾,滋阴增液以达到暖巢增液,助养卵泡,促泡速长的目的。肝藏血,主疏泄,与冲脉相连,肝气条达,则胞宫脉络得以宣通,血流通畅,卵泡方能顺气血之势离巢而出。心主神明,主宰人体一切功能运动,心血属君火,系胞宫脉络,相交于肾,心火肾水相济则阴阳平秘,辅助肾护助卵泡正常生长发育、成熟及排出。因此,肝、心是次要的脏腑定位,疏肝宣络,清心宁神为辅助治则。

缪希雍在《本草经疏》曰:“地黄乃补肾家之要药,益阴血之上品。”《中药应用鉴别》曰:“地黄既能补血,又善滋阴,且能生精益髓,为补益肝肾,培元固本之要药。”熟地黄味甘,微温质润,归肝肾经,既补血滋阴,又能补精益髓,为卵泡生长发育提供先天精髓。生地黄性凉味甘,入肾、肝、心经,清火滋阴,凉血止血,生津。《本草求真》曰:“石斛,入肾而涩元气。”《别录》曰:“益精……”石斛甘、微寒,入肾经,有滋肾阴、降虚火之功;桑椹甘酸微寒,入心、肝、肾经,补益肝肾,滋阴养血,生津增液;沙参甘、微苦寒,归肺、胃经,养阴清热;百合甘、微寒,归肺、心、胃经,养阴润肺,滋补精血,清心安神。诸药合用,重在滋阴增液,助卵泡液增加,协同补肾益阴,使卵泡有所濡养而迅速增大、成熟。山药甘平,入肺、脾、肾经,有健脾,补肺,固肾,益精之功效;莲子肉甘涩、平,归脾、肾、心经,能补脾止泻,益肾涩精,养心安神;黄精性平味甘,补脾,润肺生津;何首乌味苦、甘涩微温,入肝、肾经,可补益精血,解毒润肠。此四药连用既能通过调补脾肾,助卵泡得先后天之精微而生长,同时也可使胞宫得精微物质濡养,助子宫内膜长养,容受性增强。紫石英甘、温,归心、肺、肾经,温肾助阳,镇心安神;覆盆子性甘酸、平,入肝、肾经,补肝肾,助阳固精,二者合用可温助肾阳,使胞宫得肾阳温煦,为卵泡的生长发育及受精卵的着床提供良好的生理环境。月季花甘温,归肝、肾经,活血调经,疏通气机。《本草纲目》记载,橘叶苦平,入肺、肝经,祛痰驱寒,轻宣顺气;二者合用胞脉气血得宣而走行通畅,有利于卵泡顺气血之势而出。莲子心甘涩，平，归脾、肾、心经，固精止带，益肾养心，配合莲子肉、生地黄、紫石英以清心养心，宁心安神，心肾相济；甘草调和诸药。现代药理研究表明，石斛具有显著的抗氧化活性和抗衰老功能；熟地黄、黄精、何首乌、桑椹、山药、百合可调节内分泌水平；生地黄、覆盆子、紫石英有雌激素样作用，有增强卵巢功能，促进卵巢雌激素分泌的功效，能促进卵泡发育成熟，使子宫内膜增生。

综观全方，调补脾肾助先、后天之精血，滋阴增液助卵泡发育成熟、排出，诸药配伍温而不燥，滋而不腻，补而不峻，结合女性生理周期因时调和阴阳；脏腑辨证，兼顾气血，主次分明，整体调治。

### 二十四、治闭经方（邓铁涛方，《邓铁涛临床经验辑要》）

【组成】 晚蚕沙 10g，王不留行 15g，益母草 30g，牛膝 15g，海螵蛸 18g，茜草根 15g。

【用法】 水煎服。

【功效】 行血通经。

【主治】 闭经，月经愆期未至，月经不调。

【按语】 气虚脾虚者，加四君子汤；血虚血瘀者，合用桃红四物汤；肝气郁结者，合用四逆散；气滞血瘀者，合用血府逐瘀汤。

### 二十五、温肾排卵汤（赵松泉方，肖承悰，吴熙.《中医妇科名家经验心悟》）

【组成】 淫羊藿 10g，肉苁蓉 10g，鹿角霜 15g，女贞子 10g，覆盆子 10g，菟丝子 10g，枸杞子 10g，柴胡 6g，赤芍 10g，白芍 10g，泽兰 10g，益母草 10g，木香 6g，香附 10g，鸡血藤 10g，牛膝 10g，生蒲黄（包煎）10g。

【用法】 独创中药调周序贯服药法，借鉴基础体温测定指导服药：赵松泉在多年临床工作中逐步探索，打破常规，形成独特的服药方法，对月经不调者，以建立正常月经周期或不干扰正常月经为原则，采用调周序贯服药法，并通过基础体温测定和观察月经周期指导服药。

（1）月经周期规律者：在月经第 1、2、3 日连续服汤药 3 日，每日 1 剂，意在清理子宫内膜；停药观察 7 日或根据病情服用中成药 7 日；再于月经第 11、12、13 日连续服汤药 3 日，每日 1 剂，为排卵创造良好条件；停药观察或根据病情服用中成药至下一月经期。

（2）月经先期者：在月经第 1、2、3 日连续服汤药 3 日，每日 1 剂，将月经第 11～13 日的服药时间提前至月经的第 9、10、11 日服药。

（3）月经错后、稀发、闭经者：根据基础体温服药，若基础体温在 36.5℃ 以下，就诊当日起连服 3 日汤药，每日 1 剂，以调节卵巢功能，促进卵泡生长；停药观察或根据病情服中成药 3～5 日；若基础体温持续低相，再连服汤药 3 日，观察或服用中成药 3～5 日；直到月经来潮，则按第 1 种方法服药。若基础体温温差上升超过 0.3～0.5℃，保持 36.5℃ 以上 5～7 日未下降，即可停药观察或给予培育汤。若基础体温持续在高相期＞16 日以上，嘱患者进行必要的检查以确定是否妊娠，如确认妊娠酌情服用保胎药，以防流产。

（4）崩漏者：以经期服药为主，经血量多时每日 1 剂，经血量少淋漓不止时，可隔日服药，血止即停。血止后可按周期服药。这种边服药、边观察、边指导性生活的服药方法，既起到调经促排卵、助孕育的目的，又能帮助医师及时分析病情，还能最大限度地减少盲目服药，具有一定的科学依据。

【功效】　温肾疏肝活血,排卵调经毓麟。

【主治】　肾阳偏虚兼肝郁血瘀者,多见月经错后、稀发,甚至闭经,经血量少,第二性征发育不良,性欲淡漠,经妇科内分泌检验,雌激素水平低下或黄体功能不健者。

【按语】　淫羊藿、肉苁蓉、鹿角霜温补肾阳,温煦化生;女贞子、覆盆子、枸杞子、菟丝子滋补肝肾之阴;柴胡、木香、香附疏肝解郁;白芍敛阴柔肝,赤芍、白芍有推陈致新而调经的作用;赤芍通经行血,配生蒲黄行血化瘀,有增强子宫收缩作用;鸡血藤补血活血,疏通经脉,以治血枯经闭,与益母草相伍调经,并化瘀生新;泽兰入厥阴肝经血分,疏肝气以和营血;牛膝引药下行,走而能补,既能益肝肾又可强筋骨,使气血得以畅行。以上诸药意在温补肾阳,兼补肝肾之精,疏肝肾之郁,使气舒精足血畅,从而月经自调。

随症加减:畏寒、腰脊冷,加补骨脂 10g,紫河车 10g;面色苍白、唇甲色淡,加当归 10g,何首乌 12g;气短、乏力,加生黄芪 10g,党参 10g,白术 6g,炙甘草 10g;手足心热、颧红,加青蒿 10g,地骨皮 10g,生地黄 12g,玄参 10g,知母 6g;心烦气急、乳胀、胸闷,加青皮 6g,橘叶 6g,王不留行 10g;闭经日久,加苏木 10g,刘寄奴 10g,红花 10g,茜草 10g;舌下静脉紫粗或唇舌有紫色瘀斑,加桃仁 6g,当归尾 10g,三棱 10g,莪术 10g,水蛭 6g;性欲减退,加仙茅 10g,巴戟天 10g;痛经腹胀,加青皮 10g,延胡索 6g,川楝子 6g;纳差,加焦三仙各 30g,草豆蔻 6g;水肿,加冬瓜皮 12g,茯苓皮 12g;肥胖有痰,加茯苓 12g,半夏 10g,陈皮 10g;寐差,加何首乌 12g,炒酸枣仁 10g,远志 10g,茯苓 12g;小腹冷,加肉桂 3g,吴茱萸 6g,小茴香 10g,胡芦巴 10g,橘核 10g,荔枝核 10g;舌苔黄腻,加炒知母 6g,炒黄柏 6g;黄带有味,加败酱草 12g,鱼腥草 10g,草河车 10g;带下量多,加椿树皮 10g,鸡冠花 10g。

### 二十六、滋肾排卵汤（赵松泉方,肖承悰,吴熙.《中医妇科名家经验心悟》）

【组成】　生龙骨(先煎)25g,生牡蛎(先煎)25g,海螵蛸(先煎)15g,龟甲 12g,女贞子 10g,墨旱莲 10g,地骨皮 10g,柴胡 6g,白芍 10g,川续断 10g,山茱萸 10g,菟丝子 10g,枸杞子 10g,生地黄 10g,牡丹皮 10g,石斛 10g,椿根皮 10g,侧柏叶 10g,阿胶(烊化)12g。

【用法】　独创中药调周序贯服药法,借鉴基础体温测定指导服药:赵松泉在多年临床工作中逐步探索,打破常规,形成独特的服药方法,对月经不调者,以建立正常月经周期或不干扰正常月经为原则,采用调周序贯服药法,并通过基础体温测定和观察月经周期指导服药。具体方法见"温肾排卵汤"。

【功效】　滋肾调经,排卵毓麟。

【主治】　肾阴偏虚者,多见月经先期,经期延长,经血量多,崩中漏下,功能失调性子宫出血。

【按语】　生龙骨、生牡蛎、龟甲滋养肾水,涵潜浮阳;海螵蛸味咸走血分,收涩止血;墨旱莲、地骨皮清虚热,泻阴分伏火;柴胡疏理肝气,解郁调经;川续断、山茱萸、菟丝子、枸杞子、女贞子补肝滋肾,填精益髓,助命门;石斛、生地黄甘寒养阴;阿胶、白芍相伍敛阴养血;牡丹皮荡涤郁热,凉血活血,清而通之,使经之血尽化其滞,使应脱之内膜脱落而不留瘀;椿根皮、侧柏叶收涩固冲任,使经脉之血得以安宁。意在调理肾之阴阳和冲任气血,以冀精髓充足,温煦化生,以奏冲任调和蕴育排卵之效。

随症加减:无力、气短、思卧,加黄芪 10g,党参 10g,升麻 6g,五味子 10g,减龟甲、地骨皮、生地黄、牡丹皮;出冷汗、精神萎靡,红参 6g,水煎频服;畏寒、腰脊冷痛,加补骨脂 10g,胡芦巴

10g,肉桂 3g,熟附子 10g,紫河车粉（冲服）10g,减龟甲、地骨皮、生地黄、牡丹皮、石斛、女贞子；出血过多,加赤石脂 15g,五倍子 6g,五味子 10g,三七粉（冲服）3g,地榆炭 15g,侧柏炭 15g,棕榈炭 15g,贯众炭 15g；赤带有味,加荆芥 6g,蚕沙 10g,马鞭草 10g,知母 10g,黄柏 10g；面色苍白、唇甲色淡,加熟地黄 10g,当归 10g,何首乌 10g,减牡丹皮；颧红潮热,加青蒿 10g,地骨皮 10g,减菟丝子；汗多,加五味子 6g,浮小麦 30g；性欲低下,加仙茅 10g,巴戟天 10g,淫羊藿 10g；心烦急躁,加香附 10g,木香 6g；血块多,加益母草 10g,五灵脂 10g,蒲黄炭（包煎）10g,茜草炭 10g。

## 二十七、培育排卵汤（赵松泉方,肖承悰,吴熙.《中医妇科名家经验心悟》）

【组成】 桑寄生 12g,菟丝子 12g,川续断 10g,杜仲 10g,椿根皮 10g,石莲子 10g,苎麻根 10g,芡实 12g,山茱萸 10g,升麻 6g,熟地黄 10g,山药 15g,太子参 10g。

【用法】 黄体发育不足者于排卵后每月服 5～9 剂。习惯性流产的患者,在怀孕后可继续连服培育排卵汤 2～3 个月,以固胎元。服药 3 个月为 1 个疗程。

独创中药调周序贯服药法,借鉴基础体温测定指导服药:赵松泉在多年临床工作中逐步探索,打破常规,形成独特的服药方法,对月经不调者,以建立正常月经周期或不干扰正常月经为原则,采用调周序贯服药法,并通过基础体温测定和观察月经周期指导服药。具体方法是见"温肾排卵汤"。

【功效】 补脾肾益气血,固胎元促培育。

【主治】 脾肾不足,气血亏虚所致久不受孕者,或胎元不固先兆流产者,或反复自然流产不育者,或黄体功能不全者,不孕症治愈保胎。

【按语】 桑寄生、菟丝子固肾安胎；川续断、杜仲强阴益肾固胎气；椿根皮、苎麻根收涩固冲任；山茱萸秘精气,补肾阴；石莲子、山药、芡实补任脉之虚,补脾益肾固冲；升麻提举中气；熟地黄、太子参益气养血以助胎元。全方同摄胎元,培育长养。

随症加减:畏寒、腰背冷,加补骨脂 10g,鹿角胶（烊化）10g；身热、口渴思饮,加女贞子 10g,墨旱莲 10g,枸杞子 10g,桑椹 10g,生地黄 10g,减熟地黄；面色苍白、唇甲色淡,加当归 10g,何首乌 10g,阿胶（烊化）10g,大枣数枚；颧红、五心烦热,加地骨皮 10g,黄芩 10g,生地黄 10g,减熟地黄；身倦懒言、乏力,加黄芪 10g,党参 10g,白术 10g,炙甘草 10g；出血,加川续断炭 10g,杜仲炭 10g,升麻炭 6g,减川续断、杜仲、升麻；血多,加地榆炭 15g,莲房炭 15g。

赵松泉(1915—2000),原名赵德涛,男,汉族,北京市人,中国农工民主党党员。北京妇产医院中医科主任医师。1935 年毕业于施今墨先生创办的华北国医学院,1935—1936 年在张家口中国医院工作,以后自行挂牌行医。1956 年进入北京中医医院,同时任职北京市中医研究所从事妇科病研究工作。1962 年调入北京妇产医院,直至退休。曾任中华中医药学会第一、二届理事,中华中医药学会妇科分会常务委员,北京市中医药学会妇科分会主任委员等职务。一生致力于中医妇科疾病的治疗与研究,他十分注重中医理论与现代医学理论相结合,尤其擅长治疗卵巢功能失调所致女性不孕症,创立了"温肾、滋肾、培育"三个排卵汤和"调周序贯"的中药服用方法。他的治疗经验被国内外多家医院重复验证,疗效显著,享有一定声誉。他在专业期刊及学术会议发表、演讲论文共 20 余篇,其中《250 例妇女不孕症中医治疗的临床分析研究》一文,获 1980 年度北京市卫生局科研成果奖。1983 年被评为北京市卫生系统先进个人。

赵松泉学术精粹:对女性生殖内分泌轴的认识:肾是贮藏五脏六腑精华之舍,为"水火之宅""生命之根",肾贮藏着生命的基本热能和动力,温煦化生着生殖功能,肾上通于脑,下连冲任二脉,系胞宫,是人体生长发育盛衰和繁衍生殖演变的根源,肾、脑、冲任、胞宫相互之间有着十分密切的联系。肾气旺盛,性腺发育成熟,男子能生成良好的精子,女子能培育出优质的卵子。正如王冰所说:"肾气全盛,冲任流通,精血渐盈,应时而下。"因此,女性生殖功能的调节是通过"脑-肾-冲任-胞宫"生殖轴来进行的,这与西医妇产科学中女性生殖功能的内分泌调节主要通过"中枢神经系统-下丘脑-垂体-卵巢"生殖轴的理论十分相似。在这条生殖轴中肾的生理功能又起着决定性的作用。

对肾阴、肾阳与排卵关系的认识:天癸是人体发育时期促进男精女血产生的物质,其来源于先天肾气,即"肾间动气"。肾为先天之本,主水藏精。天癸的天是指先天真气,癸是指壬癸之水,壬为阳水,癸为阴水。天癸者为先天肾中动气化生癸水至胞中,癸水为阳气所化,是谓阴从阳化也。先天藏于肾中之精气,随着人体的不断发育成熟,肾中阳气内动,阴阳精气相互转化,即所谓精化气,气化精也。天癸的出现表明人体性腺功能趋于萌动并逐渐成熟。肾阴肾阳都以肾的精气为基础,所以肾精充盛,精可化气,振奋肾阳,肾阴依靠肾阳温煦生化,阳化气,阴成形。肾精是排卵的物质基础,冲任、经脉、气血和畅是形成规律排卵的条件。肾中阴精转化为阳气,阳气内动则能排卵。因此,调节肾阴、肾阳的消长、转化是诱发排卵、激活卵巢功能的内在依据。所以说肾阴、肾阳消长转化失常是卵巢功能失调病理机制的关键所在。肾气亏损、命门火衰,肾阴不足、精血亏虚,胞宫失养皆不能摄精受孕,临床表现为无排卵月经失调或黄体功能不健的不孕症。

他所创立的温肾排卵汤、滋肾排卵汤、培育排卵汤,均体现了以肾为本的思想。在辨证施治上采取温煦生化,消长偏盛偏衰的方法,达到肾阴肾阳相互转化,肾阴肾阳消长平衡。正如《景岳全书》所述,"阴中复有阳,阳中复有阴""阴阳之道,本贵和平,则气令调而万物生,此造化生成之理也",体现了"肾之阴阳,相生互济为用"的整体观点。"阴生于阳,阳生于阴""阴阳互根",协同共济,将失去动态平衡的内分泌功能调节到"以平为期""阴平阳秘",平衡和谐的状态,体现了补肾以燮理阴阳,逐步达到恢复和建立周期排卵的目的。

对冲任二脉与月经关系的认识:月经常而不变,信而有期,是秉承肾气、天癸、冲任、胞宫共同生理活动的体现。肾阴、癸水是月经的物质基础,肾阴、癸水需通过肾阳的鼓动,经经脉汇于血海而达胞宫。正如《医学源流考》云:"冲任二脉,皆起于胞中,上循脊里,为经络之海,此皆血之所从生,而胎之所由系。"冲脉上渗诸阳,下灌三阴,与十二经相通。冲脉与胃经交会,以得后天精气滋养;与肾经相并,以得先天精气的煦濡;与肝经相络,肝之余血纳入冲脉,且受肝的调养。先天之精气与后天之气血汇聚于冲脉,故有"冲为血海"之称。冲脉还起着蓄溢调节五脏六腑十二经脉气血的作用,当脏腑经络气血有余时冲脉能蓄藏,脏腑经络气血不足时冲脉能灌注,因此又称"经络之海",故月经之本重在冲脉。任脉亦起胞中,受纳妊养一身之阴经,凡精、血、津、液都属任脉总司。冲脉与任脉同源相资,冲脉聚脏腑之精血,任脉司全身之阴液,二脉依时由满向溢,月经则如期而至。

赵松泉治疗女性不孕症特色:女性不孕症不是独立的疾病,而是由多种原因引起的、病因复杂的一个临床表现。因此,在治疗前应当充分了解病史,参考西医妇科检查结果及诊断,根据临床症状和体征认真辨证施治。

对受孕机制的认识:赵松泉认为,受孕是一个复杂的生理过程。首先要具备肾气旺、真阴足;同时要肝气舒、血脉畅;在任脉通调,冲脉旺盛的基础上,才能排卵和受孕,因此月经正常是受孕的首要条件。肾气旺盛是人身阳气之根本,真阴充足是一身阴液的源泉。正如傅山曰:"妇人受妊,本于精气之旺也。"《灵枢经·决气》曰:"两神相搏,合而成形,常先身生,是谓精。"肾精是机体生殖起源的基本物质,即所谓"受精结胎,阴主成形,阳主生化,胎孕乃成"。胎孕的形成,男女双方又都须具备一定的条件。《女科正宗·广嗣总论》云:"男精壮而女经调,有子之道也。"他指出:"女经调"指女子月经周期、行经时间、经量、经色、经质均要正常。任何原因导致的月经不调,包括月经周期不准,如崩漏、频至、稀发、后错、经闭;经血量过多、过少;经血颜色过于黯黑、浅淡、褐色;多量血块;经期腹痛难忍等,都反映了冲任失调,从而影响受孕。同时受孕还要掌握一定的时机,《女科准绳·胎前门》曰,"天地生物,必有氤氲之时,万物丛生,必有乐育之时……凡妇人一月经行一度,必有一日氤氲之候,于一时辰间……此的候也……顺而施之,则成胎矣。"所谓"的候"即排卵之日,是男女交媾易于受孕之时。基于以上理论,他在临床治疗中特别重视调理月经,重视结合基础体温测试来指导服药、指导性生活。

排卵功能障碍是女性不孕症的根本原因:《黄帝内经》认为,肾为先天之本、生殖发育之源,是藏真阴而寓元阳之脏。赵松泉认为,生之本,本于阴阳,阴阳二气相互既济,以平为顺。命门、真阴乃阴阳合一的具有高层调节作用的生命物质,是人体功能活动的总枢纽。肾上通于脑,下连冲任二脉,是贮藏五脏六腑精气之宅,为生命之根。肾对生殖功能的调节是通过"脑-肾-冲任-胞宫"来完成的。所以肾精滋长是排卵的基础,冲任经脉气血和畅是排卵的条件,肾阴肾阳消长转化失常是卵巢功能失调病机的关键所在,是排卵功能障碍的根本原因。若肾精充盈,精化阳气,阳气内动,即为排出成熟卵泡的时期。抓住调节肾阴肾阳的消长转化,就抓住了治疗本病的根本。通过调整肾阴肾阳,使阴阳二气达到相对平衡的常态。肾精旺盛,肾阴充实,促进天癸、冲任、气血的功能,卵巢才能温煦生化出成熟的卵泡,激活排卵期,以达到排卵受孕的目的。

月经紊乱是卵巢功能失调的临床表现:经者,经常也。妇女月经三旬一见,如月之盈亏,周而复始,信而有期。这种生理功能秉承于肾气的温煦濡养,天癸、冲任、胞宫共同协调而产生。王冰曰:"肾气全盛,冲任脉通,经血渐盈,应时而下,冲为血海,任主胞胎,二者相资,故能有子。"肾阴癸水是经血的物质基础,血是月经的主要成分。肾气封藏有度,肝气疏泄有序,经血通过经脉,汇于血海,达于胞宫,血充气畅,应时而下。冲任二脉隶属肝肾,肝藏血,肾藏精,乙癸同源,精血互生,脾统血,为后天之本,气血生化之源。女子又以肝为先天,以血为本。肝脾肾三脏与气血,经络的相互协调共同作用,对女子的成长、发育、月经、排卵、生育、哺乳有着十分重要的意义。如肾气虚损,命门火衰;肾阴不足,精血亏虚;肝失条达,疏泄无度;脾不健运,生化失常,固摄无力等,均可导致冲任失调、胞宫失养,月经紊乱,排卵功能障碍,婚后久不受孕,或孕后流产。

生殖器官炎症是影响摄精受孕的另一个重要原因:生殖器官炎症多属于中医脏腑辨证中的肝脾湿热。本病的发生多因六淫之邪由外入侵,或手术感染,或房劳所伤,或情志不遂。但无论内因、外因致病,均可导致气血失调、脏腑功能失调及冲任二脉损伤,进而影响摄精受孕。如外感湿邪,湿易困脾,或脾病生湿,湿郁化热,湿热壅遏,伤及气血经络;或七情内伤,肝气郁结,木克脾土,脾失运化,湿从内生,湿热互结,下注胞络,气滞其血,血滞其气,损伤脏腑冲任;热邪与血相搏,伤及血脉,或迫血妄行,或血聚成痈成癥,即古人云"血之壅也,热甚则肿,血聚成痈,肉腐成脓"。症见腹痛,腰痛,赤白带下,甚者形成痈肿、癥瘕。脏腑功能失调和冲任二脉损伤是影响精卵结合,或影响孕卵着床而不能孕育的主要病机。因此,治疗应采取疏肝理脾、清热利湿、清热解毒、活血化瘀、疏通脉络等方法。

女性不孕症治疗的基本思路：赵松泉效法"种子必先调经，经调自易成孕"的医训，在治疗中始终遵循一个基本原则——调理月经。月经失调因冲任失调，冲任失调多因肾气不足，肝气郁结，所以在治疗上注重益肾、疏肝、养血。他认为某种意义上补肝肾就是调冲任。补先天之真阴，益后天之化源，达到肾气足，血脉畅，冲任调和，月经自然依时而下。

他认为，不孕症患者长年不孕多伴有情志抑郁，肝气不舒，正如《素问·举痛论》所云"百病生于气也"。心情郁闷，气机失常则机体发生病理变化。因此，治疗女性不孕症一定要注意疏肝理气。

他强调，治疗前必须正确辨证，治病必求于本，但在具体选用药物时也要顾及标；既要重点解决原发病又要兼顾现有症状；还要根据病情发展的不同阶段采用相应的治疗。以上这些对治疗月经病有很重要的意义。例如，对月经稀发、闭经属排卵障碍的患者先选用温肾排卵汤治疗，基础体温显示高相后（黄体期）改服培育汤；在治疗功能失调性子宫出血出现崩漏时，首先选用滋肾排卵汤及大量的收涩药及炭药固涩冲任止血，血止后再调经，若又出现闭经时，再给予温肾排卵汤调理月经促排卵，基础体温出现高相后改服培育汤。

他特别提出，在妇科病的治疗中，尤其在不孕症的治疗中，既要注重中医辨证，也要参考、借鉴西医的检查手段、检验结果、病理报告等；既要注意一般治疗规律，也要注意特殊病例的特点，结合得好就能显著提高疗效。这是他在几十年工作当中总结出来的体会，也是区别于传统中医治疗的特色所在，更是他在临床取得满意疗效的原因所在。例如，针对西医明确诊断的输卵管不通，在中医辨证施治的基础上加用活血通络的药物；子宫内膜异位症，加用软坚散结的药物；子宫发育不良，加用补肾的药物等。从他对中医妇科生理、病理的认识，从辨证用药到服药方法都体现了遵古不泥古、中西医结合的思想。

排卵汤的演化过程："温肾排卵汤""滋肾排卵汤""培育排卵汤"是他几十年临床经验总结的精华。三个"排卵汤"基本形成于 20 世纪 70 年代末期，成熟于 80 年代，于 90 年代成为较完整的具有他本人特色的理论体系。在最初的《妇女不孕症的治疗经验——附 250 例初步小结》中，他对女性不孕症的中医辨证分型有肝肾阴虚、肝郁气滞、肝脾湿热、脾肾两虚、心脾两虚、寒湿凝滞 6 个证型。在 20 世纪 60－70 年代卵巢功能失调性子宫出血患者较多，当时西医妇科激素治疗药物相对较少，所以患者多由西医转来。20 世纪 80 年代以来，月经稀发、闭经的患者不断增加，尤其对多囊卵巢综合征有了初步认识，因此他在辨证论治中将肝郁气滞型逐渐演化为肝郁肾虚型，随着病种及患者体质的变化而变化，也反映出他不断学习、不断总结，活到老学到老的精神。

**二十八、左归蠡斯丹**（庞保珍方，庞保珍.《不孕不育中医治疗学》）

【组成】　当归，白芍，熟地黄，山茱萸，龟甲，鳖甲，紫河车，肉苁蓉，菟丝子，牡丹皮。

【用法】　水煎服。

【功效】　滋肾养血，调补冲任。

【主治】　肾阴虚所致的不孕不育症等病证。

【按语】　本方对肾阴虚所致的无排卵、闭经、黄体功能不全、卵巢早衰、席汉综合征、子宫发育不良、宫颈黏液异常等均有较好的疗效。本方虽为治疗肾阴虚所致不孕、不育症的专方，但对肾阴虚所致的各种妇科、男科病辨证加减应用效佳。

### 二十九、右归广嗣丹（庞保珍方，庞保珍.《不孕不育中医治疗学》）

【组成】 熟地黄，附子，龟甲，鹿茸，巴戟天，补骨脂，菟丝子，肉桂，杜仲，白术，山药，芡实，人参。

【用法】 水煎服。

【功效】 温补肾阳。

【主治】 肾阳不足所致的不孕不育症等。

【按语】 本方对肾阳不足所致的无排卵、黄体功能不足、卵巢早衰、未破裂卵泡黄素化综合征、席汉综合征、子宫发育不良等均有较好的疗效。

肾藏精，精化气，肾中精气的盛衰主宰着人体的生长、发育与生殖。先天肾气不足，或房事不节、大病久病、反复流产损伤肾气，或高龄，肾气渐虚。肾气虚，则冲任虚衰不能摄精成孕；或素体肾阳虚或寒湿伤肾，肾阳亏虚，命门火衰，阳虚气弱，则生化失期，有碍子宫发育或不能触发氤氲乐育之气，致令不能摄精成孕；或素体肾阴亏虚，或房劳多产、久病失血，耗损真阴，天癸乏源，冲任血海空虚；或阴虚生内热，热扰冲任血海，皆不能摄精成孕。

"肾主生殖"乃是本病的理论基础，只有肾精充足，生殖功能才能正常。若禀赋不足，肾气虚弱，命门火衰，可致阳痿不举，甚至阳气内虚，无力射出精液；病久伤阴，精血耗散，则精少精弱；元阴不足，阴虚火旺，相火偏亢，精热黏稠不化等均可导致不育。

本方对肾阳虚所致的子宫发育不良、无排卵、黄体功能不全、少精子症、弱精子症、性功能障碍等均可辨证加减应用。

### 三十、坤和毓麟丹（庞保珍方，庞保珍等.中医杂志）

【组成】 鹿茸，杜仲，肉桂，枸杞子，续断，熟地黄，阿胶，白芍，当归，延胡索，益母草，红花，柴胡。

【用法】 上药研末为水丸，每服9g，每日3次。月经第5日开始，连服20日。闭经者采用连服20日，停服10日，再连服20日，再停10日的服药方法。

【功效】 补肾活血，排卵毓麟。

【主治】 肾虚血瘀所致无排卵性不孕症等。

【按语】 中医认为，肾主生殖，肾为天癸之源，冲任之本，肾气的盛衰决定着月经是否按时来潮，从而构成了"肾-天癸-冲任-子宫"的中医生殖轴。现代医学认为，排卵障碍主要是由于卵巢功能障碍。中医认为，排卵功能障碍主要是肾虚，是肾的阴阳失调所致。月经正常是卵泡能够正常发育、成熟及排出的外在表现，同时也是形成胎孕的前提条件。若卵泡发育不良、成熟延迟、萎缩、排出障碍及黄体功能不健等可引起诸多月经失调病症，"有诸内者，必行诸外"，故卵巢功能障碍性不孕的主症常表现为月经异常。"经水出诸肾"（《傅青主女科》）"月水全赖肾水施化"（《医学正传》），因此月经的产生以肾为主导。肾主藏精，就女子而言，肾所藏之精，包括其本身生殖之精，似与现代医学之"卵子"同属；又精血同源，精能化血，精是形成月经的物质基础。肾中精气充盛，则天癸产生，而达冲任，使任通冲盛，聚阴血以注于胞宫，周而复始，形成一月一行之月经。故肾中精气不足，乃排卵障碍性不孕的基础病机，故卵巢功能障碍的不孕患者，都有着不同程度的肾虚、血瘀表现，所以坤和毓麟丹中以鹿茸、杜仲、肉桂、枸杞子、续断、熟地黄补肾；阿胶补肝血滋肾水；当归补血，白芍补血柔肝；肾阳不足则阴寒内盛，冲任虚寒，血失温煦推动而致血瘀;肾阴不足,虚火内生,内热灼血亦可致瘀;而肾水不足,不能涵木,则肝失条达,疏泄失常,气血不和而致冲任瘀阻。血瘀可导致卵子发育、排出、精卵结合障碍而不孕,活血可促进卵子的生长与排出,可促进子宫输卵管正常运动,促进精卵结合,可促进补肾药物的功效,"非通不能入",故方中用延胡索、益母草、红花活血化瘀;柴胡疏肝理气。共奏补肾活血,排卵毓麟之功。

### 三十一、枳实芍药散(《金匮要略》)

【组成】　枳实(烧令黑,勿太过)、芍药各等分。

【用法】　二味,杵为散,服方寸匕,日三服。

【功效】　行气和血。

【主治】　产后腹痛,烦满不得卧者,并主痈肿,以麦粥下之。

### 三十二、逍遥散 (《太平惠民和剂局方》)

【组成】　柴胡(去苗)、当归(去苗)、微炒白芍、白术、茯苓(去皮,白者)各 30g,甘草(微炙赤)15g。

【用法】　上为粗末,每服二钱,水一大盏,烧生姜一块切破,薄荷少许,同煎至七分,去滓热服,不拘时候(现代用法:参照原方比例,酌定用量,作汤剂、煎服。亦有丸剂,每日 2 次,每次6～9g)。

【功效】　疏肝解郁,健脾和营。

【主治】　肝郁血虚,而致两胁作痛,寒热往来,头痛目眩,口燥咽干,神疲食少,月经不调,乳房作胀,脉弦而细者。

### 三十三、逍遥降乳丹(庞保珍方,庞保珍.《不孕不育中医治疗学》)

【组成】　柴胡,当归,白芍,茯苓,白术,香附,牡丹皮,川牛膝,女贞子,麦芽,甘草。

【用法】　水煎服。

【功效】　疏肝解郁,调经助孕。

【主治】　肝郁气滞所致的高催乳素血症等病证。其症可见婚久不孕,血清催乳素＞25μg/L,乳房胀痛,乳汁外溢或挤压而出。月经先后无定期,渐至经闭不行;精神抑郁,时善叹息;胸闷胁胀;或少腹胀痛,经期加重;舌质淡红或暗红,苔薄白,脉弦。

【按语】　肝肾阴虚者,加熟地黄、山茱萸;脾虚痰阻者,加党参、陈皮、半夏。

### 三十四、肾癸续嗣丹(庞保珍方,庞保珍.《不孕不育中医治疗学》)

【组成】　人参,白术,茯苓,白芍,当归,川芎,熟地,炙甘草,菟丝子,巴戟天,鹿茸,紫石英。

【用法】　水煎服。

【功效】　补肾益气,温养冲任。

【主治】　肾气虚所致的不孕不育等。

【按语】　本方对肾气虚所致的闭经、未破裂卵泡黄素化综合征、无排卵、子宫发育不良、宫颈黏液异常等均有较好疗效。方中鹿茸以研细粉冲服为佳,紫石英宜先煎。

### 三十五、芪归螽斯丹(庞保珍方,庞保珍.《不孕不育中医治疗学》)

【组成】 黄芪,当归,熟地黄,白芍,川芎,人参,白术,茯苓,甘草,菟丝子,巴戟天,车前子。

【用法】 水煎服。

【功效】 补益气血,生精毓麟。

【主治】 气血两虚所致的不育症等。

【按语】 本方对气血两虚所致的性欲低下、阳痿、少精子症、弱精子症等均有较好的疗效。思虑过度、劳倦伤心而致心气不足,心血亏耗;大病久病之后,元气大伤,气血两虚,血虚不能化生精液而精少精弱,甚或无精,亦可引起不育。主症:婚久不育,性欲减退,阳事不兴,或精子数少、成活率低、活动力弱;神疲倦怠,面色无华;舌质淡,苔薄白,脉沉细无力。

### 三十六、淫羊赞育丹(庞保珍方,庞保珍.《不孕不育中医治疗学》)

【组成】 淫羊藿,鹿茸,仙茅,巴戟天,蛇床子,韭子,山茱萸,枸杞子,杜仲,人参,熟地黄,当归。

【用法】 水煎服。

【功效】 温补肾阳,填精继嗣。

【主治】 肾阳不足所致的不育症等。

【按语】 本方对肾阳不足所致的死精症、弱精子症等均有较好的疗效。肾为先天之本、水火之宅,肾阳为一身之元阳,是人身阳气的根本。壮命门火,振奋人体阳气,消除机体虚衰及生殖与性功能降低等病症,是男性不育症治疗中最常用的治法之一。肾阳不足,命门火衰,症见婚久不育,性欲减退,阳痿早泄,精子数少、成活率低、活动力弱,或射精无力;伴形寒肢冷,腰酸腿软,疲乏无力,小便清长,夜尿多。舌质淡,苔薄白,脉沉细。

### 三十七、龙胆泻肝汤(《医方集解》)

【组成】 龙胆草(酒炒)6g,黄芩(炒)9g,栀子(酒炒)9g,泽泻12g,木通9g,车前子9g,当归(酒洗)3g,生地黄(酒炒)9g,柴胡6g,生甘草6g。

【用法】 水煎服,根据病情轻重决定用药剂量。也有制成丸剂,每服6～9g,每日2次,温开水送下。

【功效】 泻肝胆实火,清下焦湿热。

【主治】 肝胆实火上扰,症见头痛目赤,胁痛口苦,耳聋、耳肿;或湿热下注,症见阴肿、阴痒,筋痿阴汗,小便淋浊,妇女湿热带下等。

### 三十八、白头翁汤(《伤寒论》)

【组成】 白头翁15g,黄连4～6g,黄柏12g,秦皮12g。

【用法】 水煎服。

【功效】 清热解毒,凉血止痢。

【主治】 热痢。腹痛,里急后重,肛门灼热,泻下脓血,赤多白少,渴欲饮水,舌红苔黄,脉弦数。

### 三十九、萆薢祈嗣丹（庞保珍方，庞保珍.《不孕不育中医治疗学》）

【组成】　萆薢,茯苓,石菖蒲,乌药,甘草,薏苡仁,黄柏,滑石,车前子,牡丹皮,菟丝子,淫羊藿。

【用法】　水煎服。

【功效】　清热利湿,康精赞育。

【主治】　湿热下注所致的不育症等。

【按语】　本方对湿热下注所致的不育症、阳痿、少精子症、死精症、脓精症等有较好的疗效。素嗜肥甘滋腻、辛辣炙煿之品,过量饮酒,则易生热助火,生痰储湿,损伤脾胃,脾失健运,痰湿内生,郁久化热,湿热下注,或精室被扰,或精窍闭阻,或宗筋之络脉损伤等均可造成不育。主症:婚久不育,阳事不兴或勃起不坚,精子数少或死精子较多;胸脘满闷,食少纳呆,口中黏腻,大便黏滞不爽,小腹急满,小便短赤,舌质红,苔黄厚腻,脉滑数。

### 四十、济阴衍宗丹（庞保珍方，庞保珍.《不孕不育中医治疗学》）

【组成】　熟地黄,山药,山茱萸,阿胶,龟甲胶,紫河车,鹿茸,菟丝子,五味子,覆盆子,淫羊藿,车前子。

【用法】　水煎服。

【功效】　滋补肾阴,益精续嗣。

【主治】　肾阴不足所致的不育症等。

【按语】　本方对肾阴不足所致的不育症、遗精、精液量过少、少精子症、弱精子症、精液不液化、畸形精子症等有较好的疗效。肾藏精,主生殖。若久病伤肾,或禀赋不足,或房事过度,或过服温燥劫阴之品,可致肾阴不足,症见婚久不育,遗精滑泄,精液量少,精子数少,精子活动力弱或精液黏稠不化,畸形精子较多;头晕耳鸣,腰膝酸软,手足心热;舌质红,少苔,脉沉细。

### 四十一、逍遥毓麟丹（庞保珍方，庞保珍.《不孕不育中医治疗学》）

【组成】　柴胡,香附,当归,白芍,白术,牡丹皮,王不留行,五味子,枸杞子,菟丝子,覆盆子,车前子。

【用法】　水煎服。

【功效】　疏肝解郁,益精种子。

【主治】　肝郁血瘀肾虚所致的不育症等。

【按语】　本方对肝郁血瘀肾虚所致的不育症、性欲低下、阳痿、不射精、少精子症、弱精子症等有较好的疗效。情志刺激,郁怒伤肝,肝气郁结,疏泄无权,可致宗筋痿而不举,或肝之疏泄失常,致不射精,乃因精子的排泄,与肝的疏泄功能有密切关系,或气郁化火,肝火亢盛,灼伤肾水,肝木失养,宗筋拘急,精窍之道被阻,或外伤子肾,络脉受损,情志不舒,瘀血内阻等均可导致男性不育。主证:婚久不育,性欲低下,阳痿不举,或性交时不能射精,精子稀少、活力下降;情志抑郁,胸胁胀痛,善太息,或射精时茎中作痛,或睾丸胀痛。舌质暗红或有瘀点,脉弦或涩。

### 四十二、逍遥阳春丹（庞保珍方,庞保珍.《不孕不育中医治疗学》）

【组成】 当归,白芍,柴胡,茯苓,白术,甘草,蜈蚣,水蛭。

【用法】 水煎服。

【功效】 疏肝解郁,通络振痿。

【主治】 肝气郁结所致的阳痿等。

【按语】 本方对肝气郁结所导致的阳痿、性欲低下、不射精、早泄等酌情加减应用均有较好的疗效。命门火衰者,加淫羊藿,巴戟天,鹿茸;肾阴不足者,加熟地黄,山茱萸。

### 四十三、泰山磐石散（《景岳全书》）

【组成】 人参 5g,黄芪 15g,当归 5g,川续断 5g,黄芩 5g,白术 10g,川芎 4g,芍药 6g,熟地黄 10g,砂仁 4g,炙甘草 4g,糯米 5g。

【用法】 水一盅半,煎七分,食远服。但觉有孕,三、五日常用一服;四月之后,方无虑也（现代用法:1 剂煎 3 次,早、午、晚空腹时服）。

【功效】 益气健脾,养血安胎。

【主治】 妇女妊娠,气血两虚。症见胎动不安或屡有堕胎宿患,面色淡白,倦怠乏力,不思饮食,舌质淡,苔薄白,脉滑无力,或沉弱。

### 四十四、肾气丸（《金匮要略》）

【组成】 干地黄 240g,山药 120g,山茱萸 120g,泽泻 90g,茯苓 90g,牡丹皮 90g,桂枝 30g,附子(炮)30g。

【用法】 上八味,末之,炼蜜和丸,梧子大,酒下十五丸,加至二十五丸,日再服（现代用法:混合碾细,炼蜜和丸,每丸重 15g,早、晚各 1 丸,开水送下。或根据原方用量比例酌情增减,水煎服）。

【功效】 温补肾阳。

【主治】 肾阳不足。症见腰痛脚软,下半身常有冷感,少腹拘急,小便不利,或小便反多;尺脉沉细,舌质淡而胖,苔薄白不燥;以及脚气、痰饮、消渴、转胞等。

### 四十五、干姜人参半夏丸（《金匮要略》）

【组成】 干姜 6g,人参 6g,半夏 9g。

【用法】 水煎服。

【功效】 温中补虚,降逆止呕。

【主治】 妊娠及脾胃虚寒之呕吐。

### 四十六、橘皮竹茹汤（《金匮要略》）

【组成】 橘皮 12g,竹茹 12g,大枣 5 枚,生姜 9g,甘草 6g,人参 3g。

【用法】 上六味,以水 1000ml,煮取 300ml,温服 100ml,每日服 3 次。

【功效】 降逆止呃,益气清热。

【主治】 胃虚有热,气逆不降,呃逆或干呕。

### 四十七、桃核承气汤（《伤寒论》）

【组成】　桃核(去皮尖)12g,大黄 12g,桂枝 6g,甘草(炙)6g,芒硝 6g。

【用法】　水煎服。

【功效】　破血下瘀。

【主治】　下焦蓄血。少腹急结,小便自利,谵语烦渴,至夜发热,甚则其人如狂。

### 四十八、下瘀血汤（《金匮要略》）

【组成】　大黄 9g,桃仁 9g,䗪虫(熬,去足)9g。

【用法】　水煎服。

【功效】　破血下瘀。

【主治】　产妇腹痛,因干血内结,著于脐下者;亦治血瘀而致经水不利之证。

### 四十九、温经汤（《金匮要略》）

【组成】　吴茱萸 9g,当归 9g,芍药 6g,川芎 6g,人参 6g,桂枝 6g,阿胶 9g,牡丹皮(去心)6g,生姜 6g,甘草 6g,半夏 6g,麦冬(去)9g。

【用法】　水煎服。

【功效】　温经散寒,祛瘀养血。

【主治】　冲任虚寒,瘀血阻滞。漏下不止,月经不调,或前或后,或经停不至,而见傍晚发热,手心烦热,唇口干燥,少腹里急,腹满;也治妇人久不受孕。

### 五十、桂枝茯苓丸（《金匮要略》）

【组成】　桂枝、茯苓、牡丹皮、桃仁(去皮尖)、芍药各 9g。

【用法】　水煎服。

【功效】　活血化瘀,缓消癥块。

【主治】　瘀血留结胞宫。妊娠胎动不安,漏下不止,血色紫黑晦暗、腹痛拒按等。

### 五十一、黄土汤（《金匮要略》）

【组成】　甘草、干地黄、白术、附子(炮)、阿胶、黄芩各 9g,灶心黄土 30g。

【用法】　先将灶心土水煎取汤,再煎余药。

【功效】　温阳健脾,养血止血。

【主治】　脾阳不足,中焦虚寒。症见大便下血,或吐血、衄血,妇人崩漏,血色暗淡,四肢不温,面色萎黄,舌淡苔白,脉沉细无力者。

### 五十二、胶艾汤（《金匮要略》）

【组成】　川芎 6g,阿胶 9g,艾叶 9g,甘草 6g,当归 9g,芍药 12g,干地黄 12g。

【用法】　水煎去渣,或加酒适量;入阿胶化,温服。

【功效】　补血止血,调经安胎。

【主治】　妇人冲任虚损。症见崩中漏下,月经过多,淋漓不止,或半产后下血不绝,或妊娠下血,腹中疼痛者。

### 五十三、五苓散（《伤寒论》）

【组成】　猪苓 9g,泽泻 15g,白术 9g,茯苓 9g,桂枝(去皮)6g。

【用法】　水煎服。

【功效】　利水渗湿,温阳化气。

【主治】　①外有表证,内停水湿。症见头痛发热,烦渴欲饮,或水入即吐,小便不利,舌苔白,脉浮。②水湿内停。症见水肿,泄泻,小便不利,以及霍乱吐泻等。③痰饮。症见脐下动悸,吐涎沫而头眩,或短气而咳者。

### 五十四、茵陈五苓散（《金匮要略》）

【组成】　茵陈蒿末 10g,五苓散 5g。

【用法】　水煎服。

【功效】　利湿退黄。

【主治】　湿热黄疸,湿重于热,小便不利者。

### 五十五、猪苓汤（《伤寒论》）

【组成】　猪苓(去皮)、茯苓、泽泻、阿胶(碎)、滑石(碎)各 9g。

【用法】　水煎服,阿胶分 2 次烊化。

【功效】　利水清热养阴。

【主治】　水热互结。症见小便不利,发热,口渴欲饮,或心烦不寐,或兼有咳嗽,呕恶,下利。又治血淋,小便涩痛,点滴难出,小腹满痛者。

### 五十六、防己黄芪汤（《金匮要略》）

【组成】　防己 12g,黄芪(去芦)15g,甘草(炒)6g,白术 9g。

【用法】　水煎服,服后取微汗。

【功效】　益气祛风,健脾利水。

【主治】　卫表不固,风水或风湿。症见汗出恶风,身重,小便不利,舌淡苔白,脉浮者。

### 五十七、甘草干姜茯苓白术汤（《金匮要略》）

【组成】　甘草 6g,干姜 12g,茯苓 12g,白术 6g。

【用法】　水煎服。

【功效】　暖土胜湿。

【主治】　寒湿下侵之肾着病。身重腰下冷痛,腰重如带五千钱,但饮食如故,口不渴,小便自利。

### 五十八、真武汤（《伤寒论》）

【组成】　茯苓 9g,芍药 9g,白术 6g,生姜 9g,附子(炮、去皮,破八片)6g。

【用法】　水煎服。

【功效】　温阳利水。

【主治】　①脾肾阳虚，水气内停。症见小便不利，四肢沉重疼痛，腹痛下利，或肢体水肿，苔白不渴，脉沉。②太阳病。发汗，症见汗出不解，其人仍发热，心下悸，头眩，身𝗌动，振振欲擗地。

### 五十九、鳖甲煎丸（《金匮要略》）

【组成】　鳖甲90g，乌扇（炮）、黄芩、鼠妇（熬）、干姜、大黄、桂枝、石韦（去毛）、厚朴、瞿麦、紫葳、阿胶各22.5g，柴胡、蜣螂（熬）各45g，芍药、牡丹皮（去心）、䗪虫（熬）各37g，蜂窠（炙）30g，赤硝90g，桃仁15g，人参、半夏、葶苈各7.5g。

【用法】　取灶下灰1500g，黄酒10 000ml，浸灰内滤过取汁，煎鳖甲成胶状，其余22味共为细末，将鳖甲胶放入炼蜜中和匀为小丸，每服3g，每日3次。

【功效】　行气活血，祛湿化痰，软坚消癥。

【主治】　疟疾日久不愈，胁下痞鞕成块，结成疟母，以及癥积结于胁下，推之不移，腹中疼痛，肌肉消瘦，饮食减少，时有寒热，女子月经闭止等。

### 参 考 文 献

[1]　何清湖，等．中华医书集成[M]．北京：中医古籍出版社，1999.

[2]　河北医学院．灵枢经校释.2版[M]．北京：人民卫生出版社，2009.

[3]　山东中医学院，河北医学院．黄帝内经素问校释（上册.2版）[M]．北京：人民卫生出版社，2009.

[4]　王洪图．黄帝内经素问白话解[M]．北京：人民卫生出版社，2004.

[5]　山东中医学院，河北医学院．黄帝内经素问校释（下册.2版）[M]．北京：人民卫生出版社，2009.

[6]　谷翊群，等译．世界卫生组织人类精液及精子-宫颈黏液相互作用实验室检验手册.4版[M]．北京：人民卫生出版社，2001.

[7]　李曰庆．中医外科学[M]．北京：中国中医药出版社，2002.

[8]　王心如，周作民．生殖医学[M]．北京：人民卫生出版社，2004.

[9]　尤昭玲．中西医结合妇产科学[M]．北京：中国中医药出版社，2006.

[10]　曹开镛．中医男科诊断治疗学[M]．北京：中国医药科技出版社，2007.

[11]　王琦．王琦男科学，2版[M]．郑州：河南科学技术出版社，2007.

[12]　窦肇华．生殖生物学[M]．北京：人民卫生出版社，2007.

[13]　乔杰．生殖工程学[M]．北京：人民卫生出版社，2007.

[14]　周作民．生殖病理学[M]．北京：人民卫生出版社，2007.

[15]　朱长虹．生殖药理学[M]．北京：人民卫生出版社，2007.

[16]　王应雄．生殖健康学[M]．北京：人民卫生出版社，2007.

[17]　熊承良．临床生殖医学[M]．北京：人民卫生出版社，2007.

[18]　徐晓阳．性医学[M]．北京：人民卫生出版社，2007.

[19]　世界卫生组织男性不育标准化检查与诊疗手册[M]．李铮等译．北京：人民卫生出版社，2007.

[20]　张滨．性医学[M]．广州：广东教育出版社，2008.

[21]　庞保珍，赵焕云．不孕不育中医治疗学[M]．北京：人民军医出版社，2008.

[22]　庞保珍，庞清洋，赵焕云．不孕不育中医外治法[M]．北京：人民军医出版社，2009.

[23]　夏桂成．夏桂成实用中医妇科学[M]．北京：中国中医药出版社，2009.

［24］徐福松．徐福松实用中医男科学［M］．北京：中国中医药出版社，2009．

［25］中华医学会．临床诊疗指南·辅助生殖技术与精子库分册［M］．北京：人民卫生出版社，2009．

［26］罗丽兰．不孕与不育．2版［M］．北京：人民卫生出版社，2009．

［27］乔杰．多囊卵巢综合征［M］．北京：北京大学医学出版社，2009．

［28］临床生殖医学与手术［M］．乔杰主译．北京：北京大学医学出版社，2009．

［29］肖承悰．中医妇科临床研究［M］．北京：人民卫生出版社，2009．

［30］侯丽辉，王耀庭．今日中医妇科．2版［M］．北京：人民卫生出版社，2011．

［31］庞保珍．不孕不育名方精选［M］．北京：人民军医出版社，2011．

［32］谷翊群，等译．世界卫生组织人类精液检查与处理实验室手册．5版［M］．北京：人民卫生出版社，2011．

［33］中华医学会．临床技术操作规范·辅助生殖技术和精子库分册［M］．北京：人民军医出版社，2012．

［34］李蓉，乔杰．生殖内分泌疾病诊断与治疗［M］．北京：北京大学医学出版社，2012．

［35］李力，乔杰．实用生殖医学［M］．北京：人民卫生出版社，2012．

［36］庞保珍．饮食养生之道［M］．北京：中医古籍出版社，2012．

［37］庞保珍．男性健康之道［M］．北京：中医古籍出版社，2012．

［38］庞保珍．放松心情之道［M］．北京：中医古籍出版社，2012．

［39］庞保珍．性功能障碍防治精华［M］．北京：人民军医出版社，2012．

［40］［英］瑞兹克．不孕症与辅助生殖［M］．孙鲲主译．北京：人民卫生出版社，2013．

［41］刘平，乔杰．生殖医学实验室技术［M］．北京：北京大学医学出版社，2013．

［42］乔杰．生育力保护与生殖储备［M］．北京：北京大学医学出版社，2013．

［43］李淑玲，庞保珍．中西医临床生殖医学［M］．北京：中医古籍出版社，2013．

［44］乔杰．生殖医学临床诊疗常规［M］．北京：人民军医出版社，2013．

［45］曹开镛，庞保珍．中医男科病证诊断与疗效评价标准［M］．北京：人民卫生出版社，2013．

［46］左伋．医学遗传学［M］．6版．北京：人民卫生出版社，2013．

［47］乔杰．生殖医学临床指南与专家解读［M］．北京：人民军医出版社，2014．

［48］庞保珍，庞清洋．健康长寿之路［M］．北京：中医古籍出版社，2015．

［49］庞保珍，庞清洋．女性健康漂亮的智慧［M］．北京：中医古籍出版社，2015．

［50］庞保珍，庞清洋．战胜不孕不育的智慧［M］．北京：中医古籍出版社，2015．

［51］庞保珍．生活起居中的健康科学——远离癌症、糖尿病、心脑血管疾病［M］．北京：人民卫生出版社，2015．

［52］庞保珍．不孕不育治疗名方验方［M］．北京：人民卫生出版社，2015．

［53］庞保珍．优生优育——生男生女好方法［M］．北京：中医古籍出版社，2016．

［54］郭应禄，辛钟成，金杰．男性生殖医学［M］．北京：北京大学医学出版社，2016．

［55］王劲松，王心恒，王晓虎．王劲松中医精室论［M］．南京：东南大学出版社，2016．

［56］庞保珍，庞清洋．健康之路——《国家基本公共卫生服务规范》健康教育解读［M］．郑州：河南科学技术出版社，2017．

［57］孙自学，庞保珍．中医生殖医学［M］．北京：人民卫生出版社，2017．

［58］连方．中西医结合生殖医学［M］．北京：人民卫生出版社，2017．

［59］庞保珍，郭兴萍，庞清洋．实用中西医生殖医学［M］．北京：中医古籍出版社，2019．

［60］庞保珍，庞清洋．不孕不育名方精选．2版［M］．郑州：河南科学技术出版社，2019．

［61］庞保珍，庞清洋．不孕不育中医治疗学．2版［M］．郑州：河南科学技术出版社，2019．

［62］玄绪军，庞保珍．男性健康指南［M］．北京：人民卫生出版社，2019．

［63］腾秀香．卵巢早衰治验（柴嵩岩中医妇科精粹丛书）［M］．北京：中国中医药出版社，2016．

［64］柴嵩岩，腾秀香．柴嵩岩治闭经［M］．北京：北京科学技术出版社，2016．

［65］腾秀香．柴嵩岩妇科思辨经验录［M］．北京：人民军医出版社，2009．

［66］ 马烈光,蒋力生 . 中医养生学. 3 版［M］. 北京:中国中医药出版社,2016.

［67］ 陈子江 . 生殖内分泌学［M］. 北京:人民卫生出版社,2017.

［68］ 姜辉,邓春华 . 中国男科疾病诊断治疗指南与专家共识［M］. 北京:人民卫生出版社,2017.

［69］ 宋民宪,杨明 . 新编国家中成药. 2 版［M］. 北京:人民卫生出版社,2011.

［70］ 李曰庆,李海松 . 新编实用中医男科学［M］. 北京:人民卫生出版社,2018.

［71］ 戚广崇 . 实用中医男科学［M］. 上海:上海科学技术出版社,2018.

［72］ 许济群 . 中医方剂学［M］. 上海:上海科学技术出版社,1985.

［73］ 高学敏 . 中药学. 2 版［M］. 北京:中国中医药出版社,2007.

［74］ 秦国政 . 中医男科学［M］. 北京:中国中医药出版社,2012.

［75］ 秦国政 . 中医男科学［M］. 北京:科学出版社,2017.

［76］ 中国营养学会妇幼分会 . 中国孕期、哺乳期妇女和 0－6 岁儿童膳食指南(简要本)［M］. 北京:人民卫生出版社,2010.

# 男性不育篇

# 第 10 章　男性不育概述

世界卫生组织(WHO)规定,夫妇未采用任何避孕措施同居 1 年以上,性生活正常,由于男方因素而致女方不孕者,称为男性不育症。其实男性不育并不是一个独立性疾病,而是男性其他疾病或多种因素最终导致的结果。生殖生理研究证实,男性在正常生育中起着两大作用,一是产生正常的生殖细胞——精子;二是能使精子与卵子正常结合。男性能否正常发挥这两大作用,受诸多因素或疾病的影响。任何能够干扰男性生殖的某一环节,均可造成男性不育。

中医学对男性不育的认识可谓是源远流长。《周易》中有不育之病名。《山海经·中山经》中记载有许多治疗男性不育和增强男性生育能力的药物。《黄帝内经》首次提出了以"肾"为核心的男科学理论,指出肾精的盛衰,天癸的有无,气血是否充盈,脏腑功能是否协调,直接影响着男性生育能力,同时论述了许多可致男性不育的病症。之后,历代医家对男性不育的病因、病机与治疗都进行了比较系统的研究。

【流行病学】　据 WHO 调查,15%的育龄夫妇存在着不育的问题,而发展中国家的某些地区可高达 30%,男女双方原因各占 50%。

【发病机制】

## (一)西医病因病理

### 1. 先天发育异常

先天性发育异常是导致男性不育的重要原因。主要指睾丸、外生殖器发育异常,输精管道及其他与生育比较密切的器官的异常。

(1)睾丸发育异常

①无睾:即睾丸先天缺如。这类患者的染色体大多数为 46XY,表现型为男性,但由于没有睾丸,故至青春期无第二性征出现,无生育能力,血促性腺激素较高。单侧无睾多发生于右侧,并常伴对侧隐睾。双侧无睾异常导致性别异常及合并类宦官症。

②隐睾:隐睾是常见的睾丸先天性异常。在正常情况下,胎儿在第 7~8 个月时睾丸降入阴囊,但有 3%足月男婴和 30%早产男婴发生隐睾。但这些男婴大多在出生后数月,或最长不超过 1 周岁即可降入阴囊。成人隐睾症为 0.3%～0.7%,双侧隐睾所致不育者为 50%～100%,单侧隐睾为 30%～60%。根据睾丸所在部位不同可分为腹内高位隐睾、腹股沟隐睾、阴囊高位隐睾和滑动性隐睾 4 种。隐睾要注意和无睾相鉴别。

③多睾:较罕见,其病因未明,多数认为是生殖嵴内上皮细胞群分裂的结果,多无明显症

状,常于无意中发现阴囊中有多个睾丸。多余睾丸一般不能正常发育,因存在恶变可能,应尽早把多余睾丸切除。

④Kallmann综合征:它是由于先天性促性腺激素(LH、FSH)缺乏引起性腺发育不全,同时伴嗅觉丧失或减退的先天性隐性遗传性疾病。因性腺发育障碍,故睾丸不能产生精子,而失去生育能力。

⑤Klinefelter综合征:先天性睾丸发育不全综合征,也称睾丸曲细精管发育不良。其主要表现为睾丸小,阴茎小,形体从耻骨到足底距离较长,手臂也比正常人长,乳房女性化,另类阉割体型,尿内促性腺激素高。外周血染色体核型为性染色体非整倍体异常,90%为47XXY,10%为47XXY/46XY嵌合型。

⑥两性畸形:分假两性畸形和真两性畸形两种。假两性畸形是指患者只有一种性腺存在,但生殖器和(或)第二性征发育异常,具有两性特征。真两性畸形是指这类患者的性腺兼有睾丸和卵巢两种组织,表现型也具有两性性征。

男性假两性畸形外生殖器发育像女性,但性腺是睾丸,男性第二性征不显著,有女性体型,细胞核型分析为46XY,故本质上是男性。

真两性畸形同一机体存在睾丸和卵巢两种性腺组织,呈现两种性征,外生殖器大多认为是男性,但有周期性血尿(月经)。根据双重性腺的部位,可出现一侧为睾丸或卵巢,而另一侧兼有卵巢和睾丸,或双侧均有睾丸和卵巢组织,或一侧为睾丸而另一侧为卵巢,外表可显示男性或女性。

(2)输精管道发育异常:据统计,输精管道缺陷占男性不育发病率的1%~2%,是导致无精子症的重要原因,主要指输精管、附睾、精囊发育异常,以及尿道上裂和尿道下裂。其中尿道下裂是临床较常见的先天性畸形,一般根据尿道开口异常的部位,分阴茎头型、阴茎型、阴茎阴囊型和会阴型,后两种可影响排尿功能和性生活,故可导致不育。

(3)外生殖器发育异常:男性外生殖器发育异常,是指阴茎、阴囊发育异常。无阴茎、阴茎发育不良、双阴茎都较为罕见。小阴茎是指青春期后阴茎长度不足3cm,因影响性生活从而导致不育。

### 2. 男性下丘脑-垂体-性腺轴功能紊乱

人类的正常生殖活动有赖于这一性腺轴功能的自然生理调节。无论何种原因引起这一性腺轴功能紊乱,即可引起男性不育。

(1)性腺分泌功能异常:一般分为性腺功能亢进和性腺功能低下两种。

①性腺分泌功能亢进:常见的为睾丸间质细胞瘤,由于其分泌较多的雄性激素(睾酮)经肝代谢转化为雌激素,使体内雌雄激素比例失调。临床表现为男性女性化,乳房增大,勃起障碍,不育等。

②性腺分泌功能低下:常见的病因有以下几种。

下丘脑病变:Kallmann综合征(性幼稚-嗅觉丧失综合征);Laurence-Moon-Biedl综合征(又称视网膜色素变性,多指肥胖生殖器异常综合征);Prader-Will综合征(性幼稚低肌张力综合征)、Frohlich综合征、选择性黄体生成素(LH)缺乏症。

垂体原因:如高催乳素血症、青春期后垂体部分或全部衰竭(因肿瘤、放射性、血管畸形等导致)、青春期前垂体衰竭(垂体性侏儒)等。

睾丸原因:如Klinefelter综合征、XYY综合征、男性Turner综合征、唯支持细胞综合征、先天性无睾丸等。

(2)甲状腺疾病:常见为甲状腺功能亢进和低下。前者多伴男性乳房发育、性欲下降等症状;后者常发生程度不等的睾丸合成睾酮减少,精子生成障碍,并发生性功能紊乱。二者均可导致男性不育。

(3)肾上腺疾病

①先天性肾上腺增生症:因分泌过量睾酮而通过抑制垂体分泌促性腺激素,出现青春期早熟,但睾丸不发育,无精子。

②女性化肾上腺皮质肿瘤:因分泌过量雌激素而使男性出现女性化,表现乳房发育,睾丸组织萎缩,精子生成障碍。

③Addison 病:因肾上腺皮质萎缩或破坏引起皮质醇或醛固酮缺乏,可伴有性欲下降,继发于垂体或下丘脑疾病的肾上腺皮质激素不足者,可致睾酮分泌减少和精子生成障碍,发生少精子症或无精子,从而不育。

④Cushing 综合征:因肾上腺皮质激素分泌过多所致,可伴有性欲减退和勃起障碍,影响精子生成。

⑤醛固酮增多症:男性伴有性欲减退、勃起障碍等。

(4)糖尿病:许多研究表明,葡萄糖对正常生精过程起着重要作用,血糖是生精上皮的主要能源,而睾丸中的非生精上皮(支持细胞和间质细胞)主要依靠脂类代谢供能。糖尿病是人体内胰岛素分泌相对或绝对减少而引起的一种糖代谢紊乱性疾病。由于葡萄糖的利用障碍常伴有性功能障碍和生精功能减退,从而导致男性不育。

### 3. 免疫功能异常

在正常情况下,睾丸有免疫屏障隔离,即"血生精小管屏障"。当这种免疫屏障被破坏时,即可发生自身免疫反应,如腮腺炎引起的睾丸炎、附睾炎、前列腺炎、精囊炎;因损伤或感染引起的睾丸萎缩;输精管结扎术,尚有一些不明原因等都可引起免疫反应。生殖道的损伤(如睾丸损伤、输精管结扎)引起的精子自身免疫反应已在动物实验和临床获得证实。为什么身体健康而不育的男性会产生抗精子抗体,其原因未明。其中一种解释是由于生殖道感染引起。许多研究表明,在男性生殖道内存在各种不同的免疫复合物,它们对免疫反应起着托板作用,精液中存在 IgA 和 IgG 的分泌,这些物质可能来自睾丸网和附睾。补体复合物也存在精液中,它们共同完成了在男性生殖道内的抗精子抗体反应。精浆具有免疫抑制及抗补体的特征,可能对上述免疫活性起着调节作用。

精子凝集抗体作用可使精子凝集,精子制动抗体可使精子制动,通过抗精子抗体、细胞毒作用,可以杀死精子,包裹精子的抗体,可降低精子穿透宫颈黏液的能力。抗精子抗体还可妨碍正常生理反应,如精子获能过程,以及抑制精子-卵子融合的过程。精子的自身免疫可以引起精子发生过程的紊乱而致少精子症或无精子症。

女性的同种精子免疫反应,其中以宫颈水平的免疫反应最大,其次为子宫内膜、输精管,抗精子抗体主要为 IgA 和 IgG。局部的抗精子抗体可以从多方面阻碍生殖过程,可以提高巨噬细胞吞噬精子的作用,可杀死精子或使精子制动、凝集,影响精子通过宫颈黏液,干扰精子获能、受精等,从而导致不育。

### 4. 生殖系统感染

生殖系统感染包括特异性和非特异性感染两类,可以影响精子的发生、输送及精子活力和精液状况,从而导致男性不育。尤其近年随着性病的不断蔓延,生殖系感染对生育的影响尤为明显。

(1)生殖系特异性感染

①淋球菌感染:淋菌性尿道炎若失治、误治,常并发前列腺炎、精囊炎和附睾炎,可引起精液质量的改变,或输精管道阻塞,从而导致不育。

②生殖系结核:多由泌尿系结核发展而来,可造成输精管和附睾阻塞,从而引发不育。

③腮腺炎合并睾丸炎:据统计,12—18岁的男性腮腺炎患者,约20%并发睾丸炎,约1/4可因睾丸炎造成不育。若单侧睾丸受损,生育力可能会下降;若双侧睾丸受损,睾丸曲细精管均受到严重破坏,可致少精子症或无精子症,引起不育。

④支原体、衣原体感染:支原体从形态而言是介于细菌和病毒之间的一种病原微生物,有解脲支原体和人型支原体两种,并认为人类是其唯一宿主。衣原体是类似于革兰阴性细菌的微生物,只能在细胞内繁殖。衣原体、支原体生殖道感染,可致非细菌性尿道炎、附睾炎,影响精子质量,从而导致不育。能否引起前列腺炎,目前尚有争议。

(2)生殖系非特异性感染:需氧革兰阴性杆菌、肠道球菌是男性生殖道感染较常见的病原体,它们在尿道炎的发病中不处于重要地位,但易致前列腺炎、附睾炎、精囊炎。革兰阴性杆菌对精子是否有影响,目前尚无定论。有人发现,大肠埃希菌感染的生殖道炎症患者,精子活动度降低。在精子活动异常及精子凝集所致不育的患者中,查出64%有细菌感染。

(3)其他:前列腺炎也可影响生育。据研究,精液液化不良的主要原因即是前列腺炎。精囊腺炎可致精囊腺分泌减少,精液量明显降低,精子活力下降,导致不育。

### 5. 精索静脉曲张

精索静脉曲张是男性不育的主要原因。据有关资料统计,精索静脉曲张伴不育的发病率为35%~40%。有50%~80%的精索静脉曲张患者有精液异常,睾丸活检可见双侧精子发生障碍。

(1)精索静脉曲张所致的生殖病理改变

①睾丸、附睾的病理改变:精索静脉曲张可导致单侧和双侧睾丸缩小、变软。对此,20世纪70年代就有人报道。Cockett报道(1979年)左侧精索静脉曲张者左睾丸比右睾丸容积小3~5ml,精索静脉曲张睾丸体积下降到正常睾丸体积的80%。在国内也有学者以睾丸模型对576例正常生育力男性的睾丸体积测量为(19.8±3.3)ml(范围12~27ml)。同时对58例精索静脉曲张但能生育者的睾丸体积测量,平均体积为(16.3±3.4)ml。另一组精索静脉曲张伴不育86例,平均睾丸容积右侧为16.2ml,左侧为14.5ml。

许多临床和实验研究均证实,精索静脉曲张所引起的睾丸损害是双侧性的。其病理组织活检表明,双侧睾丸的病理变化、范围、程度及病变类型基本相似。Mcfadden和Mehan对101例不育伴精索静脉曲张的病例做睾丸活检,发现曲细精管有细胞脱落、基膜增厚、生精阻滞和Leydig细胞增生。病变组织学类型尽管各家报道不一,但均认为精子发生终止在精子细胞阶段。不成熟生精细胞提前释放入管内,曲细精管壁增厚,间质细胞退行性变是精索静脉曲张所致睾丸病变的主要表现。20世纪80年代,对精索静脉曲张所致睾丸超微结构变化进行研究结果表明,睾丸支持细胞内质网扩张或空泡样变性,精子细胞也有核膜破裂、顶体畸形等表现,睾丸内毛细血管内皮增厚,动脉痉挛,动脉内皮细胞微丝增多等,以及血生精小管屏障受损。从临床观察来看,若病程较短,病理变化较轻,做精索内静脉高位结扎术可恢复生育力,获得怀孕。但病理改变较严重的则可造成不可逆的睾丸生精功能损害。近来有人对附睾超微结构也进行了观察,发现附睾柱状上皮结构异常,纤维紊乱和稀少。

②易诱发生殖道感染:研究表明,精索静脉曲张患者由于局部温度升高,睾丸缺氧,代谢产物积聚,附睾功能紊乱而易合并有生殖道非特异性感染,且感染不易愈合。研究还证实生殖道

感染率并不随着精索静脉曲张程度的加重而增加。

③精液改变:许多研究表明,精索静脉曲张患者,精液中精子数量和活力均降低,尖头或不规则形状的畸形精子增多,自曲细精管脱落的不成熟精子和生精细胞增高。精液中出现原始不成熟精子细胞被认为是精索静脉曲张患者的特征性变化。

(2)精索静脉曲张导致不育的机制:迄今为止,精索静脉曲张所致不育的确切机制尚未明了,为此人们提出了许多假说以阐明其发病机制。

①睾丸温度升高:睾丸生精功能得以正常维持,赖于睾丸保持适宜的温度。而曲张的精索蔓状静脉丛包绕睾丸,使精索静脉曲张患者的精索肌筋膜管退化而使睾提肌舒缩障碍,睾丸周围的静脉血液郁滞,精索内静脉血液的反流,使腹腔内较高温度的血液直灌到睾丸而使睾丸温度调节障碍,从而使睾丸温度升高,使睾丸的生精过程发生障碍。

②血管活性物质及毒性代谢物对睾丸的损伤:精索静脉曲张时,左肾静脉的血液通过左精索内静脉反流到睾丸,于是肾静脉中含有的来自肾和肾上腺的激素物质,如皮质醇、儿茶酚胺,以及毒性代谢产物,如5-羟色胺和肾分泌的前列腺素都会随精索静脉血反流进睾丸,进而抑制睾丸生精功能。据研究,精索静脉曲张患者睾丸静脉内的前列腺素 E、前列腺素 F、儿茶酚胺、5-羟色胺的浓度高于外周血中的浓度,但可的松和肾素的测定显示睾丸静脉内该类物质的浓度并不高于外周血浓度。且这些代谢产物除直接损害睾丸外,已证实儿茶酚胺和前列腺素这些血管活性物质能从睾丸静脉向睾丸动脉转移。实验表明,睾丸静脉内注入儿茶酚胺和前列腺素,睾丸动脉内这类物质也增高,使动脉血管收缩而出现睾丸动脉血流减少。故血管活性物质对睾丸生精功能的抑制,可能是通过睾丸动脉收缩而使血供减少实现的。还有学者认为,前列腺素对男性生育力的影响除了减少睾丸血流量,直接抑制生精功能外,尚能直接引起附属性腺的收缩,使精子不易在附睾内成熟。

③曲张导致下丘脑-垂体-睾丸性腺轴功能紊乱:通过精索静脉曲张睾丸组织学研究表明,睾丸间质细胞出现增生,但有表现为退化者,这可能是病变的不同阶段所致。1978 年,Meiss 取精索静脉曲张者的睾丸组织,测定间质细胞合成睾酮的含量,结果较正常人明显降低,但外周血中睾酮含量未必下降。这种睾丸及附睾局部的睾酮下降也许是导致睾丸精子发生及精子在附睾内成熟的原因。对周围血中 FSH、LH、雌二醇($E_2$)、睾酮(T)值的变化,目前研究结果不一,有的报道无变化,有的认为 T 值有所下降,这可能与选择的病例严重程度有差异相关。有人使用促性腺激素释放激素(GnRH)治疗精索静脉曲张性严重少精子患者,使血清 LH 和 FSH 明显增加,与高位结扎后的精索静脉曲张少精子症患者使用人绒毛膜促性腺激素(HCG)治疗进行对比研究,显示 HCG 治疗后可使精液质量改善,提高妊娠率,其机制可能与 HCG 刺激睾丸间质细胞使睾酮分泌增加有关。

④睾丸血流动力学改变影响睾丸代谢:研究表明,精索静脉曲张时,血液淤积,静脉内压增高,可诱发脊髓交感神经反射使睾丸微小动脉收缩而影响睾丸血供,二氧化碳积聚,进而出现低氧和碳酸升高,造成乳酸的蓄积,从而影响精子的产生。

⑤睾丸、附睾微循环障碍:据研究,精索静脉曲张患者的睾丸局部区域、毛细血管和静脉淤血,动脉血流下降;而另一些区域血供仍正常。这种血供的差异可以用来解释为何精索静脉曲张所致睾丸组织学病变为不均一性、斑点样表现。

⑥精索静脉曲张对附睾功能的影响:有人以人工诱发大鼠精索静脉曲张做附睾超微结构检查,发现附睾柱状上皮退化,精液中 α-葡萄糖苷酶活性降低,肉毒碱值降低,表明附睾功能受

损。由于附睾的血液循环与睾丸同源,故推测精索静脉曲张影响了附睾的血液供应,从而干扰了附睾功能,使精子的成熟发生障碍,精子质量下降。

⑦免疫屏障的损坏:精索静脉曲张可致睾丸附睾的免疫屏障损害,从而引起抗精子抗体的产生,导致免疫性不育。但有关这方面的研究较少,有待进一步探索。

⑧其他

氧自由基学说:氧自由基主要是有氧代谢时氧的还原不充分而形成,它对精子功能的影响主要是通过启动脂膜过氧化,对精子细胞膜产生破坏而实现。有实验表明,精索静脉曲张时睾丸组织中过氧化物含量比正常者明显增高,这种高浓度的脂质过氧化物损伤了睾丸生精细胞及亚细胞膜,从而引起生精功能障碍。

遗传学因素:精索静脉曲张通常被认为是非遗传性疾病,但近年有研究表明,精索静脉曲张患者具有某种有缺陷的基因,它可能影响 Leydig 细胞的正常发育,引起睾丸类固醇激素生物合成异常,造成外周血中睾酮水平降低和附属性腺功能紊乱。

总之,尽管有关精索静脉曲张所致不育的机制研究假说较多,但无一种假说能较完整、准确、全面阐述精索静脉曲张不育的发生机制,均存在一定的局限性和片面性。我们认为,精索静脉曲张不育的发生是通过多种途径,诸多因素共同影响的结果。

### 6. 输精管道梗阻

输精管道梗阻是无精子症的常见原因。梗阻可发生于输精管道的任何部位,从睾丸网、附睾、输精管直到射精管开口。导致输精管道阻塞的病因一般分为先天性和后天性两类。前者是指输精管道发育异常。后者多由于输精管道感染(如常见的结核杆菌和淋球菌感染)、创伤(常见为手术或非手术,误伤或损伤输精管等)和肿瘤(如常见的附睾肿瘤)等所引起。

### 7. 性功能障碍

可以导致男性不育的性功能障碍主要为阴茎勃起障碍(阴茎不能勃起插入阴道)、早泄(阴茎未放入阴道即射精)、逆行射精、不射精等。

### 8. 精液或精子异常

精液或精子异常是导致男性不育的重要原因。一般而言,除性功能障碍所致不育外,其他引起男性不育的病因最终都要导致精液或精子异常。常见的异常有精液不液化、少精子症、弱精子症、无精子症、死精子症等。现仅就常见的精子功能结构异常介绍如下。

(1)顶体异常:精子顶体异常具有多种方式,其中有两种是不育的重要原因。一种为顶体发育不全,另一种为顶体未发育。以上精子顶体未发育(无顶体)、核圆形及染色体不成熟被称为三联征,并已经研究证实。

(2)鞭毛缺陷:精子鞭毛是精子活动的动力所在,鞭毛成分中任何一个结构异常便可导致精子运动障碍。

(3)核异常:由于精子核大部分被顶体覆盖,故常规精液分析无法检测,只有通过电子显微镜才能进行结构评价。精子的异常之一是核内空泡及包涵体过大,造成核及头部明显变形。另一种使生育力下降的核异常是染色质不成熟,并常伴有其他头部缺陷(如多核、顶体发育不全及核包涵体等)。这种精子的染色质呈粗颗粒状,类似于精子细胞核在早期核伸长阶段的特征,故称为染色质或核不成熟,其最严重的表现为真性核软化。染色质不成熟患者的不育是由其本身异常与其他相关异常,如顶体发育不全共同影响所致,后者可单独引起不育。

(4)连接段异常:连接段异常最常见的是精子头尾分离。这种精子无头但鞭毛活动剧烈,精子头很可能是在附睾中获得活动力时分离的。这种异常是先天性的,可能是由于头尾连接错误或因生精的最后阶段鞭毛发育时近端中心位置异常造成。

### 9. 呼吸道疾病的影响

现代研究表明,男性不育与呼吸道疾病具有一定的相关性。已证实属于该范畴的有纤毛不动综合征、Young 综合征及囊性纤维化。

(1)纤毛不动综合征:1957 年,Pederson 及 Afzelius 分别发现有些不育症患者的精子是存活的但不能运行,进一步研究发现精子不能运动是由于精子鞭毛中轴丝的结构异常造成,以后又有学者注意到精子轴丝异常者常同时合并有呼吸道等部位的纤毛运动障碍,即不能定向摆动,丧失了转运作用,表现为呼吸道阻塞性疾病、感染等征象。故轴丝异常即可引起精子鞭毛摆动及纤毛运动障碍。据统计,纤毛不动综合征占男性不育的 1.14%。

(2)Young 综合征:这是一种与慢性呼吸道感染有关的男性不育,以反复发作的鼻窦炎及肺部感染并双侧附睾渐进性梗阻致无精子症为特征。1970 年,Young 首次对该综合征进行描述。1978 年,Hendry 在报道中将其正式命名为 Young 综合征。Young 综合征约占男性不育的 3%。在男性梗阻不育中约占 50%。该综合征的主要病理改变之一位于附睾。主要表现三联症——慢性鼻窦炎、支气管扩张和梗阻性无精子症。生精功能正常,但由于浓缩物质阻塞附睾而表现为无精子症。手术重建成功率低。黏稠的黄色液体,其中充满精子及碎片状物。附睾体及其以下部位穿刺抽不出液体及精子。其附睾管的梗阻可能是由于浓缩的分泌物在附睾管中存留造成。

(3)囊性纤维化:属常染色体隐性遗传病。几乎所有囊性纤维化男性患者都伴有先天性双侧输精管缺如(congenital bilateral absence of vas deferens,CBAVD)。主要为外分泌腺功能紊乱,黏液腺增生,分泌液黏稠,引起呼吸道等其他器官被分泌物堵塞的表现,同时伴有生殖道异常引起男性不育。带有隐性基因的杂合子占新生儿的 5%。该病新生儿死亡率高,活到成年的囊性纤维化患者占 97%～98%,无生育能力。

### 10. Y 染色体微缺失

研究表明,有些无精子症或重度少精子症患者,存在 Y 染色体微缺失。常见的微缺失有 AZFa、AZFb、AZFc,调节生殖细胞减数分裂的 DAZ 基因就位于 AZFc 区域。

### 11. 其他因素

(1)理化因素的影响

①物理因素:主要包括两大类,即电离辐射和非电离辐射。电离辐射主要指 X 射线和 γ 射线。睾丸受到一定量的放射线照射后,生殖细胞可受到一定影响。其影响程度与射线强度及照射时间有关,并有积累作用。一般而言,支持细胞和间质细胞对放射线的损害并不十分敏感,且这种影响变化是可逆的,通常在照射后几个月至几年才能逆转。生殖细胞受到大剂量放射线照射后,突变率也很高。排出体外的精子,放射线照射对精子质量的影响并不大。非电离辐射是指红外线、微波、紫外线、超声、激光等,对睾丸的生精功能也有一定影响。

②化学因素:对生育的影响可以是直接的也可以是间接的。直接损害是生殖毒素直接分布于靶器官,阻断该器官正常生殖的物质、能量、信息传递,从而损害生殖功能。间接损害是生殖毒素进入体内后,通过改变内分泌平衡,而间接损害生理功能。对睾丸有损伤作用的化学物质主要包括有机杀虫剂(如有机磷、有机氯衍生物)、除锈剂、杀螨剂、工业化学用品、塑料制品,以及化学元素(如铅、锰、镉、铜、铁、硒、钴、氟、溴、砷、汞等)。它们通过直接或间接途径破坏睾

丸正常组织结构,抑制和干扰生精过程,引起少精子症,甚至无精子症,导致不育。

(2)药物影响:许多药物对男性性功能和睾丸生精功能具有不良影响。这种损害作用与用药剂量、用药频率、用药持续时间、用药者的年龄及耐受性密切相关。这些药物主要有化疗药物、某些抗高血压药物、某些利尿药物、激素,以及某些作用于中枢神经系统的药物等。

①化疗药物:临床研究证实,绝大多数化疗药物可影响睾丸的生精功能,如治疗慢性淋巴细胞性白血病的白消安(马利兰),能抑制精原细胞的分裂。有些抗癌药物对精子发生的后期也有影响,对精子细胞和附睾内的精子也有损害作用。

②降压药物:如利血平、胍乙啶,可影响下丘脑-垂体功能,抑制精子发生,从而导致不育。

③作用于中枢神经系统的药物:这些药物常见的有大麻、麻醉药、乙醇、巴比妥盐、苯环己哌啶等。

④激素和利尿药物:长期大量使用雄性激素及糖皮质激素如泼尼松、地塞米松等,利尿药如螺内酯(安体舒通)等,可致男性性腺轴功能紊乱,影响精子生成。

(3)营养缺乏:营养缺乏不但可以造成全身性疾病,还可影响男性性腺功能,从而引起精液或精子质量异常,导致不育。研究证实,微量元素锌和镁的缺乏会影响精子生成和精子活力;钙、磷缺乏会降低生育能力;维生素 E 缺乏可致睾丸损害,维生素 B 缺乏会影响垂体功能等。

### (二)中医病因病机

#### 1. 肾虚是本

"肾主生殖"乃是本病的理论基础,只有肾精充足,生殖功能才能正常。若禀赋不足,肾气虚弱,命门火衰,可致阳痿不举,甚至阳气内虚,无力射出精液;病久伤阴,精血耗散,则精少精弱;元阴不足,阴虚火旺,相火偏亢,精热黏稠不化等均可导致不育。

#### 2. 肝郁血瘀

情志刺激,郁怒伤肝,肝气郁结,疏泄无权,可致宗筋痿而不举,或肝之疏泄失常,致不射精,乃因精子的排泄,与肝的疏泄功能有密切关系,或气郁化火,肝火亢盛,灼伤肾水,肝木失养,宗筋拘急,精窍之道被阻,或外伤子肾,络脉受损,情志不舒,瘀血内阻等均可导致男性不育。

#### 3. 湿热下注

素嗜肥甘滋腻、辛辣炙煿之品,过量饮酒,则易生热助火,生痰储湿,损伤脾胃,脾失健运,痰湿内生,郁久化热,湿热下注,或精室被扰,或精窍闭阻,或宗筋之络脉损伤等均可造成不育。

#### 4. 气血两虚

思虑过度、劳倦伤心而致心气不足,心血亏耗;大病久病之后,元气大伤,气血两虚,血虚不能化生精液而精少精弱,甚或无精,亦可引起不育。

### 【诊断】

#### (一)辨病诊断

#### 1. 病名辨别

根据世界卫生组织推荐,夫妇婚后同居 1 年以上,有正常性生活,未采取任何避孕措施,因男性方面的原因而致女方不孕者,即可诊断为男性不育。这些患者一般无明显的临床表现,其诊断的第一步就要详问病史,包括工作环境、婚育史、性生活史、既往史、家族史、遗传病史等,以及全面细致的体格检查。

#### 2. 辅助检查

(1)实验室检查

①精液检查:精液分析是男性不育诊断的基础检查,包括精液常规分析、精子 DNA 碎片率及精液生化检查等。

②前列腺液检查:是诊断前列腺炎的重要手段。前列腺炎是导致精液不液化、精液量少、弱精子症的重要原因。

③射精后尿离心检查:主要针对无精液或精液量少者,根据射精后尿离心检查是否找到精子可以辅助诊断逆行射精或部分逆行射精。

④精子-宫颈黏液体内试验:即性交后试验,其目的是测定宫颈黏液中的活动精子数目,以及评估性交几小时后(宫颈黏液的储池作用)精子的存活和精子状态。同时也可以用于评估男性或女性配偶抗精子抗体(AsAb)阳性的意义。特别当男方手淫取精困难,无法进行精液常规检查时,可以通过性交后试验来了解精液的状况。

正常宫颈功能的最重要指征是黏液中存在前向运动精子。性交后 9～14 小时宫颈内黏液中存在任何快速前向运动精子,可以排除宫颈因素及男方或女方的精子自身免疫因素导致不育的可能。如果黏液中没有观察到精子,实验结果为阴性。当观察到非前向运动精子显示颤动现象,提示宫颈黏液中或精子表面可能存在 AsAb。

⑤内分泌检查:主要检测的项目有 T、FSH、LH、催乳素(PRL)、$E_2$,是了解男性下丘脑-垂体-睾丸轴功能,判定精子质量异常原因的重要手段。或测定血浆中性抑制素 B,来评估睾丸的生精功能。

⑥免疫学检查:是诊断男性免疫性不育的重要方法,其抗精子抗体在精浆和血液中均存在。一般认为,精浆中抗精子抗体阳性的临床价值较血浆中较大。

⑦细胞遗传学检查:当每次射出的精液中精子总数少于 2000 万,睾丸容积小于 10ml 者,尤其睾丸质地又较差者,应做性染色质和核型鉴定,对不育病因诊断和预后判断具有重要意义。染色体异常引起男性不育的常见疾病有克氏综合征、家族性真两性畸形、性颠倒症候群、先天性无睾症、隐睾症、家庭性不完全男性假两性畸形、输精管不发育和精囊缺如等。

⑧Y 染色体微缺失基因检查:当精子浓度低于每毫升 500 万,或无精子症患者,应做该项检查。

⑨精液支原体、衣原体检测:目前,已有较多研究支持支原体、衣原体感染是导致精子浓度、活力及形态异常的原因之一。因此,对于精液参数异常的患者,尤其是精液白细胞增多、合并尿道分泌物的患者应进行支原体和衣原体检测。

⑩仓鼠试验或精子毛细管穿透试验:主要用于评价精子功能,尤其对那些精液常规分析正常的不育症患者,该项检查尤为重要。由于该项检查比较烦琐,目前精子功能的评价,多以测定精子顶体酶活性等来替代。

(2)特殊检查:经过一般检查,仍不能明确男性不育的诊断时,就必须做一些特殊检查。

①诊断性睾丸/附睾取精术:无精子症患者因诊断和治疗需要,可考虑实施诊断性睾丸/附睾取精术。

开放手术活检:切口选在任何一侧睾丸的中线,切开皮肤和被膜,暴露白膜,用刀锋将白膜切开,轻轻挤压睾丸后用小直剪切下组织,标本放入 Bouin 液中而不能使用甲醛。标准的睾丸活检方法应同时做涂片细胞学检查,以了解精子存在情况。

经皮睾丸穿刺活检术:该方法比较简单方便。但该法获取的标本可能因太少而不够做组织学检查,同时还可能出现血肿、附睾的损伤或取不到所需的标本等弊端。

睾丸细针精子抽吸术:有研究认为,睾丸细针精子抽吸术损伤小,且可以进行多点抽吸,而另一些研究则认为该技术不像开放活检那样得到有效的病理诊断。

其他方法:包括经皮附睾穿刺取精(percutaneous epididymal sperm aspiration,PESA)、显微外科附睾穿刺取精(microscopic epididymal sperm aspiration,MESA)、显微外科睾丸切开取精。

②输精管造影:主要用于了解梗阻部位。

③精索静脉造影:在多普勒听诊、温度记录尚不能明确精索静脉曲张的情况下,应进行精索静脉造影。此外,同位素锝做阴囊血池扫描对隐匿性精索静脉曲张的诊断也有一定价值。

(3)超声与影像学检查:超声主要用于了解前列腺和精囊腺状况。必要时进行计算机断层成像(CT)和磁共振(MRI)检查。

### 3. 诊断分类

根据 WHO 男性不育诊断流程,把男性不育症简要分为 4 大类 16 小类(图 10-1)。

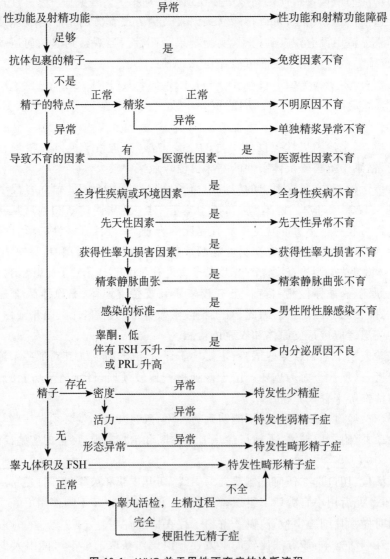

**图 10-1 WHO 关于男性不育症的诊断流程**

（1）性交和（或）射精功能障碍：主要包括不射精、逆行射精和严重早泄。

（2）精子和精浆生化检查异常与否：①不明原因性不育；②单纯精浆异常；③男性免疫性不育。

（3）病因明确：①医源性因素；②全身性因素；③先天性异常；④获得性睾丸损伤；⑤精索静脉曲张；⑥附属性腺感染性不育；⑦内分泌原因。

（4）其他病因：①特发性少精子症；②特发性弱精子症；③特发性畸形精子症；④梗阻性无精子症；⑤特发性无精子症。

**4. 精液分析各参数参考值**

精液的检查一定要严格按照精液采集与分析和质量控制的要求并在标准的实验室进行，只有这样获得的结果才会更有参考价值。关于精液分析的各参数，目前最新有《WHO 人类精液及精子-宫颈黏液相互作用实验室检验手册》（第 5 版，2010 年）。由于缺乏国人精液参数的正常参考值范围，目前，许多单位仍推荐沿用 WHO 第 4 版参考值标准（1999 年）。见表 10-1 和表 10-2。

表 10-1　精液特性的参考值下限（第 5 百分位数，95％可信区间）（第 5 版）

| 参数 | 参考值下限 |
| --- | --- |
| 精液体积（ml） | 1.5（1.4～1.7） |
| 精子总数（$10^6$/一次射精） | 39（33～46） |
| 精子浓度（$10^6$/ml） | 15（12～16） |
| 总活力（PR＋NP，％） | 40（38～42） |
| 前向运动（PR，％） | 32（31～34） |
| 存活率（活精子，％） | 58（55～63） |
| 精子形态学（正常形态，％） | 4（3.0～4.0） |
| 其他共识临界点 | |
| 　pH | ≥7.2 |
| 　过氧化物酶阳性白细胞（$10^6$/ml） | ＜1.0 |
| 　MAR 试验（与颗粒结合的活动精子，％） | ＜50 |
| 　免疫珠试验（与免疫珠结合的活动精子，％） | ＜50 |
| 　精浆锌（$\mu$mol/一次射精） | ≥2.4 |
| 　精浆果糖（$\mu$mol/一次射精） | ≥13 |
| 　精浆中性葡萄糖苷酶（mU/一次射精）≥20 | |

表 10-2　精液分析参考值范围（第 4 版）

| 参数 | 参考值范围 |
| --- | --- |
| 外观 | 均质、灰白色 |
| 量 | 2.0～6.0ml |
| pH | 7.2～8.0 |
| 液化 | ＜60 分钟（一般＜15 分钟） |
| 黏稠度 | 拉丝＜2cm |
| 精子浓度 | ≥20×$10^6$/ml |
| 精子总数 | ≥40×$10^6$/每份精液 |

（续表 10-2）

| 参数 | 参考值范围 |
| --- | --- |
| 活力（采集后 60 分钟内） | A 级≥25％或（A 级＋B 级）精子比率≥50％ |
| 存活率 | ≥50％精子存活（伊红或者伊红-苯胺黑染色法） |
| 形态 | ≥15％正常形态（改良巴氏染色法） |
| 白细胞数 | $<1\times10^6/ml$ |
| 圆形细胞数 | $<5\times10^6/ml$ |
| 免疫珠试验 | 附着珠上的活动精子<50％ |
| MAR 试验 | 附着粒上的活动精子<10％ |
| 微生物培养 | 菌落数<1000/ml |
| 精子低渗试验 | 尾部肿胀精子>50％ |
| 精浆锌 | ≥2.4μmol/每份精液 |
| 精浆柠檬酸 | ≥2μmol/每份精液 |
| 精浆中性 α-葡糖酶 | ≥20U/每份精液 |
| 精浆酸性磷酸酶 | ≥200U/每份精液 |
| 精浆果糖 | ≥13μmol/每份精液或者定性试验阳性 |

### 5. 精子异常的诊断名称(表 10-3)

表 10-3　各种精液状态的诊断名称

| | |
| --- | --- |
| 无精液症 | 无精液（梗阻、不射精症或逆行射精） |
| 弱精子症 | 前向运动（PR）精子百分率低于参考值下限 |
| 畸形精子症 | 正常形态精子百分率低于参考值下限 |
| 无精子症 | 精液中无精子（本手册检测方法未检出） |
| 隐匿精子症 | 新鲜精液制备的玻片中没有精子,但在离心沉淀团中可观察到精子 |
| 血精症 | 精液中有红细胞 |
| 白细胞精液症（脓性精液症） | 精液中的白细胞数超出临界值 |
| 死精子症 | 精液中存活精子百分率低于正常参考值,死亡精子百分率升高 |
| 正常精子 | 精子总数（或浓度,取决于报告结果）,前向运动（PR）精子百分率和正常形态精子百分率均等于或高于参考值下限 |
| 少弱精子症 | 精子总数（或浓度,取决于报告结果）和前向运动（PR）精子百分率低于参考值下限 |
| 少弱畸精子症 | 精子总数（或浓度,取决于报告结果）、前向运动（PR）精子百分率和正常形态精子百分率均于参考值下限 |
| 少畸精子症 | 精子总数（或浓度,取决于报告结果）和正常形态精子百分率低于参考值下限 |
| 少精子症 | 精子总数（或浓度,取决于报告结果）低于参考值下限 |
| 畸形精子症 | 正常形态精子百分率低于参考值下限 |

（二）辨证诊断

**1. 肾阳不足证**

主症：婚久不育，性欲减退，阳痿早泄，精子数少，成活率低，活动力弱，或射精无力，伴形寒肢冷，腰酸腿软，疲乏无力，小便清长，夜尿多，舌质淡，苔薄白，脉沉细。

**2. 肾阴不足证**

主症：婚久不育，遗精滑泄，精液量少，精子数少，精子活动力弱或精液黏稠不化，畸形精子较多，头晕耳鸣，腰膝酸软，手足心热，舌质红，少苔，脉沉细。

**3. 肝郁血瘀证**

主症：婚久不育，性欲低下，阳痿不举，或性交时不能射精，精子稀少，活力下降，情志抑郁，胸胁胀痛，善太息，或射精时茎中作痛，或睾丸胀痛，舌质暗红或有瘀点，脉弦或涩。

**4. 湿热下注证**

主症：婚久不育，阳事不兴或勃起不坚，精子数少或死精子较多，胸脘满闷，食少纳呆，口中黏腻，大便黏滞不爽，小腹急满，小便短赤，舌质红，苔黄厚腻，脉滑数。

**5. 气血两虚证**

主症：婚久不育，性欲减退，阳事不兴，或精子数少、成活率低，活动力弱，神疲倦怠，面色无华，舌质淡，苔薄白，脉沉细无力。

【治疗】

（一）中医辨证论治

**1. 肾阳不足证**

治法：温补肾阳，填精继嗣。

方药：淫羊赞育丹（庞保珍方，选自庞保珍主编《不孕不育中医治疗学》）。淫羊藿、鹿茸、仙茅、巴戟天、蛇床子、韭菜子、山茱萸、枸杞子、杜仲、人参、熟地黄、当归。

**2. 肾阴不足证**

治法：滋补肾阴，益精续嗣。

方药：济阴衍宗丹（庞保珍方，选自庞保珍主编《不孕不育中医治疗学》）。熟地黄、山药、山茱萸、阿胶、龟甲胶、紫河车、鹿茸、菟丝子、五味子、覆盆子、淫羊藿、车前子。

**3. 肝郁血瘀证**

治法：疏肝解郁，益精种子。

方药：逍遥毓麟丹（庞保珍方，选自庞保珍主编《不孕不育中医治疗学》）。柴胡、香附、当归、白芍、白术、牡丹皮、王不留行、五味子、枸杞子、菟丝子、覆盆子、车前子。

**4. 湿热下注证**

治法：清热利湿，康精赞育。

方药：萆薢祈嗣丹（庞保珍方，选自庞保珍主编《不孕不育中医治疗学》）。萆薢、茯苓、石菖蒲、乌药、甘草、薏苡仁、黄柏、滑石、车前子、牡丹皮、菟丝子、淫羊藿。

**5. 气血两虚证**

治法：补益气血，生精毓麟。

方药：芪归螽斯丹（庞保珍方，选自庞保珍主编《不孕不育中医治疗学》）。黄芪、当归、熟地黄、白芍、川芎、人参、白术、茯苓、甘草、菟丝子、巴戟天、车前子。

**(二)西医治疗**

酌情应用性激素与手术治疗等。

【疗效判定标准】 曹开镛,庞保珍主编《中医男科病证诊断与疗效评价标准》。

**1. 疗效判定标准**

(1)治愈:配偶受孕。

(2)显效:虽配偶未受孕,但治疗3～6个月精液各项指标化验均达到正常,临床症状积分值下降＞5分。

(3)有效:具备下列条件之一为有效:精液量恢复正常、pH恢复正常、正常精子密度增加$5×10^6/ml$、无精子患者出现少量精子、精子存活率或活动力增加15％以上、畸形率下降10％、液化时间在1小时之内、白细胞＜$1×10^6/ml$、免疫珠实验结果活动精子附着免疫珠下降10％、MAR实验结果精子被黏附于颗粒上的下降10％、临床症状积分值下降3～5分。

(4)无效:精液化验指标治疗前后无变化,或加重,临床症状积分值下降0～2分。

**2. 临床症状积分标准**

(1)3分:症状持续出现。

(2)2分:症状时轻时重或间断出现。

(3)1分:症状轻或偶尔出现。

(4)0分:无明显症状。

【古代文献精选】

《易·系辞下》:"天地氤氲,万物化醇,男女媾精,万物化生。"

《灵枢·天年》:"人之始生,以母为基,以父为楯。"

《灵枢·决气》:"两神相搏,合而成形。"

《素问·上古天真论》"丈夫……二八肾气盛,天癸至,精气溢泻,阴阳和,故能有子。"

《妇人良方大全·求嗣门》:"有夫妇,必有父子。婚姻之后,必求嗣续……凡欲求子,当先察夫妇有无劳伤瘤疾,而依方调治,使内外和平,则有子矣。"

《广嗣纪要》:"一曰修德,以积其庆;二曰寡欲,以全其真;三曰择配,以昌其后;四曰调元,以却其疾;五曰协期,以合其神。遵而行之有子之道也。"

《秘本种子金丹》:"男主乎施,女主乎受,一施一受,胎孕乃成。"又曰:"人生之道,始于求子,而求子之法,不越乎男养精、女养血两大关键。盖阳精溢泻而不竭,阴血时下而无愆,阴阳交畅,精血合凝,胚胎结而生育滋矣。若阳虚不能下施于阴,阴亏不能上乘夫阳,阴阳锁牾,精血乖离,是以无子。主治之法,男当益其精,而节其欲,使阳道之常健。女当养其血,而平其气,使月事以时下,交相培养,有子之道也。"

《诸病源候论·虚劳无子候》:"丈夫无子者,其精清如水,冷如冰铁,皆为无子之候。又泄精,精不射出,但聚于阴头亦无子。无此之候,皆有子……男子脉得微弱而涩,为无子,精气清冷也。"

《秘本种子金丹》:"今人无子者,往往勤于色欲。"

《石室秘录·子嗣论》:"男子不生子,有六病……六病如何?一精冷也,一气衰也,一痰多也,一相火盛也,一精少也,一气郁也。"

《广生篇》:"男子无子,其病有六,精寒,精薄,气弱,肝郁,相火过旺,痰气。六者有一,皆不能举子。"

　　《秘本种子金丹》:"疾病之关于胎孕者,男子则在精,女子则在血,无非不足而然。男子之不足,则有精滑、精清、精冷,或临事不坚,或流而不射,或梦遗频频,或小便淋涩。譬好女色以致阴虚,阴虚腰肾痛惫,或好男风以致阳极,阳极则亢而亡阴,或过于强固,强固则胜败不洽,或素患阴疝,阴疝则脾肾乖离。此外,或以阳衰,阳衰则多寒,或以阴虚则多热,皆男子之病,不得尽诿之妇人也。倘得其源而医之,则事无不济也。"

## 参 考 文 献

[1]　孙自学,庞保珍.中医生殖医学[M].北京:人民卫生出版社,2017.

[2]　庞保珍,郭兴萍,庞清洋.实用中西医生殖医学[M].北京:中医古籍出版社,2019.

# 第 11 章　精液异常

## 第一节　无精子症

无精子症是指禁欲 3～7 天后,通过体外排精的方法获得精液,连续 3 次(离心沉淀涂片)精液常规检查,均未发现精子。中医学中没有"无精子症"的病名,本症相当于中医学"无子""绝孕""不育"等病。

**【发病机制】**

**(一)中医病因病机**

无精子症的诊断按其病因可分为两大类:一类是睾丸生精功能障碍性无精子症,一类是梗阻性无精子症。前者是指睾丸生精细胞萎缩、退化,不能产生精子;后者睾丸有正常的生精功能,但由于输精管道的梗阻,精子不能排出。特别是睾丸活检能为本病的诊断及病因鉴别提供有力的依据。

**1. 肾精亏损**

先天禀赋不足,肾精亏损,肾气不充,导致肾子体小或缺如;或由于后天,恣情纵欲,房事太过,而致肾精亏损,生殖之精不生;或大病久病,脾失运化,精血乏源。

**2. 精道阻塞**

饮食不节,过食辛辣醇酒厚味,湿热内生,湿热壅盛,瘀阻睾丸,闭塞精道;或因痰湿、寒积等结于精道,瘀血内阻;或其人肝气不舒,疏泄失常,气机失和,奇经血瘀,精道不通,精虫难出。

**3. 余毒留恋**

其人先患乍腮,少阳之疫毒下流厥阴,而成"子痈"(腮腺炎性睾丸炎),子痈虽愈,余毒留恋,精室被扰,精虫难生。

**(二)西医病因病理**

无精子症的分类大致可分为睾丸前(也就是激素调节异常)、睾丸性(睾丸生精功能异常)和睾丸后(精子输出管道梗阻)这三大类。

**1. 睾丸前病因**

睾丸前因素主要是指激素调节异常,包括激素缺乏、激素过量或受体异常。常见的是促性腺激素缺乏或低下,如 Kallmann 综合征的患者。主要临床异常是促性腺激素的低下,常常伴有嗅觉异常。

**2. 睾丸性病因**

睾丸性因素是指睾丸本身的疾病造成的生精功能衰竭,常见的情况如下。

(1)Klinefelter 综合征:比正常人多一条 X 染色体是 Klinefelter 综合征的遗传标志。发病率大约是每 600 个男性新生儿有 1 例 Klinefelter 综合征。表型为男性,睾丸小而硬,男性乳腺增生和高促性腺激素是 Klinefelter 综合征的典型表现。近一半的患者睾酮水平正常,而多数病例有促性腺激素水平升高。可能有男性乳腺增生或勃起功能障碍。从外观上看往往是正常男性的特征,因此很多患者直到成年因男性不育就诊时才被确诊。

在临床上,无精子症是典型的表现。FSH 水平明显升高,而 LH 水平升高或正常。大约一半的患者总睾酮水平降低。染色体核型分析显示 47,XXY,或少见的嵌合型 46,XY/47,XXY,可确诊 Klinefelter 综合征。嵌合型的 Klinefelter 综合征临床表现较轻,个别患者甚至可以生育。

(2)隐睾:出生后男性婴儿隐睾的发生率约为 3%。之后有些睾丸可以逐渐下降,但是如果 6 个月仍然没有下降,之后下降的机会就微乎其微了。大约 2/3 的隐睾患者是单侧,1/3 的是双侧。双侧隐睾会严重影响生精功能而致无精子症的发生。生育潜力和睾丸的位置有直接关系,隐睾的位置越高,睾丸功能障碍的程度越重。

隐睾必须和游走睾丸鉴别,后者是由于睾提肌反射过于敏感造成的,还需与异位睾丸鉴别。异位睾丸和隐睾对睾丸的损害是不同的。隐睾所发生的组织学变化可以通过 1 岁半左右行隐睾手术恢复正常的睾丸发育。如果存在隐睾,应注意观察随访,如果 1 岁左右仍然没有下降至阴囊,应该及时就诊。推荐在 1 岁半左右手术,超过 2 岁手术会严重影响以后的生育率。

(3)Y 染色体微缺失:大多数 Y 染色体微缺失表现为无精子症或严重的少精子症,Y 染色体长臂的三个非重叠区,我们称之为无精子因子:AZFa(近端)、AZFb(中段)、AZFc(远端)中的一个缺失。多数的微缺失是自体突变而不是从父母遗传。Y 染色体微缺失检查对无精子症与严重少精子症的诊断及治疗策略非常重要,大约 13% 的无精子症或严重少精子症的患者存在 Y 染色体微缺失。这些微缺失的患者表型正常,唯一的异常是生精缺陷。AZFc 缺失是无精子症和严重少精子症最常见的缺失。在 Y 染色体微缺失中大约近 80% 都是 c 区缺失,而且 c 区缺失的临床表现差异很大,从精子质量接近正常到无精子症。有些患者可以自然受孕,而多数则表现为不育,特别是严重少精子症和无精子症。AZFc 缺失通过显微取精手术提取到精子做试管婴儿的成功率是很高的(60% 左右)。而 AZFb 缺失的患者睾丸提取到精子的可能性极低,一般认为 b 区缺失精子发生在初级精母细胞阶段即停止了。AZFa 的缺失较其他区域少见,同样也很难从这样的患者睾丸中提取到精子。应特别注意的是,AZF 这些缺失可以传递给男性后代。夫妇双方当男性有 Y 染色体微缺失时在进行 ART 前必须进行遗传咨询。

(4)唯支持细胞综合征:唯支持细胞综合征(SCOS)是指在患者的睾丸内只能看到支持细胞而没有生精细胞。即使通过显微取精手术,对 SCOS 的手术提取精子的过程仍然是最困难的,而且取精成功率在各种患者中也是相对最低的,只有 20%~30%,如何提高成功率和术前如何用药仍需进一步研究。引起 SCOS 的病因比较复杂,有些可能被确认为 Y 染色体微缺失或核型异常及遗传表型正常的其他原因。SCOS 可能还与隐睾、睾丸炎、化疗、放疗或雌激素治疗有关,但大多数患者是特发性的。患者通常表现为小睾丸或正常体积睾丸与无精子症。

**3. 睾丸后病因**

睾丸后因素常是精子输出管道梗阻,精子从睾丸产生,经过输出管到达附睾,然后经过附睾管到输精管,再到射精管通过射精从尿道排出。在这一通路上的任何位置出现梗阻均可能造成无精子症的出现。而睾丸后因素绝大多数都可以通过外科手术得到有效的治疗。常见的梗阻部位发生在附睾和射精管开口。输精管梗阻也需要注意,临床中常见的是双侧输精管缺如(CBAVD)。而且,这样的患者还要注意是否有肾缺如或发育不全。这样的患者建议进行囊性纤维化遗传学检测与咨询。

【诊断】 对无精子症本身的诊断实际上很容易,即至少 3 次精液高速离心(3000×,或以上)15 分钟精液中未发现精子即可以诊断,而病因诊断则要复杂得多,但病因诊断对无精子症的病情判断与进一步的治疗策略的选择至关重要。

### 1. 病史询问

病史询问非常重要,尤其是既往的生育史与女方受孕史。若患者曾有生育,特别是健康子女,那么梗阻性无精子症的可能性较大。既往病史与手术史也是很重要的需要询问的内容。如果患者既往患腮腺炎,那么睾丸性的可能性较大;如果婴幼儿时期做过腹股沟疝手术,输精管损伤梗阻的可能性很大。如果有隐睾的病史,特别是在 2 岁以后才进行手术的患者,睾丸因素很大。感染病史同样重要,如果有附睾炎或尿道炎的病史,会提示可能有附睾梗阻的机会。射精和勃起功能也需要询问,有的患者由于糖尿病等原因根本无法完成阴道内射精,有的患者因为勃起功能障碍而无法顺利完成性生活。接受过放疗或化疗,接触高温,发热等情况也需要留意。当然,针对不同患者还要详细询问特殊的病史,不要遗漏重要的线索。

### 2. 体格检查

体格检查对无精子症的诊断意义重大。尽管现在有了较多先进的检查手段与设备,但是熟练与准确的体格检查可以很大程度决定诊断的最终结果。睾丸是精子发生的地方,正常的单侧睾丸体积一般为 12~15ml,质地是有一定张力和弹性的。如果睾丸体积为 6~8ml,质地变软,通常提示睾丸生精功能异常。附睾的触诊需要有更为丰富的临床经验。对于梗阻性无精子症,如附睾梗阻,附睾通常是饱满的和略增大的。如果附睾很小或张力很小,通常不考虑梗阻性无精子症。输精管是否存在是另一个重要的触诊环节。有经验的医师可以准确地区分纤细的输精管和较大的血管的触诊,但有时候个别特殊病例确实不容易查清楚,特别对于较为肥胖的患者同时合并精索静脉曲张的情况。精索静脉曲张的触诊同样重要,对曲张的程度应该有详细的检查和描述。直肠指诊是可选的检查,但是对多数患者来说,并不是必需的检查。

### 3. 精液检查

精液检查对无精子症是最关键的实验室检查。不仅应该确认高速离心后没有发现精子,同时也不应该忽视其他的参数。精液量的多少是重要的参数。精液量如果超过 2ml,通常不考虑射精管梗阻的问题,而精液量<1ml,甚至在 0.5ml 以下的情况很可能存在射精管梗阻或输精管、精囊缺如或发育不全。如果精液 pH 偏酸性提示射精管梗阻或精囊缺如;如果精液 pH 正常(碱性)则可能是睾丸生精功能障碍或附睾梗阻。精浆生化也有一定的参考意义,如果果糖明显偏低甚至为 0,则说明可能存在精囊缺如或输精管缺如。若 α 糖苷酶低而果糖正常,则说明可能问题出在附睾。如果患者不能射精,要考虑逆向射精或完全不能射精的情况,要特别注意患者是否有糖尿病,糖尿病患者最终常常会丧失射精功能。

### 4. 实验室检查

实验室检查包括常规检查与激素检查。最重要的激素检查需要包括血清睾酮(T)、血清卵泡刺激素(FSH),催乳素(PRL),黄体生成素(LH)。一般来讲,FSH 升高意味着睾丸生精功能受损,但 FSH 正常并不能说明生精功能就正常。但 FSH 升高的多少并不能直接反映生精功能损害的程度。在临床中的实际意义是,FSH 升高的程度和睾丸显微取精术的取精成功率并没有相关性。

### 5. 特殊检查

常用的特殊检查是超声检查与磁共振检查。超声检查是便捷、无创的检查,可以帮助了解睾丸的大小、附睾的情况、是否有精索静脉曲张等情况。经直肠超声可以帮助了解前列腺、精囊和射精管走行区的情况。磁共振检查可以进一步帮助诊断精囊与射精管的问题,特别对于是否存在射精管梗阻继发的精囊扩张及精囊结石等帮助极大。

**6. 染色体与 Y 染色体微缺失检查**

男性不育的遗传病因包括核型异常(染色体结构和数目异常),Y 染色体微缺失和基因突变。遗传检测包括核型分析,Y 染色体微缺失分析,特异性基因突变检测。在一般生育人群中这些异常出现的频率很低,但是在无精子症患者中发生率明显增高。

染色体异常包括数目增多或减少。核型分析的缺陷包括数目和结构异常及 DNA 增多。约 6% 的不育男性染色体核型分析发现染色体异常。随着精子数量的减少这种异常发生率升高。无精子症患者发生率最高,其核型异常发生率为 10%~15%。无精子症主要为性染色体异常,而少精子症以常染色体异常为主。

无精子症中近 13% 存在 Y 染色体长臂的微缺失,少精子症中为 3%~7%。近 7% 的男性不育患者有 Y 染色体微缺失。Y 染色体长臂的该区被命名为 AZF(无精子症因子)。随着分子生物学技术的发展,该区域染色体微缺失的检测成为可能,AZF 区目前分为三个亚区,分别是 AZFa、AZFb、AZFc。该区域有各种基因被确认。一般来讲,AZF 区域微缺失的大小与精子生成活力成反比。AZF 区域内的缺失似乎可提供一些预后信息,当 AZFa 与 AZFb 严重损害时,回收精子行 ICSI 预后较差。严重少精子($<5×10^6$/ml)与非梗阻性的无精子症在进行 ART 之前应行遗传检测包括核型分析及染色体微缺失分析。

遗传检测也包括表型可疑的特异性基因突变分析。最常见的是 CBAVD、CFTR 的突变,其引起囊性纤维化,与双侧输精管缺如有关。大多数囊性纤维化的男性均有因输精管缺如造成的无精子症。

**【鉴别诊断】**

**1. 不射精症**

是指具有正常的性欲,阴茎勃起坚硬,性交时间长,但达不到情欲高潮与快感,不能在阴道中射精,因而无精液与精子排出。

**2. 逆行射精**

是指患者勃起正常,有性交快感与射精动作,并能达到性高潮,但无精液自尿道排出,而从尿道逆行流入膀胱的一种病症。

**【治疗】**

**(一)中医辨证论治**

**1. 肾虚证**

主症:婚久不育,精液常规检查无精子,睾丸偏小,或大小正常而质地偏软,有的无任何不适,有的伴有性欲减退,或阳痿早泄,腰膝酸软,头晕耳鸣,面色少华,失眠心悸,舌质淡,苔薄白,脉细。

治法:补肾填精。

方药:聚精毓麟汤(庞保珍方,选自庞保珍主编《不孕不育中医治疗学》)。熟地黄、山茱萸、黄精、制何首乌、菟丝子、鹿茸、人参、当归、沙苑子、鱼鳔胶、牡丹皮。

中成药:五子衍宗丸水蜜丸每次 6g,小蜜丸每次 9g,大蜜丸每次 1 丸,每日 2 次;口服。五子衍宗片每次 6 片,每日 3 次,口服。

**2. 肝郁血瘀证**

主症:婚久不育,精液常规检查无精子,心烦易怒,善太息,胸闷胁痛,少腹、会阴部胀痛不适,射精时茎中刺痛,睾丸疼痛,或可扪及结节,或精索静脉曲张成团,自觉下坠,或输精管呈条索状改变,扪之有结节,舌暗红或紫,脉沉细涩。

治法:疏肝理气,化瘀通络。

方药:柴穿聚精丹(庞保珍《不孕不育中医治疗学》)。柴胡、穿山甲、桃仁、红花、赤芍、川芎、当归、路路通、水蛭。

中成药:血府逐瘀口服液:每次 2 支,每日 3 次,口服。

**3. 湿热瘀阻证**

主症:婚久不育,精液常规检查除无精子外,常有较多脓细胞,形体壮实,睾丸大小正常,腰痛,会阴部疼痛,睾丸胀痛,或小便色黄如淋,或小便末有白浊或尿后余沥不尽。舌边尖红或暗红,苔黄腻,脉滑数或涩。

治法:清热利湿,化瘀通络。

方药:猪丹赞精汤(庞保珍方,选自庞保珍主编《不孕不育中医治疗学》)。猪苓、牡丹皮、赤芍、茯苓、薏苡仁、车前子、萆薢、黄柏、栀子、淫羊藿。

中成药:花红胶囊:每次 4～5 粒,每日 3 次,口服。

**(二)西医治疗**

对于无精子症的治疗思路关键是要准确判断患者的病因,针对病因进行科学的治疗。治疗方面相对最容易的是各种梗阻性无精子症。绝大多数梗阻性无精子症都可以通过外科手段进行治疗。而梗阻性无精子症也需要进一步明确梗阻的部位,才能进行不同的手术治疗。最常见的梗阻部位在附睾和射精管开口。

对于睾丸因素不同病因通过显微睾丸取精术提取精子的成功率差别很大,对于 Klinefelter 综合征的取精成功率约为 60%,AZFc 缺失的取精成功率约为 60%,隐睾的取精成功率约为 60%,但是化疗后的成功率就只有不到 40%,唯支持细胞综合征的取精成功率则只有 20%～30%。

对睾丸前因素的治疗,如促性腺激素低下的 Kallmann 综合征的患者,有生育要求的,应该建议给予促性腺激素治疗以尝试启动精子发生。可以应用每周 3 次的 HCG 2000U。也可以用重组 FSH 替代 HMG 一起治疗。通常是在使用 HCG 3～6 个月后开始 FSH 治疗。

【疗效评价标准】 曹开镛,庞保珍主编《中医男科病证诊断与疗效评价标准》。

**1. 疗效判定标准**

(1)治愈:配偶受孕。

(2)显效:虽配偶未受孕,但治疗 3～6 个月精液各项指标化验均达到正常,临床症状积分值下降＞5 分。

(3)有效:具备下列条件之一为有效:精液量恢复正常、pH 恢复正常、正常精子密度增加 $5 \times 10^6$/ml、无精子患者出现少量精子、精子存活率或活动力增加 15% 以上、畸形率下降 10%、液化时间在 1 小时之内、白细胞＜$1 \times 10^6$/ml、免疫珠实验结果活动精子附着免疫珠下降 10%、MAR 实验结果精子被黏附于颗粒上的下降 10%、临床症状积分值下降 3～5 分。

(4)无效:精液化验指标治疗前后无变化,或加重,临床症状积分值下降 0～2 分。

### 2. 临床症状积分标准

（1）3 分：症状持续出现。

（2）2 分：症状时轻时重或间断出现。

（3）1 分：症状轻或偶尔出现。

（4）0 分：无明显症状。

【名家经验】

### 1. 李济仁经验

对于肾阳虚证无精子症李济仁用三仙种子汤（《中国百年百名中医临床家丛书·国医大师卷》之《李济仁》）：淫羊藿 30g，仙茅 15g，威灵仙 9g，枸杞子 25g，覆盆子 15g，酒炒菟丝子 20g，石楠叶 15g，制何首乌 15g，肉苁蓉 15g，山茱萸 15g，潼蒺藜 15g。水煎服。

### 2. 孙自学经验

孙自学认为，不育症病因复杂，其主要由肾虚、湿热、瘀阻所致，辨证治疗当细审病因，详查病机，工于辨证，精于用药。此病证型虽多，总与肾虚、肝郁、湿热、瘀阻有关，治疗多以补肾益精、清热利湿解毒、活血化瘀为法。补肾益精法以熟地黄、山药、山茱萸、菟丝子、枸杞子、沙苑子等药物为主。根据辨证，肾阳虚者，加入仙茅、淫羊藿、锁阳、巴戟天、韭菜子等温肾助阳；气血不足者，加入黄芪、红参、当归、白芍等益气养血生精；阴精亏虚者，加入何首乌、黄精、鹿角胶、龟甲胶等血肉有情之品填补肾精。清热利湿解毒法常用金银花、蒲公英、车前子、败酱草、薏苡仁、半枝莲、白花蛇舌草、生甘草等药物；活血化瘀法常用药物有丹参、赤芍、路路通、王不留、穿山甲、当归、川芎、水蛭、桃仁、川牛膝等。同时提倡夫妻同治，并指导受孕。

【验案选粹】

### 李济仁治疗无精子症病案

郑某，男，34 岁，已婚。1984 年 1 月 23 日初诊。患者婚后 10 年未育。平素经常头晕腰酸，手足欠温，会阴坠痛，神困肢软。体检正常，睾丸、附睾均无异常发现。精液检查：色灰白，质略稀，量约 2 ml，5 次查找无精子。经中西医多次治疗，罔效。患者配偶健康无恙。按其脉濡细，审其舌质淡，苔薄白。

诊断：不育症（肾阳虚型）。

治法：温补肾阳，育精养血。

处方：淫羊藿 30g，仙茅 15g，威灵仙 9g，枸杞子 25g，覆盆子 15g，酒炒菟丝子 20g，石楠叶 15g，制何首乌 15g，肉苁蓉 15g，山茱萸 15g，潼蒺藜 15g。15 剂。

2 月 7 日二诊：药后头晕腰酸好转，精神略振。宗原方加锁阳 12g，狗脊 15g。15 剂。

2 月 21 日三诊：四肢渐暖，阴部坠痛大减。拟原方继服 15 剂。

3 月 5 日四诊：复查精液常规：量约 3 ml，色灰白，质稠，精子数 7000 万个，活动率 74％以上。宗原意加巴戟天 15g，继服 15 剂。

3 月 20 日五诊：病愈神振，依上方删锁阳，增五味子 12 g，车前子 9g。15 剂。炼蜜为丸，每日服 2 次，每次 15g。时隔两月，患者偕同爱人一道登门报怀孕之喜。翌年产一男孩。

男性无精子患者临床并不鲜见，此证多属肾亏范畴，尤以肾阳虚者为多。据此，先生自拟"三仙种子汤"益肾生精，曾治疗多例，均获显效。三仙中淫羊藿、仙茅为补肾阳、助命火、益精气之要药，配以威灵仙宣经通络，三者合作，促使精子生长。石楠叶、制何首乌、肉苁蓉、巴戟天、山茱萸、潼蒺藜为治疗内伤阴衰、肾亏髓耗之上品。更有古今种子良药枸杞子、覆盆子、菟丝子相伍,其生精种子大有望耳。本案因无精子致男性不育症,中西医长期治疗无效。今辨其证属肾阳虚损,命门火衰,无力生精;论其治应温肾填精,自拟三仙种子汤图治获效。二诊加锁阳、狗脊以兴阳通络,故很快使四肢转温,会阴部坠痛减轻。后拟丸方去锁阳,盖虑其久服滑肠之弊;加五味子、车前子以助滋水益精之功而符五子衍宗丸之旨。可见,治疗无精型男性不育症,温补肾阳为根本之法,三仙、五子等确属种子良方,值得推广应用。

**【诊疗评述】** 对无精子症的诊断主要依靠准确的实验室检查,要嘱患者严格按照要求留取精液标本,一般不能少于3次精液离心分析。

对无精子症患者一定要做全面的生殖系体检,了解双侧睾丸、附睾、输精管和精索等情况;要详细询问病史,如疾病史、手术史、用药史等;可酌情进行进一步的检查,如内分泌检查、染色体检查与Y染色体微缺失检查等,以明确病因。

对于已经确诊的无精子症患者的治疗思路关键是要准确判断患者的病因,针对病因进行科学的治疗。治疗方面相对最容易的是各种梗阻性无精子症。绝大多数梗阻性无精子症都可以通过外科手段进行治疗。对年龄较小的先天睾丸发育不良或低促性腺激素无精子症患者,可以采取中西医结合治疗,且疗程要足够长,一般在半年至2年以上。对假性无精子症,应在明确梗阻部位、范围与性质的前提下,及时采取药物治疗或手术方案;确因遗传因素所致者,可以考虑辅助生育技术等。

**【预防与调护】**

(1)孩子出生后及时科学预防接种。青少年时,要积极科学预防流行性腮腺炎,若一旦感染,要及时科学治疗,避免并发睾丸炎。

(2)避免不良因素的刺激,如放射线、高温,以及有毒化学物质和某些对生精功能有影响的化学药物。

(3)饮食有节,不宜过食辛辣厚味,戒烟酒,不食粗制棉籽油。

(4)要及早发现与科学治疗某些先天发育异常性疾病,使对生育力的影响降低到最低限度,尤其是要注意尽早发现隐睾,及时科学治疗。

**【现代研究进展】**

**(一)中医现代研究进展**

**1.病因病机**

无精子症的病因分为两大类:一是睾丸的生精功能障碍;二是输精管道梗阻。中医认为本症的病因可概括为虚、瘀、毒。所谓虚是指肾阴阳俱虚,肾精亏虚,或脾胃虚弱,气血化生不足;瘀是指痰湿、寒积等结于精道,瘀血内阻;毒是指疫毒、热毒浸淫肾子而精不生。病机为肾精亏损,生殖之精难生;或精道阻塞,精阻难出。王琦等认为肾虚、瘀热、肾虚血瘀是其主要病机;李祥云主张脾虚不足、肾亏精少、湿热困扰、血瘀阻滞是其主要病机;曹开镛强调肾虚、脉络瘀滞是其主要病机。

**2.中医治疗**

(1)辨证论治:徐福松,莫蕙等分为3型:肾虚证,方用聚精丸(《男科纲目》)加减;肝郁证,方用少腹逐瘀汤加减;瘀热证,方用红白皂龙汤加减(宗敦义方)。王琦等分3型:肾虚证,方用聚精汤加减;瘀热证,方用红白皂龙汤加减;肾虚血瘀证,方用五子衍宗丸合血府逐瘀汤加减。李祥云分4型:脾虚不足用健脾增精汤(经验方):党参、黄芪、白术、白芍、熟地黄、山药、茯苓、枸杞子、山茱萸、肉苁蓉、菟丝子、胡芦巴、大枣;肾亏精少用补肾增精汤(经验方):龟甲、鹿角片

（粉）、菟丝子、锁阳、肉苁蓉、山茱萸、肉桂、熟地黄、枸杞子、党参、淫羊藿、阳起石；湿热困扰用利湿增精汤（经验方）：萆薢、龙胆草、知母、黄柏、牛膝、牡丹皮、丹参、赤芍、栀子、柴胡、车前子、木通。血瘀阻滞用血府逐瘀汤加减。曹开镛分 2 型：肾虚型用九子一仁丸（经验方）加味：韭子、蛇床子、沙苑子、益智仁、枸杞子、菟丝子、金樱子、覆盆子、五味子、楮实子；脉络瘀滞型用少腹逐瘀汤加味。

（2）专病专方：罗任波基本方：熟地黄、菟丝子、山茱萸、枸杞子、何首乌、淫羊藿、仙茅、牡丹皮、知母、当归、鱼鳔胶、巴戟天。刘银健自拟益肾疏肝汤：枸杞子、菟丝子各 20g，桑椹、怀山药、白芍、覆盆子各 15g，淫羊藿、熟地黄各 12g，山茱萸、紫河车粉（分吞）各 10g，全当归、软柴胡各 9g。邓铁涛治睾丸炎方：生大黄 10g，熟附子 10g，黄皮核 10g，荔枝核 10g，柑核 10g，杧果核 10g，橘核 10g，王不留行 15g。

（3）针灸推拿：李彪等取会阴、关元、气海、三阴交、肾俞、脾俞等穴。每次选用 3～4 穴，针刺或隔姜灸治。每日或隔日 1 次，15 次 1 个疗程。

**（二）西医现代研究进展**

江鱼认为，内分泌检查在评估梗阻性无精子症患者中的作用是有限的，FSH 与精子生成和有无之间并没有必然的联系，血清 FSH 水平与睾丸中精原细胞的总数之间的相关性最大，而与成熟的精子细胞和精子计数之间相关性不大，FSH 水平正常而临床表现没有精子最常见的是精子的成熟停止而不是梗阻，FSH 水平升高的无精子症患者常常意味着与唯支持细胞综合征或克氏综合征有关。徐福松主张，诊断主要靠精液的常规分析，凡连续 3 次精液离心沉淀后仍查不到精子者，便可以诊断为本症。特别是睾丸活检能为本症的诊断及病因鉴别提供有力的依据。

血清抑制素 B 是来源于睾丸 Sertoli 细胞以与生精细胞的肽类激素，是男性 FSH 进行负反馈调节的主要因素。血清抑制素 B 比精浆抑制素 B 稳定可靠，可以通过血清抑制素 B 了解精子发生的状况，在鉴别诊断梗阻性无精子症与非梗阻性无精子症，以及判断精子发生障碍方面是一个较好的临床测定指标，具有较高的敏感性与特异性。研究显示，血清抑制素 B 与睾丸体积大小呈正相关，有可能替代睾丸活检。

Y 染色体的研究成为热点。Y 染色体上定位有睾丸决定因子及系列与精子发生相关的基因，这些基因的异常或突变可导致男性性腺发育低下或生精障碍。其中 Y 染色体长臂上的无精子症因子（azoospermia factor，AZF）的缺失会引起男性生精障碍，进而造成不育。

近年研究显示，睾丸精子发生是局灶性和不均一的，即使大部分生精小管内未找到精子，并不能排除小部分生精小管内存在精子。因此，针对非梗阻性无精子症患者，特别是睾丸活检证实为无精子症的患者，进行显微外科睾丸取精术，一部分患者可获得形态良好的精子，并可进一步通过卵细胞胞质内单精子注射技术获得后代，但成功率较低，需要与患者进行良好的沟通。

胚胎干细胞（ESC）及诱导多潜能干细胞（iPSC）诱导精子发生取得了巨大的研究进展，特别是小鼠和人胚胎干细胞向生殖细胞分化的研究。

# 第二节　少精子症

少精子症是指生育期男性具备正常的性功能，在禁欲 3～7 日后，3 次以上精液化验以

WHO 第 4 版标准精子密度均低于 $20 \times 10^6/ml$，或第 5 版标准精子浓度低于 $15 \times 10^6/ml$，而多于 0 者。该症属于中医的"精少""精清""精薄"等病证。精子密度对生育力的影响较大，而精子计数并非恒定不变，在各种客观因素的影响下，同一个体在不同时间和不同环境，可以出现完全不同的结果。这些因素包括禁欲时间、身体状况、精神因素、休息好坏、检验技术等。故一般认为必须连续检查三次以上，方能做出定论。在判断患者生育能力时，应将精子成活率、精子活动力、精子畸形率等各项指标予以综合分析，才能得出比较正确的结论。

【发病机制】

**(一)中医病因病机**

**1. 肾精亏损**

先天禀赋不足，或房事不节，不知持满，耗伤肾精；或久病及肾；或温病后期热极伤阴，而致肾精亏损，导致精子减少。

**2. 肾阳不足**

先天禀赋不足，素体阳虚；或房事不节，耗伤肾精，阴虚及阳；或寒邪猛烈，肾阳被遏；或过服苦寒，凉泻太过，伤及肾阳；或五劳七伤，久病及肾，肾阳不足，不能温煦脾阳，终致命门火衰，真阳不足，不能温肾生精，而致精子减少。

**3. 气血两虚**

久病不愈，气血两虚，后天之精不足，化源空虚，肾精失于充养，致精子减少而不育。

**4. 湿热下注**

饮食不节，过食辛辣厚味，酿湿生热，或外感湿毒，湿热下注精室，热灼阴液，湿阻精巧，均可致精少不育。

**5. 气滞血瘀**

久病入络，或外伤瘀血阻络，精道不畅，故精少而不育。

**(二)西医病因病理**

**1. 睾丸前性因素(内分泌性因素)**

(1)下丘脑病变：Kallmann 综合征、选择性 LH 缺乏综合征。

(2)垂体病变：垂体腺瘤、高泌乳素血症、生育相关激素异常、糖皮质激素增多、甲状腺激素异常。

**2. 睾丸性因素(染色体异常及引起睾丸损伤的其他病因)**

(1)染色体数目或结构异常：嵌合型克氏征(46，XY/47，XXY)则是因为受精卵有丝分裂过程中性染色体未分离，约占 10%。克氏征发生率为 1/1000～1/500。典型临床表现为：小而硬的睾丸，男性乳腺增生和高促性腺激素。50%患者血清 T 水平降低，90%血清 FSH 与 80% LH 水平升高，精液多表现为严重少精子或无精子。

(2)医源性因素：药物化疗或者放疗。

(3)环境毒素与职业暴露：杀虫剂、高温、重金属、放射线等。

(4)感染：睾丸炎可由病毒导致，如腮腺炎病毒等，成年男性感染腮腺炎约 25%可并发睾丸炎。睾丸活检提示曲细精管萎缩、间质组织水肿和单核细胞浸润。

(5)其他：精索静脉曲张。

**3. 睾丸后性因素(精子运输障碍)**

(1)射精功能障碍：逆行射精是指患者射精时有射精的动作和快感，但仅有或没有精液从尿道射出,离心尿检有精子或果糖。

(2)输精管道梗阻:输精管与(或)精囊不完全性梗阻、感染或结扎等。

【诊断】　少精子症的诊断标准为禁欲 3～7 天后通过体外排精的方法获得精液,连续 3 次以上实验室检查,精子浓度低于 $20\times10^6/ml$,或低于 $15\times10^6/ml$。

### 1. 病史

了解患者的生活、工作情况,是否服用某些对生精过程有影响的化学药物,是否接触某些放射物质,是否曾食用粗制棉籽油,有无生殖系外伤史,是否患过病毒性腮腺炎、结核等疾病,并结合体格检查如有无精索静脉曲张、隐睾等,了解全身及生殖器官发育情况。

### 2. 实验室与其他辅助检查

精液分析检测精液浓度是诊断该病的主要依据,同时酌情可进一步进行相关检查,如精浆生化、性激素、染色体、Y 染色体微缺失、基因检查、睾丸附睾精索超声检查、X 线检查等,了解发病原因。

少精子症的诊断,主要依靠精液分析,但每次排出精子的多少由于受各种因素,如不同的禁欲天数、取精环境及检验者的技术水平等影响,其结果也不尽相同,对少精子症的判断,应间隔 3～7 天留取标本,连续检验 3 次以上方可做出结论,以免误诊。因此,应注意与下述情况下检验的精液结果鉴别:①禁欲时间不足(包括遗精或手淫)检验的精液结果。②精液标本收集不完全检验的精液结果。

【治疗】

### (一)中医辨证论治

### 1. 肾精亏损证

主症:婚久不育,精子减少,精液量少或稀薄,腰膝酸软,神疲乏力,健忘,头晕耳鸣,咽干盗汗,舌淡,苔白,脉弱。

治法:滋肾填精。

方药:添精赞育丹(庞保珍方,选自庞保珍主编《不孕不育中医治疗学》)。黄精、鹿角胶、制何首乌、菟丝子、桑椹、枸杞子、山茱萸、淫羊藿、续断、生地黄、当归、车前子。

中成药:蚕蛹补肾胶囊每次 2 粒,每日 2 次,饭后口服;或至宝三鞭丸(小蜜丸)每次 1 盒,每日 1 次,早饭前或临睡前用温开水送服。

### 2. 肾阳不足证

主症:婚久不育,精清精冷,精子数目减少,全身乏力,畏寒肢冷,腰膝酸软,或有性欲减退,阳痿,小便清长,夜尿频多,舌质淡,苔白,脉沉细或沉迟。

治法:温肾壮阳。

方药:益火衍宗丸(庞保珍方,选自庞保珍主编《不孕不育中医治疗学》)。鹿角胶、巴戟天、附子、肉桂、菟丝子、枸杞子、淫羊藿、熟地黄、山药、杜仲、当归、石菖蒲。

中成药:龟龄集:每次 2 粒,每日早饭前 2 小时用淡盐水送服;或右归丸每次 1 丸,每日 3 次,口服;或佳蓉片每次 4～5 片,每日 3 次;或海龙胶口服液每次 40ml(2 支),每日 1～2 次,口服。

### 3. 气血两虚证

主症:婚久不育,精子数目减少,面色萎黄,爪甲苍白,神疲乏力,心悸气短,失眠多梦,舌淡胖嫩,脉细而弱。

治法:补益气血。

方药:八珍种子丸(庞保珍方,选自庞保珍主编《不孕不育中医治疗学》)。熟地黄、当归、白芍、川芎、人参、白术、茯苓、甘草、川断、淫羊藿、菟丝子。

中成药:复方阿胶浆:每次 20ml,每日 3 次,口服。

### 4. 湿热下注证

主症:婚久不育,精子数目减少,精液黏稠而不液化,口苦咽干,胸胁胀满,少腹或会阴不适,舌质红,苔黄腻,脉滑数。

治法:清热利湿,兼补阴精。

方药:龙六继嗣丹(庞保珍方,选自庞保珍主编《不孕不育中医治疗学》)。龙胆草、黄柏、栀子、萆薢、败酱草、薏苡仁、车前子、茯苓、牡丹皮、熟地黄、山药、山茱萸。

中成药:龙胆泻肝丸每次 3~6g,每日 2 次,口服。

### 5. 气滞血瘀证

主症:婚久不育,精子数目少,精液量少,伴面色紫暗,皮肤粗糙,少腹不适,茎中刺痛,舌暗红或有瘀斑,脉弦涩。

治法:行气活血,化瘀生精。

方药:柴穿聚精丹。柴胡、穿山甲、桃仁、红花、赤芍、川芎、当归、路路通、水蛭。

中成药:血府逐瘀口服液每次 1 支,每日 3 次,口服。

### (二)西医治疗

#### 1. 遗传相关疾病的治疗

克氏综合征是临床经常可以见到的与遗传相关的睾丸生精功能障碍性疾病。目前西医,还没有很好的手段可以改善克氏综合征患者的生精功能。所以,一般不建议单独使用药物治疗。尽管克氏综合征的患者睾丸生精功能严重受损,但是确实有部分患者存在局灶生精,部分曲细精管可以找到精子。对克氏综合征患者的研究发现,显微睾丸取精手术可以在 40%~60%患者的睾丸中找到精子。因此,尽管暂时不能改变克氏综合征患者的睾丸功能,但是可以通过显微外科的手段获取精子,使部分患者通过卵胞质内单精子显微注射(ICSI)获得自己的子代。

#### 2. 内分泌相关疾病的治疗

(1)高泌乳素血症的治疗:高泌乳素血症可以导致 ED 与男性不育。高泌乳素血症血清泌乳素水平明显升高,睾酮与促性腺激素降低。在甲状腺功能低下的患者中由于甲状腺释放激素刺激泌乳素可以导致后者升高,因此应该排除甲状腺疾病。对高泌乳素血症的患者应做颅脑 MRI 等检查排除垂体瘤。不需要手术治疗的患者通常采用药物治疗,常用药物为溴隐亭。

(2)低促性腺激素性生精功能障碍的治疗:常见的有 Kallmann 综合征与特发性促性腺激素低下。对 Kallmann 综合征的治疗,在不同的阶段是有区别的。由于患者雄激素水平低,睾酮替代治疗是可以的。但是,在治疗前应该了解患者的生育要求。因为比较大剂量的睾酮补充治疗会因为负反馈作用而抑制生精功能。若患者有明确的生育要求,应该考虑其他治疗。

由于低血清睾酮水平可以导致许多身体损害,如增加心血管疾病与糖尿病的发生率,导致骨质疏松,影响性欲与阴茎勃起功能,腹部脂肪堆积,肌肉比例与力量减退等,故需要补充睾酮到正常生理水平。常用的有口服与肌内注射十一酸睾酮,或者经皮肤吸收的睾酮贴剂。对于还有生育要求的患者应该避免大剂量睾酮补充或替代治疗。建议使用促性腺激素的治疗,不仅可以改善症状而且可以启动精子发生。治疗一般采用注射 2000～5000U 的 HCG,每周 3 次。结合使用 75U 的 HMG 肌内注射,每周 3 次。也可直接使用重组人 FSH 取代 HMG。

### 3. 睾丸炎的治疗

睾丸炎导致的睾丸生精功能的破坏甚至丧失多见于曾经罹患腮腺炎的患者。在临床中经常可以见到继发于腮腺炎的睾丸炎甚至睾丸萎缩的患者。大约有 30％的腮腺炎患者可以出现睾丸生精功能的破坏。目前,还没有很好的方法可以治疗因此造成的睾丸功能损害,因此最重要的是评价睾丸现存的生精状况。通过睾丸大小、质地、精液常规检查与血清促性腺激素的水平可以大致了解睾丸功能。对睾丸体积超过 6ml 的患者,可考虑进行睾丸穿刺活检了解生精情况。若穿刺睾丸没有精子或睾丸体积很小无法穿刺的患者,可考虑进行显微睾丸取精。不论是穿刺还是显微取精手术,均建议一旦找到精子即进行冻存,以备日后进行 ICSI。

### 4. 隐睾的治疗

一般建议,若患儿 1 岁时睾丸仍然无法下降到阴囊的正常位置,应及时行隐睾下降固定术。隐睾位置和生精功能相关,位置越高则生精功能破坏越重。隐睾持续时间越长生精功能损害越重。在出生半年内对生精细胞影响不大。2 岁时,部分患儿的生精功能会完全丧失。而在 6 个月之后,隐睾自行下降的可能性就很小了。所以,应该在此时间段尽早手术以保留睾丸功能。

### 5. 睾丸扭转的治疗

6 小时之内的睾丸扭转多可通过急诊手术及时复位而保留睾丸。12 小时后睾丸损害明显,到 24 小时则很难保留患侧睾丸,经常需要切除。但是,因为睾丸扭转多由于先天发育的异常引起,有一定比例患者会今后出现对侧睾丸再扭转,而一旦对侧睾丸也扭转且没有及时治疗,对生育将是灾难性的。因此,对切除一侧睾丸的患者应该进行告知,若一旦类似症状出现在对侧睾丸,立即就诊。

### 6. 精索静脉曲张的治疗

精索静脉曲张的手术主要是希望改善少弱精子症患者的精液质量。精索静脉曲张主要影响精液中精子的活动度,对精子浓度的影响较活力要弱一些。仅能通过 B 超等检查发现的称为亚临床型。对亚临床型是否应该手术尚存在争议。一般并不推荐对亚临床型进行手术。伴有精液质量明显异常的,建议手术。精液质量轻度异常的,可以先尝试应用提高精子活力与浓度的药物,若 3 个月左右改善不明显,建议手术。手术方式主要有传统精索静脉高位结扎术、腹腔镜精索静脉结扎、显微精索静脉结扎术。

### 7. 经验性药物治疗

除了上述各种有针对性的治疗外,还有不少特发性少精子症的患者可以尝试通过药物等手段改善精液质量。一般建议可以用药 3～6 个月。常见的药物主要包括以下几类。

(1)抗雌激素药物:主要是枸橼酸氯米芬与他莫昔芬。主要通过激素轴使 FSH、LH 与睾酮水平升高。对 FSH 与 LH 没有升高的患者有一定效果,主要是升高精子浓度。尽管这种治疗方法还缺乏大规模前瞻性随机对照研究,但是这类药物确实对部分患者有明显的疗效。

(2)雄激素药物:常用的为十一酸睾酮,包括注射制剂与口服制剂及贴皮制剂。在临床治疗中,要注意对精液常规的动态观察,建议每 1～2 个月检查一次,根据不同患者的变化情况决定使用的技巧。

(3)其他:如乙酰左卡尼汀与左卡尼汀可能会改善精液质量,特别是精子活动度。但是因为只有比较少的文献支持,还不足以确定其机制与疗效。维生素 E 与锌制剂也可能对精液质量有益处。

【疗效评价标准】 采用曹开镛,庞保珍主编《中医男科病证诊断与疗效评价标准》。

1. 疗效判定标准

(1)治愈:配偶受孕。

(2)显效:虽配偶未受孕,但治疗 3~6 个月精液各项指标化验均达到正常,临床症状积分值下降>5 分。

(3)有效:具备下列条件之一为有效:精液量恢复正常、pH 恢复正常、正常精子密度增加 $5×10^6$/ml、无精子患者出现少量精子、精子存活率或活动力增加 15% 以上、畸形率下降 10%、液化时间在 1 小时之内、WBC$<1×10^6$/ml、免疫珠实验结果活动精子附着免疫珠下降 10%、MAR 实验结果精子被黏附于颗粒上的下降 10%、临床症状积分值下降 3~5 分。

(4)无效:精液化验指标治疗前后无变化,或加重,临床症状积分值下降 0~2 分。

2. 临床症状积分标准

(1) 3 分:症状持续出现。

(2)2 分:症状时轻时重或间断出现。

(3)1 分:症状轻或偶尔出现。

(4) 0 分:无明显症状。

【名家经验】

1. 王琦经验

王琦对少弱精子症引起的男性不育,提出"肾虚夹湿热瘀毒虫"是男性不育的核心病机,并指出环境污染、电磁辐射、抗肿瘤药物的使用、性传播疾病及微生物的感染等属于"毒""虫"范围的致病因素,在少弱精子症发病中尤为明显,应引起重视。随着时代的进步,生存环境的变化,饮食结构、生活习惯的改变,单纯补肾已不能很好地符合少弱精子症的病理病机,对于"毒""虫"引起的少弱精子症,有炎症反应的,补肾甚至可能导致越补越严重,要掌握好祛邪与扶正的辩证关系。此时,如果在补肾益精的基础上,加以解毒杀虫的药物就会取得比较满意的效果。常用补肾填精药,如黄精、菟丝子、枸杞子等;清热解毒杀虫药,如蒲公英、白花蛇舌草、败酱草、金钱草、蛇床子、蜂房等。

2. 李曰庆经验

李曰庆认为,本病的病机较为复杂,归纳起来有虚、实、寒、热、痰、瘀、郁的不同,与五脏有关,但本病病位主要在肾,病机主要是肾阴阳不足。肾阴阳平衡则精气充盛,藏泻适宜,运行有度,阴阳和而有子;肾阴阳失调则精少气衰,藏泻失宜,气化障碍,从而导致男性不育症。李曰庆根据多年经验,在传统补肾治疗的基础上,提出了"以肾虚为本,以补肾生精为则,以微调阴阳为法"的治疗理论,在具体治法上则偏重"补肾生精,调补肾阳",提倡用药补肾时清补并用,避免峻补、滥用、久服。强调要微调阴阳,充分调动机体自身的调节机制,使阴阳平衡,以达阴阳互根、互用之效能,精气充盛而有子。

3. 李广文经验

李广文治疗男性不育症主张辩证与辨精相结合,注重养精求育及心理调治,认为精子数减少、精液量少,表明肾精亏虚,气血不足。治疗重在补肾填精,益气养血。常用生精种玉汤治疗。基本方:黄芪30g,淫羊藿15g,川续断15g,何首乌12g,当归12g,桑椹子9g,枸杞子9g,菟丝子 9g,五味子 9g,覆盆子 9g,车前子 9g。腹胀纳差,加木香、陈皮各 9g;性欲低下、射精无力,加阳起石 30g,巴戟天 9g;气虚,加党参 30g;失眠多梦,加炒酸枣仁 15g,合欢花 9g。

【诊疗评述】 少精子症的诊断主要依靠实验室精液分析。对其治疗要根据其病因、患者年龄与配偶年龄等因素综合分析而定。中医药对少精子症的治疗有其独特而强大的优势,但必须用中医的思维辨证论治,方可取得较好的疗效。主张酌情应用子类药物,且用药不可过热、过寒,应科学微调,不可急于求成。五子衍宗丸是其治疗少精子症疗效较好的方剂之一,淫羊藿是其治疗少精子症疗效较好的药物之一,但必须辨证应用。少精子症的治疗周期较长,要坚持治疗,不要频繁更换医师和做精液分析,一般以 3 个月为 1 个疗程。如夫妻双方不存在影响优生的不良因素,建议在治疗期间不要避孕,并指导受孕,以提高受孕率。

【预防与调护】

(1)及时积极治疗原发病,如及早发现和治疗精索静脉曲张、隐睾等泌尿生殖系疾病。

(2)改变不健康的生活方式,尽量避免高温环境生活与工作、电辐射、长期泡温泉、洗桑拿等。不要久坐、长时间骑自行车;不要穿紧身衣裤等。

(3)饮食有节,忌食辛辣肥甘厚味,宜既清淡又富有营养,不食用对生精功能有损害作用的食物,如粗制棉籽油、芹菜等。

(4)树立良好性观念,手淫有度,房事有节,忌恣情纵欲。

(5)科学锻炼,增强体质。

(6)小儿出生后及时注射疫苗,尤其要注意腮腺炎疫苗的注射。

【现代研究进展】 中医治疗少精子症则有其独特而强大的优势,且进展较快。

(一)病因病机

徐福松首次提出男科四大主症——腺、性、精、育学说。其中腺是基础,性是外象,精是物质,育是结果。四者存之与共,缺一不可。王琦等认为,肾精亏损、命门火衰、气血两虚、湿热下注、气滞血瘀是少精子症的主要病机。曹开镛提出,肾精亏损、肾气不足、心肾不交、心脾两虚、脉络不通是其主要病机。

(二)中医治疗

**1. 辨证论治**

(1)徐福松辨证论治男性不育症的特色及优势在于:坚持整体观念,辨证以全身和局部相结合,诊断以宏观和微观相结合,治疗审证求因,审因求治,先辨病后辨证,辨病与辨证论治相结合。从脾、肺、肾、气、瘀、痰不同角度兼顾扶正祛邪,消补兼施灵活论治男性不育症。处方用药中正平和,轻清灵动。

(2)王琦等将男性不育症分 5 型:肾精亏虚证,方用五子衍宗丸合七宝美髯丹加减;命门火衰证,方用金匮肾气丸合保元汤加味;气血两虚证,方用河车种子丸;湿热下注证,方用龙胆泻肝汤合六味地黄汤加减;气滞血瘀证,方用血府逐瘀汤加减。

(3)刘云鹏将男性不育分 4 型:滋阴清火养精常用知柏地黄丸合五子丸;补肾生精常用六味地黄丸合五子丸(即六五合方);疏肝活血通精常用血府逐瘀汤;清利湿热通精常用前列腺炎方(验方):蒲公英 30g,枸杞子 12g,炮甲 9g,赤芍 15g,石韦 15g,败酱草 30g,泽兰叶 9g,红花 9g,桃仁 9g,丹参 15g,没药 20g,王不留行 24g。

(4)蔡小苏对男子不育的治疗分三个步骤:①清心寡欲:房事要节制,交接要合时,在排卵前后 1 周内行房 2～3 次;②养阴填精:一般以五子衍宗汤及六味地黄汤加减,若兼湿热,精液黏稠较高者,以知柏地黄汤为主,强调辨证求因,反对一味壮阳;③补肾助阳:主张在进行养阴填精的基础上,则拟补肾助阳法,喜用龟鹿二仙丹。

(5)金维新等将男性不育症分3型:肾阳不足证,用打老儿丸合右归丸加减;肾精亏损证,用液化生精汤加减;气血两虚证,用河车种子丸。

(6)陈文伯对肾阴虚者,用右归丸加减;肾阳虚者,用五子衍宗丸加减;肾精虚者,用生精赞育丸加减;肾液虚者,用益肾增液汤;精热不育者,用凉肾清精汤;精瘀不育者,用活精化瘀汤;精滞不育者,用理精化滞汤;精湿不育者,用化精渗湿汤。

(7)曹开镛将男性不育症分5型:肾精亏损用左归丸加味;肾气不足用右归丸、五子衍宗丸;心肾不交用心肾两交汤化裁;心脾两虚用归脾汤化裁;脉络不通用血府逐瘀汤加减。

(8)李祥云将男性不育症分3型:脾虚不足用健脾增精汤(经验方):党参、黄芪、白术、白芍、熟地黄、山药、茯苓、枸杞子、山茱萸、肉苁蓉、菟丝子、胡芦巴、大枣;肾亏精少用补肾增精汤(经验方):龟甲、鹿角片(粉)、菟丝子、锁阳、肉苁蓉、山茱萸、肉桂、熟地黄、枸杞子、党参、淫羊藿、阳起石;湿热困扰用利湿增精汤(经验方):萆薢、龙胆草、知母、黄柏、牛膝、牡丹皮、丹参、赤芍、栀子、柴胡、车前子、木通。

### 2. 辨病与辨证相结合

徐福松主张:先辨病后辨证,辨病与辨证论治相结合,证从病辨,以病统证,只有将辨病论治与辨证论治有机地结合在一起,才能提高治疗效果。只辨证不辨病,则很难把握其病的全貌,从而治疗也往往难以取得好效果。徐福松从临床方面而言,对于治疗精液异常类不育症,通过辨病、辨证论治相结合,总结出了三个原则:①精浆异常和精子异常,以精子异常为主;②精子异常中的数量与质量(形态),以精子质量(形态)为主;③精子质量(形态)与精子自身免疫,以精子自身免疫为主。运用这三个原则治疗精液异常类不育症已经取得较好疗效。

### 3. 专病专方

徐福松应用聚精丸(熟地黄、枸杞子、何首乌、紫河车、淫羊藿、沙苑子、茯苓、黄精、薏苡仁等)治疗精液异常所致的男性不育症246例,总有效率为85.77%,其中受孕率为17.1%。治疗前后精液中精子密度、数量、活力、活率、顶体酶、前向运动速度等均有明显的提高和改善($P < 0.01$),尤其是精子活力较治疗前改善显著。本结果显示出聚精丸改善生精功能和提高精液质量的良好作用。徐福松常从脾论治男性不育,常用脾肾双补的验方"优精汤"(原名聚精散)治疗精液异常类不育症,以提高精子质量为主,增加精子数量,调节精液异常为辅,总有效率达85.5%。常用药物有:生地黄、熟地黄、太子参、枸杞子、沙苑子、茯苓、黄精、薏苡仁等,方中以茯苓、黄精、薏苡仁健脾助运,益后天化生之源,以供养先天。实验室精液检查证实本方能提高精子密度与活动率、精子运动组别及前向运动速度、精子顶体酶完整率及活动,降低精子畸形率,在改善生精功能、提高精液质量等方面显示出良好的效果。徐福松治疗男性不育处方用药心得体会:①用药规律探讨:目前临床治疗男性不育症有以阴阳双补为大法药物的使用趋势,常用者不超过55种。按高低顺序补阳药物依次是淫羊藿、菟丝子、鹿角胶、肉苁蓉、仙茅、肉桂、巴戟天、附子、锁阳等;补阴类药物依次是熟地黄、枸杞子、山茱萸、五味子、覆盆子、生地黄、女贞子等;补脾益气养血类药物依次是茯苓、淮山药、当归、党参、黄芪、白术、白芍等;活血祛瘀类药物依次是牡丹皮、红花、路路通、丹参、赤芍、桃仁等;清利下焦湿热药物依次是黄柏、知母、龙胆草、栀子等。对脾肾同治有独到见解,每于补肾之中参以党参、茯苓、薏苡仁、黄精之属。在服药时间上倡导每天上午、晚上"两个九点半服药法"。其别出心裁处,悉从顾护脾胃,

发挥药效着眼。②多用子药和动物药。③防止用量偏重:认为淫羊藿、蛇床子、熟地黄、枸杞子、肉苁蓉、人参、附子、仙茅、阳起石等补肾壮阳药,是治疗男性不育症中极为常用的,但用量过大,弊多利少。其理由为:暗耗真阴肾水,导致脏腑气血偏盛偏衰,出现或加强阴虚阳虚征象;淫羊藿、蛇床子、人参有类激素作用,长期过量服用,反而会使体内雄激素浓度过高,而抑制精子生长;附子、仙茅、阳起石、蛇床子等为有毒药物,长期过量服用,可出现舌麻、眩晕、恶心、呕吐等神经系统和消化系统中毒反应。在治疗男性不育症临床中徐福松谨慎使用补肾壮阳类中药,方中剂量降低,可小剂量长期服用,用药中正平和,轻清灵动,一般每味药量,仅在 10～12g,而石菖蒲仅用 2～3g,以引经通精窍;黄连、黄柏、龙胆草等苦寒泻火药,只用 3～6g,而且中病即止,以防苦寒败胃伤阴。李广文生精种子汤:黄芪 30g,淫羊藿 15g,川续断 15g,何首乌、当归各 12g,桑椹、枸杞子、菟丝子、五味子、覆盆子、车前子各 9g。刘明汉益精灵:淫羊藿500g,锁阳 250g,巴戟天 250g,熟地黄 250g,山茱萸 90g,附片 90g,肉苁蓉 200g,枸杞子 150g,黄芪 250g,当归 90g,韭菜子 60g,车前子 60g,菟丝子 150g,桑椹 150g,龟甲胶 100g,鹿角胶100g,芫蔚子 150g,甘草 100g。上药用 60 度白酒 15L 左右(以超过药面寸许为度)浸泡 7～15日即可饮用。每日 3 次,每次 25～50ml。水剂方:所用药物与酒剂同,惟淫羊藿量为 30g,余味用量均为酒剂之 1/10。庞保珍用自拟清邪毓麟汤加减[蒲公英、白花蛇舌草、红藤、地丁、川牛膝、王不留行、云茯苓、泽泻、车前子(布包)、竹茹、菟丝子、川断、枸杞子、何首乌各 10g,丹参15g,甘草 4g]治疗隐性炎症型不育症 166 例,结果痊愈 64 例,显效 55 例,有效 38 例,无效 9例,总有效率 94.6%。庞保珍认为,有症状(特别是性腺炎症)的男子不育症,诊断并不困难,但部分无症状的男子不育症,除精液异常外,往往容易忽略生殖系炎症的存在,以致影响疗效。隐性炎症型不育症,属虚实夹杂之证,治疗上宜攻补兼施,扶正宜选燥性小的药物,并应根据精液化验而调整扶正与祛邪药的比例和剂量。

#### 4. 针灸推拿

主要选择任脉、足三阴经、督脉及足太阳膀胱经的肾俞穴为主。常用的穴位依次为关元、三阴交、足三里、命门、太溪、肾俞等。庞保珍等以平补平泻法针刺肾俞、关元、脾俞、足三里。偏肾阳虚配命门;偏肾阴虚配太溪;痰湿内蕴或肝经湿热配太冲、阴陵泉;肝郁血瘀配血海、期门。每日针刺 1 次,25 日为 1 个疗程,结果:128 例中痊愈 42 例,有效 76 例,无效 10 例,总有效率为 92.19%。彭明华采用针刺肾俞、命门、关元、气海、足三里、三阴交、太溪、太冲治疗 39例。操作方法:气海透关元,使针感向下传导至阴部。肾俞透命门;其余穴位按常规操作。手法以补法为主,关元、气海加灸。结果治愈 21 例,好转 10 例,无效 8 例,总有效率 79.5%。余镇北取中极、足三里、三阴交、太溪等,治疗 34 例精液异常患者,结果痊愈 25 例,有效 6 例,无效 3 例,总有效率 91.18%。洪文等采用 2 组穴位交替针刺,一组取穴肾俞、秩边、关元、命门、足三里,另一组取脾俞、三阴交、秩边,施以温补法,结果痊愈 6 例,显效 17 例,有效 5 例,总有效率 93.34%。

#### 5. 中药贴敷

庞保珍采用自拟滋阴续嗣丹(龟甲 30g,鳖甲 30g,熟地黄 40g,山药 40g,山茱萸 30g,牡丹皮 30g,王不留行 30g,青皮 30g,淫羊藿 10g。上药共为细末,取药末适量以温开水调和成团,涂以神阙穴,外盖纱布,胶布固定,3 日换药 1 次,10 次为 1 个疗程)贴脐治疗肾阴虚型男性不育 128 例,结果治愈 51 例,显效 45 例,有效 25 例,无效 7 例。庞保珍用自拟祛痰衍嗣丹(人参30g,淫羊藿 30g,菟丝子 30g,陈皮 30g,半夏 30g,云茯苓 30g,枳壳 30g,车前子 20g,麝香 1g,

生姜片 10～20 片,艾炷 42 壮,如黄豆大,食盐及麦面粉适量。先将麝香、食盐分别研细末,分放待用,次将其余诸药混合研成细末另备用。嘱患者仰卧床上,首先以温开水调麦面粉成面条,将面条绕脐周围一圈,内径 1.2～2.0 寸,然后把食盐填满患者脐窝略高 1～2cm,接着取艾炷放于盐上点然灸之,连续灸 7 壮之后,把脐中食盐去掉,再取麝香末 0.1g,纳入患者脐中,再取上药末填满脐孔,上铺生姜片,姜片上放艾炷点燃,频灸 14 壮,将姜片去掉,外盖纱布,胶布固定,3 日灸一次)治疗痰湿内蕴型男性不育 136 例,结果治愈 50 例,显效 43 例,有效 36 例,无效 7 例,总有效率 94.85%。庞保珍用自拟温阳广嗣丹(巴戟天 30g,川椒 6g,淫羊藿 30g,菟丝子 30g,熟地黄 30g,红花 30g,香附 30g,人参 30g。上药共研细末,装瓶备用,临用时取药末10g,以温开水调合成团,涂以神阙穴,外盖纱布,胶布固定,3 日换药 1 次)。治疗肾阳虚型男性不育 120 例,结果治愈 50 例,显效 43 例,有效 20 例,无效 7 例,总有效率 94.17%。

### (三)实验研究

李海松、李曰庆研究证实,补肾生精丸能提高精子数量及活动率、精子运动速度,降低精子畸形率,改善内分泌功能,提高 LH、T 水平,改善异常的精核蛋白及其构成,促进精核蛋白基因表达,在促进生精、提高精液质量等方面显示出良好的疗效。金维新、李广文等研究了结婚2 年以上不育症 274 例,对于精子数量少、成活率低、活动力差,中医辨证符合肾阳虚的不育患者,用生精汤(淫羊藿、川断、熟地黄、何首乌、桑椹、覆盆子、五味子、党参)治疗 168 例,总有效率为 94.6%,女方妊娠率为 31.3%。经动物灌服生精汤,可使体重和血红蛋白含量明显增加,附睾组织重量增加,血浆睾酮含量也明显增加,表明此汤具有类性激素样作用。李育浩研究表明,五子衍宗丸灌胃能提高未成年雄性大鼠的血清睾酮含量、精子数及精子活力,能增加棉籽油负荷大鼠的精子数及精子活力;能提高雄性小鼠的生育能力。王学美研究发现,五子衍宗丸可升高老龄大鼠下丘脑去甲肾上腺素含量,降低 5-羟色胺(5-HT)含量和 5-羟色胺/多巴胺(DA)比值;升高老龄大鼠血浆睾酮含量,降低雌二醇比值;提高雄性大鼠精子活动度、精子计数和生育能力。陈文伯等通过 128 例临床病例的观察,对血浆睾酮水平(T)与男性不育关系进行了探讨,结果显示 T<10.41nmol/L 的患者占总数的 11.7%,在 10.41～17.35 nmol/L的患者占 35.2%,说明内分泌因素在不育症中占有相当大的比例,或者说相当一部分不育患者有内分泌方面的影响。而且发现血浆睾酮水平由低到高与中医阳虚内寒到不寒不热再到湿热壅盛之间的线性关系。郭连澍等对补肾壮阳法治疗男性不育症的机制进行了探讨,证实该法可显著提高患者精浆锌含量、精子密度、精子活动度、精子前向运动度、前列腺及精囊的重量。周智恒等观察到,补肾壮阳中药对下丘脑-垂体-性腺轴的性激素和促性激素有促进分泌和调整作用,说明补肾壮阳中药对改善睾丸曲细精管及间质细胞的损害有一定作用。

总之,补肾确可生精,经研究亦进一步证实了中医"肾主生殖"理论的正确性,但确有部分少精子症不育患者,单纯补肾并不理想,应从多角度来探讨少精子症不育的治疗,活血、祛痰、疏肝、清邪皆可生精,活血、祛痰、疏肝、清邪之法可酌情单独应用,或配合补肾法治之。子类药物有较好的生精功能,用量宜小。该病的诊断与疗效判断标准仍需进一步研究、统一,以利于深入研究与广泛交流。

## 第三节　弱精子症

对于精子活力的评价,WHO 第 4 版的标准是:a 级(快速直线运动)达到 25% 以上,或 a

加 b 级(慢速直线运动)之和大于 50%。那么,弱精子症则指 a 级精子少于 25%,或 a 级加 b 级精子少于 50%。或以第 5 版标准,精子总活力低于 40%,或前向运动精子率低于 32%。弱精子症又名精子活力低下。中医无此病名及记载,但本病与中医"精寒""精冷"等证有关。

**【发病机制】**

**(一)中医病因病机**

**1. 肾阳不足**

先天禀赋不足,或房劳过度,导致肾精不足,肾阳亏虚,命门火衰,不能温煦肾中生殖之精,精子动力乏源所致。

**2. 肾精亏虚**

先天禀赋不足,或房劳过度,致肾精不足,生殖之精失于濡养,则精子活力低下。

**3. 气血两虚**

久病体虚,气血不足,生殖之精失于充养,故精子活力低下。

**4. 湿热下注**

饮食不节,过食肥甘醇酒厚味,湿热下注,或复感湿热,蕴于肝经,下注精室,阻遏阳气,气机不利而致精子活力低下。

**(二)西医病因病理**

**1. 环境因素与职业暴露**

国内外研究显示:暴露于氯仿、杀虫剂、焊接、抗生素,腮腺炎病史,胃肠道并发症,以及摄入水果、蔬菜的减少等均与精子数量的减少及精液质量的改变有关;烟草中的尼古丁等可能通过对精子的直接与间接损伤而影响精子活力;长期嗜酒者可直接与间接影响精子的运动能力。此外,影响精子活力的药物也较多。

**2. 染色体异常和基因缺失**

常染色体与性染色体畸变除能影响精子数量外,还会影响精子的活率与前向运动能力。研究表明,男性原发性无精子症与少精子症患者中有 7%~15% 存在 Y 染色体无精子症因子(azoospermia factor,AZF)区域微缺失,即 Y 染色体微缺失可能是男性原发不育的一个重要遗传病因。另外近些年研究发现:回文序列介导的染色体突变;GSTT1 基因多态性;精子线粒体 MTCYB 与 MTATP6 的基因缺失及 MTATP6 基因的 G8887A 点突变;MTATPase6 基因突变;雄激素受体异常;H19 基因印迹丢失等诸多因素均可能是导致少、弱精子症的原因。

**3. 内分泌因素**

Gonzales 等发现,精浆中催乳素影响精子活力。血清中 $E_2$ 水平升高时,精子的活力降低。精浆中睾酮过高可能抑制精子的运动。Tesarik 等指出,高浓度的 FSH 可以改变精子细胞的倍数与精子形态,而这些细胞的减数分裂与精子的生成速度加快均由 FSH 引起。

**4. 感染因素**

研究显示,生殖腺体的急、慢性炎症可降低精子的运动能力。感染对精子活力的影响是多方面的。微生物对精子具有直接与间接的作用;微生物还可以改变精浆的 pH,当 pH<7 或>9 时,精子活力下降明显。另外,炎症引起的精液中白细胞增多,可以通过直接与间接的原因造成精子运动的下降。前列腺炎引起精子活力不足可能是多种因素综合的结果,除微生物、白细胞、pH 等因素外,还可能与锌的代谢障碍有关。

### 5. 其他疾病

对精子产生影响的其他疾病包括：精液不液化；某些免疫因素，如抗精子抗体（AsAb）；精索静脉曲张；微量元素（如锌离子）缺乏；医源性疾病，如内科方面疾病或恶性肿瘤及部分药物、部分泌尿生殖系统手术、周围神经的损伤、体外冲击波碎石等。

【诊断】

### 1. 病史

主要了解患者是否有生殖道感染史，有无腮腺炎病史，是否用过对精子有影响的药物及生活与工作环境等情况。

### 2. 症状

弱精子症患者，可伴有阴囊潮湿，神疲乏力，头晕耳鸣，腰膝酸软，形寒肢冷等症状。但多无明显临床表现。

### 3. 体格检查

要重点检查睾丸、附睾与精索静脉等情况，如有无隐睾、附睾炎与精索静脉曲张等。

### 4. 实验室检查与辅助检查

(1)精液分析：是诊断本病的主要依据。在室温下，精液离体1小时后，若快速直线运动精子低于25％，或前向运动精子低于50％，或精子活动率低于60％者。或以第5版标准，精子总活力低于40％，或前向运动精子率低于32％，即可诊断。但一般要做2～3次精液分析。

(2)超声检查：主要了解睾丸、附睾与精索静脉曲张情况。

(3)其他辅助检查：可酌情做前列腺液、微量元素、精浆生化、精液支原体、衣原体等检查，以了解影响精子活力的影响因素。

【鉴别诊断】 死精子症是指存活精子减少，需通过染色来判断，以便和不动精子相区别。

【治疗】

### (一)中医辨证论治

### 1. 肾阳不足证

主症：精子活力a级精子少于25％，或a级加b级精子少于50％，婚久不育，阳痿早泄，形寒肢冷，腰膝酸软，小便清长，夜尿频多，舌质淡胖，苔白润，脉沉细迟或微细。

治法：温补肾阳，活精助育。

方药：巴戟续嗣丹（庞保珍方，选自庞保珍主编《不孕不育中医治疗学》）。巴戟天、淫羊藿、肉苁蓉、鹿茸、菟丝子、川断、当归、熟地黄、山茱萸、山药、人参。

中成药：佳蓉片每次4～5片，每日3次，口服；或龟龄集每次2粒，每日1次，早饭前2小时用淡盐水送服；或右归丸：每次1丸，每日3次，口服；或海龙胶口服液每次40ml，一日1～2次，口服。

### 2. 肾精亏虚证

主症：精子活力a级精子少于25％，或a级加b级精子少于50％，婚久不育，腰膝酸软，耳鸣或耳聋，眩晕神疲，健忘恍惚，发脱齿摇，舌淡，苔薄白，脉沉细。

治法：补益肾精，活精助育。

方药：济精丹（庞保珍《不孕不育中医治疗学》）。鹿茸、鱼鳔胶、紫河车、熟地黄、山茱萸、枸杞子、淫羊藿、菟丝子、川断、车前子。

中成药：蚕蛹补肾胶囊每次2粒，每日2次，饭后服；或至宝三鞭丸。小蜜丸每次1盒，每日 1 次,早饭前或临睡前用温开水送服。

### 3. 气血两虚证

主症:精子活力 a 级精子少于 25%,或 a 级加 b 级精子少于 50%,婚久不育,神疲乏力,面色萎黄,心悸气短,食少便溏,形体瘦弱,舌质淡胖,边有齿痕,苔薄白,脉弱。

治法:补气养血,益精助育。

方药:八珍种子丸(庞保珍方,选自庞保珍主编《不孕不育中医治疗学》)。熟地黄、当归、白芍、川芎、人参、白术、茯苓、甘草、川断、淫羊藿、菟丝子。

中成药:复方阿胶浆每次 20ml,每日 3 次,口服。

### 4. 湿热下注证

主症:精子活力 a 级精子少于 25%,或 a 级加 b 级精子少于 50%,精液多黏稠、色黄不液化,婚久不育,两目红赤,胁肋胀痛,阴囊湿痒,睾丸肿胀热痛,小便短赤,大便干结,舌红,苔黄腻,脉弦数。

治法:清热利湿,益精助育。

方药:清化子春丹(庞保珍方,选自庞保珍主编《不孕不育中医治疗学》)。苍术、厚朴、陈皮、半夏、薏苡仁、车前草、萆薢、滑石、栀子、黄芩、茯苓、莱菔子。

中成药:龙胆泻肝丸每次 3~6g,每日 2 次,口服。

### (二)西医治疗

因弱精子症在病因方面与少精子症如出一辙,故弱精子症的治疗同"少精子症"。

【疗效评价标准】 曹开镛,庞保珍主编《中医男科病证诊断与疗效评价标准》。

### 1. 疗效判定标准

(1)治愈:配偶受孕。

(2)显效:虽配偶未受孕,但治疗 3~6 个月精液各项指标化验均达到正常,临床症状积分值下降>5 分。

(3)有效:具备下列条件之一为有效:精液量恢复正常、pH 恢复正常、正常精子密度增加 $5 \times 10^6$/ml、无精子患者出现少量精子、精子存活率或活动力增加 15% 以上、畸形率下降 10%、液化时间在 1 小时之内、白细胞<$1 \times 10^6$/ml、免疫珠实验结果活动精子附着免疫珠下降 10%、MAR 实验结果精子被黏附于颗粒上的下降 10%、临床症状积分值下降 3~5 分。

(4)无效:精液化验指标治疗前后无变化,或加重,临床症状积分值下降 0~2 分。

### 2. 临床症状积分标准

(1) 3 分:症状持续出现。

(2)2 分:症状时轻时重或间断出现。

(3)1 分:症状轻或偶尔出现。

(4) 0 分:无明显症状。

【名家经验】

### 1. 王琦经验

王琦认为,瘀血、肾虚、湿热三者构成不育症病变核心,它们单独为病或相互作用导致了疾病的发生、发展。用药以"补肾填精、活血化瘀、兼清湿热"为指导思想。组方以"阴阳并调、补中有通、补中有清"为特色。肾阳不足者,治以温补肾阳、温肾填精,常用方为金匮肾气丸、右归饮;肾精不足、虚火亢盛者,治以滋阴降火、补肾填精,常用六味地黄丸、大补阴丸;肾精亏虚者,治以阴中求阳、阳中求阴、补益肾精,常用方为五子衍宗丸;气血亏虚者,以益气养血种子,常用补中益气汤。此外,根据药理研究成果选用相应药物,如对精子有影响,促进病理性精子膜结构改变的淫羊藿、黄精、当归、丹参、枸杞子等(主要是头部、中段线粒体及尾部),有促进 DNA 合成的补中益气汤(增强 DNA、RNA、蛋白质合成),有调节微量元素的枸杞子、女贞子、菟丝子、巴戟天、沙苑子、韭菜子、蛇床子、仙茅、黄芪、当归(提高精子浓度、运动力、运动速度)。

### 2. 徐福松经验

徐福松认为,本病的辨证要点首辨虚实。精子动力异常为不足之症。其不足者,有肾阴亏虚、肾阳不足及气血两虚之分,此为本虚;亦有肝经湿热所致者,此乃因实致虚。

### 3. 孙自学经验

孙自学认为,治疗弱精子症在临床上应首先明确病因,如生殖道感染、精索静脉曲张、内分泌因素,以及其他不良生活习惯、营养情况、服用药物。针对这些因素治疗,如静脉曲张严重者建议其尽快手术治疗。对于原因不明的特发性弱精子症,临床以中医辨证为主。弱精子症的发生,多因先天禀赋不足,或房事无度,命门火衰,致使精子活力下降;或久病体弱,气血亏虚,先天之精失于濡养;或嗜食辛辣肥甘厚味,蕴湿生热,下注精室所致。临床辨证有虚、实之别,虚者以肾精亏虚,命门火衰,气血不足最为常见;实者多责之于瘀血内阻,湿热下注。虚者当益肾为主,兼顾肺和脾;实者重在调肝,当以解毒清热利湿、活血通络为主。治法主要有补肾填精,方以五子衍宗丸加减;温肾助阳,方以右归丸加减;益气养血,方以八珍汤加减;清热利湿,方以三仁汤加减。

【诊疗述评】 弱精子症的诊断主要依靠精液分析,不少患者并无明显症状。临证时要辨证、辨体质与辨精液的色、质等结合起来综合分析。中医治疗弱精子症有其独特而强大的优势,既能提高精子的质量,又可整体治疗,增强体质。中医治疗的关键,是要用中医的思维用药疗效才会满意。切忌用西医的思维开中药。中成药同样需要辨证应用,疗效才好。在科学治疗的同时,一定要嘱咐患者改变影响精子质量的生活方式。另外,为提高受孕率,如果夫妻双方不存在影响优生的不良因素,建议治疗期间不要避孕,并指导受孕。

【预防与调护】

(1)饮食有节,戒烟酒。

(2)预防与积极治疗泌尿生殖系感染。

(3)避免影响精子质量的生活方式,如不穿紧身裤、牛仔裤,不洗桑拿浴、蒸气浴等。

(4)避免接触对睾丸生精功能有影响的化学物品等。

(5)睾丸下降不完全者,应在 2 岁以前做处理。

(6)科学锻炼,增强体质。

(7)调节情志,保持乐观。情志对精子的质量有很大的影响。

【现代研究进展】 中医治疗弱精子症有极大的优势,现将国内一些著名中医学家治疗弱精子症的研究综述如下。

(一)病因病机

徐福松等认为,本症多由于先天禀赋不足,或房劳过度,导致肾精不足,肾阳亏虚,命门火衰,不能温煦肾中生殖之精,精虫动力乏源所致;或由素嗜肥甘茶酒,复感湿热,蕴于肝经,下扰精室,生殖之精异常,精子活动下降;或久病体虚,气血不足,精失所养,精子活力低下。王琦等认为,命门火衰、肾精亏虚、气血两虚、湿热下注是其主要病机。曹开镛认为,肾阳虚、气血两虚是其主要病机。

**(二)中医治疗**

**1. 辨证论治**

(1)徐福松、莫蕙等分为 4 型:肾阳不足证,方用巴戟丸(《圣济总录》)加减;肾精亏虚证,方用鱼鳔丸(经验方)加减;肝经湿热证,方用龙胆泻肝汤加减;气血两虚证,方用十全大补汤(《医学发明》)加味。

(2)王琦等将精子活力低下分 4 型:命门火衰证,方用右归丸加味;肾精亏虚证,方用五子衍宗丸加味;气血两虚证,方用十全大补汤加味;湿热下注证,方用龙胆泻肝汤加减。

(3)刘云鹏将男性不育分 4 型:滋阴清火养精常用知柏地黄丸合五子丸;补肾生精常用六味地黄丸合五子丸(即六五合方);疏肝活血通精常用血府逐瘀汤;清利湿热通精常用前列腺炎方(验方):蒲公英 30g,枸杞子 12g,炮甲 9g,赤芍 15g,石韦 15g,败酱草 30g,泽兰叶 9g,红花9g,桃仁 9g,丹参 15g,没药 20g,王不留行 24g。刘云鹏一般以辨证(尤重舌脉)辨病(着重检查结果)相结合治之,以肾虚为多(重在肾),其六味地黄丸合五子丸(六五合方)、知柏地黄丸合五子丸,使用频率最高。

(4)张敏建分 3 型:肾阳不足证用巴戟丸加减;肾精亏虚证用鱼鳔丸加减;肝经湿热证用龙胆泻肝汤加减。

(5)曹开镛分 2 型:肾阳虚型用河车八味丸(《幼幼集成》)加味;气血两虚型用十全大补汤加味。

**2. 专病专方**

曹正柳对各型男性不育症皆用血肉有情之品海狗肾。陈文伯等用生精赞育丸:淫羊藿、肉苁蓉、山药、枸杞子。刘明汉用益精灵:淫羊藿 500g,锁阳 250g,巴戟天 250g,熟地黄 250g,山茱萸 90g,附片 90g,肉苁蓉 200g,枸杞子 150g,黄芪 250g,当归 90g,韭菜子 60g,车前子 60g,菟丝子 150g,桑椹 150g,龟甲胶 100g,鹿角胶 100g,茺蔚子 150g,甘草 100g,上药用 60 度白酒15L(以超过药面寸许为度)浸泡 7～15 日即可饮用。每日 3 次,每次 25～50ml。水剂方:所用药物与酒剂同,惟淫羊藿量为 30g,余味用量均为酒剂的 1/10。

**3. 针灸推拿**

关元、大赫、三阴交、肾俞穴用平补平泻法,针后加灸,留针 30 分钟,隔日 1 次,15 次为 1个疗程。

**4. 饮食疗法**

(1)青虾炒韭菜:青虾 250g,植物油适量。韭菜 100g,青虾洗净;韭菜洗净,切段。先以植物油炒青虾,加入调料再加入韭菜煸炒,嫩熟即可食用。可常食,对肾阳亏虚、命门火衰而致精弱者有辅助治疗作用。

(2)羊脊粥:羊脊骨 1 具,肉苁蓉、菟丝子各 30g,大米、调料各适量。羊脊骨洗净,剁碎;肉苁蓉、菟丝子以纱布包扎,加水适量,共煮炖 4 小时,取汤加大米煮粥,熟后加入调料,即可食用。适用于肾精不足伴弱精者。

(3)薏苡仁粥:薏苡仁 20～60g,大米 100g。同煮熟,早、晚各食 1 次。具有清利湿热之功。适用于因湿热所致的精子活力低下症。

**(三)实验研究**

日本学者玉舍辉彦等研究发现,中药补中益气汤具有提高精子活力的作用。

### (四)小结

弱精子症不育的治疗首要分清虚实。肾阳亏虚、肾精不足、气血亏虚均属虚证,治疗当以扶正为本,以恢复精子活力;而湿热下注属实证,治宜清热利湿以祛邪,邪祛则精自安。尚有部分虚实夹杂者,治当攻补兼施,以重振精子的活力。该病的诊断与疗效判断标准仍需进一步研究、统一,以利于深入研究与广泛交流。

# 第四节　畸形精子症

依照世界卫生组织(WHO)编写的第 4 版《世界卫生组织人类精液及精子-宫颈黏液相互作用实验室检验手册》,畸形精子症是指精液中正常形态精子低于 15% 的一种病症;或以WHO 第 5 版标准,精子正常形态率低于 4%。中医学无此病名,属于中医"无子"或"不育"范畴。

【发病机制】

### (一)中医病因病机

#### 1. 肾阳不足

先天禀赋不足,或房劳过度、久病、素体肾气虚弱,命门火衰,致肾阳不足,而精子的生长、发育、正常运行全赖肾阳的温煦,如肾阳亏虚,阴寒内生,温煦失职,精子因生长发育不全而畸形。

#### 2. 阴虚火旺

过食辛辣酒醇厚味,或温热病后,或肝郁日久,暗耗阴血,或房劳过度等致肾阴耗损。肾阴濡润滋养五脏百骸,且对精液、精子的生成发育起物资保证作用,若肾阴不足,不能滋养生殖之精,精子失其所养,不但生精障碍,而且易使精虫生长发育不全而畸形,且虚火妄动,或扰生精子静宁,或伤及已生之精,致精体受损而致畸形。

#### 3. 湿热下注

平素过食肥甘辛辣之品,损伤脾胃,运化失职,湿热内生,下注精窍;或交媾不洁等外感湿热毒邪,从外内侵,蕴结精室,湿热熏灼精窍;或阻闭经络,精气失养,精虫生化不利而发生畸形。

### (二)西医病因病理

西医学认为,影响精子形态的因素主要包括微生物因素、理化因素、内分泌因素三个方面。

#### 1. 微生物因素

现代研究表明,白细胞释放的活性产物可能是造成精子形态缺陷的一个重要原因;白细胞产生的大量活性氧(ROS)可能是造成精子形态异常的又一重要原因。

#### 2. 理化因素

研究表明,环境的变化,包括空气污染、职业接触、生活习惯等,都可影响精液质量;一些药物(如抗生素、抗狂躁药、抗癌药)也可引起男性精液中形态异常精子率增高。

#### 3. 内分泌因素

研究表明,雌激素与睾酮的平衡对于正常男性精子的发生起到重要作用;抑制素 B 水平和 FSH 水平呈现显著的负相关关系,与精子形态呈现显著的正相关关系。随着年龄的增长,FSH 的水平逐渐增高,形态正常的精子率逐渐下降,但是 FSH 通过与睾丸中支持细胞上的同源受体相互作用,在维持精子发生上发挥着重要作用。

【诊断与鉴别诊断】

1. **诊断**

(1)症状与体征:多无临床表现,或伴有腰膝酸软,头晕耳鸣,阴囊潮湿,或睾丸坠胀疼痛等。要详细询问病史,如有无接触放射性物质,有无腮腺炎病史等;要认真体检,了解有无精索静脉曲张,有无隐睾、睾丸炎或附睾炎、前列腺炎等。

(2)实验室检查

①精液分析:若通过精子染色,镜下正常形态精子低于 15% 者;或以 WHO 第 5 版标准低于 4% 者即可诊断。

②其他辅助检查:酌情进一步系统检查,如精液支原体、衣原体、精浆生化分析、精浆弹性硬蛋白酶测定等。

2. **鉴别诊断**

精子凝集是因精子抗原与精子抗体的抗原抗体反应,导致精子头对头,或尾对尾,或头对尾集结在一起。而精子畸形则是指单个精子的形态异常,精液中形态异常精子数目增多。

【治疗】

**(一)中医辨证论治**

1. **肾阳不足证**

主症:婚久不育,精液清冷,精子畸形率高,阳痿早泄,腰膝酸软,畏寒肢冷,小便清长,夜尿频多,舌质淡胖,苔薄而滑,脉沉细或沉微。

治法:温补肾阳,赞精助育。

方药:济阳赞育丹(庞保珍方,选自庞保珍主编《不孕不育中医治疗学》)。巴戟天、菟丝子、仙茅、淫羊藿、肉苁蓉、川断、韭菜子、蛇床子、鹿茸、熟地黄、山茱萸、当归。

中成药:龟龄集:每次 2 粒,每日 1 次,早饭前 2 小时用淡盐水送服;或右归丸每次 1 丸,每日 3 次,口服;或佳蓉片每次 4～5 片,每日 3 次,口服;或海龙胶口服液每次 40ml,每日 1～2 次,口服。

2. **阴虚火旺证**

主症:婚久不育,畸形精子过多,精液量少,遗精滑精,形体消瘦,腰膝酸软,五心烦热,头晕耳鸣,失眠盗汗,口干咽燥,健忘,舌红,少苔,脉细数。

治法:滋阴补肾,降火益精。

方药:济阴赞精丹(庞保珍方,选自庞保珍主编《不孕不育中医治疗学》)。熟地黄、山药、山茱萸、牡丹皮、泽泻、五味子、枸杞子、菟丝子、车前子、淫羊藿、知母、黄柏。

中成药:大补阴丸,水蜜丸每次 6g。每日 3 次;大蜜丸每次 1 丸,每日 2 次。或龟甲养阴片:每次 8～10 片,每日 3 次。均口服。

3. **湿热下注证**

主症:婚久不育,畸形精子过多,精液黏稠或不液化,或白细胞增多,有脓细胞,常伴有尿频、尿急、尿痛,小便短赤,或尿道灼热疼痛,腰酸,下肢沉重,神疲乏力,口苦心烦,舌红,苔黄腻,脉滑数。

治法:清热利湿,解毒振精。

方药:清解振精丹(庞保珍方,选自庞保珍主编《不孕不育中医治疗学》)。萆薢、薏苡仁、土茯苓、黄柏、栀子、滑石、车前子、山药、白术、淫羊藿。

中成药：三金片每日 3 次，每次 3 片，口服。

### (二)西医治疗

#### 1. 抗感染治疗

对于合并前列腺炎、精囊炎者，须抗感染治疗。

#### 2. 手术治疗

对于合并腹股沟疝、睾丸扭转、隐睾、输精管梗阻等者可采用手术治疗。

#### 3. 心理治疗

对于因心理原因导致的精子质量差，畸形精子数增多者应给予正确的心理引导。

#### 4. 性行为与日常生活引导

对于部分因性行为不当导致精子质量差，畸形精子增多者，应予以正确的性知识教育，树立正确的性观念，指导正确的性行为。对于日常生活方式予以正确引导：戒烟戒酒，饮食健康，忌食辛辣之品，作息规律，不熬夜或少熬夜，着装宽松，不穿或少穿紧身裤，不接触或尽量少接触高温、高压、辐射等环境；怡情养性，保持乐观。

#### 5. 辅助生殖技术治疗

药物治疗无效者，可考虑人工授精或者试管婴儿技术。

【名家经验】

#### 1. 王琦经验

王琦认为，本病的主要病因是肾虚和湿热之邪下注所致，治宜补肾益精，清热利湿解毒。肾阳虚证，治宜温肾壮阳，生精助孕，以赞育丹加减，药用附子、肉桂、巴戟天、仙茅、淫羊藿、蛇床子、韭菜子、肉苁蓉等；肾阴不足证，治宜滋阴补肾，降火益精，以六味地黄丸合五子衍宗丸加减，药用熟地黄、山药、山茱萸、泽泻、茯苓、牡丹皮、菟丝子、覆盆子、枸杞子、车前子等；湿热下注证，治宜清热利湿，解毒生精，以利湿益肾汤加减，药用萆薢、薏苡仁、土茯苓、车前子、山药、肉苁蓉等。

#### 2. 曹开镛经验

对畸形精子过多症，辨证属湿热下注型，用利湿益肾汤(曹开镛方)：薏苡仁、萆薢、土茯苓、车前子、山药、白术、肉苁蓉、牛膝。

#### 3. 徐福松经验

徐福松常用的治疗思路有健脾补肾、补肾导浊、活血化瘀、清热利湿等。此类患者往往无证可辨，徐福松常常从痰瘀入手，也曾经用温胆汤加减和红白皂龙汤加减治疗多例，亦收效明显。多用子类药，因子类药入肾，而且富含脂类及微量元素，对于精子的发生、成熟、获能、酶活性都有帮助。患者要改变不良生活习惯，如吸烟、酗酒、洗桑拿等；避免在高温、有毒及放射性污染的环境中工作。

【诊疗述评】 一定要用中医的思维指导用药，且要改变影响精子质量的生活方式。多数畸形精子症常与精液液化不良、弱精子症等并存，治疗时一定要用中医的思维，找到导致畸形精子的病机，针对病机治疗，方可取得好的疗效。

【预防与调护】

(1)合理膳食，戒烟酒。

(2)积极预防与治疗睾丸疾病，如病毒性睾丸炎、睾丸结核、睾丸鞘膜积液、前列腺炎、附睾炎等。

(3)注意保护睾丸,免受外伤、高温与 X 线照射等。

(4)房事有节。

(5)科学锻炼,增强体质。

【现代研究进展】　研究表明,各种物理(如高温、电磁辐射等)、化学(如杀虫剂等)、药物(如化疗药物、麻醉药等)的刺激及内分泌异常、睾丸损伤、睾丸感染、吸烟过度与酗酒等因素,都可影响精子发生过程,导致精子发育不良,形成畸形精子。

# 第五节　死精子症

精液化验死精子在 50％以上者,称为死精子症。精子的活动能力与精浆质量密切相关。精浆由附睾、精囊、前列腺、尿道球腺和尿道旁腺的联合分泌物组成,不仅是输送精子所必需的介质,而且含有维持精子生存和激发精子活动的必需物质。精浆中果糖的含量与精子的活动关系更为密切。中医文献中没有"死精症"的病名,但中医所言"肾虚""精寒艰嗣""精热""精浊"等与本症相关。

【发病机制】

(一)中医病因病机

1. 肾气不足

先天禀赋不足,或久病后体虚,肾气亏虚,生殖之精失于温养,精室空虚,不利于精子生存,致死精过多。

2. 肾阳亏虚

早婚,房事不节,房劳过度,或手淫频繁,伤及肾阳,肾阳衰弱,阴寒内生,生殖之精失于温煦和濡养,故精冷不育,死精多。

3. 阴虚火旺

素体阴血不足,或热病伤阴,或过食辛辣温燥之品,积热伤阴,或房事过度,手淫频繁,肾精亏损,阴虚火旺,热灼精室,灼伤精子,致死精过多。

4. 肝郁血瘀

情志刺激,致情志不畅,肝气郁结,疏泄失常,气滞血瘀,精道不畅,精室失养,影响精子的生存,故死精多而不育。

5. 脾胃虚弱

素体脾胃虚弱,或饮食不节,伤及脾胃。脾胃为后天之本,脾胃虚弱,后天之精乏源,精室空虚,故死精过多。

6. 湿热内蕴

饮食无节,或素嗜辛辣厚味,湿热内生,熏蒸精宫,肾精伤残,致死精过多。

(二)西医病因病理

1. 炎症

一般认为,可能与附属性腺炎症及附睾炎症有关,并且要特别重视附睾的炎症及附睾的病理变化。因为精子贮存于附睾,附睾不利的微环境可损伤精子,导致精子的死亡。附睾病理损害时可造成氧化抗氧化的失衡,氧自由基的大量产生更会引起精子严重损害与死亡。有些毒物也可直接作用于精子而造成精子死亡。死亡精子的解体及释放的酶系,又可影响与抑制还存活的精子,造成恶性循环。另外,应该注意有无抗精子抗体存在,特别是细胞毒抗体也可导致精子死亡。郭应禄院士在多年研究附睾生殖生理的基础上,十分注意观察和研究附睾生殖病理和男子不育的关系,特别是死精子症和附睾的关系。他认为,附睾性死精子症和精子变性是附睾生殖病理的重要表现,也很可能是死精子症的重要原因。

### 2. 环境毒物

有些毒物也可直接作用于精子而造成精子死亡。死亡精子的解体与释放的酶系,又可影响与抑制还存活的精子,导致恶性循环。

### 3. 免疫反应

注意有无抗精子抗体存在,特别是细胞毒抗体也可导致精子死亡。

【诊断与鉴别诊断】

### 1. 诊断

(1)症状体征:死精子症患者,一般无明显特殊表现,或伴有睾丸坠胀,阴囊潮湿,腰膝酸软,形寒肢冷等。要详问病史,严格系统体检。

(2)实验室检查与辅助检查

①精液分析:这是诊断死精子症的主要依据,通过精子染色检查,若死精子超过50%即可确诊。

②其他检查:应酌情进行性激素测定、前列腺液常规分析、彩超检查以了解精索静脉情况与精囊、附睾是否伴有炎症等,以明确病因。

### 2. 鉴别诊断

假死精子症是指检查方法不当或操作不规范造成的人为死精子增多;将一些活动力差或不活动的精子,误认为死精子。鉴别假死精子症,一要正确收集标本,进行科学检测;二是一定要对不动精子进行染色,以助鉴别。一般用伊红染色法,活精子不被染色,死精子染成红色。

【治疗】

(一)中医辨证论治

### 1. 肾气不足证

主症:婚久不育,死精子过多,多伴有精子活动力低下,或精子畸形率增高,或伴有性欲低下,阳痿早泄,射精无力,腰膝酸软,神疲乏力,头晕耳鸣,面色少华,舌淡、苔薄白,脉弱。

治法:温补肾气,活精助育。

方药:子衍丹(庞保珍方,选自庞保珍主编《不孕不育中医治疗学》)。枸杞子、菟丝子、覆盆子、车前子、五味子、蛇床子、韭菜子、桑椹、王不留行、川楝子。

中成药:蛤蚧补肾胶囊:每次3粒,每日3次。或五子衍宗片:每次6片,每日3次。均口服。

### 2. 肾阳亏虚证

主症:婚久不育,死精子过多,精清冷,伴见形寒肢冷,阳痿早泄,面色白,精神萎靡,腰膝酸软,小便清长,夜尿多,舌质胖,脉沉细。

治法:温肾壮阳,活精助育。

方药:淫羊赞育丹(庞保珍方,选自庞保珍主编《不孕不育中医治疗学》)。淫羊藿、鹿茸、仙茅、巴戟天、蛇床子、韭菜子、山茱萸、枸杞子、杜仲、人参、熟地黄、当归。

中成药:佳蓉片每次4~5片,每日3次,口服;或龟龄集每次2粒,每日1次,早饭前2小时用淡盐水送服;或右归丸:每次1丸,每日3次,口服;或海龙胶口服液每次40ml,每日1~2

次,口服。

### 3. 阴虚火旺证

主症:婚久不育,死精子过多,精量少而黄,腰膝酸软,耳鸣,五心烦热,潮热盗汗,口干咽燥,会阴部隐隐坠痛,舌质红少苔或无苔,脉细数。

治法:滋阴降火,活精助育。

方药:壮水起子丹(庞保珍方,选自庞保珍主编《不孕不育中医治疗学》)。知母、黄柏、生地黄、山药、山茱萸、当归、牡丹皮、土茯苓、重楼、续断、淫羊藿、甘草。

中成药:乌灵胶囊每次 3 粒,每日 3 次,口服。或大补阴丸水蜜丸每次 6g,每日 3 次,口服;大蜜丸每次 1 丸,每日 2 次,口服。或龟甲养阴片:每次 8～10 片,每日 3 次,口服。

### 4. 肝郁血瘀证

主症:婚久不育,死精子过多,情志抑郁,胸胁胀痛,善太息,或射精时茎中作痛,或睾丸胀痛,舌质暗红或有瘀点,脉弦或涩。

治法:疏肝理气,化瘀活精。

方药:开郁活精丹(庞保珍方,选自庞保珍主编《不孕不育中医治疗学》)。柴胡、香附、当归、白芍、甘草、茯苓、白术、牡丹皮、仙茅、淫羊藿、川断。

中成药:血府逐瘀口服液:每次 2 支,每日 3 次,口服。

### 5. 脾胃虚弱证

主症:婚久不育,死精子过多,面色萎黄,形体消瘦,神疲乏力,食欲不振,脘痞腹胀,肠鸣腹泻,舌质淡胖有齿痕,苔薄白,脉缓无力。

治法:健脾益胃,活精助育。

方药:济脾子春丹(庞保珍方,选自庞保珍主编《不孕不育中医治疗学》)。人参、白术、茯苓、甘草、鸡内金、黄芪、当归、砂仁、陈皮、川断。

中成药:人参归脾丸每次 1 丸,每日 2 次,口服。

### 6. 湿热内蕴证

主症:婚久不育,死精子过多,或伴畸形精子增多,或有阳痿早泄,形体较丰,头昏脑涨,胸脘满闷,食少纳呆,口中黏腻,大便黏滞不爽,舌质红,苔黄厚腻,脉滑数。

治法:清热化湿,活精赞育。

方药:清化子春丹(庞保珍方,选自庞保珍主编《不孕不育中医治疗学》)。苍术、厚朴、陈皮、半夏、薏苡仁、车前草、萆薢、滑石、栀子、黄芩、茯苓、莱菔子。

中成药:龙胆泻肝丸每次 3～6g,每日 2 次,口服。

### (二)西医治疗

#### 1. 抗氧化治疗

有研究表明,约 40％ 的男性不育患者生殖道内的活性氧水平增高。这些活性氧能导致脂质的过氧化反应,损害精子膜。治疗药物包括谷胱甘肽,每日 600mg;维生素 E,每日 400～1200U。抗氧化治疗仅适用于精浆活性氧水平增高的不育患者。

#### 2. 免疫治疗

抗精子抗体造成的不育,是一个复杂而困难的问题。现有的疗法包括糖皮质激素免疫抑制精子洗涤后行宫腔内人工授精(IUI)、体外授精(IVF)和卵母细胞内单精子显微注射(IC-SI)。

### 3．炎症的对症治疗

男性生殖系统与泌尿系统在解剖及功能学上是密切相关的两个系统,泌尿系感染与男性生殖系感染常同时并存,互为因果,成为泌尿系感染或男性生殖系感染迁延不愈的原因之一。此外,男性生殖器官存在许多抗生素药物较难渗透的屏障。目前较常用的有头孢类、喹诺酮类及四环素类抗生素药物。

**【疗效评价标准】** 曹开镛,庞保珍主编《中医男科病证诊断与疗效评价标准》。

### 1．疗效判定标准

(1)治愈:配偶受孕。

(2)显效:虽配偶未受孕,但治疗 3~6 个月精液各项指标化验均达到正常,临床症状积分值下降>5 分。

(3)有效:具备下列条件之一为有效:精液量恢复正常、pH 恢复正常、正常精子密度增加 $5×10^6/ml$、无精子患者出现少量精子、精子存活率或活动力增加 15％以上、畸形率下降 10％、液化时间在 1 小时之内、白细胞<$1×10^6/ml$、免疫珠实验结果活动精子附着免疫珠下降 10％、MAR 实验结果精子被黏附于颗粒上的下降 10％、临床症状积分值下降 3~5 分。

(4)无效:精液化验指标治疗前后无变化,或加重,临床症状积分值下降 0~2 分。

### 2．临床症状积分标准

(1) 3 分:症状持续出现。

(2)2 分:症状时轻时重或间断出现。

(3)1 分:症状轻或偶尔出现。

(4) 0 分:无明显症状。

**【名家经验】**

### 1．班秀文经验

引起死精子症的原因虽然复杂,但总不外乎先天不足,或后天失养,以致真阴亏损,虚火内炽,或命门火衰,阴盛于内,寒湿过重所致。如肝肾阴虚,精血亏损,水不能济火,虚阳浮动,冲任伏火内炽,煎熬津血,真阴耗竭愈甚,则精液的液化功能失常,精子无法生存而死之。治当用柔养之品,如何首乌、桑椹子、枸杞子等以治肝体;用调舒之剂,如合欢花等以治肝用;用滋补之方,如六味地黄汤、八仙长寿丸以补肾。依病情轻重缓急,一般选用六味地黄汤或八仙长寿丸加当归、白芍。如阴虚较甚者,加二至丸、甘麦大枣汤、首乌、枸杞子,并酌加芳香平淡的合欢花等加减论治。终用五子衍宗丸加当归、白芍、太子参、山药、山茱萸、女贞子之类以平补阴阳,善其后而巩固疗效。

### 2．曹开镛经验

要提高中医男科疗效,使男科事业健康发展,必须掌握好以下四个方面的要领:"灵活辨证、异病同治、同病异治""处方用药,贵在权变""心理治疗,举足轻重""衷中参西,重视科学诊断方法"。

### 3．徐福松经验

徐福松认为,死精子症多为虚实夹杂之证,以肾虚为本,邪实为标。治宜补肾填精,兼以祛邪。一方面在补虚时不忘祛邪,使补而不滞,以免助纣为虐,邪毒更甚;另一方面祛邪时也不忘扶正,以免戕伐太过。在治疗本病时应辨证与辨病结合,在辨证施治的基础上,如患者睾酮水平低于正常,多用温肾壮阳之品;生殖系统炎症明显者,常加清热利湿解毒之品;精索静脉曲张者,多用活血化瘀之品。精子的质量优劣是能否与卵子结合的关键,故精子异常的治疗中,以精子质量为主。提高精子活动率的治疗要点有四:一为滋阴降火,改善全身情况;二为清热化湿,控制感染;三为温补肾气,调整内分泌;四为疏肝理气,改善局部血供。

【诊疗述评】　关于死精子症的诊断,目前尚无统一标准。有医者将死精子率在 90% 以上者,诊断为死精子症;也有学者认为,全部是死精子者,才可诊断为死精子症。在其科学治疗的同时,务要坚持科学锻炼,调节情志,改变不良生活习惯等,如戒烟酒、不洗桑拿、不久坐、远离各种辐射等,这对提高疗效至关重要。

【预防与调护】

(1)积极治疗原发病,如生殖系感染、精索静脉曲张、隐睾等。

(2)养成良好的生活习惯,不吸烟,不酗酒。

(3)避免经常洗桑拿与接触化学物品,远离各种辐射。

(4)适当规律的性生活,既不禁欲,又不纵欲。

(5)禁食粗制棉籽油。

【现代研究进展】

中医治疗死精症有极大的优势,现将国内著名中医学家的研究进展综述如下。

(一)病因病机

一般来说,属生殖道炎症者,以阴虚火旺、湿热下注、肝郁气滞者居多;健康状况欠佳,生精功能缺陷者,以肾气不足、肾阳虚衰或阴阳两虚者居多。本症病位主要在肾,可涉及脾、肝等脏。王琦等认为,肾气亏虚、肾阳亏虚、阴虚火旺、肝郁血瘀、脾胃虚弱是其主要病机。李祥云主张,肾阳不足、阴虚内热、湿热内蕴、气滞血瘀为主要病机。金维新强调,肾气不固、阴虚火旺、湿热内蕴是其主要病因病机。

(二)中医治疗

1.辨证论治

(1)徐福松,莫蕙等分为 4 型:阴虚火旺证,方用知柏地黄汤加减;肾气不足证,方用五子补肾丸(《证治准绳》)加减;湿热内蕴证,方用芩连平胃散(《医宗金鉴》)加减;肝郁气滞证,方用逍遥散加减。

(2)王琦等分 5 型:肾气亏虚证,方用生精种玉汤;肾阳亏虚证,方用赞育丹加减;阴虚火旺证,方用死精Ⅰ号方。肝郁血瘀证,方用逍遥散合乌药散加减;脾胃虚弱证,方用四君子汤加味。

(3)许润三将精液异常性不育分 4 型:肾阳虚型用右归饮加减;肾阴虚型用左归饮加减;气滞血瘀型用四逆散加减;湿热蕴结型用龙胆泻肝汤加减。

(4)李广文分 3 型:肾气虚证用生精种子汤;肾阳虚证用加减羊睾丸汤;肾阴虚证用死精Ⅰ号方。

(5)陈文伯分 5 型:肾阳不足以温肾活精汤;精室湿热以清肾活精汤;精脉瘀阻以通肾活精汤;肾阴虚以滋肾活精汤;精气不足以补肾强精汤。

(6)李祥云分 4 型:肾阳不足用右归丸加减;阴虚内热用滋阴降火汤加减;湿热内蕴用龙胆泻肝汤加减;气滞血瘀用血府逐瘀汤加减。

(7)金维新分 3 型:肾气不固用五子衍宗丸加味;阴虚火旺用知柏地黄汤加减;湿热内蕴用自拟清热化湿汤:土茯苓 15g,重楼 9g,黄芩 9g,黄连 3g,黄柏 6g,车前子 15g,生地黄 12g,牡丹皮 9g,淫羊藿 12g,巴戟天 9g,菟丝子 9g,陈皮 9g,生甘草 6g。

**2. 针灸推拿**

取气海、关元、足三里、三阴交穴,艾灸,每次 20 分钟,每日或隔日 1 次,3 个月为 1 个疗程。阴虚火旺、精室伏热者忌用。

**3. 单方验方**

枸杞子 15g,每晚睡前嚼碎咽下,连服 1 个月为 1 个疗程。适用于一切证型的死精子症。

**(三)小结**

死精症目前尚缺乏标准的诊断与疗效判断标准,要确定为死精子还是活而不动的精子,基本方法是伊红染色,其治疗必须辨证论治。该病的诊断与疗效判断标准仍需进一步研究、统一,以利于深入研究与广泛交流。

# 第六节　白细胞精子症

按照《世界卫生组织人类精液检查与处理实验室手册》(第 5 版)标准,一次精液中白细胞经过氧化物酶染色 $>1\times10^6$/ml,即可诊断为白细胞精子症(leukocytospermia),亦称脓精症。中医学虽无"脓精症"之名,但相当于"精浊""淋证""精热"等证。

**【发病机制】**

**(一)中医病因病机**

**1. 湿热下注**

嗜食辛辣厚味、过量饮酒,生湿蕴热,湿热之邪循经下注精窍;或包皮过长,积垢久蕴,感染湿毒;或性事不节,感受疫邪,治疗不彻底,邪伏精室,蕴积日久,化毒成腐,导致脓精。

**2. 阴虚火旺**

房劳太过,或过食温燥之品,或热病伤阴,致肾阴亏损,阴虚火旺,灼精炼液,化腐成脓。

脓精症的病因病机关键是湿、热、毒三者互结,内蕴精室,化腐成脓。

**(二)西医病因病理**

**1. 炎症**

前列腺炎、附睾炎、睾丸炎与精囊炎等。

**2. 感染**

淋病、衣原体、支原体、病毒感染等。

**3. 免疫性疾病**

如自身免疫性睾丸炎。

**4. 环境因素**

包括吸烟、酗酒、接触刺激性有毒物质等。

**5. 物理因素**

如经常热水浴等。

**6. 其他**

精索静脉曲张。

【诊断与鉴别诊断】

**1. 诊断**

《世界卫生组织人类精液检查与处理实验室手册》(第 5 版)标准,一次精液中白细胞经过氧化物酶染色色>$1×10^6$/ml,即可诊断为白细胞精子症(leukocytospermia)。其发生率为10%~30%。目前常用的过氧化物酶染色法有:①正甲苯胺蓝过氧化物酶法;②联苯胺法;③邻甲苯胺法。

**2. 鉴别诊断**

由于前列腺液约占精液的 1/4,精液中白细胞不排除来自前列腺液,若精液中白细胞>$1×10^6$/ml,应首先检查前列腺液,只有排除了前列腺炎,才可诊断为白细胞精子症。

【治疗】

**(一)中医辨证论治**

**1. 湿热下注证**

主症:婚久不育,精液浓稠,味腥臭,精液中有脓细胞,白细胞计数>$1×10^6$/ml,伴口苦咽干,胸胁痞满,少腹或会阴部不适,阴囊湿痒,舌质红,苔黄腻,脉濡数或滑数。

治法:清热利湿,解毒排脓。

方药:龙五赞精汤(庞保珍方,选自庞保珍主编《不孕不育中医治疗学》)。龙胆草、黄柏、栀子、车前子、金银花、连翘、蒲公英、地丁、制何首乌、淫羊藿。

中成药:龙胆泻肝丸每次 3~6g,每日 2 次,口服。

**2. 阴虚火旺证**

主症:婚久不育,精液量少黄稠,精液中有脓细胞,白细胞计数>$1×10^6$/ml,伴见形体羸瘦,潮热盗汗,五心烦热,性欲亢进,早泄,舌红,少苔,脉细数。

治法:滋阴泻火,解毒生精。

方药:地知衍精汤(庞保珍方,选自庞保珍主编《不孕不育中医治疗学》)。知母、黄柏、熟地黄、山茱萸、山药、车前子、泽泻、牡丹皮、土茯苓、败酱草、红藤。

中成药:知柏地黄片:每次 6 片,每日 4 次,口服。

**(二)西医治疗**

**1. 抗生素治疗**

适用于精液培养有微生物感染者,应尽早治疗,配偶应同时治疗,可以避免反复交叉感染。根据药敏试验结果,若支原体、衣原体感染可选克拉霉素、米诺环素、多西环素等;革兰阴性菌感染可选喹诺酮类抗生素等;革兰阳性菌可选头孢类抗生素等。

**2. 抗氧化剂治疗**

适用于精液氧化应激状态评估显示精液 ROS 过量时,可选维生素 C、维生素 E、谷胱甘肽、辅酶 Q10 等治疗。

【疗效评价标准】

曹开镛,庞保珍主编《中医男科病证诊断与疗效评价标准》。

**1. 疗效判定标准**

(1)治愈:配偶受孕。

(2)显效:虽配偶未受孕,但治疗 3~6 个月精液各项指标化验均达到正常,临床症状积分值下降>5 分。

（3）有效：具备下列条件之一为有效：精液量恢复正常、pH 恢复正常、正常精子密度增加
$5×10^6/ml$、无精子患者出现少量精子、精子存活率或活动力增加 15％以上、畸形率下降 10％、
液化时间在 1 小时之内、白细胞 $<1×10^6/ml$、免疫珠实验结果活动精子附着免疫珠下降
10％、MAR 实验结果精子被黏附于颗粒上的下降 10％、临床症状积分值下降 3~5 分。

（4）无效：精液化验指标治疗前后无变化，或加重，临床症状积分值下降 0~2 分。

**2. 临床症状积分标准**

（1）3 分：症状持续出现。

（2）2 分：症状时轻时重或间断出现。

（3）1 分：症状轻或偶尔出现。

（4）0 分：无明显症状。

【诊疗述评】 白细胞精子症的诊断主要依靠实验室检查。对其发生原因，要做相关检查，
如精液支原体检查、衣原体检查、精液的培养等。西医学以抗感染为主，酌情提倡配偶同时治
疗，以免交叉感染，或中西医结合施治。

【预防与调护】

（1）积极预防与科学治疗生殖系炎症。

（2）禁食辛辣厚味，戒烟酒。

（3）科学锻炼，增强体质。

（4）房事有节，既不纵欲，也不禁欲。

【现代研究进展】 精液中过多的白细胞可对精液的主要参数造成影响，主要包括液化时
间、精子总数、精子密度、精子活力及精子活率。目前研究认为，精液白细胞主要来自于不同类
型感染，包括：①非特异性感染：如细菌性或非细菌性前列腺炎、附睾炎、睾丸炎及精囊炎等；
②非性传播性感染：如结核和腮腺炎引起的睾丸炎等；③性传播性感染：如淋病、衣原体、支原
体感染等。

精液白细胞可通过吞噬作用清除退化的细胞残体、未成熟的精子细胞，甚至畸形精子，发
挥积极作用。但大部分情况下，精液中的白细胞及其产物对精子的数量与质量有影响，或影响
接受辅助生殖技术（ART）治疗患者的妊娠结局。精液白细胞中大约有 95％是嗜中性粒细胞
与巨噬细胞，它们会产生 ROS，引发氧化应激，诱导细胞凋亡并造成精子数量减少，损伤精子
质膜，降低精子活动率与受精能力，并损伤精子 DNA，从而造成男性不育。另外，白细胞含有
的过氧化物酶、弹性蛋白酶与胶原酶，以及白细胞产物 IL-8、IFN-γ 和 TNF-α 等也会对精子产
生损伤作用，使精子运动能力降低，精子 DNA 碎片增多。

# 第七节 血 精 症

精液中夹有血液，或精液镜检有红细胞，即称血精。其中有肉眼血精和镜下血精之分。肉
眼就能见到精中有血，称为肉眼血精；精液外观一般无异常，仅显微镜下可发现有少量红细胞，
称为镜下血精。传统中医学所指血精主要是指肉眼血精，现代中医学所指的血精也包括镜下
血精。血精之名，最早见于隋·巢元方《诸病源候论》，称为"精血"。本病相当于中医学"精血"
"精血杂出""半精半血""赤浊"等病。

【发病机制】

**(一)中医病因病机**

正常精液由精子和精浆组成。精浆主要来源于精囊腺和前列腺,其中 60％ 来自精囊腺,30％ 来自前列腺,其余 10％ 由附睾、尿道球腺、输精管壶腹部等组织所分泌。当这些附属性腺及输精管道发生病变而出血时皆可造成血精。虽然引起血精的原因较多,但由炎症特别是精囊炎引起者最多见。常见病因有炎症、结石、肿瘤、血管病变、外伤、手术造成精囊或前列腺等处血管破裂、精索静脉曲张、白血病、血小板减少症、血吸虫病等。血精的病理为多种原因所致的血管破损、出血,血液进入精液而成。

中医认为,血精的病变部位在下焦精室,无论何种原因造成的精室血络受损或气不摄血,均可致血溢脉外,出现血精。

**1. 湿热下注**

外感湿热,或寒湿,郁久化热,湿热火毒之邪循经下注,扰及精室,精室血络受损,热迫血行;或饮食不节,过食辛辣肥甘之品,湿热热毒内生,热扰精室,均可造成血精。

**2. 阴虚火旺**

房劳过度,肾精亏虚,阴虚火旺,虚火扰及精室,造成血精。

**3. 瘀血阻滞**

阴部手术或外伤,精室血络受损,血不归经,溢于精室,精血夹杂而出;或生殖器官疾病,日久不愈,久病入络,气血瘀滞,血行不畅,阻滞精道,精液与瘀血互结而成本病。

**4. 脾肾气虚**

饮食不节,损伤脾胃,脾气亏虚,气不摄血;恣情纵欲,房劳过度,损伤肾气,封藏固摄失职;或患病日久,脾肾气虚,气不摄血,血溢精室,则见血精反复发作,日久不愈。

**(二)西医病因病理**

**1. 器质性**

常见于解剖异常、结核、肿瘤、泌尿系结石、感染、创伤、血液系统疾病等,其中精囊炎症是最常见原因。

(1)感染:如精囊炎、前列腺炎、尿道炎、附睾、睾丸炎、淋病、梅毒、结核等。

(2)结石:如前列腺、精囊、尿道、膀胱或输尿管结石等。

(3)管道梗阻与囊肿:如射精管囊肿、精囊扩张、精囊憩室、尿道狭窄、前列腺囊肿。

(4)肿瘤:良性肿瘤,如肉芽或乳头状腺瘤或腺瘤性息肉、尖锐湿疣、精索或前列腺肿瘤、良性前列腺增生、精囊平滑肌瘤;恶性肿瘤,如精囊癌、睾丸癌、前列腺癌、前列腺或精囊肉瘤、管内癌。

(5)血管异常:精囊膀胱静脉瘘、前列腺尿道异常静脉、尿道血管瘤及动脉、静脉畸形。

(6)创伤:如前列腺手术、前列腺穿刺、痔疮注射治疗等。

(7)全身因素:肝疾病、血液系统疾病(白血病、血友病)、高血压等。

(8)某些药物:如阿司匹林、华法林与抗血栓药物的应用,也可能导致血精。

**2. 功能性**

与长期的性交突然中断、性节制、持续性交有关,如过度手淫、过度性生活等导致精囊毛细血管壁破裂出血造成血精。

### 3. 特发性

原因不明,可能是由于精道的微小病变导致。

【诊断与鉴别诊断】

### 1. 诊断

(1)实验室检查:尿常规、中段尿培养与药敏试验、尿道分泌物筛查、精液常规与培养、凝血功能检查、血清 PSA 测定(40 岁以上)等。

(2)经直肠超声检查:包括精囊、输精管、射精管与前列腺等部位的检查。应特别注意的是,许多精囊结石超声检查很难发现,需要做精囊镜检查。

(3) MRI:MRI 的三维切面成像,是男性性腺、附属性腺及其导管影像学检查的金标准,对血精症的诊断具有较高的价值。

(4)内腔镜检查:包括精囊镜、尿道膀胱镜等。

### 2. 鉴别诊断

黑色素精是发生于前列腺、精囊与尿生殖道的恶性黑色素瘤,其特点是精液呈暗褐色或精液中有黑色小点,用色谱法检查可确诊。本病临床极少见。

【治疗】

### (一)中医辨证论治

### 1. 湿热下注证

主症:血精量多,色红或暗红,射精疼痛,伴会阴潮湿,小便短赤,或淋漓不尽,或兼尿频、尿急、尿痛,口干苦而黏,舌质红,苔黄腻,脉滑数。

治法:清热化湿,凉血止血。

方药:清化定血汤(庞保珍方,选自庞保珍主编《不孕不育中医治疗学》)。苍术、黄柏、薏苡仁、土茯苓、车前子、马齿苋、小蓟、牡丹皮、龙胆草。

### 2. 阴虚火旺证

主症:血精鲜红量少,或兼射精疼痛,伴五心烦热,潮热盗汗,腰膝酸软,形体消瘦,口干咽燥,舌质红,少苔,脉细数。

治法:滋阴泻火,凉血安络。

方药:壮水固血汤(庞保珍方,选自庞保珍主编《不孕不育中医治疗学》)。熟地黄、山药、山茱萸、牡丹皮、知母、黄柏、小蓟、女贞子、墨旱莲、龟甲、鳖甲。

### 3. 瘀血阻滞证

主症:血精,日久不愈,精色暗红,或夹血块及血丝,射精疼痛,会阴或阴茎疼痛,或有外伤手术史,舌质暗红,或有瘀斑瘀点,脉沉细涩。

治法:活血止血,化瘀通络。

方药:三七归经汤(庞保珍方,选自庞保珍主编《不孕不育中医治疗学》)。三七、熟地黄、当归、赤芍、川芎、桃仁、红花、马齿苋、蒲黄、阿胶。

### 4. 脾肾气虚证

主症:血精反复发作,日久不愈,精色淡红,神疲乏力,面色无华,食少便溏,头晕腰酸,阴部坠酸不适,小便不利或清长,舌质淡胖,脉沉细无力。

治法:补肾健脾,益气摄血。

方药:济气摄血汤(庞保珍方,选自庞保珍主编《不孕不育中医治疗学》)。熟地黄、山药、当归、枸杞子、山茱萸、五味子、人参、黄芪、白术、茯苓、阿胶、蒲黄。

### (二)西医治疗

#### 1. 抗生素治疗

适用于精囊炎、前列腺炎的治疗。对细菌培养阳性者,选用敏感药物治疗。常用的药物有喹诺酮类、大环内酯类、头孢菌素类抗生素。

#### 2. 内分泌治疗

非那雄胺对晚期前列腺癌、后尿道腺瘤与异位前列腺组织导致的血精可以试用。另外,对于特发性、难治性血精也可用非那雄胺联合他药治疗。

#### 3. 对症治疗

对症治疗可用止血药物,如云南白药胶囊、卡巴克洛、氨甲环酸等。

#### 4. 精囊镜治疗

对一些久治不愈,或伴有精囊结石的血精患者,采用精囊镜检查与治疗,既可以明确诊断,又可以对精囊进行冲洗,并结合药物治疗,具有创伤小、效果好、并发症少等优点。

【诊疗述评】　对于血精的诊疗,首先要系统检查,排除恶性肿瘤等。MRI 的三维切面成像,是男性性腺、附属性腺及其导管影像学检查的金标准。对一些久治不愈,或伴有精囊结石的血精患者,采用精囊镜检查与治疗,既可以明确诊断,又可以对精囊进行冲洗,具有创伤小、效果好、并发症少等优点。用中医的思维组方用药疗效较为满意,且可增强体质,整体治疗。

【预防与调护】

(1)忌久坐与长时间骑自行车。

(2)禁食辛辣厚味,戒烟酒。

(3)科学养生,增强体质。

(4)房事有度,既不纵欲,也不禁欲。

【现代研究进展】　血精是男科常见的症状之一,临床表现为射精或遗精时精液中混杂有血液或镜下检查发现红细胞。严重的血精则会影响精液的理化性质,影响精子的运动,特别是感染性的血精能严重影响精液质量,从而造成不育。同时血精也是男性免疫性不育症的主要原因之一。

# 第八节　精液不液化

离体精液在 25～37℃室温条件下超过 60 分钟仍不液化者,称为精液不液化。由于精液凝固不化,使精子发生凝集或制动,减缓或抑制了精子的正常运动,使其不能通过宫颈而致不育。本病属中医“淋浊”“精寒”“精热”等范畴。

【发病机制】

### (一)中医病因病机

#### 1. 肾阴亏损

素体阴虚,或房事过度,肾精过耗,或劳心太甚,或五志化火,耗损精液,或过服温燥助阳之品,而致热盛伤阴,阴虚火旺,精液受灼而黏稠难化。

#### 2. 肾阳不足

先天肾阳不足,或大病久病及肾,损耗肾阳,致肾阳不足,气化失司;或后天失养,脾运失健,湿浊不化,或居处潮湿,寒湿、水湿之邪内侵,损伤阳气,精宫虚寒,致阳不化气行水而精液不液化。

### 3. 湿热下注

过食辛辣醇酒厚味,湿热内生,湿热下注,或外感湿浊之邪,蕴久化热,熏蒸精室,清浊不分,导致气化失常而精液难化。

### 4. 痰瘀阻滞

跌打损伤,或久病入络,或素有痰湿,排精时强忍不泄,败精离位,浊瘀阻窍,气机阻滞,精液不液化。

### (二)西医病因病理

目前精液不液化的发病机制尚未完全明了,可能和感染、内分泌异常、精索静脉曲张、先天性精液液化因子缺如、某些微量元素的缺乏、药物等因素有关。尤其是前列腺炎,使前列腺分泌的纤维酶原激活剂、透明质酸酶与 PSA 等其他精液液化因子减少,从而不能及时有效地破坏凝固因子而造成精液不液化。

精液不液化是男性不育的常见原因,占男性不育原因的 2.51%～42.65%。由于精液不液化,导致精子活动能力受限,精子在阴道内停留时间过长以致大量死亡,延误了精子穿透宫颈黏液与卵子结合造成不育。精液不液化症精液中介导的免疫反应及各种体液因子与代谢产物对精子的损伤也是造成不育的原因。

### 【诊断与鉴别诊断】

### 1. 诊断

实验室检查为主要依据。在 25～37℃室温条件下,精液排出体外 1 小时以上不液化,或不完全液化者,即可确诊。

### 2. 鉴别诊断

首先要与生理性精液黏度增加相鉴别。这种情况多见于长期禁欲,贮精不泄者,其液化时间虽然相对延长,但不超过 1 小时,仍属正常范围。其次,要注意与慢性前列腺炎相鉴别。慢性前列腺炎是导致精液不液化的主要原因,但精液不液化并非均由前列腺炎引起。要注意寻找其他病因。

### 【治疗】

### (一)中医辨证论治

### 1. 肾阴亏损证

主症:婚后不育,精液黏稠不液化。精子数、精子成活率、精子活动力正常或异常。头晕耳鸣,腰膝酸软,五心烦热,口干盗汗,失眠健忘,性欲不减,舌质红,少苔或无苔,脉细数。

治法:滋阴降火。

方药:壮水化育丹(庞保珍方,选自庞保珍主编《不孕不育中医治疗学》)。知母、黄柏、乌梅、生地黄、白芍、麦冬、玄参、甘草、牡丹皮、车前草、枸杞子、淫羊藿。

中成药:知柏地黄大蜜丸,每次 1 丸,每日 2 次,口服。

### 2. 肾阳不足证

主症:精冷不育,精液黏稠而不液化,精子数、精子成活率、精子活动力正常或异常,阳痿早泄,腰膝酸软,畏寒阴冷,夜间多尿,小便清长,舌质淡,苔薄白,脉细弱。

治法:填精益气,温肾散寒。

方药:阳和化精丹(庞保珍方,选自庞保珍主编《不孕不育中医治疗学》)。白芥子、麻黄、炮姜、熟地黄、鹿角胶、肉桂、甘草、淫羊藿、巴戟天、川续断、当归、黄芪。

中成药:龟龄集每次 2 粒,每日 1 次,早饭前 2 小时用淡盐水送服;或右归丸每次 1 丸,每日 3 次,口服;或佳蓉片每次 4～5 片,每日 3 次,口服;或海龙胶口服液每次 40ml(2 支),每日 1～2 次,口服。

### 3. 湿热下注证

主症:婚后不育,精液黏稠不液化,精液腥臭黄浊,精子数、精子成活率、精子活动力正常或异常,精液内有脓、白细胞,小便灼热刺痛,频数淋漓,黄赤浑浊,甚则尿血,或小腹拘急,身倦嗜睡,舌苔黄腻,脉濡数或滑数。

治法:清热利湿,滋阴降火。

方药:清滋赞育丹(庞保珍方,选自庞保珍主编《不孕不育中医治疗学》)。知母、黄柏、熟地黄、山药、山茱萸、茯苓、牡丹皮、车前子、栀子、萆薢、滑石、淫羊藿。

中成药:龙胆泻肝丸每次 3～6g,每日 2 次,口服。

### 4. 痰瘀阻滞证

主症:婚久不育,精液量少,黏稠不液化,死精子较多,伴面色黧黑,或皮肤色素沉着,会阴、小腹坠胀痛,或射精时刺痛,肢体困倦,神疲气短,头晕心悸,多素有痰湿,形体肥胖,舌暗红有瘀斑,苔腻,脉弦涩。

治法:化痰祛瘀,通利精道。

方药:导痰逐瘀丹(庞保珍方,选自庞保珍主编《不孕不育中医治疗学》)。苍术、白术、半夏、茯苓、车前子、莱菔子、萆薢、穿山甲、水蛭、路路通、枳实、石菖蒲。

中成药:丹黄祛瘀胶囊每日 2～3 次,口服。

### (二)西药治疗

### 1. 抗生素治疗

适用于细菌性前列腺炎导致的精液不液化,可应用敏感抗生素治疗。

### 2. 其他药物治疗

维生素 E 丸每次 0.1g,每日 3 次,口服;维生素 C 片每次 0.2g,每日 3 次,口服;葡萄糖酸锌片每次 3 片,每日 2 次,口服。均 1 个月为 1 个疗程。

【疗效评价标准】　曹开镛,庞保珍主编《中医男科病证诊断与疗效评价标准》。

### 1. 疗效判定标准

(1)治愈:配偶受孕。

(2)显效:虽配偶未受孕,但治疗 3～6 个月精液各项指标化验均达到正常,临床症状积分值下降＞5 分。

(3)有效:具备下列条件之一为有效:精液量恢复正常、pH 恢复正常、正常精子密度增加 $5×10^6/ml$、无精子患者出现少量精子、精子存活率或活动力增加 15% 以上、畸形率下降 10%、液化时间在 1 小时之内、白细胞 $<1×10^6/ml$、免疫珠实验结果活动精子附着免疫珠下降 10%、MAR 实验结果精子被黏附于颗粒上的下降 10%、临床症状积分值下降 3～5 分。

(4)无效:精液化验指标治疗前后无变化,或加重,临床症状积分值下降 0～2 分。

### 2. 临床症状积分标准

(1) 3 分:症状持续出现。

(2)2分:症状时轻时重或间断出现。

(3)1分:症状轻或偶尔出现。

(4)0分:无明显症状。

【名家经验】

**1. 曹开镛经验**

阴虚火旺引起的精液不液化用液化汤。

液化汤是世界中医药学会联合会男科专业委员会创会会长、中华中医药学会男科分会创会会长、国际中医男科学会主席曹开镛,经几十年大量临床实践治疗男性不育症总结出的较好验方。本方主要适用于阴虚火旺引起的精液不液化所致的男性不育症。临床除精液不液化外,一般表现有经常腰酸,入秋后较为明显,晚上有时干咳,特别是性生活后干咳较为明显,并有口干,舌质红,苔少,脉细稍数等症,属本方治疗适应证。

液化汤(曹开镛方,选自庞保珍《不孕不育名方精选》)。女贞子,墨旱莲,何首乌,知母,杜仲,蒲公英,沙参,款冬花,紫菀,麦冬。水煎服。滋阴清热,润肺滋水。精液不液化引起的男性不育症。

**2. 李广文经验**

李广文认为,精液液化不良乃属肾火偏旺,热灼津液,致精液黏稠难化。临床见症,病程短者,常有性欲亢进,交媾过频;病程长者,多性欲减退。治当滋阴泻火。用液化汤(自拟)加减施治。基本药物为知母9g,黄柏9g,生地黄9g,熟地黄9g,赤芍9g,白芍9g,牡丹皮9g,天冬9g,天花粉9g,茯苓9g,车前子9g,连翘12g,淫羊藿15g,生甘草6g。全方具有滋阴降火、祛瘀利湿之功。其中知母、黄柏二味能降低性神经系统兴奋性,减少性活动次数,缓解生殖器官充血水肿。淫羊藿能提高性欲并增加精液量,可防止知母、黄柏抑制过度。性欲下降者,淫羊藿可增15~30g。

**3. 金维新经验**

金维新以自拟液化升精汤治疗精液不液化,取得了较好效果。其药物组成为生地黄12g,熟地黄12g,赤芍9g,白芍9g,牡丹皮9g,丹参30g,玄参9g,车前子15g,瓜蒌24g,金银花18g,淫羊藿15g,巴戟天12g,桑椹30g,枸杞子30g,生甘草6g。全方清补结合,寒温并用,既能促使精液液化,又能提高精子数量和质量。该方一则能消除前列腺的炎症,促进其血供以利炎症的吸收;二则可能促进某些酶类的分泌。

【诊疗述评】 临床上,精液不液化常与弱精子症或畸形精子症等同时存在而致不育,治疗时要统筹兼顾,综合考虑,主次明晰,且勿本末倒置。临证切忌长期或大量应用苦寒之品,以免影响精子的生成与精子的活力,或导致性功能障碍,尤其是知母、黄柏二味,容易导致性功能减退。

【预防与调护】

(1)科学普及性知识,婚前戒过度手淫,婚后勿纵欲。

(2)合理膳食,禁食辛辣。

(3)积极防治泌尿生殖系感染。

(4)不要久坐。

(5)科学锻炼,增强体质。

【现代研究进展】 中医治疗本病取得了良效,不仅能够减少患者精液的液化时间,还可提高精子的质量。现将国内著名中医学家有关精液不液化的文献进行归述。

**(一)病因病机**

李曰庆认为,肾虚、湿热、血瘀等是男性不育症的主要原因。徐福松、莫蕙等认为,本病以阴虚火旺、湿热内蕴者多,肾阳不足、痰瘀阻窍者少。

**(二)中医治疗**

**1. 辨证论治**

(1)徐福松、莫蕙等分为 4 型:阴虚火旺证,方用乌梅甘草汤(《实用中医泌尿生殖病学》)加减;肾阳不足证,方用巴戟二仙汤(《男科纲目》)加减;湿热内蕴证,方用萆薢分清饮(《医学心悟》)加减;痰瘀阻滞证,方用导痰活血汤(《男科纲目》)加减。

(2)辛茜庭等分 2 型论治:湿热下注型:方用《医学心悟》之萆薢分清饮加减:川萆薢 10g,黄柏 10g,石菖蒲 10g,茯苓 12g,白术 20g,莲子心 3g,丹参 10g,车前子(包)10g,泽泻 10g,生薏苡仁 15g,滑石(包)30g;阳虚寒湿型:方用《丹溪心法》之萆薢分清饮加味:川萆薢 10g,益智仁 10g,石菖蒲 10g,乌药 10g,鹿角霜 10g,菟丝子 20g,仙茅 10g,淫羊藿 10g,当归 10g,三七粉(分冲)3g。

(3)王琦等分 5 型论治:肾阳不足证,方用金匮肾气丸合保元汤加减;阳虚水湿内停证,方用萆薢分清饮加味;肾阴亏损证,方用液化汤;湿热下注证,方用龙胆泻肝汤合知柏地黄汤加减;气血瘀阻证,方用少腹逐瘀汤加减。

(4)罗兰总结王渭川经验:认为肝疏泄失职,气化失常,阴阳失调,则引起精液不液化,治宜疏肝理气中加柔肝养肝,补水生木,以一贯煎、滋水清肝饮加减治疗本病取得了良效。

(5)金维新等分 3 型:肾阴亏损证用液化汤;肾阳不足证用生精汤加味;湿热下注证用龙胆泻肝汤合知柏地黄汤。

(6)李祥云分 3 型:湿热蕴蒸用萆薢分清饮加减;阴虚火旺用知柏地黄汤加减;脾肾阳虚用双补丸(经验方):党参、黄芪、白术、炒扁豆、熟地黄、菟丝子、山茱萸、鹿角片、海螵蛸、茯苓、山药、胡芦巴。

(7)曹开镛分 4 型:阴虚火旺用知柏地黄汤加味;精气清冷用右归丸化裁;肝经湿热用龙胆泻肝汤加味;痰瘀互结用二陈汤,血府逐瘀汤化裁。

**2. 辨病与辨证相结合**

李曰庆认为,应多层次准确进行诊断,不能笼统地诊断为男性不育症。在具体诊断时,应既辨病又辨证,做到病证结合的多层次诊断,如将慢性前列腺炎引起的不育诊为男性不育—精液不液化—前列腺炎,湿热蕴阻等。徐福松主张,先辨病后辨证,辨病与辨证论治相结合,证从病辨,以病统证,只有将辨病论治与辨证论治有机地结合在一起,才能提高治疗效果。只辨证不辨病,则很难把握其病的全貌,从而治疗也往往难以取得好效。徐福松从临床方面而言,对于治疗精液异常类不育症,通过辨病、辨证论治相结合,总结出了三个原则:①精浆异常和精子异常,以精子异常为主;②精子异常中的数量与质量(形态),以精子质量(形态)为主;③精子质量(形态)与精子自身免疫,以精子自身免疫为主。运用这三个原则治疗精液异常类不育症已经取得较好疗效。

**3. 专病专方**

徐福松认为,精液黏稠不液化多以阴虚火旺、湿热内蕴者为多,而肾阳不足、痰瘀阻络者偏少,治疗原则多以酸甘化阴法,方用自拟乌梅甘草汤加减(乌梅、生地黄、天花粉、五味子、白芍、黄精、何首乌、甘草等)。同时还指出,滋阴药物大部偏寒性,对精液质量有一定影响,故需同时加服温肾药物以权衡,如五子补肾丸等。徐福松常从痰论治男性不育,常用黄连温胆汤加减。善用明矾一物,常于治痰火之中加入本品少许,量少而效宏,专为消利顽痰郁火而设;对于一些痰火郁结久而成癥瘕者,喜选用蜈蚣、土鳖虫等虫类之品。除用上药泄痰火外,亦十分重视五脏的调护,如善用茯苓、山药、芡实、薏苡仁等健脾固肾化痰,以绝痰火之源。许润三用萆薢分清饮加当归 10g,赤芍 10g,或龙胆泻肝汤加萆薢 10g。李广文液化汤:知母、黄柏、生地黄、熟地黄、赤白芍、牡丹皮、天冬、花粉、茯苓、车前子各 9g,连翘 12g,丹参 30g,淫羊藿 15g,生甘草 6g。庞保珍用自拟液化赞育汤(炒穿山甲 10g,丹参 20g,王不留行 12g,青皮 10g,车前子 10g,土茯苓 10g,萆薢 10g,生地黄 10g,淫羊藿 12g,桂枝 3g)加减治疗精液不液化性不育症 82 例,取得较好疗效。吴一凡等用水蛭治疗精液不液化症 56 例,能明显缩短疗程,并且基本无不良反应。陈志强等报道,麦芽、山楂等助脾胃化生之品,可以调节全身酶的活性,有利于精液液化物质补充及功能的恢复。

### 4. 针灸

刘春等用针药结合治疗精液不液化性不育症 62 例,总有效率 96.8%。选穴:气海、水道、左行间、左三阴交、肾俞、阳陵泉、太溪。内服中药方:生地黄、麦冬、玄参、知母、黄柏。

### (三)中西医结合

李曰庆认为,对男性不育症的诊治,要以中西医结合为重点,多角度全面认识病因病机,多层次进行诊断,全方位开展综合治疗。张挺自拟液化汤(生地黄、麦冬、知母、玄参、赤芍、白芍、女贞子等)及西药(吲哚美辛)联合用药治疗精液不液化症,总有效率 92.86%。李言富采用中西结合治疗精液不液化 100 例,认为本症病机主要在于气化不利,以中药巴戟天、淫羊藿、菟丝子、枸杞子等治疗,以及运用西药头孢唑啉、地塞米松、1% 普鲁卡因前列腺注射,同时口服诺氟沙星(氟哌酸)及维生素 E,效佳。

### (四)实验研究

金维新、李广文等对于精液不液化而中医辨证符合肾阴虚的患者,用液化汤(知母、黄柏、生地黄、丹参、赤芍、麦冬、天花粉、白芍等)治疗 106 例,总有效率为 90.6%,女方妊娠率为 34%。动物连续灌服液化汤,小鼠体重及睾丸组织重量明显增加,阴虚动物血浆 cAMP/cGMP 比值降低,有关体征迅速消失。证实本方滋阴作用较好,作用部位似在性腺。

### (五)小结

精液不液化的辨治,必须分清寒热虚实,辨清病变部位,当以扶正祛邪、恢复气化功能为治则。病久则虚实夹杂,治当攻补兼施。本病的诊断与疗效判定标准仍需进一步研究、统一,以利于深入研究与广泛交流。

# 第九节　精液量过少

根据世界卫生组织(WHO)第 4 版男性不育的诊断标准,若 1 次排出精液量小于 2ml,或第 5 版标准低于 1.5ml 者,即为精液量过少。正常男子每次射精的精液排出量并非恒定不变,常与性交频度、体位、性兴奋强弱、精神因素、体质状况等密切相关。本病是以精浆不足为主。本病症中医统称为"精少",早在《内经·素问·上古天真论》中即有记载。中医所说的精少,既包括精液量的减少,也可能包括精子数目的减少。

【发病机制】

(一)中医病因病机

1. 肾精亏虚

先天禀赋不足,或房事不节,耗伤肾精,故精液量少。

2. 热伤精室

青壮之年,意欲频仍,暗耗阴津;或素体阴虚;或手淫频繁,纵欲无节,遗泄太过。均可导致肾之阴津暗耗,虚火扰动,热伤精室,灼伤精液,故精液量少而不育。

3. 气血两虚

先天不足,后天失养,或久病体虚,或思虑过度,劳伤心脾,心脾两虚,气血双亏。精血同源,气血两虚,则精失化源,故精液量少。

4. 瘀血阻滞

跌打损伤,或手术刀针之累等,均可使瘀血阻滞精道,精泄不畅,故精液量少而不育。

5. 湿热蕴阻

饮食不节,过食辛辣厚味,内生湿热,下注精室;或外感湿热之邪,熏蒸精室,湿热之邪瘀阻精道,故精液量少而稠,导致不育。

(二)西医病因病理

(1)睾酮分泌不足。

(2)精囊或前列腺慢性炎症,功能下降,精囊液或前列腺液分泌减少。

(3)射精管囊肿、精囊囊肿、尿道狭窄、尿道憩室或生殖道手术导致输精管道损伤等,造成精液排出不畅。

(4)先天性双侧输精管缺如、射精管梗阻、不完全性逆行射精。

【诊断】

1. 病史

详问病史,特别是性生活史与泌尿生殖系感染、手术、外伤史。

2. 实验室检查

(1)精液分析:若禁欲 3～7 天,连续 2 次精液化验,精液量均在 2ml 或 1.5ml 以下者,即可确诊。

(2)辅助检查:酌情进行精液生化分析、前列腺、精囊腺超声等检查以了解精囊腺、前列腺功能状况等。怀疑激素水平异常者,可行内分泌检查,明确病因。

【鉴别诊断】　精液量过少应与性生活过频、遗精过频,以及久病初愈而出现的精液量过少相鉴别。后几种情况一般通过节制性事,合理膳食,适当加强营养调治,即可获得改善。

【治疗】

(一)中医辨证论治

1. 肾精亏虚证

主症:婚后不育,精液量少于 2ml(多于 0ml),腰膝酸软,神疲乏力,头晕耳鸣,舌淡红,苔薄白,脉沉细。

治法:补肾填精。

方药:精泉丹(庞保珍方,选自庞保珍主编《不孕不育中医治疗学》)。鱼鳔胶,龟甲胶、鹿角胶、紫河车、山茱萸、熟地黄、山药、五味子、麦冬、人参、淫羊藿。

中成药:海龙胶口服液每次 40ml,每日 1～2 次,口服。

### 2. 热伤精室证

主症:婚后不育,精液量少于 2ml(多于 0ml),伴见五心烦热,口咽干燥,心烦失眠,舌红少苔,脉细数。

治法:滋阴清热,补肾生精。

方药:滋清赞精丹(庞保珍方,选自庞保珍主编《不孕不育中医治疗学》)。知母、黄柏、熟地黄、龟甲、猪脊髓、玄参、紫河车、山茱萸、淫羊藿。

中成药:知柏地黄丸大蜜丸每次 1 丸,每日 2 次,口服。

### 3. 气血两虚

主症:婚后不育,精液量少于 2ml(多于 0ml),面色白,神疲乏力,头晕心悸,舌质淡,苔薄白,脉细弱。

治法:补气养血。

方药:八珍精泉丹(庞保珍方,选自庞保珍主编《不孕不育中医治疗学》)。熟地黄、白芍、当归、川芎、人参、白术、茯苓、甘草、淫羊藿、麦冬、龟甲胶、鹿角胶。

中成药:复方阿胶浆每次 20ml,每日 3 次,口服。

### 4. 瘀血阻滞证

主症:婚后不育,精液量少于 2ml(多于 0ml),兼见阴部疼痛,或小腹、睾丸发凉抽痛,舌质暗红,有瘀点或瘀斑,苔白,脉沉细而涩。

治法:活血逐瘀,补肾益精。

方药:逐瘀精涌丹(庞保珍方,选自庞保珍主编《不孕不育中医治疗学》)。鱼鳔胶、炮穿山甲、路路通、昆布、石菖蒲、川牛膝、水蛭、制香附、制没药、黄芪、菟丝子、淫羊藿。

中成药:血府逐瘀口服液每次 1 支,每日 3 次,口服。

### 5. 湿热蕴阻证

主症:婚后不育,精液量少于 2ml(多于 0ml),伴见小便黄浊,或尿后有白浊,少腹隐痛或不适,胸胁痞闷或胀痛,口苦咽干,舌质红,苔黄腻,脉滑数。

治法:清热利湿,疏通精道。

方药:萆薢赞精丹(庞保珍方,选自庞保珍主编《不孕不育中医治疗学》)。萆薢、黄柏、苍术、石菖蒲、茯苓、牛膝、车前子、薏苡仁、乌药、淫羊藿、菟丝子。

中成药:龙胆泻肝丸每次 3～6g,每日 2 次,口服。

### (二)西医治疗

### 1. 抗生素治疗

适用于附属性腺感染的患者,在炎症得到控制后,射精量自然会恢复正常。治疗药物应根据前列腺液或精液的微生物学培养结果,选择敏感的抗生素。

### 2. 激素治疗

对垂体功能低下所致的性腺功能低下者,可根据内分泌激素的检查结果,适当给予相应的激素补充治疗。常用的有 HCG、HMG 或两者联合应用。HCG 每次 2000～3000U,每周 2～3 次,肌内注射,可连用 4～8 周。

### 3. 手术治疗

对于射精管囊肿、尿道狭窄、尿道憩室等可采用手术治疗。

【名家经验】 徐福松认为,本病应先辨虚实。虚证以肾虚为主,又有肾精亏虚、肾气不足、命门火衰之别。实证者分瘀血阻滞、湿热蕴阻。治疗原则虚者补之,实者泻之,瘀者通之。肾阴虚者,当补肾填精、益气养血、滋阴清热;肾气不固者,当益气固精收涩;湿热蕴阻精道者,应根据瘀血和湿热多寡,采用活血化瘀和清热利湿之法以疏通精道。补精或偏于温或偏于凉,常于阴阳偏胜中取事,常用之方多取六味地黄丸,加紫河车、鹿角胶、龟甲胶等血肉有情之品。补气血或急或缓,要看脾胃强弱。精窍精道阻塞,精泄不畅,加穿山甲、急性子、路路通。

【诊疗述评】 临床上精液量过少不育,常与弱精子症、少精子症等同时存在。临证应首先系统查体,明确病因。若因性腺功能减退所致精液量过少者,可用 HCG,或人类绝经期促性腺激素(HMG)或十一酸睾酮治疗;因附属性腺感染引起的,选用适当敏感的抗生素治疗;因射精管阻塞、输精管阻塞、尿道狭窄、尿道憩室所致者,宜手术治疗,或行单精子卵细胞内穿刺术;因手淫过度或房事过频导致者,要科学养生,加强营养,适度禁欲等,以提高疗效。中医治疗精液量过少有其独特而强大的优势,只要以中医的思维组方用药,坚持治疗,多数疗效满意。一般而言,病因明确,治疗及时,措施得当的精液量过少,多能获得满意疗效。反之,对病程较长,病因未明且又不坚持治疗者,预后较差。

【预防与调护】

(1)饮食有节,忌食辛辣,戒烟酒。

(2)房事有度,既不纵欲,又不禁欲。

(3)避免影响生精功能之不良因素的影响,如放射线、高温、久坐、桑拿浴、长期骑自行车等。

(4)调畅情志,保持乐观。

(5)科学锻炼,增强体质。

【现代研究进展】

中医治疗精液量过少有极大的优势,现将国内著名中医学家关于精液量过少不育的治疗与研究归纳如下。

(一)病因病机

徐福松、莫蕙等认为,精液量过少多由先天不足,禀赋薄弱,或房事不节,色欲过度,耗损肾精所致;或有久病不愈,气血俱伤,或先天不足,后天失养,素体虚弱,或思虑过度,劳伤心脾所致;亦有素体内热,或饮食不节,过食辛辣厚味,或外感湿热之邪,湿热内生,致热盛伤阴所致者;若湿热下注,熏蒸精室,精液成浊,瘀阻精脉;或房事忍精不泄,火伏精室,败精瘀阻而成。上述致病因素所致精液量少的病机包括两大类:一则化源亏乏,生殖之精生成不足;二则精窍精道阻塞,精泄不畅,均可因精液量少而难以受孕。金维新认为,肾精亏虚、气血两虚、精道瘀阻是其主要病机。

(二)中医治疗

1. 辨证论治

(1)王琦等分 5 型:肾精亏虚证,方用生髓毓麟丹;热伤精室证,方用大补阴丸;气血两虚证,方用八珍汤合五子衍宗丸加减;湿热蕴阻证,方用三妙丸合萆薢分清饮加减;瘀血阻滞证,方用血府逐瘀汤合五子衍宗丸加减。

(2)黄海波分 4 型:肾精亏虚用生髓育麟丹;气血两虚用八珍汤加味;热伤精室用大补阴丸加味;精道阻塞用精脉疏通汤。

（3）曹开镛分5型：肾精亏损用左归丸加味；肾气不足用右归丸、五子衍宗丸；心肾不交用心肾两交汤化裁；心脾两虚用归脾汤化裁；脉络不通用血府逐瘀汤加减。

### 2. 专病专方

庞保珍自拟生精毓麟汤（熟地黄12g，山药15g，山茱萸10g，茯苓6g，牡丹皮6g，淫羊藿15g，川断10g，枸杞子15g，五味子10g，菟丝子20g，覆盆子10g，王不留行10g，丹参20g，党参15g，黄芪20g）加减治疗精稀不育症61例，结果治愈27例，显效15例，有效11例，无效8例，总有效率86.9%。该方既可增加精浆的数量，又可增加精子的数量。

### 3. 针灸推拿

王琦等对肾精亏损证主穴取肾俞、志室、关元、精宫穴，配足三里、三阴交、委中。主穴中刺激，配穴用补法，隔日针刺1次，每次选3～5穴；气血两虚证主穴选血海、肾俞、肝俞、胃俞、气海，配以上巨虚、梁丘、伏兔，主穴中刺激，配穴用补法，每日1次，每次选用3～5穴；热伤精室证主穴选脾俞、肝俞、三焦俞、精宫穴，配以三阴交、委中、足三里穴，针法为主穴中、重度刺激，留针10～15分钟，配穴采用平补平泻法，每日1次。

### 4. 饮食疗法

王琦等治疗肾精亏损之精液量少症，取白鸽1只，去毛及内脏，枸杞子24g，黄精50g，共炖或蒸熟食。

### （三）小结

凡精液量少于2.0ml，多于0ml者均可诊断为本病。该病应与性交过频、遗精、滑精过频、射精不全和久病刚愈而出现的假性精液量减少相鉴别。辨证要分清虚实，实证多伴少腹不适，或射精时疼痛等症；虚证则伴全身虚弱症状。该病病位主要包括全身、肾及前阴。全身性多见于久病不愈或思虑过度，心脾两伤，气血不足；肾性多见于先天不足，或后天房劳致肾精亏损；前阴性则多见于精道阻塞。治疗当以补虚、疏通精道为治疗原则。该病的诊断与疗效判断标准，应进一步研究、统一，以利于深入研究与广泛交流。

# 第 12 章　引起男性不育的常见疾病

## 第一节　阳　痿

阳痿是指男子在有性欲和性兴奋状态下,阴茎不能勃起,或勃起不坚,或坚而不久,以至不能插入阴道完成正常性交的一种病症。西医称为阴茎勃起功能障碍(erectile dysfunction, ED)。阳痿是男性最常见的性功能障碍之一,是一种影响身心健康的慢性疾病,不仅影响患者及其伴侣的生活质量,也可能是心血管疾病的早期症状和危险信号。

阳痿病名,早在《素问·阴阳应象大论》称之为"阴痿"。宋代窦材在《扁鹊心书·神方》中记载:"五福丹……又能壮阳治阳痿。"明代周之干《慎斋遗书·阳痿》中有了明确的"阳痿"病名记载。从此沿用至今。

【发病机制】

(一)中医病因病机

1. 肝气郁结

情志不遂,郁怒伤肝,则肝气郁结,肝失条达,宗筋阴血充盈不足,宗筋失用,发生阳痿。

2. 命门火衰

先天禀赋不足或房事不节,使肾精亏耗,阴损及阳;或手淫所伤太过;或久病大病失养;或误用寒凉伤阳,致肾阳亏损,命门火衰。命门少火的温养,乃性功能正常的必备条件。命门火衰,宗筋失于温煦,则阳痿不举。

3. 心脾两虚

思虑过度,损伤心脾,则生化无源,阳明经气血空虚,宗筋失养,且无力鼓舞阳事,阳道不振,导致阳痿。

4. 湿热下注

过食肥甘,或饮酒太过,或感受湿热之邪,损伤脾胃,运化失职,聚湿生热,内阻中焦,郁蒸肝胆,伤及宗筋,致使宗筋弛纵不收而至阳痿;或交合不洁,湿热内生,或忍精不泄,败精内郁,化为湿热;或患病之后,湿热未清,湿热下注,浸淫肝肾,肝肾无力主司外阴,宗筋迟缓,导致阳痿。

5. 瘀血阻络

情志刺激,肝失疏泄,气郁日久;或跌打外伤,损及阴部;或邻近部位手术创伤;或痰湿、湿热、寒邪、败精久留;或久病等致气虚,气虚失运,血停为瘀;或久病、失血等致血虚,血虚失润,涩滞为瘀;或房事不节,阳虚血寒,凝滞为瘀;或房事过频或手淫过度,损伤肾阴,阴虚血稠,黏滞而瘀等均可使瘀血阻络。无论何种原因导致的瘀血,均可导致阳痿。因瘀血阻于宗筋络脉,导致宗筋失养,难以充盈则发为阳痿。

6. 阴虚火旺

先天不足,阴精亏虚;或房事太过,屡竭阴精;或久病、大病,失于调养;或屡用刚燥壮阳催性之品,耗伤阴液,致肝肾精血不足,阴虚火旺,宗筋失于濡养则为阳痿。

### 7. 惊恐伤肾

素来胆虚,多疑善虑,突遭意外,神情恐慌;或初次性交失败而恐于以后性交失败;或性交不和谐,恐怕女方职责;或房事之中卒受惊恐,心悸胆怯,精神萎靡,惊则气乱,恐则伤肾,肾伤则作强不能,宗筋微软不用,而至阳痿。

### 8. 寒滞肝脉

素体阳虚寒盛,或起居不慎,感受寒邪,寒滞肝脉,阳气不能布达阴器,宗筋失煦,宗筋无以屈伸,导致阳痿。

### 9. 肝血亏虚

禀赋不足,或久病重病失养,或饮食化源不足,或失血,导致肝血亏虚,宗筋失养,则阳痿不举。

### 10. 痰湿阻络

饮食不节致脾失健运,聚湿生痰;或形体丰盛,素有痰湿等,导致痰湿过盛,湿浊下注,聚于宗筋,经络受阻,则无以令阳器振兴,导致阳痿。

### (二)西医病因病理

### 1. 年龄因素

人体进入老年,血清睾酮水平下降几乎不可避免地导致性欲、勃起能力等性功能降低。同时年龄的增加,某些疾病,如高血压、冠心病等也会影响阴茎勃起。

### 2. 精神心理因素

性知识缺乏、不良的性经历、夫妻感情不和,性生活不协调等因素造成的压力下,产生心理障碍,从而造成阳痿。

### 3. 血管疾病

血管性病变的原因颇多,如动脉粥样硬化、动脉损伤、动脉狭窄及心脏病、高血压、心功能异常、糖尿病血管病变等因素,引起阴茎动脉血供不足,阴茎血流动力学改变而继发阳痿。

### 4. 不良的生活方式

如酗酒,大量酒精可对勃起中枢产生抑制作用,同时酒精可抑制垂体分泌促性腺激素,减少睾酮的合成,造成血清睾酮水平降低;吸烟可加重阴部内动脉与阴茎背动脉的动脉粥样硬化,尼古丁损害血管内皮功能,直接造成勃起功能障碍。

### 5. 神经系统疾病

脊髓与中枢神经系统病变、脊髓外伤、神经病变均可以损伤支配阴茎勃起的神经而继发勃起功能障碍。

### 6. 外科手术

盆腔的手术可能造成神经与血管的损伤,神经完全离断时可造成永久性勃起功能障碍。

### 【诊断】

### 1. 询问病史

询问病史主要内容包括:①勃起功能障碍发生诱因、严重程度、病程长短;②夜间、晨醒、手淫及视觉刺激时能否勃起;③性交体位变动对勃起硬度有无影响;④性欲和射精有无改变;⑤社会、家庭中发生的心理精神创伤;⑥吸烟、酗酒、吸毒史等;⑦有无慢性疾病、药物服用与手术创伤史。

## 2. 阳痿诊断要点

诊断阳痿主要依据患者的自觉症状,在有性刺激与性欲情况下阴茎痿弱不起,或举而不坚,以致不能进行与完成性交,并持续 3 个月以上即可诊为本病。

## 3. 全面体格检查

阳痿在诊断时还应考虑并进行全面的体格检查,重点是生殖系统,第二性征的发育与心血管、神经系统检查。其目的在于发现与勃起功能障碍有关的神经系统、内分泌系统、心血管系统及生殖器官的缺陷及异常。实验室检查与特殊检查对阳痿的诊断占有重要地位。血尿常规与血生化检查可以发现和阳痿有关的疾病及原因。

## 4. 辨别类型

辨别清楚阳痿属原发性还是继发性,属器质性还是功能性阳痿。

(1)原发性阳痿表现为有性行为后阴茎从未能进入阴道;继发性阳痿则有过性交,但后发生性功能障碍,不能进入阴道。

(2)器质性阳痿表现为阴茎任何时候均不能勃起,既不能在性兴奋时勃起,亦无自发性勃起(如睡梦中与膀胱充盈时);功能性阳痿则有自发的勃起,但性交时痿而不振。

【鉴别诊断】

## 1. 阳痿与早泄

早泄是指在性交之始,阴茎可以勃起,但过早排精,一般不足 1 分钟精液排出,甚至阴茎尚未插入阴道即泄精。早泄虽可引起阳痿,但阳痿是指性交时阴茎根本不能勃起,或勃起无力,不能进行正常的性生活。

## 2. 阳痿与甲状腺疾病

甲状腺疾病与阳痿存在着明显的联系,因此在临床上要询问病史,除外甲状腺疾病造成的阳痿。

## 3. 阳痿与假性阳痿

假性阳痿是患者的自我意识,即阴茎能正常勃起进入阴道进行性交,很快达到高潮而射精并获得快感,但因不能满足配偶而遭到非议,便自以为是阳痿而求治者。这种情况不属于阳痿。

【治疗】

(一)中医辨证论治

## 1. 肝气郁结证

主症:阳事不举,情志抑郁,胸胁胀满,急躁易怒,善太息,舌质淡红,苔薄白,脉弦。

治法:疏肝解郁,通络振痿。

方药:逍遥阳春丹(庞保珍方,选自庞保珍主编《不孕不育中医治疗学》)。当归,白芍,柴胡,茯苓,白术,甘草,蜈蚣,水蛭。

中成药:逍遥丸每次 6～9g,每日 2 次,口服。

## 2. 命门火衰证

主症:阳事不举,面色白,头晕目眩,精神萎靡,腰膝酸软,畏寒肢冷,耳鸣,舌淡,苔白,脉沉细。

治法:温肾填精,振阳兴痿。

方药:右归媛欣丹(庞保珍方,选自庞保珍主编《不孕不育中医治疗学》)。附子、肉桂、熟地黄、山茱萸、山药、枸杞子、菟丝子、鹿茸、淫羊藿、巴戟天、水蛭。

中成药：龟龄集每次 2 粒，每日早饭前 2 小时用淡盐水送服；或右归丸每次 1 丸，每日 3 次，口服；或佳蓉片每次 4～5 片，每日 3 次，口服；或海龙胶口服液每次 40ml，每日 1～2 次，口服。

### 3. 心脾两虚证

主症：阳痿，精神萎靡，失眠健忘，胆怯多疑，心悸自汗，纳少，面色无华，舌淡，苔薄白，脉细弱。

治法：益气补血，健脾养心。

方药：君土启春丹（庞保珍方，选自庞保珍主编《不孕不育中医治疗学》）。黄芪、人参、当归、龙眼肉、白术、茯苓、夜交藤、酸枣仁、炙甘草、柴胡、白芍。

中成药：人参归脾丸每次 1 丸，每日 2 次，口服。

### 4. 湿热下注证

主症：阴茎痿软，勃而不坚，阴囊潮湿气臊，下肢酸重，尿黄，解时不畅，余沥不尽，舌红，苔黄腻，脉滑数。

治法：清热利湿。

方药：清利鸳春丹（庞保珍方，选自庞保珍主编《不孕不育中医治疗学》）。黄柏、苍术、厚朴、萆薢、黄芪、车前子、猪苓、滑石、栀子、益母草、枳壳、莱菔子。

中成药：三金片每次 3 片，每日 3 次，口服。

### 5. 瘀血阻络证

主症：阴茎痿软，伴见睾丸刺痛，胸胁胀闷窜痛，性情急躁，胁下痞块，或腹、腰、阴部刺痛，舌质紫暗或有瘀斑瘀点，脉涩。

治法：活血化瘀，通络振痿。

方药：逐瘀秃鸡丹（庞保珍方《不孕不育中医治疗学》）。蜈蚣、川芎、丹参、水蛭、三棱、莪术、九香虫、白僵蚕、柴胡、黄芪、当归。

中成药：血府逐瘀口服液每次 2 支，每日 3 次，口服。

### 6. 阴虚火旺证

主症：阳器易兴却痿软无用，动念即泄，头晕健忘，耳鸣腰酸，五心烦热，舌红，少苔或苔薄黄，脉细数。

治法：滋阴降火。

方药：春雨鸳欣丹（庞保珍方，选自庞保珍主编《不孕不育中医治疗学》）。知母、黄柏、熟地黄、山药、山茱萸、泽泻、茯苓、牡丹皮、淫羊藿、菟丝子、龟甲。

中成药：知柏地黄片每次 6 片，每日 4 次，口服。

### 7. 惊恐伤肾证

主症：阳痿，胆怯多疑，精神苦闷，心悸失眠，舌淡，苔薄，脉弦细。

治法：宁心安神，补肾振痿。

方药：宣志祥春丹（庞保珍方，选自庞保珍主编《不孕不育中医治疗学》）。柴胡、当归、白芍、炒酸枣仁、远志、蜈蚣、熟地黄、巴戟天、淫羊藿、人参、白术、水蛭。

中成药：强龙益肾胶囊：每次 3 粒，每日 3 次，口服。

### 8. 寒滞肝脉证

主症：阴茎痿软，性欲减退，阴茎、睾丸冷痛牵引小腹、少腹，得热稍舒，遇寒加重，舌质淡，苔白，脉沉弦。

治法：温经暖肝，散寒振痿。

方药：暖肝金枪长胜丹（庞保珍方，选自庞保珍主编《不孕不育中医治疗学》）。乌药、小茴香、肉桂、淫羊藿、仙茅、山茱萸、枸杞子、橘核、荔枝核、当归。

中成药：少腹逐瘀丸每次 1 丸，每日 2～3 次，口服。

### 9. 肝血亏虚证

主症：阴茎痿软，伴见眩晕耳鸣，面色无华，夜寐多梦，肢体麻木，关节拘急不利，爪甲不荣，视力减退，舌质淡，苔白，脉细。

治法：补血养肝。

方药：鱼水双美丹（庞保珍方，选自庞保珍主编《不孕不育中医治疗学》）。人参、黄芪、白术、甘草、当归、熟地黄、白芍、茯神、酸枣仁、山茱萸、枸杞子、砂仁。

中成药：四物合剂每次 10ml，每日 3 次，口服。

### 10. 痰湿阻络证

主症：阴茎痿软，体倦易疲，晨起痰多，头晕目眩，肢体困重，胃脘痞满或见胸闷、泛恶，口中黏腻，舌胖大有齿痕，舌质淡苔白腻，脉滑。

治法：化痰，祛湿，通络。

方药：涤痰忘忧丹（庞保珍方，选自庞保珍主编《不孕不育中医治疗学》）。白僵蚕、苍术、半夏、陈皮、茯苓、瓜蒌、薏苡仁、黄芪、露蜂房、桂枝、九香虫。

中成药：小金片每次 2～3 片，每日 2 次，口服。

## (二)西医治疗

### 1. 性心理治疗

由于多数阳痿患者存在心理性因素，所以心理治疗十分必要，内容包括性心理教育与行为疗法，而性感集中训练被认为是目前心理性阳痿最重要的治疗方法之一。

### 2. 口服药物治疗

目前治疗阳痿的一线药物主要有：西地那非（万艾可）；伐地那非（艾力达）；他达拉非（希爱力）。三种药物在药理学作用方面基本相似，性生活前 1 小时服用，每周至少服用 1 次，两次服药间隔时间不能少于 24 小时，每周服药不宜超过 3 次，1 个月为 1 个疗程。

### 3. 局部治疗

前列腺素 $E_1$ 是一种阴茎海绵体注射血管活性药物，但因有创伤疼痛，异常勃起及长期使用后阴茎局部形成瘢痕而较少应用。前列腺素 $E_1$ 乳膏（比法尔），经尿道给药，不良反应有局部疼痛与低血压。

## 【名家经验】

### 1. 曹开镛经验

辨证论治、因人施药是中医的优势。因为阴茎充血欠佳而引起的阳痿，仅仅是属于中医阳痿众多分型的一种——瘀血阻滞型阳痿。即便是对瘀血阻滞型的阳痿进行中医药治疗，也要根据每个患者的具体情况辨证用药，在组方用药上不能千篇一律，即使选用同样的方药，在用量上也有差别。中医因人而异的用药方法往往能收到药到病除的效果。

### 2．方药中经验

勃起障碍阴虚者多为青壮年,阳虚者多为老年人。前者性欲亢进,后者性欲减退。阴虚者全身情况良好,阳虚者则较为衰弱。治疗上常用滋阴而略偏于温的五子衍宗丸,少加一二味补阳药物,以期阴中求阳。

### 3．孙自学经验

在临床实践的基础上,孙自学认为该病的病机特点为虚实兼杂,所涉脏腑以肝肾为主,兼及其他脏腑;最基本的病理变化是肝郁肾虚血瘀,其中肝郁是主要病理特点,肾虚是主要病理趋势,血瘀是最终病理结局,而且三者有机联系,互为因果,共同作用。因此,疏肝解郁、补肾益阳、活血通络应是其基本治法。

### 4．黄海波经验

肾阳虚衰,精冷不育,而致精液异常,阳痿早泄,用黄氏增精丸。

黄氏增精丸是黄海波教授于 1980 年根据中医理论,研制成功治疗肾阳虚衰,精冷不育的有效方药。主要适应肾阳虚衰而导致精液异常的男性不育症,如少精症、无精子症、弱精症、死精症、精液量少症、精液量过多症等。其临床表现:多伴有腰膝酸软无力,腰困腰痛,畏寒肢冷,喜温,小便清长;或伴性欲低下,阳痿早泄等症。典型舌脉:舌淡苔白,脉沉弱无力。方中君药雄蚕蛾,是黄教授最爱使用的虫药之一,《内经》云:"精不足者、补之以味"。然雄蚕蛾应选择蚕蛾科昆虫家蚕蛾的雄性全虫,取雄性精满者沸水烫死晒干者为上品,其味咸,性温,入肝肾经,补肝益肾添精,壮阳道固涩精。附子功为峻补元阳,益火之源。韭菜子、淫羊藿补肾壮阳;菟丝子补肝肾益精髓;肉苁蓉性温而润,益阴通阳;枸杞子滋补肝肾以治精亏;覆盆子、怀牛膝固肾摄精,补肝益肾又壮腰利膝。鹿角胶益阳补肾,又可强精活血,本方旨在温补肾阳,但阴阳互根,勿忘滋补阴液。故配石斛养胃阴清虚热而益精妙也。而甲珠其性味咸,微寒,归肝胃之经,既能制约附子大辛大热,又可清精道浊邪之物,故《本草从新》曰:"善窜,专能行散,通经络达病所。"诸药配伍,共奏温补肾阳,增精助育之功效。黄教授在治疗男性不育症中,对药物用量非常注重,而且有严格的要求。每味药物量的选择,要根据患者所在不同地区,环境,体质,病情,因人而异,应灵活加减为用药原则。如附子性味大辛大热,南方或热性体质患者附子可视情减量。而雄蚕蛾实践经验,药量选用 30～50g 为佳。辨证加减:肾阳虚致精液不液化症,可加桂枝、王不留行活血温通。对少弱精症,加熟地黄、山药、当归滋养阴血,以"善补阳者,必于阴中求阳,则阳得阴助而生化无穷"也。禁忌与注意事项:禁食辛辣之品,芹菜、发物。忌在 35℃水温中洗浴和长时间浸泡,忌穿紧身裤。鹿角胶应与蜂蜜等量融化和药粉为丸(血糖高者以水代之)。临床经验提示,保持良好心态,多喝温白开水,对治疗效果非常有益。

**黄氏增精丸(黄海波方《男性不育症的诊断与治疗》)**

组成:雄蚕蛾,炮附子,韭菜子,肉苁蓉,淫羊藿叶,菟丝子,覆盆子,桑寄生,怀牛膝,石斛,甲珠,鹿角胶。

用法:共研细末,炼蜜和丸,如梧桐子大。每次 6～9g,每日 3 次,白开水或淡黄酒送服。如作汤剂,酌情减量。

功效:温补肾阳,增精益髓。

主治:肾阳虚衰,精冷不育,而致精液异常,阳痿早泄。

【验案选粹】

**黄海波医案**

赵某,男,28 岁,农民。初诊时间 2001 年 1 月 15 日。结婚 3 年,夫妇同居未避孕而未育。婚后女方检查均正常。经我院男方精液化验为无精子症。自诉多年腰痛膝软,怕冷、性欲淡漠、阴茎举而不坚。婚前有过手淫过度史。望诊:面色苍白无华,舌淡苔薄白。脉诊:沉弱无力。证属肾阳虚、精冷无精子症。治则温补肾阳、增精益髓。方用黄氏增精丸加减。药用:炮附子 90g,韭菜子 60g,淫羊藿 100g,菟丝子 60g,鹿茸 60g,雄蚕蛾 90g,肉苁蓉 60g,枸杞子 60g,黄精 15g,石斛 15g,覆盆子 60g,怀牛膝 30g。共研细末,过细筛,炼蜜为丸,早、中、晚各 1 丸(9g),温黄酒送服,连服 3 个月。二诊:自诉上症明显好转,精液检查仍无精子。上方鹿茸改为鹿角胶 150g,黄精 60g,再继服 3 个月。三诊:上症消失,精神俱佳,性欲增强,阴茎勃起有力,面红而光,脉沉有力。精液化验结果:精子出现,精子计数 230 万/ml,活率 10%。患者大喜,效不更方,再继服 2 个月。四诊:精液化验结果为:精液量 5ml,灰白色,30 分钟液化。精子计数:3600 万/ml,活动率 65%,活动力一般。继服原方 2 个月。五诊:上药快服完时,妻子月经错后 7 天,妊娠试验阳性。后访知生一健康女孩。[《中医男科临床治疗学(修订版)》黄海波验案]

【诊疗述评】　阳痿的诊治,首先要详细询问病史,全面系统查体,分清阳痿的类型。

提倡夫妻同时就诊,有时女方因素是造成阳痿的主要原因。

中医治疗阳痿有其独特而强大的优势,用中医的思维找到病机,针对病机治疗,方可取得较好的疗效。新病或青壮年患者多为实证,病程较长者或老年患者多为虚证或虚实夹杂证。

治疗总的原则当疏肝、补肾、活血,兼顾脾胃。年轻而体壮者,病多在心肝,实证居多,治以调和心肝为主;年老而体弱者,病多在脾肾,虚证或虚实夹杂证居多,治以调补脾肾为先。因郁致痿者或因痿致郁均有肝郁的存在,阴茎之举全靠血充,不论何因、何证或病程新久,均可适当加入解郁和活血之品。单纯由肾阳亏损或命门火衰所致者不多,切忌一见阳痿便施温补之法。

【预防与调护】

(1)学习性科学知识。

(2)房事有节。

(3)调节情志,保持乐观。

(4)科学养生,增强体质。

(5)科学预防、治疗全身性疾病和泌尿生殖系疾病,慎用对性功能有抑制作用的药物。

【古代文献精选】

《黄帝内经》载:"思想无穷,所愿不得,意淫于外,入房太甚……发为筋痿。"

《景岳全书》曰:"凡惊恐不释者,亦致阳痿。经曰:恐伤肾,即此谓也。又或于阳旺之时,忽有惊恐,则阳道立萎,亦其验也。""凡思虑焦劳忧郁太过者,多致阳痿。盖阳明总宗筋之会,若以忧思太过,抑损心脾,则病及阳明冲脉,气血亏而阳道斯不振矣。"

《类证治裁》云:"湿热下注,宗筋弛纵而致阳痿。""阴之萎,或恐惧伤肾。"

《临证指南医案》云:"阳明虚则宗筋纵。盖胃为水谷之海,纳食不旺,精气必虚。况男子外肾,其名为势,若谷气不充,欲求其势之雄壮坚举,不亦难乎?"

【现代研究进展】　西医虽有西地那非(万艾可)问世,但中医治疗阳痿仍有强大的优势,现将国内著名中医药学家关于阳痿的治疗与研究归纳如下。

**(一)病因病机**

李海松、李曰庆认为,中青年时期以痰热、血瘀、肝郁为主,肾虚次之;老年时期以肾虚、血瘀为主,而肝郁、痰热次之,阳痿之中医基本病理变化乃肝郁、肾虚、湿热、血瘀。李兰群认为,肾虚、血瘀是男科疾病的常见病机,肾虚、血瘀并存为患:血液的运行有赖于肾气的推动、肾阳的温煦及肾阴的濡润。若肾气亏虚,无力推动血液运行,则脉道涩滞而成血瘀。王清任在《医林改错》中指出:"元气既虚,必不能达于血管,血管无气必停留而为瘀。"若肾阳不足,阳虚生内寒,寒凝经脉,气血运行不畅,则瘀血内生。若肾阴亏损,津液不足,可致血液黏滞,血行迟缓,瘀阻经脉。又精血同源,二者相互资生。若肾精不足,则血液生成障碍,精亏血少,脉络空虚,血行不利,久而成瘀。反之,脉络瘀阻,血行不畅,水谷精微失于输布,不能充养肾中精气,又可导致肾虚。由此可见,肾虚多致血瘀,血瘀加重肾虚,肾虚与血瘀并存。肾虚、血瘀是男科疾病常见的病理改变,肾虚为本,血瘀为标。因此,益肾勿忘活血祛瘀,活血有助于肾中精气的化生。徐福松、莫蕙等强调,阴虚火旺、命门火衰、心脾两虚、恐惧伤肾、肝郁不疏、湿热下注、血脉瘀滞是其主要病机。

**(二)中医治疗**

**1. 辨证论治**

(1)徐福松、莫蕙等分为7型:阴虚火旺证,方用二地鳖甲煎(《男科纲目》);命门火衰证,方用还少丹(《杨氏家藏方》)加减;心脾两虚证,方用归脾汤加减;恐惧伤肾证,方用桂枝龙骨牡蛎汤(《伤寒论》)加减;肝郁不疏证,方用沈氏达郁汤(《沈氏尊生书》)加减;湿热下注证,方用柴胡胜湿汤(《男性病治疗》)加减;血脉瘀滞证,方用活血散瘀汤(《男科纲目》)加减。

(2)王琦等分11型:肝气郁结证,方用逍遥散合四逆散加味;肝气横逆证,方用逍遥散加味;肝经湿热证,方用龙胆泻肝汤加味;瘀血阻络证,方用蜈蚣达络汤;命门火衰证,方用寒谷春生丹;肾阴亏虚证,方用左归丸;寒滞肝脉证,方用暖肝煎加味;胆虚惊恐伤肾证,方用启阳娱心丹;肝血虚证,方用归脾汤;痰湿阻络证,方用僵蚕达络饮;脾胃气虚证,方用九香长春饮。

(3)樊中州等分10型:肾气虚证用加减鹿茸益精丸;命门火衰证用右归丸(饮);胃气虚证用参苓白术散加味;心脾亏损证用归脾汤加味;肝经湿热下注证用东垣正元汤;脾胃湿热证用三仁汤;肝气郁结证用达郁汤加味或疏肝通肾饮;寒滞肝脉证用温经汤加味;胆虚惊恐伤肾证用启阳娱心丹加味;痰瘀证用还少饮子。

(4)李祥云分7型:命门火衰用赞育丹加减;肾阴亏损用滋阴益肾汤(经验方):知母、黄柏、生地黄、熟地黄、枸杞子、龟甲、麦冬、地骨皮、何首乌、潼蒺藜、巴戟天;心肾不交用清心丸;心脾两虚用归脾丸加减;肝气郁结用柴胡疏肝散加减;湿热下注用三妙胜湿汤(经验方):苍术、黄柏、牛膝、栀子、薏苡仁、茯苓、郁金、萆薢、车前子、木香、滑石;血瘀外伤用少腹逐瘀汤加减。

(5)金维新分5型:肝气郁结用四逆散加味;命门火衰用右归丸;肝胆湿热用龙胆泻肝汤;心脾两虚用归脾汤;惊恐伤肾用宣志汤加味。

(6)曹开镛分6型:元阳不足用桂附地黄汤等;肾精亏损用知柏地黄汤等化裁;肾虚血瘀用熟地黄、当归、川芎、桃仁、红花、蜈蚣、路路通、菟丝子、枸杞子、黄芪、淫羊藿、炙附子;心脾两虚用人参归脾汤等加减;下焦湿热用龙胆泻肝汤加味;恐惧伤肾用大补阴煎、定志汤加减。

(7)李曰庆分6型:肝气郁结用四逆散加味;肝胆湿热用萆薢渗湿汤加减;命门火衰用赞育丹加减;气血瘀阻用四物汤加减;心脾两虚用归脾汤加减;惊恐伤肾用宣志汤加减。

**2. 专病专方**

（1）施今墨方用海马、海狗脊、鹿鞭、鹿茸、海参、九香虫诸动物药,壮元阳,补命火;又加仙茅、淫羊藿、补骨脂、肉苁蓉、楮实子诸植物药,增药力,补肝肾。而方中尚用阳起石一味。

（2）萧正大等以龙凤宝胶囊(淫羊藿、菟丝子、蛇床子、露蜂房、紫霄花、枸杞子、鹿茸、蛤蚧、熟地黄、马钱子、何首乌、西洋参等)治疗 147 例性功能障碍患者,每粒胶囊相当于生药 2.5g,每次 3 粒,每日 3 次。15 日为 1 个疗程,治疗 1～2 个疗程后,显效 120 例,好转 27 例,总有效率 100%。治疗前后血清 T、FSH、LH 水平无明显变化。

（3）梁伟以科研组方金叶丹(蜜丸,主要成分及每 10 丸生药含量为熟地黄、枸杞子、天冬、麦冬各 20g,红参 12g,龟甲 20g,珍珠粉 3g,制何首乌 20g,五味子 10 g)治疗中老年性功能障碍 280 例,每次 1 丸,每日 3 次,30 日为 1 个疗程。治疗 1～2 疗程后,显效 176 例,有效 81 例,无效 23 例,总有效率 92.0%。

（4）李广文补肾医痿汤:阳起石 30g,巴戟天、胡芦巴各 9g,淫羊藿 15g,仙茅 6g,肉苁蓉 12g,川断、菟丝子、枸杞子、五味子、山茱萸各 9g,何首乌 12g,山羊睾丸 1 对为引。

（5）曹正柳对各型皆用血肉有情之品海狗肾为君。

（6）颜德馨化瘀赞育汤:柴胡 9g,熟地黄 30g,紫石英 30g,红花 9g,桃仁 9g,赤芍 9g,川芎 9g,当归 9g,枳壳 5g,桔梗 5g,牛膝 5g。

**3. 针灸推拿**

（1）针灸疗法:徐福松等取关元、三阴交或单个会阴穴,两组交替使用,每日 1 次,强刺激,留针 30 分钟。除命门火衰、心脾两虚针而加灸外,余均针而不灸。吴宏东针灸治疗阳痿 69 例,治疗组及对照组均选用大敦(双)、关元、大赫(双)、次髎(双)、肾俞(双)等穴位。治疗组加用芒针针刺代秩边穴,2 组治疗均隔日 1 次,15 次为 1 个疗程。治疗组 35 例总有效率 91.34%,对照组 34 例总有效率 76.47%,2 组治疗后 IIEF-5 评分均有显著改善($P<0.01$),而治疗组在总疗效及部分项目评分(Q1、Q3、Q5)上优于对照组,显示针灸尤其是芒针针刺代秩边穴治疗功能性阳痿可明显改善患者的勃起功能,提高其性交满意度,具有较好的疗效。庞保珍以自拟玉茎回春散(淫羊藿 12g,巴戟天、川椒、蜂房、韭菜子各 10g,蜈蚣 1 条,麝香 0.1g,生姜 5～10 片,艾炷 21 壮如黄豆大,食盐 30g,麦面粉适量。先将麝香、食盐分别研细末,分放待用,次将其余诸药混合研成细末另备用。嘱患者仰卧床上,首先以温开水调麦面粉成面条,将面条绕脐周围一圈,内径 4～6cm,然后填满食盐略高出面条 1～2cm,接着取艾炷放于盐上点燃灸之,连续灸 7 壮之后,把脐中食盐去掉,再取麝香末 0.1g,纳入患者脐中,再取上药末填满脐孔,上铺生姜片,姜片上放艾炷点燃,频灸 14 壮,每隔 3 日灸 1 次,连灸 7 次为 1 个疗程)治疗肾阳虚型阳痿 111 例,结果治愈 50 例,显效 36 例,有效 13 例,无效 12 例,总有效率 89.2%。

（2）推拿按摩法:夏玉春采用手法按摩足部穴位。分为 2 组:①太溪、复溜、然谷、失眠;②涌泉、昆仑、失眠。2 组交替按摩(双侧),10 日为 1 个疗程,总疗程为 3 个月。患者取俯卧位或半坐靠背位,将足放在术者膝上,令患者情绪放松,术者分别按摩本组每个穴位。首先行向心方向推揉 3～5 分钟,按揉由轻而重,以患者能忍受为度。治疗 48 例,痊愈 37 例,好转 9 例,总有效率 95.83%。

**4. 中药外敷法**

陈洁生中药外敷治疗阳痿 38 例,采用急性子 1g,蟾蜍 3g,蛇床子 1g,麝香 0.5g,葱白适量。前 3 味共研末,加入麝香后再研极细末,将药制成水丸,如绿豆大小备用,睡前取药丸 3

粒,白酒化开,涂敷神阙、曲骨穴及阴茎头,每晚 1 次,迅速见效,阴茎勃起,温开水洗去药,即可交媾。结果痊愈 30 例,好转 5 例,无效 3 例,总有效率 92.11%。庞保珍将 128 例功能性阳痿(命门火衰证)患者随机分为 A、B 两组。A 组 66 例,给予自拟春欣膏(由鹿茸、海狗肾、淫羊藿、枸杞子、蜈蚣等组成)敷脐治疗;B 组 62 例,给予安慰剂敷脐治疗。结果:近期治愈率、总有效率 A 组分别为 40.91%、90.91%,B 组分别为 6.45%、32.26%,两组分别比较,差异均有非常显著性意义(P<0.01)。结论:春欣膏对功能性阳痿(命门火衰证)有较好的治疗作用。

**5. 内外结合疗法**

陈瑞华等将 100 例阳痿患者随机分成针刺组 30 例,中药组 30 例,针药组 40 例。针刺组主穴取气海、中极、关元、三阴交、肾俞、次髎、太溪,配以太冲、内关、神门、百会、涌泉、命门等穴。留针 30 分钟,留针期间在腰腹部加用温灸仪施以灸法,每日 1 次,10 次为 1 个疗程,隔 3 日行第 2 个疗程。中药组采用自拟阳痿汤为主(肉苁蓉、淫羊藿、巴戟天、熟地黄、当归、益智仁等)随证加减。针药组:以上 2 组治疗方法配合使用。3 个疗程后,针药组总有效率 97.5%,针刺组总有效率 93.3%,中药组总有效率 93.3%,经统计学处理,针药组与针刺组及中药组相比,均有显著差异,针刺组与中药组相比无显著差异。

**(三)实验研究**

邝安堃等进行了助阳中药(附子、肉桂、淫羊藿、肉苁蓉)对正常雄性大鼠肾上腺皮质、睾丸及甲状腺激素浓度影响的研究,发现 4 种药物均有提高血皮质酮的作用,以肉苁蓉最为显著(P<0.001)。

**(四)小结**

今虽有西地那非出现,但中医治疗阳痿仍有优势。

(1)对因治疗:中医治疗阳痿是辨证论治,对因治疗,对原发疾病,如动脉硬化等有改善作用。而西地那非没有对因治疗作用,不能治疗原发疾病。现有的药物只能治标。

(2)增强性欲:用中医的思维,辨证应用中药后,多有不同程度的性欲增强,而西地那非不能增强性欲,对正常人的性功能没有增强作用。

(3)体质变化:用中医的思维,辨证应用中药后,多数未见不良反应,且多有精力充沛之感,体质明显增强;而西地那非服后没有增强体质作用,且服后可能发生头痛(16%)、潮红(10%)、消化不良(7%)、鼻塞(4%)、尿路感染(3%)等不良反应。长期应用西地那非能否引起前列腺增生等,有待研究。

(4)药效持续时间:中药药效时间长,由于从根本上改变了体质,不必每次性交前服用,而西地那非的药效作用时间可持续 4 小时,但 2 小时之后作用已减弱。每次性交活动之前 0.5~1 小时服用。

(5)精子的质量:辨证应用中药后可改善精子的质量,而西地那非不能改善精子的质量。

(6)禁忌证:中医是辨证用中药,而西地那非有绝对禁忌证:服用任何形式的硝酸盐类药物者属绝对禁忌证。

# 第二节 不射精症

不射精是指成年男子在性活动中阴茎可正常勃起,且性交能持续足够时间,但无性高潮,不能在阴道内射精的病症。该病又称"精闭"。

古籍中曾对此有"射精不出""精瘀""能交接而不施泄"等记载。巢元方《诸病源候论·虚劳无子候》曰:"泄精,精不射出,但聚于阴头,亦无子。"

【发病机制】

(一)中医病因病机

1. 肝郁气滞

精神刺激,以致肝气郁结,疏泄失常,精关开合失调,不能射精。

2. 瘀血阻滞

房事不节,病积日久,气滞血瘀,瘀阻精道,故精液不能排出。

3. 湿热蕴结

外感湿邪,或饮食失节,湿热内生,湿热瘀结,阻滞精窍,精关不开,交而不射。

4. 阴虚火旺

房事劳伤,或手淫恶习,导致肾阴耗损,阴虚而致相火亢盛,不能上济于心,心肾失交,精关开阖失度,故交而不泄。

5. 命门火衰

先天禀赋不足,或素体阳虚,又因劳伤过度,砍伐命火,而致肾阳衰微。肾阳不足则气化失调,无力排精,以致精液不能外泄。

(二)西医病因病理

1. 性兴奋过低

性伴侣双方没有进行性交前的语言交流与抚摸、性行为接触等调情活动,以及阴茎进入阴道后抽送频率、时间不够,受到的性兴奋较低,不能使射精中枢兴奋。长期的不良心理状态,或性伴感情较差等导致在性交时性兴奋较低,不能使射精中枢兴奋。

2. 性知识缺乏

性伴侣双方缺乏性知识,不知道性交是怎么回事;不知道性交的部位,长期进行肛门或尿道的性交;不知道性交时阴茎放入阴道内要抽动,且应有一定的幅度及频率;甚至从来不知道性交的高潮来时要有射精动作等,引起不射精。

3. 射精阈值过高

长期的手淫史与长期的过频性生活史可导致射精中枢兴奋阈值过高,正常的性生活达不到射精阈值,造成不射精。

4. 器官病变

睾丸、阴茎、精囊腺、输精管、前列腺先天发育不良或缺如及后天损伤。睾丸病变常见的有 Klineflter 综合征。阴茎异常包括阴茎过小,严重尿道上、下裂,尿道阴茎的外伤、硬结、瘢痕、严重弯曲,以及包茎、包皮过长、性交时翻转疼痛等包皮异常,可造成不能性交或性交阴茎感觉异常造成不射精。精囊腺、输精管、前列腺缺如可引起生精障碍造成不射精,射精管梗阻亦可造成不射精。

5. 神经病变

后腹膜、椎骨、腹腔的肿瘤及结核与腹腔、盆腔的手术等损伤脊髓 $T_{12}$ 至 $L_3$、$S_{2\sim4}$ 神经,造成延迟射精至完全不能射精。当盆神经、马尾、脊髓下段受损伤时,向射精中枢传递的兴奋将显著减少或完全消失而不能射精。

### 6. 毒物影响

慢性酒精中毒,以及可卡因、尼古丁中毒,吗啡成瘾等均会抑制射精。

### 7. 药物影响

一些精神性药物、镇静药、抗高血压药物、抗雄激素药(醋酸环丙氯地孕酮、雌激素)及肾上腺素能阻滞药(酚苄明)等均可造成不射精。

【诊断】

### 1. 临床表现

(1)原发性不射精症:在正常性交状态下从未在阴道内射精,为原发性不射精。

(2)继发性不射精症:在正常性交状态下,至少有 1 次及以上在阴道内射精,但以后未能在阴道内射精,为继发性不射精。

(3)功能性不射精症:与配偶阴道内性交时不能射精,但其他方式的性刺激或其他性生活有射精或有遗精,为功能性不射精。

(4)器质性不射精症:无论阴道内性交还是其他方式性刺激均不能射精,且从未遗精,为器质性不射精。

### 2. 病史

了解有无生殖系统先天解剖异常、糖尿病、脊髓受伤等神经疾病史,有无经尿道介入治疗操作史,或其他有可能影响射精功能的手术史,有无使用影响性高潮的疾病或用药史。

### 3. 辅助检查

体检外生殖器官发育是否正常,检查前列腺液常规、尿常规,B 超检查精囊、前列腺,怀疑颅内病变者应做颅脑部 CT 或 MRI 检查;对疑有腰椎、胸椎、骶椎病变的患者,可做椎管造影术或 CT 扫描。

【鉴别诊断】

### 1. 射精无力

不射精者无精液排出,也无射精动作与快感;射精无力者有精液排出,但射精的动作与快感不强烈,而是精液缓慢流出。

### 2. 阴茎异常勃起

不射精者性兴奋时阴茎能正常勃起,而阴茎异常勃起一般不因性刺激引起;不射精者性兴奋时没有精液射出,而阴茎异常勃起者射精后仍然持续勃起。

### 3. 逆行射精

二者均为性生活时无精液排出。但不射精是性生活时无快感、无性高潮、无精液射出;逆行射精是性生活时有性高潮、有射精的感觉,但无精液排出体外,为精液逆行射入膀胱的一种病症。

【治疗】

(一)中医辨证论治

### 1. 肝郁气滞证

主症:阴茎勃起坚硬,交而不射,伴少腹及睾丸胀痛,烦躁易怒,或情志抑郁,梦中可有遗精,胸胁胀满,善太息,舌质淡红,苔薄白,脉弦。

治法:疏肝解郁,通精开窍。

方药:开郁启窍丹(庞保珍方,选自庞保珍主编《不孕不育中医治疗学》)。柴胡、枳壳、香附、白芍、川芎、路路通、石菖蒲、当归、白术。

中成药:逍遥丸每次 6～9g,每日 2 次,口服。

### 2. 瘀血阻滞证

主症:射精不能,阴部胀痛,胸闷不舒,心烦易怒,舌质紫暗或有瘀斑,舌苔薄,脉沉涩。

治法:活血化瘀,行气通窍。

方药:逐瘀通关丹(庞保珍方,选自庞保珍主编《不孕不育中医治疗学》)。水蛭、穿山甲、蜈蚣、昆布、牛膝、当归、白芍、柴胡、枳壳、桔梗、石菖蒲。

中成药:血府逐瘀口服液每次 2 支,每日 3 次,口服。

### 3. 湿热蕴结证

主症:阴茎勃起,久交不射,可有遗精,伴胸脘痞闷,食少纳差,口苦黏腻,小便短赤,或尿后白浊,阴囊潮湿,舌质红,苔黄腻,脉滑数。

治法:清热利湿,通精利窍。

方药:清利开窍丹(庞保珍方,选自庞保珍主编《不孕不育中医治疗学》)。苍术、黄柏、薏苡仁、萆薢、茯苓、车前子、牛膝、路路通、麝香。

中成药:龙胆泻肝丸每次 3～6g,每日 2 次,口服。

### 4. 阴虚火旺证

主症:射精不能,性欲亢进,阳强不倒,性情急躁,心烦少寐,溲黄便干,舌红少苔,脉细数。

治法:滋阴降火,状水启窍。

方药:滋降涌泉丹(庞保珍方,选自庞保珍主编《不孕不育中医治疗学》)。鳖甲、知母、黄柏、熟地黄、山茱萸、山药、牡丹皮、茯苓、泽泻、瓜蒌。

中成药:知柏地黄大蜜丸每次 1 丸,每日 2 次,口服。

### 5. 命门火衰证

主症:射精不能,性欲减退,阴茎勃起正常或不持久,腰下冷凉,腰膝酸软,精神萎靡,舌质淡,苔白,脉沉细。

治法:温补命门,益火开窍。

方药:温射突泉丹(庞保珍方,选自庞保珍主编《不孕不育中医治疗学》)。附子、肉桂、山药、熟地黄、山茱萸、杜仲、巴戟天、淫羊藿、牡丹皮、王不留行、路路通。

中成药:龟龄集每次 2 粒,每日早饭前 2 小时用淡盐水送服;或右归丸每次 1 丸,每日 3 次,口服;或佳蓉片每次 4～5 片,每日 3 次,口服;或海龙胶口服液每次 40ml,每日 1～2 次,口服。

### (二)西医治疗

#### 1. 西药治疗

(1)左旋多巴:每次 0.25g,每日 3 次,口服。适用于不射精伴有低强型膀胱内压曲线,提示高位中枢异常者。

(2)雄激素:适用于雄激素水平减低,性欲低下伴性功能减退患者,可适当补充雄激素,如十一酸睾酮,每日 80～160mg,口服,连用 4～12 周。

(3)维生素:适用于神经损伤导致的不射精症的辅助治疗。维生素 $B_1$ 每次 10mg,每日 3 次,口服;维生素 E 每次 100mg,每日 3 次,口服。

### 2. 心理治疗

主要针对心理因素导致的不射精。由于对性知识缺乏造成的不射精,应酌情告知患者相关性知识,如性交方式、性交体位、正确的阴茎抽送方式等,鼓励患者树立信心,正确对待性生活。提倡夫妻双方同时就诊,争取患者配偶治疗,给男方以积极配合,宽慰和鼓励,促使其成功射精。

### 3. 物理疗法

适用于功能性不射精。主要指电动按摩器局部刺激疗法。

### 4. 手术治疗

适用于器质性不射精患者,根据相应的原发病灶选取相应的手术治疗。

### 5. 辅助生育技术

适用以生育为最终治疗目的,多伴有器质性病变很难治愈的患者,建议采取中西医结合的辅助生殖技术治疗。

【名家经验】

### 1. 王琦经验

王琦认为,不射精的病机可概括为两个方面:一是湿热瘀血等病邪闭阻精窍,以致精道瘀阻,不能射精;二是肝肾亏虚,精关开合失调,而致不能射精。无论虚证还是实证,其根本又都是由于精道阻滞,精窍不开,以致精液不能外泄。

### 2. 曹开镛经验

曹开镛认为,肾阴亏损,阴虚火旺、肝失条达,郁而化火、湿热阻塞,郁闭精窍、心脾两虚,精源不足、肾阳不足、瘀血阻滞,精道不畅是主要病机。

### 3. 徐福松经验

徐福松认为,不射精是由于肾水不足,心火亢盛,心肾不交。因心主神明,肾主封藏,肾水不足,心火亢盛,心肾不交。应补肾水,降心火,交泰阴阳,使心肾相交,水火既济,作强行令而能射精。药用交泰丸加黄芩、山栀子、淡竹叶、生地黄、枸杞子、远志、酸枣仁,以使患者射精。

【诊疗述评】 不射精的治疗,首先要详细询问病史,排除因性知识缺乏导致的不射精症。提倡夫妻同时就诊,往往女方是导致不射精的重要因素。绝大部分不射精者采用中药治疗,疗效较好,但必须用中医的思维组方用药。单一证型少,复合证型多。器质性不射精症可以酌情考虑手术。对不射精性不育症,以生育为目的者,可以借助辅助生育,对于可以手淫排精的患者,可以排精后进行人工授精。

【预防与调护】

(1)加强婚前性教育,普及性科学知识。

(2)避免久坐及长时间骑车。

(3)避免使用可能抑制射精反射的药物。

(4)改善夫妻关系,营造良好性爱氛围,夫妻双方共同参与治疗。

(5)改善居住环境,尤其是改善性交时的环境。

【古代文献精选】 《诸病源候论》曰:"丈夫精不射出,但聚于阴头,亦无子。"《辨证录》曰:"血藏于肝,精函肾内,若肝气不开则精不能泄。"

【现代研究进展】 中医治疗不射精症有极大的优势,现将国内著名中医学家关于不射精不育的治疗与研究概述如下。

## (一)病因病机

徐福松等认为,肾为作强之官,主藏精,兼施射精;肾亏精关开合失度,为本病的主要病机。王琦等认为,不射精症的病机,可概括为两个方面:①湿热瘀血等病邪闭阻精窍,以致精道瘀阻,不能射精;②肝肾亏虚,精关开合失调,而致不能射精。无论虚证还是实证,其根本又都由于精道阻滞,精窍不开,以致精液不能外泄。曹开镛认为,肾阴亏损阴虚火旺、肝失条达郁而化火、湿热阻塞郁闭精窍、心脾两虚精源不足、肾阳不足、瘀血阻滞精道不畅是其主要病机。

## (二)中医治疗

### 1. 辨证论治

(1)徐福松、莫蕙等分为 6 型:阴虚火旺证,方用大补阴丸(《丹溪心法》)加减;命门火衰证,方用羊睾丸汤(《男性病治疗》)加减;阴阳两虚证,方用补肾通窍汤(《男科纲目》)加减;湿热下注证,方用四妙丸(《成方便读》)加味;脾虚及肾虚证,方用秘精丸(《医学心悟》)加减;心肝郁火证,方用化肝煎(《景岳全书》)合定志丸(《医学入门》)加减。

(2)王琦等分 4 型:肝郁气滞证,方用四逆散或柴胡疏肝散加减;瘀血阻滞证,方用血府逐瘀汤或少腹逐瘀汤加减;湿热蕴结证,方用四妙散加味;肾虚精亏证,方用右归丸加减。

(3)林宏益等分 5 型:肝气郁结证用逍遥散;瘀血停聚证用通窍活血汤;肾阳虚衰证用右归饮;肾阴不足证用知柏地黄汤;湿热下注证用龙胆泻肝汤。

(4)李祥云分 5 型:肾阳不足用任督二仙汤(经验方):仙茅、淫羊藿、鹿角片、龟甲、胡芦巴、肉苁蓉、巴戟天、石菖蒲、路路通、穿山甲、海狗肾(或黄狗肾);肾阴不足用补阴归肾汤(经验方):生地黄、熟地黄、何首乌、枸杞子、山茱萸、知母、黄柏、麦冬、牡丹皮、栀子、白芍、龟甲、桔梗、王不留行子;肝气郁结用解郁开心汤(经验方):当归、白芍、白术、茯苓、牡丹皮、香附、天花粉、开心果、鸡血藤、郁金、穿山甲、路路通;湿热蕴结用龙胆泻肝汤加减;瘀血阻滞用祛瘀排精汤(经验方):当归、赤芍、红花、桃仁、泽兰、泽泻、牡丹皮、丹参、益母草、穿山甲、川芎、路路通。

(5)金维新分 3 型:阴虚火旺用知柏地黄汤加减;瘀血阻滞用血府逐瘀汤加减;命门火衰用金匮肾气丸加味。

(6)李曰庆分 5 型:阴虚火旺用知柏地黄汤加减;肝郁化火用龙胆泻肝汤加减;肾阳不足用金匮肾气丸加减;心脾两虚用归脾汤加减;精道瘀滞用血府逐瘀汤加减。

### 2. 专病专方

(1)许润三用萆薢分清饮加穿山甲 10g,路路通 20g,王不留行 20g;阳强不射精则用龙胆泻肝汤加穿山甲 10g,王不留行 20g,石菖蒲 10g,路路通 20g。

(2)何子淮用山茱萸、枸杞子、天冬、麦冬、知母、阳起石、巴戟天、蜈蚣、生熟地黄等治疗不射精。

(3)颜德馨化瘀赞育汤:柴胡 9g,熟地黄 30g,紫石英 30g,红花 9g,桃仁 9g,赤芍 9g,川芎 9g,当归 9g,枳壳 5g,桔梗 5g,牛膝 5g。

(4)庞保珍用自拟射精如泉汤[淫羊藿 15～30g,巴戟天 15g～30g,阳起石(研末冲服)5g,枸杞子 12g,菟丝子 15g,麻黄 3～6g,人参 10g,蜈蚣 2 条,王不留行 12g,木通 10g]治疗不射精症 124 例,痊愈 86 例,显效 14 例,好转 12 例,无效 12 例,总有效率为 90.32%。

### 3. 针灸推拿

(1)徐福松等取肾俞、上髎、次髎、命门穴。先针前 3 穴,用补法,得气后加命门穴,隔姜灸;女方用手托住男方阴囊(睾丸),并压向耻骨联合,可致性高潮而射精。

（2）江玉文取穴曲骨、足五里、三阴交穴治疗130例，效佳。

（3）庞保珍采用自拟射精涌泉散（王不留行20g，路路通10g，川牛膝10g，淫羊藿15g，川椒10g，附子10g，麝香0.1g，生姜5～10片，艾炷21壮如黄豆大，麦面粉适量，食盐30g。先将麝香、食盐分别研细末，分放待用，次将其余诸药混合研成细末另备用。嘱患者仰卧床上，首先以温开水调麦面粉成面条，将面条绕脐周围一圈，内径4～6cm，然后填满食盐略高出面条1～2cm，接着取艾炷放于盐上点燃灸之，连续灸7壮之后，把脐中食盐去掉，再取麝香末0.1g，纳入患者脐中，再取上药末填满脐孔，上铺生姜片，姜片上放艾炷点燃，频灸14壮，每隔3日灸1次，连灸7次为1个疗程）治疗不射精症98例，结果射精者67例。该法对肾阴虚者不宜应用。

### 4. 中药贴敷

徐福松、王琦采用麝香0.3g，敷脐心以通窍。

### （三）小结

不射精症是以在性交中无性高潮及不能射精为主要特征，性交后首次尿液中无精子和果糖检出。临床中本病应与逆行射精和阴茎异常勃起相鉴别。总的治则是开窍通精。但辨治要分清虚实，实则泻之，虚则补之，辨证论治，以达开窍射精之目的。无论何种证型，均可加用开窍通精之品，如蜈蚣、蜂房、路路通、王不留行、石菖蒲、马钱子等。根据近年的临床报道，中医治疗不射精症，平均治愈率为70%～96%，具有明显的优势，但不射精尚缺乏统一的诊断、疗效判定标准，中药及针灸的作用机制尚不明确，这些都需进一步深入研究，并制定出统一的诊断、疗效判定标准，以便于临床观察和广泛交流。

# 第三节 逆行射精

逆行射精是指阴茎勃起功能正常，性交时能达到性高潮，有射精的感觉，但无精液或仅有少量精液从尿道外口射出，部分或全部精液从后尿道逆行射入膀胱的一种病症。属于中医学的"不育"等范畴。

【发病机制】

### （一）中医病因病机

本病主要为肾气亏虚，阴阳失调，推动无力，以致精液无力射出，反而逆行流入膀胱；或为气滞血瘀、湿浊内阻精道，致使精液不循常道，逆行泄入膀胱。前者属虚，后者属实，但二者常相互影响。肾气亏虚，推摄无力，则可致败精、瘀血等阻滞；精道瘀阻，日久不通，亦可损伤肾气而出现虚实夹杂之象。

### （二）西医病因病理

#### 1. 膀胱颈与尿道病变

先天性尿道瓣膜、脊柱裂及先天性宽膀胱颈都可导致膀胱颈关闭功能失常，产生逆行射精。严重尿道狭窄因长期的排尿梗阻引起内括约肌无张力或扩张，在阴茎勃起时狭窄更为严重，以致精液被迫向后通过内括约肌进入膀胱。

#### 2. 手术外伤等损伤交感神经

骨盆骨折，尿道撕裂，经尿道前列腺切除术与膀胱颈部梗阻切开术等，均损伤膀胱颈正常结构及神经末梢，致射精时膀胱颈部不能关闭。各种盆腔内手术，均可影响支配后尿道的交感神经，造成逆行射精，但局限性交感神经切断并不一定产生射精障碍。

### 3. 药物因素

肾上腺素能阻滞药,如胍乙啶、利血平、盐酸硫利达嗪、溴苄胺及苯甲胍等均可导致逆行射精。

### 4. 神经内分泌疾患

糖尿病之神经病变,支配后尿道的远近端括约肌因神经系统或局部病变引起括约肌功能失调而导致逆行射精。

【诊断】

### 1. 症状

性交或手淫时有性高潮及射精快感出现,但尿道口无精液射出。性交后第 1 次尿液浑浊。

### 2. 病史

患者一般有会阴部及尿道外伤史、下腹部和盆腔手术史、长期服用降压药史及糖尿病史等。

### 3. 辅助检查

(1)果糖测定:性交后第 1 次尿液离心沉淀后涂薄片镜检,可发现大量精子。果糖定性检查阳性。

(2)膀胱造影:膀胱造影检查可以观察膀胱收缩时膀胱颈部的功能。排尿时用手捏住尿道口,阻滞造影剂流出,摄取前后位及左、右斜位的 X 线片,可更好地显示后尿道。逆行尿道造影适用于前尿道有狭窄病变者。膀胱镜检查可发现膀胱颈口松弛、扩大,精阜与膀胱颈的距离缩短。

(3)尿道膀胱镜检查:可发现膀胱颈口松弛、扩大,精阜与膀胱颈的距离缩短,明确有无后尿道瓣膜狭窄、肿瘤或精阜肥大。

【鉴别诊断】　逆行射精当与不射精相鉴别(详见"不射精症")。

【治疗】

#### (一)中医辨证论治

### 1. 肾气亏虚证

主症:性交不射精,有性高潮和射精感觉,随即阴茎即痿软,性交后尿液浑浊,伴性欲低下或勃起不坚,腰膝酸软,头晕耳鸣,舌淡,苔薄白,脉沉细无力。

治法:温补肾气,填精益髓。

方药:温射突泉丹(庞保珍方,选自庞保珍主编《不孕不育中医治疗学》)。附子、肉桂、山药、熟地黄、山茱萸、杜仲、巴戟天、淫羊藿、牡丹皮、王不留行、路路通。

中成药:龟龄集胶囊每次 2 粒,每日 1～2 次,口服;佳蓉片:每次 4～5 片,每日 3 次,口服。

### 2. 气滞血瘀证

主症:性交不射精,有射精快感,阴茎勃起色紫黯,或有会阴外伤手术史,伴少腹、胁肋胀痛,舌质紫黯,脉沉涩。

治法:活血行气,通络开窍。

方药:逐瘀通关丹(庞保珍方,选自庞保珍主编《不孕不育中医治疗学》)。水蛭、穿山甲、蜈蚣、昆布、牛膝、当归、白芍、柴胡、枳壳、桔梗、石菖蒲。

中成药:桂枝茯苓胶囊每次 4 粒,每日 3 次,口服;血府逐瘀口服液每次 10ml,每日 3 次,口服。

**3. 湿浊阻滞证**

主症:性交有快感,但无精液射出,伴阴囊潮湿,尿液浑浊,淋漓不畅,舌红,苔黄腻,脉濡数。

治法:清热利湿,通关化浊。

方药:清利开窍丹(庞保珍方,选自庞保珍主编《不孕不育中医治疗学》)。苍术、黄柏、薏苡仁、萆薢、茯苓、车前子、牛膝、路路通、麝香。

中成药:翁沥通胶囊每次3粒,每日2次,口服。

**(二)西医治疗**

**1. 手术治疗**

适用于膀胱颈部关闭功能严重失调,尤其是由于医源性损伤引起者。通过手术进行膀胱颈部肌肉重建术,加强该处肌肉的关闭收缩能力。严重者行膀胱颈重建术,采用肠线紧缩膀胱颈口。尿道膜部梗阻、狭窄及尿道瓣膜等可在尿道镜下行内切开术或切除术,恢复其尿道的通畅性。

**2. 辅助生殖技术**

药物治疗效果较差或者不愿意手术治疗的患者,以解决生育问题为目的患者,可采用中西医结合辅助生殖技术。目前对于逆行射精可采取膀胱排空法取精。

【诊疗述评】 对于逆行射精的治疗,首先要详细询问病史,系统查体,针对病因治疗。酌情给以药物或手术治疗。此外,治疗逆行射精的一个重要目的是为了生育,所以在男方治疗的同时,应系统检查女方生育力,如排卵检测、输卵管检查等。

【预防与调护】

(1)注意科学防治膀胱炎、尿道炎、糖尿病等,以减少导致膀胱颈部内括约肌功能紊乱的因素,防止加重逆行射精。

(2)调畅情志,保持乐观。

(3)科学养生,增强体质。

(4)房事有节,切忌房事过频。

(5)禁服肾上腺素能阻滞药,如胍乙啶、利血平等药物。

# 第四节 遗 精

由于肾虚不固或邪扰精室,导致不因性生活而精液排泄,每周超过一次以上者,称为遗精。其中有梦而遗精的,称为梦遗;无梦而遗精,甚至清醒时精液流出的,称为滑精。此外,中医又有失精、精时自下、漏精、溢精、精漏、梦泄精、梦失精、精滑、梦泄等名称。

【发病机制】

**(一)中医病因病机**

**1. 阴虚火旺**

劳神过度,情志失调,妄想不遂,则心阴耗损,心火亢盛,心火不下交于肾,肾水不上济于心,于是君火动越于上,肝肾相火应之于下,以致精室被扰,精失闭藏,应梦而遗。

**2. 肝火偏旺**

所愿不遂,情志抑郁,肝气郁结,气郁化火,肝火亢盛,扰动精室,导致遗精。

### 3．湿热下注

感受湿邪，或醇酒厚味，中焦脾胃失运，湿热内生，热熬精室，精关失守，则遗精于下。

### 4．心脾两虚

心神过劳，耗伤阴血，阴虚火旺，虚火扰动精室而致遗泄；或思虑伤脾，中气虚陷，气不摄精，精失固摄而遗精。

### 5．肾虚不固

先天不足、房劳无度、频繁手淫，肾精亏损，封藏失职，精关不固，导致遗泄；或其他证型遗精久延不愈，肾精亏耗，阴损及阳，肾阳虚衰，精关不固而精液滑泄。

### (二)西医病因病理

### 1．神经系统功能紊乱

对性知识缺乏正确的认识，长期受色情书刊的影响，长期过多地思考有关性的一些问题，经常处于色情刺激引起的性冲动中，或有过频繁手淫等不良习惯，导致神经系统功能紊乱。由于大脑皮质功能紊乱，表现为兴奋性增强；脊髓功能紊乱，表现为射精中枢兴奋性高、自控性差，以致射精中枢兴奋性及抑制性失调，兴奋性大于抑制性，造成遗精。

### 2．生殖器炎症

如包茎、包皮过长而龟头敏感性增强；前列腺炎、尿道炎、精囊炎造成炎症刺激；前列腺组织因其他原因时常充血，脊髓射精中枢呈病理性兴奋，潜意识或清醒状态下阴茎活动而极易造成遗精。

### 3．慢性疾病或大病之后恢复过程

这一时期幻想色情，致性冲动，但因体质过弱，易造成遗精。

【诊断】

### 1．临床表现

已婚男子在每周已有 1 次以上性生活状态下，无人为刺激时仍出现精液自行遗泄；或未婚成年男子频繁发生精液遗泄，每周多于 2 次，并伴有其他不适症状，病情持续 1 个月以上者，可诊断为遗精。常伴有头晕、耳鸣、健忘、心悸、失眠、腰酸、精神萎靡等。

### 2．辅助检查

酌情进行尿液检查、前列腺液检查、直肠指诊、前列腺及精囊腺 B 超、前列腺液常规、精液常规。

【鉴别诊断】

### 1．生理性遗精与病理性遗精

(1)生理性遗精：多发生于健康青壮年，是由于肾精充足而发生的生理现象。健康男性自青春期开始可出现遗精，甚或虽有正常性生活，偶尔也会有遗精现象。如明·龚廷贤在《寿世保元》中所云："如瓶之满而溢也，是为无病。"一般遗精频度在每月 1～3 次，偶尔稍多或稍少，不伴有全身不适，均属于正常的生理现象。

(2)病理性遗精：遗精次数过频，一般每周超过 1 次以上，甚至有正常的性生活，仍可频繁遗精，严重者一有性冲动即泄精，多伴有全身不适症状。

### 2．病理性遗精与滑精

病理性遗精与滑精均属遗精范畴，只是程度上有所不同而已。伴随梦境的遗精称为梦遗；不因梦境，甚至在清醒时因性欲而出现精液自行滑出者称为滑精。《景岳全书》指出："梦而遗者,谓之梦遗;不梦而遗者,谓之精滑。"滑精在程度上较遗精严重,多由房劳过度,或先天不足,或大病久病之后强行入房,使肾精过度亏虚,导致精关不固。精液滑脱不禁,在辨证上以虚证为主,其功能由兴奋过度增强转为抑制,功能减弱,出现功能紊乱,从而导致滑精。

### 3. 膏淋

膏淋是尿液浑浊如米泔样,且排尿时尿道热涩疼痛,见于西医学的乳糜尿与男性泌尿生殖系某些炎症性疾病。

### 4. 精浊

精浊是尿道口经常流出米泔样或糊状物,淋漓不断,尿色浑浊,茎中作痒作痛。临床上以浊不夹血为白浊,带血者为赤浊。遗精者茎中无疼痛感觉。

### 5. 早泄

遗精是指在没有性交的情况下,精液流出;而早泄是性交时精液过早射出,而影响性生活的和谐。诚如《沈氏尊生书》所描述:"未交及泄,或乍交及泄。"

【治疗】

(一)中医辨证论治

### 1. 阴虚火旺证

主症:夜寐不实,多梦遗精,阳物易举,心中烦热,头晕耳鸣,面红生火,口干苦,舌质红,苔黄,脉细数。

治法:养阴清火,交通心肾。

方药:得雨固精丹(庞保珍编著《不孕不育中医治疗学》)。黄连、生地、当归、酸枣仁、茯神、远志、莲子肉、天冬、熟地黄、牡丹皮、黄柏、炙甘草。

中成药:知柏地黄丸每次 6g,每日 3 次,口服。

### 2. 肝火偏旺证

主症:梦中遗精,阳物易举,性欲亢进,烦躁易怒,伴胸胁不舒,口苦咽干,大便干燥,头晕目眩,面红目赤,舌质红,苔黄,脉弦数。

治法:清肝泻火。

方药:清泻挽流丹(庞保珍编著《不孕不育中医治疗学》)。龙胆草、栀子、黄芩、柴胡、当归、生地黄、泽泻、车前子、木通、竹叶、甘草。

中成药:加味逍遥口服液:每次 10ml,每日 2 次,口服。

### 3. 湿热下注证

主症:有梦遗精频作,尿后有精液外流,小便短黄而混,或热涩不爽,口苦烦渴,舌红,苔黄腻,脉滑数。

治法:清热利湿,健脾升清。

方药:萆薢巩堤饮(庞保珍编著《不孕不育中医治疗学》)。萆薢、黄柏、茯苓、车前子、莲子心、牡丹皮、石菖蒲、白术、苍术、牛膝。

中成药:萆薢分清丸,口服,每次 6g,每日 2 次。

### 4. 心脾两虚证

主症:遗精遇思虑或劳累过度而作,头晕失眠,心悸健忘,面黄神倦,食少便溏,舌质淡,苔薄白,脉细弱。

治法:益气补血,健脾养心。

方药:心脾筑堤丹(庞保珍编著《不孕不育中医治疗学》)。黄芪、人参、当归、龙眼肉、白术、柴胡、茯神、远志、酸枣仁、炙甘草、山药、芡实。

中成药:归脾丸每次 9g,每日 3 次,口服。

**5. 肾虚不固证**

主症:遗精频作,甚则滑精,腰酸腿软,头晕目眩,耳鸣,健忘,心烦失眠。肾阴虚者,兼见颧红,盗汗,舌红,苔少,脉弦数;肾阳虚者,可见阳痿早泄,精冷,畏寒肢冷,面浮白,舌淡,苔白滑,尖边齿印,脉沉细。

治法:补益肾精,固涩止遗。

方药:强肾长城丹(庞保珍编著《不孕不育中医治疗学》)。芡实、莲须、金樱子、沙苑子、煅龙骨、煅牡蛎、莲肉、菟丝子、山茱萸。

中成药:金锁固经丸每次 6g,每日 3 次,口服。

**(二)中医外治**

**1. 阴虚火旺证**

方药:壮水固精散(庞保珍方,选自庞保珍,庞清洋编著《不孕不育中医外治法》)。黄连 10g,生地黄 15g,当归 10g,酸枣仁 10g,莲子肉 10g,熟地黄 20g,牡丹皮 10g,黄柏 10g,生甘草 6g,芒硝 12g,木鳖子 10g。

制法:上药共研细末,瓶装封闭备用。

用法:临用时取药末 10g 以蜂蜜调成糊状,涂以两手心、脐部,胶布固定,每日换药 1 次。

**2. 肝火偏旺证**

方药:清肝挽流散(庞保珍方,选自庞保珍,庞清洋编著《不孕不育中医外治法》)。龙胆草 12g,生栀子 10g,黄芩 10g,柴胡 10g,当归 10g,冰片 3g,芒硝 10g,蓖麻仁 10g,车前子 10g,竹叶 6g,生甘草 5g。

制法:上药共研细末,瓶装封闭备用。

用法:临用时取药末 10g,以温水调成糊状,涂以两手心、脐部,胶布固定,每日换药 1 次。

**3. 湿热下注证**

方药:清利巩堤散(庞保珍方,选自庞保珍,庞清洋编著《不孕不育中医外治法》)。草薢 20g,黄柏 10g,茯苓 15g,车前子 10g,莲子心 10g,牡丹皮 12g,白术 10g,苍术 12g,芒硝 12g,牵牛子 5g。

制法:上药共研细末,瓶装封闭备用。

用法:临用时取药末 10g,以温水调成糊状,涂以两手心、脐部,胶布固定,每日换药 1 次。

**4. 心脾两虚证**

方药:火土筑堤散(庞保珍方,选自庞保珍,庞清洋编著《不孕不育中医外治法》)。黄芪 20g,人参 15g,当归 10g,龙眼肉 10g,白术 10g,木香 10g,茯神 10g,远志 10g,酸枣仁 12g,生甘草 6g,刺猬皮 15g,芡实 10g。

制法:上药共研细末,瓶装封闭备用。

用法:临用时取药末 10g 以蜂蜜调成糊状,涂以两手心、脐部,胶布固定,每日换药 1 次。

**5. 肾虚不固证**

济肾长城散(庞保珍方,选自庞保珍,庞清洋编著《不孕不育中医外治法》)。芡实 12g,莲须 10g,金樱子 10g,沙苑子 15g,莲子肉 15g,菟丝子 15g,山茱萸 20g,刺猬皮 20g。

制法:上药共研细末,瓶装封闭备用。

用法:临用时取药末 10g 以蜂蜜调成糊状,涂以两手心、脐部,胶布固定,每日换药 1 次。

### (三)针灸治疗

#### 1. 阴虚火旺证

取穴:太溪、涌泉、太冲。

#### 2. 肝火偏旺证

取穴:期门(肝募穴)、支沟(疏通三焦之气)、阳陵泉(胆经下合穴)、足三里(见肝之病,知肝传脾,当先实脾)。

#### 3. 湿热下注证

取穴:天枢(募穴)、大肠俞、神阙、上巨虚(下合穴)、三阴交(健脾利湿)、中极、三阴交、阴陵泉、膀胱俞、行间。

#### 4. 心脾两虚证

取穴:神门、内关、足三里、心俞、脾俞。

#### 5. 肾虚不固证

取穴:中极、关元、膀胱俞、肾俞、次髎、三阴交。

### (四)饮食治疗

#### 1. 阴虚火旺证

牡蛎知母莲子汤:生牡蛎 20g,知母 6g,莲子 30g,白糖适量。将生牡蛎、知母放砂锅内,加适量清水,小火煎半小时,滤汁,弃渣,洗净莲子,热水浸泡 1 小时,将药汁与莲子连同浸液一起放锅内,小火炖至莲子熟烂,加白糖食用。

#### 2. 肝火偏旺证

栀仁莲子粥:栀子仁 3~5g,莲子心 10g,粳米 50~100g,白糖适量。将栀仁碾末,先煮粳米、莲子心,待粥将成时,调入栀子仁末,稍煮即可,或加白糖食用。

#### 3. 湿热下注证

薏苡仁萆薢粥:薏苡仁 30g,萆薢 6~10g,粳米 100g,冰糖适量。先将萆薢煎取汁,再与薏苡仁、粳米同煮粥,粥熟入冰糖,稍煮片刻即可,随意服食。

#### 4. 心脾两虚证

桂圆莲子粥:莲子 10~15g,桂圆 10g,大枣 10 枚,粳米或糯米 100g。先煮桂圆、大枣,取浓汁两份,分别与粳米或糯米、莲子煮成粥。每日 1~2 次。

#### 5. 肾虚不固证

猪腰核桃:猪腰 1 对,杜仲 30g,核桃肉 30g,食盐适量。猪腰、杜仲、核桃肉同炖熟后蘸少许食盐食用。

### (五)西医治疗

#### 1. 西药治疗

(1)镇静药:适用于神经衰弱、思想负担过重者。地西泮每次 2.5mg,每日 3 次,口服。

(2)抗生素:适用于慢性细菌性前列腺炎、尿路感染者。慢性细菌性前列腺炎应根据细菌培养结果,选择前列腺腺体内浓度较高的敏感抗生素,常用氟喹诺酮类,治疗 4~6 周。尿路感染者使用常规广谱抗生素配合治疗。

### 2. 手术疗法

针对包皮过长或包茎者行包皮环切术。

### 3. 心理疗法

可从遗精的生理病理机制予以开导,解除患者思想负担,对疾病的康复无疑是大有益处的。

【名家经验】

**徐福松临证经验**

#### 1. 遗精的双重性和交叉性

遗精和阳痿一样,是两种最常见的男子性功能障碍。它们各自具有双重性和交叉性。即既是一个症状,又是一种病名,还是某些疾病的一个症状。古今中外的医学专著(泌尿、男科)均列有阳痿专门章节,而遗精则或有或无。未列专门章节的理由是遗精仅是其他疾病的一个症状。而阳痿呢? 如糖尿病性阳痿、前列腺炎合并阳痿、高泌乳素症性阳痿、药物性阳痿,甚至遗精也可引起阳痿……阳痿岂不是其他疾病的一个症状? 由此可见,不把遗精专列成章节者,似乎有失公允,有厚此薄彼之嫌。

#### 2. 遗精的因遗致病和因病致遗

临床上观察到,遗精症引起的其他病变,多为神经精神病变,如遗精引起神经衰弱、性神经官能症、抑郁症、强迫症,甚至精神分裂症等。因病致遗者,即其他病变引起的遗精,多为器质性病变,如前列腺炎、精囊炎、精阜炎、阴茎头包皮炎等。

#### 3. 分清虚实是治疗遗精的关键

一般来说,心有妄想,所愿不遂,劳心太过,多致淫梦的遗精,病多在心;若房劳过度,病久体虚,精关不固,无梦滑精,甚至清醒时精滑不固,病多在肾。病变初期及青壮年患者,以实证居多;久病体虚及年老体弱者以虚证为多。实证多表现为发病时间短,遗精频作,小便短赤,口苦咽干,心烦不安,失眠多梦,舌红苔黄,脉数,多由火盛及湿热之邪扰动精室所致;虚证特征是发病时间较长,遗精频繁,劳则加重,甚至滑精,头晕腰酸,心悸气短,舌淡脉虚等,多为脾肾亏虚,肾虚不藏,精关不固所致。实证自当清泻,虚证自当补虚。切忌迎合患者畏虚喜补心态,一味补肾固涩,而犯虚虚实实之戒。

#### 4. 遗精首重调摄心神

心与肾上下相交,阴阳相济,相互协调,相互制约,使之保持相对平衡,这就是所谓"心肾相交""水火既济"。若肾水不足,不能上济心阴,则心阳独亢,就会出现有梦而遗、心悸失眠等"心肾不交"之证。又心主神明,是人体生命活动的总称,人的精神意识、思维活动莫不由心主宰,当然也包括人的生殖功能在内。如性功能、性行为有时往往由心而定,即喻嘉言所说的"心为情欲之府",张景岳也说过"精之藏制虽在肾,而精之主宰则在心"。盖心为君火,肾为相火,心火一动,相火随之亦动,即所谓火动乎中,必摇其精,故人有所感必先动心,心火动则欲火动,方有阴茎勃起、男女交媾等行为,临床所见之心火引动相火之梦交、遗精、见色流精,即属此类。遗精之后,亦有心态较差,心神不宁,心悸不寐,心烦意乱,胸闷健忘,心脉不畅等一系列心经病症。所以,本病治疗首先应注意调摄心神,排除妄念,然后再辨证论治。治心神之方有沈氏尊生黄连清心饮、陈修园封髓丹、王荆公妙香散等,均乃大法中之稳法也。心火既平,则息事宁神;水火既济,则精静遗止矣。

**【医案选粹】**

## 徐福松医案

奚某,18岁,未婚,1978年10月3日初诊。无梦滑精半年,病前屡犯手淫。现在每1~2夜即无梦滑精1次,白天腰酸如折,头晕头痛,口干不欲饮,面色晦滞,心悸少寐,脉来弦大,舌苔薄白。由心肾两亏,精关不固所致。拟心肾同治,补涩并投。

处方:莲须7g,潼白蒺藜各10g,金樱子10g,芡实10g,煅牡蛎(先煎)20g,煅龙骨(先煎)12g,北五味子2g,杜仲10g,炙远志3g,茯神10g,鱼鳔胶1条。

外用:五倍子3g,每晚临睡以冷开水调合为丸,置于脐上,以胶布固定,2日换药1次。

11月3日二诊:内外并治1个月,滑精减少(约每周1次),并且大多有梦,尿后余沥不尽,阳事举而不坚,脉转和缓,再从原意扩充。原方加制何首乌10g,菟丝子10g。外用同上。

上药又服2个月,滑精痊愈。随访8年,疗效巩固。

按:金锁固精丸、水陆二仙丹,为治无梦滑遗之正方。蒺藜补肾益精,莲子交通心肾,牡蛎清热补水,芡实固肾补脾,合之龙骨、莲须,皆涩精秘气之品,以止滑泄也,故名"金锁固精丸"。金樱子、芡实等能益肾,润能滋阴,涩能固脱,一生于水一生于陆,故名"水陆二仙丹"。两方合用,相得益彰。景岳云"精之藏制在肾,精之所主在心",故复入五味、茯神、远志宁心安神,即"苟欲惜精,先净其心"之意也。又五倍子酸涩能敛精,咸寒能降火;降火敛精亦治遗滑之妙方,贴于脐眼,直取精宫,故奏效更捷。本例药后,无梦滑精转为有梦遗精,病情由重转轻,由深转浅,渐次向愈。

**【诊疗述评】** 遗精是男子在非性活动中精液自溢的一种现象,有病与非病之分。健康成年男子在无正常的两性生活条件下,一定频率的遗精多为正常的生理现象;只有每周超过一次以上者,且伴有不适症状,方属疾病。

中医认为,本病的发病机制主要责之于心、肝、肾三脏。多由劳心过度、思欲不遂、阴虚火旺、心肾不交、酒色过度、久旷溢泄或先天不足、肾虚不藏,以及湿热下注所致。治疗上,多以补肾涩精为主,兼顾滋阴清火、清热利湿、补益气血、交通心肾等法。总之,治疗必须以中医的理论进行指导,辨证论治,切忌单纯的固涩。

另外,在积极治疗本病的同时,应注意饮食清淡,合理膳食等。

**【预防与调护】**

(1)对青少年进行性教育。宣讲性生理卫生知识,提倡性道德,尤其不看色情书画、影视等,树立正确的性观念。

(2)消除恐惧心理,树立战胜疾病的信心。

(3)劳逸结合,适当参加体力劳动和体育锻炼。

(4)节制性生活。

(5)少进酒、茶、椒、葱、蒜、姜等刺激食物;不用烫水洗澡,睡时宜取屈膝侧卧位;被褥不宜过厚、过暖,内裤宜穿着宽松。

(6)包皮过长者,应做包皮环切术;有龟头炎、前列腺炎、精囊炎等疾病者应及时科学诊治。

(7)病后切忌滥投补涩之剂。

**【古代文献精选】**

《诸病源候论·虚劳溢精、见闻精出候》:"肾气虚弱,故精溢也。见闻感触,则动肾气,肾藏精,今虚弱不能制精,故因见闻而精溢出也。"

《丹溪心法·遗精》："精滑专主湿热，黄柏、知母降火，牡蛎粉、蛤粉燥湿。"

《明医杂著·梦遗滑精》："梦遗滑精，世人多作肾虚治，而为补肾涩精之剂不效。殊不知此证多由脾虚，饮食厚味，痰火湿热之人多有之。"

《证治准绳·遗精》："有色欲太过，滑泄不禁者。"

《医学心悟·遗精》："梦而遗者，谓之梦遗；无梦而遗者，谓之精滑。大抵有梦者，由于相火之强，无梦者，由于心肾之虚。"

【现代研究进展】　由于西医对此症的治疗效果不显著，也很少有特效药的报道；而运用中医药治疗遗精则显示出其优势，现将中华人民共和国成立以后中医药治疗遗精的研究进展，尤其是著名中医学家治疗遗精的研究进展综述如下。

**(一)病因病机**

王琦等认为，其基本病机可概括为二点：①火热或湿热之邪循经下扰精室，开合适度，以致精液因邪扰而外泄，病变与心、肝、脾关系最为密切；②因脾肾本身亏虚，失于封藏固摄之职，以致精关失守，精不能闭藏，因虚而精液滑脱不固，病变主要涉及脾肾。李曰庆认为，心肾不交、湿热下注、心脾两虚、肾虚不固是其主要病机。曹开镛强调，君相火动，心肾不交、劳伤心脾，气不摄精、肾虚滑脱，精关不固、湿热下注，扰动精室是其主要病机。

**(二)中医治疗**

**1. 辨证论治**

(1)王琦等分 6 型：君相火旺证，方用黄连清心饮合三才封髓丹加减；肝火偏旺证，方用龙胆泻肝汤或化肝煎加减；湿热下注证，方用萆薢分清饮或八正散加减；脾虚不摄证，方用妙香散合水陆二仙丹或补中益气汤加减；肾虚不固证，方用右归丸合金锁固精丸加减；瘀血阻滞证，方用血府逐瘀汤加减。

(2)王怀义分 6 型：君相火旺证用三才封髓丹；心虚肝郁证用柴胡桂枝龙骨牡蛎汤；肾气不固证用秘精丸；心肾不交证用心肾同源方；脾虚气陷证用补中益气汤加味；湿热下注证用龙胆泻肝汤。

(3)李祥云对肾阳不足用右归丸加减；肾阴亏损用大补阴丸加减；脾肾不足用金锁固精丸加减；心脾两虚用归脾汤加味；心肾不交用黄连清心汤加减；湿热下注用萆薢渗湿汤加味；外伤瘀阻用红花桃仁煎加减。

(4)金维新分 4 型：心肾不交用黄连清心饮合三才封髓丹；肾虚不固用金锁固精丸合水陆二仙丹；心脾气虚用归脾汤加减；湿热下注用萆薢分清饮。

(5)曹开镛分 4 型：君相火动，心肾不交用三才封髓丹加减；劳伤心脾，气不摄精用妙香散加减；肾虚滑脱，精关不固常用右归丸；湿热下注，扰动精室用萆薢分清饮。

(6)李曰庆分 5 型：心肾不交用黄连阿胶汤加减；湿热下注用程氏萆薢分清饮加减；心脾两虚用归脾汤加减；阴虚火旺用知柏地黄丸加减；肾阳衰微用右归丸合金锁固精丸加减。

(7)庞保珍分 5 型：阴虚火旺用自拟得雨固精丹；肝火偏旺用自拟清泻挽流丹；湿热下注用自拟萆薢筑堤饮；心脾两虚用自拟心脾筑堤丹；肾虚不固用自拟强肾长城丹(见本书)。

**2. 辨病与辨证相结合**

徐福松主张：先辨病后辨证，辨病与辨证论治相结合，证从病辨，以病统证，只有将辨病论治与辨证论治有机地结合在一起，才能提高治疗效果。只辨证不辨病，则很难把握其病的全貌，从而治疗也往往难以取得好效。

### 3. 专病专方

施今墨"方用覆盆子、菟丝子、沙苑子、金樱子、石莲子、莲须、芡实、桑螵蛸、刺猬皮固涩精关,锁阳、杜仲、川续断、补骨脂补肾温阳,山茱萸、怀山药补肾养阴,龙骨、牡蛎、远志、菖蒲、益智仁、龟甲安神益智,黄柏、牡丹皮、秦皮清泄相火。"李广文认为,知母和黄柏治疗遗精有特效,加相应的药物可以治疗各型遗精,配酸枣仁可降低大脑皮质的过度兴奋,故能减少性的冲动,有利于性功能的恢复。任应秋对湿热遗精之湿热下盛者用二黄散(黄柏、黄连、茯苓、泽泻、萆薢);脾胃湿热太盛者用加味苍白二陈汤(苍术、白术、半夏、陈皮、茯苓、甘草、黄柏、升麻)。

### 4. 针灸推拿

李曰庆选用心俞、肾俞、神门、百会、气海、关元、曲骨、三阴交等穴,每次选用 2~3 穴,隔日 1 次,10 次为 1 个疗程。

### 5. 单方验方

王琦、曹开镛用刺猬皮 1 具,焙干研末,每次服 3~5g,黄酒送服,每日 2 次。

### (三)小结

中华人民共和国成立以后,对本病的临床研究较多,并取得了较大进展,确定了诊断、疗效标准,但缺乏实验研究与双盲对照研究,临床与科研建议以《中医男科病证诊断与疗效评价标准》(曹开镛,庞保珍主编. 中医男科病证诊断与疗效评价标准)的诊断与疗效评定标准,进行多方位的研究,且应辨证论治。

# 第五节 性欲低下

性欲低下是指平时没有性交的欲望,即使在性刺激下也没有性交的愿望,对性交意念冷淡的一种性功能障碍。中医古籍未见性欲低下的病名,常与阳痿互参,但本病与阳痿同中有异,其起因与阳痿雷同,但性欲低下是欲望低下,阳痿是勃起障碍,两者不可混为一谈。

【发病机制】

### (一)中医病因病机

### 1. 肝气郁结

情志不遂,郁怒伤肝,则肝气郁结,肝失条达,而肝主疏泄,调畅情志,今肝气不舒,气机不畅,自然性欲低下。

### 2. 命门火衰

先天禀赋不足,或房事不节,使肾精亏耗,阴损及阳;或手淫所伤太过;或久病大病失养;或误用寒凉伤阳,致肾阳亏损,命门火衰,而命门少火的温养,乃性功能正常的必备条件。命门火衰,则性欲低下。

### 3. 心脾两虚

心主神明,为情欲之府,心主血脉,脾为气血生化之源,性欲的产生是由神气血协和而发,而思虑过度等损伤心脾,则性欲低下。

### (二)西医病因病理

### 1. 功能性因素

精神心理状态、社会关系、人际关系与环境因素等,均可影响人类的性欲,也是造成人类性欲低下的最常见原因。尤其是对于心理素质脆弱,容易过度紧张的人群,更容易在外界影响下产生焦虑、抑郁情绪,进而干扰大脑皮质功能,引起性欲低下。比较常见的社会环境因素有初次性生活失败,受到对方责骂、嘲笑;夫妻感情不和;接受不正确的性观念教育,对性生活产生恐惧心理;工作生活压力过大;宗教信仰戒律的束缚等。

### 2. 器质性因素

全身性疾病引起的身体状态不佳和可能引起身体睾酮水平不足的因素,均是可以导致器质性性欲低下的原因。

(1)全身性疾病:心、脑、肝、肾、肺等重要脏器功能不全;身体的慢性消耗性疾病导致的营养不良、贫血等。

(2)睾酮水平不足:原发性的性腺功能低下疾病,如 Klinnefelter 综合征、Turner 综合征、Kallmann 综合征、隐睾、垂体功能低下等,都可造成性腺功能不足,使睾酮合成减少导致性欲低下;甲状腺功能低下、肾上腺皮质功能亢进、血泌乳素升高也会使人体睾酮水平降低,造成性欲低下;生殖系统的局部炎症、性传播疾病、生殖器发育不良或者损伤等疾病,可能因机械性、生理性、心理性因素使性生活无法完成,进而引起精神心理性的性欲低下;精神类药物、治疗高血压药物、抗组胺类药物、长期大量摄入酒精、吸毒、化工污染等,均会不同程度地影响男性睾酮水平和性能力,进而导致性欲低下。

【诊断】

### 1. 临床表现

有规律的性生活中发生性欲降低,有性刺激亦无性欲产生,自觉无任何性要求。一般无明显体征,由疾病引起者,多有原发病相应的临床体征。有些患者和某个性伴侣的性活动表现为性欲低下,而与另一个性伴侣的性活动则正常,那么就是以暂时性或处境性为特征的心理性的性欲低下;器质性因素所致的性欲低下都有顽固性与持续性特点,经过系统全面地全身检查可发现影响性欲的全身性疾病。

### 2. 内分泌检查及其他辅助检查

内分泌检查可发现血清睾酮水平降低,雌激素或催乳素水平升高,如垂体功能低下、高催乳素血症、甲状腺功能低下等疾病。

【鉴别诊断】

### 1. 阳痿

阳痿与性欲低下均为男性性功能障碍的常见病。性欲减退是指无性交欲望的勃起,能完成性生活;阳痿是虽有性交欲望,但阴茎也难以勃起,不能完成性生活。

### 2. 性厌恶

性厌恶是指对性活动存在持续的或周期性发作的厌恶与抵触,发病以女性为多。患者表现为对性生活的厌恶,甚至恐惧,躲避任何形式的性行为。而性欲低下只是对性活动接受程度的变化,虽然患者对性行为缺乏兴趣,但并不躲避与恐惧性生活。

### 3. 性欲减退的功能性病因与器质性病因鉴别

(1)功能性:多为精神因素,并无慢性疾病史;病程反复,一旦诱因解除则症状缓解,呈间歇性低下,病情较轻;外生殖器局部无病变,阴茎夜间勃起试验正常;心理治疗多有效。

(2)器质性:多有生殖器病史(手术史、外伤),服药史或慢性疾病史;病程持续,虽有反复,但不能恢复到原来的性欲状态,病情较重;外生殖器或神经系统多有异常,阴茎夜间无膨胀;内分泌检查有异常;心理治疗无效。

【治疗】

(一)中医辨证论治

1. **肝气郁结证**

主症:性欲低下,情绪不宁,胸胁胀满,急躁易怒,善太息,默默不欲饮食,头晕失眠,舌质淡红,苔薄白,脉弦。

治法:疏肝解郁。

方药:鸳鸯得春丹(庞保珍编著《不孕不育中医治疗学》)。当归、白芍、柴胡、香附、茯苓、白术、甘草、牡丹皮、菟丝子、肉苁蓉。

中成药:逍遥丸每次 6～9g,每日 2 次,口服。

2. **命门火衰证**

主症:性欲低下,面色㿠白,头晕目眩,精神萎靡,腰膝酸软,形寒怕冷,耳鸣,或阳痿早泄,舌淡,苔白,脉沉细。

治法:温肾壮阳。

方药:四季双美丹(庞保珍编著《不孕不育中医治疗学》)。附子、肉桂、熟地黄、山茱萸、山药、枸杞子、菟丝子、鹿茸、淫羊藿、丹参、柴胡。

中成药:佳蓉片每次 4～5 片,每日 3 次;或海龙胶口服液每次 40ml,每日 1～2 次;或龟龄集每次 2 粒,每日早饭前 2 小时用淡盐水送服。

3. **心脾两虚证**

主症:性欲低下,精神萎靡,失眠健忘,胆怯多疑,心悸自汗,纳少,面色无华,舌淡,苔薄白,脉细弱。

治法:补益心脾。

方药:春欣丹(庞保珍编著《不孕不育中医治疗学》)。黄芪、人参、当归、龙眼肉、白术、茯苓、酸枣仁、柴胡、白芍、山药。

中成药:人参归脾丸每次 1 丸,每日 2 次,口服。

(二)中医外治

1. **肝气郁结证**

方药:柴胡鸳鸯丹(庞保珍方,选自庞保珍,庞清洋编著《不孕不育中医外治法》)。当归、白芍、柴胡、香附、白术、牡丹皮、菟丝子、肉苁蓉、威灵仙、薤白、苏合香。

制法:上药共研细末,瓶装封闭备用。

用法:临用时取药末 10g 以蜂蜜调成糊状,涂以两手心、脐部,胶布固定,1～3 日换药 1 次。

2. **命门火衰证**

方药:鹿茸双美丹(庞保珍方,选自庞保珍,庞清洋编著《不孕不育中医外治法》)。附子、肉桂、熟地黄、山茱萸、山药、枸杞子、鹿茸、淫羊藿、吴茱萸、川椒。

制法:上药共研细末,瓶装封闭备用。

用法:临用时取药末 10g 以蜂蜜调成糊状,涂以两手心、脐部,胶布固定,1～3 日换药 1 次。

3. **心脾两虚证**

方药:桂圆春娱丹(庞保珍方,选自庞保珍,庞清洋编著《不孕不育中医外治法》)。黄芪、人参、当归、龙眼、白术、茯苓、酸枣仁、山药、木香、威灵仙。

制法:上药共研细末,瓶装封闭备用。

用法:临用时取药末 10g 以蜂蜜调成糊状,涂以两手心、脐部,胶布固定,1～3 日换药 1 次。

**(三)针灸治疗**

**1. 肝气郁结证**

取穴:肝俞、神门、内关用补法,三焦用泻法。

**2. 命门火衰证**

取穴:关元、中极、气海、命门、肾俞、三阴交。

**3. 心脾两虚证**

取穴:脾俞、足三里、心俞、气海、神门、内关。

**(四)饮食治疗**

**1. 肝气郁结证**

良附蛋糕(《中国食疗学·养生食疗菜谱》)。

组成:高良姜 6g,香附 6g,鸡蛋 5 枚,葱白 50g,熟猪油 130g,食盐 2g,味精 1g,湿淀粉 15g。

制法与用法:高良姜、香附研细粉;葱白头洗净,切碎;鸡蛋打入大碗内,用竹筷搅打 1 分钟,加入药粉、食盐、味精、湿淀粉、清水继续搅拌均匀。炒锅置中火上,下熟猪油烧至六成热时,移至小火上,用汤勺舀出油约 30g,随即将糕浆倒入锅中,再将舀出的油倒入糕浆内,用锅盖盖好,约烘 10 分钟,翻面再烘 2～3 分钟,用刀划成三角形入盘,直接食用。

**2. 命门火衰证**

(1)鹿角粥(《瞿仙活人方》)

组成:鹿角粉 10g,粳米 60g,食盐适量。

制法与用法:先以米煮粥,米汤数沸后调入鹿角粉,另加食盐少许,同煮为稀粥,每日分 2 次服。

使用注意:凡素体有热、阴虚阳亢,或阳虚而外感发热者,均当忌用。

(2)肉桂羊肾羹(《常见慢性病营养配餐与食疗·性功能障碍》)

组成:鲜羊肾 1 对,肉桂末 5g,生姜 5g,食盐 1g,胡椒粉 1g,鸡精 1g。

制法与用法:将羊肾洗净,去脂膜,斩细;生姜洗净后切成细粒。锅中加水一大碗烧开后下羊肾、姜粒、食盐,再煮沸后下肉桂末、胡椒粉、鸡精即成。

(3)三鞭壮阳汤(《常见慢性病营养配餐与食疗·性功能障碍》)

组成:牛鞭 1 具,狗鞭 1 具,鹿鞭 1 具,羊肉 100g,鸡肉 50g,枸杞子 30g,菟丝子 30g,肉苁蓉 30g,老姜 10g,花椒 5g,料酒 10g,葱花 3g,食盐 2g,味精 1g。

制法与用法:将牛鞭、鹿鞭用温水发胀后,去净表皮,顺尿道剖成两块,用清水洗净,再用冷水漂 30 分钟;将狗鞭用油沙(河沙加油炒热)炒酥,用温水浸泡发胀,刷洗干净;将羊肉洗净,放入沸水中余去血水,去腥膻味,捞入凉水漂洗;将牛、狗、鹿鞭放入大砂锅中,加水 3000ml,大火煮沸后打去浮沫,加花椒、老姜、料酒、鸡肉,再煮沸后改用小火煨炖将熟时,滤去花椒、老姜,再置火上,将装有枸杞子、菟丝子、肉苁蓉的纱布袋放入砂锅,继续煨炖至鞭、肉烂熟,取出纱布药袋,捞出诸鞭切成条放碗中,冲入热汤,加食盐、味精、葱花即可吃肉喝汤,分多次吃完。每日早、晚各吃 1 次最好。

(4)肉苁蓉鸡(《常见慢性病营养配餐与食疗·性功能障碍》)

组成:肉苁蓉 50g,仔公鸡 1 只,淫羊藿 30g,料酒 10g,生姜 10g,葱白 10g,食盐 2g,味精 1g,胡椒粉 1g。

制法与用法：将肉苁蓉用白酒浸泡后刮去皱皮，切成片，与淫羊藿同入砂锅，水煎 2 次，取 2 次滤液合并约 500ml；将仔公鸡宰杀后去毛和内脏，放入锅中，加药液、加水 500ml，大火煮沸后下料酒、生姜、葱白、食盐，改小火煨炖至鸡肉烂熟。吃时加味精、胡椒粉入汤中。吃肉、喝汤，分多次吃完。

### 3. 心脾两虚证

龙眼酒（《万氏家抄方》）

组成：龙眼肉 60g，上好烧酒 500g。

制法与用法：内浸百日，随个人酒量适量饮用。

使用注意：湿阻中满或有停饮、痰、火者不宜服用。不善饮酒者，也可煎汤内服。孕妇不宜服用，以免生热助火。

### （五）西医治疗

#### 1. 心理疏导

在问诊的过程中，密切注意患者的真实想法，引导患者主动参与是治疗的关键。帮助患者找出病因，让患者充分认识自己的病情，制订解决的方法。提倡夫妻同时就诊，对患者配偶同时进行性教育及心理疏导，帮助患者改善原有不良性观念，减轻心理负担，有利于患者的恢复。

#### 2. 针对原发病的治疗

对患有全身性疾病、内分泌功能异常及男性生殖系统疾病导致的性欲低下，应该针对原发病进行积极治疗，随着病因的去除或者改善，性欲低下也会有不同程度的改善。

【名家经验】

**徐福松经验**

性欲低下亦称性欲减退，是指持续的或反复发生的对性活动缺乏欲望，或者是长时间内对性活动的欲望水平较低。有时性欲正常与否的界限较难判断，单纯性欲异常较为少见，性欲低下往往与阳痿同时存在。治疗一般以先治性欲低下后治阳痿为序。治疗难度前者较后者为大。如仅有性欲减退，则应鼓励患者性交，在性交中逐步提高性欲。通过辨证和辨病论治，心理治疗和体育锻炼，同时注意克服认识和行为上的一些误区，可使不少患者的性欲得以恢复。

【医案选粹】

**徐福松医案**

案一：张某，35 岁，1997 年 6 月初诊。因阳痿 6 年而于 1997 年 6 月经人介绍到我院就医，患者自诉婚前就有阳痿难举病史，并几次欲与女朋友试性交，但每举不成，婚后依然，渐性趣全无。在当地屡求医治，先后服用中药温肾壮阳之剂年余，仍性欲低下，阳痿不举，并伴有神疲乏力，头昏耳鸣，腰酸膝软，五心烦热，骨蒸盗汗，舌红苔薄，脉细数。拟为肾阴不足，方选虎潜丸加减。黄柏 6g，知母 6g，熟地黄 15g，狗骨 10g，龟甲（先煎）15g，锁阳 10g，当归 10g，牛膝 10g，白芍 10g，陈皮 10g，紫河车 10g。服药 2 个月。3 个月后随访无复发，其妻已孕 2 个月。

患者滥用壮阳，斫伤真阴，而致阴精亏损，阴不济阳，阳无所依，宗筋失养，从而使性欲减退，阴茎不能挺举，或举而不坚，或早泄，故入虎潜丸滋阴填精、补肾充髓法治之，使阴精充足，与阳相济，阳得阴助，宗筋受润则功能无穷。《张氏医通》谓："虎体阴性，刚而好动，故欲其潜，使补阴药咸随其性，潜伏不动，得以振刚劲之力，则下体受荫矣。"

案二：张某，28 岁，教师，2004 年 12 月初诊。自诉考研屡考不中，有神经衰弱病史，3 年来性生活不满意，近半年阴茎举而不坚，性欲减退，伴有头晕耳鸣、两目干涩、寐差梦多、健忘心烦、神疲肢倦,舌红苔少,脉沉细数。治以交通心肾,方选交泰丸加味。黄连 2g,肉桂(后下)2g,益智仁、熟地黄、杜仲、当归、枸杞子、山茱萸、鳖甲、龟甲、紫丹参、金樱子、沙苑子、何首乌各 10g。水煎服,每日 1 剂,加减续用 30 余剂痊愈。

心主君火,对相火有强大的支配和制约作用,亦可直接或间接地影响性欲。凡情绪激动,心神不宁,火旺阴亏,阳亢于上,阴衰于下,水火不济而致阳道不振。本方就是运用交通心肾之法,滋阴降火,引火归原,以使心肾交泰,故以"交泰"命名,情欲之府躁动矣。

【诊疗述评】 中医治疗性欲低下有其强大的优势,不仅可提高性欲,且能不同程度地增强患者体质,改善精子的质量等,同时疗效较为持久,但切忌不用中医的理论指导治疗,切忌滥用补肾壮阳药,应以中医的思维指导治疗,辨证论治。只有坚持中医的整体观念,进行辨证论治才能取得较好的疗效。

【预防与调护】

(1)寻找病因,妥善解决心理障碍等影响因素。

(2)设法增进夫妻感情,相互体贴,性生活协调,有规律。

(3)女方要主动配合男方的治疗,给予必要的性刺激。

(4)积极治疗原发疾病。

(5)适当参加体育锻炼,可使中枢神经系统的兴奋和抑制过程均衡增强。此外,酌情食用羊肉、麻雀肉、雀卵、海参、韭菜等,对康复亦有重要作用。

【古代文献精选】

《礼记·礼运》:"饮食男女,人之大欲存焉。"

《内经》:"两神相搏,合而成形,常先身生,是谓精。"

《千金要方房中补益》:"男不可无女,女不可无男,无女则意动,意动则神劳,神劳则损寿。若念真正无可思者,则大佳长生也,然而万无一有。强抑郁闭之,难持易失,使人漏精尿浊,以致鬼交之病,损一而当百也。"

【现代研究进展】

**1. 畅春快活枕治疗性欲低下 56 例**

庞保珍自 1978 年以来以自拟畅春快活枕治疗男女性欲低下 56 例,疗效满意,介绍如下。

畅春快活枕组成(庞保珍方):沉香 6g,甘松 10g,羌活、藿香、丁香、肉桂各 30g,山奈、辛夷花、檀香、木香各 20g。共为粗末(过 20 目筛),装入布袋内即成药枕,待日常睡枕使用,注意保持枕面清洁,经常翻晒。

畅春快活枕乃根据中医学"内病外治"的传统理论而制,集辛香之药为一体,取辛香醒神催欲之意,"闻气治病"。该枕对各种男女性欲低下均有较好催欲之功,尤以精神因素引起者效果最佳,用之方便,未见不良反应。

**2. 香到春生丹治疗性欲低下症 106 例**

1995 年 6 月至 2002 年 6 月,庞保珍以自拟香到春生丹治疗男女性欲低下症 106 例,取得较好疗效。

香到春生丹(庞保珍方):蚯蚓(韭菜地挖出者)7 条,檀香 6g,凤仙子 10g,蝼蛄 7 个,苏合香 10g,茶叶 10g,榆树皮 36 g 等。药物研末,用上好香料制成香,候干备用,每欲行房时将香点燃闻之即可。

香到春生丹乃根据中医"内病外治""闻气治病"的传统理论而制。临床观察对各种性欲低下多有较好疗效,尤以精神因素引起者效果最佳,且用之方便,未见不良反应。方中蚯蚓解痉通络,兴阳;蝼蛄兴阳催欲;凤仙子行瘀通经,通阳;檀香、苏合香其气香烈,开窍醒神,豁痰兴阳;茶叶醒神兴阳;榆树皮安神。共奏醒神催欲之功。

### 3. 春遥丹治疗性欲低下 176 例

庞保珍自 1994-2002 年 12 月,以自拟春遥丹治疗男女性欲低下 176 例,取得较好疗效。

春遥丹(庞保珍方)由人参、麦冬、淫羊藿、肉苁蓉、五味子、菟丝子、蛇床子、续断等药物组成。共研细末,装入胶囊,每粒 0.5g。每次 5 粒,每日 3 次,口服。

性欲低下乃指性交的欲望减退,对性生活意念冷淡,男女皆可发生。在男子虽性事淡漠,但在性刺激下能够勃起,不同于阳痿,但可影响男子阴茎勃起、性欲高潮、射精等过程;女子则影响性欲高潮,甚至厌恶、拒绝性事。

春遥丹中人参大补元气,补脾生津,安神益智促欲;麦冬滋阴,为生精血提供了物质基础;淫羊藿、肉苁蓉、五味子、菟丝子、蛇床子、续断补肾兴阳助欲。诸药合用,共奏催欲快活之功。临床观察该方对男女各种性欲低下均有较好催欲之功,尤对精神因素引起者效果最佳。未发现任何不良反应,但应注意性欲正常之后,适当节制房事,以防复发。

### 4. 清池动春丹治疗性欲减退 66 例

庞保珍自 1980 年以来以自拟清池动春丹催欲 66 例,疗效较好。

清池动春丹(庞保珍方)由细辛 10g,川椒 20g,蛇床子 30g,吴茱萸 15g,肉桂 10g,淫羊藿 30g,石榴皮 30g,菊花 30g,麻黄 6g,罂粟壳 10g。每次加水 2500ml,水煎 2 次皆倒入浴盆中,男女洗浴外阴部 5~30 分钟后即可行房。

正常性欲主要靠五脏与奇经等的正常生理功能来维持,其中性与肾、天癸、冲、任、督、带的关系最为密切。性欲减退是多方面原因所致,如命火虚衰、肝气郁结、气衰痰盛、气血不足等。清池动春丹乃根据中医"内病外治"的传统理论而制,属于外用药,直接作用于外生殖器,通过皮肤之毛窍直接吸收药力加之在一定的水温下更易吸收药力。本方对各种男女性欲减退均有较好疗效,尤以精神因素引起者效果最佳。本方既可疗疾,又可防病,使用方便,未见不良反应。方中细辛散寒祛风通阳,川椒、蛇床子温经、杀虫、壮阳,罂粟壳、麻黄催欲,吴茱萸散寒壮阳,肉桂、淫羊藿温肾壮阳,石榴皮止血、止带、杀虫、洁窍,菊花疏散风热,平肝明目而神充,共奏男女壮阳催欲,性事回春之妙。

# 第六节　睾　丸　炎

睾丸炎属于中医的子痈范畴。子痈是指睾丸及附睾的化脓性疾病。中医称睾丸和附睾为肾子,故名子痈。临证中分急性子痈与慢性子痈,以阴囊胀痛下垂,睾丸或附睾肿胀疼痛为特征。子痈相当于急、慢性附睾炎或睾丸炎。

**【发病机制】**

**(一)中医病因病机**

**1. 湿热下注**

外感六淫或过食辛辣,或房事不洁,外染湿热秽毒,或跌扑闪挫,肾子受损,经络阻隔,气血凝滞,瘀久化热,发为本病。

**2. 瘟毒下注**

冬春季节,乍暖还寒,瘟疫之邪盛行;风温之邪袭于上,而生痄腮之疾;腮为足少阳之络,壅滞而不得解,循经下注,则殃及肾子,而成卵子瘟。

**3. 气滞痰凝**

郁怒伤肝,情志不畅,肝郁气结,经脉不利,血瘀痰凝,发于肾子,则为慢性子痈。

**4. 阳虚寒凝**

久卧冰冷之地,或天寒入水,或过食生冷,或房事后受寒,寒邪侵袭机体,客于肝脉,或久病伤阳等导致阳虚寒凝,肾子受损,发为本病。

**5. 肝肾不足**

禀赋不足,或久病重病失养,或饮食化源不足,或复感疫毒,循经下迫,瘟毒阻于睾络,最易伤及肝肾之阴精等皆可导致肝肾不足,肾子失滋,则日渐痿废,发为本病。

**(二)西医病因病理**

**1. 非特异性睾丸炎**

致病菌多为大肠埃希菌、变形杆菌、葡萄球菌、肠球菌等,常由邻近器官感染后,经淋巴或者输精管扩散至附睾和睾丸,睾丸炎常与附睾炎并发。经血行播散的单纯睾丸炎较少见。双侧睾丸炎若治疗不及时,可以造成男性不育。

**2. 特异性睾丸炎**

主要有腮腺炎病毒引起的病毒性睾丸炎和梅毒螺旋体引起梅毒性睾丸炎。腮腺炎性睾丸炎如果治疗不及时,可以引起睾丸生精功能的不可逆性损害,发病 2 个月后可以观察到睾丸萎缩,但分泌雄激素功能基本正常。

**【诊断与鉴别诊断】**

**1. 诊断**

(1)发病前多有流行性腮腺炎、急性尿道炎、膀胱炎、前列腺炎、精囊炎等感染的病史。

(2)腮腺炎性睾丸炎多有腮腺炎病史,局部肿胀疼痛,但红、热之象不明显,也伴有明显的全身症状;梅毒性睾丸炎多有身体其他部位的梅毒感染表现;急性细菌性睾丸炎发病急骤,睾丸肿胀疼痛,触痛明显,痛引少腹、小腹,局部色红、灼热,或伴头痛、高热、口渴、恶心等全身症状;慢性睾丸炎多由急性睾丸炎治疗不彻底或迁延所致,睾丸肿硬,可扪及肿块或结节,局部红、热不明显,睾丸以坠胀、酸痛为主,全身无明显症状。

(3)急性细菌性睾丸炎外周血白细胞总数与中性粒细胞比例可明显升高;而腮腺炎性睾丸炎白细胞总数与中性粒细胞比例正常或见降低,嗜酸性粒细胞比例与总数可显著升高。经尿道感染的睾丸炎可见到尿液常规的异常,可见脓细胞、白细胞与红细胞。对于伴有附睾炎或脓肿形成不确定时,B超检查有助于诊断。

**2. 鉴别诊断**

(1)睾丸扭转:睾丸扭转症状与腮腺炎性睾丸炎相似,但发病急骤,有剧烈运动或阴囊损伤的诱因,疼痛剧烈,无腮腺炎病史,普雷恩征阳性(Prehn's sign),即托起阴囊可使疼痛加剧。阴囊触诊检查睾丸位置上移或呈横位,精索呈麻绳状扭曲。放射性核素睾丸扫描显示扭转侧睾丸血流灌注减少,呈放射性冷区。

(2)急性附睾炎:急性附睾炎发病急,附睾肿大疼痛,有放射痛且有发热等全身症状,可并发睾丸炎。但多有尿道内使用器械与留置导尿管的病史,无腮腺炎病史,疼痛常可沿输精管放射至腹股沟及下腹部等处,检查时常可发现附睾尾部轻度肿大有硬结。

(3)嵌顿性斜疝:嵌顿性斜疝又称腹股沟斜疝嵌顿,临床症状与睾丸炎相似,但无腮腺炎病史,既往有阴囊内肿物可以还纳入腹腔的病史。嵌顿时腹痛症状较剧,呈持续性、阵发性加重,可伴恶心、呕吐、腹胀、肛门停止排气、发热等肠梗阻症状。局部检查可见阴囊肿胀,但睾丸与附睾扪之无异常,听诊可闻及肠鸣音,血常规检查中性粒细胞明显增多。

(4)急性阑尾炎:睾丸炎发生于右侧者,除应与嵌顿性腹股沟斜疝鉴别外,还应注意与急性阑尾炎相鉴别。

**【治疗】**

**(一)中医辨证论治**

**1. 湿热下注证**

主症:多见于成年人。睾丸或附睾疼痛,阴囊皮肤红肿,皱纹消失,焮热疼痛,少腹抽痛,脓肿形成时,按之应指,伴有恶寒发热,舌苔黄腻,脉滑数。

治法:清热利湿,解毒消肿。

方药:枸橘子春汤(庞保珍编著《不孕不育中医治疗学》)。枸橘、川楝子、秦艽、陈皮、防风、泽泻、赤芍、甘草、制没药、萆薢、龙胆草、栀子。

中成药:四妙丸每次 5g,每日 3 次。

**2. 瘟毒下注证**

主症:多见于腮腺炎性睾丸炎患者。腮腺肿痛,并见睾丸肿胀疼痛,阴囊皮色红,扪之灼热,并伴高热寒战,舌淡红苔薄,脉浮数。

治法:清瘟败毒,消肿散结。

方药:普济消毒饮加减。柴胡、黄芩、板蓝根、连翘、蒲公英、玄参、炒牛蒡子、僵蚕、炙升麻、青皮、炙甘草。

中成药:银翘解毒丸每次 9g,每日 2～3 次,鲜芦根煎汤或温开水送服;或牛黄解毒片,每次 3～4 片,每日 3 次,温开水送服。

**3. 气滞痰凝症**

主症:附睾结节,子系粗肿,触痛轻微,牵引少腹不适,一般无全身症状,舌淡,苔薄腻,脉滑。

治法:疏肝理气,化痰散结。

方药:橘核肾子汤(庞保珍编著《不孕不育中医治疗学》)。橘核、海藻、昆布、白芥子、川楝子、桃仁、厚朴、木通、枳实、延胡索、桂心、乌药。

中成药:橘核丸每次 10g,每日 2 次。

**4. 阳虚寒凝证**

主症:附睾结节,子系粗肿,无触痛感,阴囊寒冷,可有腰酸,阳痿,遗精,舌质淡或有齿痕,脉沉或细。

治法:温补肾阳,散寒解凝。

方药:回阳子泰汤(庞保珍编著《不孕不育中医治疗学》)。麻黄、熟地黄、白芥子、炮姜炭、甘草、肉桂、鹿角胶、菟丝子、巴戟天、黄芪。

中成药:少腹逐瘀丸每次 1 丸,每日 2～3 次,口服。

5. 肝肾不足证

主症:一侧或双侧睾丸萎缩,或偏小偏软,偶有隐痛,口干溲黄,腰酸乏力,舌红,脉细。

治法:补益肝肾,兼清余邪。

方药:六草汤(庞保珍编著《不孕不育中医治疗学》)。熟地黄、山药、山茱萸、牡丹皮、泽泻、茯苓、枸杞子、制何首乌、紫河车、萆薢、石菖蒲、甘草。

中成药:大补阴丸每次 9g,每日 3 次。

(二)中医外治

1. 湿热下注

方药:枸橘子春汤(庞保珍方,选自庞保珍,庞清洋编著《不孕不育中医外治法》)。枸橘、川楝子、秦艽、陈皮、防风、泽泻、赤芍、甘草、制没药、萆薢、龙胆草、栀子。

制法:浓煎 200ml。

用法:灌入已消毒的液体瓶中,连接一次性输液器,须将输液器之头皮针去掉,连接一个 14 号导尿管插入直肠,缓慢滴注,药液温度以 39℃ 左右为宜,每日 1 次。

2. 瘟毒下注

方药:普济消毒饮加减。柴胡、黄芩、板蓝根、连翘、蒲公英、玄参、炒牛蒡子、僵蚕、炙升麻、青皮、炙甘草。

制法:浓煎 200ml。

用法:灌入已消毒的液体瓶中,连接一次性输液器,须将输液器之头皮针去掉,连接一个 14 号导尿管插入直肠,缓慢滴注,药液温度以 39℃ 左右为宜,每日 1 次。

3. 气滞痰凝

方药:橘核肾子汤(庞保珍方,选自庞保珍,庞清洋编著《不孕不育中医外治法》)。橘核、海藻、昆布、白芥子、川楝子、桃仁、厚朴、木通、枳实、延胡索、桂心、乌药。

制法:浓煎 200ml。

用法:灌入已消毒的液体瓶中,连接一次性输液器,须将输液器之头皮针去掉,连接一个 14 号导尿管插入直肠,缓慢滴注,药液温度以 39℃ 左右为宜,每日 1 次。

4. 阳虚寒凝

方药:回阳子泰汤(庞保珍方,选自庞保珍,庞清洋编著《不孕不育中医外治法》)。麻黄、熟地黄、白芥子、炮姜炭、甘草、肉桂、鹿角胶、菟丝子、巴戟天、黄芪。

制法:浓煎 200ml。

用法:灌入已消毒的液体瓶中,连接一次性输液器,须将输液器之头皮针去掉,连接一个 14 号导尿管插入直肠,缓慢滴注,药液温度以 39℃ 左右为宜,每日 1 次。

5. 肝肾不足

方药:六草汤(庞保珍方,选自庞保珍,庞清洋编著《不孕不育中医外治法》)。熟地黄、山药、山茱萸、牡丹皮、泽泻、茯苓、枸杞子、制何首乌、紫河车、萆薢、石菖蒲、甘草。

制法:浓煎 200ml。

用法:灌入已消毒的液体瓶中,连接一次性输液器,须将输液器之头皮针去掉,连接一个 14 号导尿管插入直肠,缓慢滴注,药液温度以 39℃ 左右为宜,每日 1 次。

**(三)针灸治疗**

**1. 湿热下注**

取穴:天枢(募穴)、大肠俞、神阙、上巨虚(下合穴)、三阴交(健脾利湿)、中极、三阴交、阴陵泉、膀胱俞、行间。

**2. 瘟毒下注**

取穴:太冲、大敦、归来、大椎、曲池。

**3. 气滞痰凝**

取穴:支沟、膻中、中脘、足三里、阴陵泉。

**4. 阳虚寒凝**

取穴:关元、神阙、百会、足三里、命门。

**5. 肝肾不足**

取穴:太溪、涌泉、肝俞、肾俞。

**(四)饮食治疗**

**1. 湿热下注**

(1)滑石粥(《太平圣惠方》)

组成:滑石 20g,粳米 50g,白糖适量。

制法与用法:将滑石磨成细粉,用布包扎,放入煲内,加水 500ml,中火煎煮 30 分钟后,弃布包留药液。粳米洗净入煲,注入滑石药液,加水适量,武火煮沸后文火煮成粥。粥成调入白糖。温热食用,每日 2 次,每次 1 碗。

使用注意:滑石粥有通利破血的能力,孕妇应忌服;脾胃虚寒,滑精及尿多者亦不宜服用。

(2)茵陈粥(《粥谱》)

组成:茵陈 30~50g,粳米 100g,白糖或食盐适量。

制法与用法:茵陈洗净入瓦煲加水 200ml,煎至 100ml,去渣;入粳米,再加水 600ml,煮至粥熟,调味咸甜均可。每日 2 次微温食用 7~10 日为 1 个疗程。

使用注意:茵陈应取每年 3~4 月份之蒿枝,药效尤佳。煮粥时只能用粳米,粥宜稀,不宜稠。

(3)栀子仁粥(《太平圣惠方》)

组成:栀子仁 100g,粳米 100g,冰糖少许。

制作与用法:将栀子仁洗净晒干、研成细粉备用。粳米放入瓦煲内加水煮粥至八成熟时,取栀子仁粉 10g 调入粥内继续熬煮,待粥熟,调入冰糖,煮至溶化即成。每日 2 次温热服食,3 天为 1 疗程。

使用注意:本粥偏于苦寒,能伤胃气,不宜久服多食。如体虚脾胃虚寒,食少纳呆者不宜服食。

**2. 瘟毒下注**

(1)银翘二根饮(《江西草药》)

组成:金银花 10g,连翘 10g,板蓝根 10g,芦根 10g,甘草 10g。

制法与用法:水煎代茶饮,每天 1 剂,连服 3~5 日。

使用注意:本方性质寒凉,非实热之证禁止使用。

(2)板蓝银花茶(《中国药茶》)

组成:板蓝根 30g,金银花 10g,薄荷 5g。

制法与用法:上 3 味共制粗末,水煎代茶饮。

### 3. 气滞痰凝

香陈山药粥(庞保珍经验方)

组成:香附 10g,陈皮 10g,山药 60g。

制法与用法:香附、陈皮先煮 30 分钟,去渣取汁一大碗。山药研成粉,放入药汁内,煮沸搅成糊状即可分食。

### 4. 阳虚寒凝

(1)吴茱萸粥(《食鉴本草》)

组成:吴茱萸 2g,粳米 50g,生姜 2 片,葱白 2 茎。

制法与用法:将吴茱萸碾为细末。粳米洗净先煮粥,待米熟后再下吴茱萸末及生姜、葱白,文火煮至沸腾,数滚后米花粥稠,停火盖紧闷 5 分钟后调味即成。早、晚趁温热,随量食用,一般以 3～5 日为 1 个疗程。

使用注意:吴茱萸气味浓烈,温中力强,故用量宜小,不宜久服。一切实热证或阴虚证者不宜食用。

(2)附子粥(《太平圣惠方》)

组成:制附子 3～5g,干姜 1～3g,粳米 60g,红糖适量。

制法与用法:先将制附子、干姜捣碎,研为极细粉末,粥煮沸后,加入药末、红糖同煮即成;或用附子、干姜煎汁(以此法煎煮时,药物用量可稍重)。

使用注意:本方专为内有真寒者而设,凡里热较重、阴虚火旺、湿温潮热者,均不宜食用,以防两阳相合,转增他病。方中附子温热而有小毒,煎煮的时间不能太短,用量不宜过大,应从小剂量开始为妥。

### 5. 肝肾不足

鳖鱼补肾汤(《补药与补品》)

组成:鳖 1 只,枸杞子 30g,淮山药 30g,女贞子 15g,熟地黄 15g。

制法与用法:将鳖去肠杂及头、爪,洗净,与诸药共煮至肉熟,弃药调味,食肉喝汤。

使用注意:本药膳功专养阴,滋腻黏滞,凡脾胃虚寒,便溏食少者忌食用。

### (五)西医治疗

#### 1. 抗生素

(1)非特异性睾丸炎:明确诊断后应足量科学使用广谱抗生素,必要时可以联合用药治疗。常用药物有青霉素类、头孢菌素类、喹诺酮类抗生素,根据患者的病情变化使用 1～2 周。

(2)特异性睾丸炎:腮腺炎性睾丸炎由腮腺炎病毒感染引起,一般抗生素无效,可以使用抗病毒药物配合对症处理。常用抗病毒药物有利巴韦林、阿昔洛韦、更昔洛韦等。梅毒性睾丸炎的炎症症状不明显,可针对病因治疗,控制梅毒感染即可。

#### 2. 手术治疗

少数患者感染控制不佳,局部脓肿形成时需要切开引流,彻底引流脓液,并要配合药物治疗。

**【名家经验】**

**1. 曹开镛经验**

曹开镛将睾丸炎分为湿热下注、气滞血瘀、外伤血瘀 3 种类型。分别用：急性睾丸炎方 1 号（龙胆草、柴胡、木通、黄芩、栀子、连翘、车前子、当归、泽泻、生地黄、川楝子、延胡索、蒲公英、败酱草），适用于发热恶寒，睾丸肿胀疼痛，质地坚硬，小便赤涩，大便干，舌红苔黄厚，脉弦滑数；急性睾丸炎方 2 号（橘核、木香、楮实子、厚朴、川楝子、延胡索、红花、桃仁、肉桂、昆布、海藻、海带、木通、生地黄、玄参），适用于睾丸逐渐肿大，扪之坚硬，疼痛轻微，日久不愈皮色不变，亦不灼热，舌苔薄白，脉弦细；急性睾丸炎方 3 号（柴胡、当归、桃仁、红花、穿山甲、天花粉、川大黄、甘草、白芍、乳香、没药、赤芍、三棱、牛膝），适用于睾丸外伤所致，局部肿胀疼痛，或红肿灼热，舌青有瘀斑，脉弦。

**2. 徐福松临证经验**

徐福松认为，睾丸及附睾在解剖学上紧密相连，发病学上互为影响，有时为单个器官，有时则二者同时受累。由于两个器官炎症累及程度的多寡而分为附睾炎、睾丸炎或附睾睾丸炎。中医对二病的病名、病因、治疗防护及预后等基本雷同，故有时将两者合并介绍。

本病最大的危害是急性化脓期出现败血症、毒血症、脓毒血症而危及生命。常见的是晚期睾丸萎缩、生精障碍，或附睾结节、精道阻塞，导致无精不育。所以早期诊断、早期治疗尤为重要。

子痈皆为实证。按"实则泻之"的原则，以清泻肝经湿火为要务，龙胆泻肝汤为医者所习用。唯《外科全生集》枸橘汤，有时可补龙胆泻肝汤之不足，初始知之者甚少，本人在继承许履和老教授外科学术经验基础上，在男科界大力推广，获益者甚众。

**3. 孙自学经验方**

孙自学认为，急性附睾炎多为细菌经尿道逆行感染所致，常见致病菌为金黄色葡萄球菌、大肠埃希菌等，虽然及时足量应用抗生素能较快改善症状和体征，但有相当一部分患者急性期后易形成附睾结节，久不消散。中医学认为，本病乃外感湿热毒邪，侵犯肝经，循经下注，结于阴部而成。治疗以解毒散结、化瘀消肿为大法。故用仙方活命饮加减治疗该病取得了一定疗效。由于"外治之理即内治之理，外治之药即内治之药"，故在内服中药的同时，根据疾病发展的不同阶段，予以冷敷、热敷，可进一步提高疗效。仙方活命饮加减结合西药，可明显降低附睾结节形成，提高痊愈率，值得临床推广应用。

**【医案选粹】**

**徐福松医案**

案一：李某，32 岁。1964 年 8 月 2 日初诊。患者半月前因劳累引起左睾丸肿痛。某医院诊断为"左侧睾丸、附睾、精索炎"。注射青链霉素、普鲁卡因封闭，症状未得到控制。前天饮酒后肿痛加剧，伴发寒热而入院。入院时，左侧睾丸肿大如鸡蛋，疼痛较甚，阴囊色红肿胀，触痛明显，痛引同侧少腹；伴有形寒发热，头痛微咳，口干不欲饮，大便秘结，小便黄等；苔薄白，脉弦数。血常规：白细胞总数 $12.7 \times 10^9$/L，中性粒细胞 0.82，淋巴细胞 0.18；体温 38.2℃。此为湿热下注肝经，气血壅滞而生子痈。治宜疏泄厥阴，分利湿热；用枸橘汤加味。川楝子、赤芍、泽泻、延胡索各 10g，全枸橘 15g，青皮、陈皮、防风、黄芩各 4.5g，赤茯苓、猪苓各 6g，柴胡、生草各 3g。金黄膏，敷左侧阴囊，每日换 1 次。针刺三阴交，每日 1 次，每次留针 30 分钟。

针药并治 1 周，寒热头痛告退，左睾丸肿消痛定，唯触痛尚明显，停外敷及针刺，内服药去防风。继服 4 剂,触痛大减,复查白细胞总数 $7\times10^9$/L,中性粒细胞 0.72,淋巴细胞 0.28。原方继服 4 剂,以善其后。

枸橘汤系王洪绪方。方中全枸橘球形似睾,入肝经,为疏泄厥阴、理气开郁之主药,为君;川楝子、延胡索、青皮、陈皮疏肝理气,化痰消滞为臣;泽泻、赤茯苓、猪苓利小便、清湿热为佐;赤芍、甘草解毒消肿,缓急止痛,引诸药入肝经为使。全方共奏疏肝理气,清热利湿,消肿止痛之功。本方适用于慢性子痈;急性子痈表证未解,全身寒热交作,加柴胡、黄芩、荆芥、防风、马鞭草亦效。

案二:杨某,29 岁。1997 年 5 月 16 日初诊。5 月上旬患者因嫖宿数日后见尿频、尿急、尿痛,尿道口红肿、刺痒、流脓。在我院泌尿外科检查后诊断为"急性淋菌性尿道炎"。应用氧氟沙星口服治疗后痊愈。但不久出现右侧睾丸肿胀疼痛,稍活动则痛甚,诊为"急性睾丸炎",应用头孢曲松肌内注射治疗,并采取局部冷敷等措施,未见明显效果。现阴部睾丸疼痛剧烈,潮热,口渴喜饮,汗出较多,心中烦躁不安,大便三日未行,小便黄赤。查阴囊红肿,右侧睾丸、附睾明显肿胀,与左侧相比体积增大 2 倍以上。触摸有热烫感,压痛显著。鞘膜无明显积液。左侧睾丸、附睾无明显肿胀及压痛。体温 37.3℃,血白细胞 $8.5\times10^9$/L,中性粒细胞 0.75,淋巴细胞 0.23。舌质红,苔黄燥,脉弦滑数。证属肝胃火盛,大肠热结。治宜清肝泻火,通腑泄热。方用枸橘汤合龙胆泻肝汤加味。全枸橘、龙胆草各 10g,牡丹皮、赤芍、生栀子、生大黄(后下)、知母、桃仁、枳实、厚朴各 10g,生石膏(打碎先煎)30g。每日 1 剂,水煎 3 次,每次取汁 150ml,混匀备用。每日上午 9 时、下午 3 时各口服 150ml。晚间 9 时,肛门保留灌肠 150ml。第 1 剂口服及灌肠后,泻下大量深黑色粪便 3 次,臭秽异常。自觉精神好转,睾丸疼痛减轻。服 7 剂后,阴囊红肿完全消退,右侧睾丸、附睾无肿胀疼痛,大小与左侧相同。其余口渴、潮热、汗出等症亦均消失,唯觉肢体乏力、食欲欠佳、大便变溏,舌质淡红,苔白腻,脉弦细数。证属脾胃气虚,余邪未清。治宜健脾益气,荡涤余邪。党参 15g,薏苡仁、金银花、蒲公英各 30g,茯苓 15g,黄柏 5g、炒苍术、生杭芍、煨木香各 10g,淡干姜 3g,炙甘草 5g。连服 7 剂后,诸症全消而康复。

本例先染淋病,继则右睾肿胀剧痛,脉弦滑数,此湿热实火蕴结三焦、下注肝经而成子痈重症。故用龙胆泻肝汤泻肝胆实火、清三焦湿热。所虑者,患者身热口渴,心烦汗多,大便秘结三日未解,舌红苔黄糙,证已湿热化火,热灼津伤,阳明热结,腑气不通,故又合入大承气汤意,通腑泄热,急下存阴。1 剂而腑气得通,7 剂而湿热告退,再以健脾益气,清解余邪收功。

【诊疗述评】　如能对急性睾丸炎及时做出正确诊断并科学治疗,一般不发生并发症,少数患者的炎症迁延不愈可转变成慢性睾丸炎。尤其对腮腺炎要尽早科学的治疗,尽量避免或减少并发症的发生。

中医治疗本病切忌不加辨证地采用清热解毒药物,必须用中医的思维指导诊疗,方可取得较好的疗效。中医内治与外治相结合疗效明显提高。

【预防与调护】

(1)急性期宜卧床休息,慢性期可适当活动。

(2)积极尽早科学治疗原发感染,如尿道炎、前列腺炎、精囊炎、腮腺炎等疾病。

(3)治疗期间,暂时中断或减少房事。

(4)忌食酒、葱、蒜、辣椒等刺激性食物,注意合理膳食。

【古代文献精选】

《诸病源候论·卷五十》:溃者,阴核气结肿大也。

《外科证治全书·前阴证治》：肾子作痛，下坠不能升上，外观红色者，子痈也。或左或右，故俗名偏坠。迟则溃烂莫治。当未成脓时，用枸橘汤一服可愈。

【现代研究进展】 对于睾丸炎的治疗有的学者采用中西医结合治疗，有的采用中医中药治疗，有的单纯采用中医外治治疗等，均取得了一定的进展，但必须用中医的思维指导诊疗才能取得好的疗效。

# 第七节 附睾炎

急性附睾炎较常见。青壮年易发病。主要致病菌有大肠埃希菌、葡萄球菌、结核杆菌，淋菌及衣原体亦常见。致病菌可因尿道感染通过输精管侵入附睾，也可因扁桃体炎、牙齿感染、肺部感染等进入血流累及附睾。双侧附睾炎可致男子不育症。

慢性附睾炎在临床较常见。可因急性附睾炎未彻底治疗迁延而成，亦可因慢性前列腺炎而牵累。

附睾炎包括在中医的子痈范畴。

【发病机制】

（一）中医病因病机

中医认为，本病多因感受寒湿或湿热，或嗜食肥甘，或房事不节，或跌仆外伤等引起。与肝、肾二经密切相关。

1. 湿热下注

外感湿热火毒，侵犯肝经，随经循行，结于宗筋；饮食不节，嗜食肥甘厚腻，脾胃运化失常，湿热内生，注于厥阴之络；应用不洁尿道器械，外邪趁机而入，客于下焦，生湿化热；憋尿或忍精不泄，浊湿瘀精郁而生热，宗筋气血不畅则肿，湿热煎熬，热胜肉腐则为痈，故见睾丸、附睾红肿热痛；湿热熏蒸于内，故见发热。

2. 瘟毒下注

冬春季节，乍暖还寒，瘟疫之邪盛行。风温之邪袭于上，而生痄腮之疾。腮为足少阳之络，壅滞而不得解，循经下注，则殃及肾子，而成卵子瘟。

3. 气滞痰凝

郁怒伤肝，情志不畅，肝郁气结，经脉不利，血瘀痰凝，发于肾子，则为慢性子痈。

4. 阳虚寒凝

久卧冰冷之地，或天寒入水，或过食生冷，或房事后受寒，寒邪侵袭机体，客于肝脉，或久病伤阳等导致阳虚寒凝，肾子受损，发为本病。

（二）西医病因病理

1. 急性附睾炎

多继发于后尿道炎、前列腺炎及精囊炎，也可于尿道器械操作或长期留置导尿管后发病。本病发病迅速，除附睾炎症表现外，还可出现高热表现，常发生于剧烈运动或频繁性生活后。

2. 慢性附睾炎

多由急性附睾炎迁延而来，但部分患者可以没有急性附睾炎发作史。少数患者可有反复发作病史，常伴发慢性前列腺炎。慢性附睾炎的病变较局限，表现为附睾的纤维组织增生，附睾增厚增大变硬，可以伴有精索增粗，输精管直径增宽。除慢性附睾炎的急性发作期外，患者平时可能没有疼痛感。双侧慢性附睾炎可以引起精道堵塞,造成男性不育。

【诊断】

### 1. 病史

急性附睾炎起病前多有性交、创伤、导尿等诱因。慢性附睾炎有急性附睾炎或慢性前列腺炎病史。

### 2. 临床表现

急性附睾炎起病急,进展快,阴囊肿痛。疼痛可向患侧腹股沟于下腹放射。常伴有高热,亦可伴有尿路刺激症状。慢性附睾炎表现一侧阴囊长期的或间断性的疼痛,向腹股沟放射。

### 3. 体征

(1)急性附睾炎:急性阴囊红肿疼痛,患侧精索与下腹部有压痛,附睾肿大,有明显触痛,早期可触及附睾、睾丸间隙,后期两者融成一硬块并可出现继发性鞘膜积液。肛门指诊检查前列腺有触痛、质地不均等炎症征象。

(2)慢性附睾炎:附睾轻度增大、变硬、有结节感、轻度压痛。精索、输精管轻度增粗或触痛。部分患者前列腺触痛、质韧、不均。

### 4. 辅助检查

(1)实验室检查:急性附睾炎血常规白细胞总数与中性粒细胞比例明显升高。尿常规可检出红细胞、白细胞。

(2)超声诊断:可显示阴囊内附睾与睾丸的炎症范围。在排除精索、睾丸附睾与睾丸附件扭转上,彩色 B 超检查有一定的鉴别诊断价值。

【鉴别诊断】

### 1. 精索、睾丸扭转

多发生于青少年,常在剧烈活动之后出现,精索、附睾、睾丸同时发生扭转。扭转早期可在睾丸前侧扪及附睾,睾丸上提;后期见睾丸和附睾均肿大,疼痛加重,压痛明显,较难与附睾炎鉴别。但精索扭转时上抬睾丸,疼痛加重(Prehn 征);而附睾炎时,上抬睾丸疼痛减轻。尤其急性附睾炎需注意与精索扭转和附睾、睾丸附件扭转的鉴别诊断,如现有检查不能明确鉴别,不宜苛求术前确诊,必要时征得家属同意可及早手术探查,以免延误抢救睾丸的时机。

### 2. 附睾结核

病程进展缓慢,疼痛不明显,体温不升高。触诊时附睾可与睾丸区分,输精管有串珠状结节,前列腺和同侧精索变硬。尿液可查到抗酸杆菌,TB-DNA-PCR 呈阳性反应。

### 3. 睾丸肿瘤

常无疼痛,睾丸肿块与正常附睾易于区分。尿常规、前列腺液图片正常。超声检查有诊断价值。必要时应尽早手术探查。

### 4. 嵌顿性斜疝

嵌顿性斜疝虽然也可出现阴囊内疼痛,但体检可以发现睾丸、附睾均正常。此外,近睾丸上方的肿物有还纳的病史。阴囊部彩色多普勒检查可助鉴别。

### 5. 儿童反复发作附睾炎

需注意尿道有无泌尿、男生殖系统先天性畸形所致的梗阻因素。

【治疗】

(一)中医辨证论治

**1. 急性附睾炎**

(1)湿热下注证

主症:多见于成年人。睾丸或附睾肿大疼痛,阴囊皮肤红肿,皱纹消失,灼热疼痛,脓肿形成时,按之应指,恶寒发热;少腹抽痛,舌苔黄腻,脉滑数。

治法:清热利湿,解毒消肿。

方药:枸橘子春汤(庞保珍编著《不孕不育中医治疗学》)。枸橘、川楝子、秦艽、陈皮、防风、泽泻、赤芍、甘草、制没药、萆薢、龙胆草、栀子。

中成药:四妙丸每次 5g,每日 3 次。

(2)瘟毒下注证

主症:多见于儿童。多因患痧腮并发(又称卵子瘟)。附睾肿大疼痛,恶寒发热,一般不会化脓,苔黄,脉数。

治法:清瘟败毒,消肿散结。

方药:普济消毒饮加减。柴胡、黄芩、板蓝根、连翘、蒲公英、玄参、炒牛蒡子、僵蚕、炙升麻、青皮、炙甘草。

中成药:银翘解毒丸每次 9g,每日 2～3 次,鲜芦根煎汤或温开水送服;或牛黄解毒片每次 3～4 片,每日 3 次,温开水送服。

**2. 慢性附睾炎**

(1)气滞痰凝证

主症:附睾结节,子系粗肿,触痛轻微,牵引少腹不适,一般无全身症状,舌淡,苔薄腻,脉滑。

治法:疏肝理气,化痰散结。

方药:橘核肾子汤(庞保珍编著《不孕不育中医治疗学》)。橘核、海藻、昆布、白芥子、川楝子、桃仁、厚朴、木通、枳实、延胡索、桂心、乌药。

中成药:橘核丸每次 10g,每日 2 次。

(2)阳虚寒凝证

主症:附睾结节,子系粗肿,无触痛感,阴囊寒冷,可有腰酸,阳痿,遗精,舌质淡或有齿痕,脉沉或细。

治法:温补肾阳,散寒解凝。

方药:回阳子泰汤(庞保珍编著《不孕不育中医治疗学》)。麻黄、熟地黄、白芥子、炮姜炭、甘草、肉桂、鹿角胶、菟丝子、巴戟天、黄芪。

中成药:少腹逐瘀丸每次 1 丸,每日 2～3 次。

(二)中医外治

**1. 湿热下注证**

方药:枸橘子春汤(庞保珍方,选自庞保珍,庞清洋编著《不孕不育中医外治法》)。枸橘、川楝子、秦艽、陈皮、防风、泽泻、赤芍、甘草、制没药、萆薢、龙胆草、栀子。

制法:浓煎 200ml。

用法:灌入已消毒的液体瓶中,连接一次性输液器,须将输液器之头皮针去掉,连接一个

14 号导尿管插入直肠,缓慢滴注,药液温度以 39℃左右为宜,每日 1 次。

**2. 瘟毒下注证**

方药:普济消毒饮加减。柴胡、黄芩、板蓝根、连翘、蒲公英、玄参、炒牛蒡子、僵蚕、炙升麻、青皮、炙甘草。

制法:浓煎 200ml。

用法:灌入已消毒的液体瓶中,连接一次性输液器,须将输液器之头皮针去掉,连接一个14 号导尿管插入直肠,缓慢滴注,药液温度以 39℃左右为宜,每日 1 次。

**3. 气滞痰凝证**

方药:橘核肾子汤(庞保珍方,选自庞保珍,庞清洋编著《不孕不育中医外治法》)。橘核、海藻、昆布、白芥子、川楝子、桃仁、厚朴、木通、枳实、延胡索、桂心、乌药。

制法:浓煎 200ml。

用法:灌入已消毒的液体瓶中,连接一次性输液器,须将输液器之头皮针去掉,连接一个14 号导尿管插入直肠,缓慢滴注,药液温度以 39℃左右为宜,每日 1 次。

**4. 阳虚寒凝证**

方药:回阳子泰汤(庞保珍方,选自庞保珍,庞清洋编著《不孕不育中医外治法》)。麻黄、熟地黄、白芥子、炮姜炭、甘草、肉桂、鹿角胶、菟丝子、巴戟天、黄芪。

制法:浓煎 200ml。

用法:灌入已消毒的液体瓶中,连接一次性输液器,须将输液器之头皮针去掉,连接一个14 号导尿管插入直肠,缓慢滴注,药液温度以 39℃左右为宜,每日 1 次。

**(三)针灸治疗**

**1. 湿热下注证**

取穴:天枢(募穴)、大肠俞、神阙、上巨虚(下合穴)、三阴交(健脾利湿)、中极、三阴交、阴陵泉、膀胱俞、行间。

**2. 瘟毒下注证**

取穴:太冲、大敦、归来、大椎、曲池。

**3. 气滞痰凝证**

取穴:支沟、膻中、中脘、足三里、阴陵泉。

**4. 阳虚寒凝证**

取穴:关元、神阙、百会、足三里、命门。

**(四)饮食治疗**

**1. 湿热下注证**

(1)滑石粥:详见"睾丸炎"。

(2)茵陈粥:详见"睾丸炎"。

(3)栀子仁粥:详见"睾丸炎"。

**2. 瘟毒下注证**

(1)银翘二根饮:详见"睾丸炎"。

(2)板蓝银花茶:详见"睾丸炎"。

**3. 气滞痰凝证**

香陈山药粥:详见"睾丸炎"。

### 4. 阳虚寒凝证

(1)吴茱萸粥：详见"睾丸炎"。

(2)附子粥：详见"睾丸炎"。

### (五)西医治疗

#### 1. 抗生素

附睾炎在明确诊断后应足量科学使用广谱抗生素，必要时可以联合用药治疗。常用药物有青霉素类、头孢菌素类、喹诺酮类抗生素，根据患者的病情变化使用1～2周。

#### 2. 手术治疗

对少数患者感染控制不佳，局部脓肿形成需要切开引流，彻底引流脓液配合药物治疗。

### 【名家经验】

#### 1. 许履和认为子痈"实则治肝""虚则治肾"

子痈、子痰、囊痈、脱囊均为前阴疾病。对其经络所主，古人有两说，一说属肝，如《内经》云："厥阴病则舌卷囊缩。""厥阴气绝则卵上缩而终。"《医学真传》曰："阴囊卵核乃厥阴肝经之所属。"一说属肾，如《外科真诠》谓："子属肾，子之系又属肝。"因而对此四病的治疗，不离于肝肾两经。

子痈、子痰、囊痈、脱囊虽同发于前阴，然四者之间又有区别。就病位来说，子痈、子痰生于睾丸；而囊痈、脱囊生于阴囊。就病势来看，子痈、囊痈、脱囊起病急骤，常伴全身恶寒发热；而子痰起病缓慢，可见阴虚内热。就病机而言，子痈、囊痈、脱囊多由湿热之邪，下注肝肾，或为火毒外袭，蕴于肝经，或因坐卧湿地，寒湿郁久化热，营气不从，逆于肉里；子痈又有先患痄腮，风热之邪由少阳传入厥阴，其病机关键不外肝肾阴虚，湿热下注，气血凝滞，而子痰则系肝肾不足，阴虚火旺炼液成痰，痰浊凝聚，血脉瘀滞而成。

对子痈、子痰、囊痈、脱囊总的治疗原则是："实则治肝""虚则治肾"。所谓"实则治肝"系指前阴部急性化脓性感染，特别是早期未溃之时，多为湿热下注肝经的实证，应当从肝论治，以清泄肝经湿热为主，代表方如枸橘汤、龙胆泻肝汤等。所谓"虚则治肾"系指前阴部慢性炎症，或急性炎症后期溃后伤及阴液，常见肾阴不足的虚证，应当从肾求治，以滋阴降火为主，代表方如六味地黄丸之类。

子痈初起，睾丸肿胀疼痛并有下坠之感。继则阴囊皮色转红，按之灼热，并伴恶寒发热、头痛口渴、小溲黄赤、脉来弦数等全身症状。由湿热而引起者，内服疏泄厥阴，分利湿热之剂，《外科全生集》枸橘汤(全枸橘、川楝子、秦艽、陈皮、赤芍、泽泻、防风、甘草)疗效甚佳。若寒热往来，加柴胡、黄芩；痛甚，加青皮、延胡索；小便短少，加车前子、滑石、猪苓、赤茯苓；秦艽润阳滑肠，大便未秘者可去。治疗及时，一周左右即可消散。如过期而肿痛加重，寒热不退，便有化脓趋势。由痄腮引起者，多为流行性腮腺炎，痄腮将退，身热不解，忽然一侧睾丸剧痛，迅即肿大，阴囊燔红灼热，治宜清泄肝火，如龙胆泻肝汤加川楝子、延胡索等，一周左右即可消散，大多不会化脓。亦有引起睾丸萎缩者，病程较长，需仿六味地黄汤法。由寒湿化热而发者，多系素患偏坠(睾丸鞘膜积液)，忽然睾丸肿痛，阴囊皮色发红，身发寒热，治疗方法可与湿热引起者互参。以上三者，均可外敷金黄膏，并将阴囊托起，卧床休息。如已成脓，应予切开排脓，溃后按一般溃疡处理。(史宇广，单书健，当代名医临证精华·男科专辑.北京：中医古籍出版社，1992.)

### 2. 赵炳南认为治子痈当重清解,收全功宜佐活血

子痈一病多由肝肾阴亏,兼有湿热下注而致。病初常见毒热壅盛,治疗宜重用清热解毒,并注意佐以活血消肿之品。医家治痈肿,"以消为贵",湿热下注必致气血壅滞,早期清解与活血同用,一则去其热毒以遏其势;一则畅其气血以促其消,双管齐下,俾热势得制,则应随症加减:初时以炒皂刺、红花、归尾增其活血透托之力;肿块坚硬当加化瘀软坚散结之品如三棱、莪术;见气阴有伤以党参、熟地黄、石斛补益气阴;肿势欲溃用穿山甲以求速溃。病由湿热下注所致,故始终应注意加用黄柏、白术等健脾利湿之品。(史宇广,单书健．当代名医临证精华·男科专辑．北京:中医古籍出版社,1992.)

### 3. 李今庸以二陈汤加减治疗本病

睾丸胀痛为临床所常见,或见睾丸坠痛或坠胀疼痛,或肿痛,其轻重程度,常与患者的情志变化极为密切。《灵枢·经脉》说:"肝足厥阴之脉……入毛中,过阴器,抵小腹。"肝气郁结,痰浊阻滞,故见睾丸胀痛,或肿痛。肝属木,主少阳春生之气,其气以升散为顺。若肝气逆而不升,而反下降,故见睾丸坠痛,或坠胀疼痛。此乃痰浊内停,肝郁气滞所致。法当疏肝理气,化痰去浊;治宜二陈汤加味:茯苓 10g,陈皮 10g,法半夏 10g,青皮 10g,橘核 10g,荔枝核 10g,小茴香 10g,炙甘草 10g,上八味以适量水煎药,汤成去渣取汁温服,每日 2 次。若兼见尿黄、口苦等,加川楝子 10g,延胡索 10g。方中取青皮、陈皮、小茴香、橘核、荔枝核疏肝行气;取法半夏、茯苓化痰祛湿;甘草益气且调和诸药。兼见口苦、尿黄,为郁而化热,故加川楝子、延胡索行气以止痛。(李今庸．李今庸临床经验辑要．北京:中国医药科技出版社,1998.)

【医案选粹】

### 1. 刘渡舟医案——肝经湿热证

韩某,男,39 岁。有前列腺炎病史,3 天前突发左侧睾丸肿胀疼痛。西医诊为"急性附睾炎"。服抗生素 2 天,胀痛未减,转请中医治疗。现左侧睾丸坠胀剧痛,上引小腹,不可忍耐。小便不利,口渴,心烦。舌胖,苔白,脉沉弦。肝经湿热郁滞,膀胱气化受阻。治宜疏肝利湿,通阳利水。茴楝五苓散加减。茯苓 30g,猪苓 16g,白术 10g,泽泻 16g,桂枝 4g,川楝子 10g,木通 10g,小茴香 3g,天仙藤 20g,青皮 6g。服药 1 剂即痛减,3 剂小便自利,7 剂服完而病愈。

本案睾丸疼痛上控小腹,见小便不利,属古之"癃疝"之证。《医宗金鉴·杂病心法要诀》说:"少腹痛引阴丸,小便不通者,为癃疝也。"为《内经》"七疝"之一。其证候特点是痛、胀、闭,总由肝郁气滞,经脉不利,膀胱闭阻所致。肝主疏泄,其脉"过阴器,抵小腹。"若肝气郁滞疏泄不畅,则三焦水道不行,膀胱气化不利,经脉运行闭阻,故见睾丸胀痛,痛引小腹,小便不利。水气不化,津不上承,则见口渴。舌胖、苔白、脉沉而弦,皆为气滞水湿不化之象。故治当疏肝理气止痛,通阳化气利水。本方为"茴楝五苓散"去葱白加木通、天仙藤、青皮而成。方用川楝子、小茴香、青皮疏肝理气止小腹之痛;五苓散加木通能温阳化气利小便;妙在加天仙藤一味,既能活血通络,又能行气利水,为治疝气痛之要药。服用本方能使肝气畅,水气行,疼痛止,小便利,而癃疝自愈。(陈明,刘燕华,李芳．刘渡舟临证验案精选．北京:学苑出版社,1996.)

### 2. 章次公医案——湿热下注证

毛某,男。附睾炎由湿热所酿成。左附睾嫩红肿痛,尿赤,大便秘结,舌红苔黄,脉数。湿热壅结。治宜清热利湿,解毒散结。黄柏 5g,牡丹皮 9g,冬葵子 9g,牛膝 12g,泽泻 9g,大小蓟各 9g,桃仁 9g,荔枝核 12g,生侧柏叶 30g,煎汤代水。另:金银花 12g,栀子 9g,水煎代茶。

二诊:除局部治疗外,清凉解毒,通利二便。金银花 12g,大小蓟各 9g,桃仁 12g,夏枯草

9g,菊花 9g,牡丹皮 9g,七叶一枝花 5g,牛膝 9g,蒲公英 9g,草薢 9g,车前子叶各 9g,甘草梢 5g,生熟大黄各 6g,玄明粉(分 2 次冲入)12g。

三诊:附睾炎虽未消尽,但已不如前之焮红胀大。茯苓 24g,凤尾草 12g,栀子 9g,马鞭草 12g,黄柏 5g,金银花 15g,蒲公英 9g,小蓟 9g,七叶一枝花 5g,山慈姑(切片)3g。

四诊:治睾丸炎不外通利二便,消炎尚是次要。郁李仁(打)9g,小蓟 12g,马鞭草 9g,牡丹皮 9g,冬葵子 9g,桃仁 12g,苦参 5g,黄柏 3g,甘草 3g。

此案系湿热壅遏所致,治以通利二便为主,辅以清热、解毒、散结之品。盖利小便则湿热有出路,通大便则促进毒邪排泄。因此,通利二便是清利肝经湿热的一个主要途径。

### 3. 杨培君医案——寒湿凝滞证

刘某,男,28 岁。1971 年 4 月 15 日初诊。患者自诉左侧睾丸肿大,坠胀疼痛,阴囊冷湿 4 月余。半年前,曾患阴囊红肿热痛,左侧睾丸肿痛,经用青、链霉素和中药治疗痊愈。近 4 个月病情复发渐次加重,邀余诊治。体检:阴囊皮肤松弛,不红不肿,潮湿发凉;左侧附睾较右侧显著肿大,有明显触痛,与阴囊皮肤不粘连,未扪及精索串珠状硬结。舌质淡,苔白润滑,脉沉弦细。白细胞总数 $15 \times 10^9$/L,中性 0.75,淋巴 0.20,嗜酸 0.02,单核 0.03。西医诊断为慢性非特异性附睾炎。寒湿客滞厥阴经脉,气血运行受阻。治宜散寒止痛,和营通脉。当归 9g,桂枝 9g,白芍 9g,细辛 6g,通草 6g,大枣 6g,延胡索 9g,海藻 9g,沉香 6g,橘核 9g,小茴香 9g,生姜 3 片。每日 1 剂,水煎分 3 次服。连续服 21 剂,诸症悉除。继予原方 5 剂量,碾粉,炼蜜和丸,每丸重 5g,每服 1 丸,每日 2 次,以巩固疗效。次年 3 月随访,未再复发。

本案为寒湿客滞厥阴经脉之证,故拟桂枝、细辛、生姜、当归、通草温经通脉散寒;白芍、延胡索、沉香、橘核、小茴香理气和营止痛;海藻软坚散结,使结节得散。诸药合用,共奏散寒止痛,和营通脉之功。见效之后又以丸剂巩固,故未见复发。(杨培君.子痛治验 1 例.陕西中医学院学报,1979.)

### 4. 施今墨医案——下焦寒湿证

温某,男,30 岁。9 年前睾丸曾被碰伤,肿大疼痛,经治疗即消肿,数月后结婚,睾丸又肿,不久居处阴暗潮湿,睾丸肿痛日渐加重,屡经治疗,时肿时消。近年又感病情进展,经协和医院诊断为慢性附睾炎。现阴囊湿冷,每受寒湿睾丸即肿而痛,并有下坠感,饮食、二便无异常。舌苔正常,脉象沉迟。寒湿入侵下焦。治宜除积冷,消肿痛。盐橘核 10g,盐荔枝核 10g,盐小茴香 10g,酒炒山楂核 30g,巴戟天 10g,胡芦巴 10g,熟附子 6g,桂枝 5g,白芍 10g,盐炒韭菜子(布包)6g,海浮石(布包)10g,升麻 6g,细辛 6g,熟地黄 10g,瓦楞子 30g,沙苑子 10g,刺蒺藜 10g,炙草节 6g,醋炒川楝子 10g。

二诊:服药 7 剂,平和无反应,病已深久,加强药力再服。盐橘核 10g,盐荔枝核 10g,盐小茴香 6g,巴戟天 10g,胡芦巴 10g,熟附子 10g,柴胡 3g,白芍 10g,炙升麻 3g,酒当归 6g,川楝子 6g,炙甘草 3g,沙苑子 10g,刺蒺藜 10g,肉桂 2g。沉香 1g,研细末装胶囊,分 2 次随药送服。

三诊:服药 7 剂,下坠症状改善,肿痛依然,即将出差,携丸药服用较便。每日早服茴香橘核丸 10g,午服补中益气丸 6g,晚服参茸卫生丸 10g。

四诊:出差 1 个月,丸药未曾中断,阴囊湿冷、睾丸坠痛等症状均见好转。每日早服茴香橘核丸 10g,午服桂附八味丸 10g,晚服人参鹿茸丸 1 丸。

五诊:又服丸药 1 个月,诸症均感好转,效不更方,前方再服 1 个月。

按:睾丸为外肾,其与肾气通。本案起源于外伤,加重于感受寒湿后,久病深沉,治之非易,温补肾阳即治睾丸肿痛,宜于缓图,难求速效,故服丸药,逐次见好。(祝谌予,翟济生,施如瑜,等.施今墨临床经验集.北京:人民卫生出版社,1982.)

### 5. 李在明医案——湿热夹瘀证

化某,男,25 岁。5 天前全身关节酸痛,恶寒发热,头痛,口渴,小便红赤,胃纳不佳。左侧睾丸下坠胀痛,并影响同侧腹股沟,曾在当地卫生院注射青霉素治疗后发热略退,但睾丸仍红肿疼痛,并逐渐加重。遂来我院就诊。左侧阴囊红肿光亮,压痛明显,睾丸、附睾、精索皆肿大,舌苔黄腻,脉象滑数。肝胆实火,湿热下注厥阴之络,致气血凝滞而成。治宜清利肝胆湿热。柴胡 9g,黄芩 9g,栀子 10g,枸橘 24g,川楝子 12g,陈皮 10g,赤芍 10g,泽泻 12g,车前子(另包)12g,秦艽 10g,防风 10g,甘草 3g。4 剂。用葱胡水调金黄散成糊状敷患处,每日 3 次。

二诊:药后阴囊肿胀疼痛均减,发热亦退,胃纳转香,黄腻苔渐化。仍守前方服 4 剂。外治法同上。

共服药 8 剂诸症均无,达临床治愈。(王寿亭,王现图,张志兴,等.临证实效录.郑州:河南科学技术出版社,1982.)

### 6. 张赞臣医案——湿热下注证

张某,男,30 岁。1963 年 7 月 31 日初诊。4 个月前每在阴雨之时则感两侧睾丸隐痛,步履时亦牵引作痛,甚至不能下蹲,曾诊为"睾丸炎"(应为睾丸附睾炎,编者注)。现阴囊粗大下垂,附睾肿胀,行动时少腹引痛,腰酸不耐久立,头昏,小溲色黄,溺时不畅。脉弦,舌边尖红,苔糙腻而厚。肝气失疏,湿热交阻。治宜疏肝理气,清热利湿。赤白芍各 6g,牡丹皮 9g,稽豆衣 9g,橘叶核各 9g,酸枣仁 15g,赤苓 12g,刺蒺藜(去刺)9g,通草 4.5g,泽泻 9g,桑寄生 9g,忍冬藤 9g,滑石(包煎)9g。3 剂。

二诊:8 月 7 日。前方曾续服 4 剂。睾丸肿胀渐软,惟站久则阴囊滞胀而下垂,余症同前。湿热蕴阻之故。再予前方去稽豆衣、刺蒺藜、忍冬藤,加佩兰梗 6g。4 剂。

三诊:8 月 10 日。睾丸肿胀渐消,阴囊亦已上束,小便色清,溺时畅利,惟腰酸不宜多行久立。前方加陈皮 4.5g。服药 4 剂,诸症大减,腰酸如故,舌苔厚腻不化,湿热未清,上方去橘叶核,加制苍术 4.5g,山药 9g,黄柏 4.5g。连服 12 剂而愈。

按:"子痈"与西医之"睾丸炎"相似。本例系湿热下注肝经之络所致,故治用清利湿热,疏肝理气而取效。此病见头昏、腰酸足软,不可误作肾阴虚治之,因脉弦,舌苔糙腻而厚,小便不畅,乃真实假虚之证,不可被假象所惑。(上海市卫生局.上海老中医经验选编.上海:上海科学技术出版社,1980.)

### 7. 徐履和医案——肝经湿热证

李某,男,32 岁。半月前因工作劳累,引起左睾丸肿痛。某医院诊断为"睾丸、附睾、精索炎"。注射青、链霉素,普鲁卡因封闭,症状未得控制。前天饮酒后肿痛加剧,伴发寒热而入院。入院时,左侧睾丸肿大如鸡卵,疼痛较甚,阴囊色红肿胀,触痛明显,痛引同侧少腹;伴有形寒发热,头痛微咳,口干不欲饮,大便秘,小便黄等,苔薄白,脉弦数。血白细胞 $12\times10^9$/L,中性 0.82,淋巴 0.18。体温 38.2℃。肝经湿热下注,气血壅滞。治宜疏泄厥阴,分利湿热。枸橘汤加味。川楝子 10g,全枸橘 15g,青陈皮各 4.5g,赤芍 10g,泽泻 10g,生甘草 3g,防风 4.5g,柴胡 3g,炒黄芩 4.5g,延胡索 10g,赤猪苓各 6g。另用金黄膏,敷左侧阴囊,每日换 1 次。针刺三阴交,每日 1 次,每次留针 30 分钟。

针药并治 1 周,寒热头痛告退,左睾丸肿消痛定,惟触痛尚明显,停外敷及针刺,内服药去防风。续服四剂,触痛大减,复查白细胞 $7.0 \times 10^9/L$,中性 0.72,淋巴 0.28。再以原方续服四剂,以善其后。(徐福松．许履和外科医案医话集．南京:江苏科学技术出版社,1980．)

### 8. 顾伯华医案——肝胆湿热证

邵某,男,38 岁。初诊:1975 年 6 月 25 日。1 周前全身关节酸楚,怕冷发热,右侧睾丸下坠胀痛,向下影响到腹股沟,右侧腰部也疼痛,活动不利,曾到某门诊部外科诊治,诊断为急性睾丸炎,注射青、链霉素后发热略退,但局部红肿疼痛加重,腰部不能直立,大便五日未解。右侧阴囊红肿光亮,压之疼痛,睾丸、附睾、精索皆肿大,右腰背有叩击痛。白细胞总数 $10.8 \times 10^9/L$,中性 0.84。尿常规:红细胞 $1\sim2/HP$,白细胞 $7\sim9/HP$。苔黄腻,根厚,脉弦滑数。肝胆实火,湿热下注。治宜清利湿热,泻肝胆实火。当归龙荟丸加减。龙胆草 9g,当归 9g,黄柏 12g,栀子 12g,生大黄(后下)9g,木香 9g,川楝子 9g,荔枝核 12g,苍术 9g,草薢 30g。3 帖。黄连片每次 5 片,每日 3 次,口服。外敷金黄膏掺十香散。另加用阴囊托,不至下坠,腰部热敷,每日 2 次。

二诊:6 月 28 日。药后日排便 2 次,阴囊肿胀疼痛已减,腰痛已止,活动自如,胃纳转香,发热也退。苔黄腻渐化,脉弦细带数。再拟前法出入。龙胆草 4.5g,黄芩 9g,黄柏 9g,栀子 12g,茯苓 30g,蒲公英 30g,当归 9g,橘叶、橘核各 9g,川楝子 9g。4 帖。外敷同前。

三诊:7 月 2 日。阴囊肿胀全退,惟睾丸仍稍肿大,略有压痛。苔、脉正常。拟和营泻热,解其余毒。当归 9g,赤芍 12g,防己 12g,黄柏 9g,忍冬藤 30g,生地黄 12g,王不留行 12g,薏苡仁 12g。4 帖。小金片每次 4 片,每日 3 次。7 月 10 日随访,已痊愈。

按:急性睾丸炎,中医叫"子痈",病由湿热下注厥阴之络,以致气血凝结而成。用龙胆泻肝丸清利湿热,泻肝胆实火方是正法。此病例实火重,大便结,所以取当归龙荟丸之意,药后便解热退。余留睾丸肿大,加活血散结之品很快收功。(顾伯华．外科经验选．上海:上海人民出版社,1977．)

### 9. 陆观虎医案——肝郁气滞,寒邪内侵证

王某,男,20 岁。因怒,肝郁气滞,寒邪客之,左侧睾丸坠痛肿大,脉细弦,舌质红,苔白。肝郁气滞,寒邪内侵。治宜祛寒理气,疏肝解郁。紫苏梗 6g,小茴香 9g,炒赤芍 6g,木香 3g,炒橘核 9g,青、陈皮各 3g,川楝子(炒)6g,荔枝核 9g,代代花 3g,佛手 3g。

本方以紫苏梗、木香理气和中止痛,炒赤芍、青陈皮活血破结,理气开郁。佛手、代代花疏肝理气解郁。小茴香、炒橘核、荔枝核、川楝子行气活血止痛,软坚破瘀,治寒疝。

按:《素问·缪刺论》云:"邪客于足厥阴之络,令人卒疝暴痛。"《素问·五脏生成篇》云:"……有积气在腹中,有厥气,名曰厥疝。"邪者寒邪也,寒邪客于厥阴经络。积气者肝气之积也,厥气者寒气也。患者素有肝郁气滞,寒邪又客于肝经故发睾丸坠痛肿大。治之以祛寒理气疏肝,数剂症消。(纪民裕．陆观虎医案．天津:天津科学技术出版社,1986．)

【诊疗述评】 本病为男科常见病、多发病。急性附睾炎一般来势凶猛,短时间内就出现典型的局部症状,并且多数还合并有全身症状,此乃邪气亢盛之象,治宜祛邪为主;慢性附睾炎表现为反复发作,多为虚实夹杂,治宜扶正祛邪为主。

睾丸为肾所主,足厥阴肝经循会阴、络阴器,因此本病与肝肾二经关系极为密切。通常本病实证多责之于肝,虚证多责之于肾,而虚实夹杂者则多属肝肾同病。临证应以中医的思维指导诊疗,切忌一派清热解毒之药,要谨守病机,按八纲、脏腑、三焦的辨证合理组方用药。

一般而言,急性子痈多属实证、热证,属阳;慢性子痈多为虚证或本虚标实证,多属阴证。

发病突然,病程短,阴囊局部疼痛较重与红肿,舌红,苔黄腻者,为湿热毒邪内侵;发病缓慢,睾丸坠胀或坠痛,附睾肿大,舌淡或有瘀点,脉弦者,多为肝气郁结,血脉瘀阻;睾丸疼痛不明显,附睾肿大,质地较硬,舌有瘀斑,苔白腻,脉弦滑者,多为痰瘀交阻;如局部溃破,流出脓液稠厚,表明正气充盛;如脓液清稀,多属气血亏虚。

【预防与调护】

(1)尽量保持阴部卫生,减少感染机会。

(2)避免长时间留置尿管,防止逆行感染。

(3)急性期宜卧床休息。

(4)避免睾丸外伤。

(5)急性期禁止房事,慢性期节制房事。

(6)忌食煎、炸燥热之品,戒酒。

(7)应尽早科学治疗,彻底治愈,以防造成无精子症。

【古代文献精选】

《灵枢·经脉》:"肝足厥阴之脉……入毛中,过阴器,抵小腹。"

《素问·厥论》:"前阴者,宗筋之所聚,太阴阳明之所合也。"

《华佗神医秘传》:"子痈者谓肾子作痛,溃烂成脓,不急治愈,有妨生命。"

《医宗金鉴·杂病心法要诀》:"少腹痛引阴丸,小便不通者,为癫疝也。"

《外科全生集》:"子痈与囊痈有别,子痈则睾丸硬痛,睾丸不肿而囊肿者囊痈。"

【现代研究进展】

**1. 中医病因病机研究**

附睾炎是现代医学的名称,清代以前的中医学论著无专门记述,而散见在关于"癫疝""癫疝""囊痈""子痈"等的论述中。至清代《外科证治全生集》才有专门记载:"子痈与囊痈有别,子痈则睾丸硬痛,睾丸不肿而囊肿者为囊痈。"病因方面,古代医家多责之于肝,认为是湿热下注厥阴之络,气血凝滞而成。如《证治准绳》指出:"足厥阴之经,环阴器,抵少腹,人之病此者,其发睾丸胀痛,连及少腹。"

近代王沛等将病因病机分为以下四方面:①感受湿热:外感湿热,内蕴肝经;或嗜醇酒厚味、煎炒之物,损伤脾胃,湿热内生,致湿热下注肾子,经络阻隔,气血壅滞而为肿为痛;或外肾不洁、外肾创口等,湿热之邪直接客于肾子而病。若湿热蕴结不化,热甚肉腐成脓,则形成脓肿。湿热为患者多发为急性子痈。②寒湿侵袭:肾虚内生寒湿,或外感寒湿,致寒湿注于外肾,客于肾子而成,湿则为肿,寒则为痛,寒湿凝滞,气血不畅,瘀血不化,则病久不愈。寒湿郁久化热,则可腐肉成脓。寒湿所侵者多发为慢性子痈。③脏腑内伤:情志不舒,气郁化热,郁于肝经,疏泄失常,络脉瘀阻;或房事不洁,忍精不泄,瘀精浊血与湿热交作,结于肾子,亦成子痈。④外伤染毒:跌仆损伤或硬物撞伤肾子,使气血凝滞,经脉阻塞,如瘀血不能消散吸收,兼染邪毒,毒邪聚于肾子不去,瘀毒搏击,也能化热酿脓而成子痈。谭异伦等尚提出素体阴虚,或大病久病之后耗伤肝肾,致肝肾阴虚,络脉失调,亦能诱发本病。

**2. 治则与治法研究**

(1)急性附睾炎:王琦等以清热利湿、解毒消痈为原则;邹桃生以清热利湿、泻火解毒、理气行滞、活血通络为原则。李临刚等以疏肝理气、清热利湿、活血化瘀、软坚散结为原则。

(2)慢性附睾炎:王琦等以疏肝散结,行气止痛为原则;郭军以解毒活血,软坚散结为原则;

郑东利以清热解毒利湿,活血化瘀软坚为原则。

### 3. 辨证论治研究

(1)李彪等将本病分为急性期、慢性期分别辨证,其中急性期又分为初、中、后三期辨证。初期治以清热利湿,疏肝理气,方用枸橘汤加减;中期治以清热解毒,利湿疏肝,直折其势,方选龙胆泻肝汤加紫花地丁、皂角刺;后期疏肝解毒,方用五神汤合枸橘汤加减。慢性期活血散结,以清解余热,方用金铃子散合少腹逐瘀汤加减。

(2)戚广崇等将本病分为三型:湿火下注型,治以龙胆泻肝汤加减;肝络失和型,治以枸橘汤加减;瘀血阻滞型,治以少腹逐瘀汤加减。

(3)安崇辰等将本病分为五型论治:寒湿子痈,方选暖肝煎加减;湿热子痈,方选龙胆泻肝汤加减;气滞子痈,方选橘核丸加减;气滞血瘀子痈,方选复元活血汤加减;气虚子痈,方选补中益气汤合橘核丸加减。

### 4. 专病专方研究

黄向阳等用香橘散加减治疗:橘核、小茴香、山楂、黄芩、当归、延胡索、丹参、生地黄、牡丹皮、皂角刺、猫爪草、忍冬藤。若结节甚,加王不留行、三棱、莪术;若气虚甚,加党参、山茱萸;伴排尿不畅,加泽泻、通草、车前子;阳虚甚,加肉桂、附子。治疗慢性附睾炎患者175例,治愈57例,显效46例,有效65例,总有效率为96%。

# 第八节 精囊炎

精囊炎是由细菌或寄生虫侵入精囊腺而引起的炎症,为精囊非特异性感染疾病,多见于20—40岁青壮年。临床可分为急性精囊炎和慢性精囊炎两类,以后者较多见。临床以精液里混有不同程度的血液,可伴有尿频、尿急、尿痛、射精疼痛、会阴不适等症状为特征。因其与前列腺炎在病因和感染途径方面相同,故常与前列腺炎同时发生,且是复发性附睾炎的病因。

根据其临床表现,精囊炎以精液中含有血液为特征,属中医"血症"范畴,与中医学之"血精症"相似,其病位在精室。临床虽有虚实之分,但以虚证居多。根据临床观察,本病经正规治疗,一般能获效,预后良好。

【发病机制】

(一)中医病因病机

### 1. 湿热下注

外感湿热,或寒湿,郁久化热,湿热火毒之邪循经下注,扰及精室,精室血络受损,热迫血行;或饮食不节,过食辛辣肥甘之品,湿热热毒内生,热扰精室,均可造成血精。

### 2. 阴虚火旺

房劳过度,肾精亏虚,阴虚火旺,虚火扰及精室,造成血精。

### 3. 瘀血阻滞

阴部手术或外伤,精室血络受损,血不归经,溢于精室,精血夹杂而出;或生殖器官疾病,日久不愈,久病入络,气血瘀滞,血行不畅,阻滞精道,精液与瘀血互结而成本病。

### 4. 脾肾气虚

饮食不节,损伤脾胃,脾气亏虚,气不摄血;恣情纵欲,房劳过度,损伤肾气,封藏固摄失职;或患病日久,脾肾气虚,气不摄血,血溢精室,则见血精反复发作,日久不愈。

## (二)西医病因病理

本病常与前列腺炎并发。

精囊炎根据自然病程可以分为急性和慢性两类,病程迁延超过 6 周仍然未愈可归为慢性精囊炎。精囊炎一般由邻近尿道生殖系统感染而来,因此常见病原菌为大肠埃希菌、葡萄球菌与链球菌。精囊炎的常见感染方式为经尿道逆行感染与经附睾通过输精管感染。发病后,精囊黏膜水肿、充血,偶尔可形成局部脓肿,严重时脓肿可侵入膀胱后壁。

### 【诊断】

#### 1. 病史

是否有尿道炎反复发作病史,长期禁欲或频繁手淫史,是否性生活过频,是否有性病史、结核病史、生殖系统手术与外伤史,是否酗酒。

#### 2. 临床表现

急性精囊炎和急性前列腺炎临床表现相似,可见尿频、尿急、尿痛、会阴部及肛门胀痛,伴有寒战高热,甚则出现终末血尿与排尿困难,性交时由于射精疼痛而出现暂时性射精抑制,精液呈红色或带血块。慢性精囊炎的主要临床表现为间歇性血精,精液呈粉红色、暗红色或血块,这种血精情况可持续较长时间;耻骨上区隐痛,并伴会阴部不适;性欲减退、早泄、遗精和性交疼痛,尤以射精时疼痛加剧。

#### 3. 体征

肛门指诊急性精囊炎时可触及肿大的精囊腺,压痛明显,下腹部、会阴部亦可有压痛;慢性者精囊常无增大,但按压前列腺附近可有压痛。

#### 4. 辅助检查

(1)血常规:急性者可发现血白细胞升高。

(2)精液常规:精液检查见很多红细胞、白细胞,急性者尤为明显;精子活动率、活力可下降。

(3)精液细菌培养:常可培养出致病菌。

(4)经直肠 B 超或 CT 检查:常提示精囊腺体积增大,囊壁增厚,边缘粗糙,囊内透声差。

(5)精囊造影检查:主要适用于慢性精囊炎。方法是经射精管口插管逆行造影,或穿刺输精管注入造影剂后摄片,可见精囊形态不规则,边缘欠光滑。

### 【鉴别诊断】

#### 1. 精囊结核

与精囊炎相比,该病发生时间较晚,精液量减少,呈粉红色带有血丝,严重时精液完全呈血液状;精囊腺指诊检查有时可触及局部变硬或有结节;X 线摄片精囊区有钙化影。造影见精囊轮廓不规则,扩张或破坏。精液中可查出结核杆菌。

#### 2. 精囊囊肿

该病发生时间较晚,精液呈淡红色,精子计数及精液量略减少,无射精痛,囊肿较大压迫周围组织时可见腹部、腰部疼痛,排尿困难,可影响生育。有时肛诊可以触及。经直肠彩超可以明确诊断。

#### 3. 精囊癌

本病精液呈鲜红色,精液量及精子数目均下降,无射精疼痛,无腹股沟及睾丸疼痛,有尿频、尿痛及血尿。肛诊可触及精囊不规则硬结。造影精囊轮廓不清有破坏,发病年龄较精囊炎者为高。

### 4. 前列腺结石、精囊结石

可见精液量减少,色暗红,精子计数下降,射精痛存在,合并感染时会阴部放射痛、阴茎疼痛明显,排尿困难常存在,但不影响生育。肛诊可见局部增大压痛。B超可了解结石情况,但注意与钙化影区别。发病年龄多在40岁以上。

### 5. 淋病性精囊炎

该患者有不洁性生活史或其他传染源接触史,精液色红,镜检可查到淋球菌。肛诊触痛明显。青年人发病率高。

### 6. 血尿

血尿为血随尿液排出体外,尿色呈淡红、鲜红、红赤,甚至夹杂血块。多无尿道疼痛,或仅有轻度胀痛及灼热感,精液并无红色。

【治疗】

（一）中医辨证论治

### 1. 湿热下注证

主症:血精量多,色红或暗红,射精疼痛,伴会阴潮湿,小便短赤,或淋漓不尽,或兼尿频、尿急、尿痛,口干苦而黏,舌质红,苔黄腻,脉滑数。

治法:清热化湿,凉血止血。

方药:清化定血汤（庞保珍编著《不孕不育中医治疗学》）。苍术、黄柏、薏苡仁、土茯苓、车前子、马齿苋、小蓟、牡丹皮、龙胆草。

中成药:龙胆泻肝丸每次6g,每日2次,口服;或四妙丸每次5g,每日3次,口服。

### 2. 阴虚火旺症

主症:血精鲜红量少,或兼射精疼痛,伴五心烦热,潮热盗汗,腰膝酸软,形体消瘦,口干咽燥,舌质红,少苔,脉细数。

治法:滋阴泻火,凉血安络。

方药:壮水固血汤（庞保珍编著《不孕不育中医治疗学》）。熟地黄、山药、山茱萸、牡丹皮、知母、黄柏、小蓟、女贞子、墨旱莲、龟甲、鳖甲。

中成药:知柏地黄丸,每次8丸,每日3次,口服。

### 3. 瘀血阻滞证

主症:血精,日久不愈,精色暗红,或夹血块及血丝,射精疼痛,会阴或阴茎疼痛,或有外伤手术史,舌质暗红,或有瘀斑瘀点,脉沉细涩。

治法:活血止血,化瘀通络。

方药:三七归经汤（庞保珍编著《不孕不育中医治疗学》）。三七、熟地黄、当归、赤芍、川芎、桃仁、红花、马齿苋、蒲黄、阿胶。

中成药:云南白药胶囊每次1~2粒,每日4次,口服。

### 4. 脾肾气虚证

主症:血精反复发作,日久不愈,精色淡红,神疲乏力,面色无华,食少便溏,头晕腰酸,阴部坠酸不适,小便不利或清长,舌质淡胖,脉沉细无力。

治法:补肾健脾,益气摄血。

方药:济气摄血汤（庞保珍编著《不孕不育中医治疗学》）。熟地黄、山药、当归、枸杞子、山茱萸、五味子、人参、黄芪、白术、茯苓、阿胶、蒲黄。

中成药:无比山药丸每次 9g,每日 2 次,口服。

### (二)中医外治

#### 1.湿热下注证

方药:清化定血汤(庞保珍方,选自庞保珍,庞清洋编著《不孕不育中医外治法》)。苍术、黄柏、薏苡仁、土茯苓、车前子、马齿苋、小蓟、牡丹皮、龙胆草。

制法:浓煎 200ml。

用法:灌入已消毒的液体瓶中,连接一次性输液器,须将输液器之头皮针去掉,连接一个 14 号导尿管插入直肠,缓慢滴注,药液温度以 39℃左右为宜,每日 1 次。

#### 2.阴虚火旺证

方药:壮水固血汤(庞保珍方,选自庞保珍,庞清洋编著《不孕不育中医外治法》)。熟地黄、山药、山茱萸、牡丹皮、知母、黄柏、小蓟、女贞子、墨旱莲、龟甲、鳖甲。

制法:浓煎 200ml。

用法:灌入已消毒的液体瓶中,连接一次性输液器,须将输液器之头皮针去掉,连接一个 14 号导尿管插入直肠,缓慢滴注,药液温度以 39℃左右为宜,每日 1 次。

#### 3.瘀血阻滞证

方药:三七归经汤(庞保珍方,选自庞保珍,庞清洋编著《不孕不育中医外治法》)。三七、熟地黄、当归、赤芍、川芎、桃仁、红花、马齿苋、蒲黄、阿胶。

制法:浓煎 200ml。

用法:灌入已消毒的液体瓶中,连接一次性输液器,须将输液器之头皮针去掉,连接一个 14 号导尿管插入直肠,缓慢滴注,药液温度以 39℃左右为宜,每日 1 次。

#### 4.脾肾气虚证

方药:济气摄血汤(庞保珍方,选自庞保珍,庞清洋编著《不孕不育中医外治法》)。熟地黄、山药、当归、枸杞子、山茱萸、五味子、人参、黄芪、白术、茯苓、阿胶、蒲黄。

制法:浓煎 200ml。

用法:灌入已消毒的液体瓶中,连接一次性输液器,须将输液器之头皮针去掉,连接一个 14 号导尿管插入直肠,缓慢滴注,药液温度以 39℃左右为宜,每日 1 次。

### (三)针灸治疗

#### 1.湿热下注证

取穴:天枢(募穴)、大肠俞、神阙、上巨虚(下合穴)、三阴交、中极、三阴交、阴陵泉、膀胱俞、行间。

#### 2.阴虚火旺症

取穴:太溪、涌泉、太冲。

#### 3.瘀血阻滞证

取穴:血海、膈俞、气海、太冲、合谷。

#### 4.脾肾气虚证

取穴:气海、关元、神阙、命门、肾俞。

**(四)饮食治疗**

**1. 湿热下注证**

(1)滑石粥:详见"睾丸炎"。

(2)茵陈粥:详见"睾丸炎"。

(3)栀子仁粥:详见"睾丸炎"。

**2. 阴虚火旺证**

(1)牡蛎知母莲子汤

组成:生牡蛎 20g,知母 6g,莲子 30g,白糖适量。

制法与用量:将生牡蛎、知母放砂锅内,加适量清水,小火煎 30 分钟,滤汁,弃渣,洗净莲子,热水浸泡 1 小时,将药汁与莲子连同浸液一起放锅内,小火炖至莲子熟烂,加白糖食用。

(2)地骨皮饮(《千金要方》)

组成:地骨皮 15g,麦冬 6g,小麦 6g。

制法与用法:上 3 味加水煎煮,至麦熟为度,去渣取汁,代茶频饮。

**3. 瘀血阻滞证**

三七蒸鹌鹑(《中医药膳与食疗》)

组成:鹌鹑 1 只,三七粉 1~2g,食盐、味精各适量。

制法与用法:将鹌鹑去毛及肠杂,洗净,切块,用三七粉同置瓷碗中,加入食盐,上锅隔水蒸熟,调入味精即成。食肉喝汁,每日 1 剂,连食 7~10 日。

**4. 脾肾气虚证**

黄精烧鸡(《家庭药膳》)

组成:黄精 50g,党参 25g,怀山药 25g,鸡 1 只(约 2000g),生姜、葱各 15g,胡椒粉 3g,料酒 50g,味精 2g,化猪油 70g,肉汤 1500ml。

制法与用法:将鸡宰杀后,去杂毛和内脏,剁去脚爪,入沸水锅中氽透,捞出砍成块;将党参洗净,切 5cm 长段;山药洗净,切片;生姜洗净,拍破;葱洗净,切长段。锅置火上,注入猪油,下姜、葱煸出香味,放入鸡块、黄精、党参、怀山药、胡椒粉,注入肉汤、料酒,用大火烧开,打去浮沫,改用小火慢烧 3 小时,待鸡肉熟时,拣去姜、葱不用,收汁后入味精调味即成。空腹食之。

使用注意:本品性质滋腻,故脾虚湿困,痰湿咳嗽及舌苔厚腻者不宜服用。

**(五)西医治疗**

**抗生素治疗**

根据患者症状与个体情况酌情选用抗生素治疗。一般首选杀菌类抗生素,如青霉素类、头孢菌素类与喹诺酮类,疗程 1~2 周。即使急性精囊炎已经治愈,患者的精液颜色可能尚未完全恢复正常,可以嘱患者每周排精一次,把精囊腺内残留的积血逐渐排出。

**【名家经验】**

**(一)徐福松临证经验**

**1. 详询病史,审证求因**

血精患者就诊时应详询相关病史,重视血精发生的经过,包括血量、血色、血精的性质、复发的情况、伴随症状等。根据血量初步判断出血部位:勃起时充血的尿道黏膜出血常呈鲜红色,不与精液混匀,像混杂的血丝;各种炎症和外伤引起的血精混合均匀,呈鲜红色或深棕色,血液储存较久颜色还会变黄;射精时如果在精液的前段中有血液,病位多在尿道,如果血液出现在射精的后段时则多为前列腺及精囊的病变。因为血精的易复发,所以如果反复出现血精,必须进行详细的泌尿生殖系统检查,直肠指检尤为重要,既可检查前列腺、精囊腺及收集分泌物标本,又有助于肿瘤的发现,以免贻误。按摩时要注意直肠指诊的按压区域与分泌物的关系,先按摩前列腺,收集前列腺液,排尿后再分别按摩左、右精囊腺,收集精囊腺液,这样有助于二者的鉴别诊断。必要时可做 B 超、MRI、精囊腺造影术或其他检查,以明确血精的病因。

### 2. 明确提出治疗适应证

血精首见于《诸病源候论·虚劳精血出候》,既是中医病名,又是许多疾病的症状。历代医家对血精论治虽多,但囿于当时的诊断条件,往往概而论之,未能击中要害。明确中医药治疗的适应证当为首要,唯此方能做到有的放矢,而不是盲目施治。偶然发生的血精,经检查未发现特异改变,可能是性交过程中某些组织因急剧充血和机械性碰撞出现微细小血管破裂出血所致,对这种特发性血精只要暂停房事 1~2 周就能完全恢复。对于感染因素所致的精囊腺、前列腺、尿道、附睾的急慢性炎症,睾丸、会阴部损伤及前列腺手术后引起的血精,中医药治疗每奏良效。对于前列腺结石、精囊腺结石及泌尿生殖系结核所致的血精可试用中医药治疗。至于解剖异常(如苗勒管囊肿),或恶性肿瘤(如前列腺癌),精囊静脉曲张,会阴部长期反复压迫,肝硬化伴门脉高压(致痔静脉丛通过侧支前列腺丛压力也增高,精阜旁后尿道上皮下静脉扩张破裂),糖尿病及一些血管、血液疾病所引起的血精则非单纯中医药所宜。总之,血精病因复杂,中医临床应拓宽思路,开阔视野,对血精的中医药治疗适应证要了然于心。

### 3. 分清虚实标本缓急

血精的病位在下焦,与肝肾关系密切,涉及脾、胃、心、肺,病理性质可虚可实或虚实夹杂。虚者为肾气亏虚,封藏固摄失职;肾阴亏虚,阴虚火旺,扰乱精室;气血虚弱,统摄无力,血不循经,造成血精;肺阴不足,虚热内扰等。实者为肝经湿热,循经下注;跌扑损伤,气滞血瘀或会阴部手术,血络受损,血不归经,溢入精室;心热下移,火动精室皆可导致血精。虚实夹杂为血虚致瘀,血溢脉外或因实致虚。由于前列腺与精囊腺的解剖结构复杂,引流不畅很容易转为慢性,从而引起继发性输精管阻塞,射精管口水肿阻塞而变生他证。血精病机多端,须知常方能达变。因环境、生活习惯及性观念的改变,今人多阴虚,故临床多以阴虚火旺为发病之本,湿热下注为致病之标,慢性多虚者常见。

### 4. 疏导为先,内外同治

由于东方文化的影响,临床上不少患者见到血精后,十分恐惧,忧心忡忡,认为血液和精液一起排出,一定病情很重,会影响生育能力,害怕下次的性交会出血更甚,不敢勃起,出现暂时性的精神心理性勃起功能障碍,进一步加重心理负担。因此,心理疏导不可忽视,而积蓄在精囊腺里的精液不是一次射精就能排空,即使得到及时与充分治疗,血精也要持续一段时间后才会消失,急性出血期间主要是禁忌房事,血精消失后仍应休息 1~2 周,恢复后性交也不宜过频过激烈;禁忌饮酒和辛辣刺激性食物,以免加重充血程度;不要长距离骑车。这些有必要向患者交代清楚,使患者解除顾虑,正确对待病情,配合治疗。

### 5. 确立理血、清源、固本为治疗大法

(1)理血者,安络止血养血,血热则凉血止血,选用苎麻根、大小蓟、侧柏炭、白茅根、地榆等;血瘀则化瘀止血,选用生蒲黄、血余炭、失笑散等;血虚致瘀则养血活血,选用当归、鸡血藤、何首乌等;气不摄血则健脾益气统血,选用归脾汤或补中益气汤加入芡实、麦芽、神曲、鸡内金等使气血生化有源,血归脾统而安。

（2）清源以清利为主，肝经湿热则清热利湿，选用程氏萆薢分清饮加入三妙丸、碧玉散、土茯苓、车前子、荔枝草等；心经火热下移尿道，则清心利水，选用导赤散等。

（3）固本者，以肾为先天之本，肾虚不能藏精，坎宫之火无所附而妄行，当壮水制火，选用二至地黄汤加入黄精、金樱子等，不用或少用止血之品；肾气不固者，少火生气而归封蛰之本，方用金匮肾气丸加入沙苑子等，至于虚实夹杂者则消补兼施。

（4）在治疗血精时，还注重外治，或中药坐浴，或保留灌肠，或尿道用药，每获良效。

**（二）徐福松治精四法**

**1. 滋阴降火是治血精之常**

关于血精的论述，应首推隋·巢元方《诸病源候论·虚劳精血出候》，阐明了精血俱出的病因病理为劳伤肾气，肾不藏精，指出："肾藏精，精者血之所成也。虚劳则生七伤六极，气血俱损，肾家偏虚，不能藏精，故精血俱出也"。《医宗必读》说："赤白浊，浊病即精病，非溺病也……精者血之所化，浊去太多，精化不及，赤未变白，故成赤浊，此虚之甚也。所以少年天癸未至，强力行房，所泄半精半血，少年施泄无度，亦多精血杂出"。说明房劳过度是血精的主要原因，房劳则伤肾，肾阴不足，虚火上炎，精室被扰，迫血妄行，血从内溢，乃成血精。临床观察，大凡病程较长，年龄较大，体质较弱，追溯病史有房劳过度的血精患者，常可见到阴虚火旺的证候。治多采用二至地黄汤加减以补益肝肾，滋阴降火。常用药物为：女贞子、墨旱莲、生地黄、白芍、茯苓、山药、泽泻、炒牡丹皮、黄精、金樱子。盗汗加牡蛎、糯稻根须；腰酸加杜仲、续断、桑寄生；头晕加枸杞子、沙苑子、菊花；舌有龟裂或剥苔者，掺入大补阴丸、天花粉、阿胶等。并嘱食鳖肉、龟肉、银耳、淡菜、海参等食物，以增强养阴补肾之功。肾阴既充，虚火即平，不用或少用止血之品，而血精自止。患者高某，大学教师，44岁，已婚。近2月性交或遗精时均系肉眼血精，并有舌苔龟裂，部分剥苔，脉细带数等明显阴虚体征，始服二至地黄汤12剂，疗效不著，后加知母、黄柏、龟甲，进服5剂，血精即止，剥苔好转，再以原方续服30剂，诸症痊愈。

**2. 清热化湿是治血精之变**

部分血精者由于包皮过长，或性交不洁，或有手淫，或梦遗频作等原因，湿热之邪从尿道口袭入，浸淫于上，熏蒸精室，血热妄行而引起血精。此类患者常兼有男性生殖系统的其他炎症，如睾丸炎、附睾炎、前列腺炎、尿道炎等，而出现下焦湿热征象。治疗常在滋阴降火的基础上，加入清热化湿之品，如四妙丸、碧玉散、土茯苓、车前草、荔枝草等，每能缩短疗程，提高疗效。如湿热之证突出，阴虚火旺不显，可径投清热化湿之剂，湿热一净，血精自除。他如兼有前列腺炎者，参以程氏萆薢分清饮；兼睾丸、附睾丸炎者，参以《全生集》枸橘汤（全枸橘、川楝子、秦艽、陈皮、防风、泽泻、赤芍、甘草）；兼有尿道炎者，参以钱乙导赤散，须灵活变通而用之。患者张某，32岁，已婚。肉眼血精7~8年，反复发作，经中西药物治疗无效。伴神疲乏力，面色黧黑，腰酸头昏，舌红苔少，脉细而数等症。1979年下半年按阴虚火旺论治，服滋阴降火剂40剂，血精消失，全身症状亦除。1982年夏因挑水后导致复发，精色紫红，溲黄，口干苦而黏，大便溏薄，舌苔黄腻，脉弦滑而数。服滋阴降火剂15剂无效，转用清热化湿剂10剂，血精及诸症若失。

**3. 补益气血是治血精之本**

精者血之粹，血是男子之精。素体气血两虚的血精患者，或由于精血的慢性消耗，每可见气血不足或心脾两虚之证，如面色㿠白，舌淡而胖，边有齿印，头昏乏力，心悸失眠等。而这些证候又可导致气不摄血，脾不统血，形成恶性循环，进而加重病情，使病程迁延。遇此情况，必须以补益气血治其本,方能获得预期效果。一般可用八珍汤或归脾汤为主。如见中气不足,气虚下陷者,又宜以补中益气汤为主。芡实一味,每多加入,取其甘平无毒,益脾固肾。他如麦芽、神曲、鸡内金等健脾助运之品,亦宜佐用,使补气而不腻,养心脾而不滞。如此气血生化有源,血归脾统而安,则血精自愈矣。患者周某,54 岁,已婚。患血精十余年,伴有血尿。在某医院做静脉肾盂造影、逆行肾盂造影,泌尿系未发现阳性病变。后检查诊断为精囊炎、前列腺炎,经长期中西医治疗后,血尿消失,血精不愈,每次性交时均有肉眼血精,有时尿道口流出血性黏液,同时伴有面色㿠白,头昏耳鸣,神疲乏力,失眠心悸,食少便溏,会阴部有下坠感,舌淡,苔薄白,脉软。辨证为久病气血两虚,中气下陷,气不摄血。予归脾汤加芡实、蒲黄炭等,1 月而血精止,3 月而诸恙安。

#### 4. 凉血止血是治血精之标

如每次排精均有肉眼血精,量多色红,或镜下血精久而不消,同时还感尿道灼热,舌边尖红,甚则起刺,脉象带数等症者,则宜分别于滋阴降火或清热利湿剂中,参以凉血止血之品治其标,如苎麻根、小蓟、侧柏炭、血余炭、藕节炭等,血遇凉而不妄行。其中苎麻根甘寒无毒,尤为凉血热、安精室之要品,一般宜重用至 30g。如因强力行房,或手淫排精而致血精,或夹有瘀血块,排精时尿道疼痛者,又宜加入茜草、紫草等凉血止血兼活血化瘀的药物。或用参三七、失笑散、琥珀等亦可。即使气血不足,或心脾两虚者,亦可酌加 1~2 味,以助控制血精。患者史某,成年,未婚。1 年来遗精为肉眼血精,呈咖啡色,诸治无效。经通信治疗 1 次,服二至地黄汤 20 剂,肉眼血精消失,临床症状明显好转,但镜检精液常规仍有少许红细胞,于原方中加入血余炭、藕节炭、苎麻根等味,进服 5 剂,精液常规中红细胞及临床症状消失。随访 1 年,血精未再出现。(单书健,陈子华,石志超,古今名医临证金鉴·男科卷. 北京:中国中医药出版社,1999.)

#### (三)王琦主张血精之治重在清、化

王琦指出,出血之症多因于火,血精之病多因下焦湿热、瘀热互结及阴虚火旺等损伤精室血络所致。其论治原则,阳盛伤络者以清热凉血为主;阴虚内热者以滋阴降火为要;瘀热内扰者,祛瘀与清热并举。血精的证候表现,初期以湿热毒邪的实证多见,病久则一方面累及于肾,致使肾阴亏虚,另一方面则出现久病入络,败血瘀滞内结,致使血精缠绵难愈。因此,对于顽固性血精的治疗,除针对其主要病因外,任何证型均宜选加滋阴药与活血祛瘀药,方更切合病情。由于出血之症多与火邪有关,出血之病必导致瘀血,因此瘀热病机可贯穿于血精病的各证型之中。故对方剂的应用,王琦善用《内经》四乌贼骨一藘茹丸(海螵蛸、茜草)及《金匮要略》蒲灰散(蒲黄、滑石)为首选方,前者以化瘀止血为主,后者以化瘀利窍泄热为要。凡出血之病,总归血络受损,不论新久,往往多夹瘀血,王琦强调治疗血精,理血之品当随证运用,尤其是在运用止血药时,应选用既能止血又能化瘀之品,以防止血留瘀之患。具体分三型论治。

#### 1. 肝经湿热

王琦治肝经湿热之血精除善于把握湿热病邪之主因外,对病机过程中出现的溢出脉外之瘀血也十分注重调治。因此,在选用龙胆泻肝汤清肝胆之火泻下焦湿热的同时,常加四乌贼骨一藘茹丸并三七粉化瘀止血。三七为化瘀止血之妙品,助当归祛瘀生新。诸药合用,湿热得清,瘀血得消,郁火得散。

#### 2. 瘀热扰精

瘀热致病,历代医家多有论述。《金匮要略·肺痿肺痈咳嗽上气病脉证并治第七》指出:

"热之所过,血为之凝滞。"朱丹溪亦谓:"血受湿热,久必凝浊。"王琦据多年临床经验认为,久患血精之因,除瘀血阻滞外,多夹热邪内伏。其病机为湿热毒邪侵扰下焦,热迫精室,血瘀脉外未能及时治愈导致瘀热内伏;或精室络损血瘀,败血瘀滞经络,日久化热,瘀与热邪互结,相互作祟,致使血精反复发作,缠绵难愈。王琦十分重视瘀热病邪的病机所在,治疗以活血祛瘀与泄热利窍并重,方剂用四乌贼骨一藘茹丸合蒲灰散加牡丹皮、栀子、香附、木贼草治之。方中茜草配蒲黄、牡丹皮祛瘀,清热凉血,以针对瘀热致病之主因,同时茜草、蒲黄又为化瘀止血之良药;栀子清热凉血止血,并有解郁除烦化瘀之功效,对于伏热及郁结之火均有特殊的治疗效果。用木贼草、滑石清利下焦湿热。《本草正义》谓木贼草具有"疏泄窒滞,升散郁热"的作用。《圣济总录》《普济方》均载其有止血之功;海螵蛸收敛止血兼化瘀血,尤善治泌尿生殖系统器官的出血症;香附行气解郁,畅达气血。诸药合用,使瘀血得清,精室得利,血精自愈。

### 3. 阴虚火旺

阴虚火旺血精之病机,多由肾阴亏虚,相火偏亢,虚火扰精,血络受损所致。正如《许履和外科医案医话集》所云:"精血……多由肾阴不足,相火偏旺,扰动精室,迫血妄行。"亦有血精日久,热邪久郁,灼伤阴津。因此,滋养肾阴,清泻虚火,化瘀止血是其基本治疗原则。王琦治疗该病证多选用大补阴丸与二至丸、四乌贼骨一藘茹丸加车前子、三七治之。方中大补阴丸以滋阴降火为主,龟甲既能滋肾阴,又为止血之妙品,以凉血止血的生地炭与龟甲配用,更能发挥滋阴止血的治疗效果;二至丸养肝肾之阴,并能凉血止血;茜草、海螵蛸化瘀止血;三七化瘀止血,祛瘀生新,与茜草相伍,化瘀止血有明显的协同作用;车前子清利下焦,导热下行。诸药合用,滋阴泻火,化瘀止血,祛瘀生新以利精室康复。

王琦指出,血精之治,要在掌握"清""化"二字。清者,或清湿热,导火下行;或清郁热,泄散火邪;或清虚热,以制阳光。化者,化瘀止血而不凝滞,化湿利窍而不伤阴,如是则大法概矣。(陈金荣.王琦治疗血精的经验.中医杂志.1996.)

### (四)张琪主张本病治疗宜标本兼顾

精囊炎常与前列腺炎同时发生,因此辨证治疗基本同前列腺炎,但有部分患者精液带血(包括镜下及肉眼),相当于中医血精病,多因精囊素有湿热,又感受寒邪,属外寒内热证。对本病的治疗采用清热凉血,化瘀与温肾补肾法合用效果颇佳。(张琪.全国著名老中医临床经验丛书·张琪临床经验辑要.北京:中国医药科技出版社,1988.)

### 【医案选粹】

#### 张琪医案

吕某,男,59岁,干部,1991年10月15日初诊。发病1年余,会阴部及睾丸胀痛,肉眼血精,腰酸不耐久坐,畏寒,诸治不效,来门诊求治,舌苔干,脉象沉。始以温肾寒、清热解毒之剂治疗,睾丸及会阴部胀痛有好转,但血精不见减轻,尿色如浓茶,舌苔干,脉象沉滑,改用温补肾气、清热凉血化瘀法治疗。熟地黄20g,枸杞子15g,菟丝子15g,女贞子15g,知母15g,黄柏15g,肉桂10g,小茴香15g,茜草20g,血见愁30g,桃仁15g,大黄5g,重楼30g,白花蛇舌草50g。水煎服,每日1剂。服上方14剂,会阴部及睾丸胀痛明显减轻,血精好转,镜下红细胞10个左右,药已对症,嘱继服上方。继服14剂,会阴部及睾丸胀痛已除,腰部仍稍有酸痛,精液常规红细胞3~4个,前方加龙骨20g,牡蛎20g,继服14剂后。于12月1日复诊时,精液检查红细胞已转阴,仅腰久坐仍觉酸痛,其他症状基本消除,嘱停药观察。

前列腺炎及精囊炎之所以缠绵不愈,乃因病机错综复杂,肾虚而膀胱湿热,本虚标实,虚实寒热错杂,故治疗棘手。对此病治疗包括调整肾中阴阳之偏,即偏于肾阴虚者,多用滋阴之品,稍加助阳以反佐;偏肾阳虚者,重用温肾阳之品,佐以滋补肾阴之剂。补肾之同时,再用清热凉血化瘀之剂,尤以用少量大黄化瘀泄热止血,与桃仁活血化瘀合用,止血效果更佳,其他清热解毒之品选而用之,如重楼、白花蛇舌草、茜草、蒲公英等酌加应用,相辅相成,效果尤佳。(张琪.全国著名老中医临床经验丛书·张琪临床经验辑要.北京:中国医药科技出版社,1988.)

【诊疗述评】　精囊炎是男科常见病之一。目前研究,精囊腺分泌的精囊液占人体射出精液的 40%~50%,精囊腺产生的果糖是精子代谢的重要来源。若精囊发生炎症,必然会使精子的生存环境改变,精液内的果糖含量亦会减少,引起精子活力不足,导致精液质量下降,甚至导致不育。因此,加强对本病的研究极为重要。

中医治疗本病有一定的特色与优势,尤其是中医治疗慢性精囊炎,临证必须用中医的思维指导诊疗,切忌不加辨证的固涩止血或清热解毒。又应重视活血化瘀法的辨证应用,辨证活血,尤其重视三七的应用,三七具有活血止血之功,止血而不留瘀;本证虚实夹杂者多,更应重视攻补兼施。

目前许多报道缺乏统一的诊断与疗效判断标准,不利于科研与临床,若能采用统一的诊断与疗效判断标准,则有利于该病的研究。我国第一部中医男科诊断与疗效的判定标准 2012 年已经由人民卫生出版社正式出版:《中医男科病证诊断与疗效评价标准》(曹开镛,庞保珍主编)。

【预防与调护】

(1)适量运动,增强体质,注意养生保健,尽量使机体处于阴平阳秘的最佳状态。

(2)合理膳食,尤其忌食辛辣刺激性食物,戒烟酒。

(3)注意房事养生,性生活要有规律,不频繁性交,也不长期禁欲,更不应性交不射精。不禁欲、不纵欲。禁欲则使前列腺液淤积日久产生炎症,纵欲易使前列腺长时间充血,局部抵抗力降低易致细菌感染。

(4)避免经常长时间骑自行车或久坐刺激前列腺局部,以免造成前列腺充血,引发前列腺炎。

(5)注意个人清洁卫生,经常清洗会阴部,包皮过长者则应行包皮环切术。

(6)洁身自爱,杜绝不正当性交,以免引起尿道炎,进而引起泌尿系统炎症。

(7)应积极治疗上呼吸道感染、扁桃体炎、口腔炎症、泌尿系统炎症、性病等。

(8)急性期禁止做前列腺按摩,以防炎症扩散。

(9)本病与高血压、血管硬化、前列腺等病有密切联系,因此凡是血精患者均应酌情查血压及脑彩超等,以排除高血压等病。有高血压、动脉硬化、前列腺炎者必须同时治疗才能取得良好的效果。

(10)本病及时科学治疗,一般在 8~10 天即可见肉眼血精消失。但不能停止治疗,疗程应足 3 周,慢性前列腺炎应延长至 1 个月或更长。

(11)本病病机复杂,病程缠绵,症状繁多,故应树立战胜疾病的信心,调节生活的节奏,解除思想顾虑,勿乱用药物,应到正规医院进行系统正规的治疗。

【古代文献精选】

《诸病源候论》:"肾藏精,精者血之所成也。虚劳则生七伤六极,气血俱损,肾家偏虚不能藏精,故精血俱出也。"

《医宗必读》:"精者,血之所化,浊去太多,精化不及,赤未变白,故成赤浊,此虚之甚至也。所以少年天癸未至,强力入房,所泄半精半血,壮年施泄无度,亦多精血杂出。"

《景岳全书·杂证谟·血证》:"若精道之血,必自精宫血海而出于命门。盖肾者主水,受五脏六腑之精而藏之。故凡劳伤五脏,或五志之火,致令冲、任动血者,多从精道而出……病在命门者,必从精出,凡于小腹下精泄处,觉有酸痛而出者,即是命门之病。而治之之法,亦与水道者不同。盖水道之血宜利,精道之血不宜利。"

**【现代研究进展】**

**(一)中医病因病机研究**

古代文献对本病最早的论述见于隋代巢元方《诸病源候论》,认为"此劳伤肾气故也。肾藏精,精者,血之所成也。虚劳则生七伤六极,气血俱损,肾家偏虚,不能藏精,故精血俱出也"。指出本病的发生与"房劳过度""肾气虚不能藏精"有关。

近年来,对本病的研究日渐深入,本病病因病机也得到了完善。

**1. 阴虚火旺**

目前多数学者认为,阴虚火旺是本病的主要病因。杨伟文等认为房事不节,或久服辛燥壮阳之品,耗阴伤精,肾阴不足,阴虚火旺,扰动精室,迫血妄行,血未及化精,则精液中夹有鲜红血液。曹汉东亦认为,病本不离肝肾。青壮年者易发此病,因其情欲旺盛,易思易动,如精隧不畅,久郁失达,相火妄动,或因房室太过,手淫频频,极易损耗真阴,虚火从生,乃至精室被扰,伤络动血。

**2. 湿热下注**

王沛等认为,感受湿热毒邪或湿热秽浊之气,性交不洁,感受湿毒,均致湿热火毒蕴结下焦,扰动精室,灼伤血络,精血同下;俞大毛认为,肝郁化火,疏泄失职,湿热蕴结以致下扰精室,灼伤血络。杨德明认为,平素喜酒酪肥甘,湿热蕴结于中下二焦,扰动精室,损伤血络,致令精血俱下。

**3. 脾肾两虚**

唐惠川认为,血精在脾多属劳伤过度,化源不足引起,由脾虚到肾虚而成脾肾两虚,统摄失职,精失秘藏;韦俊国认为,工作辛苦,长期劳损,又兼房事不节,致使肾气虚衰,封藏失司,固摄失职,气化失常,宗筋弛纵,损及络脉而出现血精。

**4. 瘀血阻络**

江海身等认为,房室邪术,忍精不泄,或思欲不遂,精伤离位,以致瘀血败精阻络,血不循经,则生本病。唐惠川认为,局部病变治疗失当,损伤精室血络而成血精,复因失治以致迁延不愈,血精日久,血行不畅而成瘀。

**(二)治则治法的研究**

曾庆琪认为,本病病位虽在精室血络,而根本则在脏腑病变。本病有寒热虚实急慢之异,然以虚实夹杂、慢性者居多。论治首当止血活血;或温清,或补泻,辨病辨证结合,其总结出治疗血精的五种方法:滋肝肾,养阴精,引火归元;补脾肾,益气血,敛血涩精;温肾阳,逐痰浊,散寒止血;清心肝,泄火毒,导热下行;洁精室,化湿热,去瘀通络。

俞大毛分滋阴降火,凉血止血;清热利湿,泻火凉血;解毒清热,凉血活血;健脾补肾,益气摄血;活血化瘀,通络止血五法治疗本病。

**(三)临床研究**

**1.辨证论治研究**

(1)阴虚火旺证:有学者主张,方选二至丸与六味地黄汤加味;有学者主张,方选知柏地黄丸加减。

(2)湿热下注证:有学者主张,方选龙胆泻肝汤;或选用四妙合知柏地黄丸加减;或选用加味四妙丸、萆薢分清饮。

(3)脾肾两虚证:有学者主张,方选济生肾气丸;有学者主张,方选八珍汤加味;或选补中益气汤、圣愈汤、归脾汤。

(4)瘀血内结证:有学者主张,方选少腹逐瘀汤;或桃红四物汤、祛瘀养阳汤加减、桃仁承气汤。

**2.专病专方研究**

林乔英采用理血汤加味治疗:山药 30g,龙骨 15g,牡蛎 15g,藕片 15g,墨旱莲 15g,海螵蛸 10g,阿胶 10g,白头翁 12g,白芍 12g。治疗血精 14 例,痊愈 8 例,显效 3 例,3 例效果不明显。李寿彭采用银翘地黄二至汤加减:女贞子 15g,墨旱莲 15g,金银花 12g,连翘 12g,生地黄 12g,白芍 12g,牡丹皮 10g。治疗血精 12 例,总有效率为 83%。

# 第九节　前列腺炎

前列腺炎是由于前列腺受到微生物等病原体感染或某些非感染因素刺激而发生的炎症反应及由此造成的患者前列腺区不适或疼痛、排尿异常、尿道异常分泌物等临床表现,是一种常见且让人十分困惑的疾病。

西医学的慢性前列腺炎相当于中医的精浊,前列腺炎急性发作者当属中医"热淋"范畴,病情急骤发作或缠绵难愈,前列腺部位脓肿形成,则属中医"悬痈""穿裆毒"范畴。

**【发病机制】**

**(一)中医病因病机**

**1.气滞血瘀**

情欲不遂,肝失疏泄,气机不利;或因性交中断,忍精不泄,气机郁滞,所愿未遂等均可致精室气机郁结,疏泄不畅而生此疾;或病延而久,由气及血,久病入络,瘀滞精室,或会阴受伤,血脉瘀滞等皆可致精室脉络不畅,发为本病。

**2.湿热蕴结**

素有宿疾,复因感冒等病所诱发;或因过食酒辣,伤于脾胃,湿热内生,循经下注而成;或因包皮过长,藏污纳垢,湿热内生;或因性交不洁,湿热秽毒内侵。湿热之蕴,精室受扰,均可致生此疾。

**3.阴虚火旺**

手淫频作,或色情过度刺激,致使精室欲火灼阴,或房事不节,灼伤肾阴,虚火灼伤精室,发为本病。

**4.肾阳虚损**

禀赋不足,肾气素亏;或因房劳伤肾,耗及肾精,损及肾阳,气化失司,精不内守,发为本病。

### 5. 中气不足

多有病程较长,湿热伤脾,或素体脾虚,中气不足,气不摄精,精浊混淆而致本病。

### (二)西医病因病理

前列腺炎并不是单一疾病,而是一组疾病,随着对本病认识的深入,其分类方法也发生了变化,目前多分为以下四型。

### 1. Ⅰ型

起病急,可表现为突发发热,伴有持续与明显的下尿路感染症状,尿液中白细胞升高,血液或者尿液细菌培养阳性。发病原因主要是病原体感染,多为血行感染或经尿道逆行感染,患者抵抗力下降时,病原体在前列腺迅速繁殖。常见致病菌有大肠埃希菌、金黄色葡萄球菌、变形杆菌等。

### 2. Ⅱ型

有反复发作的下尿路感染症状,持续时间超过 3 个月,前列腺液、精液或者前列腺按摩后尿液中白细胞数量升高,细菌培养阳性。发病原因主要是病原体感染,以逆行感染为主。本型患者身体抵抗力较强,前列腺内尿液反流、前列腺结石等可能是病原体持续存在与反复发作的原因。主要致病菌为葡萄球菌、大肠埃希菌等。

### 3. Ⅲ型

有长期、反复的骨盆区域疼痛或不适,持续时间超过 3 个月,可伴有不同程度的排尿症状。排尿困难和性功能障碍,影响患者生活质量。前列腺液、精液或者前列腺按摩后尿液细菌培养阴性。根据前列腺液、精液或者前列腺按摩后尿液常规镜检结果发现,白细胞数量升高的为ⅢA 型,白细胞在正常范围的为ⅢB 型。目前本型的发病机制存在争议,没有很明确的致病因素。一般认为,与病原体感染、炎症、身体免疫力、心理因素、神经内分泌异常等有关。

### 4. Ⅳ型

没有任何不适感,但是前列腺液、精液或者前列腺按摩后尿液的检查发现白细胞升高等炎症表现。因为患者临床症状不明显,所以研究较少,推测发病机制与Ⅲ型相同。

## 【诊断】

### 1. 病史

许多患者都有尿道炎反复发作的病史,临床症状多数出现时间在 1 年以上,故应将重点放在对以往病史的询问上,包括是否存在易感因素、排尿改变情况、损伤病史、以往的炎症、手术、放疗、化疗史等,任何与前列腺炎症候群可能有关的疾病或异常都应该有详细记载。如以往的用药和治疗史、性病史、社会心理因素、饮食与生活制度等。

### 2. 临床表现

表现为不同程度的排尿异常(尿频、尿急、尿痛、夜尿增多、尿不尽感,尿道灼热,尿道滴白等);局部疼痛(骨盆区域的疼痛,可见于会阴部、外生殖区、下腹部、肛周部、腰骶等部位坠胀、疼痛不适)。

### 3. 体征

前列腺触诊腺体饱满,或软硬不均,或有炎性结节,或质地较韧,可有局限性压痛。

### 4. 辅助检查

(1)前列腺液分析:正常前列腺液中白细胞每个高倍视野<10 个,卵磷脂小体均匀分布满视野,红细胞偶见或不存在。当白细胞每个高倍视野>10 个,卵磷脂小体数量减少时,有诊断意义,但是白细胞的数量与患者症状的严重程度不成比例。

(2)尿常规及尿沉渣分析:可以排除尿路感染引起的白细胞升高。

(3)细菌学检查:对Ⅰ型前列腺炎应进行中段尿细菌培养、血培养及药敏试验,便于选择敏感抗生素。

(4)尿流动力学检查:临床怀疑患者存在膀胱尿道功能障碍时,可以选择尿流动力学检查,能够明确膀胱颈肌群和膀胱逼尿肌的功能是否异常。

(5)B超:前列腺炎的 B 超检查可发现前列腺增大、腺体内回声不均质、前列腺结石或钙化,还能了解患者肾、输尿管、膀胱及残余尿的情况。B 超检查是临床常用的无创性检查方法,但其对前列腺炎的分型没有指导意义,还需要配合其他检查项目。

(6)膀胱镜与尿道镜检查:由于是侵入性检查方法,一般不作为本病的常规检查。当患者存在尿液异常且其他检查不能明确时,可以酌情选择内镜检查明确病变部位。

5. 其他

好发于青壮年,易于复发。病程＞3 个月。

【鉴别诊断】　参照《前列腺炎》(郭应禄,李宏军主编,2007 年第 2 版,人民军医出版社)制订。

### 1. 泌尿生殖系统其他部位来源的感染

通过询问近期内有无不洁的性接触史,可以初步判断患者是否感染了某些性传播疾病。通过对患者分段尿液的炎症情况分析,可以帮助判断炎症的来源部位。如首段尿液内的炎症最明显,表明炎症来自于前尿道;按摩前列腺后的尿液内炎症最严重,提示炎症来源于前列腺;而全程尿液的炎症均十分明显且严重程度接近,提示炎症来自于上尿路,包括膀胱、输尿管、肾盂和肾,临床表现多为发热、腰痛、尿培养阳性等,但多无排尿困难症状。利用其他辅助检查,如腹部 X 线平片、造影、腔镜等检查可以帮助除外其他疾病。

### 2. 非特异性尿道炎

Meares(1991)建议首先使用非穿透性(难以进入前列腺内)的抗生素来杀灭尿道内的细菌,然后再进行定位细菌培养过程,可以将尿道炎与前列腺炎区别开来。

### 3. 间质性膀胱炎

标准的"四杯法"进行炎症反应的定位检查可以明确炎症的来源部位。利用膀胱尿道镜检查有助于诊断的确定和鉴别诊断。膀胱造影显示膀胱挛缩。膀胱活检显示黏膜和逼尿肌内的肥大细胞增加可以诊断为间质性膀胱炎。肥大细胞数目超过 $20/mm^3$ 时,间质性膀胱炎的确诊率为 88%。

### 4. 表浅性膀胱肿瘤

有时过大的表浅性膀胱肿瘤与慢性前列腺炎的症状难以区分。但膀胱肿瘤患者可以有无痛性肉眼血尿,尿液查瘤细胞阳性,膀胱造影可见膀胱内有占位病变,膀胱镜检查有乳头状或绒毛状新生物,活组织检查可明确诊断。

### 5. 前列腺肿瘤

前列腺癌与前列腺炎患者都可以出现前列腺的增大、血清 PSA 的增高、前列腺触诊检查的异常改变(变硬、结节、表面不光滑)、超声检查出现异常的影像等,是需要仔细进行鉴别诊断的疾病。例如,急性前列腺炎患者康复后,外周带的低回声区可持续存在很长时间,彩色多普勒超声检查、DRE、PSA 测定等有助于其与前列腺癌相鉴别。

早期前列腺癌患者常无任何临床症状,往往不能够获得准确诊断,部分患者是在常规的体检中发现 B 超检查前列腺异常或化验血清 PSA 明显增高而偶然获得诊断。前列腺癌患者晚期可出现尿频、尿痛、排尿困难等症状,与前列腺炎十分相似,并容易造成误诊。但前列腺癌患者往往具有消瘦、乏力等明显的全身症状;直肠指诊前列腺有坚硬的肿块、表面高低不平;血清酸性磷酸酶增高;动态监测血清 PSA 水平持续增高,并不会为应用抗生素所控制;前列腺液涂片可发现癌细胞;会阴部穿刺或经直肠穿刺活组织检查可发现癌细胞;超声检查可见到腺体增大、边界回声不整齐或有缺损、内部光点不均匀、癌肿部位有较亮的光点或光团。

### 6. 前列腺结石

前列腺结石患者可以出现腰骶部、会阴部疼痛不适及性功能紊乱,如勃起功能障碍(ED)、早泄等症状。但在直肠指诊检查可扪及前列腺有结石摩擦感,骨盆 X 线平片在耻骨联合区一侧有阳性结石影,经直肠超声(TRUS)检查可在前列腺结石部位出现强光带,并有明显的影像。

### 7. 前列腺增生

前列腺炎可以发生在男性的各个年龄段,在成年男性中的发病率为 4%～25%;前列腺增生(BPH)是中老年男性的常见疾病,其发病率随着年龄的增加而递增,50 岁男性占 40%,而80 岁男性占 90%。所以,前列腺炎与 BPH 都是男性常见疾病,对于有排尿异常的来诊患者,可以患有前列腺炎、BPH 或同时患有两种疾病。理论上讲,BPH 导致下尿路梗阻、尿道黏膜抵抗力降低、尿液反流、并发泌尿系统结石等都使其容易并发前列腺炎,但是国内外的相关研究报道很少。

对于患者进行美国国立卫生研究院(NIH)制定的慢性前列腺炎症状指数(NIH-CPSI)仔细分析,可以初步判断患者是否患有慢性前列腺炎。BPH 可以具有较严重的排尿异常,而不会产生明显的疼痛,但临床诊断的某些前列腺炎合并 BPH 的患者可能有部分是由于膀胱炎所引起的排尿刺激症状,是由于 BPH 所诱发的泌尿系感染所致,在诊断时要注意进行鉴别。BPH 患者合并急性前列腺炎时可以出现血清 PSA 的增高,但是在适当的治疗后会逐渐恢复正常。确定诊断还可以通过实验室和特殊仪器检查来完成。

### 8. 输尿管结石

有些前列腺炎患者可以表现为下腹部疼痛或肾绞痛,与输尿管结石的临床表现十分相似。但前列腺炎患者通过简单的直肠指诊可以触及异常的前列腺、前列腺液常规化验检查可以明确前列腺炎的诊断、腹部 X 线平片不能发现结石的特异性阴影。

### 9. 髂腹下和髂腹股沟神经功能紊乱

有时,下胸部神经的损伤可以表现为下腹部疼痛,如髂腹下和髂腹股沟神经。患者往往具有明确的病史,如下腹部手术或其他类型的损伤。

### 10. 慢性附睾炎

慢性附睾炎也可以有下腹部及会阴疼痛不适等症状。慢性附睾炎的诊断主要依据急性附睾炎病史,体格检查附睾肿大硬化,可以做出诊断,但确定诊断靠病理检查。

### 11. 精囊囊肿

精囊囊肿是精囊的良性病变,患者的临床表现主要有血精、血尿、排尿困难,还可以出现下腹、肛周胀痛不适等,有时经常会误诊为前列腺炎或精囊炎。精囊囊肿患者在进行直肠指检时可发现前列腺部存在无压痛的肿胀,但可触及精囊,经 B 超或 CT 检查可明确诊断。

### 12. 尿道狭窄

尿道狭窄患者可以出现排尿异常。对怀疑有尿道狭窄的患者,应该追问其是否有淋菌性或非淋菌性尿道炎病史,并了解其治疗情况,经尿道造影可确诊,行尿道扩张术即可改善症状。

### 13. 尿道憩室合并结石

尿道憩室合并结石患者可以出现会阴部不适和疼痛。检查不全面,没有进行尿道检查是造成误诊的重要原因。一般在查体时可在尿道膜部触及一质硬肿块,尿道平片及尿道造影可确诊。

### 14. 精索静脉曲张

精索静脉曲张可以导致阴囊坠胀和疼痛不适。精索静脉曲张的严重程度与临床症状有时可不成比例,不重视对轻中度精索静脉曲张的诊断是造成误诊的主要原因。精索静脉曲张造成的坠胀不适往往是在患侧,进行性加重,晨起没有症状或症状最轻,简单的触诊就可以确诊,必要时进行多普勒超声辅助诊断。

### 15. 阴茎纤维性海绵体炎

阴茎纤维性海绵体炎(Peyronie 病)患者可以有阴茎头和尿道疼痛,容易引起误诊。对阴茎勃起时出现阴茎头疼痛和阴茎弯曲的患者,应该考虑到本病的存在。体检可触及阴茎海绵体内的斑块,挤压疼痛,勃起时更明显,B超检查和海绵体造影可进一步证实。

### 16. 内收肌肌腱炎

内收肌肌腱炎常见于马拉松或长跑运动员,是由于大腿前面直接附着在耻骨结节上的内收肌的急性损伤所致。由于患者主诉侧向弥散性的疼痛可以牵连到骨盆区域,常被误诊为慢性骨盆疼痛综合征(CPPS)。可以通过手指沿着内收肌内侧边缘检查其进入到耻骨结节的部位,并按压出现剧烈疼痛,疼痛点刚好在这个附着点处。

【治疗】

（一）中医辨证论治

### 1. 气滞血瘀证

主症:病程较长或会阴受伤,少腹、会阴、睾丸坠胀不适,或会阴部刺痛明显,痛引睾丸、阴茎、少腹、腰部,眼眶黧黑,或有血尿、血精,舌质紫或瘀点,苔白或黄,脉沉涩。

治法:行气活血。

方药:开瘀前春汤(庞保珍编著《不孕不育中医治疗学》)。川楝子、枳壳、制乳香、延胡索、三棱、莪术、穿山甲、王不留行、当归、昆布、大黄、败酱草。

中成药:血府逐瘀口服液每次 2 支,每日 3 次,口服。

### 2. 湿热蕴结证

主症:尿频、尿急、尿痛,有灼热感,排尿或排便时尿道有白浊溢出,会阴、腰骶、睾丸有坠胀疼痛,苔黄腻,脉滑数。

治法:清热导浊。

方药:萆柏清导汤(庞保珍编著《不孕不育中医治疗学》)。萆薢、黄柏、茯苓、车前子、薏苡仁、苍术、厚朴、白术、滑石、甘草、石菖蒲。

中成药:花红胶囊每次 4~5 粒,每日 3 次,口服。

### 3. 阴虚火旺证

主症:腰膝酸软,五心烦热,头昏眼花,失眠,多梦,遗精或血精,阳事易兴,排尿或排便时尿道有白浊滴出,舌红,少苔,脉细数。

治法:滋阴降火。

方药:壮水起子丹(庞保珍编著《不孕不育中医治疗学》)。知母、黄柏、生地黄、山药、山茱萸、当归、牡丹皮、土茯苓、重楼、续断、淫羊藿、甘草。

中成药:知柏地黄丸每次3～6g,每日2次,口服。

### 4. 肾阳虚损证

主症:头昏神疲,腰膝酸痛,形寒肢冷,阳痿早泄,排尿淋漓,排尿或排便时尿道有白浊溢出,舌质淡胖,苔白,脉沉细。

治法:温补肾阳。

方药:益火衍宗丸(庞保珍编著《不孕不育中医治疗学》)。鹿角胶、巴戟天、附子、肉桂、菟丝子、枸杞子、淫羊藿、熟地黄、山药、杜仲、当归、石菖蒲。

中成药:龟龄集每次2粒,每日1次,早饭前2小时用淡盐水送服;或佳蓉片每次4～5片,每日3次,口服。

### 5. 中气不足证

主症:病程较长,或素体脾虚,终末尿滴白,尿意不尽,尿后余沥,劳累后加重,会阴部坠痛,神疲乏力,面色少华,小溲清长或频数,纳谷不馨,心悸自汗,舌淡而胖,脉细而软。

治法:补益中气。

方药:济中毓麟汤(庞保珍编著《不孕不育中医治疗学》)。黄芪、人参、甘草、白术、升麻、柴胡、当归、菟丝子、巴戟天、杜仲、砂仁。

中成药:补中益气大蜜丸,每次1丸,每日2次,口服。

### (二)中医外治

### 1. 气滞血瘀证

方药:开瘀前春汤(庞保珍方,选自庞保珍,庞清洋编著《不孕不育中医外治法》)。川楝子、枳壳、制乳香、延胡索、三棱、莪术、穿山甲、王不留行、当归、昆布、大黄、败酱草。

治法:浓煎200ml。

用法:灌入已消毒的液体瓶中,连接一次性输液器,须将输液器之头皮针去掉,连接一个14号导尿管插入直肠,缓慢滴注,药液温度以39℃左右为宜,每日1次。

### 2. 湿热蕴结证

方药:萆柏清导汤(庞保珍方,选自庞保珍,庞清洋编著《不孕不育中医外治法》)。草薢、黄柏、茯苓、车前子、薏苡仁、苍术、厚朴、白术、滑石、甘草、石菖蒲。

制法:浓煎200ml。

用法:灌入已消毒的液体瓶中,连接一次性输液器,须将输液器之头皮针去掉,连接一个14号导尿管插入直肠,缓慢滴注,药液温度以39℃左右为宜,每日1次。

### 3. 阴虚火旺证

方药:壮水起子丹(庞保珍方,选自庞保珍,庞清洋编著《不孕不育中医外治法》)。知母、黄柏、生地黄、山药、山茱萸、当归、牡丹皮、土茯苓、重楼、续断、淫羊藿、甘草。

制法:浓煎200ml。

用法:灌入已消毒的液体瓶中,连接一次性输液器,须将输液器之头皮针去掉,连接一个14号导尿管插入直肠,缓慢滴注,药液温度以39℃左右为宜,每日1次。

#### 4. 肾阳虚损证

方药:益火衍宗丸(庞保珍方,选自庞保珍,庞清洋编著《不孕不育中医外治法》)。鹿角胶、巴戟天、附子、肉桂、菟丝子、枸杞子、淫羊藿、熟地黄、山药、杜仲、当归、石菖蒲。

制法:浓煎 200ml。

用法:灌入已消毒的液体瓶中,连接一次性输液器,须将输液器之头皮针去掉,连接一个14 号导尿管插入直肠,缓慢滴注,药液温度以 39℃左右为宜,每日 1 次。

#### 5. 中气不足证

方药:济中毓麟汤(庞保珍方,选自庞保珍,庞清洋编著《不孕不育中医外治法》)。黄芪、人参、甘草、白术、升麻、柴胡、当归、菟丝子、巴戟天、杜仲、砂仁。

制法:浓煎 200ml。

用法:灌入已消毒的液体瓶中,连接一次性输液器,须将输液器之头皮针去掉,连接一个14 号导尿管插入直肠,缓慢滴注,药液温度以 39℃左右为宜,每日 1 次。

### (三)针灸治疗

#### 1. 气滞血瘀证

取穴:膻中、合谷、太冲、委中、期门、膈俞。

#### 2. 湿热蕴结证

取穴:曲池、合谷、血海、委中。

#### 3. 阴虚火旺证

取穴:太溪、涌泉、太冲。

#### 4. 肾阳虚损证

取穴:关元、中极、气海、命门、肾俞、三阴交。

#### 5. 中气不足证

取穴:百会、神阙、气海、关元、足三里。

### (四)饮食治疗

#### 1. 气滞血瘀证

七香蒸鹌鹑(庞保珍方)

组成:鹌鹑 1 只,香附 10g,三七粉 1~2g,黑木耳 3g,食盐、味精各适量。

制法与用法:将鹌鹑去毛及肠杂,洗净、切块,用三七粉同置瓷碗中,加入食盐,上锅隔水蒸熟,调入味精即成。食肉喝汤,每日 1 剂,连服 7~10 日。

#### 2. 湿热蕴结证

(1)滑石粥:详见"睾丸炎"。

(2)茵陈粥:详见"睾丸炎"。

#### 3. 阴虚火旺证

(1)地骨皮饮:详见"精囊炎"。

(2)双母蒸甲鱼(《妇人良方》)

组成:甲鱼(500~600g)1 只,川贝母 6g,知母 6g,杏仁 6g,前胡 6g,银柴胡 6g,葱、姜、花椒、食盐、白糖、黄酒、味精各适量。

制法与用法:甲鱼宰杀,放尽血水,剥去甲壳,弃除内脏,切去脚爪,洗净后切成大块。药材洗净,切成薄片,放入纱布袋内,扎紧袋口。然后把甲鱼块与药袋一起放入蒸碗内,加水适量,再加葱、姜、花椒、食盐、白糖、黄酒等调料后入蒸笼内蒸 1 小时,取出加味精调味后即可。分次食用。

#### 4. 肾阳虚损证

(1)鹿角粥(《臞仙活人方》)

组成:鹿角粉 10g,粳米 60g,食盐适量。

制法与用法:先以米煮粥,米汤数沸后调入鹿角粉,另加食盐,同煮为稀粥,每日分 2 次服。

使用注意:本方温热,夏季不宜选用,适合在冬天食用。因其作用比较缓慢,应当小量久服,一般以 10 日为 1 个疗程。凡素体有热,阴虚阳亢,或阳虚而外感发热者,均当忌用。

(2)枸杞羊肾粥(《饮膳正要》)

组成:枸杞叶 250g(或枸杞子 30g),羊肉 60g,羊肾 1 个,粳米 60g,葱白 2 茎,食盐适量。

制法与用法:将新鲜羊肾剖开,去内筋膜,洗净,细切;羊肉洗净,切碎;煮枸杞叶取汁,去渣。也可用枸杞叶切碎,同羊肾、羊肉、粳米、葱白一起煮粥。待粥成后,入食盐少许,稍煮即可。每日早晚食用。

使用注意:外感发热或阴虚内热及痰火壅盛者忌食。

#### 5. 中气不足证

(1)黄芪蒸鸡(《随园食单》)

组成:嫩母鸡 1 只,黄芪 30g,食盐 1.5g,绍酒 15g,葱、生姜各 10g,清汤 500g,胡椒粉 2g。

制法与用法:母鸡宰杀后去毛,剖开去内脏,剁去爪,洗净。先入沸水锅内焯至鸡皮伸展,再捞出用清水冲洗,沥干水待用。黄芪用清水冲洗干净,趁湿润斜切成 2mm 厚的长片,塞入鸡腹内。葱洗净,切成段;生姜洗净,去皮,切成片。把鸡放入砂锅内,加入葱、姜、绍酒、清汤、食盐,用湿绵纸封住。上蒸笼用武火蒸,水沸后蒸 1.5~2.0 小时,至鸡肉熟烂。出笼后去黄芪,再加入胡椒粉调味,空腹食之。

使用注意:表虚邪盛,气滞湿阻,食积停滞,以及阴虚阳亢者,均不宜用。

(2)四君蒸鸭(《百病饮食自疗》)

组成:嫩鸭 1 只,党参 30g,白术 15g,茯苓 20g,调料适量。

制法与用法:活鸭宰杀,洗净,去除嘴、足,入沸水中滚一遍捞起,把鸭翅盘向背部;党参、白术、茯苓切片,装入双层纱布袋内,放入鸭腹;将鸭子置蒸碗内,加入姜、葱、绍酒、鲜汤各适量,用湿绵纸封住碗口,上屉武火蒸约 3 小时,去纸并取出鸭腹内药包、葱、姜,加食盐、味精,喝汤食肉。

#### (五)西医治疗

#### 1. 抗生素治疗

由于前列腺的解剖位置特殊,需要选择能够进入前列腺组织内,脂溶性好的药物。主要依据细菌培养与药敏试验选用抗生素。一般选用喹诺酮类与大环内酯类抗生素,根据患者症状体征酌情服用 1~2 周。若疗程未结束,为防止抗生素耐药,可每隔 2 周左右更替抗生素。

#### 2. 热疗

常用的方法有热水坐浴与仪器热疗。热水坐浴时,水温应控制在 40℃左右,每次 15 分钟,每日 1~2 次。热疗仪器有经尿道或经直肠的前列腺微波、射频治疗仪,一处电极在尿道前列腺部,另一处电极在耻骨上区,治疗温度在 40℃左右。使用热疗时需高度注意控制温度与保护阴囊,局部温度过高,热疗时间过久,可能会影响睾丸的生精功能,造成精液质量下降。

**【名家经验】**

**(一)王琦从病名、病机及论治思路等方面论治慢性前列腺炎**

**1. 关于前列腺炎的中医病名**

慢性前列腺炎(CP)这一西医病名属于中医何病,文献报道很不一致,主要将其归纳在淋、浊、精病三大范畴。由于对慢性前列腺炎认识不一,临床缺乏正确的中医理论指导,影响了中医对慢性前列腺炎的治疗水平。因此,要解决这一问题,必须使慢性前列腺炎的中医病名规范化。

古代医学由于受解剖学水平的限制,把男子内生殖系统归属于精室范畴,前列腺当然亦不例外,但古代医家已清楚地认识到溺窍、溺道与精窍、精道之不同。如明·王肯堂《证治准绳·杂病·赤白浊门》曰:"溺与精,所出之道不同。淋病在溺道,故《医学纲目》列之肝胆部;浊病在精道,故《医学纲目》列之肾膀胱部。"清·林佩琴《类证治裁·淋浊》更明确指出:"肾有两窍,一溺窍,一精窍。淋在溺窍,病在肝脾;浊在精窍,病在心肾。"可见,淋与浊不同,淋之病变部位在溺窍、溺道;浊之病变部位在精窍、精道。前列腺既属精室范畴,其病变当不属"淋"之范畴。从临床表现看,慢性前列腺炎患者的尿道口常有乳白色分泌物滴出(尤在排尿终末或排便时等腹压增加的情况下),这一症状,中医古代文献早有论述。《素问·痿论篇》曰:"思想无穷,所愿不得,意淫于外,入房太甚,宗筋弛纵,发为筋痿,及为白淫。"王冰注曰:"白淫,谓白物淫衍,如精之状,男子因溲而下,女子带下绵绵。"可见白淫在男子,为似精非精的乳白色分泌物,且在排尿终末时滴出。说明慢性前列腺炎当属"白淫"之范畴。为区别白淫和白浊,清·叶天士《临证指南医案·卷九·淋带》叙述得更为明白:"白浊者,浊随小便而来,浑浊如泔,此胃中浊气,渗入膀胱中。白淫者,常在小便之后而来,亦不多,此男精不摄,滑而自出也。"古代医家经长期临床实践发现,"白淫"如精之状与"精病"临床表现不同,因受解剖水平限制,无法解释"白淫"病变亦在精窍、精道,为与"精病"区别开来,故曰"白淫"。现代解剖学表明,前列腺导管直接开口于精阜两侧,与精道不同,从而支持中医关于"白淫"的认识,说明慢性前列腺炎属中医"白淫"之范畴。

**2. 关于慢性前列腺炎的中医病机**

慢性前列腺炎的病机特点为"瘀浊阻滞"。瘀不仅指血瘀,还包含淤积不通,指前列腺导管常因炎症刺激、纤维变性而管腔狭窄,结石阻塞,致使前列腺导管内分泌物淤积不出;浊为秽浊之分泌物。成人的前列腺呈持续活动状态,每日分泌 0.5～2.0ml 液体,这些液体由导管输送,经精阜两侧的开口进入尿道。慢性前列腺炎时前列腺导管常不通畅。前列腺虽不是中医的六腑,然其排泄功能与六腑相似,治疗应在清热解毒杀灭病原微生物及活血化瘀改善前列腺供血的基础上,遵循中医"腑以通为用"的治疗原则,选用排浊之品,保证前列腺导管淤积之物排出。临床实践证明,慢性前列腺炎选用排浊中药(如浙贝母、天花粉、石菖蒲、薏苡仁、冬瓜仁等),可使炎性分泌物排出,保证前列腺导管排泄通畅而加速前列腺炎性病灶的愈合。

**3. 关于分期论治**

大部分慢性前列腺炎患者既有热证(如小便灼热、口干口苦、阴部潮湿、烦热汗出、大便秘结等),又有寒证(如睾丸怕冷、小腹怕凉、脚心发凉、大便稀溏等),呈现寒热夹杂证;一部分慢性前列腺炎患者则以疼痛不适、精神抑郁为主要表现。很多慢性前列腺炎患者在发病初期都有尿道口滴白现象,随着病情发展,滴白现象偶见,甚至消失。这些现象是湿热为病、瘀浊阻滞的病理反应。慢性前列腺炎症状出现缓慢,其症状出现时已不在发病初期,而是病情发展到一定阶段的病理改变结果,故不言初期而言初中期。初中期是以湿热为患的寒热夹杂证为主,瘀浊阻滞症状为次。湿热为病,则见热证,且秽浊之物较多;病久湿易郁遏阳气,则又见寒证。故呈寒热夹杂。病情发展到后期(相对初中期而言),以瘀浊互结症状为主,湿热表现为次。血脉运行不畅,血瘀气滞故见疼痛不适、精神抑郁表现;湿浊内阻,则滴白现象偶见,甚至消失。

治疗以基础方分期加减。基础方的组方原则为"清热解毒,祛瘀排浊,浊去湿清",是针对慢性前列腺炎的中医发病机制"湿热为病,瘀浊阻滞"而制定的。基础方以当归贝母苦参丸为主,用苦参、黄柏、蒲公英清热解毒;浙贝母、石菖蒲排浊祛湿;牡丹皮、水蛭活血祛瘀,合当归祛瘀而不伤血;乌药防苦寒伤阳,并有行气止痛之功。初中期(寒热夹杂)合薏苡附子败酱散加减,后期(瘀浊互结)合桂枝茯苓丸加减。

### 4. 关于治疗思路

在治疗思路方面,应注意以下几点。

(1)注重慢性前列腺炎的基本病理:症状的发生有其内在的病理变化,治疗过程中需抓住慢性前列腺炎基本病理,即前列腺组织有炎性细胞浸润和腺叶中纤维组织增生、变性这一主要矛盾。

(2)辨证论治与分期治疗相结合:慢性前列腺炎的病理变化发展到不同阶段可出现不同的症状表现,但由于其症状繁杂而无特异性,因此在治疗过程中需辨证论治与分期治疗相结合,以加强治疗的针对性。

(3)宏观辨证与微观辨证相结合:现代检测手段使中医的传统四诊触角延伸到微观世界,因而辨证需把宏观和微观结合起来,以探讨前列腺各种实验检测指标的临床辨证意义。

(4)基本方的确定与运用:基本方的确定与运用应围绕慢性前列腺炎的基本病理和中医对慢性前列腺炎的病机认识来定,在治疗过程中针对体质、并发症等辨证加减。

(5)忌一味苦寒清热解毒:清热解毒是治疗慢性前列腺炎的一大方法,但苦寒的同时需考虑温的因素,防止苦寒伤阳。

临床上很多治疗慢性前列腺炎的方剂和用药如桂枝茯苓丸之桂枝、黄柏配乌药,薏苡附子败酱散用附子、引火归原之肉桂等就是一启迪。(吴少刚. 王琦治疗慢性前列腺炎的临床思维. 山东中医杂志. 1994)

**(二)沈楚翘主张炎症宜清利,勿忘活血**

前列腺炎多指淋证而言,以实证多见,病位在膀胱,亦与肝脾相及。此病常因过食醇酒厚味,生活起居不慎,脾胃湿热内蕴,下注膀胱,气化不利而出现尿频、尿痛、尿急等下焦湿热证。小便不利,亦因肝失疏泄,气机不畅,气血失和,络脉瘀滞,影响水液正常运行所致。如病程迁延,日久不愈,或失治误治,或劳伤肾精等,可出现肾脏精气亏损之象,如小便频数,尿后余沥不尽,尿道滴白,头晕目眩,腰膝酸软,遗精盗汗,五心烦热,舌红苔少,脉细数。

治疗本病,总以清热利湿为主,常用药如金银花、连翘、紫花地丁、蒲公英、黄柏、茯苓、泽泻、马鞭草、萆薢、车前子等。若湿热蕴结,宜选用苦寒清热、泻火解毒之品,如黄连、黄芩、山栀子、紫花地丁等。但临床不可妄投苦寒之品,以免损伤脾胃之气,脾胃既伤,生化乏源。轻则病情加重,重则缠绵不愈,而变生他病。清利之药的运用应掌握"衰其大半而止"的原则,做到"中病即止"。另外,可选择淡渗利湿之品,如茯苓、泽泻、车前子、萆薢等既能利湿,又无耗阴之弊。临床上,肛门指检常发现前列腺饱满或硬度增加,按之有压痛,此多由湿热蕴结,经络阻隔,气滞血瘀所致,故在清热利湿之中需配用活血化瘀之品,如牡丹皮、赤芍、王不留行、当归尾等,药力稍峻者如三棱、莪术之类。如肾虚明显者常加山药、枸杞子、覆盆子等益肾之品。（史字广，单书健.当代名医临证精华·男科专辑.北京：中医古籍出版社,1992.）

**（三）徐福松关于前列腺炎病名、症状、病机的认识及分型论治**

**1. 病名当为精浊,病位在于精窍**

前列腺是男性最大的副性器官,所分泌的前列腺液是构成精液的成分。在前列腺发炎时其充血、肿胀、分泌物增多,流入尿道而出现排尿后或排便时尿道滴白,这是前列腺炎的典型症状之一,中医称之为"清浊"或"白浊"。对此病症,前人早有精辟论述。如清·徐时进谓:"浊者,白黏如精状,从茎中流出,不痛不涩,粘下衣有迹者是也。"又说:"清浊者,茎中似刀割火灼,而溺自清,与便溺绝不相混"。说明本病在尿道滴白的同时,或有尿道灼热疼痛,或不痛不涩,这与临床所见是吻合的。不应囿于"痛则为淋,不痛为浊"之说,而误将本病划为淋证之列。其实淋、浊之别绝非在于尿道之痛与不痛,而应结合临床症状全面分析。正如清·程文囿所述"淋自膀胱,出于溺窍,或膏或血,与尿并出,出则无余;浊出败精,出自精窍,内虽大痛而尿自清,或在尿前,或在尿后,便后尚有余滴而沥,马口常湿,以此分别。"至于本病的病位,林珮琴谓:"肾有二窍:一溺窍,一精窍。淋出溺窍,病在肝脾;浊出精窍,病在心肾。"临床所见,本病主要病变部位在肾,与膀胱、心、脾、肝等也有关,而"精窍"应该是前列腺、精囊腺、尿道球腺等分泌组成精液的组织器官。

**2. 症状复杂多变,病理虚实夹杂**

慢性前列腺炎的临床症状极为复杂,没有固定的证候群,经过 10 多年的临床系统观察总结,发现本病最常见的症状依次为:尿道滴白、腰膝酸软、尿后余沥、小腹胀痛、神疲乏力、遗精、尿频尿急、会阴胀痛、尿液浑浊、头昏头晕、失眠多梦、腰骶胀痛、睾丸精索胀痛、尿道灼痛、阳痿、早泄、血精、不育等。这些症状或多或少地在患者身上出现。一般来说,具有典型的临床症状,加之前列腺液常规检查,脓细胞（白细胞）每高倍镜视野 10 个以上,卵磷脂小体减少或消失;肛门指检前列腺饱满、质软、压痛,或前列腺因纤维化而体积缩小、质韧、高低不平等,诊断并不困难。但临床上对一些症状不典型或不很典型的患者,如仅有双侧腹股沟处、小腹等处胀痛,或仅以"男子不育""性功能障碍"等就诊的患者,应认真分析,仔细检查,以免误诊或漏诊。

本病临床症状繁杂,按照中医审证求因的精神,经过观察发现,大多数患者表现虚实夹杂之候。精浊初起以热证居多,因相火偏旺,湿热偏盛,扰动精室,清浊混淆,精离其位,不能闭藏,则源流相继淫溢而下,其时多为急性前列腺炎或慢性前列腺炎急性发作。久而久之,湿热伤及脾肾,脾气下陷而不化湿,肾精不足而虚象毕露。这是本病由实转虚的大致过程。临床又以肾虚者多,脾虚者少。因肾藏精,故精浊伤肾者多,而肾虚中,又以肾阴不足者多。湿热是标,肾虚是本,瘀血是进入慢性过程的进一步的病理反应。中虚是湿热伤脾的必然结果,或系素体脾虚所致,或由肾虚及脾之故。虚实之间常相互影响,或相互转化,互为因果。

**3. 治疗重在辨证,关键补消兼施**

辨证论治是中医治病之精髓,临床上将本病分为 5 个证型。

（1）湿热证:年龄较轻,病程较短,或有包皮炎、龟头炎、尿道炎、睾丸炎等病史,小溲黄少浑浊或有沉淀,尿频、尿急、尿痛、尿道灼热,小腹及会阴胀痛,大便干结,努责时尿道口滴白量多,口干苦而黏,舌苔黄腻,脉弦滑带数。肛门指检:前列腺肿、压缩。前列腺液中脓细胞 20 个以上。治以清热导湿为主。方选程氏萆薢分清饮加减:萆薢 10g,茯苓 10g,车前子 10g,丹参 10g,黄柏 6g,白术 6g,厚朴花 6g,薏苡仁 12g,石菖蒲 2g,碧玉散 15g。

(2)瘀血证:病程较长,或有会阴受伤史。终末尿滴白量少,小便滴沥涩痛,或有肉眼血精,会阴部刺痛明显,痛引阴茎、睾丸、少腹、腰骶部,眼眶黧黑,舌质紫或有瘀斑,脉涩。肛门指检:前列腺质地较硬,或有结节。前列腺液中有红细胞。治以活血化瘀为主。方选王不留行汤:王不留行 15g,延胡索 10g,牡丹皮 10g,丹参 10g,皂角刺 10g,桃仁 10g,三棱 10g,莪术 10g,牛膝 10g,穿山甲 6g,红花 6g,苏木 6g,川芎 6g,赤芍 6g。

(3)中虚证:病程较长,素体脾虚。终末尿滴白,尿意不尽,尿后余沥,劳累后加重,会阴部隐痛,有下坠感,小便清长或频数,神疲乏力,面色少华,纳谷不香,形寒畏冷,心悸自汗,舌淡而胖,脉细而软。肛门指检后肛门坠胀感可延续数天。治以补中益气为主,方选补中益气汤加减:炙黄芪 10g,党参 10g,当归 10g,茯苓 10g,芡实 10g,薏苡仁 10g,煅龙骨(先煎)12g,煅牡蛎(先煎)20g,白术 6g,陈皮 6g,炙升麻 6g,炙甘草 3g。

(4)肾虚证:病史较长,有手淫及房劳史。尿末滴白,尿道口时流黏液黏丝,小便余沥不尽,腰酸而软,有梦而遗,性功能减退,或有肉眼血精,面色黧黑,五心烦热,午后低热颧红,大便干结,小便黄少,失眠多梦,舌红,苔少中有龟裂或有剥苔,脉细带数。前列腺液中卵磷脂小体明显减少,或有红细胞。治以补肾涩精为主,方选菟丝子丸加减:菟丝子 10g,茯苓 10g,山药 10g,沙苑子 10g,车前子 10g,石韦 10g,生熟地黄各 10g,续断 10g,益智仁 10g,远志 6g。

(5)混合证:肾虚型兼有湿热证、瘀血证、肾虚证者。治疗以菟丝子丸为主,加入相应证型的方药。

既然本病的临床表现及病理变化虚实夹杂,治疗自当消补兼施。所谓消,包括湿热型用萆薢分清饮清热导湿,瘀血型用验方王不留行汤活血化瘀;所谓补,包括中虚型用补中益气汤补中益气,肾虚型用菟丝子丸滋肾敛精。然临床虚实夹杂者多,需量其兼夹之证复合用之,常推菟丝子丸合萆薢分清饮加减,两方均出于程钟龄《医学心悟》,一以补肾,一以导浊,合而用之,为消补兼施之妙方,临床若能运用得当,洵有良效。中虚型前列腺炎,着重表现在会阴(或少腹、腰骶部)疼痛而有下坠之感。单纯中虚型者,可径投补中益气汤;如与其他证型相兼者,仍可配服补中益气丸。即使肾虚兼有湿热,又兼中虚,亦可补肾、清化、补中三者并用。因消中有补,不会克伐正气;补中有消,毋虑徒增湿热。

眼眶或面色黧黑,究属肾虚其色外露,抑或瘀血凝滞,有时很难分辨。肾虚者,多见阴虚火旺之证;瘀血者,舌有瘀斑,是区别的要点。但有时单作肾虚或瘀血治收效甚微,在此虚实疑似之际,可以补肾与活血同用,消补兼施。此外,不论哪一型,常嘱患者配用前列腺炎Ⅲ号方(苦参、龙胆草、黄芩、黄柏、炙乳香、炙没药)煎汤坐浴,对改善局部血液循环,促进炎症吸收,缓解临床症状有一定帮助。盖血得热则行故也。对男子不育者,则不相宜,以免局部持续加温,影响睾丸生精及精子活力。(史宇广,单书健.当代名医临证精华·男科专辑.北京:中医古籍出版社,1992.)

### 4. 孙自学经验

孙自学认为,慢性前列腺炎与疮疡有相似的病因病机,治疗上采用疮疡治疗的"消、托、补"三法,依据不同的发展阶段和证候特征灵活运用。消法包括清热利湿,解毒散结,活血化瘀,主要用于湿热蕴结证,自拟前列腺 1 号方,常用药物有金银花、马鞭草、连翘、蒲公英、红藤、败酱草、野菊花、赤芍、牡丹皮、天花粉、玄参、知母、黄柏、萆薢、赤芍、泽兰、益母草、三棱、莪术、穿山甲、地龙等。托法主要是指补益正气、托毒外出,在消法的基础上加入补益气血或补益肝肾的药物,如黄芪、熟地黄等。补法则针对虚证患者,补益气血、补肾健脾,常用八珍汤或五子衍宗丸加减。

### 5. 王劲松经验

论治慢性前列腺炎当据精室理论。

(1)精室理论之框架:王劲松等 1996 年 5 月在《南京中医药大学学报》第 12 卷第 3 期发表论文,"略论精室当为奇恒之腑",倡说之精室理论为:精室位居下焦,乃男子奇恒之腑之一,亦是一个具"亦脏亦腑,非脏非腑,能藏能泄"的特殊器官。以中医脏腑作为器官为有形之说,就其功能表象又是无形之论为立论基础,认为据其有形之说:精室当包括睾丸、附睾、精囊和前列腺等;缘其无形之论:精室当囊括与男子生殖相关的诸多器官组织等。女子胞主藏蓄阴精,月经间歇期蓄藏精(经)血,妊娠间孕育胎儿;男子之精室,藏蓄化生精液,"满则溢泻",施精成孕,育成胚胎,可以与女子胞相提并论,皆隶属于肾,为肾所主,两者同为肾主生殖的效应器官等。

精室的生理功能:生精、藏精、施精、种子,与女子胞皆赖于"天癸"之作用而发生生理效应,与脏腑经络有密切关系,其藏泄功能皆以气血调和、脏腑经络功能之正常为其物质基础,其功能盛衰与脏腑经络气血等强弱息息相关。

精室之精,贵在藏泄有度,然当脏腑经络、奇恒之腑功能不足或失调,内外病邪或病理产物蓄滞稽留精室等,皆可致其藏泄功能失常出现局部或全身诸多寒热虚实之腺、性、精、育等病变,体现在男子性与生殖、生长、发育等许多方面。

精室疾患虽居隐奥之处,而根本在于脏腑病变,临证论治之则当遵循寒热虚实,或其兼顾之法。祛除病邪,消除病因;协调脏腑经络之功能,纠正阴阳气血之盛衰;洁净清宁之腑精室之邪滞,滋补精室阴精之亏损。既重视局部整体;又重视辨病辨证等,最大限度地恢复其固藏秘守、施泄畅通之功用,使其犹若一泉,化生、闭藏、施泄有度,源泉不竭,畅流不腐。切莫拘泥通利涩补之法,更忌过寒过热补肾一端等。

把精室定为男子奇恒之腑之一,对于男子性及生殖系生理认识、疾病分析、临床诊治、辨证用药和男科常见疾病之预防保健等奠定了坚实的理论基础;并丰富发展了中医基础理论藏象学说的理论之内涵等。

(2)慢性前列腺炎论治经验:前列腺乃男子奇恒之腑精室的特殊有形器官之一,前列腺炎(精浊)也是精室最常见的病症之一,其发病机制完全符合精室的病理特点:湿热浊瘀滞精室或精室亏虚是其主要病理机制;机体亏虚是其本为内因,感染、充血等乃其标外因,本虚则腺液闭藏固摄无力,标实则腺液输出排泄不畅,由乎本虚标实则前列腺液化生不足、施泄失宜,久之性事异常等。

人体是一个有机的整体,局部病变可影响全身或其他器官,而全身的状况又可影响到局部病理变化,所谓:"一脉不知,周身不遂""外之症必根于内"。不可仅侧重于局部抗炎按摩等,还应兼及有"下元虚惫""相火妄动""膀胱湿热壅滞"等内在整体因素,症状虽在前阴,而根本却在整体。是故本病临证论治,当谨守精室施治之则,既重视局部整体,又重视辨病辨证等。

再者,本病病程较长,症状复杂,常表现为寒热虚实挟杂之象,其寒者有虚寒实寒,热者有湿热火毒,虚者有脾虚肾虚;实者有痰湿浊瘀。故临床治疗上除应局部整体参合,还要着眼于"通之"之法,立足补其不足,泻其有余,温清补泻,阴阳并调。使其犹若一泉,化生、闭藏、施泄有度,源泉不竭,畅流不腐,以达浊去本固之旨等。

具体论治方法有清热利湿,解毒泄浊,洁净精室,临床方选程氏萆薢分清饮、三妙丸合抽薪饮加减;化瘀通络,散寒逐痰,通畅精道,临床方选少腹逐瘀汤、金铃子散合二陈汤化裁;疏肝活血,理气解郁,安神定志,临床方选越鞠丸、逍遥丸合秘元煎加减;健脾补肺,益气生血,填补精室,临床方选补中益气汤、补肺汤合五子衍宗丸化裁;滋养肝肾,潜阳坚阴,清泄相火,临床方选二至丸、知柏地黄丸合天王补心丹加减;温阳补肾,暖肝养血,益固精室,临床方选菟丝子丸、右归饮合暖肝煎化裁等。

除此,本病病理变化是动态的,然前列腺疾病既有局部病理改变,又有全身性症状,且较多患者有不同程度精神抑郁;故在温清补泻施治,调摄精神心理的同时,还应随证灵活变通等。

**【诊疗述评】** 慢性前列腺炎是成年男性常见病、多发病之一,同时又是难治病。临床表现复杂多变,病因各异,迁延难愈与容易复发是其特点。

由于大多数慢性前列腺炎的病因尚不完全清楚,因而西医治疗本病疗效并不理想,即使是对于经过细菌培养证实为细菌性前列腺炎的少数患者,由于一般抗生素很难进入前列腺达到有效浓度,因此疗效不佳,而且西医治疗该病具有疗程长、不良反应多等缺点。直接将抗生素注射入前列腺体内理论上是比较理想的办法,但实际临床效果却不理想,而且不少病人由于穿刺注射,使前列腺损伤出血,反而临床症状更为明显,给以后治疗带来困难。

急性前列腺炎与特异性感染的前列腺炎患者(如淋病、衣原体、念珠菌等)用西药治疗效果较理想,能有效地杀灭病原体。

中医中药治疗慢性前列腺炎有其强大的特色与优势,但必须按中医的思维指导诊疗的全过程,辨证论治方可取得较好的疗效,切忌一见炎症就不加辨证地应用清热解毒中药。临证尤其要重视补肾活血法的辨证应用。但是,通过对大量文献资料的回顾性分析,中医药治疗前列腺炎症亦存在一定的问题。总的来说,疗程偏长,部分患者疗效欠佳,缺乏特别有效而且方便使用的中成药等。同时也存在临床研究诊断标准与疗效标准不够统一规范等问题。我国第一部中医男科诊断与疗效判断标准:《中医男科病证诊断与疗效评价标准》(曹开镛,庞保珍主编)2013年由人民卫生出版社正式出版。采用标准统一的诊断与疗效评价标准,将有助于临床、科研,提高疗效。

**【预防与调护】**

(1)急性前列腺炎不可做前列腺按摩,以防感染扩散。

(2)急性发作期应卧床休息,多饮水,保持大便通畅。

(3)忌食酒类、辣椒、葱、蒜、生姜、咖啡、可可等刺激性食物,以免助火生热,引起前列腺充血,使病情加重或反复。

(4)慢性前列腺炎所致的不育症,切忌热水(药水)坐浴等局部加温方法,以免睾丸被灼,妨碍生精。

(5)预防上呼吸道感染与泌尿系感染,对预防前列腺炎有重要意义。

(6)有规律地进行性生活,避免纵欲与过度手淫。

(7)改变不健康的生活起居方式,起居有常,劳逸结合,增强体质,调节精神。但不宜长时间骑车、骑马或久坐湿地,以免局部摩擦过久。

(8)用药忌妄投苦寒,这是预防医源性病变的关键。

**【古代文献精选】**

《素问·至真要大论》:"诸转反戾,水液浑浊,皆属于热"。

《素问·痿论》:"思想无穷,所愿不得,意淫于外,入房太甚,宗筋弛纵,发为筋痿,及为白淫"。

《金匮要略·消渴小便不利淋病脉证并治》:"淋之为病,小便如粟状,少腹弦急,痛引脐中……淋家不可发汗,发汗则便血"。

《诸病源候论·淋病诸候》:"诸淋者,由肾虚而膀胱热故也……肾虚则小便数,膀胱热则水下涩,数而且涩,淋漓不宣,故谓之为淋"。

《丹溪心法·淋》:"淋有五,皆属于热。执剂之法,并用流行滞气,疏利小便,清解邪热,其于调平心火,又三者之纲领焉,心清则小便自利,心平则血不妄行,最不可用补气之药,气得补而愈胀,血得补而愈涩,热得补而愈盛,水窦不行,加之谷道闭遏,未见其有能生者也""有淋病诸通利药不能通者,或用木香流气饮,或别用通气香剂才愈者,此乃气淋,出于冷热淋之外""诸淋所发,皆由肾虚膀胱生热……必以赤茯苓、黄芩、泽泻、车前、麦冬、肉桂、滑石、木通、甘草梢等为主方加减,佐以疏滞散郁之剂。如气虚者加黄芪、木香。如小便黄赤涩数者主方加黄柏,倍加泽泻。如湿热流注下焦,以致小便黄赤涩数,宜主方倍泽泻、山栀子,甚者加滑石。如下焦蓄血小便涩数而黄者,用主方加黄柏、知母、牛膝"。

【现代研究进展】　据不完全统计:本病占泌尿外科门诊患者的 1/3 左右。其临床特点是发病缓慢、病情顽固、缠绵难愈,反复发作。中医治疗该病有极大的优势,现将中华人民共和国成立后,著名中医学家治疗该病的经验综述如下。

**(一)病因病机**

李曰庆认为,湿热蕴结、气滞血瘀、阴虚火旺、肾阳虚损是前列腺炎的主要病机。徐福松,莫蕙等认为,慢性前列腺炎总的病因病机是肾亏于下,封藏失职。凡败精瘀浊,湿热下注,精室被扰,精关不固,皆可形成本病。常见的原因是忍精和感染。其病机转化是病久伤及脾肾,脾气虚则湿愈难化,肾气伤则精易下泄,此为本病有实转虚的大致过程。肾虚是本,湿热是标,久病入络,血脉瘀滞,乃是进入慢性过程的病理反应。肾藏精,主生殖,肾虚则精少,故生育功能低下;湿热熏蒸精室,精道阻塞,故有精子数减少,活动率降低,精液不液化,精子凝集等表现。王琦等认为,慢性前列腺炎的病机特点是湿热之邪久郁不清,致腺体脉络瘀阻,腺管排泄不畅,呈现瘀浊阻滞的病理改变。湿热不清,常易伤阴伤阳,出现寒热、虚实错杂之象。其湿热之因有四个方面:饮食不节、性事不洁、忍精不泄、他病不愈。

**(二)中医治疗**

**1. 辨证论治**

(1)李曰庆等分 4 型:湿热蕴结证,方用八正散或龙胆泻肝汤加减;气滞血瘀证,方用前列腺汤加减;阴虚火旺证,方用知柏地黄汤加减;肾阳虚损证,方用济生肾气丸加减。

(2)徐福松、莫蕙等将慢性前列腺炎分为 4 型:湿热证,方用萆薢分清饮(《医学心悟》)加减;瘀血证,方用王不留行汤(《实用中医泌尿生殖病学》)加减;中虚证,方用补中益气汤加减;肾虚证,方用菟丝子丸(《和剂局方》)加减。

(3)王琦等将慢性前列腺炎分为 3 型:湿热证,方用程氏萆薢分清饮加减;瘀血证,方用复原活血汤加减;寒热错杂证,方用薏苡附子败酱散加减。

(4)刘云鹏将男性不育分 4 型:滋阴清火养精常用知柏地黄丸合五子丸;补肾生精常用六味地黄丸合五子丸(即六五合方);疏肝活血通精常用血府逐瘀汤;清利湿热通精常用前列腺炎方(验方):蒲公英 30g,枸杞子 12g,炮穿山甲 9g,赤芍 15g,石韦 15g,败酱草 30g,泽兰叶 9g,红花 9g,桃仁 9g,丹参 15g,没药 20g,王不留行 24g。

(5)刘云鹏一般以辨证(尤重舌脉)辨病(着重检查结果)相结合治之,以肾虚为多(重在肾),其六味地黄丸合五子丸(六五合方)、知柏地黄丸合五子丸,使用频率最高。

(6)徐福松等对急性前列腺炎分 2 型:湿热下注证用八正散;热毒蕴盛证用龙胆泻肝汤。对慢性前列腺炎分 4 型:湿热证用萆薢分清饮加减;瘀血证用活血散瘀汤;中虚证用补中益气汤;肾虚证用菟丝子丸加减。

(7)李祥云分 3 型:湿热下注用八正散加减;血瘀阻滞用清瘀汤(经验方):当归、川芎、桃仁、红花、丹参、地龙、穿山甲、路路通、通草、瞿麦、丹皮、败酱草;肝肾亏损用加味归肾汤(经验方):菟丝子、山萸肉、巴戟天、枸杞子、肉苁蓉、当归、川芎、红花、赤芍、山药、知母、黄柏。

(8)曹开镛对慢性前列腺炎分 4 型:湿热型用萆薢分清饮加减;瘀血型用王不留行汤或复原活血汤加减;气虚型用补中益气汤加减;肾虚型用菟丝子丸加减。

(9)对慢性前列腺炎庞保珍分 5 型:气滞血瘀用自拟开瘀前春汤;湿热蕴结用自拟薢柏清导汤;阴虚火旺用自拟壮水起子丹;肾阳虚损用自拟益火衍宗丸;中气不足用自拟济中毓麟汤。

### 2. 辨病与辨证相结合

徐福松主张:先辨病后辨证,辨病与辨证论治相结合,证从病辨,以病统证,只有将辨病论治与辨证论治有机地结合在一起,才能提高治疗效果。只辨证不辨病,则很难把握其病的全貌,从而治疗也往往难以取得好效。

### 3. 专病专方

(1)早在 20 世纪 80 年代末徐福松临床研究了 113 例因性腺炎症所致男性不育症,其中慢性前列腺炎 77 例(68%),慢性精囊炎 13 例(12%),慢性附睾炎 15 例(13%),附睾结核 6 例(5%),睾丸萎缩 2 例(2%)。慢性前列腺炎治以补肾固精、分清渗浊法,用萆菟汤加减;慢性精囊炎者,治以滋阴降火、凉血止血法,药用二至地黄汤加减;慢性附睾炎者,治以疏泄厥阴、补益中气法,用枸橘汤合补中益气汤加减;附睾结核者,治以养阴清热、化痰散结,用六味地黄汤合五味龙虎散加减;睾丸萎缩者,治以滋养肝肾、清解余邪法,用归芍地黄汤合胚宝片加减。治疗结果为:治愈 53 例,占 47%;有效 37 例,占 33%;无效 23 例,占 20%。男性生殖道沙眼衣原体(Chlamydia tracho-matis,CT)感染对男性生殖功能的影响已引起人们的重视。徐福松研究组进行研究 273 例男性不育者,结果表明 CT 感染可引起畸形精子数目增多(>20%)和精液白细胞增多(>5/HP),同时精子的活力、活率、运动速度,尤其是前向运动速度,也均降低,从而影响受精力。徐福松认为,此类疾病所致不育病理特点是正虚邪恋、虚实夹杂,故常用扶正祛邪,消补兼施法施治。较之单一扶正(补)或单一祛邪(消)有更多的优越性。消中有补,不会克伐正气;补中有消,毋虑留滞邪气。

(2)庞保珍用自拟清邪毓麟汤[蒲公英、白花蛇舌草、红藤、地丁草、川牛膝、王不留行、云茯苓、泽泻、车前子(布包)、竹茹、菟丝子、川断、枸杞子、何首乌各 10g,丹参 15g,甘草 4g。]加减治疗隐性炎症型不育症 166 例,结果痊愈 64 例,显效 55 例,有效 38 例,无效 9 例,总有效率 94.6%。认为有症状(特别是性腺炎症)的男子不育症,诊断并不困难,但部分无症状的男子不育症,除精液异常外,往往容易忽略生殖系炎症的存在,以致影响疗效。隐性炎症型不育症,属虚实夹杂之证,治疗上宜攻补兼施,扶正宜选燥性小的药物,并应根据精液化验而调整扶正与祛邪药的比例和剂量。

### 4. 针灸推拿

李曰庆常用穴位:腰阳关、气海、关元、中极、肾俞、命门、志室、三阴交、足三里。以上穴位分组交替使用,隔 1~2 日 1 次,多采用中弱刺激、平补平泻手法,并可配合艾条灸法。徐福松、莫蕙等采用肾俞、气海、三阴交,每日 1 次,每次留针 15 分钟。

### 5. 中药敷贴疗法

(1)李曰庆会阴部敷贴法:熏洗坐浴后,以生姜汁调大黄末 20g,外敷中极、会阴两穴,局部胶布固定。据统计治疗 60 例,有效率 90% 以上。李曰庆脐部敷贴法:先将麝香 0.15g 填脐,再用白胡椒 7 粒研末盖在上面,白纸覆盖,胶布固定,7 日换药 1 次,10 次为 1 个疗程。

(2)庞保珍以安慰剂对照,将 128 例该病患者随机分为两组,双盲给药。结果:以自拟纯中药制剂下焦逐瘀丹(王不留行 30g,三棱 30g,莪术 30g,炒穿山甲 15g,川牛膝 15g,川芎 15g,车前子 15g,龙胆草 15g,石菖蒲 20g 等中药,上药共研细末,瓶装备用。临用时取药末 10g,以温水调和成团涂神阙穴,外盖纱布胶布固定,3 日换药 1 次)治疗该病 66 例,获临床痊愈 44 例,与安慰剂治疗的 62 例比较,$\chi^2=51.42$,$P<0.01$,两组疗效有显著差异。结论:下焦逐瘀丹对气滞血瘀型慢性前列腺炎(非特异性)确有较好疗效。庞保珍对湿热下注型与湿热血瘀型慢性非特异性前列腺炎用自拟前春丹(龙胆草 30g,黄柏 30g,萆薢 30g,车前子 30g,王不留行 20g,炒穿山甲 30g,麝香 1g,上药共研细末装瓶备用,临用时取药末 10g,以温开水调成糊状涂以神阙穴,外盖纱布,胶布固定,3 日换药 1 次。)治疗 106 例,结果临床痊愈 70 例,显效 22 例,有效 11 例,无效 3 例,总有效率 97.17%。

### 6. 中药坐浴

庞保珍将 155 例慢性前列腺炎患者随机分为治疗组(采用自拟仙泉涤邪汤:土茯苓 30g,萆薢 30g,苦参 20g,透骨草 30g,伸筋草 30g,丹参 30g,红花 20g,延胡索 20g,川芎 20g,枳壳 20g,桂枝 20g,川椒 20g,艾叶 20g,上药煎汁坐浴,每日 2~3 次,每次 20 分钟)79 例。对照组(采用前列康片)76 例,结果治疗组疗效明显优于对照组($P<0.01$)。结论:仙泉涤邪汤坐浴外治是治疗慢性前列腺炎的理想途径之一。

### 7. 直肠滴注

庞保珍以自拟文武毓麟汤[萆薢 12g,土茯苓 12g,地丁 12g,川牛膝 10g,丹参 15g,王不留行 10g,云苓 10g,泽泻 10g,车前子(布包)10g,乌药 8g,石菖蒲 10g,甘草 4g,菟丝子 10g,川断 10g,枸杞子 10g,何首乌 10g,浓煎 200ml,灌入已消毒的液体瓶中,连接一次性输液器,须将输液器之头皮针去掉,连接一个 14 号导尿管插入直肠,缓慢滴注,药液温度以 39℃ 左右为宜,每日 1 次]治疗慢性前列腺炎性不育症 168 例,结果痊愈 102 例,好转 51 例,无效 15 例,总有效率 91.1%。

### (三)实验研究

戴春福等对男泌清胶囊(大黄、水蛭、黄芪等 4 味中药组成)进行了药理研究发现,男泌清胶囊在改善大鼠前列腺组织病理学、血浆内皮素、血栓素 $B_2$ 和 6-酮-前列腺 $F_{1\alpha}$ 及超氧化物歧化酶(SOD)、IgG、IgA 的作用优于前列康($P<0.01$)。

### (四)预防与调护

慢性前列腺炎病情顽固、缠绵难愈,如不注意预防调护,可直接影响治疗效果,甚至发生反复。

(1)预防着凉,受凉之后,可引起交感神经活动兴奋,使尿道内压增加,前列腺管也因收缩而排泄障碍,产生郁积充血,往往使症状加重或发生反复。

(2)注意饮食,不要过食肥甘厚味、辛辣刺激之品,勿过量吸烟饮酒,喝酒后可引起前列腺充血,使症状加重。

（3）生活要有规律，注意劳逸结合，不要久坐或骑车时间过长，以防影响会阴部血液循环；不要性交中断，强忍精出，应戒除手淫恶习。

（4）积极治疗身体其他部位的慢性感染病灶：如慢性扁桃腺炎、溃疡性结肠炎等。

（5）前列腺按摩时，用力不宜过大，按摩时间不宜过长，按摩次数不宜过频。急性前列腺炎则禁忌按摩。

### （五）小结

前列腺炎的中医治疗必须分清虚实，辨证论治，切忌一派寒凉药，病程日久，可出现虚实夹杂、寒热错杂之象，治疗需攻补兼施、寒热之品并投。在治疗的同时注重预防与调护相当重要。

# 第十节　精索静脉曲张

精索静脉曲张是指精索静脉因回流不畅，血流淤积而造成的精索静脉蔓状丛发生扩张、伸长、纡曲，呈蔓状如蚯蚓盘曲在阴囊内，继而引起一系列临床症状的疾病。中医文献中无此病名，根据其临床表现，属中医学"筋瘤""筋疝"的范畴。

本病多见于成年男性，而青少年中相对较少。目前很多学者认为，相当一部分患者可引起睾丸、附睾形态结构的改变和功能障碍，影响精液质量，成为男性不育的重要原因。据文献统计，精索静脉曲张发生率在原发性不育者占 35%，在继发性不育者为 50%～80%。精索静脉曲张是一种血管病变，通常见于左侧，占 85%～90%，双侧为 10%，右侧多见于双侧病变中，单纯发生于右侧的少见。

## 【发病机制】

### （一）中医病因病机

#### 1. 湿热瘀阻

过食辛辣醇酒厚味，损伤脾胃，湿热内生，湿热下注，或外感湿浊之邪，蕴久化热，湿热下注，血脉瘀阻，以致血不养睾，热灼精伤，可以导致不育。

#### 2. 寒滞肝脉

久居阴湿，或冒雨涉水，或过食生冷，或房事后感寒，寒湿之邪内侵，凝滞肝脉，寒性收引，气滞血瘀，络脉瘀阻，肾子受损、失于温养，精清精冷导致不育。

#### 3. 瘀血阻络

强力举重，或经久站立，或阴部外伤，致筋脉受损，血络瘀滞，睾丸失于濡养，则精液异常而不育。

#### 4. 气虚血瘀

久病气虚，或饮食伤脾，脾虚气陷，运血无力，血运不畅，停而为瘀，肾子失于濡养，精虫异常，导致不育。

#### 5. 肝肾亏虚

先天禀赋不足，肾气不充，或房事不节，耗损肾精，精不生血，肝血亏虚，以致筋脉失养，弛缓不收，络血瘀滞。肝主宗筋，肾主生殖，肝肾亏虚，一则宗筋不用，二则生精之源不足，导致阳痿、不育。

**（二）西医病因病理**

**1. 精索静脉曲张影响生育的机制**

（1）精索静脉内血液淤滞，睾丸局部温度升高，影响生精。

（2）血液淤滞影响血液循环，睾丸组织内供氧不足，有碍精子生成。

（3）左侧精索静脉反流，带来左肾静脉的肾上腺及肾分泌的代谢产物，睾丸局部儿茶酚胺、类固醇、5-羟色胺类物质增多，导致血管收缩，精子过早脱落。

（4）两侧睾丸间存在静脉的交通支，一侧精索静脉血液中的物质也会影响对侧睾丸的精子发生。

**2. 精索静脉曲张的分类与病因**

（1）原发性精索静脉曲张：精索内静脉的走行较长，如果存在静脉瓣发育不良、损伤、关闭不全，或者静脉壁平滑肌或弹力纤维薄弱等因素，血液回流受阻，引起精索静脉曲张。左侧精索静脉曲张发病率高的原因有：左侧精索静脉比右侧长，左侧精索静脉压力大于右侧；左侧精索静脉呈直角注入左肾静脉，直立体位时静脉回流阻力增大；左侧精索静脉的静脉瓣缺陷率明显高于右侧；左肾静脉和左髂总静脉容易受到压迫，使同侧静脉压升高；左侧精索静脉受到乙状结肠的压迫等。

（2）继发性精索静脉曲张：因腹腔内或腹膜后肿瘤、肾积水或异位血管压迫上行的精索静脉，可造成单侧或双侧精索静脉曲张，称为继发性精索静脉曲张。发病率低于原发性精索静脉曲张。

**【诊断】**

**1. 询问病史**

（1）生活史：是否是长期站立工作者，久站、步行后症状是否加重，平卧后是否可缓解或消失，以及症状持续时间等情况。是否有其他血管疾病（如下肢静脉曲张、痔）。

（2）婚育史：是否不育，是否曾让女性怀孕。是否有手术史、外伤史，特别要注意肾手术史，左肾切除后蔓状静脉丛直径显著增大。

**2. 临床表现**

该病患者多无明显临床症状，多因不育症体检时发现。常见症状为阴囊部坠胀不适；患侧睾丸部隐痛，有时疼痛向腹股沟附近、下腹、会阴部放射，久站、久走时症状明显，平卧可减轻或消失；部分患者合并有性功能障碍，如勃起不坚或阳痿。临床症状和静脉曲张程度可不一致。

**3. 体征**

典型患者在阴囊皮肤浅表可见扩张并扭曲的呈浅蓝色的蔓状血管丛，触诊可感觉到这种曲张静脉呈蚯蚓状，若平卧或按压后便消失，站立时复现。不典型病例需 Valsalva 试验检查，检查者用手按压被检查者腹部以加大腹压，并请患者屏气用力加大腹压以配合再触摸阴囊内精索静脉，可发现轻度的精索静脉曲张。临床上根据体格检查分度如下。

亚临床型：触诊与患者屏气增加腹压（Valsalva 试验）时不能扪及曲张静脉。但经彩色多普勒检查可发现轻微的精索静脉曲张。

Ⅰ度：触诊不明显，但患者屏气增加腹压（Valsalva 试验）时可扪及曲张静脉。精索静脉内造影示造影剂精索内静脉内逆流长度达 5cm。

Ⅱ度：触诊可扪及曲张静脉。精索静脉内造影示造影剂精索内静脉内逆流到腰$_{4\sim5}$水平。

Ⅲ度：阴囊肿大，触诊可扪及明显曲张的静脉团。精索静脉内造影示造影剂逆流到阴囊。

### 4.辅助检查

(1)彩色多普勒超声(CDFI)检查:彩色多普勒超声检查对精索静脉曲张的诊断具有特别重要价值。

(2)精索内静脉造影检查:精索内静脉造影有助于减少高位结扎手术的失败率与分析手术失败原因。

(3)实验室检查

①精液检查:精液质量在一定程度上反映睾丸生精功能受损的程度,精索静脉曲张越重精液质量则越差。

②雄激素(总睾酮、游离睾酮、性激素结合球蛋白)检查:建议总睾酮检查,有条件单位行游离睾酮或生物活性睾酮检查,或根据总睾酮、性激素结合球蛋白与白蛋白通过 Vermeulen 公式计算出游离睾酮。

③卵泡刺激素(FSH)、黄体生成素(LH)、泌素素(PRL)、雌激素(E)检查:FSH 对评价睾丸生精功能是较好的指标,较低的血清 FSH 水平提示较好的睾丸生精功能,也预示有较好的治疗效果。有研究认为,FSH、LH 和青少年精索静脉曲张患者睾丸生精功能相关性大,而可用于评价其睾丸生精功能。

④血清抑制素 B 检查:有研究显示,血清抑制素 B 相对于 FSH 能更准确评价睾丸生精功能,可作为预测术后生精功能改变的指标。

【鉴别诊断】

### 1.丝虫性精索淋巴管扩张

精索增厚、纤曲、扩张,与精索静脉曲张相似,但有反复发作的丝虫性精索炎史,触诊于精索下部有较细的索团状肿块,立位明显,卧位减轻,可伴有鞘膜积液,入睡后外周血液可找到微丝蚴(有鞘膜积液者可在积液中找到)。

### 2.输精管附睾结核

亦可有阴囊部位坠胀不适的症状,但多伴见输精管增粗呈串球状硬结,附睾尾部不规则肿大、变硬。

### 3.慢性前列腺炎

也常有睾丸胀痛,但多数伴有慢性前列腺炎的其他症状,如尿频、尿急、会阴胀痛或隐痛,前列腺液常规检查白细胞增加;触诊无精索静脉曲张。

### 4.继发性(症状性)静脉曲张

系因肾肿瘤、肾积水、迷走血管等病变压迫或癌栓阻塞肾静脉使静脉血回流受阻所致的精索静脉曲张。可以下列方法初步鉴别:第一鞠躬征:弯腰时血液回流压力较小,原发性者曲张的静脉团块可缩小,而症状性者不改变。第二挤空征:立位触及曲张的静脉团块后,两手指前后轻挤,由于回流改善,原发性者团块缩小,而症状继发性者精索静脉曲张往往不能缩小。

【治疗】

### (一)中医辨证论治

### 1.湿热瘀阻证

主症:精索静脉曲张如蚯蚓状,团块较大,阴囊坠胀、潮湿、烘热、瘙痒、疼痛或红肿,身重倦怠,脘腹痞满,口中黏腻,恶心,小便黄,舌红,苔黄腻,脉弦滑。

治法:清热利湿,化瘀通络。

方药:薏丹筋春汤(庞保珍编著《不孕不育中医治疗学》)。防己、萆薢、茵陈、薏苡仁、泽兰、牛膝、赤芍、牡丹皮、荔枝核、全枸橘、川楝子、柴胡。

中成药:花红胶囊每次 4~5 粒,每日 3 次,口服。

### 2.寒滞肝脉证

主症:精索静脉曲张,盘曲成团,青筋暴露,状若蚯蚓,久行、久立加重,平卧休息减轻,阴囊坠胀发凉,睾丸少腹抽痛,腰部冷痛,精清精冷,形寒肢冷,舌淡,苔白,脉弦细。

治法:温经散寒,益气通络。

方药:暖肝筋通汤(庞保珍编著《不孕不育中医治疗学》)。当归、芍药、丹参、桂枝、细辛、小茴香、高良姜、乌药、柴胡、橘核、荔枝核。

中成药:少腹逐瘀丸每次 1 丸,每日 2~3 次,口服。

### 3.瘀血阻络证

主症:筋瘤盘曲成团,状若蚯蚓,睾丸坠胀较重,甚则刺痛,劳累加重,休息后减轻,面色晦暗,精液异常,舌质暗或有瘀斑点,脉弦涩。

治法:活血化瘀,通络止痛。

方药:水蛭理筋汤(庞保珍编著《不孕不育中医治疗学》)。水蛭、三棱、莪术、昆布、制没药、当归、川芎、川楝子、延胡索、小茴香、荔枝核、柴胡。

中成药:血府逐瘀口服液每次 2 支,每日 3 次,口服。

### 4.气虚血瘀证

主症:筋疝盘曲如蚯蚓,阴囊坠胀不适,直立及久行后加重,负重后症状更为明显,神疲乏力,少气懒言,纳谷不香,大便溏薄,舌质淡胖,苔薄白,脉细软。

治法:益气升阳,佐以通络。

方药:参芪调筋汤(庞保珍编著《不孕不育中医治疗学》)。黄芪、人参、甘草、白术、柴胡、升麻、延胡索、丹参、三七、鸡血藤。

中成药:丹黄祛瘀胶囊每次 2~4 粒,每日 2~3 次,口服。

### 5.肝肾亏虚证

主症:阴囊青筋暴露,状若蚯蚓,阴囊、睾丸坠胀不适,时有隐痛,头晕目眩,腰膝酸软,失眠多梦,阳痿,不育,舌淡,苔白,脉沉细无力。

治法:补益肝肾,佐以通络。

方药:枸杞畅筋汤(庞保珍编著《不孕不育中医治疗学》)。枸杞子、熟地黄、山药、菟丝子、鹿角胶、龟甲胶、山茱萸、川楝子、延胡索、当归、鸡血藤。

中成药:杞菊地黄胶囊每次 5 粒,每日 3 次,口服。

### (二)中医外治

### 1.湿热瘀阻证

方药:萆桃蝱嗣丹(庞保珍,庞清洋编著《不育不孕中医外治法》)。萆薢、桃仁、牡丹皮、赤芍、猪苓、车前子、薏苡仁、黄柏、栀子、蓖麻仁、牵牛子、麝香。

制法:将上述药物共同研成细末,瓶装备用。

用法:治疗时,取药末 10g,以温开水调成糊状,纱布包裹,敷于脐部,胶布固定,3 日换药1 次。

**2. 寒滞肝脉证**

方药:橘荔金枪长胜丹(庞保珍,庞清洋编著《不育不孕中医外治法》)。川乌、生南星、干姜、川椒、吴茱萸、淫羊藿、仙茅、山茱萸、枸杞子、橘核、荔枝核、威灵仙。

制法:将上述药物共同研成细末,瓶装备用。

用法:治疗时,取药末10g,以温开水调成糊状,纱布包裹,敷于脐部,胶布固定,3日换药1次。

**3. 瘀血阻络证**

方药:桃红衍嗣丹(庞保珍,庞清洋编著《不育不孕中医外治法》)。桃仁、红花、牡丹皮、赤芍、当归、延胡索、枳壳、三棱、莪术、香附、乳香、麝香。

制法:将上述药物共同研成细末,瓶装备用。

用法:治疗时,取药末10g,以温开水调成糊状,纱布包裹,敷于脐部,胶布固定,3日换药1次。

**4. 气虚血瘀证**

方药:济气逐瘀汤(庞保珍,庞清洋编著《不育不孕中医外治法》)。黄芪、人参、白术、赤芍、川芎、当归、三棱、莪术、水蛭。

制法:将上述药物共同研成细末,瓶装备用。

用法:治疗时,取药末10g,以温开水调成糊状,纱布包裹,敷于脐部,胶布固定,3日换药1次。

**5. 肝肾亏虚证**

方药:菟棱毓麟散(庞保珍,庞清洋编著《不育不孕中医外治法》)。熟地黄、山茱萸、巴戟天、菟丝子、肉苁蓉、三棱、莪术、生香附、威灵仙、乳香、麝香。

制法:将上述药物共同研成细末,瓶装备用。

用法:治疗时,取药末10g,以温开水调成糊状,纱布包裹,敷于脐部,胶布固定,3日换药1次。

**(三)针灸治疗**

**1. 湿热瘀阻证**

取穴:长强、会阳、百会、承山、飞扬、三阴交、阴陵泉。

**2. 寒滞肝脉证**

取穴:太冲、大敦、归来、关元、三阴交。

**3. 瘀血阻络证**

取穴:血海、膈俞、气海、太冲、合谷。

**4. 气虚血瘀证**

取穴:气海、膻中、足三里、合谷。

**5. 肝肾亏虚证**

取穴:太溪、涌泉、肝俞、肾俞。

**(四)饮食治疗**

**1. 湿热瘀阻证**

栀七粥(庞保珍方)

组成:薏苡仁30克,三七粉1g,栀子仁10g,粳米100g,冰糖适量。

制作与用法:将栀子仁洗净晒干,研成细粉备用。粳米、薏苡仁放入瓦煲内加水煮粥至八成熟时,取栀子仁粉、三七粉调入粥内继续熬煮,待粥熟,调入冰糖,煮至溶化即成。

### 2. 寒滞肝脉证

(1)吴茱萸粥(《食鉴本草》)

组成:吴茱萸 2g,粳米 50g,生姜 2 片,葱白 2 茎。

制法与用法:将吴茱萸碾为细末。粳米洗净先煮粥,待米熟后再下吴茱萸末及生姜、葱白,文火煮至沸腾,数滚后米花粥稠,停火盖紧闷 5 分钟后调味即成。早、晚趁温热随量食用。

(2)附子粥(《太平圣惠方》)

组成:制附子 3g,干姜 1~3g,粳米 60g,红糖适量。

制法与用法:先将制附子、干姜捣碎,研为极细粉末,粥煮沸后,加入药末、红糖同煮即成。或用附子、干姜煎汁。

使用注意:本方专为内有真寒者而设,凡里热较重、阴虚火旺、湿温潮热者,均不宜食用,以防两阳相合,转增他病。方中附子温热而有小毒,煎煮的时间不能太短,应煎煮 1 小时,用量不宜过大,应从小剂量开始为妥。

### 3. 瘀血阻络证

三七蒸鹌鹑(《中医药膳与食疗》)

组成:鹌鹑 1 只,三七粉 1~2g,食盐、味精各适量。

制法与用法:将鹌鹑去毛及肠杂,洗净切块,与三七粉同置瓷碗中,加入食盐少许,上锅隔水蒸熟,调入味精即成。食肉喝汤。

### 4. 气虚血瘀证

参七蒸鹌鹑(庞保珍方)

组成:鹌鹑 1 只,人参 6 克,黑木耳 5 克,三七粉 1~2g,食盐、味精各适量。

制法与用法:将鹌鹑去毛及肠杂,洗净,切块,与三七粉、黑木耳、人参同置瓷碗中,加入食盐,上锅隔水蒸熟,调入味精即成。食肉喝汤。

### 5. 肝肾亏虚证

山杞炖母鸡(庞保珍方)

组成:怀山药 30 克,宁夏枸杞子 15g,母鸡 1500g,生姜、葱、料酒、食盐各适量。

制法与用法:将母鸡宰杀后,去掉杂毛与内脏,洗净;再将洗净的怀山药、宁夏枸杞子放入鸡腹内,置砂锅中,加入葱、姜、料酒等,掺入适量的清水,武火煮至沸后,改用文火炖至鸡肉熟透即成。可分餐食肉及汤。

### (五)西医手术治疗

### 1. 开放手术

手术途径有经腹股沟管精索内静脉高位结扎术与经腹膜后精索内静脉高位结扎术。

### 2. 腹腔镜手术

效果可靠,损伤小,恢复快,可同时进行双侧手术。

### 3. 显微外科手术

传统的开放手术经显微镜下操作,能够清楚地分辨局部管状组织,结扎除输精管静脉外的所有引流静脉,保留动脉、淋巴管与神经。疗效稳定,复发率低,并发症少,是本病手术治疗的发展方向。

## 【名家经验】

### 1. 徐福松经验

本病多属实证。或为寒凝肝脉,或为血瘀络阻,或为湿热夹瘀。

无症状的轻度精索静脉曲张不需治疗。轻度精索静脉曲张或伴有神经衰弱者可托阴囊、冷敷等。较重的精索静脉曲张、精子数连续三次在 2000 万以下或有睾丸萎缩者;平卧时曲张之静脉可消失者,可行精索内静脉高位结扎术。

(1)根据精索静脉曲张临床表现和病理特征,归属于中医"偏坠""筋瘤"等范畴。合并不育是较典型的以瘀滞为突出特点的病证,相当于《素问·平人气象论》中的"疝瘕、少腹痛"之证。该病病位在肝,肝气郁结也是基本病机之一。肾精亏虚为本,血脉瘀阻为标,二者互为因果,导致不育。

(2)治疗大法应补益肝肾、活血化瘀为主,佐以益气升提。药理研究表明,活血化瘀药物可以改善组织缺血缺氧状况,增加毛细血管开放数目,降低毛细血管通透性,提高容量血管张力及改善微循环,促进组织缺血缺氧造成损害的修复。

(3)某些精索静脉曲张患者,可以采用手术方法结合中医中药治疗,疗效更好。

### 2. 孙自学经验

孙自学认为,瘀阻脉络是其主要发病病机,肾气亏虚是其发生的根本。故以益肾活血、化瘀通络为法治疗该病,自拟益肾通络方(熟地黄、黄芪、丹参、菟丝子、淫羊藿、巴戟天、川牛膝等)治疗该病,效果显著。

### 3. 戚广崇经验

治疗精索静脉曲张性不育常用活血化瘀、益肾养肝之药,并自拟活血补肾方——理精煎,药选丹参、莪术、牛膝、虻虫、当归尾、熟地黄、续断、狗脊、淫羊藿、肉苁蓉、鹿角霜、大枣。一般连用 3～6 个月,临床效果满意。

## 【医案选粹】

### 徐福松医案

案一:岑某,32 岁,1980 年 9 月 2 日初诊。患者 5 年前因过度用力移动重物后,发觉左侧阴囊部肿胀微痛,有坠胀感,捏之疼痛,此后遇劳动后疼痛加剧,休息则轻,曾多次治疗未效而转我科治疗。检查:舌质暗红,边有暗瘀点,脉弦微涩。左侧精索肿胀,站立时可触及曲张静脉如一团蚯蚓,皮色不变。辨证为劳伤瘀留,阻滞筋脉。治以理气散结,活血通络。青皮 15g,川楝子 12g,莪术 18g,三棱 18g,地鳖虫 12g,荔枝核 18g,橘皮、橘核各 12g,台乌药 12g,炙甘草 3g。水煎服。服药 14 剂后,阴囊肿胀消失一半,劳累亦不觉胀痛。再服 10 剂后症状完全消失。

按:精索静脉曲张引起不育的机制尚未完全阐明。大致瘀血阻积于脉络,旧血不去,新血难来,睾丸失于荣养而不育。用较大剂量破气散结之品推陈出新,疏浚脉道,睾丸环境为之一新,功到自然成。

案二:唐某,42 岁,1988 年 11 月 4 日就诊。1 年前,患者出现睾丸坠胀疼痛,痛引至少腹,站立行走则加剧,平卧减轻,我院泌尿外科诊断为左侧精索静脉曲张。诊时情绪低落,头晕目眩,纳少乏力,舌质紫暗,脉虚而涩。辨证为气虚夹瘀。治以益气活血。炙黄芪 30g,茯苓 15g,白术 15g,甘草 5g,延胡索、柴胡各 10g,乌药 15g,地鳖虫 10g,石菖蒲 15g,牛膝 15g,郁金 10g。连服 20 剂后,睾丸坠胀疼痛减轻,再服 15 剂,睾丸坠胀疼痛消失,状如常人。

按:补气药具有滋养作用,能够促进血液循环,增强机体免疫功能;活血祛瘀药有改善血液循环,促进组织因缺血缺氧造成损害的修复;很多补益药对精子密度低、活动率低、活动力弱、畸形精子增多等有较好的治疗作用,能提高配偶的妊娠率。

案三:肖某,29 岁,1987 年 7 月 29 日初诊。结婚 5 年未育。夫妇在外院检查,女方未发现异常,男方诊为精索静脉曲张。现会阴部胀闷疼痛,头晕目眩,腰膝酸软,胸闷叹息,脉象细弦,舌红苔薄。经本院泌尿外科检查,确诊为精索静脉曲张。精液常规示精子计数异常,活动率30%。证属肾精不足,肝失条达。拟滋水清肝饮加味治疗。生地黄、熟地黄各 15g,生山药30g,山茱萸 15g,粉牡丹皮 10g,云茯苓 12g,泽泻 10g,全当归 10g,杭白芍 10g,醋柴胡 8g,生山栀子 8g,小茴香 10g,川楝子 12g,台乌药 10g,橘核 12g。服药 30 余剂,诸症消失,精液常规正常。其妻在 12 月已孕。

按:除了肾精不足外,肝气郁结也是本病的基本病机之一。临床医师一般不会忽略补肾生精,但常常会忘记本病的病位在肝经的事实。据临床所见,必须辅以或清肝,或疏肝,或柔肝,或养肝,不一而足。

【诊疗述评】　目前研究认为,精索静脉曲张可能造成男性精子活力与数量降低,影响生育能力。到目前为止,精索内静脉结扎(包括栓塞疗法)对精索静脉曲张本身的疗效是肯定的,但结扎后的精液质量改善程度却并不尽如人意。西药治疗效果不理想,且不良反应较多。中医药在改善精液质量,尤其是弱精子症与少精子症方面,疗效肯定。但必须以中医的理论指导治疗,辨证论治,尤其重视辨证应用补肾活血法。回顾多年的有关文献,发现缺乏统一的诊断与疗效标准评价标准,影响临床与科研,我国第一部中医男科诊断与疗效评价标准:《中医男科病证诊断与疗效评价标准》,2013 年由人民卫生出版社正式出版,书中制定了本病的诊断与疗效评价标准,将有利于中医男科事业的发展。

【预防与调护】

(1)避免剧烈运动与重体力劳动,以防腹压升高,加重病情;少骑或不骑自行车或摩托车;驾车时间不宜过长并注意使用竹垫以防止局部温度过高。

(2)忌食辛辣刺激性食物,多食水果与蔬菜,保持大便通畅。

(3)洗澡以淋浴为宜,且不宜水温太高,时间太久。

(4)房事有节,切勿纵欲。

(5)不穿牛仔裤与紧身衣裤。

【古代文献精选】

《灵枢·刺节真邪》:"有所疾前筋,筋曲不得伸,邪气居其间不反,发于筋瘤。"

《外科秘录·筋瘤骨瘤石瘤》:"筋瘤者,乃筋结成于体上也。初起之时必然细小,按之如筋也。筋蓄则曲,曲久成瘤,而渐大矣。然虽渐大,亦不甚大也。固是筋瘤,亦无大害,竟可以不治置之。"

《医林改错·通窍活血汤所治之症目》:"青筋暴露,非筋也,现于皮肤者血管也,血管青者,内有瘀血也。"

《血证论·瘀血篇》:"此(瘀)血在身,不能加于好血,而反阻新血之化机,凡血证总以去瘀为要。"

【现代研究进展】　中医治疗精索静脉曲张有极大的优势,现将中华人民共和国成立后著名中医学家治疗精索静脉曲张的研究综述如下。

### (一)病因病机

中医学认为,本病总有瘀血为患;或因肝肾不足,外感寒湿,气滞血瘀,筋脉失濡;或因举重担物,长途跋涉,筋脉受伤,肝络瘀滞;或因湿热下注,脉络失和;或因脾虚气陷,血运无力,皆可形成筋疝或筋瘤。病后血运受阻,蕴而化热,血不养睾,热灼精伤,可以导致不育。王琦等认为,肝肾亏虚、肝郁气滞是发病的内在病理基础。日久则瘀血停滞,络道阻塞,以致脉络纡曲、显露,是本病的病机特点。精索静脉曲张性不育病位在外肾,气滞血瘀是标,肾精亏虚是本。

### (二)中医治疗

#### 1. 辨证论治

(1)徐福松,莫惠等分为5型:血瘀络阻证,方用血府逐瘀汤合失笑散(《和剂局方》)加减;气虚夹瘀证,方用补中益气汤合四物汤加减;肾虚夹瘀证,右归丸(《景岳全书》)合活络效灵丹(《医学衷中参西录》)加减;湿热夹瘀证,防己泽兰汤(《男科纲目》)合枸橘汤(《外科证治全生集》)加减;寒滞厥阴证,当归四逆汤(《伤寒论》)加减。

(2)王琦等分4型:湿热瘀阻证,方用防己泽兰汤加减;寒滞肝脉证,方用当归四逆汤合良附丸加减;瘀血阻络证,方用少腹逐瘀汤加减;肝肾亏虚证,方用左归丸加味。

(3)刘云鹏将男性不育分4型:滋阴清火养精常用知柏地黄丸合五子丸;补肾生精常用六味地黄丸合五子丸(即六五合方);疏肝活血通精常用血府逐瘀汤;清利湿热通精常用前列腺炎方(验方):蒲公英30g,枸杞子12g,炮甲9g,赤芍15g,石韦15g,败酱草30g,泽兰叶9g,红花9g,桃仁9g,丹参15g,没药20g,王不留行24g。

(4)刘云鹏一般以辨证(尤重舌脉)辨病(着重检查结果)相结合治之,以肾虚为多(重在肾),其六味地黄丸合五子丸(六五合方)、知柏地黄丸合五子丸,使用频率最高。

(5)李祥云分5型:肝肾亏损用调肝汤加减;气滞血瘀用红花桃仁煎加减;寒湿凝滞用当归四逆汤加减;湿热瘀阻用萆薢渗湿汤加味;气虚不提用补中益气汤加减。

(6)曹开镛分3型:气虚下陷用补中益气汤加味;气滞血瘀用理气止痛汤(《中医伤科学》)加减。

(7)李曰庆分3型:血虚肝郁,肾阴亏损用左归丸加减;脾肾阳虚,肾气不充用右归丸合二仙汤加减;血瘀络阻,痰瘀互结用桃红四物汤合失笑散加减。

(8)庞保珍分5型:湿热瘀阻用自拟薏丹筋春汤;寒滞肝脉用自拟暖肝筋通汤;瘀血阻络用自拟水蛭理筋汤;气虚血瘀用自拟参芪调筋汤;肝肾亏虚用自拟枸杞畅筋汤。

#### 2. 辨病与辨证相结合

徐福松主张:先辨病后辨证,辨病与辨证论治相结合,证从病辨,以病统证,只有将辨病论治与辨证论治有机地结合在一起,才能提高治疗效果。只辨证不辨病,则很难把握其病的全貌,从而治疗也往往难以取得好效。

#### 3. 专病专方

陈和亮将精索静脉曲张所致少精子及弱精子症辨证为肝经血瘀,应用前列通瘀胶囊治疗56例,显效41例,有效13例。

#### 4. 针灸推拿

王琦等采取每晚睡前平卧,以右手示指和拇指缓慢按摩阴囊,以促进精索静脉血液回流。每次20～30分钟,每晚1次。

### (三)手术治疗

对于精索静脉曲张的手术治疗争议较大。大多数泌尿科专家认为,精索静脉曲张与不育症有关,而一些生殖医学专家认为不育症与精索静脉曲张无关。有许多设计了对照组的研究表明,精索静脉结扎术对于不育症治疗是无效的。但已有支持精索静脉结扎手术可治疗不育的研究,但由于随访脱落病例较多,病例样本小,结果可信度低,这方面仍需开展进一步对照研究。

### (四)小结

精索静脉曲张真正有症状的病例不到 35%,不少人存在此病但无症状,常因体检或不育就诊检查时才发现,因此对不育患者,必须重视系统查体。本病辨证应局部与整体相结合,查局部以分轻重,视整体以察虚实。本病虽以瘀血阻滞为患,但其病机又有气虚血瘀、气滞血瘀、湿热阻滞等之不同,必须辨证论治,方可收到良效。本病的诊断、疗效评价标准仍需进一步统一,以利于深入研究与广泛交流。我国第一部中医男科诊断与疗效评价标准:《中医男科病证诊断与疗效评价标准》,2013年由人民卫生出版社正式出版,书中制定了本病的诊断与疗效评价标准。

# 第十一节　免疫性不育

男性免疫性不育是指结婚 1 年以上的夫妻,有正常性生活且未采用避孕措施,女方生育能力正常,男方性功能正常,由于血清或精浆中抗原抗体阳性而致不育者。目前,据 WHO 统计,原因不明的不育夫妇中,约 10% 为免疫因素所致。不育男性中有 6%~10% 可在血或精液中查到抗精子抗体。对于男性免疫性不育而言,尚无特效治疗,中医学中亦无此病名的记载,但可属中医"无子""无嗣"的范畴。近年来,国内开展了较多中医药治疗男性免疫性不育症的研究,方法多样,疗效显著。

【发病机制】

(一)中医病因病机

#### 1. 肾阳不足

先天肾阳不足,或大病久病及肾,损耗肾阳,致肾阳不足,气化失司,精室紊乱;或后天失养,脾运失健,湿浊不化,或居处潮湿,寒湿、水湿之邪内侵,损伤阳气,精宫虚寒,致精室紊乱,精凝不散。

#### 2. 肾阴亏损

素体阴虚,或房事过度,肾精过耗,或劳心太甚,或五志化火,耗损精液,或过服温燥助阳之品,而致热盛伤阴,阴虚火旺,扰乱精室,精凝不散。

#### 3. 肺脾气虚

久病体虚,或饮食不节,伤及脾胃,运化失司,则肺脾气虚,外邪易侵,常患上呼吸道感染及肠道感染,诱导男子自身免疫反应,故精子凝集不散而不育。

#### 4. 阴虚湿热

房事不节,损耗肾阴,过食辛辣醇酒厚味,湿热内生,或外感湿浊之邪,蕴久化热,热又伤阴,致阴虚湿热,精室被扰,精凝不散。

#### 5. 肝经湿热

过食辛辣醇酒厚味,湿热内生,湿热下注,或外感湿浊之邪,蕴久化热,熏蒸精室,精室被扰,精凝不散。

### 6. 气滞血瘀

情志刺激,跌仆损伤或手术损伤生殖器等致情志抑郁,气机不畅,肝失疏泄,气滞血瘀,气机阻滞,精凝不散。

### (二)西医病因病理

#### 1. 病因

(1)腮腺炎性睾丸炎、生殖道特异与非特异感染。

(2)既往有生殖道外伤或手术史,如睾丸、输精管及腹股沟区外科手术史,尤其是输精管结扎术后、输精管吻合术后;其他还有睾丸外伤、睾丸扭转、输精管外伤等。

(3)梗阻性少精子症(不全梗阻)或梗阻性无精子症。

(4)隐睾。

(5)精索静脉曲张患者会增加并发附属性腺感染、附睾疾病和免疫性因素的发病率。

(6)其他不明原因。

#### 2. 病理生理

一般认为,精子抗原的自体免疫或同种免疫,至少可通过以下两种机制引起不育:一是干扰正常的精子发生过程,引起无精症或少精症,导致不育;二是通过抗体对精子及精子在正常生育中的作用产生不良影响,导致不育。

### 【诊断】

#### 1. 询问病史

详细询问患者现病史、既往史、个人史、婚姻史、性生活史,询问患者是否有多次辅助生殖失败病史、其妻是否有习惯性流产史,询问患者已有的精液检查结果并详细记录。

#### 2. 临床表现

可有原发病变的症状和体征,或无临床症状。

#### 3. 实验室检查

WHO 推荐的抗精子抗体检测方法:混合抗球白蛋白反应实验(MAR)和免疫珠实验(IBT)。至少在一份精液样本中,发现有 50% 或以上的活动精子包被有抗体才可以诊断。同时,这一诊断必须经过精子-宫颈黏液接触实验加以证实。

### 【鉴别诊断】 主要是病因方面的鉴别诊断。

(1)感染:包括腮腺炎后睾丸炎、生殖道特异与非特异感染。

(2)损伤:输精管结扎术是导致手术性梗阻和产生抗精子抗体的最常见原因,这些抗体可以在输精管复通术后继续存在,即使顺利解除梗阻因素,仍会阻碍自然受孕(WHO)。腹股沟疝手术(尤其是年轻人)可损伤输精管,导致输精管完全或不全梗阻,或导致免疫反应产生抗精子抗体。这种情况也可出现在鞘膜积液、所有生殖腺和腹股沟手术之后。腹股沟疝手术导致输精管阻塞发生率约 1%。随着网状补片应用的增多,其诱发的组织炎症反应使输精管阻塞的发生率增加。

(3)梗阻:精道梗阻的特征是无精子症和睾丸体积正常。诊断需要符合以下条件:睾丸活检标本中存在精子;单侧睾丸体积>11ml;血浆中 FSH 正常;不符合其他诊断。引起梗阻的原因有:损伤因素(如附睾、输精管、射精管外伤或手术损伤);先天性因素为输精管、精囊缺如;炎症性、结核性、淋病性、丝虫病性、梅毒性感染也是引起精道梗阻的重要原因;射精管梗阻较少见,常由于前列腺尿道和附性腺的感染或损伤引起(有血精、淋病、前列腺炎导融及尿道灌注史),或者由于前列腺正中线囊肿引起。Mullerian 管囊肿和 Wolffian 管囊肿,前者可以压迫射精管导致梗阻,后者也称为射精管憩室。

**【治疗】**

**(一)中医辨证论治**

**1. 肾阳不足证**

主症:婚久不育,血清、精浆抗精子抗体阳性,精子密度、精子活力、精液液化时间异常或正常,畏寒肢冷,面色白,头晕耳鸣,腰膝酸软,小便清长,舌质淡,苔薄白,脉沉细。

治法:温肾壮阳。

方药:阳春逐疫丹(庞保珍方,选自庞保珍主编《不孕不育中医治疗学》)。淫羊藿、巴戟天、菟丝子、肉苁蓉、熟地黄、山药、人参、黄芪、徐长卿、生甘草。

中成药:龟龄集每次 2 粒,每日 1 次,早饭前 2 小时用淡盐水送服;或右归丸每次 1 丸,每日 3 次,口服;或佳蓉片每次 4～5 片,每日 3 次,口服;或海龙胶口服液每次 40ml,每日 1～2 次,口服。

**2. 肾阴亏损证**

主症:婚久不育,血清、精浆抗精子抗体阳性,精子密度、精子活力异常或正常,或精子畸形率高,或精液不液化,眩晕耳鸣,五心烦热,腰膝酸软,口干溲黄,舌红苔少,脉细数。

治法:滋肾填精。

方药:壮水涤疫丹(庞保珍方,选自庞保珍主编《不孕不育中医治疗学》)。生地黄、麦冬、玄参、白芍、女贞子、墨旱莲、龟甲、鳖甲、牡丹皮、徐长卿、生甘草。

中成药:六味地黄颗粒每次 5g,每日 2 次,开水冲服。

**3. 肺脾气虚证**

主症:婚久不育,血清、精浆抗精子抗体阳性,常有上呼吸道感染及肠道感染史,平素易感冒鼻塞,咽痛咳嗽,或有纳少便溏,腹胀腹痛,恶心欲吐,头昏自汗,面色少华,舌淡边有齿印,舌苔薄白,脉细弱。

治法:补肺健脾,祛邪活精。

方药:土金精泰丹(庞保珍方,选自庞保珍主编《不孕不育中医治疗学》)。人参、白术、茯苓、黄芪、山药、砂仁、鸡内金、防风、黄芩、金银花、菟丝子、淫羊藿。

中成药:参鹿健肺胶囊每次 3 粒,每日 3 次,口服。

**4. 阴虚湿热证**

主症:婚久不育,血清、精浆抗精子抗体阳性,午后潮热,五心烦热,口渴喜饮,腰膝酸软,尿黄便秘,夜寐盗汗,舌红少苔,脉细弦数。

治法:滋阴降火,清热利湿。

方药:文武赞精丹(庞保珍《不孕不育中医治疗学》)。生地黄、麦冬、白芍、知母、牡丹皮、枸杞子、泽泻、茯苓、车前子、碧玉散、萆薢、薏苡仁。

中成药:六味地黄颗粒每次 5g,每日 2 次,开水冲服。

**5. 肝经湿热证**

主症:婚久不育,血清、精浆抗精子抗体阳性,精子密度、精子活力多数异常,或精子畸形率高,或精液不液化,胸闷心悸,头晕而胀,口中干黏,渴不欲饮,小便黄少,舌质红,苔黄腻,脉滑数。

治法:清热化湿。

方药:清化祛疫汤(庞保珍方,选自庞保珍主编《不孕不育中医治疗学》)。龙胆草、栀子、黄芩、制大黄、生地黄、牡丹皮、萆薢、车前子、白花蛇舌草、薏苡仁、生甘草。

中成药:龙胆泻肝丸每次 3～6g,每日 2 次,口服。

### 6. 气滞血瘀证

主症:婚久不育,血清、精浆抗精子抗体阳性,射精量少,常伴外生殖系外伤史或手术史,小腹、会阴时有刺痛,且痛处不移,舌质紫暗或有瘀斑瘀点,苔薄白,脉弦或涩。

治法:疏肝理气,活血破瘀。

方药:柴蛭精春汤(庞保珍方,选自庞保珍主编《不孕不育中医治疗学》)。柴胡、水蛭、三棱、莪术、当归、白术、川续断、制没药、黄芪、菟丝子。

中成药:血府逐瘀口服液每次 2 支,每日 3 次,口服。

### (二)西医治疗

#### 1. 对因治疗

彻底治疗原发病,如因附睾炎、精囊炎所导致的免疫性不育,可运用抗生素治疗;因局部损伤而导致的精子抗原暴露,可运用外科手术进行修复和切除病灶。

#### 2. 免疫抑制药治疗

免疫抑制药治疗是目前研究得最多,应用最为广泛的一种方法,它运用类固醇药物来达到抑制抗体产生的目的。目前国内外在应用免疫抑制疗法的剂量、具体使用方法上尚不一致,大体上有 3 种。

(1)低剂量持续疗法:每日口服地塞米松 2～3mg,连服 9～13 周,以后经 7 周减量停药。

(2)大剂量间歇疗法:要求患者在其配偶的月经周期的第 21 天开始,每天服甲泼尼龙96mg,连服 7 日,如未能妊娠则重复进行。此疗法常使患者出现恶心、呕吐等消化道症状及发热皮疹、神经痛,甚至精神异常等不良反应,一旦出现药物反应必须立即停止给药。

(3)周期疗法:要求患者在配偶月经周期的第 1～10 日,每日服用泼尼松 40mg,如抗精子抗体滴度不降,剂量增加到 80mg。

#### 3. 精子洗涤后宫腔内人工授精(IUI)

根据精浆中抗体可用洗涤方法去除的原理。精液悬于递质 4 倍稀释的 4％人血白蛋白溶液,用 2000rpm 离心 5 分钟,取其柔软小块再悬浮、再离心,反复 3 次。然后,将最后的精子悬浮于 0.5ml 白蛋白中,备做宫腔内人工授精,成功率 10％。

#### 4. 抗感染治疗

由于感染常为精子自身免疫的促发因素,因此对有生殖道感染的患者行抗感染治疗对于自身免疫性不育的治疗可能是有益的。

#### 5. 手术治疗

对于一些不能以非手术方法治愈的生殖器疾病(如附睾囊肿、精道阻塞、精索静脉曲张等),通过手术治疗,对体内抗精子抗体滴度的下降可能有一定的帮助。

【名家经验】

徐福松经验

徐福松认为,男性免疫性不育的病机在于先天不足,同时后天失养,以致肝肾亏虚,日久引动下焦湿热,湿热循肝经结于精道,气血运行不畅,日久精血瘀滞;或有局部损伤,伤及先天屏障,与湿热互结,精血瘀滞;或肺脾气虚,易于外感,邪热入于营血,归于精室,阻滞精道。徐福松指出,本病的病理基础是免疫功能紊乱,其中以细胞免疫低下为主,体液免疫亢进为次,符合中医肝肾肺脾之虚为本、湿热瘀血之实为标的病机。临床治疗方面,对于肝肾阴虚湿热型患者,多以滋阴降火、清利湿热的六味二碧散加减为主;肺脾气虚易感型,多以补肺健脾、理气清肠的参苓香连汤加减为主。徐福松还认为,要将"未病先防,既病防变"的思想,贯穿于治疗男性免疫性不育的全过程,重视日常生活习惯;同时,告诫患者积极治疗可能导致免疫性不育的泌尿生殖系疾病。在治疗期间,嘱患者忌烟酒、辛辣刺激等食物,预防感冒、腹泻等,均不可忽视。

【诊疗述评】　对男性免疫性不育的诊断,首先要详细询问病史,并要了解配偶的生殖能力状况;在实验室检查方面,要采用 WHO 推荐的抗精子抗体检测方法即混合抗球白蛋白反应实验(MAR)和免疫珠实验(IBT),二者选一即可。在治疗上,要辨证、辨精、辨体质三者做到有机结合。对有明确外伤史者,可加入活血化瘀之品,如赤芍、丹参、三棱等。对生殖道感染者,可同时配合抗生素治疗。对原因不明者,也可同时采用免疫抑制药(如糖皮质激素)治疗。

【预防与调护】

(1)积极防治可能导致男性免疫性不育的泌尿生殖系统疾病,如急慢性前列腺炎、精囊炎、急慢性睾丸附睾炎、睾丸鞘膜积液、精索静脉曲张等疾病。

(2)避免服用具有生殖毒性的食物和药物,如棉籽油、香菜、芹菜、苦瓜等杀精食物,以及皮质激素、雌激素、雷公藤、西咪替丁、庆大霉素等。

(3)保持积极健康的生活方式,如不饮酒、少食肥甘厚腻、不久坐、不洗桑拿、不穿紧内裤,多饮水等。

(4)规避可能导致男性免疫性不育的物理因素和化学因素。物理因素主要有热、电磁辐射、放射线等;化学因素主要有各类重金属,以及各种有害食品添加剂和食品染色剂等。

【古代文献精选】

《千金方求子论》:"凡人无子当为夫妻俱有五劳七伤、虚赢百病所致,故有绝嗣之患。"

《医方集解》:"无子皆由肾冷精衰造成。"

《石室秘录》:"男子不能生子有六病:一精寒也,一气衰也,一痰多也,一相火盛也,一精少也,一气郁也。"

【现代研究进展】

**(一)西医研究进展**

目前,对于男性免疫性不育的发病机制研究表明,在正常男性体内,精子具有抗原性,但是因为精子抗原受血-睾屏障、男性生殖道内的一系列的精子包裹抗原、精液中的免疫抑制物质等 3 种免疫屏障保护,将精子与抗精子抗体隔离,从而不产生免疫反应。然而,当发生泌尿系统感染或泌尿生殖系统外伤时,有可能导致体内抗精子抗体产生,从而抑制精子的产生,降低精子的活力及干扰精子和卵子的相互作用等。抗精子抗体不仅可以造成男性自身免疫性不育,也可引起女方免疫性不孕或习惯性流产。

**(二)中医研究进展**

中医治疗免疫性不育有极大的优势,现将国内著名中医学家治疗关于免疫性不育的治疗与研究归纳如下。

## 1. 病因病机

徐福松认为,在正常情况下睾丸和男性生殖道有坚固的血生精小管屏障,精子抗原不与人体的免疫系统相接触。自身免疫现象的发生,提示精子逾越正常屏障与人体免疫系统发生接触,诱发了自身免疫反应。出现此种情况多由疾病因素造成,如睾丸损伤、炎症、输精管道感染、阻塞等,由于它是自身免疫反应,出现于人体内部的抗精子抗体,所以处理起来比女性有更大的难度。徐福松认为,男性免疫不育症的病位,首在肝、肾,次在肺、脾;病因之本为体虚,病因之标为损伤或感染;病机为正虚邪恋,虚实夹杂。金维新认为,肾阳不足、肾阴亏损、肝经湿热是其主要病机。

## 2. 中医治疗

### (1)辨证论治

①徐福松治疗多从审因求治,辨病与辨证论治相结合,扶正祛邪,消补兼施。阴虚火旺者,用大补阴丸加减(熟地黄、龟甲、黄柏、知母)以滋阴降火;肺虚易感者用玉屏风散(生黄芪、防风、白术)加减以益气固表;脾胃虚弱者用参苓白术散(人参、茯苓、白术、炙甘草、扁豆、山药、薏苡仁、莲子肉、陈皮、桔梗、砂仁)加减,以健脾和胃。

②徐福松、莫蕙等将血清、精浆抗精子抗体阳性分为6型:肺卫虚弱型,方用玉屏风散加减;胆腑郁热型,方用苍耳子散(《济生方》)加减;实火上炎型,方用导赤散合玉女煎(《景岳全书》)加减;肺脾气虚型,方用补中益气丸加减;阴虚内热型,方用麻仁丸(《伤寒论》)加减;阴虚湿热型,方用六味地黄丸加减。

③王琦等分4型:肝肾阴虚湿热证,方用知柏地黄汤加减;肺虚气虚易感证,方用参苓白术散合香连丸加减;气滞血瘀证,方用少腹逐瘀汤加减;阴阳平和证,方用王氏脱敏生育方(经验方)。

④陈文伯对精室湿热以知柏地黄汤加减;精脉瘀阻以桃仁四物加减;精气不足以补肾填精丸。

(2)专病专方:徐福松发现,不少原因不明的男性不育患者常合并口腔病。中医学认为,肾藏精,主骨,齿为骨之余,手阳明入上齿中,足阳明入下齿中,因此口腔牙周病变与肾阴不足、胃热有余所致的男性不育症有密切关系。基于这一理论的指导,徐福松提出滋补肾阴与清泻胃火相结合,采用"补肾清胃法"治之。方选聚精散合玉女煎化裁。常用药:熟地黄、枸杞子、何首乌、生石膏、知母、牛膝、淡竹叶、连翘、天花粉。以聚精散合玉女煎治疗合并口腔疾病患者43例,结果取得总有效率81.4%,精浆抗体转阴率68.75%的疗效。临床研究提示,男性不育症合并口腔病患者,细胞免疫功能低下,表现为病久正虚;体液免疫亢进,局部免疫反应则表现为邪恋邪实。久病及肾,久病必虚,本病以虚实夹杂,上实下虚,肾虚胃实为特点。因而"补肾清胃法"可以增加机体的免疫力,维持免疫自稳功能,祛除毒素,从而使睾丸的生精能力恢复正常。本研究确认,口腔病是男性不育症的病因之一,并为其提供了治疗思路。

### (三)实验研究

陈晓平等发现知柏地黄丸可能直接、间接抑制循环血中抗体,减少血清、精浆中 IgA、IgM 的含量,抑制睾丸、精囊、输精管、前列腺中抗原抗体含量,从而达到治疗目的。梁国珍等 SD 鼠采用主动免疫法建立血清 AsAb 阳性的动物模型,并用具有滋肾补肾、活血化瘀作用的助孕1号方、助孕2号方于建模同期灌胃给药,结果二方均有抑制 AsAb 的作用,这为中医治疗免疫性不育提供了动物实验依据。徐晨等运用扫描电镜及免疫电镜观察了精液解脲支原体培养阳性的不明原因不育男性及正常生育男性的精子,结果发现不育组精子上有较多的支原体吸附,精子畸形率高,精子凝集,精子膜损伤,精子活力低下等,这提示解脲支原体感染确可引起不育。

**(四)小结**

免疫性不育症患者临床可能既无症状也无体征,该病的诊断、类病辨别的依据是精子凝集试验。本病属正虚邪恋之证。凡肾阴阳不足、肺脾气虚所致者属虚证,而湿热、气郁血瘀所致者属实证。病久可出现虚实夹杂。尚有无证可辨者。病位主要在肝肾,其次在肺脾。治疗以扶正祛邪为原则。该病的诊断与疗效判断标准仍需进一步研究、统一,以利于深入研究与广泛交流。

## 参 考 文 献

[1]　庞保珍,赵焕云.不孕不育中医治疗学[M].北京:人民军医出版社,2008.

[2]　庞保珍,庞清洋,赵焕云.不孕不育中医外治法[M].北京:人民军医出版社,2009.

[3]　庞保珍.不孕不育名方精选[M].北京:人民军医出版社,2011.

[4]　庞保珍.饮食养生之道[M].北京:中医古籍出版社,2012.

[5]　庞保珍.男性健康之道[M].北京:中医古籍出版社,2012.

[6]　庞保珍.放松心情之道[M].北京:中医古籍出版社,2012.

[7]　庞保珍.性功能障碍防治精华[M].北京:人民军医出版社,2012.

[8]　李淑玲,庞保珍.中西医临床生殖医学[M].北京:中医古籍出版社,2013.

[9]　曹开镛,庞保珍.中医男科病证诊断与疗效评价标准[M].北京:人民卫生出版社,2013.

[10]　庞保珍,庞清洋.健康长寿之路[M].北京:中医古籍出版社,2015.

[11]　庞保珍,庞清洋.女性健康漂亮的智慧[M].北京:中医古籍出版社,2015.

[12]　庞保珍,庞清洋.战胜不孕不育的智慧[M].北京:中医古籍出版社,2015.

[13]　庞保珍.生活起居中的健康科学——远离癌症、糖尿病、心脑血管疾病[M].北京:人民卫生出版社,2015.

[14]　庞保珍.不孕不育治疗名方验方[M].北京:人民卫生出版社,2015.

[15]　庞保珍.优生优育——生男生女好方法[M].北京:中医古籍出版社,2016.

[16]　庞保珍,庞清洋.健康之路——《国家基本公共卫生服务规范》健康教育解读[M].郑州:河南科学技术出版社,2017.

[17]　孙自学,庞保珍.中医生殖医学[M].北京:人民卫生出版社,2017.

[18]　王琦,曹开镛.中医男科学[M].天津:天津科学技术出版社,1988.

[19]　曹开镛.中医男科临床手册[M].北京:中国医药科技出版社,1990.

[20]　曹开镛.中医男科诊断治疗学[M].北京:中国医药科技出版社,2007.

[21]　王琦.王琦男科学.2版[M].郑州:河南科学技术出版社,2007.

[22]　李曰庆.实用中西医结合男性学手册[M].北京:华夏出版社,1992.

[23]　王沛,李曰庆,张燕生.中医外科治疗大成.石家庄:河北科学技术出版社,1997.

[24]　李曰庆.中医外科学[M].北京:中国中医药出版社,2002.

[25]　何清湖,等.中华医书集成[M].北京:中医古籍出版社,1999.

[26]　河北医学院.灵枢经校释.2版[M].北京:人民卫生出版社,2009.

[27]　山东中医学院,河北医学院.黄帝内经素问校释·上册.2版[M].北京:人民卫生出版社,2009.

[28] 王洪图. 黄帝内经素问白话解[M]. 北京:人民卫生出版社,2004.

[29] 山东中医学院,河北医学院. 黄帝内经素问校释·下册. 2 版[M]. 北京:人民卫生出版社,2009.

[30] 谷翊群,等译. 世界卫生组织人类精液及精子-宫颈粘液相互作用实验室检验手册. 4 版[M]. 北京:人民卫生出版社,2001.

[31] 王心如,周作民. 生殖医学[M]. 北京:人民卫生出版社,2004.

[32] 窦肇华. 生殖生物学[M]. 北京:人民卫生出版社,2007.

[33] 乔杰. 生殖工程学[M]. 北京:人民卫生出版社,2007.

[34] 周作民. 生殖病理学[M]. 北京:人民卫生出版社,2007.

[35] 朱长虹. 生殖药理学[M]. 北京:人民卫生出版社,2007.

[36] 王应雄. 生殖健康学[M]. 北京:人民卫生出版社,2007.

[37] 熊承良. 临床生殖医学[M]. 北京:人民卫生出版社,2007.

[38] 徐晓阳. 性医学[M]. 北京:人民卫生出版社,2007.

[39] 李铮,等译. 世界卫生组织男性不育标准化检查与诊疗手册[M]. 北京:人民卫生出版社,2007.

[40] 张滨. 性医学[M]. 广州:广东教育出版社,2008.

[41] 金维新. 不孕症的诊断与中医治疗[M]. 北京:科学出版社,1992.

[42] 徐福松. 徐福松实用中医男科学.[M]. 北京:中国中医药出版社,2009.

[43] 中华医学会. 临床诊疗指南·辅助生殖技术与精子库分册.[M]. 北京:人民卫生出版社,2009.

[44] 罗丽兰. 不孕与不育. 2 版[M]. 北京:人民卫生出版社,2009.

[45] 贾金铭. 中国中西医结合男科学[M]. 北京:中国医药科技出版社,2005.

[46] 乔杰主译. 临床生殖医学与手术[M]. 北京:北京大学医学出版社,2009.

[47] 陈志强,江海身. 男科专病中医临床诊治. 2 版[M]. 北京:人民卫生出版社,2006.

[48] 李国栋,赵树森. 中医外科临床手册. 北京:人民卫生出版社,1996.

[49] 谷翊群,等译. 世界卫生组织人类精液检查与处理实验室手册. 5 版[M]. 北京:人民卫生出版社,2011.

[50] 中华医学会. 临床技术操作规范·辅助生殖技术和精子库分册[M]. 北京:人民军医出版社,2012.

[51] 李蓉,乔杰. 生殖内分泌疾病诊断与治疗[M]. 北京:北京大学医学出版社,2012.

[52] 李力,乔杰. 实用生殖医学[M]. 北京:人民卫生出版社,2012.

[53] [英]瑞兹克. 不孕症与辅助生殖[M]. 孙鲲主译. 北京:人民卫生出版社,2013.

[54] 刘平,乔杰. 生殖医学实验室技术[M]. 北京:北京大学医学出版社,2013.

[55] 乔杰. 生育力保护与生殖储备[M]. 北京:北京大学医学出版社,2013.

[56] 乔杰. 生殖医学临床诊疗常规[M]. 北京:人民军医出版社,2013.

[57] 左伋. 医学遗传学. 6 版[M]. 北京:人民卫生出版社,2013.

[58] 乔杰. 生殖医学临床指南与专家解读[M]. 北京:人民军医出版社,2014.

[59] 郭应禄,辛钟成,金杰. 男性生殖医学[M]. 北京:北京大学医学出版社,2016.

[60] 王劲松,王心恒,王晓虎. 王劲松中医精室论[M]. 南京:东南大学出版社,2016.

[61] 连方. 中西医结合生殖医学[M]. 北京:人民卫生出版社,2017.

[62] 陈子江. 生殖内分泌学[M]. 北京:人民卫生出版社,2017.

[63] 姜辉,邓春华. 中国男科疾病诊断治疗指南与专家共识[M]. 北京:人民卫生出版社,2017.

[64] 徐福松,黄馥华. 男科纲目[M]. 南京:南京大学出版社,1993.

[65] 徐福松,莫蕙. 不孕不育症诊治[M]. 上海:上海科学技术出版社,2006.

[66] 顾方六. 现代前列腺病学[M]. 北京:人民军医出版社,2003.

[67] 戚广崇,实用中医男科手册[M]. 上海:知识出版社,1995.

[68] 李彪,何耀荣. 男科证治指南[M].长沙:湖南科学技术出版社,1990.

[69] 安崇辰,余明干. 中医男科证治备要[M].北京:科学技术文献出版社,1992.

［70］安崇辰．中国男科学［M］．贵阳：贵州科学技术出版社，1993．

［71］世界卫生组织．性传播感染、生殖道感染医疗和预防实践指南［M］．曾光主译．北京：中国协和医科大学出版社，2005．

［72］中国性科学百科全书编辑委员会，中国大百科全书出版社科技编辑部．中国性科学百科全书［M］．北京：中国大百科全书出版社，1998．

［73］国家中医药管理局．中华人民共和国中医药行业标准·中医病证诊断疗效标准［S］．南京：南京大学出版社，1994．

［74］中华人民共和国卫生部．中药新药临床研究指导原则［S］．第一集．北京：1993．

［75］施小墨，陆寿康．施今墨［M］．北京：中国中医药出版社，2001．

［76］李广文．男女性疾病与不孕症［M］．济南：山东科学技术出版社，1991．

［77］冷方南．中医男科临床治疗学．北京：人民卫生出版社，1991．

［78］李祥云工作室．李祥云治疗不孕不育经验集［M］．上海：上海科学技术出版社，2007．

［79］单书健，等．古今名医临证金鉴·男科卷．北京：中国中医药出版社，1999．

［80］李曰庆，李海松．新编实用中医男科学［M］．北京：人民卫生出版社，2018．

［81］戚广崇．实用中医男科学［M］．上海：上海科学技术出版社，2018．

［82］孙自学．男科病诊疗与康复［M］．北京：中国协和医科大学出版社，2018．

［83］秦国政．中医男科学［M］．北京：中国中医药出版社，2012．

［84］秦国政．中医男科学［M］．北京：科学出版社，2017．

［85］李宏军，黄宇烽．实用男科学．2版［M］．北京：科学出版社，2015．

［86］张敏建．中西医结合男科学．2版［M］．北京：科学出版社，2017．

［87］庞保珍，郭兴萍，庞清洋．实用中西医生殖医学［M］．北京：人民卫生出版社，2019．

# 女性不孕篇

## 第 13 章　女性不孕概述

不孕症是指婚后夫妇同居，性生活正常，配偶生殖功能正常，未避孕而未孕 1 年者；或曾孕育过，未避孕而又 1 年以上未再受孕者。前者称为"原发性不孕症"，古称"全不产"；后者称为"继发性不孕症"，古称"断绪"。不孕症在古代尚有"无子""绝产""绝嗣"之称。

不孕之病名，早已有之。在中医古籍中，不孕的病名，尚有"无子""不产""绝产""绝子""绝嗣""全不产""断绪""不孕""不育"等。早在两千多年前，《易·渐》中就有"妇三岁不孕""妇孕不育"及《易·屯》中"女子贞不字，十年乃字"的记载。孕者，妊娠也。育者，生育也。字者，乳也，怀孕也。"妇三岁不孕"乃多年未有怀孕，而"妇孕不育"则为能怀孕而不能发育成正常的胎儿而足月分娩，不能获得健康的婴儿，即女性不育症，可见当时已有"不孕"与"不育"之区别。今人则把由于男方因素造成的不孕症，称之为男性不育症。"不字"则为"不孕"。在《黄帝内经》中有生理性无生育能力之"无子"，如《素问·上古天真论》谓："女子……七七任脉虚，太冲脉衰少，天癸竭，地道不通，故形坏而无子也。"此言女子在一定年龄阶段因生理性衰退而"无子"，而在《素问·骨空论》中则出了"督脉者……此生病……其女子不孕"，此为"不孕"之病名。在《诸病源候论》中则分别有"无子""绝子""绝产""不复生子""绝嗣不产""断绪"等病名。详察其文，由于候之不同，脉症之异，故病名有别。总之，在古医籍记载中："无子""绝产""绝嗣""全不产"大概相当于今人所说的"原发性不孕症"；而"断绪"则相当于"继发性不孕症"。从本病病名的不同看来，我国古代医家已经注意到不孕症有不孕与不育的区别，有原发性不孕与继发性不孕之不同，亦有相对性不孕与绝对性不孕之分，如"绝产""绝嗣"则为绝对性不孕症范畴，至于"无子"则有生理与病理的不同含义。

历代医家均重视对不孕症的研究。不孕的研究是生命科学的一部分。中医学对人类生命起源的认识比西方医学早了几千年，在殷周时期《易经》中即有"天地氤氲，万物化淳，男女构精，万物化生"。关于人类生命起源的记载，《周易》记载"妇三岁不孕"，首先提出不孕病名与不孕年限界定，且注意到"妇人不育""妇三岁不孕"对嗣续传代的影响，当求药治疗；主张"同姓不藩"，不主张近亲结婚。《内经》中详细阐释了"女子七岁，肾气盛，齿更发长；二七而天癸至，任脉通，太冲脉盛，月事以时下，故有子；丈夫八岁，肾气实，发长齿更；二八肾气盛，天癸至，精气溢泻，阴阳和，故能有子"。这些论述均揭示了人类生命起源的奥秘。《内经》有关生殖生理的经文为后代中医学的生殖理论打下基础。《素问·上古天真论》首先提出了肾气盛，天癸至，任通冲盛，月事以时下，故有子的受孕生理。并在《素问·骨空论》中指出"督脉者……此生病……其女子不孕"的病理。《神农本草经》紫石英条下载"女子风寒在子宫,绝孕十年无子"。《金匮要略·妇人杂病脉证并治》温经汤条下云:"亦主妇人少腹寒,久不受胎。"温经汤是目前现有文字记载的第一条调经种子之方。西晋《针灸甲乙经·妇人杂病》指出:"女子绝子,𤸷血在内不下,关元主之",率先提出瘀血导致不孕的机制。《诸病源候论》专设"无子候",分列"月水不利无子""月水不通无子""子脏冷无子""带下无子""结积无子"等"挟疾无子"病源。唐代《备急千金要方》《千金翼方》广泛研究了求子、种子、赤白带下、崩中漏下致不孕等问题,并认识到不孕涉及男女双方;必要时当男女双方求治。《千金要方·求子》首先提出:"凡人无子,当为夫妻有五劳七伤、虚羸百病所致"与"全不产""断绪"分类。宋代《妇人大全良方》继承前贤学术,专设"求嗣门"。元代朱丹溪对不孕症研究颇深,在《格致余论·受胎论》中指出"男不可为父,得阳气之亏者也;女不可为母,得阴气之塞者也",并首先提出"女涵男"的真假阴阳人不能生育;在《丹溪心法·子嗣》中增补了肥盛妇人痰湿闭塞子宫和怯瘦妇人子宫干涩不能怀孕的证治。万全著《广嗣纪要》指明"五不女"和"五不男"不能生育。且在《万氏妇人科》中指出:"女子无子,多因经候不调……此调经为女子种子紧要也"。张景岳《妇人规·子嗣类》强调治疗不孕应辨证论治:"种子之方,本无定轨,因人而药,各有所宜"。且提出"情怀不畅,则冲任不充,冲任不充则胎孕不受"的七情内伤导致不孕的机制。清代《傅青主女科》强调从肝肾论治不孕,创制的养精种玉汤、温胞饮、开郁种玉汤、宽带汤至今广泛应用。王清任《医林改错》高度重视活血化瘀法治疗不孕,认为所创少腹逐瘀汤"种子如神",并创经期服药法,即月经来潮之日起连服5天中药以祛瘀生新、调经种子治疗。历代医籍为我们今天研究不孕症积累了宝贵的学术理论与丰富的临床经验,中国医药学是治疗不孕症的伟大宝库,读经典,是做好临床的阶梯。

不孕症不是一个独立的疾病,是由多种疾病所造成的后遗症或结局,严重影响着民族的繁衍与昌盛,是造成家庭与社会不稳定的因素之一,也是妇科常见的疑难病症。积极诊治不孕症是世界共同关注的热点,也是妇产科医务工作者的责任与义务。

不孕的发生关系到夫妇双方的问题,其发病率经世界卫生组织统计各国不尽相同,西方国家发生率要高于我国。我国的发病率为 $10\%\sim15\%$,根据国内一些地区流行病学的调查,不孕夫妇中女方因素占 $50\%\sim60\%$,男方因素占 $30\%\sim40\%$,男女双方因素占 $10\%$。此外,调查中发现不孕症可能与结婚的年龄、受教育的程度、月经初潮的年龄、民族、居住地区、生活条件、遗传基因等因素有关。随着人们思想观念的变化,不少妇女晚婚晚育,35 岁以后由于卵巢储备能力与排卵功能开始减弱,自然孕育功能也会随之下降;近几年,由于一些女性压力过大,内分泌失调性疾病越来越多;另外,随着性传播性疾病与流产发生率的上升,生殖系统炎症、免疫功能下降亦随之呈上升的趋势,由此而导致不孕症的发病率逐年增高。因此,预防和诊治不孕具有极重要的地位。

关于不孕症的年限问题。古代医籍中大多认为婚后 3 年不孕为不孕症。《周易》即有"妇三岁不孕"之说。中华人民共和国成立以后,全国中医规划教材《中医妇科学》第 1 版至第 4 版及西医《妇产科学》均将不孕症的年限定为 3 年。自 1984 年起国际妇产科联合会将不孕标准改为 2 年。中国中西医结合学会妇产科专业委员会于 1987 年制定不孕症的标准是:凡育龄妇女婚后 2 年,夫妇同居,性生活正常,男性生殖功能正常,未避孕而不孕者,称为原发性不孕症。末次妊娠后 2 年未避孕而不孕者,称为继发性不孕症。2012 年,中华中医药学会发布的《中医妇科常见病诊疗指南》将不孕症的年限定为 1 年,目前世界卫生组织已经将不孕症的诊断年限改为 1 年。目的是为了早期诊断,早期治疗。

关于不孕与不育的概念人们常常混淆,其实二者完全不同。不孕是指没有受孕的能力;而不育是指能够受孕,但由于某种原因均以堕胎、小产、早产、死胎、死产而告终,使之未得到活婴。

【发病机制】

(一)中医病因病机

1. 肾虚

先天禀赋不良,肾气不足,阳虚不能温养子宫,令子宫发育不良,或冲任、胞宫虚寒;或房事不节、反复流产、大病久病,穷必及肾;或年事已高,肾气渐衰;或寒湿伤肾。若肾气虚,则冲任虚衰;肾阳亏虚,命门火衰,或阴寒内滞于冲任、胞宫,均不能摄精成孕;若肾阴亏虚,精亏血少,天癸乏源,冲任亏虚,子宫干涩;或阴虚生内热,热扰冲任、胞宫,亦不能摄精成孕。尤其是导致肾-天癸-冲任-胞宫生殖轴失调,发生闭经或崩漏而造成不孕。

2. 肝气郁结

若素性忧郁,性格内向,或七情内伤,情怀不畅;或由于婚久不孕,受到家庭、社会与自身的心理压力导致情绪低落、忧郁寡欢,气机不畅,互为因果,加重肝气郁结,以致冲任不能相资,不能摄精成孕;又肝郁克伐脾土,脾伤不能通任脉而达带脉,任、带损伤,胎孕不受。

3. 瘀滞胞宫

瘀血既是病理产物,又是致病因素。寒、热、虚、实、外伤均可发生瘀滞胞宫,造成不孕。早在西晋《针灸甲乙经·妇人杂病》已明确指出:"女子绝子,衃血在内不下,关元主之";唐代《备急千金要方》亦指出"瘀血内停……恶血内漏"是无子原因之一。明清医家更重视血瘀导致不孕之理。如《张氏医通》曰:"因瘀积胞门,子宫不净"导致不孕;同时经期、产后余血未净房事不节亦可致瘀,瘀积日久成癥。正如《诸病源候论》引养生方说:"月水未绝,以合阴阳,精气入内,令月水不节,内生积聚,令绝子。"经期、产后余血未净即合阴阳可致崩漏、瘀血等,现代医学认为,可导致盆腔炎等疾病,从而造成不孕。目前研究认为:在经期或子宫内膜炎时性交,可致女方产生抗精子抗体致不孕,亦可发生子宫内膜异位症导致不孕。

4. 痰湿内阻

素体脾虚或劳倦思虑过度,饮食不节伤脾或肝木犯脾,或肾阳虚不能温脾,脾虚则健运失司,水湿内停,湿聚成痰;或嗜食膏粱厚味,痰湿内生,躯脂满溢,闭塞胞门,不能摄精成孕。金元时代朱震亨明确提出痰湿不孕,他在《丹溪心法·卷五·子嗣九十三》中指出:"若是肥盛妇人,禀受甚厚,恣于酒食之人,经水不调,不能成胎,谓之躯脂满溢,闭塞子宫"。明确地指出了本证型的病因、病机、症状,并提出了利湿燥痰的治法与方药。《傅青主女科·种子》中对此也有详细论述:"妇人有身体肥胖,痰涎甚多,不能受孕者……乃脾土之内病……不知湿盛者多肥胖。肥胖者多气虚,气虚者多痰涎,外似健壮而内实虚损也……夫脾本湿土,又因痰多,愈加其湿,脾不能受,必浸润于胞胎,日积月累,则胞胎竟变为汪洋之水窟矣!且胖之妇,内肉必满,遮隔子宫,不能受精,此必然之势也。"

上述各病机既可独立发病,又常因脏腑相生相克,气血、脏腑、经络间的有机联系而兼夹发病,更由于不孕病程长,以年为计,病因往往并非单一,病机涉及多脏受损,往往脏腑、气血、经络同病。病情单一者少,虚实夹杂者多,如肾虚肝郁、肾虚血瘀、肾虚痰湿或瘀痰互结、气滞血瘀、瘀阻冲任胞脉等。

**（二）男方因素**

男方因素主要是精子发生障碍与输送障碍，包括睾丸发育不良、隐睾、精索静脉曲张、睾丸炎等引起的少精症、无精症，或精子异常；输精管阻塞、创伤或先天缺如导致精子输送障碍；勃起障碍、不射精、逆行射精等性功能异常导致的排精障碍；自身免疫反应产生精子抗体引起精子凝集、影响精子活力等。

**（三）男女双方因素**

男女双方均存在一些影响孕育的因素，如缺乏性知识、性交过频或过少等，或情绪焦虑、精神紧张等心理障碍，导致性生活不够协调；男方生殖道炎症影响精浆免疫抑制成分，从而使女方产生抗精子抗体等。

上述因素可单一存在，也常多因素复合作用而造成不孕。

**（四）西医病因病理**

西医认为，受孕是一个复杂而又协调的生理过程，必须具备下列条件：卵巢排出正常卵子；精液正常并含有正常精子；卵子与精子能够在输卵管内相遇并结合成为受精卵，受精卵顺利地被输入子宫腔；子宫内膜已充分准备适合于受精卵着床。其中任何一个环节不正常，便能阻碍受孕。临床上常见的女性不孕原因有：不孕的原因较复杂，多项流行病学调查结果显示，不孕夫妇中，女方因素占 40%～50%，男方因素占 25%～40%，男女双方共同因素占 20%～30%，不明原因不孕约占 10%。其中女性不孕的病因主要包括排卵异常、输卵管因素、子宫内膜异位症、子宫因素、宫颈因素等。

**1. 排卵异常**

正常的排卵需要完整的下丘脑-垂体-卵巢性腺轴的正常功能，其中任何一个环节的功能失调，或器质性病变，均可以造成暂时或长期的卵巢功能障碍，导致排卵异常，造成不孕。不排卵或稀发排卵约占女性不孕因素的 40%。

（1）WHO Ⅰ型排卵异常：即低促性腺激素性排卵障碍，约占排卵异常性不孕的 10%，表现为内源性雌激素水平低落，FSH、LH 水平低下。病变在下丘脑或垂体，可由功能性因素（如过度运动、精神应激、营养）所引起。另外，如 Kallmann 综合征、下丘脑与垂体坏死、垂体肿瘤、空蝶鞍综合征与特发性下丘脑垂体疾病等器质性病变也可引起。

（2）WHO Ⅱ型排卵异常：表现为内源性 FSH、LH 水平失调，可导致不排卵或闭经、稀发排卵，约占排卵异常性不孕的 85%，常见于 PCOS 患者。

（3）WHO Ⅲ型排卵异常：即高促性腺激素性排卵障碍，卵巢功能衰竭，表现为 FSH、LH升高，雌激素水平降低，占排卵异常性不孕的 4%～5%，可见于先天性性腺功能不全、性腺发育不良、卵巢早衰与抵抗性卵巢综合征等。

（4）其他内分泌腺异常

①高催乳激素血症：高水平的 PRL 作用于下丘脑，使其 GnRH 合成、脉冲性释放频率与振幅降低，对雌激素的正反馈消失。催乳素作用于垂体，使垂体释放 Gn 异常，LH/FSH 比值升高，导致排卵前 LH 高峰不能出现，FSH 的数量不足以使卵泡充分成熟。血中 PRL 升高，使卵巢失去对 Gn 的正常反应能力，造成不孕。

②甲状腺功能异常：导致甲状腺激素分泌异常，反馈性干扰 TRH-TSH 的正常分泌平衡，进而干扰垂体 Gn 释放及 Gn-PRL 平衡，并降低卵巢对 Gn 的敏感性，抑制排卵及性激素合成。

③肾上腺功能异常：肾上腺受垂体分泌 ACTH 调控分泌糖皮质激素。肾上腺功能失调，

可通过反馈机制引起 ACTH 分泌异常,干扰垂体 Gn 分泌,还可使糖皮质激素与雄激素分泌异常,从而抑制 Gn 的分泌功能,造成无排卵。

### 2. 输卵管因素

输卵管因素约占女性不孕症的 40%。输卵管参与精子的运送、卵子的摄取、精子卵子结合、胚胎的早期发育及将受精卵运送到子宫腔等,若其中任一环节受到影响均可造成不孕。

常见原因有输卵管病变(炎症)、输卵管周围病变、宫外孕术后、输卵管结扎或化学药物粘堵绝育后与输卵管发育不良。以上情况可引起输卵管阻塞、输卵管黏膜受损、纤毛消失、输卵管蠕动障碍、伞端闭锁,或与其周围粘连,影响输卵管的通畅。另外,输卵管积液所产生的细胞因子,直接或间接影响精子卵子质量、受精环境与胚胎发育,造成不孕。

### 3. 子宫内膜异位症

子宫内膜异位症约占女性不孕的 10%。其引起不孕的可能机制有以下几种。

(1)盆腔解剖结构改变:子宫内膜异位症可引起盆腔粘连的发生,这种粘连往往范围大而致密,容易使盆腔内器官的解剖功能异常,干扰输卵管拾卵与输卵管的正常运输功能,如卵巢周围粘连严重,可妨碍卵子的排出。

(2)腹膜腔功能改变:患子宫内膜异位症的女性,腹腔液增多,同时腹腔液中的炎症因子(如白介素-1、白介素-6、肿瘤坏死因子-α 等)亦增多。这些患者血清炎症因子浓度也较正常人群增高,表明子宫内膜异位症与系统性炎症的发生有关。这些变化可能会干扰卵细胞、精子、胚胎与输卵管的功能,造成不孕。

(3)子宫内膜容受性降低:子宫内膜异位症患者子宫内膜的免疫球蛋白抗体与淋巴细胞增高,导致子宫内膜容受性降低,影响胚胎着床,造成不孕。

(4)内分泌与排卵异常:子宫内膜异位症患者可能存在卵泡黄素化未破裂综合征、黄体功能不足、卵泡发育不良及多个黄体生成素峰,这些均可能与不孕有关。

(5)其他:卵细胞与胚胎质量下降。子宫输卵管运输能力异常。

### 4. 子宫因素

(1)子宫发育异常:如先天性子宫缺如、子宫畸形,如残角子宫、双角子宫双宫颈、双角子宫单宫颈、纵隔子宫、不完全纵隔子宫、鞍形子宫等。

(2)子宫内膜异常:子宫内膜炎、内膜结核可破坏子宫内膜,甚至累及肌层,造成宫腔狭窄、瘢痕、宫腔内粘连,导致受精卵植入障碍,造成不孕。子宫内膜息肉、内膜增生过长,亦可造成不孕。

(3)子宫肿瘤:子宫肌瘤如生长部位压迫子宫输卵管开口部,巨大肌瘤及其囊性变致内膜供血不良可造成不孕。

### 5. 宫颈因素

宫颈是精子进入宫腔的主要通道,宫颈异常将影响精子的活动、上游和储存。

(1)宫颈炎症:重度糜烂、某些中度糜烂或宫颈裂伤,由于宫颈管内黏稠脓性白带增多,不利于精子穿透子宫颈管,可造成不孕。

(2)子宫颈发育异常:如先天性宫颈狭窄或闭锁,宫颈先天发育不良。

(3)宫颈肿物:常见宫颈息肉和宫颈肌瘤。

(4)其他:宫颈黏液功能异常。

### 6. 外阴、阴道因素

（1）外阴、阴道发育异常：如两性畸形、处女膜发育异常、阴道发育异常、阴道创伤后形成瘢痕狭窄，可影响性生活与精子进入宫颈口而造成不孕。

（2）炎症：阴道炎，如滴虫阴道炎或真菌性阴道炎，重者因分泌液中 pH 改变，并有大量白细胞，可降低精子活力，缩短其生存时间，甚至吞噬精子，影响受孕。

### 7. 影响因素

（1）年龄：女性的生育力随年龄的增长而下降。在 3 年内，如果夫妇性生活正常且未避孕，35 岁女性的累计妊娠率为 94％，而 38 岁女性的妊娠率则下降至 77％。

（2）性交频率与时机：每两到三天一次性生活对成功受孕最有利。性生活过频或过少均可影响受孕。

（3）过量饮酒：过量饮酒会损害女性生育力，且会影响胎儿。

（4）吸烟与被动吸烟：可能降低女性的生育能力及受孕概率，并不利于优生。

（5）体重：体重指数超过 29 的女性，可能需要更长的时间才能怀孕。体重指数＜19 的女性，可能出现月经不规则或闭经。

（6）职业：某些高强度体力劳动或暴露在高温、放射，特别是有害化学物质的职业，会降低女性的生育能力。

### 8. 其他

不明原因不孕。

【诊断】 通过男女双方全面检查找出原因，是不孕症的诊治关键。但必须明白，检查也给患者带来压力，要对患者同情和关怀，为其保留隐私权。

### 1. 诊断要点

（1）病史：应详细询问婚育史、同居时间、性生活情况、避孕情况、月经史、结核病史、生殖道炎症病史、其他内分泌疾病史、手术史、免疫性疾病史、家族史。

（2）症状：婚后夫妇同居，性生活正常，配偶生殖功能正常，未避孕而未孕 1 年；或曾孕育过，未避孕又 1 年以上未再受孕。

（3）体征

①体格检查：注意身高与体重，生长发育，第二性征发育情况，有无泌乳，甲状腺大小，毛发分布情况等。

②妇科检查：注意内、外生殖器的发育，有无畸形、炎症及肿瘤等。

### 2. 辅助检查

（1）卵巢功能检查：B 型超声监测卵泡发育、BBT 测定、宫颈黏液检查、黄体期子宫内膜活组织检查、女性内分泌激素测定等，了解卵巢有无排卵及黄体功能状态。

（2）输卵管通畅试验：子宫输卵管造影术或腹腔镜直视下输卵管通液术，了解输卵管通畅情况。

（3）其他检查：免疫学检查，性交后试验，甲状腺功能检查，肾上腺皮质功能检查，宫腔镜、腹腔镜检查，影像学检查。

【鉴别诊断】 不孕症应与暗产（早早孕流产）相鉴别：暗产是指受孕早期，胚胎尚未成形而自然流产者。此时孕妇尚未有明显的妊娠反应，一般不易察觉而误认为是月经，以为未曾受孕。通过妊娠早期诊断方法，如尿妊娠试验等，二者可以鉴别。《叶氏女科证治·暗产须知》指出："惟一月堕胎,人皆不知有胎,但未不孕,不知其已受孕而堕也。"

【治疗】

（一）中医辨证论治

**1. 肾气虚证**

主症:婚久不孕,或月经不调,量或多或少,色淡暗,质稀,腰膝酸软,头晕耳鸣,精神疲倦,小便清长,面色晦暗,夜尿频多,舌淡,苔薄白,脉沉细。

治法:补益肾气,调补冲任。

方药:肾癸续嗣丹(庞保珍编著《不孕不育中医治疗学》)。人参、白术、茯苓、白芍、当归、川芎、熟地黄、炙甘草、菟丝子、巴戟天、鹿茸、紫石英。

**2. 肾阳虚证**

主症:婚久不孕,或月经不调,量或多或少,色淡暗,质清稀,腰膝酸软,夜尿频多,性欲淡漠,小腹冷,头晕耳鸣,面色晦暗,带下量多,眼眶暗,舌质淡暗,苔薄白,脉沉细弱。

治法:温肾暖宫,调补冲任。

方药:右归广嗣丹(庞保珍编著《不孕不育中医治疗学》)。熟地黄、附子、龟甲、鹿茸、巴戟天、补骨脂、菟丝子、肉桂、杜仲、白术、山药、芡实、人参。

**3. 肾阴虚证**

主症:婚久不孕,或月经不调,量少,色鲜红,质稠,五心烦热,腰膝酸软,头晕耳鸣,形体消瘦,阴中干涩,失眠多梦,眼花心悸,舌质红,苔少,脉沉细。

治法:养血,调补冲任。

方药:左归螽斯丹(庞保珍编著《不孕不育中医治疗学》)。当归、白芍、熟地黄、山茱萸、龟甲、鳖甲、紫河车、肉苁蓉、菟丝子、牡丹皮。

**4. 肝气郁结证**

主症:婚久不孕,或月经不调,色暗红,量多少不一,有血块,经前少腹胀痛,乳房胀痛,精神抑郁,善太息,烦躁易怒,胁肋胀满,舌暗红,苔薄白,脉弦。

治法:疏肝解郁,理血调经。

方药:开郁毓麟丹(庞保珍编著《不孕不育中医治疗学》)。当归、白芍、白术、茯苓、牡丹皮、香附、川楝子、王不留行、瓜蒌、牛膝。

**5. 痰湿内阻证**

主症:婚久不孕,或月经不调,量多少不一,色淡,青春期始形体肥胖,胸闷泛恶,带下质黏,神疲乏力,面目虚浮或白,舌淡胖,苔白腻,脉滑。

治法:燥湿化痰,调理冲任。

方药:涤痰祈嗣丹(庞保珍编著《不孕不育中医治疗学》)。半夏、茯苓、陈皮、甘草、苍术、胆南星、枳壳、生姜、柴胡、人参、黄芪、淫羊藿、巴戟天。

**6. 瘀滞胞宫证**

主症:婚久不孕,或月经不调,量多少不一,色紫暗,有血块,经行不畅;小腹疼痛或胀痛,痛有定处,拒按,腹内包块,质硬,推之不移,性交痛,情志抑郁,胸闷不舒;舌质紫暗,有瘀斑、瘀点,苔白,脉弦涩。

治法:活血化瘀,调理冲任。

方药:逐瘀衍嗣丹(庞保珍编著《不孕不育中医治疗学》)。桃仁、红花、牡丹皮、赤芍、当归、延胡索、枳壳、三棱、莪术、昆布、香附。

**（二）中成药治疗**

**1. 肾气虚证**

五子衍宗片：每次 6 片，每日 3 次，口服；或滋肾育胎丸每次 5g，每日 3 次，淡盐水或蜂蜜水送服。

**2. 肾阳虚证**

佳蓉片：每次 4～5 片，每日 3 次，口服；或海龙胶口服液每次 40ml，每日 1～2 次，口服；或至宝三鞭丸小蜜丸每次 1 盒，每日 1 次，早饭前或临睡前用温开水送服；或定坤丹，每次 1/2～1 丸，每日 2 次，口服。

**3. 肾阴虚证**

六味地黄丸大蜜丸每次 1 丸，每日 2 次，口服。

**4. 肝气郁结证**

逍遥丸每次 6～9g，每日 2 次，口服。

**5. 痰湿内阻证**

三仁合剂每次 20～30ml，每日 3 次，口服；或二陈合剂每次 10～15ml，每日 3 次，用时摇匀。

**6. 瘀滞胞宫证**

血府逐瘀口服液每次 2 支，每日 3 次，口服；或少腹逐瘀丸每次 1 丸，每日 2～3 次，口服。

**（三）中医外治**

**1. 肾气虚证**

方药：石英续嗣丹（庞保珍方，选自庞保珍，庞清洋编著《不孕不育中医外治法》）。熟地黄、山药、山茱萸、鹿角胶（烊化）、紫石英、杜仲、菟丝子、巴戟天、生香附、麝香。

制备：将所选用的药物共同研成细末，瓶装备用。

用法：治疗时，取药末 10g，以温开水调成糊状，纱布包裹，敷于脐部，胶布固定，3 日换药 1 次。

**2. 肾阳虚证**

方药：巴戟广嗣丹（庞保珍方，选自庞保珍，庞清洋编著《不孕不育中医外治法》）。熟地黄、附子、龟甲、鹿茸、巴戟天、菟丝子、肉桂、山药、人参、川椒、吴茱萸、麝香。

用法：上药共研细末，瓶装封闭备用。临用时取药末 10g 以蜂蜜调成糊状，涂以两足心（即涌泉穴），胶布固定，1～3 日换药 1 次。

**3. 肾阴虚证**

方药：熟地黄螽斯丹（庞保珍方，选自庞保珍，庞清洋编著《不孕不育中医外治法》）。当归、白芍、熟地黄、山茱萸、龟甲、鳖甲、紫河车、肉苁蓉、蓖麻仁、木鳖子、麝香。

制法：上药共研细末，瓶装封闭备用。

用法：临用时取药末 10g 以蜂蜜调成糊状，涂以两足心（即涌泉穴），胶布固定，1～3 日换药 1 次。

**4. 肝气郁结证**

方药：香附毓麟丹（庞保珍方，选自庞保珍，庞清洋编著《不孕不育中医外治法》）。当归、白芍、白术、茯苓、牡丹皮、香附、川楝子、王不留行、苏合香、川芎。

制法:上药共研细末,瓶装封闭备用。

用法:临用时,取药末 10g 以蜂蜜调成糊状,涂以两足心(即涌泉穴),胶布固定,1～3 日换药 1 次。

**5. 痰湿内阻证**

方药:半夏祈嗣丹(庞保珍方,选自庞保珍,庞清洋编著《不孕不育中医外治法》)。半夏、茯苓、陈皮、苍术、胆南星、枳壳、柴胡、人参、黄芪、淫羊藿、威灵仙、苏合香。

制法:上药共研细末,瓶装封闭备用。

用法:临用时,取药末 10g 以蜂蜜调成糊状,涂以两足心(即涌泉穴),胶布固定,1～3 日换药 1 次。

**6. 瘀滞胞宫证**

方药:香蛭胤嗣丹(庞保珍方,选自庞保珍,庞清洋编著《不孕不育中医外治法》)。香附、水蛭、当归、川芎、枳壳、延胡索、三棱、莪术、苏合香、薄荷。

制备:将所选用的药物共同研成细末,瓶装备用。

用法:治疗时,取药末 10g,以温开水调成糊状,纱布包裹,敷于脐部,胶布固定,3 日换药 1 次。

**(四)针灸治疗**

**1. 肾气虚证**

取穴:肾俞、神阙、气海、关元、三阴交、太溪、子宫。

**2. 肾阳虚证**

取穴:肾俞、命门、神阙(隔盐灸)、关元、中极、三阴交。

**3. 肾阴虚证**

取穴:肾俞、关元俞、关元、三阴交、太溪。

**4. 肝气郁结证**

取穴:肝俞、太冲、气海、三焦俞、膀胱俞、中极。

**5. 痰湿内阻证**

取穴:肾俞、脾俞、中极、气冲、四满、三阴交、丰隆。

**6. 瘀滞胞宫证**

取穴:中极、归来、膈俞、血海、太冲。

**(五)饮食疗法**

**1. 肾气虚证**

羊脊骨粥(《太平圣惠方》)。

组成:羊连尾脊骨 1 条,肉苁蓉 30g,菟丝子 3g,粳米 60g,葱、姜、食盐、料酒各适量。

制法与用法:肉苁蓉酒浸一宿,刮去粗皮;菟丝子酒浸 3 日,晒干,捣末。将羊脊骨砸碎,用水 2500ml,煎取汁液 1000ml,入粳米、肉苁蓉煮粥;粥欲熟时,加入葱末等调料,粥熟,加入菟丝子末、料酒 20ml,搅匀,空腹食之。

**2. 肾阳虚证**

(1)鹿角粥(《臞仙活人方》)。

组成:鹿角粉 10g,粳米 60g,食盐适量。

制法与用法:先以米煮粥,米汤数沸后调入鹿角粉,另加食盐,同煮为稀粥,每日分 2 次食用。

使用注意:因其作用比较缓慢,应当小量久服,一般以 10 日为 1 个疗程。凡素体有热,阴虚阳亢,或阳虚而外感发热者,均当忌用。

(2)枸杞羊肾粥(《饮膳正要》)。

组成:枸杞叶 250g(或枸杞子 30g),羊肉 60g,羊肾 1 个,粳米 60g,葱白 2 茎,食盐适量。

制法与用法:将新鲜羊肾剖开,去内筋膜,洗净,细切;羊肉洗净切碎;煮枸杞叶取汁,去渣。也可用枸杞叶切碎,同羊肾、羊肉、粳米、葱白一起煮粥。待粥成后,入食盐稍煮即可。每日早晚食用。

使用注意:外感发热或阴虚内热及痰火壅盛者忌食。

(3)虫草炖老鸭(《本草纲目拾遗》)。

组成:冬虫夏草 5 枚,老雄鸭 1 只,香葱、黄酒、生姜、胡椒、食盐各适量。

制法与用法:鸭子去肚杂洗净,将鸭头劈开,纳冬虫夏草于腹中,仍以线扎好,加酱油、黄酒等调味品如常煮烂食之。

### 3. 肾阴虚证

生地黄鸡(《肘后方》)。

组成:生地黄 250g,乌雌鸡 1 只,饴糖 150g。

制法与用法:鸡宰杀去净毛,洗净治如食法,去内脏备用;将生地黄洗净,切片,入饴糖,同拌后塞入鸡腹内。将鸡腹部朝下置于锅内,于旺火上笼蒸 2~3 小时,待其熟烂后,食肉,饮汁。

### 4. 肝气郁结证

(1)良附蛋糕(《中国食疗学·养生食疗菜谱》)。

组成:高良姜 6g,香附 6g,鸡蛋 5 枚,葱白 50g,熟猪油 130g,食盐 2g,味精 1g,湿淀粉 15g。

制法与用法:良姜、香附研细粉,葱白头洗净切碎,鸡蛋打入大碗内,用竹筷搅打 1 分钟,加入药粉、食盐、味精、湿淀粉、清水继续搅拌均匀。炒锅置中火上,下熟猪油烧至六成热时,移至小火上,用汤瓢舀出油约 30g,随即将糕浆倒入锅中,再将舀出的油倒入糕浆内,用锅盖盖好,约烘 10 分钟,翻面再烘 2~3 分钟,用刀划成三角形入盘,直接食用。

(2)玫瑰花茶(《慢性疾病营养美味配餐图谱·性功能障碍》)。

组成:玫瑰 1 朵,蜂蜜 15 克。

制法与用法:在玫瑰花盛开的季节,采其含苞待放者(干品亦可),放入茶杯,开水浸泡,加盖 5 分钟;饮时调入蜂蜜,拌匀即成。代茶饮,最后连花吃下。

### 5. 痰湿内阻证

半夏山药粥(《药性论》)。

组成:半夏 10g,山药 60g。

制法与用法:半夏先煮 30 分钟,去渣取汁一大碗。山药研成粉,放入半夏汁内,煮沸搅成糊状即可食。

使用注意:半夏有小毒,宜制成法半夏后使用,且煎煮时间宜长,去其毒性。

### 6. 瘀滞胞宫证

三七蒸鹌鹑(《中医药膳与食疗》)。

组成:鹌鹑 1 只,三七粉 1~2g,食盐、味精各适量。

制法与用法:将鹌鹑去毛及肠杂,洗净,切块,用三七粉同置瓷碗中,加入食盐,上锅隔水蒸熟,调入味精即成。食肉喝汤,每日1剂,连食7~10日。

**【名家经验】**

**1. 班秀文学术思想:不孕子嗣,重调经,益肝肾**

(1)调经即为种子:古有"调经种子"之说。《女科要旨》云:"妇人无子,皆由经水不调,经水所以不调者,皆由内有七情之伤,外有六淫之感,或气血偏盛,阴阳相乘所致。种子之法,即在调经之中。"临床所见,月经不调者,鲜有受孕的,月经不调临床表现有月经先期、月经后期、先后不定期、量或多或少、闭经、痛经等。班秀文根据其致病原因,分别治疗,为孕育创造条件。在调经中,班秀文提出治经要治血之说。他认为,经由血化,妇人以血为本,以血为用,经、孕、产、乳数伤于血,故常出现"有余于气,不足于血"的生理偏盛状况。故调经之法,除根据血分的寒、热、虚、实而采用温、清、补、攻等法外,班秀文尤重视血分的虚与瘀,选方用药补而不滞,温而不燥,寒而不凝,攻而不散的治则,常用方以四物汤加鸡血藤、丹参加减出入。又血为气之母,气为血之帅,气行则血行,调经要养血,养血要顺气,顺气要疏肝,故在补血调经的基础上选用柴胡、合欢花、素馨花、玫瑰花等疏肝顺气之品。

(2)重视肝肾,使之藏泻有度:若肝郁气滞,则血行不畅,可致月经不调甚或经闭不行,使孕育造成障碍。肝肾同源,阴阳互根,故调补肝肾,使阴阳气血调和,是孕育的关键。临床见月经不调,排卵功能欠佳者,大多与肝肾不能生发,肾虚不能作强有关。班秀文常用五子衍宗丸、左归丸、右归丸加减出入。又因本病虚实夹杂,阴阳相兼,在调补肝肾的同时,班秀文注意稍佐温化通行之品,如巴戟天、红花、蛇床子、韭菜子等。他认为,气血以通行为贵,通则能生、能养、能化、能行。故治疗不孕症疗效显著。(《中医妇科名家经验心悟》)

**2. 罗元恺辨证治疗不孕症**

罗元恺认为:不孕不育症原因复杂,治疗上既无定法,也无定方,必须临床细审,明确原因,辨证施治,并配合心理的开导,方能奏效。并主张妇女首先着重调经,经调然后子嗣。对于女性不孕临床上分为肾虚、气血虚弱、肝郁、血瘀、痰湿五型辨证治疗。

(1)肾虚型不孕证型:可分为肾阳虚、肾阴虚或阴阳两虚。

①肾阳虚型:症见月经不调,或后期,或稀发,经质清晰淡薄,腰膝酸痛,腹冷阴寒,四肢不温,精神萎靡,怕冷畏寒,疲乏无力,面色晦暗,唇周等部有黯黑斑,眼眶黯黑,性欲淡漠,小便清长,夜尿多,或大便溏,舌淡嫩,苔白润,脉沉迟或沉细无力,尺脉尤弱。治以温肾壮阳暖宫,可用右归丸(附子、熟地黄、菟丝子、枸杞子、杜仲、鹿角胶、当归、肉桂、山茱萸、怀山药)加淫羊藿、艾叶。

②肾阴虚型:症见月经量少或月经后期,经色鲜红,五心烦热,睡眠不熟,甚或失眠,口干或盗汗,形体消瘦,腰酸膝软,或大便干结,舌嫩红少苔或无苔或光剥苔,脉细弱略数。治以滋肾养阴益血,可用左归饮(地黄、山茱萸、枸杞子、山药、茯苓、炙甘草)加女贞子、金樱子、桑寄生、地骨皮之类。

③肾阴阳两虚:治以阴阳双补,可参照上方药加减应用。但求补阴不忘阳,补阳不忘阴,以达到阴阳相长之目的。

(2)气血虚弱型不孕:妇女以血为主,经、孕、产、乳都以血为用。气血虚弱,则冲任失养,以致月经失调,不能摄精成孕。其原因可由素体不足,或慢性疾病耗损气血所致。症见经候不调,偏血虚者则经量偏少;偏气虚者由于气不摄血,则经量偏多,但均色淡质薄。或经后下腹隐痛,头晕目眩,心悸怔忡,体倦肢麻,面色晦黄或萎黄,色淡苔薄白,脉细弱。治以大补气血,佐以温肾,可用《景岳全书》之毓麟珠(八珍汤加菟丝子、杜仲、鹿角霜、川椒)去川椒,加淫羊藿、何首乌。偏血虚者再加大枣、枸杞子;偏气虚者加黄芪。

(3)气滞血瘀型不孕:气滞则血亦滞,血滞亦可成瘀,则冲任不通畅,以致月经失调或行而不爽,或经病疼痛。罗元恺认为,本证型包括了现代医学之盆腔炎、子宫内膜异位症及输卵管阻塞之不孕等。症见月经失调、痛经、盆腔疼痛,经色紫黯,血块较多,舌黯红,或舌边尖有瘀斑点,或唇色紫黯瘀斑,脉象沉弦。治以行气活血化瘀以调经。偏热者可用丹栀逍遥散合金铃子散去白术,加青皮、五灵脂;偏寒者可用少腹逐瘀汤(干姜、桂枝、没药、小茴香、川芎、当归、芍药、延胡索、五灵脂、蒲黄)加皂角刺、穿山甲、青皮等。

(4)肝气郁结型不孕:人是一个整体,精神因素可以影响生育功能。心情紧张,思虑过度,或大惊卒恐,或情绪忧郁,肝气不舒,均足以使血气运行不畅,月经失调。故不孕症除药物治疗外,兼辅以心理上的开导及设法获得舒适的环境,是非常重要的。肝气郁结型的患者每见月经先后无定期,或行而不畅,经色黯红,夹有小血块,少腹胀痛,烦躁易怒,或抑郁寡欢,精神不宁,甚或悲伤欲哭等,舌色黯红,苔薄白,脉弦细。治以疏肝解郁,行气养血,可用《傅青主女科》的开郁种玉汤(当归、香附、茯苓、牡丹皮、天花粉)去天花粉,加郁金、合欢皮、白芍、女贞子等。

(5)痰湿内阻型不孕:本证多见形体肥胖,但面色比较苍白,主要是由于气虚不运,水湿内停,凝聚成痰,痰湿壅滞下焦,阻遏经隧,以致胞宫、胞络受阻,冲任失调。其他症见可有经行不畅,或月经稀发、闭经,带下增多,疲倦多汗,不耐寒凉,胸闷呕恶,纳呆便溏,舌色多淡嫩而质胖,苔白腻,脉沉缓滑。治以燥湿化痰,佐以补血,可用叶天士苍附导痰丸(苍术、香附、茯苓、胆南星、橘红、甘草、枳壳、神曲、姜汁)合四物汤去黄柏,加白术、艾叶。(广州中医学院妇产科教研室.罗元恺医著选.广州:广东科技出版社,1979.)

### 3. 韩百灵辨证治疗不孕症

韩百灵认为,不孕症病因病机虽然复杂,但不外与肝脾肾三脏的功能及阴阳气血失调有关,从而提出了12种证型进行治疗。

(1)肾阴虚不孕:症见月经先期,量少,色红,质稠,形体消瘦,心悸失眠,腰酸膝软,脉细数,舌红,苔薄白。治以滋阴补肾固冲任。方药:熟地黄、杜仲、山茱萸、怀牛膝各15g,川断、山药、寄生、牡蛎、龟甲各20g,白芍、海螵蛸各25g。兼月经量多加炒地榆,输卵管不通加山甲珠、皂角刺;经闭加王不留行、通草,腰痛甚加狗脊。

(2)肾阳虚不孕:症见月经后期或正常,量少,色淡红、有血块,小腹冷痛,腰腿酸软乏力,带下量多质清,性欲淡漠,脉沉细,苔薄白。治以温肾扶阳固冲任。方药:山药、云茯苓各20g,白术、熟地黄、菟丝子、泽泻、巴戟天、仙茅、芡实、补骨脂、鹿角各15g,肉桂10g。

(3)脾阳虚不孕:症见月经先期,量多,色淡红,气短懒言,神疲肢软,或纳少便溏,带下量多如水,脉细弱,舌淡苔薄白。治以健脾益气化湿。方药:党参、白术、云茯苓、陈皮、砂仁、扁豆、薏苡仁、芡实、苍术、车前子各15g,半夏10g,山药20g。

(4)脾血虚不孕:症见月经量少、色淡,心悸怔忡,头晕目眩,失眠多梦,脉细软,舌淡苔薄白。治以健脾滋阴生血。方药:云茯苓、白术、山药、熟地黄、当归、枸杞子、女贞子、龟甲、木瓜、阿胶各15g,白芍20g,黄芪25g。痛经加泽兰、益母草。

(5)肝郁气滞不孕:症见月经先后无定期,量多或少,色紫黯,胸胁或乳房作胀,小腹胀痛,时欲叹息,脉弦涩,舌红苔薄白,治以疏肝理气通络。方药:当归、枳壳、川楝子、川牛膝、炮山甲、瓜蒌各15g,王不留行、通草、皂角刺各10g,白芍20g。

(6)肝郁化热不孕:症见月经先期或先后无定期,量多色红,乳胀疼痛,烦躁易怒,小腹胀痛,脉弦细数,舌红,苔薄黄。治以调肝清热凉血。方药:白芍 25g,生地黄、枳壳、地骨皮、栀子、牡丹皮、夏枯草、川楝子、川牛膝、银柴胡各 15g,甘草 10g。

(7)肝肾阴虚不孕:症见形体瘦弱,月经量少或后期,经色黯红,五心烦热,夜寐不安,头晕耳鸣,口干目涩,盗汗,腰膝酸软,脉细数,舌红少苔。治以滋补肝肾。方药:六味地黄丸去牡丹皮、泽泻,加怀牛膝、杜仲各 15g,寄生、白芍、煅牡蛎、龟甲各 20g。

(8)肝郁肾虚不孕:症见月经后期或先后不定期,量少或多,色黯,有血块,乳胀胸闷,腰痛,脉细弦,舌黯苔薄白。治以调肝理气补肾。方药:当归、枳壳、川楝子、川牛膝、佛手、山药各15g,王不留行、通草、皂角刺各 10g,白芍 20g,川续断、桑寄生各 20g。

(9)肝郁脾虚不孕:症见月经愆期,量少或多,乳胀,心悸,便溏,经前头面水肿,脉弦细,苔白舌淡。治以调肝理气健脾。方药:当归、枳壳、川楝子、川牛膝、山药各 15g,王不留行、通草、柴胡各 10g,白芍 20g,川续断、桑寄生各 20g。

(10)脾肾阳虚不孕:症见婚后不孕,月经后期,量少,色淡,或闭经,面色晦暗,腰痛腿软,畏寒肢冷,性欲低下,带下质清,小便清长,便溏,舌胖大,边有齿印,苔薄白。治以温肾扶阳健脾。方药:山药 20g,云茯苓 25g,熟地黄、白术、泽泻、巴戟天、菟丝子、芡实、淫羊藿、补骨脂各 15g,肉桂 10g。

(11)气滞血瘀不孕:症见月经失调,痛经或闭经,少腹疼痛,痛有定处,血块多质稠,舌黯有瘀斑,脉涩。治以疏肝理气,化瘀通络。方药:白芍 25g,当归、云茯苓、白术、郁金、牡丹皮、枳壳、川楝子、延胡索、川牛膝各 15g,丹参 40g。

(12)痰湿阻络不孕:症见体胖,口中黏腻,头重,表情淡漠,性欲低下,经行不畅,或月经稀少,闭经,纳差,舌淡体胖,脉沉缓或滑。治以健脾燥湿,化瘀通络。方药:山药 20g,苍白术、半夏、枳壳、厚朴、神曲、陈皮、炮甲珠各 15g,茯苓 25g,滑石、皂角刺各 10g。(汪辉东．韩百灵辨治不孕症．中国医药学报,1995.)

### 4. 夏桂成辨证治疗免疫性不孕症

近来,抗精子免疫在不孕症中占有重要地位,应用滋阴抑抗汤和助阳抑抗汤治疗不孕症,疗效较好。

(1)滋阴抑抗汤:又名抗精Ⅰ号方。主治阴虚火旺之月经先期,量少或多,色红质稠,头晕耳鸣,心悸失眠,腰腿酸软,烦躁口干,舌红,苔黄腻,脉细弦数。方药:炒当归、赤芍、白芍、山药、牡丹皮、地黄各 10g,山茱萸 9g,甘草 6g,钩藤 15g。经后每日 1 剂,至排卵后上方加川断、菟丝子、鹿角片各 10g,连服 7 剂,服药期间采用避孕套。

(2)助阳抑抗汤:又名抗精子Ⅱ号方。主治阳虚瘀浊之月经后期,腰腿酸软,小腹发凉,便溏,神疲乏力,脉细,舌淡苔白。方药:黄芪 15g,党参、鹿角片、丹参、赤芍、白芍、云茯苓、川断、山楂各 10g。排卵期开始服药至经潮停药,每日 1 剂,同时采用避孕套。结果:50 例患者中转阴 19 例,好转 8 例,妊娠 17 例,有效率 88%,无效 6 例,占 12%。

体会:阴虚者,应本着"酸甘化阴"的原则,选用四物汤去川芎加山茱萸(出自《傅青主女科》养精种玉汤,确有抗精转阴而达种玉之意)。阳虚者本着"气中补阳"的原则,选用黄芪、鹿角片最合适,是为抗精转阴的特效药。(夏桂成．辨治妇女免疫性不孕症 50 例．中国医药学报,1990.)

### 5. 韩冰经验

(1)补肾调冲,贯穿始终:肾藏精,主生殖,冲任又是联系正经与胞宫的直接通道,不孕病因及见证虽多,仍不外虚实两端,虚者又有阴阳之异,实者又有肝郁、血瘀、湿浊之别,虚与实又有兼夹,然不离肾虚冲任失调之基本病机,治疗上补肾调冲任需贯穿始终。

(2)寒热虚实,当予明辨:不孕之中以肾气虚寒、子宫寒冷最为多见。盖春气温和,则万物发生,冬气寒冽,则物消殒。人得天地之气以有生,无阳则无生矣,而精血皆其化生,此其常也。先天禀赋不足,月经后期,量少或见不孕,无明显寒热之象;或伤肾中真阳,命门火衰,不能化气行水,寒湿滞于冲任,湿壅胞脉,不能摄精成孕;或经期摄生不慎,涉水感寒,寒邪伤肾,损及冲任,寒客胞中,不能摄精成孕。陈士铎谓:"夫寒冰之地,不生草木,重阴之渊不长鱼龙,胞胎寒冷,又岂能受孕哉!"症见月经稀发,畏寒肢冷,腰脊酸楚,尿频便溏,带下清稀,舌淡胖而润,脉沉而迟,确知其寒,径散其寒,以温补肾阳为主,纠其所偏,阴阳调和,经调而有子嗣。习用方:党参15g,黄芪10g,当归12g,白芍9g,川芎6g,熟地黄12g,菟丝子12g,鹿角霜10g,淫羊藿12g,巴戟天10g,紫石英30g,桂枝10g,杜仲10g。

但临证宜详审,不能拘泥于肾虚宫寒一味温补。有房事不节,精血耗散,胞失煦濡,不能成孕,甚则阴血不足,阴虚内热,不能凝精成孕者,所谓干旱之田,岂能长养?症见月经稀发,或月经先期而经少,或经多,咽喉干燥,手足心热,腰痛酸软,消瘦,失眠,大便秘结,舌红而干,脉弦细或细数者,治以滋阴清热,养血填精。习用方:生熟地黄各20g,黄精30g,玄参15g,何首乌30g,地骨皮30g,牡丹皮10g,白芍20g,麦冬15g,阿胶10g,桂枝10g,巴戟10g。

(3)善察机转,经调子嗣:因天时而调气血,善察机转,因势利导,经调子嗣。诸症减轻,为药中病所,机转随现,即阴阳得复,升降复常,瘀滞渐通。如见乳胀、腹胀、阴道分泌物转多等月经征兆时,适时加入活血通经之品,利导月经,一次不效,可反复数次。经调为气血通调满溢之征,肾藏泄有序之象,遂据其带下及监测排卵,择其候,一举成孕。

(4)内外合治,直达病所:不孕患者婚久不孕,情怀怫郁,气机不畅。肝郁不孕临床颇为多见,久之可成瘀血内阻,故治疗每少佐活血化瘀之品,如四物、失笑散、桃仁、红花、益母草等,每每收效。而冲任又是受妊的直接条件,冲任之中瘀血停滞,亦妨碍受妊。治以理气化瘀之四逆散加减,并强调内外合治。灌肠方:丹参30g,赤芍30g,三棱15g,莪术15g,枳实10g,皂角刺15g,当归15g,乳香10g,没药10g。浓煎150ml,每晚灌肠,温度以39℃为宜。直肠与子宫相邻,药力直接作用在少腹部位,通过渗透作用使经脉疏通,气血畅通无阻,冲脉之气顺利下达。适用于气滞血瘀型的子宫内膜异位症、盆腔炎、输卵管积水、输卵管通而不畅、盆腔粘连的不孕症患者,确有其效。

(5)选方用药,多入奇经:妇科见病,必损及奇经,不孕一症亦不例外。或脏腑气血影响,延及奇经;或奇经直接受损,所谓奇经自病。治疗重视奇经用药,或温补,或疏通,或降逆。温督以血肉有情之鹿角片为主,既能补肾阳,又能益精血,更兼温通之功,用以填髓充液,通补奇经,治精血之惫,非草木可及。因督脉与足少阴相通,故巴戟天、补肾脂、菟丝子等通阳柔药,临床温督亦多选用。冲脉为病,可用紫石英镇逆。紫石英为阳中有阴之品,功能补肾而益精血,其质重而润,能引诸药直达冲中而暖之,又能深入血分,故可通奇经,为温养奇经、镇逆安冲之要药。奇经之治,通补并重。虚则补之,此为常法,然病在经络,非通则不能入脉,不能流畅气血,是故通之与补,不可偏废,药选当归、丹参、鸡血藤之属。

(6)衷中参西,病证结合:辨证归纳了不同疾病在某一发展阶段的共性,而辨病则注重不同疾病的特殊性,各有所长,亦各有不足。随着科学的进步,新的技术手段有必要为我们所借鉴,从而提高辨证论治深度和范围,辨病辨证结合,如经纬交叉,治疗上更有的放矢,故务要衷中参西,病证结合。

(7)既孕防堕,预培其损:不孕患者孕后之安胎尤需重视。阴阳升降之机初复,虽能受孕,虑其不固,盛衰之偏未得尽复,而胎伤损易堕,故捷足于先,未雨绸缪,预培其损,谨于顾护,并嘱慎戒房事,以免扰动胎元。

**【医案选粹】**

**刘敏如补肾健脾种子验案**

李某,女,34 岁。结婚 2 年,未避孕而未孕。既往月经周期 2～3 个月一行,BBT 为单相。中医辨证为脾肾不足,治以健脾益肾,养血调经助孕,主方以杞菊地黄丸、参苓白术散交替使用,并随证加减化裁。脾胃改善后,主要用归肾丸,至第 4 个周期开始,BBT 转为双相,于第 5 个周期自然怀孕。

按语:该患者为原发性不孕症合并月经后期,中医辨证为脾肾不足。因脾主生血,肾主藏精,精血亏虚,冲任不盈而致后期、不孕。治以杞菊地黄丸补肾填精以益精血,参苓白术散健脾以益气血生化之源。二者交替使用,待脾胃改善后,主用归肾丸补肾调经,三月后 BBT 转为双相,随即自然怀孕。

**【诊疗述评】**

**1. 不孕症不是一个独立的疾病**

不孕症不是一个独立的疾病,是多种妇科病、性病等多学科疾病所造成的一种后遗症或结局,有因男方因素导致的不孕症。因此,诊疗不孕症应该系统查体、系统咨询,男女都要系统检测。

**2. 衷中参西,始终以中医的思维指导诊疗**

现代医学的有关先进的科学检测,需要酌情采用,但不要受西医的检测结果所束缚。要以中医的思维进行科研设计,尤其是处方用药时,一定要用中医的思维指导,切忌受西医检测的影响,以西医的思维开中药。同样中医在辅助生殖中的应用,要想取得好的疗效,仍要用中医的思维指导科研设计、指导用药。

**3. 辨证论治,针对病机治疗**

治疗不孕症与中医在辅助生殖医学的应用,均要始终坚持中医的整体观念,辨证论治,针对病机治疗。要想取得好的疗效,离不开辨证论治,但辨证论治不是万能的,而离开辨证论治要想取得好的疗效也是万万不可能的。针对辨证论治所找到的病机进行处方用药,只有这样针对病机处方用药,疗效才会好,方子才会精。药味少而精,剂量小,且能取得较好的疗效,才是追求的目标。而离开辨证论治的大杂方是不会取得好的疗效的。

**4. 补肾为主,酌调他脏**

肾主生殖,但人体是一个整体,肾的功能离不开他脏的协调配合。

**5. 种子先调经**

《丹溪心法》指出:"经水不调,不能成胎。"《妇人秘科》认为:"女人无子,多以经候不调。"临床上伴随不孕的常见症状是月经失调,经期或先或后,或先后不定期,或经间期出血,经量过多或过少,或崩漏,或闭经,或经期延长,经色淡红或瘀黯,经质稀薄或瘀稠瘀块。其月经失调不孕的常见疾病有功能失调性子宫出血、多囊卵巢综合征、卵巢早衰、垂体微腺瘤、高催乳素血症等。调经种子之法,重在调理肾、肝、脾。

### 6. 助孕必治带

生理性白带,属于人体的一种阴液,其性状为白色略稠,无臭气。在经间期白带量增多,呈清亮透明如鸡蛋清状。正常白带有濡养、自净、润滑阴道、抗御病邪等功能,正如王孟英所言:"带下乃女子生而即有,津津常润,本非病也"。但由于妇人有月经、泌带、妊娠、产褥、哺乳等生理特点,从而会有产伤、崩中、漏下、带浊的病理损害。在解剖位置上,女性生殖器官下生殖道开口于尿道口与肛门之间,容易受到各种病邪的侵袭,阴道的温度与湿度是病原体、微生物滋生与繁殖的温床。在房事不节,或不洁交合,或洗洁用具不净,月经垫不干净,或在堕胎、小产、宫腔手术等的过程中,感染了各种致病菌、病原体时,白带的色、质、量当即发生变化,或伴有气臭,便成为异常的带下病。如炎症发生在阴道、宫颈、子宫内膜,可能会出现黄浊带下,或血性白带,影响了精子在阴道的生存和活动,脓性白细胞、阴道滴虫等还会吞噬精子。若炎症侵犯了输卵管内膜,破坏了管腔内的纤毛组织、黏膜,会使输卵管粘连、狭窄、扭曲或强直,或积液、梗阻,形成盲端,丧失了拾卵和运送卵子的功能,精卵不能相遇结合,造成不孕症。盆腔炎症,可使盆腔内环境发生改变,或炎症渗出物被包裹形成包块时,可压迫或牵扯输卵管,不利于输卵管的蠕动。此外,生殖器官的肿瘤、子宫内膜异位症,或某些内分泌失调引起的异常带下,也可影响孕育。对异常的带浊,应首先明确发病部位,辨证论治。

**【预防与调护】** 不孕症除了少数属先天性生殖器畸形,或严重染色体畸形不能用药物与精神疗法外,多数不孕症是可以预防的,因为不孕症不是一种独立的疾病,而是许多妇科疾病的造成的一种后遗症或结局。因此,及早科学防治可以或可能导致不孕症的妇产科疾病,重视"未病先防""病中防变"和"病后防复"的三级预防思想,就是不孕症的预防的要点。

### 1. 未病先防

(1)遵循科学求嗣之道

①防止近亲结婚:夫妇双方必须是非直系亲属和非三代以内旁系血亲才可以结婚。我国《婚姻法》规定:"直系血亲和三代以内旁系血亲禁止结婚。"

②科学选择结婚年龄:最新研究表明:女子的最佳生育年龄是 25－30 岁。过早或过晚结婚都可能发生不孕。

③聚精养血:《万氏妇人科·种子》明确提出:"故种子者,男则清心寡欲以养其精,女则平心定气以养其血……此清心寡欲,为男子第一紧要也……此平心定气,为女子第一紧要也。"因为男精女血,"两精相搏,合而成形",是为人之始。

④交合有节:节是有节度。过频过稀的性生活不利受孕,特别是房事过频,房劳足以伤肾;经期或产后余血未净或经血刚净 1 天即合阴阳者,常导致生殖器炎症、子宫内膜异位症、免疫性不孕症等。因此,提出月经干净 3 天后开始房事较稳妥,房事要有节制,房劳过度会损伤肾气,造成不孕。且要掌握性知识,在氤氲之时交合,频率适中,以增加受孕机会。《内经》指出,当女子月事以时下,男子精气溢泄之时,阴阳和,故能有子。至何时阴阳和? 在《证治准绳·女科·求子》中引袁了凡说:"凡妇人一月经行一度,必有一日氤氲之候,于一时辰间……此的候也……顺而施之,则成胎矣。""的候""氤氲之时"即西医所称之排卵期,正是受孕良机。

(2)科学调治劳伤痼疾:不孕是许多妇科痼疾造成的结果,故《妇人大全良方·求嗣门》引陈无择说:"凡欲求子,当先察夫妇有无劳伤痼害之属,依方调治,使内外和平,则妇人乐有子矣。"《诸病源候论·卷三十九》分为"月水不利""月水不通""子脏冷""带下""结积"五种夹疾无子,就是导致不孕主要的劳伤痼疾。其中调经、治带、消癥尤为重要。临床上多种妇科疾病,均可导致不孕症。因此,应该积极科学治疗妇科疾病,增强妇女体质,减少不孕症的发病率。

①种子必先调经:朱丹溪说:"求子之道,莫如调经。"《万氏女科》更明确地指出:"女子无子,多因经候不调,药饵之辅,尤不可缓。若不调其经候而与之治,徒用力于无用之地,此调经为女子种子紧要也。"《女科要旨》云:"妇人无子,皆由经水不调,经水所以不调者,皆由内有七情之伤,外有六淫之感,或气血偏盛,阴阳相乘所致。种子之法,即在于调经之中。"古人的观点在今日临床实践中依然实用。大量的不孕患者常表现为各种月经不调或有痛经、闭经、崩漏、初潮较晚,常为无排卵。有的虽有排卵,而黄体不健,或同时伴有高催乳素血症,而导致不孕。

②科学治疗带下病:带下病往往是由于脾、肾、肝的功能失调,湿邪从内而生,湿邪损伤任带,使任脉不固,带脉失约而发病;亦有湿热、毒、虫邪从下阴直犯胞宫、任、带者。女性生殖系统炎症如阴道炎、宫颈炎等及一些性传播疾病,当出现阴道分泌物异常为主要临床表现时,可归属带下病范围,由于生殖道的炎症足以导致不孕。有学者报道,盆腔炎占不孕原因的43.3%。因此科学防治生殖系统的各种炎症和性病,调治带下病是防治不孕的重要举措。

③消癥散结助孕:盆腔的癥瘕积聚是导致不孕的常见病,主要是癥瘕改变了输卵管与宫腔的形态,造成受精与着床的困难,孕后亦容易流产。因此,必须科学预防与治疗癥瘕,必要时先手术剔除肌瘤再怀孕,以消除由此导致的不孕或孕后堕胎小产。

(3)合理膳食:妇女应尤为重视合理膳食,否则会损伤脾胃,发生多种妇科疾病,如痛经、崩漏等。长时间节食,会伤害身体,并有可能导致神经性厌食症,而引发闭经、不孕等。《妇人规·子嗣类》中指出:"惟酒多者不宜。酒性淫热,非惟乱性,亦且乱精……故凡欲择期布种者,必宜先有所慎……欲为子嗣之计者,其母以此为后着。"现代研究表明,烟酒都能损害生殖细胞,尤烈性酒更不宜饮。此外,美国早有报道,发芽的土豆可致畸胎。至于有些食物和药物吃后宜子或会导致不孕者,中药学也有记载。因此,妇女应改掉不良生活方式,尤其要戒烟、戒毒、不酗酒。

(4)调理情志:情志因素与不孕症关系密切,历代医家均非常重视情志因素对不孕的影响。《妇人规》指出:"产育由于血气,血气由于情怀,情怀不畅则冲任不充,冲任不充则胎孕不受。"叶天士也指出:"求子心愈切,得之愈难。"如若精神紧张,情怀不畅,百想经心,内伤五脏,外损姿颜,容易抑制或干扰排卵,导致不孕。傅青主有"嫉妒不孕"之说,并创制开郁种玉汤从郁论治。有时久治无效的情志所伤的不孕症,给以心理治疗后如灵丹妙药,终于开花结子;或当她领养小孩后不久,放下思想包袱后,又见怀孕,都佐证了情志与妊孕的关系。因此,要注意科学调畅情志,"两情酣畅",使情投意合。

(5)适量运动:运动过少,尤其会导致肥胖等,从而引起不孕。因此,合理膳食,适量增加运动是最好的减肥方式。最好的运动是步行。

(6)科学防治流产:流产包括自然流产与人工流产、药物流产,均可以损伤冲任、气血、脏腑、子宫,导致继发不孕。有报道称,168例继发不孕中,曾人工流产者占66.6%。如此惊人的数字,应该足以引起全社会的重视。一要提高素质,减少人工流产;二要提高人工流产技术;三要及时预防和治疗人工流产和药物流产的后患。因此,防治流产,特别是预防反复流产是不孕症防患于未然的最重要措施。

**2. 防病中的变化**

不孕症的治疗较为复杂。张景岳在《妇人规》中指出:"种子之法,本无定轨,因人而药,各有所宜。"

(1)早诊断,早治疗:不孕的成功率与年龄及病程的长短有关。一般来说,年龄越轻,病程越短,治愈率越高。因此,对不孕症早诊断、早治疗极为重要,特别是对子宫发育不良、月经病、附件炎、盆腔炎及早治疗,以防病情加重;对于发育较差,又盲目避孕者给以指导。若病程长,年龄渐大,增加治愈的困难。对晚婚者求嗣,更要着眼于一个"早"字,若高龄 40 求嗣,还应尽力而为。

(2)治无定方,辨证施治:由于导致不孕的原因复杂,故治疗不孕症应用中医的思维,因人而药,辨证论治。明代张景岳在《妇人规·子嗣类》中指出:"种子之方,本无定轨,因人而药,各有所宜,故凡寒者宜温,热者宜凉,滑者宜涩,虚者宜补,去其所编,则阴阳和而化生著矣。"

### 3. 防病后复发

临床上继发不孕者不少,因此亦须注意防病后复发。

(1)孕后科学调治:不孕患者在治愈后,在孕早期仍需科学调治,特别是肾虚排卵功能障碍者自然流产的发生率较高。因此,除孕后首忌交合外,常须补肾养胎安胎为主并避免外力震动胎胞宫。若为输卵管阻塞治愈后怀孕,要注意异位妊娠发生的可能性。宫内妊娠一般调治至孕 3 个月为宜,并注意孕期保健,确保母子平安。

(2)产后调护:重视产后调护,防止产后病,特别是产后发热中感染邪毒的发生与发展,保护生殖器官及其功能的健全,以防继发不孕。

(3)做好计划生育工作:生育应有计划,否则房劳不节,反复流产,可导致继发不孕。

【古代文献精选】

(一)《内经》对不孕症的论述探析

《内经》是我国现存最重要、最早的较为系统和完整的医学典籍,是中医求嗣的源头,深入研究一门学科,应该从源到流,以了解其发展的全过程。

不孕、不育名词始见于《周易》中,《内经》首次正式提出了"不孕"的病名。

### 1. 病因病机

(1)肾虚:"女子七岁,肾气盛,齿更发长;二七而天癸至,任脉通,太冲脉盛,月事以时下,故有子。""年已老而有子者……肾气有余也。"(《素问·上古天真论》)《素问·上古天真论》在强调肾气是有子之本的同时,也非常重视其他脏腑、经脉与经、孕的密切关系,故同时指出:"七七任脉虚,太冲脉衰少,天癸竭,地道不通,故形坏而无子也"。《内经》一方面强调肾气盛是胎孕的根本,另一方面又指出肾之所以能起到这样的作用,主要是依赖"受五脏六腑之精而藏之"(《素问·上古天真论》)的作用,因而"五脏盛,乃能泻"(《素问·上古天真论》),保持开阖施泄,促进人体的正常生长发育,如果"五脏皆衰,筋骨懈堕,天癸尽矣……而无子耳"《素问·上古天真论》。

(2)肝气郁结:"百病皆生于气也,怒则气上……惊则气乱,劳则气耗,思则气结"。(《素问·举痛论》),"喜怒不节则伤脏,脏伤则病"。(《灵枢·百病始生》)"人忧愁思虑即伤心"。(《素问·本病论》),"愁忧者,气闭塞而不行"。(《灵枢·本神》)肝气郁结,肝的疏泄功能失常,就可导致经闭不行。"二阳之病发心脾,有不得隐曲,女子不月"《素问·阴阳别论》。对于"隐曲"二字,历来注家有不同的解释,班秀文认为张山雷等作为情欲不遂解,较为合理。"人或恚怒,气逆上而不下,即伤肝也"。(《灵枢·本病论》)肝失疏泄,脾不健运,心气不得下通胞宫,子病及母,肾的开合失常,故导致"女子不月"而不孕。

（3）瘀滞胞宫：《内经》中虽无瘀血一词，但有恶血、血不血、留血、血著等近似瘀血的名称达30 余种，实为中医瘀血学说之肇始。外邪（六淫）致瘀："寒邪客于经络之中，则血泣，血泣则不通。"（《灵枢·痈疽》）等；外伤致瘀："有所堕坠，恶血留内。"（《灵枢·邪气脏腑病形》）；情志失调致瘀："卒然喜怒不节……则血气凝结"；久病致瘀："病久入深，营卫之行涩，经络时疏，故不通。"（《素问·痹论》）；气血虚衰致瘀："老者之气血衰，其肌肉枯，气道涩……"（《灵枢·营卫生会》）；饮食不节致瘀："因而饱食，筋脉横解，肠澼为痔"（《素问·生气通天论》）；气、血、津、液失常致瘀："宗气不下，脉中之血，凝而留止"（《灵枢·刺节真邪》）；"津液内溢，乃下留于睾，血道不利"（《灵枢·刺节真邪》），"营卫稽留于经脉之中，则血泣不行。"（《灵枢·痈疽》），津亏则可血燥成瘀，《灵枢·营卫生会篇》所言"夺汗者无血"即寓有此意；瘀滞胞宫则不孕："石瘕生于胞中，寒气客于子门，子门闭塞，气不得通，恶血当泻不泻，衃以留止，日以益大，状如怀子，月事不以时下"。（《灵枢·水胀》）总之，寒、热、虚、实、外伤等均可导致瘀滞冲任、胞宫、胞脉而不孕。

（4）痰湿内阻：痰湿理论源于《内经》，可《内经》中并无"痰"字，只有"水饮""积饮"的记载，但从《内经》所载半夏秫米汤等方来看，皆为豁痰开窍之方。由此推知，《内经》之"积饮""水饮"亦有痰证之意。《内经》认为，脾肾功能失常是生痰之主因："饮入于胃，游溢精气，上输于脾，脾气散精，上归于肺，通调水道，下输膀胱，水精四布，五经并行。"（《灵枢·经脉别论》）"诸湿肿满，皆属于脾"。（《素问·至真要大论》）"肾者主水"（《素问·上古天真论》）。痰湿内阻，躯脂满溢，遮隔子宫，不能摄精成孕。

总之，直接或间接损伤冲任督带、胞宫、胞脉、胞络导致不孕。《内经》首先提出了："任脉为病……女子带下瘕聚……督脉为病……女子不孕"。（《素问·骨空论》）

### 2. 诊断

"肾脉微涩，为不月"（《灵枢·邪气脏腑病形篇》）；"面王以下者，膀胱子处也……女子在于面王，为膀胱子处之病，散为痛，搏为聚，方圆左右，各如其色形。其随而下，至胝为淫，有润如膏状，为暴食不洁"。（《灵枢·五色》）张玉珍在临证中对不孕、滑胎、闭经患者留意观察鼻唇沟的形态与子宫发育和生殖功能的关系，觉得有一定的价值。

### 3. 鉴别诊断

肠覃和石瘕同为寒邪所犯而引起的瘀血停滞病变，两者均有"状如怀子"（《灵枢·水胀》）的症状，但前者"寒气客于肠外"（《灵枢·水胀》），子宫受到的影响不大，故"月事以时下"。（《灵枢·水胀》）而后者是"寒气客于子门"。（《灵枢·水胀》）直接危害到子宫，故"月事不以时下"。（《灵枢·水胀》）一语道破二者的区别，诚是妙论。

### 4. 治疗

（1）一般治疗：《内经》强调要"法于阴阳，和于术数，食饮有节，起居有常，不妄作劳"。（《素问·上古天真论》）"虚邪贼风，避之有时，恬淡虚无，真气从之，精神内守。"（《素问·上古天真论》）"积精全神。"（《素问·上古天真论》）"春夏养阳，秋冬养阴"（《素问·上古天真论》）等；强调交合有时："阴阳和，故能有子"（《素问·上古天真论》），反对"以酒为浆，以妄为常，醉以入房"。（《素问·上古天真论》）

（2）辨证论治

①肾虚证：肾虚兼血瘀可导致闭经："肾脉……微涩为不月。"（《灵枢·邪气脏腑病形》）《内经》开创补肾调经种子之先河。治宜滋肾养血为主，佐以活血通经。常选张景岳之毓麟珠加减先调补 3 周左右，待有经兆时再因势利导以王清任血府逐瘀汤行气活血通经 1 周左右，以

观后效。如不来月经或不孕,再重新调补。

"督脉者……此生病……女子不孕。"(《素问·骨空论》)督脉主一身之阳脉,为诸阳经之本,所以治疗不孕以温督脉为主,采用暖宫散寒法可取得较好的疗效。方选傅青主温胞饮。

血枯经闭的病因、症状及治法方药:"有病胸胁支满者,妨于食,病至则先闻腥臊臭,出清液,先唾血,四肢清,目眩,时时前后血……病名血枯。此得之少年时有所大脱血,若醉入房中,气竭肝伤,故月事衰少不来也……以四乌贼骨一蘆茹二物并合之,丸以雀卵,大如小豆,以五丸为后饭,饮以鲍鱼汁,利肠中及伤肝也。"(《素问·腹中论》)四乌贼骨一蘆茹丸是历史上记载的第一首妇科方剂。《内经》开创了妇产科补肾活血和饮食调补的先河。治疗血枯经闭性不孕症,原方合五子衍宗丸并四物汤,加强补肾益精、养血活血通经之功。

②肝气郁结证:情志不畅可影响孕育,治宜"木郁达之"(《素问·六元正纪大论》),方选傅青主开郁种玉汤。"妇人之生,有余于气,不足于血,以其数脱血也。"(《灵枢·五音五味篇》)揭示了以血为本的生理特点和容易发生"气血失调"的病因病机。启迪人们,种子、调经必须照顾精血。同时亦启迪人们对肝郁不孕的治疗,要注意滋养肝之体阴。

"肝传脾"理论源于《内经》,传者,"乘之名也"(《素问·玉机真脏论》),张仲景以《内经》理论提出:"见肝之病,知肝传脾,当先实脾",故对肝郁气滞之不孕要注意补脾药的运用。

③瘀滞胞宫证:肠蕈、石瘕,"皆生于女子,可导而下"(《灵枢·水胀》),"恶血当泻不泻,衃以留止"的瘀血经闭,"可导而下之"(《灵枢·水胀》),可酌情选用张仲景创制的桃核承气汤、抵当场等攻下逐瘀之剂,或用坐药以导之;对精血枯竭所致之"月事衰少不来"者,"四乌贼骨一蘆茹丸"治之(《素问·腹中论》);寒凝血瘀而形成癥瘕者,则用"血实宜决之"(《素问·阴阳应象大论》),冲决开破,包括针刺放血在内的破瘀法,可用血府逐瘀汤随症加减;瘀滞日久,虚实夹杂,"脉泣则血虚"(《素问·举痛论》);"血气虚,脉不通。"(《灵枢·天年》);"凝血蕴里而不散,津液涩渗"(《灵枢·百病始生》),所以瘀滞日久之不孕可用补阳还五汤加减。

④痰湿内阻证:"诸湿肿满,皆属于脾"(《素问·至真要大论》);"肾者主水"(《素问·上古天真论》)。痰湿乃本病之标,"知标本者,万举万当,不知标本,是谓妄行。"(《素问·标本病传论》)"治病必求于本"(《素问·阴阳应象大论》),脾肾之虚乃病之本,故对痰湿不孕的治疗,不仅要祛痰湿,更要注意补脾肾以治其本。"必伏其所主,而先其所因"(《素问·至真要大论》),"实则泻之,虚则补之"(《素问·三部九候论》),"谨察阴阳所在而调之,以平为期"(《素问·至真要大论》)。庞保珍常以傅青主加味补中益气汤酌加补肾之药治之,疗效较好。

酌配化瘀药:《金匮要略》指出:"血不利,则为水。"正是基于上述《内经》瘀生湿浊与痰湿并存这一病理特点,张仲景创制的治瘀名方桂枝茯苓丸等,均以活血化瘀药和祛湿利水药配伍而成,故可酌情应用桂枝茯苓丸加减治疗不孕症。

(3)辨病与辨证结合

①排卵障碍性不孕

无排卵功能性子宫出血:阴虚阳盛导致崩漏:"阴虚阳搏,谓之崩"(《素问·阴阳别论》)。无排卵功能性子宫出血属于中医崩漏的范畴。对于中医辨证属于肾阴虚者,庞保珍常以傅青主养精种玉汤合二至丸随症加减。

血热可导致血崩:"少阳司天之政……风胜乃摇……候乃大温……其病……血崩胁满"(《素问·六元正纪大论》);"夫圣人之起度数,必应于天地。故天有宿度,地有经水,人有经脉。天地温和,则经水安静;天寒地冻,则经水凝泣;天暑地热,则经水沸溢,卒风暴起,则经水波涌而陇起。夫邪之入于脉也,寒则血凝泣,暑则气淖泽,虚邪因而入客,亦如经水之得风也。"(《素问·离合真邪论》)对中医辨证属于实热者庞保珍常以傅青主清经散随症加减;属于虚热者庞保珍常以傅青主两地汤随症加减。

《素问·痿论》曰:"悲哀太甚,则胞络绝。胞络绝,则阳气内动,发则心下崩,数溲血也。"对于肝郁所致者可用开郁种玉汤。

瘀血出血。"血脉凝泣,络满色变,或为血泄"(《素问·至真要大论》),"孙络外溢,则经有留血"(《素问·调经论》),"面黑如漆柴,咳唾则有血……其面黑如漆柴者,血先死"(《灵枢·经脉》)。瘀血阻络,迫血外溢,以致血不循经而出血者,可用四乌贼骨一藘茹丸合大黄䗪虫丸加减。

多囊卵巢综合征:"肾热病者,颐先赤。"(《素问·刺热篇》)肾热较少,亦可见如经前风疹块、经前痤疮,或属于雄激素过多的多囊卵巢综合征患者,有颐赤、较多痤疮、红疹在此部位。对中医辨证属于实热者庞保珍常以傅青主清经散随症加减。

②免疫性不孕:"邪之所凑,其气必虚。"(《素问·评热病论》)庞保珍认为,免疫性不孕多属正气不足,兼有余邪,乃正虚邪实所致,常以毓麟珠随症加减。

③输卵管阻塞性不孕:"任脉为病……女子带下瘕聚。"(《素问·玉机真藏论》)"脾传之肾,病名曰疝瘕,少腹冤热而痛,出白。"(《素问·玉机真藏论》)关于少腹冤热而痛、出白,除理解为中医的湿热淋证或狭义带下病之外,在妇科多见于盆腔炎所表现的少腹灼热(热极)而痛,流白带。可参急性、亚急性盆腔炎的湿热与瘀阻等型辨病论治。张玉珍认为,从此条文中是否可推论"疝瘕"与现代医学中的"盆腔炎"相似?可用四乌贼骨一藘茹丸加味治之。

"魄门亦为五脏使,水谷不得久藏"(《素问五脏别论》),揭示了魄门的功能受五脏支配。魄门的启闭要依赖于心神的主宰,肝气的条达,脾气的升提,肺气的宣降,肾气的固摄,方能不失其长度。而魄门功能正常又能协调内脏的升降之机。临床上,输卵管阻塞性不孕症若见大便秘结或泄泻,除辨邪气外,还要分别从五脏辨证论治,而且五脏的病变有时也可通过控制肛门启闭而收到疗效。对输卵管阻塞性不孕症见有肠热便秘者,庞保珍常以吴瑭宣白承气汤随症加减治之。

《岳美中医学文集·岳美中医话集》载:岳美中用四乌贼骨一藘茹丸,曾在印尼治一妇人,结婚 20 年,久不怀孕,西医诊为左侧输卵管狭窄阻塞,经投本方,服 2 个月后,经 X 光片检查,左侧输卵管闭塞已通。岳美中认为,此方可治输卵管狭窄。

**5. 转归与预后**

《素问·上古天真论》认为:"二七""天癸至""任脉通,太冲脉盛"者预后较好;而"七七""任脉虚,太冲脉衰少,天癸竭,地道不通"者疗效较差或"无子"。

**6. 预防与调护**

(1)治未病:"是故圣人不治已病治未病"(《素问·四气调神论》),《内经》对"未病先防"尤为重视。《内经》启迪未孕之前要注意优生优育四项的检查,要择优婚配,择期受孕,注意孕期保健、产前诊断、疗母疾、祛劣胎。

(2)遵循求嗣之道:"夫精者,生之本也"(《素问·金匮真言论》),启迪人们要遵循求嗣之道。重视聚精养血,以达到优生之目的。

(3)调治劳伤痼疾:遵循《内经》"谨察阴阳所在而调之"(《素问·至真要大论》)为治疗原则,目的在于"以平为期"(《素问·至真要大论》),"平"乃利于孕育、优生。

（4）舒畅情志：妇女怀孕之后，宜保持身心的健康。"人生而有病巅疾者，病名曰何？安所得之？岐伯曰：病名为胎病。此得之在母腹中时，其母有所大惊，气上而不下，精气并居，故令子发为巅疾也"（《素问·奇病论》）。妊娠期母体受到过度的精神刺激，特别是大惊卒恐等，会影响到胎儿的身心健康。这已为中外科学家所证实。

### 7. 结语

本文对《内经》有关不孕症经文，基本按《中医妇科学·不孕症》教材的编写思路，进行整理分类，《内经》中关于不孕症临床病症不多，但分类较全，精选病种作为规范。由此观之，在距今2000多年的《内经》中，以蕴藏着《中医妇科学·不孕症》的框架，尤其重要的是奠定了深厚的基础理论。《内经》不仅是中医不孕症专科之源头，而且对今天治疗不孕症仍有极大的指导意义。庞保珍体会，许多不孕难题，通过反复研读经典，从中受到启迪，而得到较理想的解决。读经典，做临床，提高疗效，是其目的。"中医学史上每一次理论上的飞跃和治疗技术的重大提高，都起源于《内经》理论的启示，闪烁着《内经》思想的光辉"。著名科学家钱学森指出："中医的理论和实践，我们真正理解了、总结了以后，要影响整个现代科学技术，要引起科学革命。"足见："内经者，三坟之一。盖自轩辕帝同岐伯、鬼臾区等六臣互相讨论，发明至理，以遗教后世，其文义高古渊微，上极天文，下穷地纪，中悉人事。大而阴阳变化，小而草木昆虫，音律象数之肇端，藏腑经络之曲折，靡不缕指而胪列焉。大哉圣哉！垂不朽之仁慈，开生民之寿域。其为德也，与天地同，与日月并，岂直规规治疾方术已哉。"（张景岳《类经》序）

### （二）古代有关文献精选

《素问·上古天真论》："女子七岁，肾气盛，齿更发长；二七而天癸至，任脉通，太冲脉盛，月事以时下，故有子""年已老而有子者……肾气有余也。"

《丹溪治法心要·妇人科·子嗣》："肥者不孕，因躯脂闭塞子宫而致，经事不行，用导痰之类。瘦者不孕，因子宫无血，精气不聚故也，用四物养血、养阴等药。"

《医学正传·妇人科中·胎前》："夫人欲求嗣，必先视其妇之经脉调否，其或未调，必以药而调之，经脉既调，宜以人事副之，按其法而行之，庶不失其候也。诀云：三十时中两日半，二十八九君须算，落红满地是佳期，金水过时空霍乱。霍乱之时枉费工，树头树底觅残红，但解开花能结子，何愁丹桂不成丛。此盖妇人月经方绝，金水才生，此时子宫正开，乃受精结胎之候，妙合太和之时，过此佳期，则子宫闭而不受胎矣。"

《普济方·针灸·足少阴肾经左右二十穴》："然谷二穴……治……女子不孕，男子精溢……。"

《济阴纲目·求子门，论孕子杂法》："薛氏曰：妇人之不孕，亦有因六淫七情之邪，有伤冲任；或宿疾淹留，传遗脏腑；或子宫虚冷，或气旺血衰，或血中伏热；又有脾胃虚损，不能营养冲任（求责极当，诚哉言也）。审此更当察其男子之形质虚实何如，有肾虚精弱，不能融育成胎者；有禀赋元弱，气血虚损者；有嗜欲无度，阴精衰惫者，各当求其原而治之。至于大要，则当审男女之尺脉。若左尺微细，或虚大无力者，用八味丸；左尺洪大，按之无力者，用六味丸；两尺俱微细，或浮大者，用十补丸（岂此三方所能尽，宜扩充之）。若误用辛热燥血，不惟无益，反受其害。"

《证治准绳·女科·胎前门》："胎前之道，始于求子。求子之法，莫先调经。每见妇人之无子者，其经必或前或后，或多或少，或将行作痛，或行后作痛，或紫或黑或淡，或凝而不调，不调则血气乖争，不能成孕矣。详夫不调之由，其或前或后，及行后作痛者虚也。其少而淡者血虚也,多者气虚也。其将行作痛及凝块不散者,滞也。紫黑色者,滞而夹热也。治法:血虚者四物,气虚者四物加参、芪。滞者香附、缩砂、木香、槟榔、桃仁、延胡索。滞久而沉痼者,吐之下之。脉证热者,四物加芩、连。脉证寒者,四物加桂、附及紫石英之类是也。直至积去、滞行、虚回,然后血气和平,能孕子也。予每治经不调者,只一味香附末,醋为丸服之,亦百发百中也。《素问》云:督脉生病,女子不孕。"

《针灸聚英·玉机微义针灸证治·妇人》:"女子不月,灸会阴三壮。妇人月水不利,难产……妇人月事不利,利即多,心下满,目不能远视,腹中痛,灸水泉五壮。妇人月事不调,带下崩中,因产恶露不止,绕脐痛,灸气海。妇人不孕,月不调匀,赤白带下,气转连背引痛不可忍,灸带脉二穴。"

《医宗金鉴·妇科心法要诀·调经门》妇人不孕之故:"不孕之故伤任冲,不调带下经漏崩,或因积血胞寒热,痰饮脂膜病子宫。"

《女科经纶·嗣育门·合男女必当其年欲阴阳之完实》:"褚澄曰:合男女必当其年,男虽十六而精通,必三十而娶。女虽十四而天癸至,必二十而嫁。皆欲阴阳完实,然后交而孕,孕而育,育而为子坚壮强寿。今未笄之女,天癸始至,已近男色,阴气早泄,未完而伤,未实而动,是以交而不孕,孕而不育,育而子脆不寿。"

《女科精要·嗣育门绪论》:"妇人无子者,或经不匀,或血不足,或有疾病,或交不时,四者而已。调其经而补其血,去其病而节其欲,无疾病而交有时,岂有不妊娠者乎。然更有二,凡肥盛妇人,禀受甚浓,恣于酒食,不能有胎,谓之躯脂满溢,闭塞子宫,宜燥湿痰,如星、半、苍术、台芎、香附、陈皮,或导痰汤之类;若是瘦怯性急之人,经水不调,不能成胎,谓之子宫干涩无血,不能摄受精气,宜凉血降火,如四物加黄芩、香附,养阴补血及六味地黄丸之类。"

【现代研究进展】　中医药治疗不孕症有其独特的优势,中医药在治疗不孕症与中医药在辅助生育中的应用方面均取得了令世人瞩目的突出成就,在理论研究、临床研究、实验研究中均硕果累累。其中明确了"肾-天癸-冲任-胞宫"之生殖轴理论;中医调周理论;中医药在体外授精—胚胎移植应用中取得了令世人瞩目的成就,尤其中医药在身体整体调节,特别是调节自身卵巢功能,诱导排卵与提高优质卵泡数,改善子宫内膜容受性,提高妊娠成功率与试管婴儿出生率,并有效降低西药的不良反应等方面成绩显著;在不孕不育领域庞保珍,庞清洋编著出版第一部不孕不育外治专著:《不孕不育中医外治法》;庞保珍,李淑玲编著出版第一部中西医生殖专著:《中西医临床生殖医学》;曹开镛,庞保珍主编第一部中医男科诊断与疗效评价标准专著:《中医男科病证诊断与疗效评价标准》。但亦存在一定的不足之处,如对经典著作的发掘不够、诊疗不规范、缺乏统一的规范的诊断与疗效评价标准、科学的双盲对照研究较少,存在一定的用西医的思维诊疗的现象等。为了进一步发挥中医药在诊治不孕症中的强大优势,提高诊疗不孕症的临床治疗效果,有必要制定全国统一的辨证论治标准及施治方案。读经典,做临床,以中医的思维指导不孕症的治疗,以辨证论治为前提,衷中参西,针对目前不孕症诊疗技术中的"瓶颈",进行中医药的科学研究,做到中西医取长补短,相互促进,提高诊疗不孕症的水平。

# 第 14 章　排卵障碍性不孕

　　排卵障碍包括无排卵与黄体功能不全。无排卵主要原因是由于下丘脑-垂体-卵巢轴功能性或器质性异常导致无排卵。无排卵者可表现为月经初潮年龄较大,月经量少,月经后推或稀发,或闭经,或崩漏不止,或溢乳、不孕。伴发的西医病种有:先天性卵巢发育不良、席汉综合征、无排卵型功能失调性子宫出血、多囊卵巢综合征、高催乳素血症、未破裂卵泡黄素化综合征、卵巢早衰及甲状腺、肾上腺皮质功能失调等所致的无排卵,可见于中医学的闭经、崩漏、月经后期、月经过少、不孕症等。黄体功能不全是指黄体分泌黄体酮不足或黄体过早萎缩,黄体功能不全者可表现为月经量少、经期提前、经前点滴出血,或经前乳胀、溢乳,月经周期先后不定或反复自然流产。伴发的西医病种有:月经失调、子宫内膜异位症、高催乳素血症、早期流产或反复早期自然流产等,可见于中医学的月经先期、月经过少、经行乳胀、暗产、滑胎、不孕症等。

## 【发病机制】

### (一)中医病因病机

#### 1. 肾虚

　　肾藏精,精化气,肾中精气的盛衰主宰着人体的生长、发育与生殖。先天肾气不足,或房事不节、大病旧病、反复流产损伤肾气,或高龄,肾气渐虚。肾气虚,则冲任虚衰,致卵泡发育不良或无排卵,不能摄精成孕;或素体肾阳虚或寒湿伤肾,肾阳亏虚,命门火衰,阳虚气弱,则生化失期,有碍卵子的发育或排出,且不能触发氤氲乐育之气,致令不能摄精成孕;或素体肾阴亏虚,或房劳多产、久病失血,耗损真阴,天癸乏源,冲任血海空虚;或阴虚生内热,热扰冲任血海,皆影响卵子的发育与排出,不能摄精成孕。

#### 2. 肝郁

　　若素性忧郁,或七情内伤,情怀不畅;或由久不受孕,继发肝气不舒,导致情绪低落、忧郁寡欢,气机不畅。二者互为因果,肝气郁结益甚,以致冲任不能相资,则卵子发育不良或无排卵,卵子的生长与排出与肝的疏泄功能有密切关系,卵子的排出必须借助肝的疏泄功能,即只有肝的疏泄功能正常,卵子才能有规律的排出,肝气郁结,则无排卵。

#### 3. 脾虚

　　思虑过度,或饮食劳倦等损伤脾气,脾虚则运化失职,化源不足,则卵子不能发育与排出。

#### 4. 血瘀

　　瘀血既是病理产物,又是致病因素。经期、产后余血未经,房事不节,或寒、热、虚、实、外伤等均可导致瘀滞冲任,影响卵子的发育与排出而致不孕。

#### 5. 痰湿

　　素体脾肾阳虚或劳倦思虑过度,饮食不节伤脾或肝木反脾,或肾阳虚不能温脾,脾虚则健运失司,水湿内停,肾阳虚则不能化气行水,湿聚成痰;或嗜食膏粱厚味,痰湿内生,躯脂满溢,遮盖子宫,壅塞冲任,影响卵子的发育与排出;或痰阻气机,气滞血瘀,痰瘀互结,既不能启动氤氲乐育之气,又影响卵子的排出而致不孕。

(二)西医病因病理

### 1. 无排卵

导致无排卵的病因主要有中枢性的影响、全身性疾病和卵巢局部因素等,均可以通过神经内分泌系统的改变,抑制下丘脑促性腺激素释放激素的分泌,导致下丘脑-垂体-卵巢轴功能紊乱,引起无排卵性月经、闭经等造成不孕。甲状腺功能亢进或低下、肾上腺疾患、肝疾患、重度营养不良或过度肥胖等全身性疾病,均可影响卵巢功能而导致不孕。先天性卵巢发育不良、卵巢早衰、多囊卵巢综合征、卵巢巧克力囊肿、功能性卵巢肿瘤及卵巢急慢性炎症等卵巢局部原因,均可影响卵巢激素分泌及排卵功能而导致不孕。

### 2. 黄体功能不全

主要由于促性腺激素分泌失调,如卵泡期 FSH 分泌不足,使卵泡发育缓慢,卵泡期延长,排卵后黄体发育不全;LH 脉冲频率虽增加,但峰值不高,LH 分泌不足,使排卵后黄体发育不全。此外,PRL 过高也可抑制卵泡的发育和排卵障碍;或黄体细胞本身功能不足等,导致孕激素分泌减少,子宫内膜分泌反应不足而出现月经异常,从而影响受孕及孕卵着床,造成不孕。

【诊断】

### 1. 无排卵

(1)病史:注意月经初潮年龄及周期、经期与经量的情况,多数有月经稀发、月经周期紊乱、经量减少,甚或闭经、阴道不规则流血等病史。如属于继发性不孕,应注意有无产后出血、哺乳期过长等情况。如曾经避孕,要了解避孕方法,特别是有无长期使用避孕药。如有子宫内膜异位症、子宫肌瘤等病史,要询问既往的治疗方法,如药物抑制排卵、介入治疗、手术治疗等均可能影响卵巢功能。

(2)临床表现:多数有月经的异常,包括月经后期、月经先期、月经先后无定期、月经过少、月经过多、闭经、崩漏等,也可以表现为月经基本正常但无排卵。

(3)检查

①基础体温:多数为单相型。滤泡黄素化未破裂综合征可表现为不典型双相。

②宫颈黏液:少或黏稠,不出现蛋清样的黏液,涂片未出现羊齿叶状结晶。

③生殖内分泌激素:月经周期 2～3 日测定早卵泡期基础值,如 FSH 升高表明卵巢储备能力下降;如 FSH≥40U/ml,伴 $E_2$ 低水平,表明卵巢功能衰退;如基础 LH/FSH≥2,T 升高,考虑为多囊卵巢综合征;PRL 升高则属于高催乳素血症,应进一步检查是否垂体疾病。

④排卵监测:B 超连续监测卵泡发育、成熟与排卵。优势卵泡直径应达到 18 mm 以上,并有排卵的声像表现。如 LH 高峰后 2 日卵泡仍持续生长,而后逐渐缩小,应考虑为卵泡黄素化不破裂;如两侧卵巢均有超过 10 个直径在 10mm 以下的小卵泡,应考虑为多囊卵巢综合征。

### 2. 黄体功能不全

(1)病史:多数有月经频发、经期延长等病史,或有复发性流产史。

(2)临床表现:可有月经先期、月经过少或过多、经期延长,也可表现为月经后期,或月经周期、经期正常。

(3)检查

①基础体温:高温相持续时间＜12 日,或体温上升幅度＜0.3℃,或在高温相体温波动。黄体中期孕酮＜31.8 mmol/L。

②激素测定:黄体中期血清 P 水平偏低。

③子宫内膜组织学检查:黄体中期子宫内膜呈分泌期腺体分泌不足,或较正常落后 2 日以上。

### 3. 卵巢储备功能评估

卵巢储备即卵巢中始基卵泡的数量,其随年龄的增加而减少。目前,通过测定月经周期第 3 天血 FSH、$E_2$ 水平检测、氯米芬刺激实验、卵巢基础状态窦卵泡数量及 AMH 水平检查来间接反映卵巢储备功能。

卵巢储备功能下降的高危人群包括:年龄≥35 岁;有闭经家族史;有单个卵巢、卵巢手术史、化疗史或盆腔放疗史;不明原因不孕;对 Gn 刺激反应差;准备行辅助生殖助孕者。对于存在卵巢储备功能下降的高危人群,这些检查可以为其预后(如对外源促性腺激素的反应与通过辅助生育技术成功妊娠的可能性)提供参考。

(1)月经周期第 3 天血 FSH 及 $E_2$ 水平:FSH>10~20U/L,提示卵巢反应性与妊娠率下降。单独的 $E_2$ 水平并不能用于评估卵巢储备,主要用于 FSH 水平正常时判断卵巢反应性。FSH 水平正常,$E_2$ 在 60~80pg/ml 时,卵巢反应性下降,取消周期率升高,妊娠率下降。

(2)氯米芬刺激试验:氯米芬通过竞争性结合下丘脑细胞内的雌激素受体,导致受体缺乏,使之不能对内源性雌激素的负反馈发生反应,从而产生更多的 GnRH,刺激 FSH、LH 的分泌,使卵巢内的卵泡生长发育,分泌 $E_2$,升高的 $E_2$ 会反馈性抑制 FSH 的分泌。若未出现 $E_2$ 对 FSH 的抑制,提示卵巢储备功能下降。

氯米芬试验于月经周期第 3 天测血 FSH,月经或撤退性出血第 5~9 天每日口服罗米芬 100mg,于第 10 天再次测血 FSH 水平,若第 10 天血 FSH>10U/L 或第 3 天、第 10 天血 FSH 总和>26U/L,提示卵巢储备功能下降。

(3)窦卵泡计数:是指双侧卵巢窦卵泡数量总和。窦卵泡描述为平均直径在 2~10mm 或 3~8mm 的卵泡,若窦卵泡计数 3~10 个,提示卵巢低反应及妊娠率下降。

(4)血清 AMH 水平:AMH 是由早期卵泡的颗粒细胞所分泌,不受促性腺激素水平的影响,在月经周期中水平恒定,反映了卵巢小卵泡的储备量,不受周期的影响,可较准确地预测卵巢的基础状态和功能。若 AMH<1ng/ml,提示卵巢反应性、胚胎质量及 IVF 妊娠率下降。

【鉴别诊断】 应注意与早孕和垂体疾病进行鉴别。

【治疗】

(一)中医辨证论治

### 1. 肾虚证

(1)肾气虚证

主症:婚久不孕,无排卵,月经不调或停经,经量或多或少,色黯,腰膝酸软,精神疲倦,头晕耳鸣,小便清长,舌淡、苔薄,脉沉细,两尺尤甚。

治法:补肾益气,温养冲任。

方药:肾癸续嗣丹(庞保珍编著《不孕不育中医治疗学》)。人参、白术、茯苓、白芍、当归、川芎、熟地黄、炙甘草、菟丝子、巴戟天、鹿茸、紫石英。

(2)肾阳虚证

主症:婚久不孕,无排卵,月经迟发,或月经后推,或经闭,经色淡暗,性欲低下,小腹冷,带下量多,清稀如水,或子宫发育不良,头晕耳鸣,腰酸膝软,夜尿多,眼眶黯,面部黯斑,或环唇黯,舌质淡黯,苔白,脉沉细尺弱。

治法:温肾暖宫,调补冲任。

方药:右归广嗣丹(庞保珍编著《不孕不育中医治疗学》)。熟地黄、附子、龟甲、鹿茸、巴戟天、补骨脂、菟丝子、肉桂、杜仲、白术、山药、芡实、人参。

(3)肾阴虚证

主症::婚久不孕,无排卵,月经常提前,经量少或停经,经色鲜红,或经期延长,甚则崩中或漏下不止,形体消瘦,头晕耳鸣,腰酸膝软,五心烦热,失眠多梦,眼花心悸,肌肤失润,阴中干涩,性交痛,舌质稍红略干,苔少,脉细或细数。

治法:肾养血,调补冲任。

方药:左归毓斯丹(庞保珍编著《不孕不育中医治疗学》)。当归、白芍、熟地黄、山茱萸、龟甲、鳖甲、紫河车、肉苁蓉、菟丝子、牡丹皮。

### 2. 肝郁证

主症:婚久不孕,无排卵,月经或先或后,经量时多时少,或经来腹痛,或经前烦躁易怒,胸胁乳房胀痛,精神抑郁,善太息,舌黯红或舌边有瘀斑,脉弦细。

治法:疏肝解郁,理血调冲。

方药:开郁毓麟丹(庞保珍编著《不孕不育中医治疗学》)。当归、白芍、白术、茯苓、牡丹皮、香附、川楝子、王不留行、瓜蒌、牛膝。

### 3. 脾虚证

主症:婚久不孕,无排卵,神疲乏力,纳呆,头晕心悸,面黄或体瘦,大便或溏,舌质淡,苔白,脉细弱。

治法:补脾益气,调理冲任。

方药:济脾育嗣丹(庞保珍编著《不孕不育中医治疗学》)。人参、黄芪、白术、茯苓、山药、大枣、当归、柴胡、菟丝子、巴戟天、甘草。

### 4. 血瘀证

主症:婚久不孕,无排卵,月经多延后,或周期正常,经来腹痛,甚或成进行性加剧,经量多少不一,经色紫黯,有血块,块下痛减,时经行不畅,淋漓难净,或经间出血,或肛门坠胀不适,性交痛,舌质紫黯或舌边有瘀点,苔薄白,脉弦或弦细涩。

治法:逐瘀荡胞,调冲助孕。

方药:逐瘀衍嗣丹(庞保珍编著《不孕不育中医治疗学》)。桃仁、红花、牡丹皮、赤芍、当归、延胡索、枳壳、三棱、莪术、昆布、香附。

### 5. 痰湿证

主症:婚久不孕,无排卵,多自青春期始即形体肥胖,月经常推后、稀发,甚则停经,带下量多,色白质黏无臭,头晕心悸,胸闷泛恶,面目虚浮。舌淡胖,苔白腻,脉滑。

治法:燥湿化痰,行滞调冲。

方药:涤痰祈嗣丹(庞保珍编著《不孕不育中医治疗学》)。半夏、茯苓、陈皮、甘草、苍术、胆南星、枳壳、生姜、柴胡、人参、黄芪、淫羊藿、巴戟天。

(二)中成药治疗

### 1. 肾虚证

(1)肾气虚证:五子衍宗片每次 6 片,每日 3 次,口服;或滋肾育胎丸每次 5g,每日 3 次,淡盐水或蜂蜜水送服。

(2)肾阳虚证:佳蓉片每次 4～5 片,每日 3 次,口服;或海龙胶口服液每次 40ml,每日 1～2 次,口服;或至宝三鞭小蜜丸每次 1 盒,每日 1 次,早饭前或临睡前用温开水送服;或定坤丹每次 1 丸,每日 2 次(每丸重 10.8g),口服。

(3)肾阴虚证:六味地黄大蜜丸每次 1 丸,每日 2 次,口服。

### 2. 肝郁证

逍遥丸每次 6～9g,每日 2 次,口服。

### 3. 脾虚证

人参归脾丸每次 1 丸,每日 2 次,口服。

### 4. 血瘀证

血府逐瘀口服液每次 2 支,每日 3 次,口服;或少腹逐瘀丸每次 1 丸,每日 2～3 次,口服。

### 5. 痰湿证

三仁合剂每次 20～30ml,每日 3 次,口服;或二陈合剂每次 10～15ml,每日 3 次,用时摇匀。

### (三)中医外治

#### 1. 肾虚证

(1)肾气虚证

方药:石英续嗣丹(庞保珍方,选自庞保珍,庞清洋编著《不孕不育中医外治法》)。熟地黄、山药、山茱萸、鹿角胶(烊化)、紫石英、杜仲、菟丝子、巴戟天、生香附、麝香。

制备:将所选用的药物共同研成细末,瓶装备用。

用法:治疗时,取药末 10g,以温开水调成糊状,纱布包裹,敷于脐部,胶布固定,3 日换药 1 次。

(2)肾阳虚证

方药:巴戟广嗣丹(庞保珍方,选自庞保珍,庞清洋编著《不孕不育中医外治法》)。熟地黄、附子、龟甲、鹿茸、巴戟天、菟丝子、肉桂、山药、人参、川椒、吴茱萸、麝香。

用法:上药共研细末,瓶装封闭备用。临用时取药末 10g 以蜂蜜调成糊状,涂以两足心(即涌泉穴),胶布固定,1～3 日换药 1 次。

(3)肾阴虚证

方药:熟地螽斯丹(庞保珍方,选自庞保珍,庞清洋编著《不孕不育中医外治法》)。当归、白芍、熟地黄、山茱萸、龟甲、鳖甲、紫河车、肉苁蓉、蓖麻仁、木鳖子、麝香。

制法:上药共研细末,瓶装封闭备用。

用法:临用时,取药末 10g 以蜂蜜调成糊状,涂以两足心(即涌泉穴),胶布固定,1～3 日换药 1 次。

#### 2. 肝郁证

方药:香附毓麟丹(庞保珍方,选自庞保珍,庞清洋编著《不孕不育中医外治法》)。当归、白芍、白术、茯苓、牡丹皮、香附、川楝子、王不留行、苏合香、川芎。

制法:上药共研细末,瓶装封闭备用。

用法:临用时,取药末 10g 以蜂蜜调成糊状,涂以两足心(即涌泉穴),胶布固定,1～3 日换药 1 次。

### 3. 脾虚证

方药:济脾祈嗣丹(庞保珍方,选自庞保珍,庞清洋编著《不孕不育中医外治法》)。人参、黄芪、白术、茯苓、山药、大枣、当归、柴胡、巴戟天、白芷、木香、威灵仙。

制法:上药共研细末,瓶装封闭备用。

用法:临用时,取药末 10g 以蜂蜜调成糊状,涂以两足心(即涌泉穴),胶布固定,1～3 日换药 1 次。

### 4. 血瘀证

方药:香蛭胤嗣丹(庞保珍方,选自庞保珍,庞清洋编著《不孕不育中医外治法》)。香附、水蛭、当归、川芎、枳壳、延胡索、三棱、莪术、苏合香、薄荷。

制法:将所选用的药物共同研成细末,瓶装备用。

用法:治疗时,取药末 10g,以温开水调成糊状,纱布包裹,敷于脐部,胶布固定,3 日换药 1 次。

### 5. 痰湿证

方药:半夏祈嗣丹(庞保珍方,选自庞保珍,庞清洋编著《不孕不育中医外治法》)。半夏、茯苓、陈皮、苍术、胆南星、枳壳、柴胡、人参、黄芪、淫羊藿、威灵仙、苏合香。

制法:上药共研细末,瓶装封闭备用。

用法:临用时,取药末 10g 以蜂蜜调成糊状,涂以两足心(即涌泉穴),胶布固定,1～3 日换药 1 次。

### (四)针灸治疗

#### 1. 肾虚证

(1)肾气虚证:取肾俞、神阙、气海、关元、三阴交、太溪、子宫穴。

(2)肾阳虚证:取肾俞、命门、神阙(隔盐灸)、关元、中极、三阴交穴。

(3)肾阴虚证:取肾俞、关元俞、关元、三阴交、太溪穴。

#### 2. 肝郁证

取肝俞、太冲、气海、三焦俞、膀胱俞、中极穴。

#### 3. 脾虚证

取脾俞、胃俞、中脘、足三里穴。

#### 4. 血瘀证

取中极、归来、膈俞、血海、太冲穴。

#### 5. 痰湿证

取肾俞、脾俞、中极、气冲、四满、三阴交、丰隆穴。

### (五)饮食治疗

#### 1. 肾虚证

(1)肾气虚证

羊脊骨粥(《太平圣惠方》)

组成:羊连尾脊骨 1 条,肉苁蓉 30g,菟丝子 3g,粳米 60g,葱、姜、食盐、料酒各适量。

制法与用法:肉苁蓉酒浸一宿,刮去粗皮;菟丝子酒浸 3 日,晒干,捣末。将羊脊骨砸碎,用水 2500ml,煎取汁液 1000ml,入粳米、肉苁蓉煮粥;粥欲熟时,加入葱末等调料,粥熟,加入菟丝子末、料酒 20ml,搅匀,空腹食之。

（2）肾阳虚证

①鹿角粥（《璩仙活人方》）

组成：鹿角粉 10g，粳米 60g，食盐适量。

制法与用法：先以米煮粥，米汤数沸后调入鹿角粉，另加食盐同煮为稀粥，1 日分 2 次服。

使用注意：因其作用比较缓慢，应当小量久服，一般以 10 日为 1 个疗程。凡素体有热，阴虚阳亢，或阳虚而外感发热者，均当忌用。

②枸杞羊肾粥（《饮膳正要》）

组成：枸杞叶 250g（或枸杞子 30g），羊肉 60g，羊肾 1 个，粳米 60g，葱白 2 茎，食盐适量。

制法与用法：将新鲜羊肾剖开，去内筋膜，洗净，细切；羊肉洗净，切碎；煮枸杞叶取汁，去渣。也可用枸杞叶切碎，同羊肾、羊肉、粳米、葱白一起煮粥。待粥成后，入食盐少许，稍煮即可。每日早晚服用。

使用注意：外感发热或阴虚内热及痰火壅盛者忌食。

③虫草炖老鸭（《本草纲目拾遗》）

组成：冬虫夏草 5 枚，老雄鸭 1 只，香葱、黄酒、生姜、酱油、胡椒、食盐各适量。

制法与用法：鸭子去肚杂，洗净，将鸭头劈开，纳冬虫夏草于中，仍以线扎好，加酱油、黄酒等调味品如常煮烂食之。

（3）肾阴虚证

生地黄鸡（《肘后方》）

组成：生地黄 250g，雌乌鸡 1 只，饴糖 150g。

制法与用法：鸡宰杀去净毛，洗净治如食法，去内脏备用；将生地黄洗净，切片，入饴糖，同拌后塞入鸡腹内。将鸡腹部朝下置于锅内，于旺火上笼蒸 2～3 小时，待其熟烂后，食肉。

**2. 肝郁证**

（1）良附蛋糕（《中国食疗学·养生食疗菜谱》）

组成：高良姜 6g，香附 6g，鸡蛋 5 个，葱白 50g，熟猪油 130g，食盐 2g，味精 1g，湿淀粉 15g。

制法与用法：良姜、香附研细粉，葱白洗净切碎，鸡蛋打入大碗内，用竹筷搅打 1 分钟，加入药粉、食盐、味精、湿淀粉、清水继续搅拌均匀。炒锅置中火上，下熟猪油烧至六成热时，移至小火上，用汤瓢舀出油约 30g，随即将糕浆倒入锅中，再将舀出的油倒入糕浆内，用锅盖盖好，约烘 10 分钟，翻面再烘 2～3 分钟，用刀划成三角形入盘，直接食用。

（2）玫瑰花茶（《慢性疾病营养美味配餐图谱·性功能障碍》）

组成：玫瑰花 1 朵，蜂蜜 15 克。

制法与用法：在玫瑰花盛开的季节，采其含苞待放者（干品亦可），放入茶杯，开水浸泡，加盖 5 分钟；饮时调入蜂蜜，拌匀即成。代茶饮，最后连花吃下。

**3. 脾虚证**

（1）人参粥（《食鉴本草》）

组成：人参 3g，粳米 100g，冰糖适量。

制法与用法：将粳米淘净，与人参（切片或打粉）一起放入砂锅内，加水适量，煮至粥熟，再将化好的冰糖汁加入，拌匀，即可食用。

（2）八宝饭（《方脉正宗》）

组成：芡实、山药、莲子肉、茯苓、党参、白术、薏苡仁、白扁豆各 6g，糯米 150g，冰糖适量。

制法与用法：先将党参、白术、茯苓煎煮取汁；糯米淘洗干净，将芡实、山药、莲子、茯苓、薏苡仁、白扁豆打成粗末，与糯米混合；加入党参、白术、茯苓煎液和冰糖，上笼蒸熟。亦可直接加水煮熟。作主食食用。

使用注意：阴虚津枯者不宜久服。本膳亦可制成其他剂型。如《中华临床药膳食疗学》"长寿粉"，即是将本方药研为细末，沸水冲成糊状服用。此外，还可以熬粥食用。八宝饭是广泛流行于民间的健康膳食，有多种不同配方，但偏甜偏腻，胃弱腹胀者不宜。

（3）九仙王道糕（《万病回春》）

组成：莲子肉 12g，炒麦芽、炒白扁豆、芡实各 6g，炒山药、白茯苓、薏苡仁各 12g，柿霜 3g，白糖 60g，粳米 100～150g。

制法与用法：以上药食共为细末，和匀，蒸制成米糕。酌量服食，连服数周。

#### 4. 血瘀证

三七蒸鹌鹑（《中医药膳与食疗》）

组成：鹌鹑 1 只，三七粉 1～2g，食盐、味精各适量。

制法与用法：将鹌鹑去毛及肠杂，洗净切块，用三七粉同置瓷碗中，加入食盐，上锅隔水蒸熟，调入味精即成。食肉喝汤，每日 1 剂，连用 7～10 日。

#### 5. 痰湿证

半夏山药粥（《药性论》）

组成：半夏 10g，山药 60g。

制法与用法：半夏先煮 30 分钟，去渣取汁一大碗。山药研成粉，放入半夏汁内，煮沸搅成糊状即可食。分 3 日早晚温服。

使用注意：半夏有小毒，宜制成法半夏后使用，且煎煮时间宜长，去其毒性。

### （六）西医治疗

#### 1. 诱发排卵

（1）氯米芬（克罗米芬）：为首选促排卵药物，适用于体内有一定雌激素水平者。于月经周期第 5 日开始，每日口服 50～150mg，连续 5 日，3 个月经周期为 1 个疗程。有时虽有排卵，但黄体功能不全，可于停药第 7 日加用促绒性素（hCG）2000～5000U，1 次肌内注射。对于雌激素水平低，应先辨证应用中药调治或同时辨证服用中药治疗，较单用氯米芬的疗效高。

（2）hCG：具有类似 LH 作用，当宫颈黏液结晶为（卅）时，或 B 超提示卵泡发育成熟时，可肌内注射 hCG 5000～10 000U，每日 1 次，连续 1～2 日，以促使卵泡破裂排卵及形成黄体。临床常与氯米芬配合应用。

（3）溴隐亭：适于无排卵伴有高催乳素血症或有垂体肿瘤的患者，或长期溢乳者，开始用量为每次口服 1.25mg，每日 2 次，1 周后改为每次口服 2.5mg，每日 2 次，一般连续用药 3～4 周时，PRL 降至正常，用药至妊娠后停药。口服不良反应明显者，可改用阴道纳药。用药 1 个月后复查 PRL。停药时要逐渐减少，或辨证配合中药巩固疗效。

#### 2. 改善黄体功能

（1）黄体酮：于 BBT 上升 2～3 日开始每日肌内注射黄体酮 10～20mg，连续 10 日，以补充黄体不足。

（2）hCG：于 BBT 上升后 2～3 日开始，隔日 1 次肌内注射 hCG 1000～3000U，共 3～5 次，可促进或延长黄体功能。

### 3. 手术治疗

(1)多囊卵巢综合征患者用中西药物治疗无效者,可行双侧卵巢楔形切除术,或在腹腔镜下用电灼法。术后仍要配合药物治疗,争取在术后半年内妊娠,否则可复发。

(2)垂体肿瘤可用溴隐亭或中药治疗观察,待肿瘤缩小后再手术。目前用伽马刀治疗,提高了安全性与疗效。经临床观察,伽马刀治疗前后配合中西药治疗效果较好。

【名家经验】

### 1. 罗元恺经验

罗元恺认为,无排卵者,多属肾阳虚衰。肾阳虚具有垂体-肾上腺皮质系统功能低下的表现。近代医家对于本病的病因分析众说纷纭,但归纳起来排卵障碍性不孕关键在于肾虚,以肾虚血瘀、肝郁肾虚、脾肾两虚、痰湿阻滞等证型多见。

### 2. 夏桂成经验

夏桂成对黄体功能不全属肾虚者 48 例进行分析,其中肾阳虚者 41 例,占 85.4%,肾阴虚者 7 例,占 14.6%,提出黄体功能不全与肾阳偏虚(宫寒)关系较大。

### 3. 蔡小荪经验

蔡小荪等通过对 110 例不孕症分析,认为不孕以肾虚为首,治疗当以补肾为主,即使湿热瘀滞阻塞胞络,除清热化湿、活血理气通络外,仍需兼顾及肾,只有在肾气的作用下,才能有助于胞络通调,以利孕育。

### 4. 韩百灵经验

肾阴亏损,用百灵育阴汤(熟地黄 15g,山药 15g,川断 15g,桑寄生 15g,怀牛膝 15g,山茱萸 15g,白芍 15g,牡蛎 20g,杜仲 15g,海螵蛸 20g,菟丝子 15g,龟甲 20g);血虚,用育阴补血汤(熟地黄 15g,山药 15g,当归 15g,白芍 15g,枸杞子 15g,炙甘草 10g,山茱萸 15g,牡丹皮 15g,龟甲 20g,鳖甲 20g);肾阳虚,用渗湿汤(熟地黄 15g,山药 15g,白术 15g,茯苓 15g,泽泻 10g,枸杞子 15g,巴戟天 15g,菟丝子 15g,肉桂 10g,附子 10g,鹿角胶 15g,补骨脂 15g,陈皮 10g,甘草 10g);肝郁气滞,用调肝理气汤(当归 15g,白芍 15g,柴胡 10g,茯苓 15g,白术 10g,牡丹皮 15g,香附 15g,瓜蒌 15g,怀牛膝 15g,川楝子 15g,王不留行 15g,通草 15g,甘草 10g)。

### 5. 赵松泉治疗女性不孕症经验

女性不孕症不是独立的疾病,而是由多种原因引起的、病因复杂的一个临床表现。因此,在治疗前应当充分了解病史,参考西医妇科检查结果及诊断,根据临床症状和体征认真辨证施治。

(1)对受孕机制的认识:赵松泉认为,受孕是一个复杂的生理过程。首先要具备肾气旺,真阴足;同时要肝气舒、血脉畅;在任脉通调,冲脉旺盛的基础上,才能排卵和受孕。因此,月经正常是受孕的首要条件。肾气旺盛是人身阳气之根本,真阴充足是一身阴液的源泉。正如傅山曰:"妇人受妊,本于精气之旺也。"《灵枢经·决气》曰:"两神相搏,合而成形,常先身生,是谓精。"肾精是机体生殖起源的基本物质,即所谓"受精结胎,阴主成形,阳主生化,胎孕乃成"。胎孕的形成,男女双方又都须具备一定的条件。《女科正宗·广嗣总论》曰:"男精壮女经调,有子之道也。"他指出:"女经调"指女子月经周期、行经时间、经量、经色、经质均要正常。任何原因导致的月经不调,包括月经周期不准,如崩漏、频至、稀发、后错、经闭;经血量过多、过少;经血颜色过于黯黑、浅淡、褐色;多量血块;经期腹痛难忍等,都反映了冲任失调,从而影响受孕。同时受孕还要掌握一定的时机,《女科准绳·胎前门》曰:"天地生物,必有氤氲之时,万物丛生,必有乐育之时……凡妇人一月经行一度，必有一日氤氲之候，于一时辰间……此的候也……顺而施之，则成胎矣。"所谓"的候"即排卵之日，是男女交媾易于受孕之时。基于以上理论，他在临床治疗中特别重视调理月经、重视结合基础体温测试来指导服药、指导性生活。

（2）排卵功能障碍是女性不孕症的根本原因：《内经》认为，肾为先天之本、生殖发育之源，是藏真阴而寓元阳之脏。他认为：生之本，本于阴阳，阴阳二气相互既济，以平为顺。命门、真阴乃阴阳合一的具有高层调节作用的生命物质，是人体功能活动的总枢纽。肾上通于脑，下连冲任二脉，是贮藏五脏六腑精气之宅，为生命之根。肾对生殖功能的调节是通过"脑-肾-冲任-胞宫"来完成的。所以肾精滋长是排卵的基础，冲任经脉气血和畅是排卵的条件，肾阴肾阳消长转化失常是卵巢功能失调病机的关键所在，是排卵功能障碍的根本原因。若肾精充盈，阳气内动，即为排出成熟卵泡的真机期。抓住调节肾阴肾阳的消长转化，就抓住了治疗本病的根本。通过调整肾阴肾阳，使阴阳二气达到相对平衡的常阈。肾精旺盛，肾阴充实，促进天癸、冲任、气血的功能，卵巢才能温煦生化出成熟的卵泡，激活排卵期，以达到排卵受孕的目的。

（3）月经紊乱是卵巢功能失调的临床表现：经者，经常也。妇女月经三旬一见，如月之盈亏，周而复始，信而有期。这种生理功能秉承于肾气的温煦濡养，天癸、冲任、胞宫共同协调而产生。王冰曰："肾气全盛，冲任脉通，经血渐盈，应时而下，冲为血海，任主胞胎，二者相资，故能有子。"肾阴癸水是经血的物质基础，血是月经的主要成分。肾气封藏有度，肝气疏泄有序，经血通过经脉，汇于血海，达于胞宫，血充气畅，应时而下。冲任二脉隶属肝肾，肝藏血，肾藏精，乙癸同源，精血互生，脾统血，为后天之本，气血生化之源。女子又以肝为先天，以血为本。肝、脾、肾三脏与气血，经络的相互协调共同作用，对女子的成长、发育、月经、排卵、生育、哺乳有着十分重要的意义。如肾气虚损，命门火衰；肾阴不足，精血亏虚；肝失条达，疏泄无度；脾不健运，生化失常，固摄无力等，均可导致冲任失调、胞宫失养，月经紊乱，排卵功能障碍，婚后久不受孕，或孕后流产。

（4）生殖器官炎症是影响摄精受孕的另一个主要原因：生殖器官炎症多属于中医脏腑辨证中的肝脾湿热。本病的发生多因六淫之邪由外入侵，或手术感染，或房劳所伤，或情志不遂。但无论内因、外因致病，均可导致气血失调、脏腑功能失调及冲任二脉损伤，进而影响摄精受孕。如外感湿邪，湿易困脾，或脾病生湿，湿郁化热，湿热壅遏，伤及气血经络；或七情内伤，肝气郁结，木克脾土，脾失运化，湿从内生，湿热互结，下注胞络，气滞其血，血滞其气，损伤脏腑冲任；热邪与血相搏，伤及血脉，或迫血妄行，或血聚成痈成瘕，即古人云"血之壅也，热甚则肿，血聚成痈，肉腐成脓"。症见腹痛，腰痛，赤白带下，甚者形成痈肿、癥瘕。脏腑功能失调和冲任二脉损伤是影响精卵结合，或影响孕卵着床而不能孕育的主要病机。因此，治疗应采取疏肝理脾、清热利湿、清热解毒、活血化瘀、疏通脉络等方法。

（5）女性不孕症治疗的基本思路：赵松泉效法"种子必先调经，经调自易成孕"的医训，在治疗中始终遵循一个基本原则——调理月经。月经失调因冲任失调，冲任失调多因肾气不足，肝气郁结，所以在治疗上注重益肾、疏肝、养血。他认为，某种意义上补肝肾就是调冲任。补先天之真阴，益后天之化源，达到肾气足，血脉畅，冲任调和，月经自然以时而下。

他认为，不孕症患者长年不孕多伴有情志抑郁，肝气不舒，正如《素问·举痛论》所云"百病生于气也"。心情郁闷，气机失常则机体发生病理变化。因此，治疗女性不孕症一定要注意疏肝理气。

他强调，治疗前必须正确辨证，治病必求于本，但在具体选用药物时也要顾及标；既要重点解决原发病又要兼顾现有症状;还要根据病情发展的不同阶段采用相应的治疗。以上这些对治疗月经病有很重要的意义。例如,对月经稀发、闭经属排卵障碍的患者先选用温肾排卵汤治疗,基础体温显示高相后(黄体期)改服培育汤;在治疗功能失调性子宫出血出现崩漏时,首先选用滋肾排卵汤及大量的收涩药及炭药固涩冲任止血,血止后再调经,若又出现闭经时,再给予温肾排卵汤调理月经促排卵,基础体温出现高相后改服培育汤。

他特别提出,在妇科病的治疗中,尤其在不孕症的治疗中,既要注重中医辨证,也要参考、借鉴西医的检查手段、检验结果、病理报告等;既要注意一般治疗规律,也要注意特殊病例的特点,结合得好就能显著提高疗效。这是他在几十年工作当中总结出来的体会,也是区别于传统中医治疗的特色所在,更是他在临床取得满意疗效的原因所在。针对西医明确诊断的输卵管不通,他在中医辨证施治的基础上加用活血通络的药物;子宫内膜异位症,他就加用软坚散结的药物;子宫发育不良,加用补肾的药物等。从他对中医妇科生理、病理的认识,从辨证用药到服药方法都体现了遵古不泥古、中西医结合的思想。

(6)排卵汤的演化过程:"温肾排卵汤""滋肾排卵汤""培育排卵汤"三个"排卵汤"是他几十年临床经验总结的精华。三个"排卵汤"基本形成在20世纪70年代末期,成熟于20世纪80年代,于20世纪90年代初成为较完整的具有他本人特色的理论体系。在最初的《妇女不孕症的治疗经验——附250例初步小结》中,他对女性不孕症的中医辨证分型有肝肾阴虚、肝郁气滞、肝脾湿热、脾肾两虚、心脾两虚、寒湿凝滞6个证型。在20世纪60—70年代卵巢功能失调性子宫出血患者较多,当时西医妇科激素治疗药物相对较少,所以患者多由西医转来。20世纪80年代以来,月经稀发、闭经的患者不断增加,尤其对多囊卵巢综合征有了初步认识,因此他在辨证论治中将肝郁气滞型逐渐演化为肝郁肾虚型,随着病种及患者体质的变化而变化,也反映出他不断学习不断总结,活到老学到老的精神。

①温肾排卵:淫羊藿10g,肉苁蓉10g,鹿角霜15g,女贞子10g,覆盆子10g,菟丝子10g,枸杞子10g,柴胡6g,赤芍10g,白芍10g,泽兰10g,益母草10g,木香6g,香附10g,鸡血藤10g,牛膝10g,生蒲黄(包煎)10g。

主治:肾阳偏虚兼肝郁血瘀者,多见月经错后、稀发,甚至闭经,经血量少,第二性征发育不良,性欲淡漠,经妇科内分泌检验,雌激素水平低下或黄体功能不健者。

方解:淫羊藿、肉苁蓉、鹿角霜温补肾阳,温煦化生;女贞子、覆盆子、枸杞子、菟丝子滋补肝肾之阴;柴胡、木香、香附疏肝解郁;白芍敛阴柔肝,赤芍、白芍有推陈致新而调经的作用;赤芍通经行血,配生蒲黄行血化瘀,有增强子宫收缩作用;鸡血藤补血活血,疏通经脉,以治血枯经闭,与益母草相伍调经,并化瘀生新;泽兰入厥阴肝经血分,疏肝气以和营血;牛膝引药下行,走而能补,既能益肝肾又可强筋骨,使气血得以畅行。以上诸药意在温补肾阳,兼补肝肾之精,疏肝肾之郁,使气舒精足血畅,从而月经自调。

随症加减:畏寒、腰脊冷,加补骨脂10g,紫河车10g;面色苍白、唇甲色淡,加当归10g,何首乌12g;气短、乏力,加生黄芪10g,党参10g,白术6g,炙甘草10g;手足心热、颧红,加青蒿10g,地骨皮10g,生地黄12g,玄参10g,知母6g;心烦起急、乳胀、胸闷,加青皮6g,橘叶6g,王不留行10g;闭经日久,加苏木10g,刘寄奴10g,红花10g,茜草10g;舌下静脉紫粗或唇舌有紫色瘀斑,加桃仁6g,当归尾10g,三棱10g,莪术10g,水蛭6g;性欲减退,加仙茅10g,巴戟天10g;痛经腹胀,加青皮10g,延胡索6g,川楝子6g;纳差,加焦三仙各30g,草豆蔻6g;水肿,加冬瓜皮12g,茯苓皮12g,肥胖有痰,加茯苓12g,清半夏10g,陈皮10g,寐差,加何首乌12g,炒酸枣仁 10g,远志 10g,茯苓 12g;小腹冷,加肉桂 3g,吴茱萸 6g,小茴香 10g,胡芦巴 10g,橘核 10g,荔枝核 10g;舌苔黄腻,加炒知母 6g,炒黄柏 6g;黄带有味,加败酱草 12g,鱼腥草 10g,草河车 10g;带下量多,加椿根皮 10g,鸡冠花 10g。

②滋肾排卵汤:生龙骨(先煎)25g,生牡蛎(先煎)25g,海螵蛸(先煎)15g,龟甲 12g,女贞子 10g,墨旱莲 10g,地骨皮 10g,柴胡 6g,白芍 10g,川续断 10g,山茱萸 10g,菟丝子 10g,枸杞子 10g,生地黄 10g,牡丹皮 10g,石斛 10g,椿根皮 10g,侧柏叶 10g,阿胶(烊化)12g。

主治:肾阴偏虚者,多见月经先期,经期延长,经血量多,崩中漏下,功能失调性子宫出血。

方解:生龙骨、生牡蛎、龟甲滋养肾水,涵潜浮阳;海螵蛸味咸走血分,收涩止血;墨旱莲、地骨皮清虚热,泻阴分伏火;柴胡疏理肝气,解郁调经;川续断、山茱萸、菟丝子、枸杞子、女贞子补肝滋肾,填精益髓,助命门;石斛、生地黄甘寒养阴;阿胶、白芍相伍敛阴养血;牡丹皮荡涤郁热,凉血活血,清而通之,使离经之血尽化其滞,使应脱之内膜脱落而不留瘀;椿根皮、侧柏叶收涩固冲任,使经脉之血得以安宁。意在调理肾之阴阳和冲任气血,以冀精髓充足,温煦化生,以奏冲任调和蕴育排卵之效。

随症加减:无力、气短、思卧,加黄芪 10g,党参 10g,升麻 6g,五味子 10g,减龟甲、地骨皮、生地黄、牡丹皮;出冷汗、精神萎靡,加红参 6g 水煎频服;畏寒、腰脊痛,加补骨脂 10g,胡芦巴 10g,肉桂 3g,熟附子 10g,紫河车粉(冲服)10g,减龟甲、地骨皮、生地黄、牡丹皮、石斛、女贞子;出血过多,加赤石脂 15g,五倍子 6g,五味子 10g,三七粉(冲服)3g,地榆炭 15g,侧柏炭 15g,棕榈炭 15g,贯众炭 15g;赤带有味,加荆芥 6g,蚕沙 10g,椿根皮 10g,马鞭草 10g,知母 10g,黄柏 10g;面色苍白、唇甲色淡,加熟地黄 10g,当归 10g,何首乌 10g,减牡丹皮;颧红潮热,加青蒿 10g,地骨皮 10g,减菟丝子;汗多,加五味子 6g,浮小麦 30g;性欲低下,加仙茅 10g,巴戟天 10g,淫羊藿 10g;心烦急躁,加香附 10g,木香 6g;血块多,加益母草 10g,五灵脂 10g,蒲黄炭(包煎)10g,茜草炭 10g。

③培育排卵汤:桑寄生 12g,菟丝子 12g,川续断 10g,杜仲 10g,椿根皮 10g,石莲子 10g,苎麻根 10g,芡实 12g,山茱萸 10g,升麻 6g,熟地黄 10g,山药 15g,太子参 10g。

主治:脾肾不足,气血亏虚所致久不受孕者,或胎元不固先兆流产者,或反复自然流产不育者,或黄体功能不全者,不孕症治愈保胎。

方解:桑寄生、菟丝子固肾安胎;川续断、杜仲强阴益肾固胎气;椿根皮、苎麻根收涩固冲任;山茱萸秘精气,补肾阴;石莲子、山药、芡实补任脉之虚,补脾益肾固冲;升麻提举中气;熟地黄、太子参益气养血以助胎元。全方固摄胎元,培育长养。

随症加减:畏寒、腰背冷,加补骨脂 10g,鹿角胶(烊化)10g;身热、口渴思饮,加女贞子 10g,墨旱莲 10g,枸杞子 10g,桑椹 10g,生地黄 10g,减熟地黄;面色苍白、唇甲色淡,加当归 10g,何首乌 10g,阿胶(烊化)10g,大枣数枚;颧红、五心烦热,加地骨皮 10g,黄芩 10g,生地黄 10g,减熟地黄;身倦懒言、乏力,加黄芪 10g,党参 10g,白术 10g,炙甘草 10g;出血,加川续断炭 10g,杜仲炭 10g,升麻炭 6g,减川续断、杜仲、升麻;血多,加地榆炭 15g,莲房炭 15g。

(7)独创中药调周序贯服药法,借鉴基础体温测定指导服药:赵松泉在多年临床工作中逐步探索,打破常规,形成独特的服药方法。对月经不调者,以建立正常月经周期或不干扰正常月经为原则,采用调周序贯服药法,并通过基础体温测定和观察月经周期指导服药。具体方法如下。

①月经周期规律者:在月经第 1、2、3 天连续服汤药 3 日,每日 1 剂,意在清理子宫内膜;停

药观察 7 日或根据病情服用中成药 7 日;再于月经第 11、12、13 日连续服汤药 3 日,每日 1 剂,为排卵创造良好条件;停药观察或根据病情服用中成药至下一个月经期。

②月经先期者:在月经第 1、2、3 日连续服汤药 3 日,每日 1 剂,将月经第 11～13 日的服药时间提前至月经的第 9、10、11 日服药。

③月经错后、稀发、闭经者:根据基础体温服药,若基础体温在 36.5℃以下,就诊当日起连服 3 日汤药,每日 1 剂,以调节卵巢功能,促进卵泡生长;停药观察或根据病情服中成药 3～5 日;若基础体温持续低相,再连服汤药 3 日,观察或服用中成药 3～5 日;直到月经来潮,则按第 1 种方法服药。若基础体温温差上升超过 0.3～0.5℃,保持 36.5℃以上 5～7 日未下降,即可停药观察或给予培育汤。若基础体温持续在高相期＞16 日以上,嘱患者进行必要的检查以确定是否妊娠,如确认妊娠酌情服用保胎药,以防流产。

④崩漏者:以经期服药为主,经血量多时每日 1 剂,经血量少淋漓不止时,可隔日服药,血止即停。血止后可按周期服药。这种边服药、边观察、边指导性生活的服药方法,既起到调经促排卵、助孕育的目的,又能帮助医生及时分析病情,还能最大限度地减少盲目服药,具有一定的科学依据。

【医案选粹】

### 1. 柴嵩岩医案

杨某,女,34 岁,已婚。初诊日期 2004 年 6 月 1 日。婚后 5 年未避孕未孕。患者 13 岁月经初潮,周期不规律,1～4 个月一行,6～7 天干净,量中。结婚 5 年未避孕未孕,2003 年行试管婴儿未成功。末次月经 2004 年 5 月 16 日。纳可,眠佳,二便调。2002 年碘油造影示输卵管通畅,弥散欠佳。舌嫩暗,脉细滑无力。乳头见毳毛,胡须重。2003 年 4 月曾查女性激素。$E_2$:82.19pg/ml,FSH:4.49mU/ml,LH:28.5mU/ml,T:91.35ng/dl,P:2.17ng/ml。辨证:肾阳不足,湿阻下焦。立法:补肾调经,利湿化浊。

病证分析:患者既往月经稀发,1～4 个月一行,体毛重,结婚 5 年未避孕未孕,雄激素(T)高于正常值,确诊为多囊卵巢综合征、原发不孕。患者月经原本自初潮即后错,已示其先天禀赋不足,肾气本虚;已近五七之年,正处于"阳明脉衰,面始焦,发始堕"之时。阳明脉衰,则气血不足,肾气开始衰弱,舌嫩暗、脉细滑无力,为其佐证。

对于多囊卵巢综合征,老师指出:卵巢的多囊改变,B 超提示囊内多为液性暗区,可考虑为中医的湿邪留滞;输卵管造影示弥散欠佳,考虑局部可能有粘连,亦为湿邪阻络之征;今见脉呈细滑,可见肾阳不足之甚。辨证为肾阳不足,湿阻下焦,治以温肾调经,除湿化浊之法。

处方:车前子 10g,川芎 5g,菟丝子 20g,夏枯草 12g,川楝子 6g,枳壳 10g,桔梗 10g,杜仲 10g,百合 12g,茜草 10g,草乌 6g,益母草 10g。30 剂。

首诊方以杜仲为君。杜仲甘、温,入肾经,温补肾阳的同时又具走下之性。以菟丝子、草乌、川芎、茜草、益母草为臣。菟丝子补肾阳、益肾精,为平补阴阳,偏于补阳之品。现代药理学研究结果表明,菟丝子水煎剂能明显增强黑腹果蝇交配次数,说明其有鼓动肾阳作用;草乌行气温肾,同时辛散宣通,《药品化义》云其"气雄性温,故快气宣通,疏散凝滞,甚于香附",因而可在促进卵巢功能恢复的同时,又改善输卵管粘连状态。菟丝子、草乌二药合用,共同辅助君药温补肾阳。患者舌暗,为瘀阻之象,造影提示输卵管伞端粘连,故辅以川芎、茜草、益母草共奏活血之功。其中茜草善走血分,《本草纲目》言其"专于活血行血";川芎既能活血,又能行气,上行头目,下入血海,为"血中之气药",具有通达气血功效;益母草主入血分,既能活血,又能利水,以上三药活血而不破血。车前子、桔梗、夏枯草、枳壳、川楝子、百合为佐药。车前子善通利水道,桔梗善调理气机,夏枯草、川楝子、枳壳疏肝理气散结,百合缓急迫。全方温肾利湿行气调经,温肾而不过于燥热,活血而不动血。

二诊:2004 年 9 月 3 日。药后 2004 年 7 月 5 日月经来潮,末次月经 8 月 7 日,经前基础体温均有不典型双相,现基础体温上升 6 天。舌嫩暗,脉细滑。处方:枸杞子 15g,续断 15g,川芎3g,柴胡 3g,草乌 10g,女贞子 15g,丹参 10g,覆盆子 10g,山药 20g,桑寄生 20g,当归 10g,20剂,月经第 5 天开始服用,连服 2 个月。患者现身处外埠,求诊困难,首诊 30 剂药服尽后,自行照方抓药若干剂,连服 2 个月。患者服药后月经复至一月一行,均有排卵。现脉细滑,脉无力改善,肾气渐复。脉细提示血海尚未充盛。故二诊在续用草乌、覆盆子、续断温肾同时,加用枸杞子、女贞子、桑寄生、当归养阴血。

三诊:2004 年 12 月 3 日。患者家属代诉:末次月经 2004 年 10 月 19－24 日,现停经 42天,近日查尿酶免(hCG)阳性。处方:覆盆子 20g,合欢皮 10g,白芍 10g,续断 15g,菟丝子 20g,黄芩 10g,百合 12g,山药 10g,女贞子 15g,莲须 15g,椿皮 15g。14 剂。服药 4 个月后妊娠,以后治疗重用覆盆子、菟丝予以温肾固冲安胎。

### 2. 赵松泉医案

沈某,女,29 岁。初诊日期:1972 年 9 月 30 日。原发不孕 4 年余,月经稀发渐至闭经数年。初潮 16 岁,月经 2～3 个月一行,偶有 6 个月一行,1970 年前曾用人工周期治疗可来月经,停药后又闭经,转中医门诊就诊时已闭经 4 个月,基础体温呈单相,宫颈黏液检查:羊齿结晶不典型。西医诊断:原发不孕,月经稀发。

主症:闭经,形体肥胖,头晕心烦,胸闷嗳气,乳房胀痛,身倦腰酸,下肢无力,腹胀,大便秘结,舌质紫黯,舌苔白。面色黄,口唇周围青、有短髭,脉象沉弦。

辨证:肝郁气滞,经闭不孕。

治法:疏肝益肾,活血化瘀,疏通经络。

方药:柴胡 6g,白芍 10g,赤芍 10g,泽兰 10g,益母草 10g,鸡血藤 10g,怀牛膝 10g,刘寄奴10g,苏木 10g,生蒲黄(包煎)10g,女贞子 10g,覆盆子 10g,菟丝子 10g,枸杞子 10g,桃仁 6g,红花 10g,当归尾 15g,茜草 10g,青皮 10g。五子衍宗丸每次 6g,每日 2 次。按照调周序贯法服药,每月服药 9 剂。1972 年 9 月 30 日诊后,次日开始连服中药 3 天,以后每隔 7 天再服中药 3剂。1972 年 11 月 1 日月经来潮,行经 7 天,经血量少不畅,经色紫黑,经期连服汤药 3 剂并加服益母草膏 1 茶匙,每日 2 次。以后仍按照隔 7 天服药 3 剂,接服五子衍宗丸。12 月 8 日自然来经,周期 37 天。在月经周期建立 2 个月后,基础体温由单相逐渐阶梯上升,五天后达到37℃左右,连续 10 天,体温下降时即来月经,且症状逐渐减轻。末次月经 1973 年 7 月 5 日,基础体温双相平稳上升未降,9 月 26 日妇科检查:宫颈光滑,宫体前位增大如孕 7 周左右,质软,尿妊娠试验阳性,治愈怀孕。1974 年 4 月分娩一男婴,母子健康。(《中医妇科名家经验心悟》)

【诊疗述评】　目前,对本病的治疗,西医主要为激素促排卵,许多情况下好比是病马再打上几鞭;中医促排卵好比是将病马养成一个健壮的骏马,不用扬鞭自奋蹄。因此,中医辨证施治,通过整体调节,改善卵巢功能,从而诱发排卵,对排卵障碍性不孕具有一定优势。根据病情,可采取中西医结合疗法,以缩短疗程,提高受孕成功率。

【预防与调护】

(1)合理膳食:食物花样尽量多,蔬菜最好每天保持5样以上。

(2)适量运动:尤其对于肥胖者,要适当增加活动量,适当减少食量,以保持适当体重非常重要。适当增加活动量与减少食量是最好的减肥方法。

(3)调节情志:情志与排卵、孕育的关系极大。要自找情趣,如听音乐、散步、跳舞、书法等调节情志。家人尽量不要多问有关孕育之事。家人的催促,是导致不孕的重要因素之一。

【古代文献精选】

《素问·上古天真论》:"女子七岁,肾气盛,齿更发长。二七而天癸至,任脉通,太冲脉盛,月事以时下,故有子。"

《素问·阴阳别论》:"二阳之病发心脾,有不得隐曲,女子不月。"

《素问·腹中论》:"有病胸胁支满者,妨于食,病至则先闻腥臊臭,出清液,先唾血,四支清,目眩,时时前后血……病名血枯,此得之年少时,有所大脱血,若醉入房中,气竭肝伤,故月事衰少不来也。"

《素问·评热病论》:"月事不来者,胞脉闭也,胞脉者属心而络于胞中,今气上迫肺,心气不得下通,故月事不来也。"

《金匮要略·妇人杂病脉证并治》:"妇人经水不利下,抵当汤主之。"

《医学正传·妇人科》:"月经全借肾水施化,肾水既乏,则经血日以干涸……渐而至于闭塞不通。"

《景岳全书·妇人规·血枯经闭》:"血枯之与血膈,本自不同……凡妇女病损至旬月半载之后,未有不闭经者。正因阴竭,所以血枯。枯之为义,无血而然,故或以羸弱,或以困倦,或以咳嗽,或以夜热,或以食饮减少,或以亡血失血,及一切无胀无痛,无阻无膈,而经有久不至者,即无非血枯经闭之候。欲其不枯,无如养营,欲以通之,无如充之,但使雪消则春水自来,血盈则经脉自至,源泉混混,又庶有能阻之者?奈何今之为治者,不论有滞无滞,多兼开导之药,其有甚者,则专以桃仁、红花之类,通利为事。岂知血滞者可通,血枯者不可通也。血既枯矣,而复通之,则枯者愈枯,其与榨干汁者何异,为不知枯字之义耳,为害不小,无或蹈此弊也。"

《兰室秘藏·妇人门·经闭不行有三论》:"妇人脾胃久虚,或形羸气血俱衰,而致经水断绝不行。或病中消胃热,善食渐瘦,津液不生。夫经者血脉津液所化,津液既绝,为热所灼,肌肉消瘦,时见渴燥,血海枯竭,病名曰血枯经绝。宜泻胃之燥热,补益气血,经自行矣……或因劳心,心火上行,月事不来,安心和血、泻火,经自行矣。"

《丹溪心法·子嗣》:"肥盛妇人,禀受甚厚,恣于酒食,经水不调,不能成孕,以躯脂满溢,湿痰闭塞子宫故也。"

《圣济总录》:"女子无子,由于冲任不足,肾气虚弱故也。"

《医学正传》:"月水全借肾水施化,肾水既乏,则经血是以干涸。"

《女科切要》:"肥人经闭,必是痰湿与脂膜壅塞之故。"

《医宗金鉴·妇科心法要诀》:"女子不孕之故由伤其冲任也……或因体盛痰多、脂膜壅塞胞中而不孕。"

【现代研究进展】

(一)病因病机

1. **肾虚为主**

中医认为,肾主生殖,肾为天癸之源,冲任之本,肾气的盛衰决定着月经是否按时来潮,从而构成了"肾-天癸-冲任-子宫"的中医生殖轴。现代医学认为,排卵障碍主要是由于卵巢功能障碍,连方认为冲任二脉实与卵巢功能有关,卵巢功能已在冲任二脉功能中有所体现,故中医生殖理论应引入卵巢概念,天癸是与生殖有关的内分泌激素的总称,在没有明确中医卵巢概念的今天,中医妇科生殖轴暂定为"肾-冲任-子宫"更为恰当。故近代医家公认排卵功能障碍主要是肾虚,是肾的阴阳失调所致。月经正常是卵泡能够正常发育、成熟及排出的外在表现,同时也是形成胎孕的前提条件。若卵泡发育不良、成熟延迟、萎缩、排出障碍及黄体功能不健等可引起诸多月经失调病症。"有诸内者,必行之于外",故卵巢功能障碍性不孕的主症常表现为月经异常。"经水出诸肾"(《傅青主女科》)"月水全赖肾水施化"(《医学正传》),因此月经的产生以肾为主导。肾主藏精,就女子而言,肾所藏之精,包括其本身生殖之精,似与现代医学之"卵子"同属;又精血同源,精能化血,精是形成月经的物质基础。肾中精气充盛,则天癸产生,而达冲任,使任通冲盛,聚阴血以注于胞宫,周而复始,形成一月一行之月经。故肾中精气不足,乃排卵障碍性不孕的基础病机,故卵巢功能障碍的不孕患者,都有着不同程度的肾虚表现。许润三认为,排卵功能障碍之病机主要责于肾虚,肾虚则性腺功能失调,引起排卵功能障碍而不孕。蔡小荪等通过对 110 例不孕症分析,认为不孕以肾虚为首,治疗当以补肾为主,既是湿热瘀滞阻塞胞络,除需清热化湿、活血理气通络外,仍需兼顾及肾,只有在肾气的作用下,才能有助于胞络通调,以利孕育。夏桂成对黄体功能不全属肾虚者 48 例进行分析,其中肾阳虚者 41 例,占 85.4%,肾阴虚者 7 例,占 14.6%,提出黄体功能不全与肾阳偏虚(宫寒)关系较大。罗元恺认为,无排卵者多属肾阳虚衰。肾阳虚具有垂体-肾上腺皮质系统功能低下的表现。

### 2. 肝郁

庞保珍提出卵子有规律地排出与肝的疏泄功能有着密切的关系。庞保珍等采用补肾疏肝与补肾法治疗法治疗 149 例无排卵性不孕症患者,结果补肾疏肝法疗效明显优于单纯补肾法,故提出无排卵性不孕症患者均有不同程度的肝郁表现,卵子有规律的排出与肝的疏泄功能有密切关系。研究证明,情志因素可经大脑皮质干扰下丘脑-垂体-卵巢轴的分泌功能,导致排卵障碍和内分泌功能紊乱,出现停经、月经不调、功能性出血、黄体功能不全、输卵管痉挛、宫颈黏液分泌异常等,造成不孕。

### 3. 痰湿

庞保珍等观察到不少无排卵性不孕患者有不同程度的痰湿表现,认为痰湿可以影响卵子的生长和排出,故采用祛痰补肾法和补肾法治疗 132 例无排卵性不孕症患者,结果显示祛痰补肾法的疗效明显优于单纯补肾法,尤以多囊卵巢综合征疗效较好。

### 4. 血瘀

庞保珍研究认为,活血可促进卵子的生长、促进排卵、促进精卵的结合。哈荔田认为,闭经之因虽繁复,实为血滞虚血枯。许丽锦、罗颂平认为,卵子属生殖之精的范畴,先天之精藏于肾,肾精滋长乃卵子发育成熟的基础,冲任经脉气血通畅是排卵的条件。肾精亏损、肝气郁结、瘀血痰浊壅滞冲任皆会导致排卵障碍。张玉珍、刘敏如认为,肾虚和肝郁是排卵障碍不孕的原发病因病机。近代医家对于本病的病因分析众说纷纭,但归纳起来排卵障碍性不孕关键在于肾虚,以肾虚血瘀、肝郁肾虚、脾肾两虚、痰湿阻滞等证型多见。

### (二)中医治疗

### 1. 辨证论治

(1)韩百灵对肾阴亏损用百灵育阴汤:熟地黄 15g,山药 15g,川续断 15g,桑寄生 15g,怀牛膝 15g，山茱萸 15g，白芍 15g，牡蛎 20g，杜仲 15g，海螵蛸 20g，菟丝子 15g，龟甲 20g；血虚用育阴补血汤：熟地黄 15g，山药 15g，当归 15g，白芍 15g，枸杞子 15g，炙甘草 10g，山茱萸 15g，牡丹皮 15g，龟甲 20g，鳖甲 20g；肾阳虚用渗湿汤：熟地黄 15g，山药 15g，白术 15g，茯苓 15g，泽泻 10g，枸杞子 15g，巴戟天 15g，菟丝子 15g，肉桂 10g，附子 10g，鹿角胶 15g，补骨脂 15g，陈皮 10g，甘草 10g；肝郁气滞用调肝理气汤：当归 15g，白芍 15g，柴胡 10g，茯苓 15g，白术 10g，牡丹皮 15g，香附 15g，瓜蒌 15g，怀牛膝 15g，川楝子 15g，王不留行 15g，通草 15g，甘草 10g。

（2）徐福松、莫蕙等将黄体功能不全分为 5 型：肾虚偏阳虚证用右归饮（《景岳全书》）加减；脾肾虚弱证用温胞饮（《傅青主女科》）；心肝郁火证用调经种玉汤（《济阴纲目》）合丹栀逍遥散（《和剂局方》）加减；痰湿内阻证用毓麟珠（《景岳全书》）合越鞠二陈汤（《丹溪心法》）加减；血瘀偏盛证用毓麟珠（《景岳全书》）合脱膜散（《实用妇科方剂学》）加减。

（3）张玉珍、刘敏如分 5 型：脾肾阳虚证，方用毓麟珠（《景岳全书》）加减等；肝肾阴虚证，方用养精种玉汤（《傅青主女科》）合六味地黄丸（《小儿药证直诀》）加味等；肾虚肝郁证，方用定经汤（《傅青主女科》）加减等；肾虚血瘀证，方用补肾活血胶囊等；肾虚痰凝证，方用肾气丸（《金匮要略》）合苍附导痰汤加味。

（4）许润三认为，一般初诊闭经患者，应审其有无月经来潮之势，若白带较多，乳房胀，小腹坠胀，脉滑，或 B 超示子宫内膜增厚，可选用瓜蒌根散通经，处方：桂枝 10g，桃仁 10g，䗪虫 10g，赤白芍各 10g，天花粉 10g；偏肝肾阴虚或无明显征象者，熟地黄 10g，当归 30g，白芍 10g，山茱萸 10g，紫河车 10g，枸杞子 20g，女贞子 20g，川续断 30g，香附 10g，益母草 20g；偏肾阳虚者，方用仙茅 10g，淫羊藿 10g，巴戟天 10g，肉苁蓉 10g，女贞子 20g，枸杞子 20g，沙苑子 20g，菟丝子 20g，香附 10g，益母草 20g；体胖，肾虚痰湿之体，鹿角霜 10g，生黄芪 30g，当归 30g，白术 15～30g，枳壳 15g，半夏 10g，昆布 10g，益母草 20g。

（5）哈荔田认为，血滞宜通枯宜补，强攻峻补皆非度；实不过苦寒辛燥，虚不忘辛热滋腻；枯滞总宜行活血，经通养荣滋阴液。

（6）蒲辅周对闭经属于血寒者用温经汤、当归四逆汤加减；石瘕兼表证者用吴茱萸汤；血气凝结用大黄䗪虫丸，虚不任攻者用泽兰叶汤；气郁用逍遥散加香附、泽兰，兼服柏子丸；血虚用十全大补汤、归芪建中汤等；生育过多，血海空虚用养荣汤；房劳过伤用六味地黄汤；中气虚，消化力差用补中益气汤。

（7）刘云鹏认为求子之道，莫如调经，经病所致的不孕，分 10 型进行论治，10 型之中以肝气郁结为多，该型以自拟调经 I 号方（柴胡 9g，当归 9g，白芍 9g，益母草 15g，香附 12g，郁金 9g，川芎 9g，甘草 3g。）加减，酌情辨证调经，分期治疗：经前以理气为主，用自拟调经 I 号方；经期以活血为主，用自拟益母生化汤：当归 24g，川芎 9g，桃仁 9g，甘草 6g，姜炭 6g，益母草 15g；经后以补虚为主，亦随胞脉气血的盛衰，按法调制，常用自拟益五合方：益母草 15g，熟地黄 15g，当归 12g，丹参 15g，茺蔚子 12g，香附 12g，川芎 9g，白芍 9g，枸杞子 15g，覆盆子 9g，五味子 9g，白术 9g，菟丝子 15g，车前子 9g。

（8）李祥云对黄体功能不全分 4 型：肾阴虚用清热固精汤加减；肾阳虚用大补元煎加减；脾虚用固冲汤加减；肝郁气滞用理气活血汤加减。

（9）庞保珍无排卵性不孕治验：肾虚无卵，亟当壮水益火，偏肾阳虚者用右归丸加淫羊藿、紫石英，偏肾阴虚者用左归丸加元参，肝气郁结，须知疏肝理气，药用柴胡疏肝散；气滞血瘀，切记行气活血，药用开郁种玉汤加王不留行、炒穿山甲、延胡索；气血两虚，莫忘补益气血，药用八珍汤。并各举以典型病例。

(10)庞保珍分 7 型:肾气虚用自拟肾癸续嗣丹;肾阳虚用自拟右归广嗣丹;肾阴虚用自拟左归螽斯丹;肝郁用自拟开郁毓麟丹;脾虚用自拟济脾育嗣丹;血瘀用自拟逐瘀衍嗣丹;痰湿用自拟涤痰祈嗣丹。

### 2. 辨病与辨证相结合

连方认为,辨病与辨证相结合调治是提高不孕症疗效的关键,并主张应以保养精血为要,凡大苦大寒,或辛燥之品皆当慎用,而以甘温咸润养柔之剂为佳。

### 3. 专病专方

(1)著名中医妇科学家赵松泉研究认为,以补肾与活血药组成的排卵汤,疗效明显优于单纯补肾方的疗效,并创立三个排卵汤:闭经排卵汤(主治月经稀发错后,闭经,量少,肾阳偏虚者):柴胡、赤芍、泽兰、益母草、鸡血藤、怀牛膝、生蒲黄、女贞子、覆盆子、菟丝子、枸杞子、淫羊藿、肉苁蓉;崩漏排卵汤(主治月经先期量多,淋漓不断,肾精不足者):生龙牡、海螵蛸、龟甲、女贞子、墨旱莲、地骨皮、柴胡、白芍、续断、山茱萸、菟丝子、枸杞子、生地黄、石斛、椿皮、侧柏叶;培育排卵汤(用于黄体功能不足,久不受孕及有习惯性流产的患者):桑寄生、菟丝子、续断、杜仲、白术、石莲子、苎麻根、芡实、山茱萸、升麻、熟地黄、山药。

(2)罗元恺促排卵汤:菟丝子、巴戟天、淫羊藿、当归、党参、炙甘草、枸杞子、附子、熟地黄。

(3)蔡小荪育肾通络方(孕 I 方):云茯苓 12g,大生地黄 10g,怀牛膝 10g,路路通 10g,公丁香 2.5g,制黄精 12g,麦冬 10g,淫羊藿 12g,石楠叶 10g,降香片 3g。蔡小荪育肾培元方(孕 II 方):云茯苓 12g,生熟地黄各 10g,仙茅 10g,淫羊藿 12g,鹿角霜 10g,女贞子 10g,紫石英 12g,巴戟天 10g,麦冬 12g,山茱萸肉 10g。

(4)李淑玲采用排卵助孕汤(熟地黄、当归、何首乌、菟丝子、山药、茯苓、女贞子、枸杞子、淫羊藿、川芎、黄芪、党参、甘草。月经后 12～16 日服药时去熟地黄、当归、黄芪、党参,加柴胡、鸡血藤、泽兰、川牛膝、益母草。每日 1 剂,25 日为 1 疗程)治疗肾虚无排卵不孕疗效较好。

(5)朱敏华、李淑玲采用促排卵汤(柴胡 10g,赤芍,白芍各 10g,墨旱莲 10g,怀牛膝 10g,菟丝子 12g,枸杞子 12g,淫羊藿 10g,紫石英 30g,当归 10g,益母草 20g,女贞子 12g,甘草 6g)治疗排卵障碍性不孕症的妊娠率明显优于单纯使用西药的治疗效果。

(6)张海峰采用促黄体汤(制香附、柴胡、熟地黄、当归、白芍、枸杞子、仙茅、淫羊藿、川续断、山茱萸、紫河车、菟丝子、川芎、甘草)治疗黄体功能不足不孕,获得显著疗效。

(7)李祥云等用自拟扶黄煎(菟丝子、淫羊藿、巴戟天、鹿角粉、山茱萸、怀山药、制龟甲),肾虚肝郁,加川楝子、制香附、当归、川芎;肾虚宫寒,加紫石英、石楠叶、附子(先煎)、当归、艾叶;肾虚脾弱,加党参、黄芪、枸杞子、黄精、熟地黄。治疗 72 例,妊娠率为 84.72%。

(8)姚石安、夏桂成对 74 例黄体不健患者采用自拟助孕方(全当归、炒白芍、怀山药、菟丝子、大熟地黄、炒柴胡)进行治疗,经后期加女贞子,接近排卵期加巴戟天、制香附直至月经来潮,3 个月经周期为 1 个疗程,有习惯性流产者,妊娠后继续服本方直至妊娠 3 个月同时进行心理疏导,结果治疗 1 年之内妊娠者 39 例,妊娠率为 52.7%,黄体功能恢复率为 82.4%。

(9)北京中医医院等应用自拟的"坤宝 III 号"治疗肝郁型黄体不健不孕症 30 例,结果显著改善了基础体温(BBT)图像,具有降低 PRL,调整 $E_2$ 作用趋势,妊娠率为 20%,总有效率为 96.67%,其疗效与孕激素治疗基本相同。

(10)李石林用补肾育精汤治疗不孕症 188 例,在排卵前期酌情应用药性缓和的化瘀药,取得较好疗效,认为活血化瘀药用量宜小,提示了补肾活血是不孕症治疗中的技术环节。

(11)吕春英等认为心神对生殖起主导作用,对无排卵性不孕症患者于经行后期加入酸枣仁、柏子仁等养心安神之品,经间期采用补肾活血宁心法,以熟地黄、川续断、柏子仁、合欢皮等加减治疗60例,总有效率达86.7%。

(12)王玉东、连方研究认为,补肾益气、活血通经是促卵泡发育的有效治法,对肾虚型卵泡发育障碍患者有较好的疗效,比单纯的补肾气疗效显著。补肾活血中药的疗效机制与抑制抗体对卵巢细胞的免疫效应,改善卵巢内分泌水平,从而相应改善卵巢血流而促使卵泡发育有关。经统计,中药治疗黄体不健性不孕,补阳类中以菟丝子应用最多,达94%,巴戟天次之,为49%;补阴类以枸杞子居首,补血类冠以当归,补气类怀山药为主,理血药多用川芎,理气药常用香附。

(13)夏桂成肾阳偏虚用补肾助孕汤:丹参、赤白芍、怀山药、炒丹皮、茯苓各10g,紫石英先煎12~15g,川续断、菟丝子各12g,紫河车6~9g,炒柴胡5g,绿萼梅5g;肾虚性无排卵用补肾促排卵汤:炒当归、赤白芍、怀山药、熟地黄、牡丹皮、茯苓各10g,山茱萸6~9g,川续断、菟丝子、鹿角片先煎各10g,五灵脂10g,红花5g;脾肾不足,湿浊内阻用健脾补肾促排卵汤:党参15g,制苍术、制白术、山药、牡丹皮、茯苓、川续断、菟丝子各10g,紫石英(先煎)12g,佩兰10g,煨木香6~9g,五灵脂10g;寒瘀内阻用温阳促排卵汤:炒当归、赤白芍、熟地黄、牡丹皮、茯苓各10g,川桂枝9~12g,川续断10~15g,红花6~10g,五灵脂10g,鹿角片(先煎)10g,制苍术9g,山楂10g;痰湿瘀阻用化痰促排卵汤:制苍术、制香附、牡丹皮、山楂各9g,陈皮、川芎各6g,制南星、炒枳壳各9g,丹参、赤芍、白芍、五灵脂、紫石英(先煎)各10g;阴虚血瘀用滋阴活血生精汤:炒当归、赤芍、白芍、山药、山茱萸各10g,熟地黄12g,炙鳖甲(先煎)12g,红花6g,川芎5g,山楂10g,川续断5g,牡丹皮10g,茯苓12g。

(14)李广文石英毓麟汤:紫石英15~30g,川椒1.5g,川芎6g,川续断、川牛膝、淫羊藿各12~15g,菟丝子、枸杞子、香附各9g,当归12~15g,赤芍、白芍各9g,桂心6g,丹皮9g。

(15)刘奉五四二五合方:当归9g,白芍9g,川芎3g,熟地黄12g,覆盆子9g,菟丝子9g,五味子9g,车前子9g,牛膝12g,枸杞子15g,仙茅9g,淫羊藿12g。

(16)朱小南对气滞不孕善用婆罗子与路路通,认为二药通气功效卓越,认为经前有胸闷乳胀等症者,十有六七兼有不孕症,治宜疏解,选方香附15g,郁金15g,白术10g,当归15g,白芍10g,陈皮15g,茯苓15g,合欢皮15g,苏罗子15g,路路通15g,柴胡7.5g,于经前感觉胸闷乳胀时服用,至经末1~2日止。

(17)裴笑梅对肾阳不足,子宫虚寒者用桂仙汤:淫羊藿15g,仙茅9g,肉桂末(吞)1.5g,肉苁蓉9g,巴戟天9g,紫石英15g;对肝郁者用蒺麦散:白蒺藜9g,八月扎9g,大麦芽12g,青皮3g,橘核3g,橘络3g,蒲公英9g。

(18)郑守谦经验用药:随应用方加入石楠叶、龟甲、田三七、梅树梗、鸡蛋壳焙研兑用为好。

(19)王渭川育麟珠:当归60g,枸杞子30g,鹿角胶30g,川芎30g,白芍60g,党参30g,杜仲30g,巴戟30g,淫羊藿30g,桑寄生30g,菟丝子30g,胎盘60g,鸡血藤膏120g,共研细末,炼蜜为丸,每日早、中、晚各服9g。

(20)王渭川种子方:鹿角胶15g,肉苁蓉12g,枸杞子12g,巴戟12g,柏子仁9g,杜仲9g,牛膝3g,小茴香9g,桑寄生15g,菟丝子15g,覆盆子24g,淫羊藿24g。

(21)黄绳武对子宫发育不良而致不孕拟"温润添精"之法,以八珍汤加枸杞子、菟丝子、川椒、香附、鹿角霜、紫河车,淫羊藿等。

(22)蒲辅周对妇人胞宫虚寒不孕多选用温经汤治疗。

(23)李衡友菟蓉合剂:菟丝子12g,肉苁蓉6g,怀山药12g,熟地黄12g,枸杞子10g,川断10g,当归10g,香附6g,淫羊藿6~10g。

(24)吴高媛六味紫河汤:紫河车(吞)30g,仙茅10g,淫羊藿10g,山茱萸15g,熟地黄10g,牡丹皮6g,云茯苓10g,山药12g,泽泻10g。

(25)黄绳武温润填精汤:党参15g,白术12g,茯苓15g,甘草6g,当归10g,川芎9g,香附12g,熟地黄20g,白芍15g,枸杞子15g,菟丝子15g,鹿角胶15g,川椒6g,紫河车30g,用于子宫发育不良不孕。

(26)庞保珍从补肾、疏肝、祛痰、活血等多种治法,从中药内服、中药敷贴、针灸、药枕等多种给药途径深入探讨促排卵之路。庞保珍将112例不同类型的无排卵致不孕患者,随机分为治疗组[采用自拟补肾种子丹:紫石英40g,枸杞子、菟丝子各20g,鹿茸(冲)1g,紫河车(冲)3g,肉苁蓉、五味子、淫羊藿、覆盆子各10g,熟地黄25g,砂仁2g。月经第5天开始,每天1剂,连服6~12剂。闭经者采用服3剂,停3天,再服3剂,再停3天的服药方法]59例,对照组(采用氯米芬)53例。经统计学处理$P<0.05$,说明实验组疗效明显优于对照组。结论:补肾种子丹是促排卵较理想的方法。补肾法确有促排卵之功,亦证明了中医肾主生殖理论的正确性。庞保珍将149例无排卵不孕症患者随机分为补肾疏肝组(采用自拟补肾疏肝方:紫石英30~60g,川椒2g,巴戟天、枸杞子、菟丝子、川断、肉苁蓉、熟地黄各10g,柴胡、香附、枳壳、夜交藤各10g。从月经第5天开始服用,每天1剂,连服6~10剂;月经周期紊乱者,服3剂,停3天,然后再服3天,再停3天)77例,补肾组[采用自拟补肾方)72例。结果:经统计学处理,$\chi^2=4.78,P<0.05$,说明补肾疏肝组疗效明显优于补肾组。结论:补肾疏肝法是促排卵较理想的方法。并认为无排卵不孕患者均有不同程度的肝郁表现,卵子有规律的排出与肝的疏泄功能有密切关系。庞保珍将132例无排卵不孕症患者随机分为祛痰补肾组(采用自拟祛痰补肾方:紫石英40g,紫河车粉(冲)3g,川椒2g,巴戟天、枸杞子、川续断、熟地黄各20g,肉苁蓉、淫羊藿各10g,陈皮、制半夏、茯苓、竹茹、白芥子各10g。从月经第5天开始服药,每天1剂,连服6~10剂;月经周期紊乱者,服3剂,停3天,然后再服3剂,停3天]67例,补肾组65例(采用自拟补肾方)。结果:经统计学处理,$\chi^2=4.38,P<0.05$,说明祛痰补肾组疗效明显优于补肾组。结论:祛痰法可促排卵,补肾与祛痰结合,可以收到更好疗效。庞保珍还发现不少无证可辨或用多法治疗无效的无排卵不孕患者,投祛痰补肾法常可奏功。庞保珍将126例无排卵不孕症患者随机分为补肾活血组(采用自拟活血胤嗣丹:紫石英30g,川椒2g,巴戟天10g,枸杞子10g,川断20g,肉苁蓉10g,女贞子12g,炒桃仁10g,红花10g,鸡血藤12g,川芎10g。从月经第1~5天与月经第13~17天各服5剂,水煎服。月经紊乱者,服3剂,停3天,然后再服3天,再停3天)65例,补肾组61例。结果:经统计学处理,$\chi^2=4.6,P<0.05$,说明补肾活血组疗效明显优于补肾组。结论:活血可促进卵子的生长、促进排卵、促进精卵的结合。庞保珍将108例不同类型的无排卵不孕患者随机分为实验组[采用自拟排卵毓麟汤:紫石英40g,肉苁蓉10g,枸杞子20g,菟丝子20g,鹿茸(冲)1g,紫河车(冲)3g,五味子10g,人参10g,麦冬12g,益母草12g,红花10g,半夏10g,竹茹10g,香附10g,青皮10g,月经第5天开始,每天1剂,连服5~12剂。闭经者采用服3剂,停3天,再服3剂,再停3天的服药方法]56例,对照组(采用氯米芬)52例。结果:经统计学处理$P<0.05$,说明实验组疗效明显优于对照组。结论:排卵毓麟汤是

促排卵较理想的方法。并认为肾虚虽为无排卵的重要原因,但无排卵不孕患者均有不同程度的肝郁血瘀、痰湿表现,肝主疏泄,卵子有规律的排出,与肝的疏泄功能有密切关系。此外,瘀血、痰湿皆可影响卵子的生长与排出。庞保珍研究认为,求嗣丹对气虚而又肾精不足所致的无排卵有较好促排卵之功。之后庞保珍将253例无排卵致不孕症患者随机分为以庞保珍研制的求嗣丹(人参、黄芪、枸杞子、菟丝子等药物,研末为水丸,每服9g,每天3次。月经第5天开始,连服20天。闭经者采用连服20天,停服10天,再连服20天,再停10天的服药方法)治疗的实验组(129例)和以氯米芬治疗的对照组(124例)。结果:实验组与对照组促排卵疗效无差异($P>0.05$),而痊愈(妊娠)疗效有明显差异($P<0.01$)。结论:求嗣丹对气虚而又肾精不足所致无排卵致不孕症有较好的临床疗效,且用药后均有不同程度的增强体质作用。庞保珍研究认为,生脉散对气阴两虚所致的无排卵有较好促排卵之功。庞保珍用雄狮丸治疗肾阳虚型无排卵性不孕症63例,效佳。庞保珍观察,男宝对肾阳虚无排卵有一定促排卵作用。庞保珍用自拟氤氲育子汤(紫石英40g,淫羊藿15g,菟丝子20g,枸杞子20g,露蜂房10g,川椒2g,人参10g,益母草12g,王不留行10g,红花10g,香附10g,柴胡10g,枳壳10g)与氯米芬促排卵进行对照研究,结果氤氲育子汤的妊娠率高于氯米芬,并认为卵子有规律的排出与肝的疏泄功能有密切关系。

### 4. 针灸推拿

俞理等研究表明,对于低水平FSH、LH无排卵患者,电针有促进垂体分泌,促卵泡生长、促排卵的作用,而FSH、LH分泌正常,排卵障碍倾向于卵巢者,电针效果差,说明电针促排卵的效果可能与患者脑内促性腺激素释放激素(GnRH)水平及卵巢对促性腺激素的反应敏感性有关。沙佳娥等研究表明,针灸可激活脑内多巴胺系统,从而调节下丘脑-垂体-卵巢轴功能。钟礼美等研究证明,在应用雌激素或中药作用基础上针刺某些穴位,发现能诱导出LH高峰,出现排卵反应,形成黄体,黄体酮分泌增加,与醋酸酮诱发排卵结果相似,发现针刺这些穴位确实通过某种机制兴奋下丘脑-垂体系统,使LH分泌,诱发排卵。连方认为,针灸取穴主要是足少阴肾经、足厥阴肝经、足太阴脾经及任脉。其方法是:从月经周期第12天开始,取关元、中极、子宫穴、三阴交(双)。进针得气后通电约30分钟,每天1次,共3天。如不出现BBT双相,按同法再治3天。

庞保珍以自拟真机散(食盐30g,巴戟天10g,川椒10g,附子10g,肉桂10g,淫羊藿10g,紫石英10g,川芎6g,香附10g,小茴6g,麝香0.1g,生姜片5～10片,艾炷21壮,如黄豆大,麦面粉适量。先将麝香、食盐分别研细末,分放待用,次将其余诸药混合研成细末另备用。嘱患者仰卧床上,首先以温开水调麦面粉成面条,将面条绕脐周围一圈,内径1.2～2.0寸,然后把食盐填满患者脐窝略高1～2cm,接着取艾炷放于盐上点燃灸之,连续灸7壮之后,把脐中食盐去掉,再取麝香末0.1g,纳入患者脐中,再取上药末填满脐孔,上铺生姜片,姜片上放艾炷点燃,频灸14壮,月经第6天开始,每隔2天灸1次,连灸6次为1个疗程)填脐灸法治疗无排卵性不孕症109例,结果排卵率为61.5%,妊娠率为30.3%,提示该方对肾阳虚型无排卵不孕症疗效较好。

庞保珍采用自拟针刺疗法(月经第5～9日针刺脾俞、肾俞、气海、三阴交、足三里、内关、期门。月经先期加刺太冲、太溪,月经后期甚至闭经加刺血海、归来,月经先后无定期加刺交信。月经第12～15日针刺肾俞、命门、中极、血海、行间、子宫穴)治疗无排卵所致不孕症106例,结果妊娠41例。

### 5. 中药人工周期疗法

中医认为,月经周期性变化是肾-天癸-冲任-胞宫之间的相互影响,相互调节的结果,肾-天癸-冲任-胞宫构成中医之"性轴"与现代医学的下丘脑-垂体-卵巢轴有着相似之处。

1980 年,张丽珠等报道"中药人工周期"配合西药,其疗效高于国外周期治疗水平。程泾于 1984 年著《月经失调与中医周期疗法》一书,进行较系统的论述。程泾认为,月经失调有狭义、广义之分,详述、主张以中医周期疗法治疗功能性月经失调,将治疗功能性月经失调常用的调制奇经基本治则,归纳为补肾填精调冲、滋肾养阴调冲等十四法;认为治疗妇科病尤其是功能失调疾病,必须重视调理冲任(督带);认为常用的奇经药物有:紫石英、当归、紫河车、鳖甲、肉苁蓉、枸杞子、杜仲、山药、丹参、巴戟天、白术、莲子、川芎、附子、香附、甘草、木香、吴萸、黄芩、黄柏、鹿衔草、鹿茸、郁金、小茴香、川乌、黄芪、三棱、莪术、龙骨、牡蛎等入冲脉;龟甲、紫河车、覆盆子、丹参、鹿茸、白果等入任脉;鹿茸、肉桂、黄芪、枸杞子、羊肾等入督脉等。认为较具代表性的奇经方有《千金要方》小牛角䚡;《济阴纲目》茸附汤;王孟英温养奇经方;吴鞠通通补奇经方;张锡纯治冲四汤,即理冲汤、安冲汤、固冲汤、温冲汤等。夏桂成认为,调周法既有固定的特点,又必须根据临证病变差异进行辨证加减,亦即是辨病辨证相结合的治疗方法。夏桂成根据月经周期生理病理特点,运用奇数律探究女性生殖发展规律,将月经周期划分为 7 个时期,即行经期活血调经,重在祛瘀;经后初期滋阴养血,以阴扶阴;经后中期滋阴养血,佐以助阳;经后末期滋阴助阳,阴阳并调;经间排卵期补肾活血,重在促新;经前期补肾助阳,辅助阳长;经前后半期助阳理气,补理兼施,使调周法深化。夏桂成认为,调周法临床使用时,必须测量基础体温(BBT),观察雌激素变化,B 超监测排卵等。通过西医检查的优势,掌握微观的深层次资料,有助于了解月经周期中不同时期的变化特点,中西医各取所长,宏观与微观的结合,才能不断提高调周法疗效。夏桂成近年还将调周法广泛应用于一些器质性疾病,如子宫肌瘤、子宫内膜异位症、慢性盆腔炎等,取得了较好的效果。罗志娟认为,增殖期血海空虚,当注重补肝肾之精而养阴调血气,为排卵创造必需的物质基础;排卵期是肾之阴精发展到一定程度而转化为阳的阶段,用滋补肾精调气血之品,促使发育成熟的卵子顺利排出;分泌期在肾阴充盛的基础上益肾温肾健脾,维持黄体期的高温相,为受精卵着床创造良好的条件;月经期应用滋阴活血之药物,以促经血畅通排出。连方,孙宁铨认为,月经周期与肾之阴阳转化密切相关,经后期(卵泡期)以肾阴滋长为主,治宜滋肾调气血为主;经间期(排卵期)重阴转阳,治宜温经通络、行气活血为主;经前期(黄体期)阴充阳旺,治宜滋肾温肾、气血双调;月经期阴阳俱虚,治宜行气活血调经。连方认为,"中药人工周期疗法"的提法有欠妥当,因为中药重在调整月经四期体内阴阳气血的变化,使之趋于平衡,而非像西药人工周期一样,使月经一定在 28～30 日来潮。所以称之为"中药调整月经周期疗法"更为恰当,可简称"中药调周法"。连方四期调周法:经期活血调经,促使子宫泻而不藏,用四物汤加泽兰、丹参、香附等,与行经第一天开始,连服 3～5剂;经后期以补肾养血为主,促进阴精的聚集,主要药物用女贞子、墨旱莲、枸杞子、紫河车、熟地黄;经间期以补肾活血为主,促进阴充阳旺,常用药物如丹参、赤芍、桃仁、红花、香附、川牛膝等;经前期以补肾养肝为主,常用药物如淫羊藿、仙茅、菟丝子、鹿茸、山茱萸等。中药的周期治疗,大多数医家只提及经后期、经间期、经前期、经期,没有客观指征,仅有基础体温作大致分期。建议应在动态下观察激素水平、卵泡的变化,应做宫颈黏液检查,超监测排卵,以便更准确地确定不同时期。金季铃采用经后期(卵泡期)以滋阴养血为治疗大法。肾阴虚者,以滋阴养血为主,佐以助阳。肾阳虚者,平补阴阳。滋肾养血药常用:当归,生地黄,熟地黄,白芍,制何首乌,制黄精,枸杞子,女贞子,麦冬等;温肾助阳药常用:淫羊藿,鹿角霜(片),紫河车,紫石英,菟丝子,巴戟天,续断,补骨脂,肉苁蓉等。经间期(排卵期)以补肾活血行气为主。肾阴虚者,滋肾活血行气加温肾助阳药;肾阳虚者,温肾活血行气。活血行气常用药:丹参,泽兰,川牛膝,茺蔚子,桃仁,红花,赤芍,木香,香附等。经前期(黄体期)以温补肾阳为治疗大法。肾阳虚者,温补肾阳为主,佐以滋阴;肾阴虚者,平补阴阳。月经期,月经量少者以活血行气为主;月经量多,经期延长者,治以补肾固冲止血。肾阴虚常用药:熟地黄,枸杞子,山茱萸,女贞子,墨旱莲,龟甲胶,阿胶,茜草,海螵蛸,生龙骨,生牡蛎,仙鹤草等;肾阳虚,上方减龟甲胶,女贞子,墨旱莲加鹿角胶,赤石脂,菟丝子,杜仲等。兼证属肝郁气滞加柴胡,青皮,香附,郁金等;痰湿阻滞加半夏,苍术,茯苓,陈皮,胆南星等;脾虚加党参,白术,黄芪,山药等。治疗排卵障碍不孕症82例,治愈(基础体温呈典型双相并怀孕)48例;有效(基础体温由单相变为双相,闭经者月经恢复,功能失调性子宫出血者周期规律;黄体不健者,黄体期延长或恢复正常,基础体温高相期较为稳定)23例;无效(基础体温无变化,月经情况无改善)11例。总有效率86.59%。胡雪梅采用经后期二至地黄汤加减补肾养血促卵泡发育;经间期促排卵汤(熟地黄、菟丝子、紫石英、续断、当归、川芎、赤芍、白芍、丹参、桃仁、红花、路路通、香附)补肾活血行气,促使成熟卵子排出;经前期促黄体汤(紫石英、菟丝子、鹿角片、仙茅、淫羊藿、熟地黄、怀山药、枸杞子、巴戟天)继续温养肝肾,促使黄体功能健全;经行期活血调经汤,因势利导。李小燕对卵巢功能低下所致的不孕症30例,以补肾为主,采用经后期滋肾调气血;排卵期温阳通络,行气活血;经前期滋肾温肾,气血双调;行经期行气活血调经治愈20例,有效8例,无效2例,治愈20例受孕时限为:半年内受孕7例,7~12个月受孕11例,1~2年受孕2例。

### 6. 中药贴敷

庞保珍以自拟促黄祈嗣丹(山茱萸30g,熟地黄30g,山药30g,白芍30g,甘草10g,龟甲30g,干姜1g。上药共研细末备用,临用时取药末10g,以温开水调成糊状涂以神阙穴,外盖纱布,胶布固定,3日换药1次)治疗肾阴虚所致的黄体不健性不孕症132例,结果痊愈86例,无效46例。庞保珍用自拟促排卵散(紫石英30g,川椒6g,巴戟天30g,淫羊藿30g,枸杞子30g,人参30g,红花30g,柴胡12g。上药共研细末瓶装备用,临用时取药末10g,以温开水调成糊状涂以神阙穴,外盖纱布,胶布固定。于月经第5日开始应用,3日换药1次,5次为1个疗程)治疗肾阳虚型无排卵性不孕症122例,结果痊愈56例,无效66例,痊愈率为45.90%。

### 7. 药枕

庞保珍以自拟广嗣药枕(香附、柴胡、青皮、木香、川芎、枳壳、砂仁、陈皮、玫瑰花、合欢花、夜交藤、白菊花、白芍、牡丹皮、益母草、淫羊藿等。将上述药物研成粉末,做成药枕。每昼夜使用时间不短于6小时,平时保持枕面清洁,经常翻晒。)治疗肝郁型不孕症85例,结果用药枕6个月后妊娠26例。

### 8. 从奇经八脉论治

"久病不愈,当辨奇经"。韩冰对奇经八脉做了详细的论述,久不排卵,当辨奇经,从奇经论治,善用补肾调冲法,并筛选出具有济阴和阳、温而不燥、滋而不腻、疗效确切的菟丝子、女贞子、肉苁蓉、仙茅等补肾良药及养血调经的当归、赤芍等药。补肾药常用"血肉有情"之品以"填精补髓",如鹿角、鹿茸、鹿角霜、鹿角胶、紫河车等;调冲药常选柴胡、香附、荔枝核、当归、川芎、王不留行、路路通等疏调冲任,在治疗不孕症等卵巢功能失调性疾患中,收到了满意的临床效果。朱小南善用峻补冲任之品,如鹿角霜、紫河车、巴戟天、淫羊藿等。

### (三)中西医结合

李颖、韩冰等在服中药的基础上，排卵功能不健者，用氯米芬每日 50mg，于周期第 5 天开始，连服 5 天。并于月经周期第 12 天，1 次肌内注射 hCG 5000U，连用 3 个月经周期为 1 个疗程。于晓兰等研究认为，氯米芬使子宫内膜厚度及回声类型发生了改变，使内膜发育延迟，抑制子宫内膜血管生成，减少子宫血液灌注，可能损害子宫容受性。郭玉琪等研究认为，小剂量阿司匹林可通过调节 $TXA_2/PGI_2$ 平衡使子宫血流增加、子宫内膜增厚。小剂量阿司匹林通过增加子宫血液供应而促使内膜发育，从而改善了氯米芬造成的子宫内膜发育不良，改善了子宫内膜的容受状态。朱景华等以补肾为主，兼以活血为原则，结合西药促排卵，治疗排卵障碍性不孕患者 53 例。在月经第 5 天同时服用中药(菟丝子 12g，淫羊藿 10g，续断 10g，何首乌 10g，枸杞子 10g，泽兰 10g，蒲黄 6g)及氯米芬。结果：子宫内膜分泌期表现占 69.50%，B 超排卵监测 10 个周期占 7 个周期，血 LH 值明显升高。胡会兵以中药人工周期疗法为主，加用氯米芬，治疗排卵障碍性不孕症 32 例，取得较好疗效。经后期以补肾养阴调气血为主。经间期以温阳通络、行气活血为主。经前期阴阳并补，气血双调，以补阳为主。行经期以活血调经为主。不同时期随症加减用药。氯米芬于每个月经周期第 5 天开始口服，连用 5 天。结果：排卵率 71.09%，受孕率 53.1%。陈岳云自拟活血补肾方(丹参 30g，郁金 12g，桃仁 12g，红花 10g，菟丝子 15g，肉苁蓉 15g，枸杞子 15g，巴戟天 15g，桑葚 12g，紫河车 10g，赤芍 12g)。闭经、月经稀发，形体肥胖者合二陈汤；肝气郁结者加香附、柴胡等。于月经周期第 1 天至排卵后 3 天服用。同时于月经第 5~9 天，每日服氯米芬 50mg，如不能诱导排卵，下周期月经第 5~9 天，每日肌内注射人绝经期促性腺激素 75U，第 9 天开始监测卵泡发育，根据个体差异调整用量，卵泡直径达 18mm 时改肌内注射绒毛膜促性腺激素诱导排卵。结果：46 例患者中，妊娠率达 55.9%。

### (四)实验研究

罗元恺用自拟的促排卵汤，喂饲雌兔进行实验观察，结果发现，给药组的卵巢有较丰富的黄体，子宫内膜腺体增多，分泌现象明显，且可见有爬跨动作的性行为表现，提示了补肾药有提高雌激素水平，甚至可兴奋下丘脑及垂体的功能。刘金星等对养精汤进行观察，结果发现养精汤对无排卵大鼠垂体具有明显增重作用，能促进 GnRH 释放，增加子宫、卵巢重量，增加各级卵泡总数和黄体数，内膜明显增厚，腺体增多。张树成等的研究说明，具有补肾作用的中药能提高排卵细胞的质量和卵裂能力。马灵芝的研究显示，促排卵汤对不孕小鼠体重及子宫有增重作用，而对其增大的卵巢可调节其恢复正常状态；能调整卵巢功能，诱导小鼠动情周期的出现，从而出现排卵。魏美娟等采用建立雄激素致无排卵大鼠(ASR)模型，发现补肾方药能使排卵率上升 70%，黄体数量增加，卵泡壁颗粒细胞层次增加。连方研究说明，二至天癸方可与西药发挥协同作用，并能提高卵细胞质量，其提高卵细胞质量的机制可能与提高颗粒细胞 IGF-1R mRNA 的表达量有关，说明肾气不足可成为卵细胞发育障碍的基础病机，说明补肾益天癸，养血调冲任对生殖功能有明显的促进作用已成为共识。聂淑琴研究提示，当归芍药散能激活闭经和不孕妇女的卵巢功能，对闭经或不孕具有治疗作用。范春茹等的临床研究表明，补肾阳法治疗肾阳虚型排卵功能障碍，血 $E_2$、LH、FSH 治疗后显著提高，补肾阴法治疗肾阳虚型排卵功能障碍，血 $E_2$、LH、FSH 治疗后明显下降，说明补肾法可以调节性腺轴各腺体的病理状态。陆华等的研究结果显示，补肾填精法能明显改善卵巢和子宫的血供，具有促卵泡发育作用。王希浩等研究结果发现，肝郁型月经病中存在着 PRL 水平升高，P 水平显著偏低，$E_2/P$

比值显著升高,FSH、LH 水平升高,而在月经病肝郁三型(肝郁气滞型、肝郁血瘀型、肝郁肾虚型)中,PRL、$E_2/P$ 水平升高是其共性。黄莉萍研究结果发现,肝郁型不孕症患者血清睾酮、泌乳素、儿茶酚胺、雌二醇高于对照组。以上研究显示,肝郁证患者存在 PRL 水平的升高。李炳如等提出补肾中药可能增强下丘脑-垂体-卵巢促黄体功能。廖玎玲证实中药人工周期法对下丘脑闭经妇女垂体促性腺激素起正反馈兴奋作用。

**(五)疗效评价标准**

2007 年,世界中医药学会联合会妇科专业委员会制定的不孕症疗效评价标准为:①痊愈:治疗后 2 年以内妊娠者(可分为 1 年内和 2 年内的疗效进行总结)。②无效:经连续治疗后 2 年未妊娠者。

**(六)小结**

排卵障碍性不孕关键在于肾虚,以肾虚血瘀、肝郁肾虚、脾肾两虚、痰湿阻滞等证型多见。临床必须辨证论治,应采用统一的诊断与疗效判定标准,以利于深入研究与广泛交流。

# 第 15 章　输卵管阻塞性不孕

输卵管阻塞性不孕是指因输卵管不通而使卵不能出,精不能入,精卵不得交合而致不孕。本病中医无此病名,可归于中医学无子、断绪、癥瘕、带下等范畴。

输卵管性不孕多因管腔粘连而导致机械性阻塞,或因盆腔粘连导致纤曲,或影响输卵管的蠕动功能和伞端的拾卵功能,使卵子无法与精子会合所致。输卵管因素引起的不孕症占女性不孕的 1/3。临床多见于慢性输卵管炎导致输卵管阻塞、输卵管结核、子宫内膜异位症或盆腔手术后输卵管粘连,以及输卵管发育不全等。

【发病机制】

(一)中医病因病机

1. 气滞血瘀

因七情内伤,肝气不舒,气机郁结,气滞则血行不畅,以致瘀阻脉络而不孕。

2. 寒湿凝滞

素体阳虚,寒从内生,阳气不运,脏腑功能不振;或外寒入侵,寒客胞中,血为寒凝;或脾虚运化失职,水湿潴留,寒湿凝滞,脉络受阻而不孕。

3. 湿热瘀阻

感受湿热之邪,或肝火炽盛,血内蕴热,久而蕴结成瘀,湿热瘀阻,脉络闭塞不通而不孕。

4. 气虚血瘀

素体虚弱,或正气内伤,外邪侵袭,留注于冲任,与冲任气血相搏结,血行不畅,瘀血停聚;或久病不愈,瘀血内结,日久耗伤,正气匮乏,致气虚血瘀,脉络阻止而不孕。

5. 肾虚血瘀

先天禀赋不足,或房事不节,命门火衰,或经期摄生不慎,感受风寒,寒邪入里,损伤肾阳,冲任失于温煦,胞脉虚寒,寒则血凝,结于胞宫胞脉,而发为本病。

(二)西医病因病理

1. 输卵管炎症

常在人工流产、分娩、宫腔内手术后,因致病菌感染而引起输卵管化脓性炎症,形成输卵管积水、积脓,继而输卵管管壁肥厚、僵硬,并长出肉芽肿或结节,往往与附近器官和组织紧密粘连,致使输卵管管腔闭塞。

2. 盆腔炎

腹腔内邻近器官炎症的蔓延、波及,如阑尾炎尤其化脓后常可累及附件,发生输卵管炎症,导致输卵管阻塞、婚后不孕。

3. 输卵管结核

多继发于肺结核和结核性腹膜炎,极易致输卵管狭窄,甚至阻塞。

4. 子宫内膜异位症

子宫内膜异位在细狭的输卵管内,引起输卵管管壁结节状肥厚,而致输卵管不通;或卵巢巧克力囊肿粘连,导致输卵管机械性阻塞。

### 5. 其他

宫外孕术后、输卵管结扎或化学药物粘堵绝育后和输卵管发育不良。

以上情况可引起输卵管阻塞、输卵管黏膜受损、纤毛消失、输卵管蠕动障碍、伞端闭锁，或与其周围粘连，影响输卵管的通畅。另外，输卵管积液所产生的细胞因子，直接或间接影响精子卵子质量、受精环境与胚胎发育，导致不孕。

【诊断】

### 1. 病史

可有盆腔炎、结核病史，或有人工流产术、清宫术等宫腔操作史，或有痛经等。

### 2. 临床表现

可有下腹疼痛，或腰骶疼痛，或肛门坠胀痛，在经行前后、劳累或性交后加重。或有带下异常、月经不调、痛经等。也有少数患者除不孕外，并无任何自觉症状。

### 3. 检查

（1）妇科检查：部分患者有子宫抬举痛、摇摆痛；子宫固定，或有压痛；附件可增粗、增厚，或有包块，并有压痛；或子宫直肠陷窝及宫骶韧带触及痛性结节。

（2）输卵管通畅性检查：子宫输卵管造影或腹腔镜下输卵管通液检查，显示输卵管阻塞，或通而不畅，或纤曲、积液等。

【鉴别诊断】

### 1. 急性阑尾炎

急性阑尾炎亦发病急骤，有发热及腹部剧痛，但腹痛多以上腹部开始或脐周痛，逐渐局限于右下腹，并伴有恶心呕吐。腹部检查：麦氏点压痛、肌紧张、反跳痛、腰大肌试验与结肠充气试验阳性。妇科检查双侧附件多无异常，而右侧高于附件区有压痛。急性阑尾炎有时亦可引起急性右侧输卵管炎，此时应以治疗急性阑尾炎为主。

### 2. 异位妊娠破裂或流产、黄体破裂

输卵管妊娠破裂或流产于发病前多有闭经史，早孕反应、尿 hCG 阳性及不规则阴道流血，多无寒战、高热等症状，白细胞计数一般在正常范围。而以腹痛更为剧烈或伴有休克，双合诊可触及一侧附件有触痛及包块，后穹饱满而有触痛，穿刺可抽出暗红色不凝血。黄体破裂时，亦以伴有休克与后穹穿刺抽出不凝血为特点。

### 3. 卵巢囊肿蒂扭转

卵巢囊肿蒂扭转多发病突然，且常与体位突然改变有关，下腹一侧绞痛，伴恶心呕吐，可有下腹部肿块病史，无发热及阴道出血。妇科检查时，一侧附件区可触及囊性肿块，表面光滑，触痛明显，同侧子宫角有压痛，合并感染，可有发热或白细胞增高。

### 4. 急性结肠炎

该病多有进不洁食物史，腹痛呈绞窄样，并伴有呕吐、腹泻，腹痛时有排便感，便后腹痛可暂缓解，腹部检查可有触痛，但无肌紧张，粪便检查可发现脓细胞，妇科检查一般无异常所见。

### 5. 陈旧性宫外孕

陈旧性宫外孕易与慢性输卵管炎混淆，但前者多有停经及急性下腹痛病史，以后自行缓解，且反复发作。下腹部可触及包块，伴疼痛，可有阴道持续性少量出血，妇科检查时，可见肿块多偏于一侧，后穹穿刺可抽出陈旧性血液及小血块。

### 6. 子宫内膜异位症

子宫内膜异位症多表现为严重的痛经,并以继发性及进行性加重为特点。由于子宫内膜异位症亦多有广泛性粘连,并有不孕、月经过多、性交痛、排便痛等病史,有时与慢性输卵管炎较难鉴别,对于诊断有困难者,可通过腹腔镜检查协助诊断。

### 7. 卵巢囊肿

卵巢囊肿主要需与输卵管积水相鉴别,卵巢囊肿一般无炎症病史。妇科检查,肿物多呈圆形或椭圆形、囊性感、表面光滑、活动性好,位于下腹一侧;输卵管积水多为双侧,且多与周围有粘连,囊壁薄,二者在临床上常不易鉴别,多于手术时才能确诊。

### 8. 盆腔瘀血综合征

本病症状与慢性盆腔炎相类似,长期下腹疼痛、腰骶痛,但妇科检查可无异常体征,可通过盆腔静脉造影术、腹腔镜检查以鉴别。

### 9. 卵巢癌

附件炎性包块与周围粘连,不活动,多为囊性;而卵巢癌为实性,多较大,伴或不伴腹水。

【治疗】

(一)中医辨证论治

### 1. 气滞血瘀证

主症:原发或继发不孕,输卵管不通或通而不畅,月经先后不定期,经行不畅,经色紫暗,夹有血块,经前少腹及乳房胀痛,心烦易怒,平时下腹隐坠或刺痛,舌质紫暗或有瘀斑,苔薄白,脉弦细。妇科检查双侧附件增厚或压痛,阴道后穹及骶骨韧带可查及触痛性结节。

治法:理气活血,化瘀通络。

方药:疏化通管汤(庞保珍编著《不孕不育中医治疗学》)。柴胡、炮穿山甲、皂角刺、三棱、莪术、制乳香、制没药、昆布、水蛭、路路通、黄芪、菟丝子。

### 2. 寒湿凝滞证

主症:输卵管不通或通而不畅,月经后期、量少、色暗有血块,带下清冷,形寒肢冷,少腹冷痛,喜温喜按,小便清长,大便溏薄,舌质淡,苔白腻,脉沉细或沉滑。妇科检查一般无其他异常发现。

治法:散寒除湿,活血通络。

方药:温活畅管汤(庞保珍编著《不孕不育中医治疗学》)。紫石英、淫羊藿、炮姜、肉桂、白芥子、茯苓、炮穿山甲、皂角刺、水蛭、制没药、鸡血藤。

### 3. 湿热瘀阻证

主症:输卵管不通或通而不畅,月经先期、量多、质黏稠、色鲜红或紫红、夹有血块,带下色黄,少腹疼痛拒按,面红身热,口苦咽干小便黄赤,大便干结,舌质红,苔薄黄或黄腻,脉滑数。妇科检查可见子宫稍大,有压痛,双侧附件或有增厚及压痛。

治法:清热利湿,散瘀通络。

方药:清利启管汤(庞保珍编著《不孕不育中医治疗学》)。红藤、黄柏、败酱草、薏苡仁、苍术、牡丹皮、柴胡、炮穿山甲、三棱、莪术、制没药、当归。

### 4. 气虚血瘀证

主症:下腹部疼痛结块,痛连腰骶,缠绵日久,经期加重,经血量多有块,带下量多,神疲乏力,食少纳呆,舌体黯红,有瘀点瘀斑,苔白,脉弦涩无力。

治法:益气健脾,化瘀通络。

方药:济气疏管汤(庞保珍编著《不孕不育中医治疗学》)。生黄芪、人参、白术、山药、三棱、莪术、鸡内金、水蛭、昆布、菟丝子、柴胡。

**5. 肾虚血瘀证**

主症:小腹冷感,少腹隐痛,腰腿酸痛,带下量多,质稀如水,头晕耳鸣,畏寒肢冷,小便频数清长,夜尿多,大便溏薄,舌质淡,苔薄白,脉沉迟。

治法:补肾助阳,活血化瘀。

方药:济肾洁管汤(庞保珍编著《不孕不育中医治疗学》)。巴戟天、菟丝子、杜仲、续断、香附、当归、三棱、莪术、水蛭、昆布、六通。

**(二)中成药**

**1. 气滞血瘀证**

血府逐瘀口服液每次2支,每日3次,口服。

**2. 寒湿凝滞证**

桂枝茯苓胶囊每次3粒,每日3次,口服。

**3. 湿热瘀阻证**

金鸡胶囊每次4粒,每日3次,口服。

**4. 气虚血瘀证**

丹黄祛瘀胶囊每次2～4粒,每日2～3次,口服。

**5. 肾虚血瘀证**

定坤丹每次1丸,每日2次(每丸重10.8g),口服。

**(三)中医外治**

**1. 气滞血瘀证**

方药:疏化通管汤(庞保珍、庞清洋编著《不孕不育中医外治法》)。柴胡、炮穿山甲、皂角刺、三棱、莪术、制乳香、制没药、昆布、水蛭、路路通、黄芪、菟丝子。

制法:浓煎200ml。

用法:灌入已消毒的液体瓶中,连接一次性输液器,须将输液器之头皮针去掉,连接一个14号导尿管插入直肠,缓慢滴注,药液温度以39℃左右为宜,每日1次。

方药:香蛭胤嗣丹(庞保珍、庞清洋编著《不孕不育中医外治法》)。香附、水蛭、当归、川芎、枳壳、延胡索、三棱、莪术、苏合香、薄荷。

制法:将上述药物共同研成细末,瓶装备用。

用法:治疗时,取药末10g,以温开水调成糊状,纱布包裹,敷于脐部,胶布固定,3日换药1次。

**2. 寒湿凝滞证**

方药:温活畅管汤(庞保珍、庞清洋编著《不孕不育中医外治法》)。紫石英、淫羊藿、炮姜、肉桂、白芥子、茯苓、炮山甲、皂角刺、水蛭、制没药、鸡血藤。

制法:浓煎200ml。

用法:灌入已消毒的液体瓶中,连接一次性输液器,须将输液器之头皮针去掉,连接一个14号导尿管插入直肠,缓慢滴注,药液温度以39℃左右为宜,每日1次。

**3. 湿热瘀阻证**

方药:清利启管汤(庞保珍、庞清洋编著《不孕不育中医外治法》)。红藤、黄柏、败酱草、薏苡仁、苍术、牡丹皮、柴胡、炮山甲、三棱、莪术、制没药、当归。

制法:浓煎 200ml。

用法:灌入已消毒的液体瓶中,连接一次性输液器,须将输液器之头皮针去掉,连接一个 14 号导尿管插入直肠,缓慢滴注,药液温度以 39℃左右为宜,每日 1 次。

**4. 气虚血瘀证**

方药:济气疏管汤(庞保珍、庞清洋编著《不孕不育中医外治法》)。生黄芪、人参、白术、山药、三棱、莪术、鸡内金、水蛭、昆布、菟丝子、柴胡。

制法:浓煎 200ml。

用法:灌入已消毒的液体瓶中,连接一次性输液器,须将输液器之头皮针去掉,连接一个 14 号导尿管插入直肠,缓慢滴注,药液温度以 39℃左右为宜,每日 1 次。

**5. 肾虚血瘀证**

方药:济肾洁管汤(庞保珍、庞清洋编著《不孕不育中医外治法》)。巴戟天、菟丝子、杜仲、续断、香附、当归、三棱、莪术、水蛭、昆布、六通。

制法:浓煎 200ml。

用法:灌入已消毒的液体瓶中,连接一次性输液器,须将输液器之头皮针去掉,连接一个 14 号导尿管插入直肠,缓慢滴注,药液温度以 39℃左右为宜,每日 1 次。

**(四)针灸治疗**

**1. 气滞血瘀证**

取膻中、合谷、太冲、委中、期门、膈俞穴。

**2. 寒湿凝滞证**

取足三里、天枢、神阙、曲池、合谷穴。

**3. 湿热瘀阻证**

取长强、会阳、百会、承山、三阴交、阴陵泉穴。

**4. 气虚血瘀证**

取气海、膻中、足三里、合谷穴。

**5. 肾虚血瘀证**

取肾俞、命门、关元、气海、三阴交穴。

**(五)西医治疗**

**1. 药物治疗**

(1)输卵管内注射药物:每次注药用透明质酸酶 1500U、庆大霉素 8 万 U、地塞米松 5mg,加入生理盐水 25ml,缓慢注入子宫输卵管内,使局部消炎、组织溶解或软化粘连,从而达到闭塞部位通畅的目的。于月经干净后禁房事,从第 3 天开始,隔 1~2 天注入 1 次,直至排卵期前。可连用 2~3 个月经周期。

(2)物理疗法:可用超短波、短波透热、碘离子透入等疗法。

**2. 手术治疗**

(1)腹腔镜治疗:镜下进行粘连松解,如用镜端拨开输卵管、卵巢与周围器官之间的松散粘连;而对条索状、薄膜状的纤维组织或瘢痕性粘连则用小剪刀剪开,出血点可用电凝止血;对散在性小的子宫内膜异位灶进行电凝。

(2)显微外科手术:对于输卵管不同部位的阻塞,选用不同的手术方式,如输卵管伞周围粘连分离术、输卵管造口术、输卵管成形术、输卵管中段阻塞部分切除及端与端吻合术。

【名家经验】

### 1. 罗元恺经验

不孕症亦有实证,主要是痰、瘀所致。血瘀可因气滞、寒凝、热灼或湿热所致,如子宫内膜异位症、慢性盆腔炎、输卵管阻塞等均以血瘀为主要病机。治疗原则以活血化瘀为主,兼行气、温经或清热。此类患者常有痛经或非经期下腹疼痛,罗元恺常以失笑散加味治之。罗元恺善用三七化瘀止痛,在失笑散的基础上创制了田七痛经胶囊(三七、蒲黄、五灵脂、延胡索、川芎、冰片等),治疗寒凝血瘀和气滞血瘀之痛经。其后,又自拟罗氏内异方(益母草、牡蛎、桃仁、延胡索、乌药、乌梅、川芎、五灵脂、山楂、丹参、蒲黄等)治疗子宫内膜异位症所致之痛经和不孕。

### 2. 李广文经验

李广文认为,本病证属血瘀,治当化瘀通络,自创专用方剂——通任种子汤。药物组成:香附9g,丹参30g,赤白芍各9g,桃仁9g,连翘12g,小茴香6g,当归12g,川芎9g,延胡索15g,莪术9g,皂角刺9g,穿山甲3g,炙甘草6g。具有活血祛瘀,通络止痛的功效。用法:每天1剂,水煎2次服,连服3天停药1天,经期停药。对检查输卵管通畅,但妇科检查为附件炎,且无其他不孕因素者,也给予通任种子汤。

### 3. 肖承悰经验

肖承悰认为,对输卵管性不孕的治疗,在针对病理因素瘀血、气郁、湿热、寒湿治疗的同时,要注意补益肾气。

【验案选粹】

### 1. 刘敏如补肾活血助孕验案

陈某,女,39岁,婚后10年未避孕未孕。西医检查左侧输卵管阻塞,多囊卵巢综合征。曾于2003年1月13日体外受精,胚胎移植(IVF-ET)未成功。综合四诊,中医辨证为肾虚血瘀,治以补肾活血,主方用六味地黄丸合五子衍宗丸加养血活血药化裁,根据月经周期,择期用药,调治2月余,基础体温由单相变为双相,于中药调经后第5个周期再次行IVF-ET成功。

按语:该患者结婚10年未孕,中医辨证为肾虚血瘀。故选用六味地黄丸补肾益精,在此基础上合用五子衍宗丸补肾益气,填精补髓,种嗣衍宗。佐以养血活血之品,使瘀祛血行。合之可使肾气旺盛,肾精充实,任通冲盛,胞宫得养而经调子嗣。

### 2. 柴嵩岩阻塞性不孕验案

刘某,女,30岁,已婚。初诊日期:2003年4月28日。近2年未避孕未孕。患者既往月经周期24～25天一行,2天净,量少。结婚4年间曾有妊娠1次,于2000年6月行人工流产术,手术顺利,术后无腹痛及阴道不规则出血,月经量渐少。近2年未避孕未孕。末次月经2003年4月18日,现基础体温低温相,带下不多。纳可,二便调。2003年1月碘油造影提示双侧输卵管不通,伞端粘连。妇科检查提示双附件增厚,有轻压痛。舌肥嫩暗红,脉细滑。辨证:血海受损,湿热阻滞。立法:补益冲任,除湿通利。

病证分析:患者人工流产术后未避孕未孕2年,输卵管造影提示,双侧输卵管不通,妇科检查双附件增厚,有轻压痛,属继发阻塞性不孕、慢性盆腔炎,证属中医不孕。患者舌肥嫩,提示素体禀赋不足,脾虚运化不利,痰湿内停,湿邪瘀久结聚;分析病史,人工流产术后血海空虚,湿热之邪乘虚而入,阻滞胞脉,日久结聚壅塞,脉络不通,不能成孕;人工流产术后月经量少,提示冲任损伤,肾气不足。中医辨证为血海受损,湿热阻滞。治以补益冲任,除湿通利之法。处方:菟丝子15g,当归10g,茯苓12g,山药12g,白术10g,桂枝3g,车前子10g,细辛3g,川芎5g,茜草炭12g,薏苡仁20g,川楝子6g。14 剂。全方以健脾扶正为主。方中药用茯苓、山药、薏苡仁、白术多味,共奏健脾利湿之功;辅以菟丝子温肾助阳;佐当归、川芎、茜草炭活血化瘀。车前子利湿活血化痰。

二诊:2003 年 5 月 27 日。末次月经 2003 年 5 月 15 日,现基础体温上升 1 天。舌暗红,脉细滑。处方:萆薢12g,川芎5g,茯苓20g,野菊花15g,杜仲10g,三棱10g,水蛭2g,泽兰10g,鱼腥草12g,北沙参20g,女贞子20g,香附15g。7 剂。患者服首诊方 1 个月,舌肥嫩消失,示脾虚改善。现二诊舌质暗红,提示湿热瘀阻为当下主要病机,遂开二诊方,治以清热利湿、活血化瘀之法。此方加用三棱、水蛭。三棱味苦、性平,归肝脾经,苦平泄降,既可走血分,以破血中之结,又走气分,以行气消积,善消血瘀气结,癥瘕积聚;水蛭味咸、苦,归肝经,咸能走血,苦能泄结,入肝经血分,为破血逐瘀消癥之良药。《本经》曰其"主逐恶血、瘀血、月闭,破血癥积聚,无子,利水道",老师云其"破血而不伤正气"之效。方中以三棱、水蛭合用,共奏化瘀消癥散结之功,以期改善输卵管之阻塞状态,又不至损伤阴血。本方血分所用药之多,系三方面考虑:①患者现双侧输卵管不通,宜加大活血化瘀通络之力;②此时正值基础体温上升之时,活血化瘀以疏通冲任气血,促进排卵;③患者在避孕中,使用活血药相对安全。

三诊:2003 年 6 月 3 日。末次月经 2003 年 5 月 15 日,基础体温已典型上升 9 天。舌苔薄黄,脉细滑。处方:瓜蒌15g,枳壳10g,续断15g,白芍10g,当归10g,路路通10g,茜草12g,月季花6g,覆盆子12g,桑寄生20g,川芎5g,地骨皮10g。7 剂。三诊治疗继续以理气化瘀通络为主,药用瓜蒌、枳壳、路路通、茜草炭、月季花;辅以补肾养阴清热,以桑寄生、续断走动,补而不腻之品养阴血,地骨皮清虚热。

四诊:2003 年 6 月 10 日。末次月经 2003 年 6 月 8 日,经量较前增多。舌暗红,脉细滑。处方:车前子10g,巴戟天4g,续断20g,泽兰10g,远志6g,桑寄生30g,冬瓜皮20g,薏苡仁20g,赤芍10g,丝瓜络10g,路路通10g,鱼腥草20g,7 剂。四诊方延续上方之法,佐用少量巴戟天。巴戟天其性柔润、不甚燥散,温肾而不伤阴血。此方用之温肾助阳,于理气化瘀通络之时,兼顾护肾气。

五诊:2003 年 6 月 17 日。2003 年 6 月 15 日通液检查,注液 10ml,反流明显,压力 40kPa。舌淡红,脉细滑。处方:萆薢12g,木香3g,荔枝核10g,白芍10g,杜仲10g,当归10g,何首乌10g,薏苡仁20g,乌药10g,泽兰10g,路路通10g,菟丝子20g,马齿苋15g,延胡索10g,14 剂。患者近日通液检查结果提示,现双侧输卵管仍阻塞。经治近 2 个月,患者经量较前增多,舌质由肥嫩暗红转为暗红直至淡红,脾虚、阴血不足之象得以充分缓解。五诊治疗可全力攻伐脉络瘀阻之证,全方以温经利湿通络为主要功效,药用木香、荔枝核、乌药温通经脉;泽兰、路路通、延胡索化瘀通络;萆薢、薏苡仁清热利湿。

六诊:2003 年 7 月 1 日。末次月经 2003 年 6 月 8 日,现基础体温上升 12 天。舌暗红,脉细滑。处方:萆薢12g,川芎5g,鱼腥草15g,延胡索10g,泽兰10g,川贝母10g,夏枯草12g,杏仁10g,益母草10g,桑寄生30g。7 剂。六诊方沿用上法,针对脉络瘀阻之证。加川贝母、杏仁加强肺之气化作用。肺气宣达,气血通畅,以助胞脉畅通。

七诊:2003 年 7 月 8 日。末次月经 2003 年 7 月 4 日,经前基础体温典型双相,带经 3 天。

舌暗,脉细滑。处方:车前子 10g,萆薢 10g,丝瓜络 10g,桔梗 10g,川贝母 10g,路路通 10g,赤芍 10g,柴胡 5g,当归 12g,桂枝 2g,鱼腥草 20g。7 剂。

八诊:2003 年 7 月 15 日。继发不孕,输卵管不通复诊。末次月经 2003 年 7 月 4 日,经前基础体温典型双相。近日感冒。纳可,二便调。2003 年 7 月 9 日通液检查示:双侧输卵管通畅,注液 25ml,压力 15.5kPa。舌淡红,脉细滑。处方:柴胡 5g,丝瓜络 10g,鱼腥草 12g,桔梗 10g,川贝母 10g,赤芍 10g,川楝子 6g,枳壳 10g,茵陈 12g,合欢皮 10g,香附 15g,木香 3g,茜草 12g。7 剂。

经治近 3 个月,患者近日通液检查提示,双侧输卵管已通畅。八诊方仍以理气化瘀通络之法巩固疗效。

**【诊疗述评】**

**1. 通畅试验有数种,镜下通染金标准**

目前常用的输卵管通畅性试验有输卵管通气术、输卵管通液术、子宫输卵管碘油造影、腹腔镜下通染液试验等。输卵管通气术容易造成空气栓塞,现多不用。最常用的是输卵管通液术,特别是基层医院更常用。庞保珍临证发现有不少经输卵管通液试验,结果认为是通畅的,经过较长时间的治疗仍不受孕,对这种经输卵管通液试验认为通畅的患者,再经子宫输卵管碘油造影,或腹腔镜下通染液试验证实输卵管不通,经治通畅而受孕。输卵管通液术所得结果并不可靠,仅供参考。确切诊断应做腹腔镜下通染液试验,目前公认腹腔镜下通染液试验是评价输卵管通畅性的金标准。

**2. 症状明显易诊断,无症阻塞不能忽**

对有明显临床症状的输卵管阻塞性不孕,容易诊断,不易漏诊。对隐性炎症所导致的输卵管阻塞,平时无明显自觉症状,最容易被医者忽略。因此,对隐性炎症所致输卵管阻塞应予以高度重视。对不孕患者来说确定输卵管通畅与否是重要一环。输卵管通畅试验最好列为女性不孕的常规检查项目之一。

**3. 辨证论治是关键,切忌一派清热药**

输卵管阻塞虽多由输卵管炎症所致,临证且不可一见炎症,就把大队的清热解毒药用上,结果往往愈用愈重,必须按中医基本理论进行辨证论治。

**4. 内服外用相结合,疗效提高疗程短**

验之临床,内服进行整体调治与外用进行局部治疗相结合,较单纯内服疗效均有所提高,可以明显缩短疗程。输卵管阻塞外治法有多种,如阴道纳药、直肠导入、外敷、热熨、药物离子导入等。

**5. 致病原因须细查,预防知识给患讲**

导致输卵管阻塞的常见原因有经期淋雨、涉水、经期性交、放环取环无菌操作不严格等。有病药物治疗固然重要,要知药物能去病,致病因还可致病,如不注意防治,这次虽愈,很快又可复发。如经期性交引起者,用药病虽去大半,经期又性交,病又可加重,周而复始,很难治愈。因此,在给患者药物治疗的同时,给患者讲清所要注意的问题相当重要。

**【预防与调护】**

(1)注意经期卫生,严禁经期性生活,以防盆腔感染。

(2)重视婚前教育,避免婚前妊娠,做好新婚夫妇的避孕指导与计划生育宣传工作,尽量减少人工流产率。

（3）积极预防与早期治疗人工流产及分娩所致的生殖道感染。人工流产术前应严格检查生殖道分泌物的清洁度,术中应严格执行无菌操作。

【古代文献精选】

《金匮要略·妇人杂病脉证并治》:"妇人中风七八日,续来寒热,发作有时,经水适断,此为热入血室,其血必结,故使如疟状,发作有时,小柴胡汤主之。"

《诸病源候论·妇人杂病诸候》:"带下者,由劳伤过度,损动经血,致令体虚风冷,风冷入于胞络,搏其血之所成也。冲脉、任脉为经络之海,任之为病,女子则带下……秽液与血相兼连带而下,冷则多白,热则多赤,故名带下。"

《校注妇人良方·妇人腹中瘀血方论》:妇人腹中瘀血者,由月经闭积,或产后余血未尽,或风寒滞瘀,久而不消,则为积聚癥瘕。

《女科撮要·热入血室》:"妇人伤寒或劳役,或怒气发热,适遇经行以致热入血室。或血不行,或血不止,令人昼则明了安静,夜则谵语如见鬼状。用小柴胡加生地黄。血虚者,用四物加生地、柴胡。切不可犯胃气。若病既愈而血未止,或热未已,元气素弱,用补中益气。脾气素郁,用济生、归脾。血气素弱,用十全大补,应无误矣。"

《女科撮要·带下》:"或因六淫七情,或因醉饱房劳,或因膏粱厚味,或服燥剂所致。脾胃亏损,阳气下陷,或湿痰下注,蕴积而成,故言带也。凡此皆当壮脾胃、升阳气为主,佐以各经见症之药。"

《景岳全书·妇人规·带浊梦遗类》:"湿热下流而为浊带,脉必滑数,色见红赤,证有烦渴而多热者,宜保阴煎、加味逍遥散,或经验猪肚丸亦佳。若热甚兼淋而赤者,宜龙胆泻肝汤。"

《黄帝内经灵枢集注·痈疽》:"营卫稽留于经脉之中,则血泣而不行,不行则卫气从之而不通,壅遏不得行,故大热,大热不止,热胜则肉腐,肉腐则为脓。"

《医宗金鉴·妇科心法要诀·带下门》:"五色带下,皆从湿化。若少腹胀痛,污水绵绵,属湿热者,宜用导水丸;其方即牵牛、滑石、黄芩、生军,治热有余也。属湿寒者,宜用万安丸;其方即牵牛、胡椒、小茴香、木香,治寒有余也。"

《内府秘传经验女科·赤白带》:"赤属血,白属气,湿热为病,漏与带俱是胃中痰积下流,渗入膀胱,稠黏者是。又有如白汤者,名曰白浊,主燥湿为先,法当升之。甚者法以提其气,宜断厚味。"

《傅青主女科·带下》:"夫带下俱是湿证,而以'带'名者,因带脉不能约束而有此病,故以名之……况加以脾气之虚,肝气之郁,湿气之侵,热气之逼,安得不成带下之病哉……夫白带乃湿盛而火衰,肝郁而气弱……方用完带汤。夫青带乃肝经之湿热……方用加味逍遥散……夫黄带乃任脉之湿热也……方用易黄汤。夫黑带者,乃火热之极也……方用利火汤。夫赤带亦湿病……火热故也……方用清肝止淋汤。"

《温热经纬·叶香岩外感温热篇》:"温邪热入血室有三证,如经水适来,因热邪陷入而搏结不行者,此宜破其血结;若经水适断,而邪乃乘血舍之空虚以袭之者,宜养营以清热;其邪热传营,逼血妄行,致经未当期而至者,宜清热以安营。"

【现代研究进展】　输卵管阻塞性不孕是指因输卵管不通而使卵不能出,精不能入,精卵不得交合而致不孕。本病中医无此病名,可归于中医学无子、断绪、癥瘕、带下等范畴。现将中华人民共和国成立以后,著名中医学家治疗输卵管阻塞性不孕的研究综述如下。

**(一)病因病机**

西医学认为,输卵管阻塞主要是由于急慢性盆腔炎、输卵管炎或输卵管结核、子宫内膜异位症、盆腔手术后盆腔粘连所引起。这些疾病造成输卵管充血、水肿、炎性浸润、积脓、积水及肉芽性增生等病理改变,最终导致输卵管不通或通而不畅,影响卵子与精子的结合而不能受孕。

多数医家认为与气血失和,血瘀阻络有关。连方在临床与实验研究的基础上认为,输卵管阻塞属少腹血瘀证的范畴。贝润浦认为,其病理乃冲任瘀阻,胞络涩滞,卵管不通,碍于受精,导致不孕。肖承悰认为,肾虚肝郁是慢性盆腔炎的主要发病机制。郭志强认为,慢性盆腔炎的病机特点以血瘀、湿阻、寒凝为主。血瘀是慢性盆腔炎的基本病理改变,贯穿于慢性盆腔炎的始终;湿浊损伤任带是发病的重要因素;慢性盆腔炎寒证多而热证少。瘀、湿、寒三者交结,致慢性盆腔炎迁延难愈。蔡小苏认为,慢性盆腔炎的发病原因,以肝郁气滞为主,其次是脾虚、肾虚。何少山等认为,人工流产对女性生殖功能的影响,是因为胞宫留瘀、胞宫虚损和心理应激三方面的相互影响。许良智等研究认为,以往有慢性不明原因的下腹疼痛而未进行诊治和既往任何部位的结核病史是输卵管性不孕的危险因素,而较晚开始性生活是输卵管性不孕的保护因素。单因素分析还发现,多个性伴侣、有婚前性行为和婚前妊娠及阴道炎与输卵管性不孕有关。庞保珍认为,输卵管炎可不同程度地导致输卵管阻塞、蠕动功能障碍、管腔内分泌异常或产生抗精子抗体而引起不孕症。

**(二)治疗方法**

**1. 辨证论治**

(1)韩冰对慢性盆腔炎分 3 型:湿热蕴结型用清热调血汤加味;气滞血瘀型用膈下逐瘀汤;寒湿凝滞型用少腹逐瘀汤加味。

(2)郭志强将慢性盆腔炎归纳为气滞血瘀、湿热瘀阻、寒湿瘀阻 3 个证型进行辨证论治。

(3)赵松泉认为,治疗时不局限于病名,而须突出中医特色,在辨证论治上体现整体观,标从于本,或标本同治,以八纲加上气血二纲进行辨证论治,归纳为五个证型。湿热壅遏型用赵松泉经验方:炒知母 9g,炒黄柏 9g,瞿麦 9g,萹蓄 9g,白芍 9g,川莲子 6g,蒲公英 9g,黄芩 9g,延胡索 6g,郁金 5g,山慈姑 9g,木通 5g,草河车 20g,败酱草 15g,水煎服;寒湿凝滞型用赵松泉经验方:橘核 9g,川楝子 9g,延胡索 6g,广木香 3g,荔枝核 9g,香附 5g,乌药 5g,茴香 6g,艾叶 5g,吴茱萸 6g,白术 6g,制乳香、没药各 5g,丹参 9g,桂枝 6g(或肉桂心 1.5g),水煎服;血瘀郁结型用膈下逐瘀汤加减;肝郁气滞型用加味逍遥散;阴虚内热型用鳖甲散、清骨散加减。

(4)赵红在继承全国名老中医许润三教授经验的基础上,结合临床采用局部辨病和全身辨证相结合的分型论治:肝郁血滞型用四逆散加味(柴胡、枳实、赤芍、生甘草、丹参、穿山甲、生牛膝);瘀血内阻型用栝蒌根散加减(桂枝、桃仁、赤芍、蟅虫、栝楼根、生牛膝、路路通、王不留行);瘀湿互结型用桂枝茯苓丸加味(桂枝、牡丹皮、赤芍、桃仁、茯苓、水蛭、白芥子、马鞭草);寒凝瘀滞型,用少腹逐瘀汤加味(小茴香、肉桂、当归、川芎、赤芍、延胡索、干姜、生蒲黄、五灵脂、没药、穿山甲、路路通);湿热瘀阻型用解毒活血汤加味(连翘、葛根、柴胡、枳壳、当归、赤芍、生地黄、红花、桃仁、甘草、败酱草、薏苡仁、路路通、皂角刺)。

(5)尤昭玲等将慢性盆腔炎分为 4 型:湿热壅阻用银甲丸(《王渭川妇科经验选》);寒湿凝滞用少腹逐瘀汤;气滞血瘀用膈下逐瘀汤;气虚血瘀用理冲汤(《医学衷中参西录》)。

(6)张玉珍、刘敏如分 4 型:气滞血瘀证用膈下逐瘀汤加味等;寒凝瘀滞证用少腹逐瘀汤加味;肾虚血瘀证用二仙路路通汤(《中国现代名中医医案精华》)加味等;湿热瘀阻证用解毒活血汤(《医林改错》)加味等。

(7)刘云鹏认为,大部分盆腔炎病属癥瘕范畴,分 3 型:肝郁血瘀以血府逐瘀汤加味;热(湿)毒内蕴以自拟柴枳败酱汤加味;肝郁脾虚以逍遥散加味或当归芍药散,并配自制的水蛭内金片,并酌情治调经,分期、分步治疗。

(8)罗元恺对形证偏热者用丹栀逍遥散合金铃子散加减;形证偏寒者用少腹逐瘀汤加味。

(9)李祥云分 5 型:气滞血瘀用理气祛瘀峻竣煎(经验方):三棱、莪术、穿山甲、牡丹皮、丹参、路路通、柴胡、香附、夏枯草、当归、白术;寒凝瘀滞用温经祛瘀峻竣煎(经验方):附子、桂枝、淫羊藿、紫石英、丹参、香附、苏木、穿山甲、路路通、茯苓;气虚血瘀用益气祛瘀峻竣煎(经验方):党参、黄芪、山药、黄精、白芍、赤芍、三棱、莪术、土鳖虫、皂角刺;热盛瘀阻用清热祛瘀峻竣煎(经验方):红藤、蒲公英、败酱草、黄芩、黄柏、三棱、莪术、夏枯草、赤芍、穿山甲、路路通;肾亏瘀阻用益肾逐瘀峻竣煎(经验方):当归、川芎、香附、菟丝子、淫羊藿、三棱、莪术、丹参、水蛭、路路通。

(10)庞保珍治疗输卵管阻塞性不孕四法:温经活血法用少腹逐瘀汤(《医林改错》)、温经汤(《金匮要略》)、没药除痛散(《证治准绳》)加减;行气活血法用开郁种玉汤(《傅青主女科》)、血府逐瘀汤(《医林改错》)、膈下逐瘀汤(《医林改错》)加减;解毒活血法用仙方活命饮(《外科发挥》)、解毒活血汤(《医林改错》)加减;滋阴活血法用通幽汤(《兰室秘藏》)、玉女煎(《景岳全书》)加减。庞保珍分 5 型:气滞血瘀用自拟疏化通管汤;寒湿凝滞用自拟温活畅管汤;湿热瘀阻用自拟清利启管汤;气虚血瘀用自拟济气疏管汤;肾虚血瘀用自拟济肾洁管汤。

**2. 专病专方**

(1)肖承悰认为,治法应补肾疏肝为主,兼以清热活血散结。主要药物为续断、牛膝、夏枯草、郁金、赤芍、败酱草等。

(2)许润三以四逆散加味方治之,效佳。

(3)夏桂成用通管汤:穿山甲片 10g,天仙藤 15g,苏木 9g,炒当归、赤芍、炒白芍各 12g,路路通 6g,丝瓜络 6g,鸡血藤 15g,川续断 12g,炒柴胡 5g。

(4)王子瑜常用当归尾、川芎、赤芍、桃仁、丹参、柞木枝、穿山甲、路路通、皂角刺、海藻、血竭、柴胡、广木香。

(5)蔡小荪通络方:皂角刺 15g,王不留行 9g,月季花 9g,广地龙 9g,降香片 3g。

(6)对生殖系统结核蔡小荪用抗痨方:丹参 12g,百部 12g,王不留行 9g,山海螺 15g,鱼腥草 12g,功劳叶 15g,夏枯草 12g,皂角刺 12g,怀牛膝 9g,大生地黄 9g,路路通 9g。

(7)李广文通任种子汤:香附 9g,丹参 30g,赤白芍、桃仁、红花各 9g,川芎 6g,当归、连翘各 12g,小茴香 6g,络石藤 9g,炙甘草 6g。

(8)刘奉五对急性盆腔炎属湿毒热型者用清热解毒汤:连翘 15g,金银花 15g,蒲公英 15g,紫花地丁 15g,黄芩 9g,瞿麦 12g,萹蓄 12g,车前子 9g,牡丹皮 9g,赤芍 6g,地骨皮 9g,冬瓜子 30g;对盆腔脓肿属热毒壅聚者用解毒内消汤:连翘 30g,金银花 30g,蒲公英 30g,败酱草 30g,冬瓜子 30g,赤芍 6g,牡丹皮 6g,川大黄 3g,赤小豆 9g,甘草节 6g,土贝母 9g,犀黄丸(分 2 次吞服)9g;对慢性盆腔炎属湿热下注者用清热利湿汤:瞿麦 12g,萹蓄 12g,木通 3g,车前子 9g,滑石 12g,延胡索 9g,连翘 15g,蒲公英 15g;对慢性盆腔炎属下焦寒湿,气血凝结者用暖宫定痛汤:橘核 9g,荔枝核 9g,小茴香 9g,胡芦巴 9g,延胡索 9g,五灵脂 9g,川楝子 9g,制香附 9g,乌药9g;对慢性盆腔炎腰腹疼痛属气滞血瘀者用疏气定痛汤:制香附9g,川楝子9g,延胡索9g,五灵脂9g,没药3g,枳壳4.5g,木香4.5g,当归9g,乌药9g。

(9)裘笑梅对盆腔炎、子宫内膜炎、附件炎等用二藤汤:忍冬藤30g,蜀红藤30g,大黄9g,大青叶9g,紫草根(后下)9g,牡丹皮9g,赤芍g,川楝子9g,制延胡索9g,生甘草3g。

(10)王渭川对湿热蕴结者用银甲丸:金银花15g,连翘15g,升麻15g,红藤24g,蒲公英24g,生鳖甲24g,紫花地丁30g,生蒲黄12g,椿根皮12g,大青叶12g,西茵陈12g,琥珀末12g,桔梗12g。上药共研细末,炼蜜成63丸,此为一周量。也可改成煎剂。

(11)黄绳武认为,妇科病的慢性炎症用药不能过于寒凉,而应用一些具有温养流动之性的当归、川芎、鸡血藤、鹿角霜等,配以活血通络之品,温通经脉。

(12)钱伯煊认为,慢性盆腔炎以湿热下注最为常见,方用逍遥散合三补丸加减:柴胡6g,赤芍9g,白术9g,茯苓12g,生甘草6g,黄连3g,黄柏9g,川楝子9g,贯众12g,川续断12g。

(13)何少山血竭化癥汤(经验方):血竭、乳香、没药、五灵脂、桃仁、制大黄、皂角刺、穿山甲、水蛭、地鳖虫、鹿角片。

(14)庞泮池通管汤:当归、芍药、地黄、川芎、桃仁、红花、香附、路路通、石菖蒲、皂角刺、薏苡仁、海螵蛸、生茜草、败酱草、红藤。

(15)马宝璋对血瘀气滞型用自拟逐瘀助孕汤:牡丹皮15g,赤芍20g,柴胡15g,黄芩20g,香附20g,延胡索15g,金银花50g,连翘20g,海藻20g,牡蛎50g,皂角刺15g,牛膝20g。

(16)李竹兰参连通管汤:丹参30g,连翘24g,牡丹皮15g,当归15g,苏木15g,川芎9g,穿山甲12g,王不留行12g,车前子(包)12g,泽泻9g,牛膝15g,川楝子12g。

(17)吴熙通管猪蹄汤:猪蹄甲90g,路路通30g,牛膝10g,赤芍15g,香附10g。

(18)庞保珍以自拟活血通管汤(延胡索12g,桃仁10g,三棱10g,莪术10g,蜈蚣2条,炒穿山甲10g,香附12g)加减治疗输卵管阻塞性不孕128例,结果妊娠40例,效佳。庞保珍以橘核丸(又名济生橘核丸,出自《济生方》)治疗输卵管阻塞性不孕96例,效佳。庞保珍用自拟通腑续嗣汤[大黄(后入)10~35g,芒硝(冲服)10g,枳实6g,厚朴6g,红藤20g,土茯苓10g,鱼腥草15g,牡丹皮6g,赤芍6g]加减治疗急性盆腔炎159例,结果痊愈90例,显效43例,有效16例,无效10例。庞保珍用自拟宫运续嗣汤(益母草12g,红花10g,炒桃仁10g,延胡索10g,枳壳12g,王不留行10g,路路通10g,香附10g,川芎10g)治疗子宫输卵管运动障碍性不孕79例,取得较好疗效。认为在人的受孕过程中,子宫输卵管正常的运动是重要一环,精卵的结合除各自的运动外,同时还要借助于子宫输卵管的运动,子宫输卵管运动异常必然影响受孕。

**3. 针灸推拿**

(1)余海琼等采用针灸和中药治疗输卵管炎性粘连不孕症108例。治疗方法:①针灸取穴:关元、血海(双)、三阴交(双)、合谷(双)等,气血虚者加足三里(双),痰湿瘀阻者加丰隆(双)。除丰隆穴用泻法外,余穴皆用补法。同时用TDP灯照下腹部,每日1次,月经期停止治疗。②中药将川芎、细辛、盐附片等药按1:1的比例制成粉末,用消毒纱布分装成5g的药团,于经净后每晚临睡前置于阴道内,次日晨起取出,每晚1次。治疗结果:治愈88例,显效15例,无效5例,总有效率为95.36%。

(2)黄宣能等选用关元、气海、水道、归来、足三里、内关、太冲、三阴交、公孙、外陵、大巨穴等隔天针刺1次。

(3)庞保珍对虚寒型及寒凝血瘀型输卵管阻塞性不孕用通管散(庞保珍方,选自庞保珍主编《不孕不育中医治疗学》)：食盐 30g，熟附子 10g，川椒 10g，王不留行 10g，六通 10g，小茴香 10g，乌药 10g，延胡索 10g，红花 10g，川芎 10g，五灵脂 10g，麝香 0.1g，生姜片 5～10 片，艾炷 21 壮，如黄豆大，麦面粉适量。先将麝香、食盐分别研细末，分放待用，次将其余诸药混合研成细末另备用。嘱患者仰卧床上，首先以温开水调麦面粉成面条，将面条绕脐周围一圈(内径 1.2～2.0 寸)，然后把食盐填满患者脐窝略高 1～2cm，接着取艾炷放于盐上点燃灸之，连续灸 7 壮之后，把脐中食盐去掉，再取麝香末 0.1g，纳入患者脐中，再取上药末填满脐孔，上铺生姜片，姜片上放艾炷点燃频灸 14 壮，每隔 3 日灸 1 次。

#### 4. 保留灌肠法

此法将肛管或导尿管放置肛门内，将药物灌入直肠内，灌后保留 30～60 分钟，每天 1 次，经期停用。

(1)庞保珍用自拟通管种子汤(红藤 20g，地丁 12g，丹参 30g，赤芍 30g，三棱 30g，莪术 15g，枳实 15g，当归 15g，制乳香 10g，制没药 10g，穿山甲 10g，王不留行 20g，路路通 20g，小茴香 2g，浓煎 200ml，灌入已消毒的液体瓶中，连接一次性输液器，须将输液器之头皮针去掉，连接一个 14 号导尿管插入直肠，缓慢滴注，每日 1 次)治疗输卵管阻塞性不孕 96 例，取得较好疗效。

(2)郭志强化瘀宁坤液以温经活血、消癥散结、祛湿止带而组方。药物组成：水蛭 5g，附子 10g，桂枝 10g，三棱 15g，莪术 15g，赤芍 15g，昆布 15g，槟榔 12g，败酱草 20g 等，灌肠治疗慢性盆腔炎取得较好疗效。

(3)卢丽芳采用通液术加中药(三棱、莪术、穿山甲、丹参、王不留行、毛冬青、蒲公英、紫花地丁、鱼腥草)灌肠治疗 125 例，结果痊愈(双侧输卵管通畅并受孕)52 例，显效(单侧输卵管通畅并受孕)37 例，无效(双侧输卵管仍阻塞)36 例，治疗时间最短 20 天，最长 6 个月。

(4)蔡小苏灌肠方：炒当归 12g，丹参 15g，桂枝 4.5g，皂角刺 20g，赤芍 12g，川牛膝 12g，桃仁 9g，生大黄 9g，石见穿 30g，败酱草 30g，莪术 15g。

(5)乐秀珍灌肠 I 号方：忍冬藤 15g，马鞭草 15g，生甘草 9g。

#### 5. 宫腔注药法

李淑芹等采用宫腔及输卵管注射鱼腥草液治疗输卵管炎性阻塞性不孕症 390 例，经 1～4 个疗程治疗，痊愈 210 例，200 例分别于治疗后 1～12 个月妊娠，治愈率达 53.8%。

#### 6. 输卵管介入注药法

对输卵管阻塞患者，先行 X 线下输卵管道扩通术，术后向输卵管内注入复方当归注射液，或鱼腥草注射液，以预防术后输卵管再粘连。

(1)连方曾用此法治疗，输卵管再通率达到 97.4%，再粘连率仅 9.3%，低于国外单纯输卵管介入治疗。

(2)朱庭舫等应用介入疗法加中药内服治疗 77 例(146 支输卵管)，即于介入法疏通输卵管后次日起口服中药(连翘、紫花地丁、蒲公英、虎杖、赤芍、当归、桃仁、制香附、三棱、莪术、威灵仙、柴胡、枳实、琥珀)，随症加减，连续服用 15 天为 1 个疗程。结果输卵管再通 137 支，再通率为 93.9%。

(3)张淑增借助宫腔镜，用硬膜外导管疏通输卵管，同时注入抗生素、激素等疏通输卵管，术后服中药(败酱草、蒲公英、金银花、当归、牛膝、延胡索、皂角刺、穿山甲)治疗 60 例，结果受孕者 37 例，好转 15 例，无效 8 例，总有效率 86.67%。

### 7. 中药离子导入法

(1)李玲等用桃仁、皂角刺、败酱草浓煎,于八髎、关元穴进行中药离子导入,并辨证口服中药,治疗输卵管炎症阻塞性不孕,妊娠率达50%。

(2)郭志强用宁坤散(自拟方):透骨草20g,三棱、莪术、赤芍、牡丹皮、红藤、昆布各15g,水蛭、桂枝、皂刺各10g,桃仁12g等,与少腹部一侧或双侧离子导入治疗慢性盆腔炎取得较好疗效。

### 8. 中药外贴

庞保珍用自拟通管胤嗣丹(益母草30g,制乳香30g,制没药30g,红花30g,炒穿山甲20g,延胡索30g,川芎30g,柴胡20g,干姜20g,肉桂20g,小茴香15g。上药共研细末备用,临用时取药末10g,以酒调成糊状涂以神阙穴,外盖纱布,胶布固定,3日换药1次)治疗血瘀性输卵管炎致不孕症130例,结果痊愈70例,无效60例。庞保珍以自拟洁宫螽斯丹(木香15g,川芎15g,乌药15g,路路通15g,制没药20g,制乳香20g,延胡索20g,益母草20g,王不留行20g,干姜10g,肉桂10g,小茴香10g。上药共研细末,瓶装备用,临用时取药末10g,以适量白酒调成糊状涂以神阙穴,外盖纱布,胶布固定,3日换药1次。)治疗气滞血瘀型慢性盆腔炎118例,结果痊愈72例,显效30例,有效10例,无效6例,总有效率94.92%。

### (三)实验研究

连方采用具有活血祛瘀,温经通脉的痛经宝口服与复方当归液通水治疗,取得94.6%的有效率和46.7%的妊娠率。实验研究提示:痛经宝与复方当归液具有抗炎、抑制纤维组织增生和促进上皮组织再生的功能。

### (四)小结

庞保珍认为,腹腔镜下通染液试验是评价输卵管通畅的金标准,输卵管通液术等仅供参考,对无任何自觉症状的输卵管阻塞应予重视,辨证论治是关键,切忌一派清热药,内服外用相结合,疗效提高疗程短,在治疗的同时给患者讲清预防知识很有必要,以防预后再次复发。应采用标准统一的诊断与疗效判断标准,以利于深入研究与广泛交流。

# 第 16 章　心因性不孕

在不孕症中,经各种临床与病理检查不能确定病因,社会心理因素在其发病与病程演变中起着重要的作用,则属于心因性不孕。几乎每个不孕症患者均有不同程度的心理因素,患者存在着复杂的心理威胁与情绪紧张。不孕可导致精神情绪变化,反过来精神情绪的变化又影响受孕,如得不到科学的心理治疗,不能控制自身感受与情感,则将进一步影响治疗的效果。

中医学认为,女子的情志与孕育有很极大的关系。《大生要旨》明确指出:"种子求嗣,必须毋伤于思虑,毋耗其心神,毋意弛于外而内虚,毋志伤于内而外驳……"《景岳全书·妇人规》曰:"产育由于血气,血气由于情怀,情怀不畅则冲任不充,冲任不充则胎孕不受。"《济阴纲目·求子门》言:"凡妇人无子,多因七情内伤,致使血衰气盛,经水不调……不能受孕。"陈修园在《女科要旨》云:"妇人无子,皆由经水不调者,皆由内有七情之伤……";《傅青主女科》道,"盖子母相依,郁必不喜,喜必不郁也。其郁而不能成胎者,以肝木不舒,必下克脾土而致塞……则胞胎之门必闭,精即到门,亦不得其门而入矣"。可见情志不畅,可导致脏腑功能失调,尤其导致肝肾功能失常,造成不孕。

## 【发病机制】

### (一)中医病因病机

中医认为,情志与脏腑关系十分密切,情感活动是以五脏精气作为物质基础的。

#### 1. 肝气郁结

家庭不和、工作压力较大等,导致抑郁忿怒,肝郁气结,疏泄失常,气血不和,冲任不能相资,造成不孕。反过来,婚久不孕的过度忧郁又往往是导致肝的疏泄功能失常,而加重不孕。

#### 2. 脾虚血少证

忧思不解,损伤脾气,则气血生化乏源,血海不充,可致闭经、崩漏、月经不调等,从而造成不孕。

#### 3. 肾气不足证

悲伤、惊恐过度,肾气虚损,导致冲任失养,不成摄精成孕。

#### 4. 瘀血阻滞证

肝郁日久,气滞则血运,血行不畅,瘀血阻滞胞脉,两精不能结合,造成不孕。

### (二)西医病因病理

现代医学认为,心因性不孕的发病因素极其复杂,社会因素、心理因素与生物学因素往往交织在一起,共同起作用。社会压力、工作挫折、家庭关系紧张等生活事件对心身疾病起激发作用;人格特征、情绪状态与童年精神创伤等内在因素可影响患者对外部不良刺激的反应,从而导致心身疾病。

## 【诊断】

### 1. 病史

详细询问病史,特别要注意社会生活因素、家庭、婚姻、性生活、有无精神刺激、环境变迁及其他原因。其中尤其精神情绪稳定性及涉及自主神经系统功能失调的某些陈诉,如肩酸、便秘、头重、潮红、蚁行感与皮肤症状等。

### 2．临床表现

婚后多年不孕夫妇，常无明显症状，经系统检查，双方未发现器质性病变与生殖功能异常的，应详细询问，并用心理量表做生活事件的调查，可有下面临床心理特征。

(1)焦虑心理：不孕早期常情绪紧张不安，消极焦虑。

(2)绝望心理：对不孕的系统检查而未得出异常的诊断结果时，患者常有绝望之念，或挫折感。

(3)耻辱心理：因婚久不能生儿育女，而感到自卑无能，心情烦躁，抑郁，羞于见人。若被歧视耻笑，则更加闷闷不乐。

(4)性功能障碍：由于婚久不孕，情志不畅等原因，常出现性欲下降、性反应能力与性快感降低等性功能障碍。

(5)假孕体验：可有妊娠反应、停经、腹部隆起，甚至自感胎动等，但经系统检查未孕。

### 3．检查

(1)不孕症专科检查：生殖器官、排卵功能、输卵管、免疫功能等系统检查无异常。

(2)心理学试验：包括精神分析与脑电图、皮肤电阻反应及指尖容积波形测定等其他检查。

(3)自主神经系统功能检查：包括眼球压迫试验、颈动脉压迫试验、自主神经张力测定及肾上腺素、乙酰胆碱前体，拟副交感神经药及血管舒张药等药物试验。

【鉴别诊断】　需系统检查排除其他不孕因素，方可定为心因性不孕。

【治疗】

(一)辨证论治

### 1．肝气郁结证

主症：精神抑郁，或烦躁易怒，经期先后不定，经来少腹胀痛，经行不畅，量少色暗，有小血块，经前乳房胀痛，胸胁不舒，舌质正常或暗红，苔薄白，脉弦。

治法：疏肝解郁，调经助孕。

方药：开郁毓麟丹（庞保珍编著《不孕不育中医治疗学》）。当归、白芍、白术、茯苓、牡丹皮、香附、川楝子、王不留行、瓜蒌、牛膝。

### 2．脾虚血少证

主症：神疲乏力，食欲不佳，食后腹胀，少腹下坠，头晕心悸，面色萎黄，四肢不温，大便溏薄，面目水肿，下肢水肿，月经不调，量或多或少，色淡质薄，带下量多，舌淡边有齿痕，苔薄白，脉虚弱。

治法：益气补血，健脾助孕。

方药：济脾育嗣丹（庞保珍编著《不孕不育中医治疗学》）。人参、黄芪、白术、茯苓、山药、大枣、当归、柴胡、菟丝子、巴戟天、甘草。

### 3．肾气不足证

主症：面色晦暗，腰酸腿软，性欲淡漠，头晕耳鸣，精神疲倦，小便清长，大便不实，月经后期，量少色淡，质稀，或月经稀发、闭经，舌淡，苔白，脉沉细或沉迟。

治法：补肾益气，调经助孕。

方药：肾癸续嗣丹（庞保珍编著《不孕不育中医治疗学》）。人参、白术、茯苓、白芍、当归、川芎、熟地黄、炙甘草、菟丝子、巴戟天、鹿茸、紫石英。

4．瘀血阻滞证

主症：月经后期，量少或多，色紫黑，有血块，经行不畅，或少腹刺痛，经时加重拒按，舌紫暗或有瘀点、瘀斑，脉细弦。

治法：活血化瘀，调经助孕。

方药：逐瘀衍嗣丹（庞保珍编著《不孕不育中医治疗学》）。桃仁、红花、牡丹皮、赤芍、当归、延胡索、枳壳、三棱、莪术、昆布、香附。

（二）中成药

1．肝气郁结证

逍遥丸每次 6～9g，每日 2 次，口服。

2．脾虚血少证

人参归脾丸每次 1 丸，每日 2 次，口服。

3．肾气不足证

五子衍宗片每次 6 片，每日 3 次，口服。

4．瘀血阻滞证

血府逐瘀口服液每次 2 支，每日 3 次，口服。

（三）中医外治

1．肝气郁结证

方药：香附毓麟丹（庞保珍方，选自庞保珍，庞清洋编著《不孕不育中医外治法》）。当归、白芍、白术、茯苓、牡丹皮、香附、川楝子、王不留行、苏合香、川芎。

制法：上药共研细末，瓶装封闭备用。

用法：临用时取药末 10g 以蜂蜜调成糊状，涂以两足心（即涌泉穴），胶布固定，1～3 日换药 1 次。

2．脾虚血少证

方药：济脾祈嗣丹（庞保珍方，选自庞保珍，庞清洋编著《不孕不育中医外治法》）。人参、黄芪、白术、茯苓、山药、大枣、当归、柴胡、巴戟天、白芷、木香、威灵仙。

制法：上药共研细末，瓶装封闭备用。

用法：临用时取药末 10g 以蜂蜜调成糊状，涂以两足心（即涌泉穴），胶布固定，1～3 日换药 1 次。

3．肾气不足证

方药：石英续嗣丹（庞保珍方，选自庞保珍，庞清洋编著《不孕不育中医外治法》）。熟地黄、山药、山茱萸、鹿角胶（烊化）、紫石英、杜仲、菟丝子、巴戟天、生香附、麝香。

制备：将所选用的药物共同研成细末，瓶装备用。

用法：治疗时，取药末 10g，以温开水调成糊状，纱布包裹，敷于脐部，胶布固定，3 日换药 1 次。

4．瘀血阻滞证

方药：香蛭胤嗣丹（庞保珍方，选自庞保珍，庞清洋编著《不孕不育中医外治法》）。香附、水蛭、当归、川芎、枳壳、延胡索、三棱、莪术、苏合香、薄荷。

制备：将所选用的药物共同研成细末，瓶装备用。

用法：治疗时，取药末 10g，以温开水调成糊状，纱布包裹，敷于脐部，胶布固定，3 日换药

1次。

### (四)针灸治疗

#### 1. 肝气郁结证

取肝俞、太冲、气海、三焦俞、膀胱俞、中极穴。

#### 2. 脾虚血少证

取任脉、中极、关元、冲脉、大赫、三阴交、血海、脾俞穴。

#### 3. 肾气不足证

取关元、气海、三阴交、足三里、肾俞穴。

#### 4. 瘀血阻滞证

取关元、归来、水道、曲骨、三阴交、外陵穴。

### (五)心理治疗

由于自然(含个体生理)与社会因素的压力或不和谐,会在心理上产生不同程度的紧张,乃至出现心理障碍;如果应对不当,心理会失去平衡,甚至精神崩溃,因而采取正确的心理应对以维持心理平衡,是心理保健的重要措施。心理应对在个体社会化与人格形成过程中逐步获得,并随社会阅历而不断丰富。心理应对具有个性特征。面对同样的生活事件,不同的人会有不同的应对;同一个人在不同情境下对同样的生活事件也可能采取不同的应对方法。心理应对一般可分消极与积极的两大类。

增强对刺激或压力的耐受力和对挫折的容忍力是心理平衡的根本。在困难面前,自觉地克服困难,以坚韧不拔、百折不挠的积极态度去设法求得解决,应予以鼓励与支持。那种遇事悲观失望、畏缩后退、颓废沮丧的消极态度是不可取的。当然,我们也不能要求人人、事事、时时都有坚毅刚强的意志行为,因为每个人免不了有软弱与心理暂时失控的时候。但那种消极悲观和精神病态的现象则应尽力避免。

在当今社会发展较快、竞争加剧、生活节奏加快、各种压力加大的情况下,一个人不出现心情紧张是不可能的,关键是遇到心情紧张后怎样迅速调整好自己的心态,适应现实生活。力争时刻保持心情舒畅,天天拥有好心情。

#### 1. 冷静、制怒

历史文学巨著《三国演义》中的周瑜,20岁被孙权拜封为东吴大都督,可说勇谋皆备,一身豪气。但他有一个致命的弱点:气量狭小,易于发怒,在诸葛亮三气之下,脾气爆发,指天恨地:既生瑜,何生亮!怒爆而亡。

长寿学研究表明:最能使人短命夭亡的,应是不好的情绪与恶劣的心境。勃然大怒就是这种不好的情绪与恶劣的心境之一。《东医宝鉴·内景篇》曰:"七情伤人,惟怒为甚,盖怒则肝木克脾土,脾伤则四脏俱伤矣。"

乐观是健康长寿的必要条件之一,因此做人必须学会制怒。制怒之法,首先是以理制怒。即以理性克服感情上的冲动,在日常工作与生活中,虽遇可怒之事,但想一想不良后果,可理智地控制自己过极情绪,使情绪反应、发之于情、止之于理。其次可用提醒法制怒。在自己的床头或案头写上制怒、息怒、遇事戒怒等警言,以此作为自己的生活信条,随时提醒自己可收到较好的效果。再次,怒后反省。每次发怒之后,吸取教训,并计算一下未发怒的日子,减少发怒次数,逐渐养生遇事不怒的好习惯。

可用转移、吐露、忘却、运动等法,达到冷静、制怒之目的。

实践中,我们获得了一个非常有效的方法:当心情过度紧张时,首先微微闭上自己的眼睛,双手平放在膝盖上,使自己充分放松,再放松,平静下来,平静下来,平静下来,将远处的声音收入耳底……静下来之后,听听自己内心的声音,人生百年,一切痛苦,皆由自造。万病之根在于心,而心病的根在于心动、心不静、心烦意乱。为什么遇到不顺心的事,别人的伤害、不解,非要发怒、郁闷、伤心呢?这不是拿别人的错误来伤害自己,来惩罚自己吗?若惩罚得我伤痕累累,疾病缠身,值得吗?不,我偏不要伤害自己,我心不动,我心静。不管遇到什么事,哪怕天塌下来,我心也不动。心静才能思路广,心静才能出方法,才能使事情转危为安!徒劳无功,伤人不利己的事,我才不做呢。

经过内心的不断反省,你会渐渐发现自己的心理开始发生变化,开始能够有意识地主控自己的情绪了。每发生一件事,不管是好事还是坏事,我不大喜(喜伤心),也不大悲(悲伤肺),更不动怒(怒伤肝)。首先冷静下来。冷静是对的,冷静是战胜不健康心理的关键一步。冷静,就迈出了成功的第一步。然后告诉自己,任何事情的出现均是好事,均是前进路上必须经历的,它一定会使事业向前推进,使我变得更成熟、更健康。真幸运,这件事发生在我身上,又给了我一次成长与锻炼的机会。用平静的、喜悦的心情去处理,事情十有八九均会向好的方向发展。

经过不断反复地在实践中锻炼,会发现自己不知不觉地逐渐成熟起来了,能遇事平静地思索,心情愉悦地处理事情了;你还会发现:路路畅通,处处皆是青山绿水。这才是从根本上获得、时时有份好心情,大脑不断分泌 β-内啡肽,便自己变得年轻、漂亮而又健康。这是最宝贵的,这才是生命中放松心情的最无价之宝。

### 2. 自我宽慰

君子坦荡荡,小人长戚戚。自我安慰是以一种未必能够成立或实现的假设来安慰自己,从而求得心理平衡的良方。假如你被别人误解,如果你想到人无完人,或许过两天他会知道事情真相的。这样,你的心胸必定能够豁然开朗。假如,一个朋友对你做了亏心事,你当时会觉得很生气,这时你若想到生气是拿别人的错误来惩罚自己,也许很快就会气消怨散。

### 3. 适度宣泄

选择适当时间、地点、对象,采用适当的方法(如倾诉、呐喊、痛哭、写信、记日记等),将自己的痛苦表达出来谓之宣泄。

怒是一种很强的心理能量,强行压制、积累,有时可酿成更大的怒气,对事情更为不利,无论是转移回避还是设法自慰,均只能暂时缓解心理矛盾,求得表面上的心理平衡,长期的压抑对身体形成损害,因而适度地宣泄就显得极其重要。当然,这种宣泄应当是良性的,以不损害他人、危害社会为原则。假如当心情压抑时,可以去踢踢球,或狠捧一下沙发垫、毛巾、枕头等,将火发在它们身上,发泄完后会感觉轻松得多。当被别人误解而又没有机会解释时,当对生活环境感到极端厌倦、压抑时,就适当地发泄一下,使不快情绪彻底宣泄,可以开怀大笑;也可以在无人之处大声喊叫或号啕大哭,哭泣能发泄精神压力和心理痛苦,大哭一场、一吐为快,能使心理保持平衡。人在悲痛时,会产生一些不明的毒素,从泪液中排出体外,对人体有益。还可以找几个要好的朋友且与此事无关的人倾诉、谈谈心,诉说完后会感到一身轻松。唠叨有益身心健康,唠叨是女性从生活中获得精神充实、愉快和思想稳定的需要。女性通过唠叨,满腹的忧愁则可以从体内发泄出来,沉重的思想包袱也得以缓和和消除。必要时可以对他们发发火,甚至可以在适当的场合对完全陌生的路人倾诉一番,以从别人的理解中求得心理上的安慰与平衡。也可通过较重的体力劳动或体育锻炼来发泄,但一定要根据个人的身体状况,不可盲目进行。

摒弃错误的宣泄方法。不要试图暴饮暴食；不要试图酗酒；不要试图吸烟；不要试图疯狂购物；不要网络成瘾；不要试图赌博。错误的宣泄方法，不仅不能取得任何减压的效果，反而会适得其反。所以宣泄，是合理的发泄。

### 4. 角色互换

角色互换就是在心理上将自己与他人调换位置，设想自己是对方或是其他比你受伤害更重要的人，将心比心地思考，摆正自己与他们的位置，找出自己在此次事件中应负的责任，如此就学会了理解别人，尊重别人，也不会再钻牛角尖，可放松心情。

### 5. 转移

将注意力指向无害的事物或从事有益的活动（如看书、听音乐、学歌舞、做家务、看电视、体育锻炼、钓鱼、逛街旅游等），以减轻痛苦，谓之转移。

有意识地将注意力转移到别的方面去，假如心情紧张时就去参加各种文体活动，或将心思集中到劳动中或学习中去，以使自己从中获得乐趣和满足，排遣心中的忧闷和烦恼。

当心情压抑沉重之际，千万别一个人躺在床上或呆坐在屋内，可以让户外的风景陶冶你的性情，让开阔的视野舒解你的郁闷；当感到心情烦躁时，可以听一段相声或音乐，看几幅漫画，或读一读幽默笑话；当感到恐惧之时，可以到球场去看一看球赛，或到繁华的商场逛一逛等；当火上来的时候，对那些看不惯的人或事往往是越看越生气，此时不妨来个三十六计走为上计，迅速离开令你发怒的场合，选择一个你喜欢的地方，换一个环境，换一种心情，听一段美妙的音乐，欣赏一下花香鸟语，这会使你逐渐安静下来。改变或脱离不利环境，可以从不利环境中及时地解脱出来，避免了因不利环境使人产生的心理压力而导致个人情绪的恶化。

心理调适是因人而异、因情而定的，它是一个动态的过程，贯穿于人的一生。

实践证明，外因永远通过内因而起作用。只有一个人历经多次失败体验，深感内心痛苦，疲惫不堪时，才会发自内心地认识到，心情过度紧张必定后患无穷，从内心深处渴望改变。知道改变的方法了，并不断地付诸实践，心理才能真正走向健康。

### 6. 代偿

改变目标与追求，或用一方面的优势弥补另一方面的不足，谓之代偿。

人人都能成功，且成功的路不止一条，一个目标得不到，可以继续努力，也可适可而止，可以用另一个目标来代替。假如你喜欢某一个工作职务、某一个学校、某个专业，或喜欢某一个人、某一样东西，你虽然努力想得到它，但并不是都能实现，若得不到就会有挫折感，这是就要调整好自己的心态。其中有一种办法就是酌情换一个目标。

美国有一本书里讲了一个故事：有一个女孩，相貌平平，身材一般，从小学、中学到大学，什么校花、交际花、模特，大凡登台露脸的事，皆排不上她，但她并不气馁不自卑，就觉得你们有这个长处，我可以培养别的，她选择了在学问修养上狠下功夫，博览群书，知识渊博，琴棋书画样样精通，努力培养内在的美，气质高雅。长大后她终于压倒群芳，嫁给总统，成了第一夫人。她靠的是什么？是心灵气质的美、道德的高尚与学问的修养，弥补了她外在的不足，这也是代偿。

### 7. 升华

改变不被社会所允许和接纳的动机和行为，导向比较崇高的方向，使之符合社会规范和时代要求，具有建设性，有利于社会及个人发展，能被社会所接纳，或化悲痛为力量，变压力为动力，将情绪激发的能量引导到正确的方向，使其具有建设性、创造性，对人对己对社会都有利，谓之升华。假如追求异性的爱,但限于种种因素而不能实现等,采用写诗做赋、书画音乐来抒发其不能倾泻之情感。德国作家歌德因绿蒂另有所爱而初恋失败,于是写下了《少年维特的烦恼》;孔子厄而著《春秋》;太史公腐而《史记》出,皆是升华的范例。化悲痛为力量,也是升华的一种表现。

### 8. 放松训练

工作中不可避免地要出现心情紧张。在处理一件棘手的事情,或者持续一天的辛劳后,应及时松弛自己的情绪,不要让紧张情绪影响自己的休息与睡眠。为此,可以学习心理治疗中的一些放松训练技巧,每个人根据自己的特点与喜好,选择一至两种方法即可。可以是太极拳,也可以是瑜伽训练或肌肉放松训练。如应用得当,可以非常有效地消除紧张情绪,放松心情,使身心健康。

### 9. 积极心态

人本来就是生活在压力之中的,没有压力,人们甚至无法生存。例如,到了高空,气压太低,对生活不利。人是怎样出生的呢? 是在高压下从妈妈肚子里边来到这个世界的。

目前人们普遍感到压力越来越大,原因何在? 庞保珍认为:①变化较快:尤其是近 30 年来,中国社会发生了翻天覆地的变化。社会急剧变化,技术蓬勃发展、生活急速前进、信息流汹涌澎湃,对人的高级神经活动提出的要求日益增多,人们必然要加快适应的步伐,如适应不良自然会产生压力。②竞争激烈:我国正在实现由计划经济向市场经济的转化,市场经济的主要特点是竞争,残酷的优胜劣汰自然会给人们带来压力。③选择增多:政治越来越民主,社会越来越宽松,自然给了人们更多选择的自由,选择多则冲突多,冲突多则烦恼多,压力大。④欲望增高:目前人们低层次的需求满足了,自然会产生更高层次的需求,温饱问题解决了,精神需求便越来越多,欲望本身就是一种无形的压力。

压力未必尽是坏事,压力多是社会进步的另一种表现。

压力促进变化,变化带来压力。要学会应对压力,轻松驾驭工作与生活。

压力它能危害你的身心健康,同时也能让你警觉,调动你的能量。人有强烈情绪的时候会爆发出一种力量,甚至平时所没有的力量,也就是说压力能够促进人努力。

失败可以是一块踏脚石,也可以是一块绊脚石,这决定于你的心态是积极的还是消极的。所有的成就在开始时均不过只是一个想法罢了! 人的心理能够设想与相信什么,人就能用积极的心态去达到什么。

成功决定于你的心态。积极心态可以使人攀登到顶峰,并且都留在那里,而消极心态则可使人在他们整个人生中都处在底层。当另一些人已经达到顶峰的时候,正是消极的心态把他们从顶峰拖下来的。你要认识你有无限的心理能量,你要探索、开发你自己的无限的心理能量。只有保持积极的心态,才能开发无限的心理能量,从而创造条件,利用条件,取得成功,故你在任何时候均要保持积极心态。若一旦出现消极情绪,就要立即调整心态。有了积极心态,并且有了明确目标,就要立即行动。行动是建功立业的秘诀。没有行动,就没有一切,只有坚定不懈的行动,才能一步步走向目标,取得成功。好多事情往往在顺利的情况下做不成,而在受挫折后,却能做得更完美。压力能使人产生奇异的力量,思想上的压力,甚至肉体上的痛苦,均可能成为精神上的兴奋剂。然而让挫折成为成功之母的前提,是从中获得更大的力量。郭沫若先生说:"艰难的环境一般是会使人消沉下去的。但是,凡具有坚强意志、积极进取精神的人,困难被克服后就会有出色的成就。这就是所谓'艰难困苦,玉汝于成'。玉汝于成这个词是说玉经过琢磨而成器。"

压力并不一定全是负面的,只要我们正确对待,完全可以变压力为动力。

### 10. 合理用药

除自身寻找方法放松心情之外,可酌情到正规医院找专科医师合理用药来放松心情,但必须在正规医院专科医师的指导下合理用药。

如肝郁血虚,脾失健运所导致的两胁作痛,烦躁易怒,寒热往来,头痛目眩,口燥咽干,神疲食少,月经不调,乳房作胀等,可用逍遥丸。

可用专利药枕疗法:根据异病同治的原则,不同的疾病,只要病机(造成疾病的原因)相同,就可采用相同的方法,对于肝郁肾虚所致的心情过度紧张,失眠等可采用下面的专利药枕。

庞保珍发明专利药枕,专利号:ZL 200910080100.9,有较好的缓解压力,放松心情的保健作用。适用于肝郁肾虚所致的不孕症等各种病证。

本发明公开了属于中医药学领域的中药治疗及保健制品,涉及用于妇科和男科的常见难治疾病治疗的一种治疗不孕症的中药药枕。在药枕芯中,将各味中药按重量配比而成,包括中药柴胡、香附、川楝子、薄荷、郁金、牡丹皮、当归、白芍、熟地黄、山药等十多味中药配制而成为治疗不孕症的中药药枕。本发明是以滋阴养血,解郁毓麟,对肝郁肾(阴)虚所致的不孕症,有较好的缓解压力,放松心情的保健作用;本发明既可节省药材,又可避免难以服药之苦。药枕给患者创造了优越的治疗环境,既经济又无痛苦,只要卧床休息就可进行治疗。安全稳妥,无不良反应等优点,前景广阔,值得进一步开发运用。

### (六)饮食治疗

#### 1. 肝气郁结证

(1)良附蛋糕(《中国食疗学·养生食疗菜谱》)

组成:高良姜 6g,香附 6g,鸡蛋 5 个,葱白 50g,熟猪油 130g,食盐 2g,味精 1g,湿淀粉 15g。

制法与用法:高良姜、香附研细粉;葱白头洗净,切碎;鸡蛋打入大碗内,用竹筷搅打 1 分钟,加入药粉、食盐、味精、湿淀粉、清水继续搅拌均匀。炒锅置中火上,下熟猪油烧至六成热时,移至小火上,用汤瓢舀出油约 30g,随即将糕浆倒入锅中,再将舀出的油倒入糕浆内,用锅盖盖好,约烘 10 分钟,翻面再烘 2~3 分钟,用刀划成三角形入盘,直接食用。

(2)香苏炒双菇(《中医药膳与食疗》)

组成:香附 6g,紫苏 10g,枳壳 6g,香菇 50g,鲜蘑菇 100g,植物油、食盐、味精、白糖各适量。

制法与用法:香附、紫苏、枳壳水煎取汁,备用;香菇,水发透,去蒂;鲜蘑菇,洗净。起油锅加植物油,待七成热时,倒入双菇煸炒透,加入药汁、食盐、味精,煮沸 10 分钟,加白糖少许,湿淀粉勾薄芡,起锅装盘,即可食用。

#### 2. 脾虚血少证

(1)人参粥(《食鉴本草》)

组成:人参 3g,粳米 100g,冰糖适量。

制法与用法:将粳米淘净,与人参(切片或打粉)一起放入砂锅内,加水适量,煮至粥熟,再将化好的冰糖汁加入,拌匀,即可食用。

(2)八宝饭(《方脉正宗》)

组成:芡实、山药、莲子肉、茯苓、党参、白术、薏苡仁、白扁豆各 6g,糯米 150g。冰糖适量。

制法与用法:先将党参、白术、茯苓水煎取汁;糯米淘洗干净,将芡实、山药、莲子、薏苡仁、白扁豆打成粗末,与糯米混合;加入党参、白术、茯苓煎液和冰糖,上笼蒸熟。亦可直接加水煮熟。作主食食用。

使用注意:阴虚津枯者不宜久服。本膳亦可制成其他剂型。如《中华临床药膳食疗学》长寿粉,即是将本方药研为细末,沸水冲成糊状服用。此外,还可以熬粥食用。八宝饭是广泛流行于民间的健康膳食,有多种不同配方,但偏甜偏腻,胃弱腹胀者不宜。

(3)九仙王道糕(《万病回春》)

组成:莲子肉 12g,炒麦芽、炒白扁豆、芡实各 6g,炒山药、白茯苓、薏苡仁各 12g,柿霜 3g,白糖 60g,粳米 100～150g。

制法与用法:以上药食共为细末,和匀,蒸制成米糕。酌量食用,连食数周。

### 3. 肾气不足证

羊脊骨粥(《太平圣惠方》)

组成:羊连尾脊骨 1 条,肉苁蓉 30g,菟丝子 3g,粳米 60g,葱、姜、食盐、料酒各适量。

制法与用法:肉苁蓉酒浸 1 宿,刮去粗皮;菟丝子酒浸 3 日,晒干,捣末。将羊脊骨砸碎,用水 2500ml,煎取汁液 1000ml,入粳米、肉苁蓉煮粥;粥欲熟时,加入葱末等调料,粥熟,加入菟丝子末、料酒 20ml,搅匀,空腹食之。

使用注意:脾胃虚寒久泻者,应减肉苁蓉;大便燥结者,宜去菟丝子。

### 4. 瘀血阻滞证

三七蒸鹌鹑(《中医药膳与食疗》)

组成:鹌鹑 1 只,三七粉 1～2g,食盐、味精各适量。

制法与用法:将鹌鹑去毛及肠杂,洗净,切块,用三七粉同置瓷碗中,加入食盐,上锅隔水蒸熟,调入味精即成。食肉喝汤,每日 1 剂,连用 7～10 日。

【名家经验】

**(一)班秀文学术思想:妇科治病崇尚肝肾**

妇科疾病概括起来包括经、带、胎、产、乳和杂病,妇科诸病的发生发展,多由各种原因使得冲任二脉、子宫受损而导致。班秀文认为,对妇科诸病的治疗应针对其病因病机,从整体出发,辨证论治,其中,调补肝肾在妇科诸病的治疗中起着重要的作用。

#### 1. 补肾的重要性

(1)肾在女性生殖生理中的重要性:女性的经、带、胎、产与肾均有密切的关系。肾藏精,主生殖,肾气充盛使得天癸正常泌至,则月经能按时而至,且肾为冲任之本,冲任的通盛以肾气盛为前提,肾气的强弱决定着月经的盈亏有无及通畅与否。带下产生与调节不仅与脾有关,尤与肾密切相关,肾者水脏,主津液,对机体津液代谢过程中各器官有调节作用;且带下由肾精随肾气充盛而藏泻,充养和濡润于前阴后窍。妇女妊娠,赖肾气充盛,天癸成熟,冲任二脉通盛,则能孕育胎儿。肾藏精而系胞,为胎之本,胎孕的牢固,赖肾脏封藏之功。而胎儿生产,肾气充足,则可助胞宫运胎而出。

(2)补肾在治疗妇科诸病的应用:妇女生殖生理与肾关系密切。班秀文认为,妇科诸病的治疗,如治月经病,凡月经病属虚证者都与肾有直接关系,在治疗时应兼顾养肾扶脾,通过补益肾气而调经;治疗带下病,健脾利湿历来为治带之法,但肾对全身津液有调节作用,带下异常亦与肾之蒸腾作用有关,治带应以温肾健脾为主;妊娠病发病的根本原因均与肝肾功能失调密切相关,故治疗妊娠病主要以补肾安胎为主;产后亡血伤津,精血同源,津血耗伤实为肝肾亏损,故仍需着眼于肝肾。在补肾过程中,应着眼于补其不足,且无论滋肾养阴或是温补肾阳均应注意补阴配阳,补阳配阴。

**2. 调肝的重要性**

(1)肝对女性生殖生理的重要性:肝藏血,女子以血为本,以肝为先天。肝藏血,调节血量,肝血下注冲任,血海按时满溢,月事能按周期而至。肝疏泄功能正常,气机通畅,与肾之封藏一开一合,使得藏泻有度,气血调和,经气正常。冲、任、督三脉均起于胞中,会集于小腹下焦,除与肾之盛衰有关外,还与肝的生发气血密不可分。带脉环腰一周,能约束诸脉,有赖于肝气的升发。故肝之气血阴阳失常,必会导致奇经八脉受损而出现妇科诸病。此外,肝脉络阴器,若肝经遭邪侵犯,前阴亦会出现病变。

(2)调肝在治疗妇科诸病中的应用:肝为阳脏,体阴而用阳,肝的病变,对妇科诸病的影响错综复杂。班秀文认为,治肝当以治用、治体、治阴阳为纲,其中又以治肝用、治肝体为主要,前者以疏泄清降为法,后者以柔养阴血为主。调肝以疏解调养为宗,做到疏中有养,养中有疏,肝气条达,疏泄功能正常。在实际应用中,又要根据患者的具体情况辨证施治。如血海空虚而致月经后期,月经过少甚至闭经者,治疗当以健脾柔肝;带下异常,肝郁化火乘脾,脾失健运,引起湿热下注,治以疏肝清热之法。

**3. 治血论瘀**

妇女以血为本,以血为用,气血功能失调必将导致妇科诸病的发生,故治血为治疗妇科诸病的大法。血分为病,有血虚、血瘀、血热、血寒之分,治血之法亦分补养、攻伐、凉开、温化,班秀文在治疗妇科诸病中又着重于治瘀。因血液发挥其濡养全身的作用,需以其流利通畅为前提,而血分为病,均可引起血瘀,发为诸病。

班秀文认为,治疗妇科诸病,应以治血为着眼,同时注重肝肾的调节。血分致病,导致冲任二脉功能失调,引起妇科疾病。冲任为肝肾所主,治血兼顾调补肝肾必能收到良好的效果。其次,妇女有余于气,不足于血,精血同源,肾藏精,肝主升发,肾精为化生血液之源,肝之升发能助心脾生血。再次,肝之藏血功能使血液正常行于脉内而发挥其功能;肝之疏泄功能使脉道通利,血液循环通畅。

总之,班秀文在治疗妇科诸病之中,重视肝肾的作用,调补肝肾是妇科诸病治疗的重要法则。在临床应用中,调肝与补肾同为一体,并与治瘀之法相互配合使用,并根据患者具体情况有所侧重,则能收到良好的效果。(《中医妇科名家经验心悟》)

**(二)刘敏如经验**

**1. 药物为主,身心并调**

当今医学已从单纯医学模式到生物-医学模式转变到今天的社会-心理-生物-医学模式。老师常说中医的诊疗方式,最有利的是能结合现代医学模式,综合诊治疾病,提高临床疗效,不能仅从生物学单方面治疗疾病,同时要从心理、社会方面考虑患者的诊疗与康复,重视社会、心理对妇女健康和疾病的综合作用及影响。老师在药物施治的基础上,重视精神因素对于病情演变及治疗效果的影响,仔细倾听患者心声,观察其精神状态,配合精神心理治疗,提高临床疗效。她临床诊病认真仔细,态度和蔼,不厌其烦地疏导患者并深入浅出地给以科学解释,使患者对医师充满信赖感,积极配合治疗。如患者对自己病情恐惧、悲观,不利于疾病的治疗与康复,她通过对患者进行指导性交谈,缓解了患者焦虑、恐惧、悲观等消极情绪,树立起战胜疾病的信心和决心,不少病例则是明显好转或痊愈。

### 2. 三因制宜,灵活化裁

人与天地相应,中医学把人与自然看作是互相联系的统一整体。自然界的运动变化与人的生理功能和病理变化有着密切的联系。同一疾病,由于气候、环境、体质的不同而表现有所差异,因此她临床强调因时、因地、因人制宜,个体化诊疗。同为感冒,由于季节、气候、生活环境、生活习惯的不同,有风寒、风热、暑湿、燥热及兼夹气虚、阳虚、阴虚等之别,因而治疗方法也各不相同。中国香港地区气候多湿多热,然工作环境空调温度偏低,容易反复感冒,寒热湿兼杂多见,加上体质及生活习惯的不同,病程较长。她全面分析,仔细辨证,灵活组方,常常攻补兼施,寒热并用,表里兼顾。将银翘散、桑菊饮、九味羌活汤、川芎茶调散、生脉散等有机化裁,较之单纯辛温解表或辛凉解表更具疗效,能够明显缩短病程。此外,某些妇女患其他科病症,如甲状腺功能亢进导致突眼的女性患者;糖尿病女性患者;痤疮的女性患者;眩晕、失眠、心悸的女性患者;老年病患者甚至某些不明原因的疑难病症,她总是针对这些科目不同的疾病,同时参合患者的女性生理、病理状态进行辨证论治,有助于提高疗效。(《中医妇科名家经验心悟》)

### (三)李广文经验

不孕症的非药物疗法之一:保持良好心境。

《素问·阴阳应象大论》曰:"人有五脏化五气,以生喜怒悲忧恐。"说明五脏皆寓有情志。受孕必须以脏腑功能正常为前提,而情志活动对脏腑功能有重要影响,情志不畅影响脏腑功能,脏腑功能影响气血。若情志不畅,则肝失条达,气血失调,血海蓄溢失常,冲任不能相资而不孕;忧思伤脾,脾失健运,生化之源不足,冲任亏虚,则难以摄精成孕。故情志与不孕有密切的关系。正如《景岳全书·妇人规》云:"产育由于血气,血气由于情怀,情怀不畅则冲任不充,冲任不充则胎孕不受。"说明情志因素对不孕症发病有一定影响。

精神心理因素对不孕症的影响已是公认的一种不孕因素。有研究表明,约有 5% 的不孕症是由精神因素引起的。不孕夫妻常有较重的心理压力和精神负担,盼子心切,过度焦虑,都会引起不孕。因人的精神状态可直接影响精子的产生和排卵功能,精神紧张和情绪紊乱还可影响正常的性功能,女性可见性欲淡漠、性厌恶及性高潮障碍,男性常有性欲减退、阳痿及早泄,以致无法交合而不孕。不孕也可引起情感波动,情绪变化又导致受孕更难,从而形成不孕的恶性循环。医师应仔细听取患者的意见,理解和同情他们,对其进行心理疏导,使其放下思想包袱,放松紧张情绪,消除对不孕症不必要的恐惧,帮助他们建立良好的心理状态,以期得到满意的结果。临床不乏多年不孕夫妻在抱养了孩子后很快即怀孕的例子,这是由于他们那种盼子心切的心情因抱养孩子而被淡化,紧张情绪随之消失的缘故。(《中医妇科名家经验心悟》)

### (四)韩百灵经验

#### 1. 百灵调肝汤(韩百灵方,《百灵妇科传真》)

组成:当归、赤芍、怀牛膝、王不留行、通草、皂角刺、瓜蒌、枳实、川楝子、青皮、甘草。

用法:水煎服。

功效:疏肝理气,调经通络。

主治:肝郁气滞引起的不孕症等。症见胸胁或少腹胀满窜痛,胸闷善太息,烦躁易怒或情志抑郁,妇人可见乳房胀痛、月经不调、痛经等,舌质暗或有瘀点,脉弦或弦涩。

**2. 按语**

(1) 肝郁气滞,肝失疏泄,气机不利,冲任失调而致月经过少、月经后期、月经愆期、闭经等。临证中酌加香附、川芎、桃仁、红花以行气活血调经;经行腹痛者加延胡索行气止痛;经血有块者加丹参、益母草活血调经。

(2) 肝郁日久化热,热伤冲任,迫血妄行而致月经先期者加栀子、牡丹皮、黄芩以清热凉血;量多者改赤芍为白芍,去王不留行、枳实,加炒地榆、墨旱莲以固冲止血;经行不畅或有血块者加益母草、泽兰活血化瘀调经。

(3) 肝气郁结,气滞血瘀,经行气血下注,胞脉更加壅滞而致痛经者,加延胡索、蒲黄、五灵脂以活血化瘀,行气止痛。

(4) 肝气郁结,郁久化热,正值经期气血下注冲任,冲气挟肝火上逆而致经行吐衄者加牡丹皮、栀子、小蓟、白茅根以清热凉血止血;便秘者加少量大黄以清热降逆,止血通便。

(5) 肝郁化热,阳气浮越致经期发热、产后发热等。临证适加牡丹皮、黄芩、栀子清热凉血;口苦咽干者,加龙胆草清肝泻火。

(6) 肝郁化火,上扰心神而致经行情志异常、子烦、经断前后诸症等。头晕目眩者加石决明、木贼草;头痛者加川芎、白芷;失眠者加酸枣仁;五心烦热者加牡丹皮、地骨皮以滋阴凉血;烦躁者加莲子心、麦冬以清心除烦。

(7) 肝气郁结,气机不利,脉络不畅,而致经行乳房胀痛者加香附、穿山甲珠疏肝理气,通络止痛;妊娠腹痛者改赤芍为白芍缓急止痛,加紫苏梗行气宽中安胎;气胀者去通草,加天仙藤以行气消肿;妇人腹痛者加三棱、莪术、延胡索行气活血止痛;胁痛者加郁金、延胡索以调肝理气而除胁痛。若症见腰痛、头晕、耳鸣者加熟地黄、枸杞子、山茱萸补肾填精,滋水涵木。

(8) 肝郁日久,克于脾土,脾胃不和而致经行泄泻、妊娠恶阻、妊娠泄泻、妊娠肿满等。泄泻者加山药、白术、防风;呕吐者加芦根、竹茹;肿满者加香附、茯苓、天仙藤;妊娠期去通草、皂角刺、枳实。

(9) 肝郁气滞,疏泄失常。若疏泄不及而致产后乳汁不下者加漏芦、路路通、穿山甲珠以通经下乳;若疏泄太过而致产后乳汁自出者,加牡蛎、五倍子、海螵蛸以收涩回乳。

(10) 肝气郁结,肝失疏泄,冲任失调而致不孕。若肝郁犯脾症见厌食者加陈皮、白术、茯苓健脾和胃;若肝病日久,累及于肾,即子病及母而见腰酸乏力、头晕耳鸣等症状者加龟甲、枸杞子、女贞子滋肾水以养肝。

(11) 肝气郁结,气机不利,气血运行失常,滞于体内而致癥瘕、乳岩、乳痈等。有包块者加鳖甲、龙骨、牡蛎以软坚散结;乳房有肿块者加穿山甲珠、浙贝母、当归尾、桔梗以通络散结;红肿热痛者加金银花、天花粉。

**3. 案例**

日本某女士,结婚后数年未孕,经国内外著名医师检查多次,均无疾患,查不出病因。经有关方面介绍,1976 年夏季的一天,患者夫妇求余往诊。余望其形体不甚健康,面色黯滞,精神抑郁,舌苔微黄,语言清晰。问其发病之由,云:性情急躁,无故多怒,胸胁胀满,经期乳房胀痛,血量涩少,色紫黯有块,小腹坠胀,经后乳痛腹胀较轻,手足干热,呃逆,不欲饮食,喜食清淡而厌恶油腻,大便秘结,小便短赤。诊其脉象弦涩有力。

证候分析:乃属肝气郁滞,脉络不畅,疏泄失常,胞脉受阻而不孕。予以调肝理气通络之方:当归 9g,赤芍 9g,川牛膝 9g,川芎 6g,王不留行 9g,通草 9g,川楝子 9g,皂刺 3g,瓜蒌 9g,丹参 9g,香附 9g。嘱服 3 剂。7 日后又诊,症无变化,脉象如前,惟食欲缺乏,此因肝气乘脾,脾气不运之故,仍以前方加白术 9g,山药 9g 以扶脾气,又服 3 剂。1 周后又诊,据云:经期胸闷乳痛减轻,饮食增进,但腰酸痛。仍以原处方减皂角刺、瓜蒌,加川续断 9g,寄生 9g 以补肝肾,嘱其久服为佳。

1977 年其夫妇返回日本东京。1978 年春其丈夫来信说:他们夫妇回国以后,其夫人怀孕生一女孩,为纪念中国,借用松花江的花字,将这一女孩取名大石花,并对中国医师治好他夫人的多年不孕症表示衷心的感谢。

此乃肝郁不孕症,是妇女最常见的疾病,也是最难医治的疾病。余通过 50 余年临床验证,对此症运用该方药,故治愈。

韩百灵认为,肝郁、肾虚是导致妇女不孕的主要原因,盖肾为先天之本,元气之根,关乎生殖;肝司血海,疏泄为用。封藏固秘,疏泄以时,胞宫蓄溢有常,方能经事如期,摄精成孕。若先天不足,或后天房事所累,或欲念不遂,情志抑郁,则易致肾虚、肝郁而致不孕。治疗不孕症,韩百灵提出,贵在调经,其具体方法有调肝、补肾、化痰等法,王清任更有逐瘀一说。故韩百灵治疗本案紧锁肝肾二脏而立法,疏肝之郁,补肾之虚。运用自拟经验方百灵调肝汤加减治之,川楝子、瓜蒌、丹参、香附以疏肝解郁,理血调经;川续断、桑寄生滋补肝肾,调理冲任;当归、赤芍补血、养血、活血以助经;白术、山药培补后天,益气养血;妙用王不留行、通草通络下乳之药,取其行走通络之意。诸药共伍,使肝气得调,胃气得和,肾精得益,冲任得畅,则孕育而成。韩百灵治疗此病,辨证准确,用药精良,加减灵活,充分显示了韩师的诊疗风范及特点。古有天地以阴阳化生万物,男女本阴阳和而生长之说。男女交媾必聚精养神,清心寡欲,才能交而孕,孕而育,育而为子。若不知持满,不时御神,思虑无穷,耗气竭精,则心火伤而不降,肾水亏而不升,上下不交,水火不济,阴阳失调,焉有生育之理乎? 这些认识为后人辨治不孕症提供了借鉴。(《百灵妇科》)。

【诊疗述评】　几乎所有的不孕症患者,均有不同程度的肝郁表现,即使不是心因性不孕,辨证酌情加以适当的疏肝理气药物,可不同程度的提高疗效。

【预防与调护】

**1. 尽力保持心情舒畅,防止心因性不孕发生**

(1)科学用脑,智力旺盛。

(2)修德养性,保持乐观。

(3)健全意志。

(4)自找情趣。

(5)广交朋友。

(6)风趣幽默。

(7)家庭和睦。

(8)科学生活。

(9)笑口常开。

**2. 科学调适不良心情,利于早日生儿育女**

(1)冷静、制怒。

(2)自我宽慰。

(3)适度宣泄。

(4)角色互换。

(5)转移。

(6)代偿。

(7)升华。

(8)放松训练。

(9)积极心态。

【古代文献精选】

《景岳全书·妇人规》:"产育由于血气,血气由于情怀,情怀不畅则冲任不充,冲任不充则胎孕不受。"

《竹林女科证治》:"妇人思郁过度,致伤心脾冲任之源,血气日枯,渐致经脉不调,何以成胎?"

【现代研究进展】

(1)现代医学认为,社会心理因素通过中枢神经系统、内分泌系统与免疫系统起中介作用而导致不孕。①通过神经系统起作用:当人们由于心理紧张而产生应激状态时,产生的情绪变化以冲动的形式通过大脑皮质影响交感与副交感神经的功能。自主神经兴奋性的改变可导致输卵管痉挛,拾卵发生障碍和影响卵子在输卵管内的运输;子宫的自主神经兴奋性的变化可影响受精卵的种植率。②通过神经内分泌系统起作用:心理创伤可导致儿茶酚胺的浓度改变,使促性腺激素(GnRH)分泌紊乱,结果导致排卵障碍。精神因素影响着中枢神经系统中多巴胺的浓度,认为 LH 的浓度降低是由多巴胺活性增高所致。慢性与急性精神紧张均可使催乳素浓度增高,高催乳素抑制 GnRH 分泌;卵泡液内高催乳素抑制正常卵泡的甾体激素合成,因而造成不孕。在精神紧张状态下所分泌的糖皮质激素释放因子通过对中枢的作用而抑制 LH 的释放。③通过免疫系统起作用:实验研究证明应激还可影响到免疫功能而造成不孕。

(2)陆亚文等采用不育妇女问卷、90 项症状清单、焦虑自评量表、Hamilton 抑郁量表及 Eysenck 个性问卷,对不育妇女的精神状况及个性进行测评,结果显示不育妇女中 83.8%感到有精神压力,她们比对照组精神症状多,焦虑频度高,抑郁程度重;并有神经质和偏于内向的个性缺陷;情绪缺陷是不孕妇女求治的心理问题,部分人有自杀念头。影响最大的心理社会因素依次为①神经质;②生育观;③不育年限。结果提示,矫正人格缺陷,加强社会宣传,改善生育观,是心理干预的重点。

(3)宋爱琴等采用症状自评量表、Eysenck 个性问卷、社会支持评定量表与一般情况问卷对 86 名不育妇女进行调查,结果提示不育妇女的心理状况与其年龄、职业、文化程度、婚龄、不育年限、性生活满意程度及对待不育的态度等因素密切相关;心理状况的部分因子与就诊次数及就诊费用相关;心理状况也与不育妇女的个性及所得到的社会支持相关。

(4)徐苓等对夫妇进行心理咨询调查,结果 80.0%以上的夫妇承受着不育所致的各种心理压力,最普遍的心情是不甘认可。男方对这种精神压力的自我调节能力明显优于女方。农民与文化水平较低的不育夫妇心理压力更大。约 30.0%的妇女表示不育检查与治疗过程本身也带来一定的精神紧张和心理负担。不育使 12.0%~15.0%的夫妇性生活受到影响。提出对要求治疗的不育夫妇除药物治疗外,精神上的同情理解与心理支持是不可忽视的。

(5)程凤先等应用症状自评量表(SCL-90)对不育妇女进行测评,结果不育组 SCL-90 得分明显高于对照组,其主要症状为抑郁、焦虑、敌对等。不育妇女的心理健康状况受社会支持的影响,不育妇女中农妇心理健康状况较城市妇女差。

(6)各种环境改变或精神因素可能成为闭经的原因而造成不孕,此类患者的尿中 17-酮类固醇和 17-羟类固醇值增高,而尿中促性腺激素值减低或正常。有时促性腺激素特别是促黄体激素(LH)分泌减少,患者可表现为无排卵性月经、稀发排卵。有学者对闭经患者给予 Mecholyl(一种似副交感神经剂及血管舒张剂)做试验,发现 226 例无排卵闭经中有异常反应者占 7.5%;52 例原发闭经者则与尿中促性腺激素值关系不大;而在交感神经反应性减低的患者中,尿 17-酮类固醇值增高者较多。估计 ACTH 分泌亢进可能与此型的自主神经系统功能失调有关。由此提出对闭经妇女应做各种心理学检查,一般认为有神经症倾向者为正常对照组的 2 倍,情绪不稳定及对环境不适应者为正常对照组的 3 倍。

(7)张建伟等综述了心因性不孕的病因与治疗。认为紧张、抑郁等不良情绪与心理因素可通过内分泌-自主神经系统-性腺激素,引起停经、输卵管挛缩、宫颈黏液分泌异常等而导致不孕。其治疗包括精神心理治疗、中西药物治疗、生育指导,其中传统中医学有着非常丰富的心身医学思想,其一贯重视整体观念,强调辨证论治,认为补肾宁心为首选治则。

(8)高月平认为,不排卵大多与心理因素有关,情绪可以通过下丘脑-垂体-卵巢轴,影响生育,破坏体内正常的内分泌环境,使神经递质如多巴胺、去甲肾上腺素等代谢紊乱,促性腺激素等内分泌异常,使排卵受到抑制,肝主疏泄具有调畅气机的功能,在氤氲、的候之时,阴阳消长转化之机,卵子的排出有赖于肝的疏泄。因此,在经间期都需在补肾调经的前提下,加入疏肝解郁、行气活血之品以促进排卵。

(9)张韶珍等对 34 名不孕妇女和 10 例正常育龄妇女进行问卷调查,并测定其血浆 β-内啡肽(β-EP)水平,结果提示不孕妇女有明显升高的焦虑、抑郁、烦恼,其心理压力因职业不同而有差异,不孕妇女血浆 β-EP 水平显著高于对照组。

(10)罗元恺认为,精神因素可影响生殖功能,故不孕患者除药物调治外,兼辅以心理上的开导及设法获得舒适的环境是非常重要的。女子除调经外,最忌精神忧郁及思想紧张,愈是念子心切,却愈难孕育,必须心情舒畅,泰然处之,情意欢乐,才易成孕。故精神心理的调摄,极为重要。

(11)健康的心理状态与受孕是彼此相依的,健全的心理状态则有利于肝气的条达,气血的流畅,有益于胎儿的着床。一旦情志过激与抑郁,导致心理紧张,则可影响肝气的条达,气血的流畅,日久瘀阻胞脉胞络,而造成不孕。因此,科学的调畅情志,保持心情舒畅,减轻心理压力,避免过度心理紧张,常处于无忧无虑的自我调节的平稳状态,是防止不孕发生的重要前提之一。

# 第 17 章 免疫性不孕

免疫性不孕是由于生殖系统抗原的自身免疫或同种免疫而引起的不孕症,占不孕症的 10%～20%。自 1954 年抗精子抗体被发现以来,免疫因素造成的不孕越来越受到重视。人类性腺产生的生殖细胞与分泌的激素,均具有抗原性。目前已知和不孕相关的免疫因子主要有抗精子抗体(AsAb)、抗子宫内膜抗体(EMAb)、抗心磷脂抗体(AcAb)、抗卵巢抗体(AoAb)、抗绒毛膜促性腺激素抗体(AhcgAb)、抗透明带抗体(AZPAb)等。

中医学无免疫性不孕的记载,本病属中医学"不孕症"范畴。

【发病机制】

(一)中医病因病机

1. 肾阴亏损

素体阴虚或病后体虚,阴血不足,精亏血少,冲任脉虚,胞脉失养,子宫干涩,不能受孕;或阴虚火旺,血海蕴热,胞宫受灼,不能受孕。

2. 肾阳不足

先天禀赋不足,素体肾阳偏虚或其他因素损伤肾阳,阳虚不能温煦胞宫,子宫虚冷,不能摄精成孕。

3. 湿热下注

因经行、产后、人流术后房事不节,邪热乘虚袭入,内侵胞宫,损伤冲任督带,精不循常道而致不孕。或因肝经湿热下注,奇经亏损,不能摄精成孕。

4. 气滞血瘀

情志不遂,肝气郁结,气滞则血瘀,血滞不行,冲任停瘀,瘀阻于内,两精不能相合,而致不孕。

5. 寒凝血瘀

经期、坠产余血未净,感受寒邪,寒凝血瘀,阻滞胞脉,两精不能相合,不能成孕。

(二)西医病因病理

各种免疫因子可通过干扰精子在生殖道正常运行、精子获能或顶体反应、精子穿透透明带、精卵融合或胚胎着床生长发育过程而导致女性不孕。

1. 女性生殖道损伤或感染

女性生殖道感染或损伤是女性产生 AsAb 的最主要原因。因物理、化学、感染或创伤因素造成女性生殖道黏膜损伤,外来精子抗原可通过损伤处进入女性循环系统,对女性来讲,精子是一种异己蛋白,可诱发机体免疫应答。衣原体、支原体等病原体和精子具有相同的抗原表位,可刺激机体发生交叉免疫应答,且两者可通过性传播造成生殖道感染,并和不孕不育密切相关。

2. 自身免疫功能异常

如患桥本甲状腺炎、系统性红斑狼疮等自身免疫性疾病,使体内固有的免疫屏障结构遭到破坏,产生过度免疫应答,影响正常的排卵、受精与着床过程。有研究表明,辅助生殖过程中,人工授精反复刺激、穿刺取卵,亦可造成大量卵巢抗原释放,诱发 AoAb 形成。

### 3. 子宫内膜异位症

异位子宫内膜产生的内膜碎屑流入盆腹腔,被盆腹腔巨噬细胞吞噬后,内膜中的某些抗原成分被机体识别,激活机体的免疫系统,产生自身免疫应答,造成免疫功能异常。子宫内膜异位症也是导致 EMAb 最常见原因之一。

**【诊断与鉴别诊断】**

### 1. 诊断

(1)排除其他原因造成的不孕。

(2)血清检测证实 AsAb、AcAb、EMAb、AoAb 任何一项为阳性者。

(3)宫颈黏液、精液相合试验,选择在排卵期进行。取一滴宫颈黏液与一滴液化的精液放在玻片上,两者相距 2～3mm,轻晃玻片使两滴液体相互接近,在光镜下观察精子的穿透力。若精子穿过黏液并继续向前运行,表示精子活动力及宫颈黏液的性状都正常,黏液中无抗精子抗体。

(4)性交后精子穿透力试验,了解宫颈黏液对精子的反应与精子穿透黏液的能力。应选择在排卵期进行,试验前 3 天禁止性交,避免阴道用药或冲洗。在性交后 2～8 小时吸取宫颈管黏液涂于玻片上,若每个高倍视野有 20 个活动精子为正常。若精子在宫颈黏液中原地抖动或颤抖,则疑为免疫异常。

### 2. 鉴别诊断

(1)输卵管阻塞性不孕:慢性输卵管炎症引起的输卵管阻塞或输卵管通而不畅。子宫输卵管造影术,或宫(腹)腔镜下通液术等可以证实相应的输卵管病变。

(2)排卵障碍性不孕:由下丘脑-垂体-卵巢功能轴功能异常或卵巢病变引起。中枢性多见于下丘脑、垂体器质性病变,外周性多见于多囊卵巢综合征、卵巢早衰等疾病。

(3)宫腔粘连性不孕:既往有流产或宫腔手术病史,术后月经量少、经行不畅,宫腔镜检查可以证实宫腔粘连。

(4)子宫内膜异位症与子宫腺肌病所致不孕:进行性痛经加重、不孕,子宫增大,超声或腹腔镜检查可见异位灶,血液化验可见 CA125 升高。

(5)男方因素:因男方因素造成的不孕。

**【治疗】**

**(一)中医辨证论治**

### 1. 肾阴亏损证

主症:婚久不孕,免疫试验阳性。月经先期、量少,色红质稠,无血块,或月经正常,形体消瘦,腰膝酸软,头晕心悸,五心烦热,口干咽燥,舌质红,苔少,脉细数。

治法:滋肾填精,调冲助孕。

方药:济阴驱疫汤(庞保珍《不孕不育中医治疗学》)。熟地黄、山茱萸、山药、麦冬、白芍、龟甲、鳖甲、牡丹皮、黄芪、制黄精、徐长卿、生甘草。

中成药:六味地黄大蜜丸每次 1 丸,每日 2 次。

### 2. 肾阳不足证

主症:婚久不孕,免疫试验阳性。小腹凉感,腰腿酸软,月经后期或正常,神疲乏力,小便清长或频数,脉细,舌质淡红,苔薄白腻。

治法：温补肾阳，调理冲任。

方药：鹿角赞孕汤（庞保珍方，选自庞保珍主编《不孕不育中医治疗学》）。鹿角霜、紫石英、川椒、杜仲、菟丝子、熟地黄、人参、白术、山药、白芍、炙甘草。

中成药：定坤丹每次 1 丸，每日 2 次（每丸重 10.8g），口服；或佳蓉片每次 4～5 片，每日 3 次，口服；或海龙胶口服液每次 40ml，每日 1～2 次，口服。

### 3. 湿热下注证

主症：婚久不孕，免疫试验阳性。带下黄白，月经或先期，经量稍多，色红，质黏腻有小血块，头昏腰酸；小腹作胀，大便或溏，舌苔黄白腻，脉细濡数。

治法：清热利湿，兼调气血。

方药：薏柏续嗣汤（庞保珍方，选自庞保珍主编《不孕不育中医治疗学》）。苍术、牛膝、黄柏、薏苡仁、猪苓、车前草、茯苓、红藤、败酱草、淫羊藿、香附。

中成药：龙胆泻肝丸每次 3～6g，每日 2 次，口服；或妇科千金片每次 6 片，每日 3 次，口服。

### 4. 气滞血瘀证

主症：婚久不孕，免疫试验阳性。心烦易怒，善太息，胸闷乳胀，少腹胀痛，经量或多或少，色紫黑挟有血块，月经后期，头昏腰酸，舌质暗或边有紫瘀，舌苔白微腻，脉弦涩。

治法：理气活血，祛瘀调经。

方药：柴桃衍宗汤（庞保珍方，选自庞保珍主编《不孕不育中医治疗学》）。柴胡、桃仁、当归、生地黄、川芎、赤芍、枳壳、水蛭、川牛膝、桔梗、白术。

中成药：血府逐瘀口服液每次 2 支，每日 3 次，口服。

### 5. 寒凝血瘀证

主症：婚久不孕，免疫试验阳性。月经后期量少，色紫黑，有血块，或月经正常，平时少腹作痛，遇寒则重，得热则舒，舌质紫暗或舌边有瘀点，脉弦细或沉细。

治法：暖宫散寒，化瘀毓麟。

方药：温活抗疫汤（庞保珍《不孕不育中医治疗学》）。桃仁、红花、昆布、水蛭、益母草、柴胡、肉桂、淫羊藿、菟丝子、黄芪、徐长卿、生甘草。

中成药：艾附暖宫小蜜丸每次 9g，大蜜丸每次 1 丸，每日 2～3 次，口服；或少腹逐瘀丸每次 1 丸，每日 2～3 次，口服。

### （二）西医治疗

### 1. 隔离疗法

禁欲或性生活时使用避孕套，避免精子或者精浆中的抗原再次刺激女方，以减少女方免疫活性细胞和抗原接触的机会，而不产生新的抗体。使原有抗体滴度逐渐下降，直至消失。

### 2. 西药治疗

目前应用较多的是类固醇激素疗法，可酌情应用地塞米松等。

### 3. 局部用药

宫颈黏液中存在 AsAb 患者可采用局部用药疗法，用氢化可的松栓剂置阴道内；或者用泼尼松 5mg，每日 1 次纳入阴道，连续 4 周为 1 个疗程。

此外，小剂量的阿司匹林可用于治疗抗磷脂抗体综合征患者。

### 4. 宫腔内人工授精(IUI)

经过洗精处理,将 0.3～0.5ml 精液通过导管插入宫腔,将精液注入宫腔内。避开宫颈黏液中抗精子抗体对精子通过的限制作用,但患者的子宫分泌液与输卵管分泌液中也可能有抗体存在,因此效果也不是很理想。

【名家经验】

### 1. 夏桂成经验

夏桂成认为,免疫性不孕既有局部的血瘀湿热原因,又有整体的肝肾阴阳气血失调的因素,但整体的气血阴阳失调尤为重要。阴虚火旺是免疫性不孕症发生发展的主要方面,阴虚与肝肾有关,其中天癸的不足是主要的内涵。因此,夏桂成在治疗免疫性不孕时,采用燮理阴阳,调周助孕,结合心理疏导促进早日受孕。

### 2. 刘敏如经验

刘敏如认为,肾阳虚或肾阴不足是病之本,热灼精血、精血凝聚、精失常道、瘀痰内结胞中是病之标。

【医案选粹】

**柴嵩岩免疫性不孕验案**

卢某,女,34 岁,已婚。初诊日期:2005 年 1 月 11 日。结婚 4 年未避孕未孕。患者既往月经周期 25～30 天一行,7 天净,量少。末次月经 2004 年 12 月 12 日。结婚 4 年未避孕未孕。曾行腹腔镜检查,盆腔无异常,双侧输卵管通而不畅。纳可,眠佳,大便不爽。舌苔黄白,脉细滑。2004 年 2 月 6 日查抗心磷脂酶阳性,风疹病毒抗体测定阳性。辨证:湿热阻滞,胞脉不畅。立法:清热利湿,活血通络。病证分析:患者结婚 4 年未孕,西医诊断原发不孕,证属中医不孕症。曾查抗心磷脂酶、风疹病毒抗体测定阳性,腹腔镜检查提示双侧输卵管通而不畅,大便不爽,舌苔黄,脉细滑,辨证为湿热阻滞,胞脉不畅。处方:柴胡 3g,枳壳 10g,玫瑰花 5g,益母草 10g,冬瓜皮 12g,杜仲 10g,川芎 5g,夏枯草 10g,莱菔子 10g,大腹皮 10g,茵陈 12g,茯苓 30g。7 剂。

柴嵩岩老师认为:患者抗心磷脂酶、风疹病毒抗体测定阳性,提示内有毒热,为当前治疗需解决的首要问题。首诊方以茯苓为君,利湿解毒;针对输卵管通而不畅,大便不爽,舌苔黄等,湿热阻滞之证,以柴胡、夏枯草、茵陈、冬瓜皮为臣,辅助君药清热利湿,软坚散结;佐枳壳、玫瑰花、益母草、莱菔子、大腹皮、川芎,辅佐臣药活血理气,以期改善胞脉阻滞之疾;杜仲走下,佐以温补肝肾。全方重在清热利湿以治标。

二诊:2005 年 1 月 18 日。末次月经 2004 年 12 月 12 日,基础体温单相。舌苔白干,脉沉滑。处方:北沙参 20g,阿胶 12g,枳壳 10g,茵陈 10g,茜草 10g,桃仁 10g,泽兰 10g,月季花 6g,丝瓜络 10g,通草 10g,苏木 10g,焦三仙各 30g,14 剂。

首诊药后舌苔由黄变白干,提示热象减退;脉显沉象,提示血海不足。故二诊方以填冲血海为法,药用北沙参、阿胶滋养阴血。去首诊方茯苓、柴胡等清热之品,仅以茵陈续解余邪;改以茜草、泽兰、丝瓜络、通草、苏木活血通络。

三诊:2005 年 2 月 1 日。末次月经 2005 年 1 月 23 日,现基础体温单相。二便调。舌肥红,脉沉滑。处方:柴胡 5g,鱼腥草 10g,地骨皮 10g,香附 10g,远志 6g,茯苓 12g,菟丝子 20g,细辛 3g,蒲公英 12g,连翘 15g,桑寄生 15g,14 剂。

二诊药后舌苔白消失,湿邪得解。舌肥红,示脾虚血海伏热,三诊治疗转以清热解毒之法,辅以健脾补肾。以柴胡、鱼腥草、地骨皮、蒲公英、连翘诸药合用,加强清热解毒之效。药用细辛温通血脉,茯苓健脾利湿,桑寄生、菟丝子补益肝肾,香附理气活血。

四诊:2005 年 2 月 22 日。末次月经 2005 年 2 月 20 日,量少,基础体温单相。眠欠安。舌暗,苔薄白,脉细滑。2005 年 2 月 11 日复查抗心磷脂酶阴性,风疹病毒抗体阴性。处方:何首乌 10g,益母草 10g,川芎 5g,阿胶 12g,枳壳 10g,杜仲 10g,香附 10g,冬瓜皮 20g,泽兰 10g,菟丝子 12g,月季花 6g,夏枯草 12g,14 剂。

经一、二、三诊治疗,患者近日复查抗心磷脂酶、风疹病毒抗体测定均为阴性,热毒之邪基本解除。舌暗,脉细滑,示冲任血海不足,胞脉瘀阻。四诊治以养血温肾,活血理气。四诊方以何首乌为君,补肝肾益精血;以阿胶、杜仲、菟丝子为臣,阿胶养阴血,杜仲、菟丝子温肾助阳;佐以益母草、川芎、枳壳、香附、冬瓜皮、泽兰、月季花、夏枯草活血化瘀、利湿散结。

五诊:2005 年 3 月 8 日。末次月经 2005 年 2 月 20 日,基础体温单相。舌暗,脉细滑。处方:菟丝子 15g,菊花 12g,金银花 12g,女贞子 12g,茵陈 10g,百部 10g,桔梗 10g,桃仁 10g,丹参 10g,茜草 10g,续断 15g,连翘 15g,14 剂。五诊治疗继续前方之法,补肾清热活血。

六诊:2005 年 4 月 5 日。末次月经 2005 年 2 月 20 日,现基础体温上升 21 天。今查尿酶免(hCG)阳性,证实已妊娠。舌白干,脉沉细滑。处方:柴胡 5g,荷叶 10g,藕节 30g,地骨皮 10g,百合 12g,青蒿 5g,女贞子 20g,黄芩 10g,侧柏炭 10g,覆盆子 12g,菟丝子 10g,7 剂。

经数诊治疗,患者如期妊娠。因患者既往有抗心磷脂酶、风疹病毒抗体阳性病史,孕后保胎亦与一般保胎不同,亦需佐清热之法,与固肾安胎之法并举。故此方以柴胡、荷叶、藕节、青蒿、地骨皮、黄芩、侧柏炭清热利湿,覆盆子、菟丝子、女贞子固肾安胎。

【诊疗述评】 对免疫性不孕的治疗,西医学常采用免疫疗法,但效果并不理想,且有较多的不良反应。中医治疗有其独特的优势,但必须用中医的思维,辨证组方,方可取得较好的疗效。

【预防与调护】

(1)做好避孕措施,尽量避免流产。研究表明,无论是自然流产还是人工流产均可引起免疫性抗体的产生。因此,一定要做好避孕措施,避免不需要的怀孕。

(2)注意经期卫生,避免经期性交等。

(3)流产后要严格遵守医嘱,不要过早房事。

(4)科学养生,提高免疫力。

(5)积极治疗慢性盆腔炎症。

(6)尽量避免过多的医源性创伤,在宫腹腔镜手术操作过程中务必谨慎,减少不必要的创伤,以保护女性生殖功能。

(7)调节情志,乐观向上。

【古代文献精选】

《傅青主女科》:"妇人受妊,本于肾气旺也,肾旺是以摄精。"

《备急千金要方》:"凡人无子,当为夫妻俱有五劳七伤,虚羸百病所致。"

《诸病源候论》:"积气结搏于子脏,至阴阳血气不调和,故病结积而无子。"

《养生方》:"月水未绝,以合阴阳,精气入内,令脉不节,内生积聚,令绝子。"

【现代研究进展】 中医治疗该病有极大的优势,现将国内一些著名中医学家关于免疫性不孕的治疗与研究归纳如下。

### (一)病因病机

多认为免疫性不孕是阴虚火旺所致。连方认为,由于先天肾气不足,后天伤及脾胃,脾肾两虚,冲任功能失调所致,故患者临床上开始多无症状,或素体虚弱,易受风寒等,但随病情变化也可有其他变证,如出现虚热、瘀热等证候。侯玲玲指出,经行产后,或房事不节,邪毒内侵,损伤血络,导致瘀毒内阻,冲任不畅,精不循常道,并乘损而入,变为精邪,与血搏结,致冲任胞宫气机失调,失其纳精之力,使精子活力下降,甚至凝集难动,不能与卵子相合成孕或孕后常堕。姚石安认为,经行产后,人流堕胎后,房事不节,邪热内侵,冲任阻滞,精不循常道,反变为邪,内扰气血;或因肾虚冲任不充,胞脉失养,精不循常道,内扰气血导致不孕,临床分为阴虚瘀热和肾虚瘀阻两种。杨石强研究认为,抗精子抗体的发生,与子宫内膜的破损和炎症有关,并提醒人工流产术后患者,应合理性生活,预防感染是减少人工流产后免疫性不孕之有效措施之一。李大金等认为,无论是原发性不孕症、继发性不孕症,还是反复自然流产,均与其体内产生了透明带抗体显著相关。透明带自身抗体可能不仅干扰其精卵结合而影响受精,而且影响孕卵着床及发育,从而导致不孕和自然流产,故透明带抗体比抗精子抗体在更大范围内影响人类生育。张玉珍、刘敏如认为,肾阳虚或肾阴不足是病之本,热灼精血、精血凝聚、精失常道、瘀痰内结胞中是病之标。临床上以实证或虚实夹杂多见。常见的病因病机是肾虚血瘀、气滞血瘀和瘀痰互结等。许润三认为,肾虚为免疫性不孕发病之本,肝郁为免疫性不孕发病之标。夏桂成认为,主要是由于肝肾失调,阴阳气血消长转化异常,加上湿热、瘀血、邪毒等诱因而致,其中又以肾虚肝旺为最基本的原因。

### (二)中医治疗

#### 1. 辨证论治

(1)罗颂平等将 62 例抗精子抗体阳性患者分为两型,肾阴虚型 41 例,用助孕 1 号丸(菟丝子、淫羊藿、党参、金樱子、当归、熟地黄、甘草等)治疗;肾阳虚型 21 例,用助孕 2 号方(菟丝子、淫羊藿、党参、金樱子、赤芍、丹参、甘草等)治疗,90 天为 1 个疗程,取得较好疗效。

(2)徐福松、莫蕙等将其分为 4 型:肾阳不足型用毓麟珠(《景岳全书》);肾阴亏损型用养精种玉汤(《傅青主女科》);湿热下注型用四妙丸合红藤败酱散加减(经验方);气滞血瘀型用血府逐瘀汤加减。

(3)张玉珍、刘敏如分 3 型:气滞血瘀证用丹栀逍遥散(《薛氏医案·内科摘要》)合宫外孕Ⅱ号方(山西医科大学附属第一医院)加水蛭;瘀痰互结证用少腹逐瘀汤合启宫丸(经验方)加味。

(4)陈文裕等统计分析认为,各医者对免疫性不孕的中医辨证分型虽然不尽相同,但以脏腑辨证占绝大多数,且大多定位在肾,其次为肝肾,极少数为脾肾,无从心肺论治者。脏腑辨证的同时又多数有兼夹证,包括湿热、瘀血和痰浊,以湿热及瘀血多见。最常见的辨证为肾虚夹湿夹瘀、肾虚血瘀、肝肾阴虚火旺、肾阴虚、阴虚火旺等。从中医辨证分型来看,肾阴虚多于肾阳虚;从治法和药物统计结果分析,滋阴补肾法的比重稍大于温阳补肾法;滋阴药的频数也多于补阳药。阴虚证有可能成为免疫性不孕证型上的一个倾向,大多数患者属于阴虚体质,而有关抗体的生成与阴虚之间的关系尚待进一步研究。

(5)李晓燕分 4 型:肾阴亏损以抗免疫Ⅰ号加减;肾阳不足以温凝汤加减;肝经湿热以除凝汤加减;寒凝血瘀以抗免疫Ⅱ号加减。

(6)李祥云分 3 型:气虚用举元煎加减;肾虚用右归丸加减;湿热用化湿消抗体汤(经验

方）：萆薢、赤芍、牡丹皮、红藤、土茯苓、车前子、忍冬藤、生甘草、薏苡仁、金银花、连翘。

**2. 专病专方**

（1）连方采用补肾健脾益气法治疗女性 AsAb 阳性所致的不育症脾肾两虚型 103 例，分 3 组，分别用自拟贞芪转阴汤（女贞子 15g 黄芪 15g，墨旱莲 15g，党参 15g，炒白术 12g，当归 12g，白芍 12g，徐长卿 15g 等）配合适时 IUI 治疗、贞芪转阴汤治疗和适时 IUI 治疗。结果：三组 AsAb 转阴率分别为 76.47%、82.35%、8.57%。妊娠率分别为 41.18%、20.59%、11.43%。服药两组治疗后血清 CD4 显著下降，CD8 显著上升，CD4/CD8 值显著性下降，与未服药组有显著性差异。

（2）许润三调肝汤加减方：柴胡 10g，当归 10g，白芍 10g，菟丝子 30g，女贞子 20g，枸杞子 20g，沙苑子 30g，丹参 20g，生黄芪 20g，制香附 10g，益母草 10g。

（3）夏桂成对阴虚型免疫性不孕用滋阴抑亢汤：炒当归、赤白芍、怀山药、炒牡丹皮、茯苓各 10g，干地黄 9～12g，山茱萸 10～12g，甘草 5g，钩藤 10～15g，炒柴胡 5g，苎麻根 15g，蒲黄 6g，白花蛇舌草 12g；阳气虚弱所致用助阳抑亢汤：黄芪、党参 12～30g，鹿角片（先煎）6～10g，炙甘草 6g，怀山药、丹参、赤白芍、五灵脂、山楂各 10g，茯苓 12g。

（4）中药敷贴：庞保珍以自拟逐疫种嗣丹（炒桃仁 30g，红花 30g，制乳香 30g，制没药 30g，炒穿山甲 30g，川芎 30g，香附 30g，忍冬藤 30g，生黄芪 40g，上药共研细末，瓶装备用，临用时取药末 10g，以温开水调和成团，涂以神阙穴，外盖纱布，胶布固定，3 日换药 1 次）治疗血瘀型免疫性不孕 112 例，结果痊愈 62 例，无效 50 例。

**（三）实验研究**

曹立幸、韩冰等研究认为，采用益气养血、固肾安胎法中药治疗肾虚型流产能够显著改变造模后异常的免疫功能，并可能通过此途径达到治疗作用；调整体内血清抗滋养细胞抗体、IL-2 等的含量。该法该方能够显著提高模型大鼠的妊娠功能。益气养血、固肾安胎中药疗效显著优于中药对照组。

**（四）用药分析**

**1. 免疫性不孕治法统计**

陈文裕等综述大量文献对中医治疗免疫性不孕用药分析结果：采用补肾法所占比率最大，占总数的 34%（滋阴补肾法 19%，温阳补肾法 15%）；其次为活血化瘀法和清热祛湿法，分别占总数的 21% 和 20%；补气法占总数的 17%，其他合计共占 8%（注：其他治法包括疏肝理气法、泻利透散法、化痰法、平肝法）。统计结果显示，治疗免疫性不孕的核心用药集中体现在补肾、活血化瘀、清热祛湿 3 种治法。现代药理学研究证明，滋阴、补肾、化瘀、清热、补气药是治疗免疫性疾病的主要中药。从而得出中医药治疗免疫性不孕集中在补肾、活血化瘀、清热祛湿方面，这与治法的统计结果相吻合。

**2. 免疫性不孕治疗药物种类统计**

陈文裕等统计 4760 个病例的 63 个处方中使用中药 104 种（主要是治疗主症的药物，兼夹症用药不列入），其中滋阴补肾药 18 种，以熟地黄、枸杞子、女贞子、龟甲、紫石英为主；温阳补肾药 23 种，以菟丝子、淫羊藿、续断、益智仁、紫河车为主；补气健脾药只有 6 种，为黄芪、山药、白术、党参、人参、太子参；活血化瘀药 24 种，以当归、赤芍、丹参、桃仁、徐长卿、红花、川芎、牡丹皮等为主；清热祛湿药 32 种，以黄柏、生地黄、白花蛇舌草、牡丹皮、茯苓、金银花、虎杖、薏苡仁、黄芩、泽泻、败酱草等为主；调和药性和激素作用的甘草；收涩药 1 味，为山茱萸。

## (五) 小结

免疫性不孕的诊断必须借助现代医学检测,治疗必须辨证论治,采用统一的诊断与疗效判定标准,以利于深入研究与广泛交流。

# 第18章　引起女性不孕的常见疾病

## 第一节　多囊卵巢综合征

多囊卵巢综合征(polycystic ovarian syndrome,PCOS)于1935年首先由Stein-Leventhal提出,是一种发病多因性、临床表现呈多态性的内分泌失调综合征,以雄激素过多和持续无排卵为主要临床特征。主要表现为月经失调、不孕、多毛、痤疮、肥胖、黑棘皮症等。属于中医"闭经""月经后期""崩漏""癥瘕""不孕"等范畴。与西医学所说之卵巢囊肿在发病过程、症状体征及生物学行为上都极为相似。远期可以并发心血管疾病、糖尿病、子宫内膜癌等。

多囊卵巢(PCO)与PCOS是两个不同的概念。PCO只表现为卵巢呈多囊性改变,而无临床症状及血激素的改变,可由其他疾病引起。

【发病机制】

(一)中医病因病机

**1. 肾虚**

先天禀赋不足,肾气未盛,天癸不至,冲任失养,经血无从而生,血海难以充盈,导致闭经、月经稀少、不孕等。

**2. 肾虚痰实**

先天禀赋不足,肾气未盛,或素体肥胖,或饮食失节,损伤脾胃,运化失职,痰湿内生,冲任气血受阻,血海不得以满盈,故而月经闭止或失调或不孕;痰湿凝聚,脂膜壅塞,肺气不宣,日见体胖多毛,卵巢增大而致病。

**3. 肝郁化火**

素性忧郁,情志不畅或郁怒伤肝,肝气郁结,疏泄失常,郁久化火,冲任失调,气血不和,至月经不行,或失调、不孕,面部痤疮等。

**4. 肾亏血瘀**

先天不足,或后天损伤,大病久病,房劳多产,损伤肾气。肾阳不足则阴寒内盛,冲任虚寒,血失温煦推动而致血瘀;肾阴不足,虚火内生,内热灼血亦可致瘀;而肾水不足,不能涵木,则肝失条达,疏泄失常,气血不和而致冲任瘀阻,导致闭经、不孕、癥瘕等。

**5. 气滞血瘀**

多因平素抑郁或恚怒伤感,致肝气郁结,气机不畅,冲任失和,以致经脉瘀阻,瘀血稽留胞宫、胞脉,导致闭经、不孕、癥瘕等。

(二)西医病因病理

**1. 发病相关因素**

目前对本病的发病机制尚未完全明确,主要有以下几个方面。

(1)下丘脑-垂体-卵巢轴调节功能异常:由于垂体对促性腺激素释放激素敏感性增加,分泌过量的LH,刺激卵巢间质卵泡膜细胞产生过量雄激素。卵巢内高雄激素抑制卵泡成熟,不能形成优势卵泡,但卵巢中的小卵泡仍能分泌相当于早卵泡期水平的雌二醇($E_2$),加之雄烯二酮在外周组织芳香化酶作用下转化为雌酮($E_1$),导致高雌酮血症。持续分泌的雌酮与一定水平的雌二醇作用于下丘脑和垂体,对 LH 分泌呈正反馈,使 LH 分泌幅度与频率增加,呈持续高水平,无周期性,不形成月经中期 LH 峰,因此无排卵出现。对 FSH 分泌呈负反馈,使FSH 水平相对降低,LH/FSH 比值增高。LH 水平增加又促使卵巢分泌雄激素,形成高雄激素与持续无排卵的恶性循环。低水平 FSH 持续刺激,使卵巢内小卵泡发育至一定时期,无优势卵泡产生,造成卵巢形成多囊样改变、多数小卵泡形成而无排卵。

(2)肾上腺分泌功能异常:50% PCOS 患者存在脱氢表雄酮与脱氢表雄酮硫酸盐升高,可能与肾上腺皮质网状带 $P_{450c}17\alpha$ 酶活性增加,肾上腺细胞对促肾上腺皮质(ACTH)敏感性增加与功能亢进有关。促肾上腺皮质激素的靶细胞敏感性增加与功能亢进可能与此有关。脱氢表雄酮硫酸盐升高也提示增多的雄激素来源于肾上腺。

(3)胰岛素抵抗与高胰岛素血症:PCOS 病因可能与胰岛素抵抗有关。约 50% PCOS 患者不同程度存在胰岛素抵抗和代偿性高胰岛素血症,过量胰岛素作用于垂体的胰岛素受体,可增强 LH 释放并促进卵巢及肾上腺分泌雄激素;抑制肝性激素结合球蛋白合成,使游离睾酮增加。

(4)其他:还有卵巢卵泡膜细胞的 $P_{450c}17\alpha$ 等酶的调节机制也可能存在异常,导致雄激素增多。生长激素、类胰岛素样生长因子及其受体与结合蛋白、瘦素、内啡肽等的分泌或调节失常也与 PCOS 的发生或病理生理的形成有关。

### 2. 病理改变

(1)卵巢:检查可见双侧卵巢体积增大,为正常妇女的 2~5 倍,表面光滑,色灰发亮,白膜均匀性增厚,较正常厚 2~4 倍,白膜下可见大小不等≥10 个,直径多为<1cm 的囊性卵泡,呈珍珠串样。光镜下见白膜增厚、硬化,皮质表层纤维化,细胞少,血管显著存在。白膜下见多个不成熟阶段呈囊性扩张的卵泡与闭锁卵泡,无成熟卵泡生成与排卵迹象。

(2)子宫内膜:主要表现为无排卵性子宫内膜。子宫内膜的组织学变化因卵巢分泌的雌激素水平不同而异,卵泡发育不良时,子宫内膜呈增殖期;当卵泡持续分泌少量或较大量雌激素时,可刺激内膜使其增生过长。更值得注意的是,由于长期持续无排卵,仅有单一无对抗的雌激素作用,可以增加患子宫内膜癌的概率。

### 【诊断】

### 1. 病史

病发于青春期,月经初潮如期,逐渐出现月经稀发,闭经史,或月经频发,淋漓不尽。

### 2. 症状

(1)月经失调:主要表现是闭经,绝大多数为继发性闭经,闭经前常有月经过少或稀发,偶见闭经和月经过多、淋漓不尽交互出现。

(2)不孕:多在月经初潮后发病,婚后伴有不孕,主要由于月经失调与无排卵导致不孕。

(3)痤疮:痤疮以颜面额部、背部较明显,油脂性皮肤。

(4)多毛:可出现不同程度的多毛,特别是以性毛为主,如阴毛浓密延及肛周腹股沟、腹中线,乳晕周围的毛发浓密,唇口细须明显。

(5)肥胖:腹部肥胖型(腰/臀≥0.80),体重指数(BMI)≥25。

(6)黑棘皮症:常见阴唇、颈背部、腋下、乳房下与腹股沟等处皮肤出现灰褐色色素沉着,呈对称性,皮肤增厚,有如天鹅绒纹状。

**3. 辅助检查**

(1)基础体温测定:BBT 表现为单相,月经周期后半期体温无升高。

(2)妇科检查:外阴阴毛较密,阴道通畅,子宫大小正常或略小,质中,无压痛,双附件(一)。

(3)实验室检查

①B 超检查:声像图显示双侧卵巢体积均匀性增大,包膜回声增强,轮廓较光滑,间质增生内部回声增强,一侧或两侧卵巢各有 10 个以上直径为 2～9mm 的无回声区,围绕卵巢边缘,呈车轮状排列,称为"项链征"。连续检测未见主导卵泡发育与排卵迹象。

②内分泌测定:血清睾酮、硫酸脱氢表雄酮、脱氢表雄酮升高,睾酮水平通常不超过正常范围上限 2 倍;血清 FSH 值偏低而 LH 值升高,LH/FSH＞2;血清雌激素测定,雌酮($E_1$)升高,雌二醇($E_2$)为正常或稍增高,恒定于早卵泡期其水平,无周期性变化,$E_1/E_2$＞1,高于正常周期;尿 17-酮皮质类固醇正常或轻度升高,正常时提示雄激素来源于卵巢,升高时提示肾上腺功能亢进;部分患者血清催乳素(PRL)偏高。腹部肥胖型测定空腹血糖与口服葡萄糖耐量试验(OGTT),测定空腹胰岛素水平(正常＜20mU/L)与葡萄糖负荷后血清胰岛素(正常＜150mU/L),肥胖型患者可见三酰甘油增高。

③诊断性刮宫:对于月经淋漓不断或闭经日久子宫内膜增生患者可在月经前数日或月经来潮 6 小时内进行诊断性刮宫,子宫内膜呈增殖期或增生过长,无分泌期变化。年龄＞35 岁的患者应常规进行诊断性刮宫,以便早期发现子宫内膜的恶性病变。

④腹腔镜检查:经过腹腔镜直接窥视,可见卵巢增大,包膜增厚,表面光滑,呈灰白色,有新生血管。包膜下显露多个卵泡,但无排卵征象(排卵孔、血体或黄体)。腹腔镜下取卵巢组织送病理检查,诊断即可确定。在诊断的同时可进行腹腔镜治疗。

**4. 诊断标准**

(1)稀发排卵或无排卵。

(2)高雄激素的临床表现和(或)高雄激素血症。

(3)卵巢多囊性改变,一侧或双侧卵巢直径 2～9mm 的卵泡≥12 个,和(或)卵巢体积≥10ml。

(4)上述 3 条中符合 2 条,并排除其他高雄激素病因如先天性肾上腺皮质增生、库欣综合征、分泌雄激素的肿瘤等。

【鉴别诊断】

**1. 卵巢雄激素肿瘤**

卵巢门细胞瘤、卵巢睾丸母细胞瘤等都可产生大量雄激素。多为单侧、实性肿瘤,可做 B 超、CT 或 MRI 帮助定位。

**2. 卵泡膜细胞增殖症**

临床及内分泌征象和 PCOS 相仿,但更严重,该症患者比 PCOS 更肥胖,男性化更明显,睾酮水平也高于 PCOS,可高达 5.2～6.9nmol/L,而血清硫酸脱氢表雄酮正常,LH/FSH 比值可正常。镜下见卵巢皮质黄素化的卵泡膜细胞群,皮质下无类似 PCOS 的多个小卵泡。

**3. 肾上腺皮质增生或肿瘤**

当血清硫酸脱氢表雄酮值超过正常范围上限 2 倍时,或＞18.2μmol/L 时,应和肾上腺皮质增生或肿瘤鉴别。肾上腺皮质增生患者血 17α 羟孕酮明显增高,ACTH 兴奋试验反应亢进,地塞米松抑制试验时抑制率≤0.70;肾上腺皮质肿瘤患者则对这两项试验反应都无明显反应。

【治疗】

(一)中医辨证论治

**1. 肾虚证**

主症:婚久不孕,月经后期,量少,色淡,质稀,渐至闭经,伴头晕耳鸣,腰膝酸软,形寒肢冷,大便不实,小便清长,形体肥胖,多毛,性欲低下,舌淡,苔白,脉细无力。

治法:补肾填精,调补冲任。

方药:济肾续嗣丹(庞保珍方,选自庞保珍主编《不孕不育中医治疗学》)。熟地黄、山药、山茱萸、鹿角胶(烊化)、紫石英、杜仲、菟丝子、巴戟天、柴胡、当归、三棱。

中成药:佳蓉片每次 4～5 片,每日 3 次,口服。

**2. 肾虚痰实证**

主症:婚久不孕,月经稀少或闭经,腰酸腿软,乏力怕冷,肥胖多毛,胸闷泛恶,或大便溏薄,舌质淡胖,苔薄腻,脉滑细。

治法:补肾化痰。

方药:济肾涤痰丹(庞保珍方,选自庞保珍《不孕不育中医治疗学》)。菟丝子、补骨脂、淫羊藿、山茱萸、鹿角霜、紫石英、白术、黄芪、昆布、白芥子、茯苓。

中成药:五苓散每次 9g,每日 2 次,口服。

**3. 肝郁化火证**

主症:婚久不孕,月经稀少、闭经或不规则流血,形体壮实,毛发浓密,面部痤疮,乳房胸胁胀满,口干喜冷饮,大便秘结,苔薄黄,脉弦数。

治法:清肝泻火。

方药:济水清肝丹(庞保珍方,选自庞保珍《不孕不育中医治疗学》)。生地黄、玄参、山茱萸、山药、牡丹皮、龙胆草、栀子、黄芩、柴胡、知母、菟丝子、昆布。

中成药:加味逍遥口服液每次 10mg,每日 2 次,口服。

**4. 肾亏血瘀证**

主症:婚久不孕,月经稀少或闭经,或经来淋漓不尽,色淡暗,或有血块,畏寒怕冷,腰酸腿软,头晕耳鸣,舌暗红,舌边有瘀点,脉沉细或沉滑。

治法:补肾祛瘀。

方药:济肾逐瘀丹(庞保珍方,选自庞保珍《不孕不育中医治疗学》)。熟地黄、山茱萸、巴戟天、菟丝子、肉苁蓉、淫羊藿、三棱、莪术、当归、柴胡、益母草、昆布。

中成药:定坤丹每次 1 丸,每日 2 次(每丸重 10.8g),口服。

**5. 气滞血瘀证**

主症:婚久不孕,月经延后,或量少不畅,经行腹痛,拒按,或闭经,精神抑郁,胸胁胀满,舌质暗紫,或有瘀点,脉沉弦或沉涩。

治法:行气导滞,活血化瘀。

方药:香蛭赞孕丹(庞保珍方,选自庞保珍主编《不孕不育中医治疗学》)。香附、水蛭、当归、川芎、枳壳、延胡索、三棱、莪术、菟丝子、甘草。

中成药:血府逐瘀口服液每次 2 支,每日 3 次,口服。

### (二)西医治疗

#### 1. 口服药

(1)口服避孕药:如炔雌醇环丙孕酮片、炔雌醇屈螺酮片等通过促进 LH 分泌负反馈,减少卵巢、肾上腺雄激素合成,并增加 SHBG 合成,降低循环中游离雄激素活性,并抑制睾酮转化为活性更强的双氢睾酮,减少痤疮、多毛。

(2)其他抗雄激素药物:如螺内酯为醛固酮拮抗药,可竞争性结合雄激素受体,减少雄激素产生,并抑制 5α 还原酶活性。

(3)联合胰岛素增敏药:二甲双胍可改善多囊卵巢综合征胰岛素抵抗。

#### 2. 腹腔镜手术

腹腔镜卵巢打孔技术等广泛应用于难治性 PCOS 治疗。

#### 3. 促排卵

酌情应用一线促排卵药物,如枸橼酸氯米芬。对枸橼酸氯米芬抵抗的患者可更换芳香化酶抑制药来曲唑。

二线促排卵药物为外源性促性腺激素制药,如重组、高度纯化或尿源性促卵泡生成素、促黄体生成素等。

### 【名家经验】

#### 1. 韩冰经验

辨治重点在于气、痰、瘀、肾,由于多囊卵巢综合征症情复杂,治疗时往往理气、祛痰、化瘀、补肾四法兼而用之。

(1)疏肝理气法:单用恐化燥伤阴,故寓疏肝于补肾之中。常取药对如柴胡配菟丝子,橘核配鹿角霜,香附配补骨脂等。调肝之法,诸如养血柔肝常用当归、白芍,强金制木用桑叶,酸泻肝木用乌梅、木瓜等,随证治之。

(2)祛痰利湿法:多囊卵巢综合征多形体肥胖,肥胖之人多阳虚、多痰湿,阳虚重点是脾阳虚,脾失健运,水湿内停,则生痰聚湿,故治疗重点健脾祛痰利湿。常用薏苡仁、苍术、茯苓、浙贝母、皂角刺、车前子等。

(3)活血化瘀法:气郁日久可成瘀,痰积日久可成瘀,湿蕴日久可成瘀,任何邪气积久均可成瘀,故活血化瘀法贯穿始终。常用当归、川芎、赤芍、桃仁、红花等。

(4)补肾调冲法:肾虚及气、痰、瘀均可致冲任失调,冲任失调则月事不以时下,故月经稀发、闭经。因经水出诸肾,故虚者治疗以补肾为主,实者要兼以补肾,虚实均要调理冲任。常用补骨脂、菟丝子、山茱萸、淫羊藿、鹿角霜等补肾,用当归、川芎、紫石英等调理冲任。

#### 2. 尤昭玲经验

尤昭玲治疗本病首重补肾,认为肾虚血瘀是基本病机,补肾活血贯穿始终。常用紫石英、补骨脂、锁阳、覆盆子、桑寄生、菟丝子、山茱萸、地龙、三七、泽泻、泽兰等组成基本方随兼证加减。另外,尤昭玲针对 PCOS 患者月经的不同周期,分别从肾、心、脾、肝四脏论治。卵泡期(月经周期第3~5天开始至优势卵泡直径≤17mm),当从肾论治,选用三子汤(生地黄、熟地黄、沙参、麦冬、菟丝子、覆盆子、桑椹、甘草等)补肾填精,促卵泡发育之功。排卵期(优势卵泡直径达到 18mm 至卵泡排出)应从心论治,以补肾宁心、温阳通络为治疗大法,使心降肾实,以利于卵泡顺势排出,方药由生地黄、熟地黄、山药、莲子肉、石斛、莲子心、紫石英、百合、月季花、橘叶、珍珠母、甘草组成;若既往出现黄素化未破裂卵泡综合征及 B 超示卵泡壁厚,此时可酌加三七,路路通。黄体期要求怀孕者,从脾论治,补脾益气以载胎,方由生黄芪、白术、苎麻根、阿胶、川续断、紫苏梗等组成;而对暂无生育要求者,以调经为主,从肝论治,常选柴胡、当归、白术、川芎、车前子、牛膝、益母草等以疏肝调经,引血下行。

【医案选粹】

**韩冰医案**

李某,女,31 岁,已婚,干部。初诊时间:2003 年 4 月 7 日。月经量少 3 年。患者于 3 年前孕 7 周行人工流产术,术后月经周期发生异常,5 天 11—3 月,量少,色暗,有少量血块,无腹痛,经前乳房胀痛,体重明显增加。曾自行服用桂枝茯苓丸等中成药调经,效不佳,近 3 年未避孕未再怀孕。现形体偏胖,失眠,腰膝酸软,畏寒肢冷,易疲劳,二便正常,舌质紫暗,苔白腻,脉沉。经孕史:13 岁初潮,既往月经规律,5～7/25～32 天。末次月经 2003 年 2 月 18 日。结婚 6 年,$G_1P_0$,2000 年曾行人工流产一次,近 3 年未再怀孕。妇科检查:外阴已婚未产型,宫颈轻度糜烂,宫体前位,大小、质地、活动正常,可触及增大的双侧卵巢。B 超:子宫 6.4cm×4.2cm×3.3cm 大小,内膜厚 1.0cm,双侧卵巢增大,卵泡数增多,直径达 0.7cm 以上的有 10 ～12 个。实验室检查:性激素检测 LH/FSH＞2。辨证与治法:诊为多囊卵巢综合征、继发不孕,证属肾虚血瘀型,治以温肾助阳,活血利湿。处方:菟丝子 30g,覆盆子 15g,女贞子 15g,补骨脂 10g,淫羊藿 10g,黄精 30g,鹿角霜 15g,丹参 30g,鸡血藤 30g,桂枝 10g,紫石英 30g。14 剂。水煎服。

二诊:2003 年 4 月 21 日。服药后腰酸、肢冷等症状有所改善,月经于 4 月 16 日来潮,量较前增加,3 天净。处方:菟丝子 30g,淫羊藿 10g,当归 10g,熟地黄 20g,白芍 10g,薏苡仁 30g,车前子(包煎)10g,山楂 30g,郁金 10g,丹参 30g,紫石英 30g,牛膝 10g。

三诊:2003 年 5 月 31 日。服上方 30 余剂,月经于 5 月 28 日来潮,量少,余无不适。此后予补肾调冲Ⅰ号、Ⅱ号按月经周期不同时期调治 1 年余,患者怀孕。

【诊疗述评】　PCOS 为本虚标实之证,肾虚为本,痰湿、瘀血、肝郁为标,涉及心、肝、脾、肾四脏。用中医的思维辨证论治多可取得较好疗效。另外,科学应用中药调周疗法对多囊卵巢性不孕亦有较好疗效,但不能机械的周期用药,同样需要辨证周期用药,疗效才好。

中西医结合治疗多囊卵巢综合征导致的不孕具有较好的发展前景。可以优势互补,协同增效,从而缩短疗程,提高疗效。

对于体质肥胖者,在科学治疗的同时,务必让患者适当加强锻炼,适当减少饮食,科学减肥,改变不健康生活方式,十分重要。

此类患者怀孕后易发生流产,所以一旦确定怀孕要积极采取保胎措施。

【预防与调护】

(1)科学起居,生活起居要有规律,避免熬夜。

(2)调节情志,保持心情舒畅。

(3)合理膳食,应进食血糖指数低的糖类,减少脂肪和单糖的摄入。

(4)适当增加运动,科学减肥。

【古代文献精选】

《丹溪心法》:"若是肥盛妇人,禀受甚厚,恣于酒食之人,经水不调,不能成胎,谓之躯脂满溢,闭塞子宫,宜行湿燥痰""痰积久聚多,随脾胃之气以四溢,则流溢于肠胃之外,躯壳之中,经络为之壅塞,皮肉为之麻木,甚至结成窠囊,牢不可破。"

《陈素庵妇科补解·调经门》:"经水不通有积痰者,大率脾土虚,土不能制水,水不能化精,生痰不生血,痰久则下流胞门,闭塞不行,或积久成块,占住血海,经水闭绝。"

《女科切要》:"肥人经闭,必是痰湿与脂膜壅塞之故。"

《医宗金鉴·妇科心法要诀》:"女子不孕之故由伤其冲任也……或因体盛痰多、脂膜壅塞胞中而不孕。"

【现代研究进展】 中医治疗有极大的优势,现将国内一些著名中医学家关于多囊卵巢综合征的治疗研究报道综合归纳介绍如下。

(一)病因病机

近年来众多学者的研究认为,肾虚是本病的基本病因,在此基础上还分别兼有血瘀、痰湿、肝郁和痰瘀互结等。桑海莉等认为,肾虚是致病之本,多兼有痰血瘀阻、肝胆郁热。王东梅等研究认为,病机以脏腑功能失常为本,肾虚为主,尤以肾阳虚为主要病机,并涉及肝、脾。血瘀、痰浊阻滞是本病之标。尤昭玲认为,冲任之本在肾,冲为血海,任主胞胎,肾虚则冲任不充,血瘀则冲任不畅,气血无以顺利下行,则胞宫、胞脉、胞络失去滋养,肾-天癸-冲任-胞宫生殖轴功能失调,由此而引起经、带、胎、产等一系列的妇科疾病。陆美亚等指出,肾虚肝郁为PCOS的主要病机,脾虚湿盛及阴虚火旺为两个重要病理改变。史莲花等认为,PCOS以脾肾阳虚为本,气滞湿阻、痰瘀互结为标。万朝霞等认为,PCOS以痰瘀交阻、心肝火旺为表象,肾虚为本。徐福松,莫蕙等认为,病因病机主要为肾虚、痰湿、肝郁化火、气滞血瘀、导致肾气不足,冲任失资;脏腑功能失常,气血失调,经络不畅,痰湿脂膜积聚,血海蓄溢失常而致本病。罗颂平认为,肝脾肾虚,痰湿阻止胞宫所致。庞保珍通过临床观察和研究发现,无排卵性不孕患者均有不同程度的肝郁表现,而卵巢长期持续无排卵正是PCOS的一个显著特点,所以认为肝郁气滞,肝的疏泄功能失常是PCOS发生的重要病机。刘瑞芬认为,本病病机以肾虚为本,痰瘀为标。其核心病理是卵泡不能发育或卵泡壁过度增生不能破裂导致卵泡闭锁。肾为先天之本,肾主生殖,卵子的发育成熟与肾精充盛、肾阳鼓动密切相关。肾精亏虚,卵子发育缺乏物质基础;肾虚致瘀,卵子不能顺利排出。李光荣认为,肾虚是其根本原因,肝郁脾虚是重要病机。肾阴虚,精亏血少,血海不能按时满溢;肾气虚,气化不及,血海不能按时施泻。肝失疏泄,脾失运化,则肝血亏虚,痰湿内生,均可导致月经稀发或闭经。

(二)中医治疗

1. 辨证论治

(1)韩百灵对肾阴亏损用百灵育阴汤:熟地黄15g,山药15g,川续断15g,桑寄生15g,怀牛膝15g,山茱萸15g,白芍15g,牡蛎20g,杜仲15g,海螵蛸20g,菟丝子15g,龟甲20g;血虚用育阴补血汤:熟地黄15g,山药15g,当归15g,白芍15g,枸杞子15g,炙甘草10g,山茱萸15g,牡丹皮15g,龟甲20g,鳖甲20g;肾阳虚用渗湿汤:熟地黄15g,山药15g,白术15g,茯苓15g,泽泻10g,枸杞子15g,巴戟天15g,菟丝子15g,肉桂10g,附子10g,鹿角胶15g,补骨脂15g,陈皮10g,甘草10g;肝郁气滞用调肝理气汤:当归15g,白芍15g,柴胡10g,茯苓15g,白术10g,牡丹皮15g,香附15g,瓜蒌15g,怀牛膝15g,川楝子15g,王不留行15g,通草15g,甘草10g。

(2)王东梅等研究认为,肾虚证是最常见的证候,肝郁气滞证是本病的第二大证候,另可见脾虚痰湿证和血瘀证。

(3)张玉珍常分为4型:肾虚型方用右归丸加石楠叶、仙茅;痰湿阻滞型方用苍附导痰汤为主加桃仁、当归、红花、夏枯草;气滞血瘀型方用膈下逐瘀汤;肝经湿热型方用龙胆泻肝汤加减。

（4）罗颂平对肾虚夹瘀用归肾丸加法半夏、苍术、胆南星；肾阴虚夹瘀方用六味地黄丸合失笑散；气虚夹瘀方用苍附导痰汤为主加黄芪、党参；肝气郁结方用丹栀逍遥散合清气化痰丸。

（5）尤昭玲将本病分4种证型：肾虚用右归丸加减；痰湿阻滞用苍附导痰丸合佛手散加减；肝郁化火用丹栀逍遥散加减；气滞血瘀用膈下逐瘀汤为主加减。

（6）徐福松，莫蕙等将其分为4型：肾虚痰湿证用肾气丸（《金匮要略》）和二陈汤（《和剂局方》）；痰湿阻滞证用苍附导痰丸（《叶天士女科诊治秘方》）加减；肝郁化火证用丹栀逍遥散（《女科摄要》）加减；气滞血瘀证用膈下逐瘀汤加减。

（7）刘云鹏认为，求子之道，莫如调经，经病所致的不孕，分10型进行论治，10型之中以肝气郁结为多，该型以自拟调经Ⅰ号方（柴胡9g，当归9g，白芍9g，益母草15g，香附12g，郁金9g，川芎9g，甘草3g）加减；酌情辨证调经，分期治疗：经前以理气为主，用自拟调经Ⅰ号方；经期以活血为主，用自拟益母生化汤：当归24g，川芎9g，桃仁9g，甘草6g，姜炭6g，益母草15g；经后以补虚为主，亦随胞脉气血的盛衰，按法调制，常用自拟益五合方：益母草15g，熟地黄15g，当归12g，丹参15g，茺蔚子12g，香附12g，川芎9g，白芍9g，枸杞子15g，覆盆子9g，五味子9g，白术9g，菟丝子15g，车前子9g。

（8）李祥云分4型：肾亏痰阻用归肾慈皂汤（经验方）；阴虚内热用瓜石散加减；肾亏瘀阻用补肾逐瘀汤（经验方）；肝郁化火用龙胆泻肝汤加减。

（9）王耀廷认为，燥湿化痰为治标，健脾补肾乃求本，然缓不济急，故常健脾豁痰之中佐以补肾化瘀之品，曾用苍术20g，香附15g，陈皮15g，茯苓20g，胆南星10g，桂枝10g，鹿角霜50g，紫石英50g，川牛膝15g治之，效佳。

### 2. 专病专方

（1）柴嵩岩验方（菟丝子、车前子、淫羊藿、杜仲、当归、桃仁、生薏苡仁、川芎等。每剂2煎，水煎煮至200ml，早晚各服药1次，连续用药6个月为1个疗程）具有益肾健脾、养血通利的作用，对PCOS证属脾肾阳虚型闭经进行治疗取得了良好的效果。

（2）王子瑜对脾肾阳虚，痰湿所致的"多囊卵巢综合征"闭经不孕症常用淫羊藿、巴戟天、鹿角片、菟丝子、山药、苍术、白术、党参、制香附、当归、石菖蒲、天南星、海藻、益母草。

（3）李广文石英毓麟汤：紫石英15～30g，川椒1.5g，川芎6g，川续断、川牛膝、淫羊藿各12～15g，菟丝子、枸杞子、香附各9g，当归12～15g，赤、白芍各9g，桂心6g，牡丹皮9g。

（4）刘奉五四二五合方：当归9g，白芍9g，川芎3g，熟地黄12g，覆盆子9g，菟丝子9g，五味子9g，车前子9g，牛膝12g，枸杞子15g，仙茅9g，淫羊藿12g。

（5）朱小南善用峻补冲任之品，如鹿角霜、紫河车、巴戟天、淫羊藿等；对气滞不孕善用苏罗子与路路通，认为二药通气功效卓越，经前有胸闷乳胀等症者，十有六七兼有不孕症，治宜疏解，选方香附15g，郁金15g，白术10g，当归15g，白芍10g，陈皮15g，茯苓15g，合欢皮15g，苏罗子15g，路路通15g，柴胡7.5g，于经前感觉胸闷乳胀时服用，至经末1～2日止。

（6）裘笑梅对肾阳不足，子宫虚寒者用桂仙汤：淫羊藿15，仙茅9g，肉桂末（吞）1.5g，肉苁蓉9g，巴戟天9g，紫石英15g；对肝郁者用蒺麦散：白蒺藜9g，预知子（八月扎）9g，大麦芽12g，青皮3g，橘核3g，橘络3g，蒲公英9g。

（7）王渭川育麟珠：当归60g，枸杞子30g，鹿角胶30g，川芎30g，白芍60g，党参30g，杜仲30g，巴戟天30g，淫羊藿30g，桑寄生30g，菟丝子30g，胎盘60g，鸡血藤膏120g。共研细末，炼蜜为丸，每日早、中、晚各服9g。

(8)王渭川种子方:鹿角胶 15g,肉苁蓉 12g,枸杞子 12g,巴戟 12g,柏子仁 9g,杜仲 9g,牛膝 3g,小茴香 9g,桑寄生 15g,菟丝子 15g,覆盆子 24g,淫羊藿 24g。

(9)蒲辅周对妇人胞宫虚寒不孕多选用温经汤治疗。

(10)哈荔田天龙散:女贞子 15g,墨旱莲 10g,菟丝子 20g,仙茅 15g,石楠叶 15g,龙胆草 7g,牡丹皮 9g,瞿麦穗 9g,天龙散(大蜈蚣 1 条,九香虫 5g)研面冲服,用于痰湿不孕。

(11)庞保珍用补肾、疏肝、祛痰、活血等多种治法,从中药内服、中药敷贴、针灸、药枕等多种给药途径深入探讨促排卵之路。

①将 112 例不同类型的无排卵致不孕患者,随机分为治疗组[采用自拟补肾种子丹:紫石英 40g,枸杞子、菟丝子各 20g,鹿茸(冲)1g,紫河车(冲)3g,肉苁蓉、五味子、淫羊藿、覆盆子各 10g,熟地黄 25g,砂仁 2g。月经第 5 天开始,每天 1 剂,连服 6～12 剂。闭经者采用服 3 剂,停 3 天,再服 3 剂,再停 3 天的服药方法]59 例,对照组(采用氯米芬)53 例,结果经统计学处理 $P<0.05$,说明实验组疗效明显优于对照组。结论:补肾种子丹是促排卵较理想的方法。补肾法确有促排卵之功,亦证明了中医肾主生殖理论的正确性。

②将 149 例无排卵不孕症患者随机分为补肾疏肝组(采用自拟补肾疏肝方:紫石英 30～60g,川椒 2g,巴戟天、枸杞子、菟丝子、川续断、肉苁蓉、熟地黄各 10g,柴胡、香附、枳壳、夜交藤各 10g。从月经第 5 天开始服用,每天 1 剂,连服 6～10 剂;月经周期紊乱者,服 3 剂,停 3 天,然后再服 3 天,再停 3 天)77 例,补肾组(采用自拟补肾方)72 例。结果:经统计学处理,$P<0.05$,说明补肾疏肝组疗效明显优于补肾组。结论:补肾疏肝法是促排卵较理想的方法。并认为无排卵不孕患者均有不同程度的肝郁表现,卵子有规律的排出与肝的疏泄功能有密切关系。

③将 132 例无排卵不孕症患者随机分为祛痰补肾组[采用自拟祛痰补肾方:紫石英 40g,紫河车粉(冲)3g,川椒 2g,巴戟天、枸杞子、川续断、熟地黄各 20g,肉苁蓉、淫羊藿各 10g,陈皮、制半夏、茯苓、竹茹、白芥子各 10g。从月经第 5 天开始服药,每天 1 剂,连服 6～10 剂;月经周期紊乱者,服 3 剂,停 3 天,然后再服 3 剂,停 3 天]67 例,补肾组 65 例(采用自拟补肾方)。结果:经统计学处理,$P<0.05$,说明祛痰补肾组疗效明显优于补肾组。结论:祛痰法可促排卵,补肾与祛痰结合,可以收到更好疗效。庞保珍还发现不少无证可辨或用多法治疗无效的无排卵不孕患者,投祛痰补肾法常可奏功。

④将 126 例无排卵不孕症患者随机分为补肾活血组(采用自拟活血胤嗣丹:紫石英 30g,川椒 2g,巴戟天 10g,枸杞子 10g,川续断 20g,肉苁蓉 10g,女贞子 12g,炒桃仁 10g,红花 10g,鸡血藤 12g,川芎 10g。从月经第 1～5 天与月经第 13～17 天各服 5 剂,水煎服。月经紊乱者,服 3 剂,停 3 天,然后再服 3 天,再停 3 天)65 例,补肾组 61 例。结果:经统计学处理,$P<0.05$,说明补肾活血组疗效明显优于补肾组。结论:活血可促进卵子的生长、促进排卵、促进精卵的结合。

⑤将 108 例不同类型的无排卵不孕患者随机分为实验组[采用自拟排卵毓麟汤:紫石英 40g,肉苁蓉 10g,枸杞子 20g,菟丝子 20g,鹿茸(冲)1g,紫河车(冲)3g,五味子 10g,人参 10g,麦冬 12g,益母草 12g,红花 10g,半夏 10g,竹茹 10g,香附 10g,青皮 10g,月经第 5 天开始,每天 1 剂,连服 5～12 剂。闭经者采用服 3 剂,停 3 天,再服 3 剂,再停 3 天的服药方法]56 例,对照组(采用氯米芬)52 例。结果:经统计学处理 $P<0.05$,说明实验组疗效明显优于对照组。结论:排卵毓麟汤是促排卵较理想的方法。并认为肾虚虽为无排卵的重要原因,但无排卵不孕患者均有不同程度的肝郁血瘀、痰湿表现,肝主疏泄,卵子有规律的排出,与肝的疏泄功能有密切

关系。此外,瘀血、痰湿皆可影响卵子的生长与排出。

⑥将 253 例无排卵致不孕症患者随机分为以求嗣丹(人参、黄芪、枸杞子、菟丝子等药物,研末为水丸,每服 9g,每天 3 次。月经第 5 天开始,连服 20 天。闭经者采用连服 20 天,停服 10 天,再连服 20 天,再停 10 天的服药方法)治疗的试验组(129 例)和以氯米芬治疗的对照组(124 例)。结果:实验组与对照组促排卵疗效无差异($P>0.05$),而痊愈(妊娠)疗效有明显差异($P<0.01$)。结论:求嗣丹对气虚而又肾精不足所致无排卵致不孕症有较好的临床疗效,且用药后均有不同程度的增强体质作用。

⑦用自拟氤氲育子汤(紫石英 40g,淫羊藿 15g,菟丝子 20g,枸杞子 20g,露蜂房 10g,川椒 2g,人参 10g,益母草 12g,王不留行 10g,红花 10g,香附 10g,柴胡 10g,枳壳 10g)与氯米芬促排卵进行对照研究,结果氤氲育子汤的妊娠率高于氯米芬,并认为卵子有规律的排出与肝的疏泄功能有密切关系。

**3. 针灸推拿**

(1)谢红亮等用针刺配合滋肾育胎丸治疗 PCOS 30 例,针刺取体穴:关元、三阴交(双)、太溪(双)、太冲(双)、子宫或卵巢(双侧,交替),平补平泻,留针 30 分钟,留针期间,每 10 分钟运针 1 次,自月经后第 5 天开始,每周 3 次,4 周为 1 个疗程。连续治疗 3 个疗程。滋肾育胎丸(党参、续断、白术、巴戟天、何首乌、杜仲、枸杞子、菟丝子、熟地黄等),每次 5g,每天 3 次,于月经后第 5 天开始服用,15 天为 1 个疗程,连续治疗 3 个疗程,取得较好疗效。

(2)费义娟等选取肝俞、肾俞、脾俞、关元、子宫穴、三阴交,于末次月经第 5 天开始进行针刺,每天 1 次,每次 30 分钟。以电针刺激,频率 3Hz。连续 15 天,3 个周期为 1 个疗程。治疗 PCOS 患者 30 例,有效率为 86.67%。

(3)史常旭等采用中药、针刺、中药加针刺联合治疗 PCOS 117 例,中医辨证为痰湿、肾虚痰湿、肾虚三型,分别给予中药方剂。其针刺取穴为关元及双侧子宫穴,月经第 14~17 天每天针刺 1 次,每次留针 15 分钟,联合治疗有效率达 92.78%,单用中药或针刺有效率为 60%~76%。

(4)马仁海等应用针灸治疗 PCOS 98 例,取主穴为腹部六针(关元、中极、子宫、大赫、三阴交);对照组服用氯米芬。结果:治疗组治愈率 94%,对照组治愈率 62.5%。治疗组妊娠 26 例,对照组妊娠 15 例,有显著性差异($P<0.05$)。认为针灸能够调整人体内分泌功能。

(5)张丽梅治疗 PCOS 64 例,卵泡期口服自拟补肾汤(山茱萸、石斛、肉苁蓉、熟地黄、巴戟天、附子、白茯苓、石菖蒲、陈皮、香附),排卵期、黄体期辅以电针治疗(选用疏波,中等强度,针刺双侧子宫穴、中极穴)。治疗 3 个月为 1 个疗程,症状改善率 96%,LH/FSH、T 值下降 70%。现代研究认为,针刺可引起脑内某些核团反应和递质变化,调整下丘脑功能而促排卵。

(6)庞保珍以自拟真机散:食盐 30g,巴戟天 10g,川椒 10g,附子 10g,肉桂 10g,淫羊藿 10g,紫石英 10g,川芎 6g,香附 10g,小茴 6g,麝香 0.1g,生姜片 5~10 片,艾炷 21 壮,如黄豆大。麦面粉适量。先将麝香、食盐分别研细末,分放待用,次将其余诸药混合研成细末另备用。嘱患者仰卧床上,首先以温开水调麦面粉成面条,将面条绕脐周围一圈,内径 1.2~2.0 寸,然后把食盐填满患者脐窝略高 1~2cm,接着取艾炷放于盐上点燃灸之,连续灸 7 壮之后,把脐中食盐去掉,再取麝香末 0.1g,纳入患者脐中,再取上药末填满脐孔,上铺生姜片,姜片上放艾炷点燃,频灸 14 壮,月经第 6 天开始,每隔 2 天灸 1 次,连灸 6 次为 1 个疗程。填脐灸法治疗无排卵性不孕症 109 例,结果排卵率为 61.5%,妊娠率为 30.3%,提示该方对肾阳虚型无排卵不孕症疗效较好。

### 4. 中药周期治疗

临床运用虽然不尽相同,但主要治疗机制即强调经后期以滋阴补肾为主,促卵泡发育;经间期滋肾活血以促卵泡排出;经前期以温补肾阳为主促黄体功能;行经期以活血通经为主利经血正常排出。

(1)袁雄芳将辨证论治、中药周期疗法糅合于一体,分肾阳虚、肾阴虚、痰湿3型治疗P-COS 38例。各型均在月经周期不同阶段分别拟促卵泡汤、促排卵汤、促黄体汤、活血调经汤,经1～3个疗程治疗,结果:治愈26例,好转7例,总有效率86.8%。

(2)王娜等在采用中药人工周期治疗PCOS中,重视B超对卵泡的检测,对B超监测示卵泡发育欠佳者,重用补肾之品。于月经第10～12天开始用B超(专人专机)监测卵泡生长发育情况。若卵泡直径在15cm左右时,则连续监测优势卵泡大小、饱满状态、壁厚薄、破裂消失否及子宫后方积液、子宫内膜变化,患者自测基础体温。

(3)盛玉凤以补肾为主,根据月经的不同阶段各有侧重,经后期滋补肾阴(血)而养冲任,常用药物:龟甲、阿胶、女贞子、墨旱莲、山茱萸、白芍、炙首乌等;经间期益肾填精而疏冲任,常用药物:鹿角霜、紫石英、肉苁蓉、菟丝子、补骨脂、柴胡、皂角刺、牡丹皮等;月经前期温补肾阳而调冲任,用仙茅、淫羊藿、鹿角霜、巴戟天、补骨脂等;月经期活血化瘀而调月经,常用药物:当归、赤芍、丹参、红花、川芎、茺蔚子、川牛膝等。

(4)邵志英采用自拟补肾化痰方(熟地黄20g,山药、茯苓各15g,仙茅、菟丝子各25g,苍术、半夏、川芎各10g,羌活、炙甘草各6g),从月经来潮第9天开始服用,每天1剂,连服6剂,排卵后改服健黄体汤(熟地黄、山药、白芍各15g,当归、菟丝子各25g,覆盆子、枸杞子各20g,甘草6g)。3个月经周期为1个疗程。配合氯米芬治疗50例,痊愈30例,好转15例,无效5例。

(5)梅彬等应用中药人工周期疗法,滋阴补肾,配合西药氯米芬治疗50例PCOS取得满意疗效。月经第5～11天:滋阴补肾为主,稍佐温阳药,用熟地黄、山药、山茱萸、菟丝子、覆盆子,佐少量肉苁蓉、巴戟天;月经第12～16天:活血化瘀为主,自拟排卵汤,用桃仁、红花、皂角刺等;月经第17～24天:温补脾肾,用补中益气汤合六味地黄汤加减;月经第25天至下次月经来潮:用桃红四物汤加减,重用赤芍、枳壳。

(6)郝兰枝等用中药人工周期治疗青春期PCOS 40例,基础方:淫羊藿30g,仙茅10g,菟丝子、鹿角霜、女贞子、墨旱莲各30g,当归、黄芪、益母草各15g,川芎10g,炙甘草6g。分期论治:月经后期(周期第6～10天)以滋补肾阴、调养冲任为主;排卵前期(周期第11～14天)为静中生动之际,上方中酌加理气活血之丹参、泽兰、香附;排卵后期(周期第15～23天),为阳气旺盛时期,应酌加补肾阳之品,经前期(周期第24～28天),为血海满盈将要溢泻之际,应因势利导,促使经血顺利外泄。结果总有效率为90%。

(7)程泾认为,月经失调有狭义、广义之分。主张以中医周期疗法治疗功能性月经失调,治疗功能性月经失调常用的调制奇经基本治则,归纳为补肾填精调冲、滋肾养阴调冲等十四法;认为治疗妇科病尤其是功能失调疾病,必须重视调理冲任(督带),常用的奇经药物有:紫石英、当归、紫河车、鳖甲、肉苁蓉、枸杞子、杜仲、山药、丹参、巴戟天、白术、莲子、川芎、附子、香附、甘草、木香、吴茱萸、黄芩、黄柏、鹿衔草、鹿茸、郁金、小茴香、川乌、黄芪、三棱、莪术、龙骨、牡蛎等入冲脉;龟甲、紫河车、覆盆子、丹参、鹿茸、白果等入任脉;鹿茸、肉桂、黄芪、枸杞子、羊肾等入督脉。较具代表性的奇经方有：《千金要方》小牛角䚡；《济阴纲目》茸附汤；王孟英温养奇经方；吴鞠通通补奇经方；张锡纯治冲四汤，即理冲汤、安冲汤、固冲汤、温冲汤。

### （三）中西医结合

在中西药结合促排卵方面，最为多见的是氯米芬（CC）联合中药治疗 PCOS，黎小斌等自拟导痰种子方联合氯米芬治疗多囊卵巢综合征。于月经（或黄体酮撤血）第 5～9 天服氯米芬 50 mg，每天 1 次，连用 5 天；同时于月经第 5～14 天服用导痰种子Ⅰ号方：茯苓 15g，白术 15g，陈皮 5g，法半夏 9g，胆南星 9g，鸡血藤 30g，当归 9g，川芎 5g，淫羊藿 9g，仙茅 9g，黄芪 15 g；第 14 天或排卵后服导痰种子Ⅱ号方：茯苓 15g，白术 10g，淮山药 15g，党参 20g，黄芪 15g，丹参 15g，鸡血藤 20g，当归 9g，泽泻 10g，至月经来潮或确定妊娠。治疗 3 个月为 1 个疗程，以 1～2 个疗程为限。结果：治疗组痊愈 44 例，有效 2 例，总有效率为 97.9％。治疗后妊娠 29 例，占 65.9％，排卵率为 85.12％，治疗后睾酮（T）及 LH/FSH 值均较治疗前明显下降（$P<0.01$），LH/FSH 比值下降显著。陈翔以补肾中药自拟促卵泡汤配合服用氯米芬不孕症 PCOS 治疗 38 例，B 超监测卵泡成熟时肌注绒毛膜促性腺激素（HCG）临床收效显著，妊娠率为 55％。邵瑞云等用补肾活血中药加氯米芬（CC）治疗 PCOS 所致的不孕症，结果其疗效优于单用氯米芬（CC）的治疗，且周期排卵率高达 87％，总妊娠率为 65.6％。现代药理学研究表明，补肾类中药能够降低 PCOS 高胰岛素血症、高雄激素水平，改善卵巢微循环，促进卵泡的发育与排卵。补肾中药联合西药，能纠正内分泌的异常，建立规律的月经。朱红鹏等治疗重度 PCOS，在促排卵治疗前使用达英-35 及螺内脂，服至血 LH 和 T 降至正常停药，然后开始中药人工周期，总排卵率为 86.67％，妊娠率为 13.33％。黎小斌等报道腹腔镜下双侧卵巢多点电凝术辅以补肾化痰中药（导痰种子方）治疗 PCOS 不孕症 24 例，术后 6 个月治疗组总妊娠率 58.3％，对照组 29.2％，2 组比较有显著性差异（$P<0.05$）。腹腔镜术后辨证中药治疗，可提高术后排卵率及受孕率，术后 T（睾酮）、LH/FSH 下降后维持时间长。研究表明腹腔镜术后的中药治疗，术后半年内排卵率及受孕率均保持在较高水平。

### （四）实验研究

归绥琪等研究提示，补肾法除能调节性腺轴外，同时也调节肾上腺皮质功能，共同参与对生殖功能的调节作用，进一步体现了中医的整体观，并为临床补肾药有效地治疗高雄激素无排卵不孕症提供了科学依据。黄玉华等研究柴嵩岩健脾益肾养血通利方（由菟丝子、淫羊藿、杜仲、当归、川芎、车前子、泽泻等组成），认为益肾健脾养血通利方具有降低血清胰岛素水平、改善多囊卵巢征象、恢复排卵的作用。PCOS 患者临床证型与基础性激素雌二醇（$E_2$）、FSH、LH、催乳素（PRL）、T 的关系：LH/FSH 值<2.5，临床上多表现为肾阴虚征象，LH/FSH 值>2.5，患者则出现一系列肾阳虚征象，PRL 增高是肝郁证的特异性指标。检查血激素水平，应在取血前 3 个月内未用过任何激素类药物，并于月经来潮 3～5 天的清晨取血。

### （五）小结

多囊卵巢综合征不孕的诊断必须借助现代医学检测，辨证论治，应用统一的诊断与疗效判定标准，以利于深入研究与广泛交流。

## 第二节　高催乳素血症

催乳素（prolactin，PRL）是垂体前叶嗜酸细胞、妊娠子宫蜕膜和免疫细胞等分泌的一种蛋白激素。高催乳素血症(hyperprolactinemia,HP)是指非妊娠期、产后停止哺乳 6 个月之后由于各种原因所致外周血催乳素(PRL)水平高于 $25\mu g/L$,造成下丘脑-垂体-性腺轴功能失调的疾病。高催乳素血症是临床最常见的生殖内分泌疾病,占不孕妇女的 $15\%\sim20\%$,常导致无排卵、闭经、不孕、溢乳和性腺功能减退。

中医学没有本病的专门论述,本病属中医学"月经过少""月经稀发""闭经""乳泣""不孕"范畴。

## 【发病机制】

### (一)中医病因病机

#### 1. 肝郁气滞

情志抑郁或忿怒伤肝,以致疏泄失司,气血失调,血海蓄溢失常,导致月经稀少或闭经,终使血中催乳素升高而不孕。

#### 2. 肝肾阴虚

禀赋不足,肾气未盛,精气未充,肝血不足,冲任失于充养,无以化为经血;或房劳、堕胎,或久病及肾,以致肾精亏耗,肝血虚少,精血匮乏,冲任亏损,胞宫无血可下,终使月经稀少、闭经、不孕;肝肾亏虚,肝失所养,疏泄失职则致气血逆乱,随肝气上逆乳房而致溢乳。

#### 3. 脾虚痰阻

素体肥胖或恣食膏粱厚味,或饮食失节,或思虑劳倦,损伤脾胃,脾虚痰湿内生,痰阻气机,经脉受阻,冲任失调而致月经后期、闭经、甚则不孕;脾虚不能摄血归经,气血逆乱,不得下注冲任,上逆乳房化为乳汁,导致乳汁外溢。

### (二)西医病因病理

引起高催乳素血症的病因较多(表 18-1)。某些生理状态,如夜间睡眠、高蛋白高脂饮食、妊娠、哺乳、刺激乳头乳房、性交、过饱或饥饿、应激和神经紧张等,都会引起 PRL 轻度升高。

表 18-1　高催乳素血症的病因及发病机制

| 分类 | 病因 | 机制 |
|---|---|---|
| 生理性 | 妊娠 | 雌激素水平升高 |
| | 刺激乳房 | 通过自主神经系统抑制多巴胺系统 |
| | 哺乳 | |
| | 应激 | 减少多巴胺的刺激 |
| | 运动 | |
| | 睡眠 | |
| 垂体病变 | 垂体肿瘤:微或大催乳素瘤,腺瘤,下丘脑柄　阻断 | 阻断下丘脑多巴胺的运输和(或)CH 和 PRL 的分泌 |
| | 垂体炎 | |
| | 肢端肥大症 | 生长激素腺瘤分泌 PRL |
| | 库欣综合征 | 促皮质激素细胞腺瘤分泌 PRL |
| | 空蝶鞍综合征 | 垂体损伤/退化 |
| | Rathke 囊肿 | 垂体受压 |

（续　表）

| 分类 | 病因 | 机制 |
| --- | --- | --- |
| | 浸润性疾患（肺结核，肉瘤样变） | 垂体浸润 |
| 下丘脑病变 | 原发性甲状腺功能低下，肾上腺功能减退 | 增加下丘脑 TRH 的分泌和降低其代谢，糖皮质激素合成减少，对抑制 PRL 分泌的作用下降 |
| | 下丘脑损伤或受压 | 多巴胺合成减少 |
| 药物 | 抗精神病药（吩噻嗪类，氟哌啶醇，苯丁酮类，利培酮，单胺氧化酶抑制药，氟西汀，舒必利） | 抑制多巴胺释放 |
| | 催吐药（多潘立酮） | |
| | 抗高血压药（甲基多巴，钙离子拮抗药，利血平） | |
| | 三环类抗抑郁药 | |
| | 阿片制剂 | 刺激下丘脑阿片样受体 |
| | 雌激素 | 刺激泌乳细胞 |
| | 维拉帕米 | 未知 |
| | 蛋白酶抑制药 | |
| 神经源性 | 胸壁损伤 | 阻断中枢神经通路，减少多巴胺释放至垂体门脉系统 |
| | 脊髓损害 | |
| PRL 产生增加 | PCOS | 暂时升高 PRL |
| | 卵巢切除术 | |
| PRL 清除减少 | 肾衰竭 | PRL 清除减少及 PRL 对中枢的刺激增加 |
| | 肝功能不全 | |
| 异常 PRL 分子 | 巨催乳素血症 | PRL 与 IgG 结合形成多聚体，不能与 PRL 受体有效结合 |
| 特发性 | 未知 | 未知 |

（选自：乔杰主编《生殖医学临床诊疗常规》）

【诊断】

**1. 病史**

溢乳、月经稀发、闭经、多毛、不孕与 PCOS 都提示可能存在高 PRL 血症。用药史可提示药物原因，如可能停药，停药 1 个月后复查血清 PRL，如 PRL 仍高，进一步检查；如不能停药，应进一步检查排除垂体腺瘤。

**2. 体格检查**

体格检查包括乳腺检查、视野检查、妊娠试验、甲状腺功能、肝肾功能、PCOS。注意检查有无溢乳，溢乳的量并不重要，重要的是确定是否有乳汁分泌，若涂片发现较多的脂滴，则可确定为溢乳；有无肢端肥大症、胸壁病变或库欣综合征的表现，有无盆腔肿块或生殖器萎缩。

**3. 化验检查**

（1）PRL 测定：血清 PRL 水平呈现昼夜波动，睡眠时最高，睡眠后 2～3 小时即可达 24 小时平均值的 180％，醒后 2h 返回基线，早晨 08：00 至中午清醒时最低，因此应在此时采血测定。正常的 PRL 水平在男性与女性分别是＜20μg/L 与＜25μg/L(1μg/L 约为 21.2mU/L)。但是大部分实验室的 PRL 正常参考值存在差异,绝经前妇女 PRL 正常值上限为＜35μg/L(700mU/L)较合适。不同病因其 PRL 增高的程度也不一致。

(2)TSH、$T_3$、$T_4$ 测定:可排除原发性甲状腺功能低下,若 TSH 上升,即可诊断原发性甲状腺功能低下(通常为桥本 Hashimoto 甲状腺炎)。

(3)垂体功能检查:可测促性腺激素水平,了解垂体的促性腺功能。

### 4. 影像学检查

主要是头颅 X 线摄片,有条件时亦可进行蝶鞍断层摄片,气脑造影,或 CT、MRI 检查。蝶鞍断层 X 照相术只能检查蝶鞍而不能检查垂体本身,也无法发现小腺瘤与肿瘤侵犯鞍上部分,但可用于筛查,若 PRL 与断层皆正常,没必要进行 CT 检查,只有断层异常才行 CT 或 MRI 检查,以便发现垂体的微小腺瘤。CT 主要提供蝶鞍的骨质变化,对软组织(如垂体肿瘤)与正常的解剖结构(如视交叉)提供信息少。

磁共振(MRI)是目前常用的检测手段,可弥补 CT 的不足,选择性地发现空鞍、鉴别视交叉、视神经、血管等软组织的异常。通过 MRI 增强扫描可增加微腺瘤的检出率,但即使通过高分辨率扫描也难以发现＜2mm 微腺瘤、区分单纯泌乳细胞增生与特发性高 PRL 血症患者。

一般来讲 PRL 超过 100μg/L 时,催乳素瘤可能性大,所以有研究者建议,PRL 水平超过 100μg/L 时才有必要做 MRI,但一项 104 例高 PRL 血症患者的回顾性分析提示,对于持续性高催乳素血症患者,在排除一般病因后有必要做 MRI 检测,刚刚超过正常范围的 PRL 水平也可能检测到垂体肿瘤的存在。

### 5. 其他检查

包括眼底与视野检查,除外可能存在的肿瘤压迫造成的眼底或视野改变。

由于闭经、溢乳的症状可早在确诊垂体肿瘤前数年,甚至 10~20 年前出现,因此经各种检查未找出病因者,特别是 PRL 增高者,虽疑诊为特发性闭经溢乳综合征,但仍应继续随访,每 6 个月复查 PRL,每年复查蝶鞍断层摄片。若溢乳达 6 个月至 1 年或高 PRL 血症伴有月经紊乱、不孕与多毛,应考虑垂体肿瘤。

【鉴别诊断】 主要通过头颅或垂体 CT 或 MRI 检查与特发性高催乳素血症、垂体肿瘤及其他颅内肿瘤进行病因鉴别。

【治疗】

#### (一)中医辨证论治

##### 1. 肝郁气滞证

主症:婚久不孕,血清催乳素＞25μg/L,乳房胀痛,乳汁外溢或挤压而出,月经先后无定期,渐至经闭不行,精神抑郁,时善叹息,胸闷胁胀,或少腹胀痛,经期加重;舌质淡红或暗红,苔薄白,脉弦。

治法:疏肝解郁,调经助孕。

方药:逍遥降乳丹(庞保珍方,选自庞保珍主编《不孕不育中医治疗学》)。柴胡、当归、白芍、茯苓、白术、香附、牡丹皮、川牛膝、女贞子、麦芽、甘草。

中成药:逍遥丸每次 6~9 克,每日 2 次,口服。

##### 2. 肝肾阴虚证

主症:婚久不孕,血清催乳素＞25μg/L,月经稀少或闭经,乳房胀痛,乳头可有乳汁溢出或挤出,五心烦热,头痛少寐,腰膝酸软,舌质淡红,少苔,脉沉弱或细涩。

治法:滋补肝肾,调经助孕。

方药:济阴降乳丹(庞保珍方,选自庞保珍主编《不孕不育中医治疗学》)。熟地黄、山茱萸、山药、枸杞子、桑椹、淫羊藿、茯苓、当归、白芍、香附、甘草、麦芽。

中成药:六味地黄大蜜丸每次 1 丸,每日 2 次,口服。

### 3. 脾虚痰阻证

主症:婚久不孕,血清催乳素>25μg/L,形体肥胖,月经稀发,色淡量少,渐至经闭,乳汁自出或挤压而出,胸闷痰多,纳呆腹胀;便溏,带下量多;口中淡腻,舌淡胖,边有齿印,苔白腻,脉沉滑。

治法:健脾燥湿,豁痰调经。

方药:济脾豁痰丹(庞保珍方,选自庞保珍主编《不孕不育中医治疗学》)。黄芪、白术、人参、苍术、茯苓、半夏、陈皮、南星、枳壳、生姜、甘草、麦芽。

中成药:香砂六君合剂每次 10 毫升,每日 3 次,口服。

### (二)西医治疗

#### 1. 西药治疗

溴隐亭(bromocriptine,CB154)是目前国内外治疗高催乳素血症的首选药物。

#### 2. 手术治疗

当垂体肿瘤产生明显压迫与神经系统症状,或药物治疗无效时,应考虑手术治疗。

#### 3. 放射治疗

放射治疗适用于对常规手术后 PRL 下降不满意、有残余肿瘤组织,或其他原因不愿意或不能进行手术治疗的患者。

#### 4. 促排卵治疗

(1)枸橼酸氯米芬促排卵:如通过治疗后,血清催乳素水平下降而排卵仍未恢复者,可用枸橼酸氯米芬(clomiphene,CC)促排卵治疗。CC 用于促排卵只适用于下丘脑与垂体有一定功能的患者,而对垂体大腺瘤患者或手术破坏垂体组织较严重、垂体功能受损时,CC 促排卵无效。

(2)Gn 促排卵:对 CC 促排卵无效或垂体瘤术后垂体组织遭破坏、功能受损而造成低 Gn 性闭经的患者,可用外源性 Gn 促排卵。人绝经后尿促性腺激素(HMG,每支含 75U 的 FSH 与 75U 的 LH),促进卵泡发育、成熟,并用 HCG 诱发排卵。由于卵巢对 Gn 的敏感性存在个体差异,故应以低剂量 HMG 开始,一般可从 HMG75U,每天 1 次开始,连续使用 5～7 天,然后行超声监测卵泡发育,若无明显卵泡发育,每隔 5～7 天增加 HMG 用量 75U。切忌过快增加 Gn 用量,以防严重的卵巢过度刺激综合征(OHSS)发生,当最大卵泡直径达 18mm 时,注射 HCG。

### 【名家经验】

#### 1. 罗元恺经验

罗元恺认为,临床上闭经-溢乳综合征可分为两大类型,一为脾肾阳虚型,一为肝郁脾虚型。前者形态肥胖,面色较苍白,闭经,乳房不胀,挤压有乳汁溢出,乳汁多少浓淡不定,易疲倦或头晕,舌淡胖,苔白润,脉沉细:治宜温补脾肾阳气,用肾气丸加白术、炒麦芽(可用到 100g 左右)。后者平素肝气郁结,脾气不运,形体不胖或消瘦,除闭经或溢乳外,如时间延长,可见生殖器官萎缩,卵巢功能低下,伴精神抑郁、食欲缺乏、睡眠不佳、多梦,舌苔红,脉沉弦;治宜疏肝解郁健脾,用逍遥散加郁金、素馨花、鸡内金、生麦芽(用量 100g 左右)、生薏苡仁等。

### 2. 柴嵩岩经验

柴嵩岩认为,毒邪侵袭,郁积体内,郁而化热,是高催乳素血症发生的主要病机。毒热可因不明时期、不明原因局部感染所致,亦与脏腑功能紊乱致代谢失司有关。柴嵩岩辨治高催乳素血症经验为清解毒热、调理气机,选择走上、走两胁药物治疗;泌乳治在阳明,观察患者有无阳明病变,常以全瓜蒌调理;泌乳以"通"法为治,化瘀行滞,给邪以出路;擅用引经药,常以葛根、桔梗、川芎引经,载药上行。

【医案选粹】

柴嵩岩医案:脾肾阳虚,心神失养证案。薛某,女,31 岁,已婚。首诊 2011 年 12 月 31 日。

主诉:月经量少 17 年。现病史:14 岁月经初潮,既往月经周期尚规律,30～36 日一行,经期 4～5 日,经量少。末次月经 2011 年 12 月 25 日,末前次月经 2011 年 11 月 13 日,经基础体温呈不典型双相。舌嫩暗,脉细滑。孕产史:结婚 3 年,妊娠 2 次,2010 年 9 月生化妊娠,2011 年 7 月妊娠 60 日左右胎停育。化验检查:2011 年 12 月 27 日激素水平检查:FSH 7.10mU/ml,LH 4.10mU/ml,E$_2$ 115.29pmol/L,PRL 1299.56mU/L,T 1.70nmol/L。B 超检查:子宫 4.3cm×3.7cm×2.5cm,子宫内膜厚度 0.6cm。中医诊断:月经量少,不育。西医诊断:高泌乳素血症。辨证:脾肾阳虚,心神失养。治法:健脾补肾,养血填冲。处方:太子参 12g,当归 10g,菊花 10g,钩藤 10g,冬瓜皮 15g,茯苓 10g,白术 10g,枸杞子 15g,菟丝子 15g,远志 10g,桑寄生 15g,夏枯草 12g,川续断 10g,川芎 5g,桔梗 10g。20 剂。

二诊:2012 年 3 月 24 日。末次月经 2012 年 3 月 4 日,经前基础体温不典型双相,经量少,经色淡。末前次月经 2012 年 2 月 2 日。近日时感头痛,二便调。舌淡嫩,脉细滑。处方:太子参 15g,当归 10g,生甘草 5g,白术 10g,龙眼肉 10g,阿胶珠 12g,枸杞子 15g,何首乌 10g,菟丝子 15g,月季花 6g,钩藤 15g,葛根 6g,浙贝母 10g,川芎 5g。40 剂。

三诊:2012 年 4 月 14 日。末次月经 2012 年 4 月 11 日,经前基础体温典型双相。末前次月经 2012 年 3 月 4 日。舌瘦嫩暗,有齿痕,脉沉细。处方:扁豆 10g,钩藤 10g,葛根 5g,月季花 6g,女贞子 15g,丹参 10g,连翘 12g,夏枯草 10g,桔梗 10g,生甘草 5g,金银花 10g,百部 10g,绿萼梅 6g。30 剂。

四诊:2012 年 6 月 23 日。末次月经 2012 年 6 月 14 日,经前基础体温呈不典型双相。近日乏力,腰痛,舌淡,脉细滑。2012 年 4 月 13 日激素水平检查:FSH 5.24mU/ml,LH 3.0mU/ml,E$_2$ 1032.12pmol/L,PRL 440.28mU/L。处方:阿胶珠 10g,太子参 15g,当归 10g,川芎 5g,白术 10g,夏枯草 12g,龙眼肉 12g,何首乌 10g,川续断 15g,菟丝子 15g,茵陈 10g,山药 15g。20 剂。

五诊:2012 年 7 月 22 日。末次月经 2012 年 9 月 10 日,末前次月经 2012 年 8 月 11 日,经前基础体温均有不典型双相。舌淡,脉细滑。2012 年 9 月 12 日激素水平检查:FSH 8.85mU/ml,LH 3.80mU/ml,E$_2$ 519.72pmol/L,PRL 542.71mU/L,T 1.04nmol/L。处方:枸杞子 12g,何首乌 10g,白术 10g,瞿麦 6g,桔梗 10g,川续断 15g,当归 10g,茯苓 10g,益母草 10g,绿萼梅 10g,玉竹 10g,生甘草 5g,百合 10g,连翘 10g。20 剂。

六诊:2013 年 3 月 2 日。末次月经 2013 年 2 月 11 日,经前基础体温有不典型双相,经量略增多。末前次月经 2013 年 1 月 4 日。现服溴隐亭每日 1 片治疗中,二便调,舌暗,脉细滑。

处方:当归 10g,炒白芍 12g,阿胶珠 12g,茜草 12g,地骨皮 10g,茵陈 12g,墨旱莲 15g,枸杞子 15g,女贞子 15g,白术 10g,月季花 6g,钩藤 10g,泽泻 10g,川芎 5g。20 剂。

七诊:2013 年 5 月 11 日。末次月经 2013 年 4 月 13 日,末前次月经 2013 年 3 月 14 日,经前基础体温均有不典型双相,量较前增多。现每日服溴隐亭半片,舌淡暗,脉沉滑。2013 年 4 月 15 激素水平检查:FSH 6.99mU/ml,LH 5.30mU/ml,$E_2$ 442.86pmol/L,PRL 2193.35mU/L。处方:冬瓜皮 20g,泽兰 10g,阿胶珠 12g,桃仁 10g,月季花 6g,薏苡仁 20g,牡丹皮 10g,金银花 12g,浙贝母 10g,杏仁 6g,白术 10g,川续断 15g,菊花 10g,合欢皮 10g,女贞子 15g,杜仲 10g,当归 10g。20 剂。

八诊:2013 年 7 月 27 日。末次月经 2013 年 7 月 19 日,经前基础体温不典型双相。舌嫩暗,脉细滑稍弦。2013 年 6 月 29 日激素水平检查:FSH 6.56mU/ml,LH 5.60mU/ml,$E_2$ 4537.65pmol。处方:菊花 10g,钩藤 10g,泽兰 10g,夏枯草 12g,月季花 6g,红花 5g,生甘草 6g,大腹皮 15g,川续断 10g,菟丝子 10g,郁金 6g,合欢皮 10g,金银花 12g,女贞子 10g,白术 10g,杜仲 10g,车前子 10g。20 剂。

九诊:2013 年 10 月 26 日。末次月经 2013 年 10 月 19 日,末前次月经 2013 年 9 月 18 日,经前基础体温均有不典型双相。现每日服溴隐亭 1/4 片,近日面色萎黄,焦虑,舌肥黄,齿痕重,脉沉滑。2013 年 5 月查双侧输卵管通畅。处方:阿胶珠 12g,白术 10g,川续断 15g,川芎 5g,茯苓皮 10g,砂仁 3g,高良姜 3g,蛇床子 3g,龙眼肉 10g,杜仲 10g,桃仁 10g,生甘草 6g,郁金 6g,月季花 6g,泽兰 10g。20 剂。

十诊:2014 年 3 月 1 日。末次月经 2014 年 2 月 13 日。舌肥暗,齿痕重,脉沉细滑。2014 年 2 月 14 日激素水平检查:FSH 5.32mU/ml,LH 6.03mU/ml,$E_2$ 900.36pmol/L,T 1.08nmol/L。处方:太子参 12g,当归 10g,川续断 5g,川芎 5g,夏枯草 12g,月季花 6g,茵陈 10g,龙眼肉 12g,砂仁 3g,大腹皮 10g,蛇床子 3g,瞿麦 6g,桂枝 2g。20 剂。

十一诊:2014 年 3 月 15 日。末次月经 2014 年 2 月 13 日。现基础体温呈高温相、稳定,舌嫩暗、有齿痕,脉沉滑数。2014 年 3 月 13 日激素水平检查:hCG 114.78mU/ml,PRL 658.68mU/L,P 122.05nmol/L。处方:覆盆子 15g,茜草 12g,金银花 10g,百合 10g,苎麻根 10g,荷叶 10g,菟丝子 15g,地骨皮 6g,竹茹 6g,珍珠母 6g,侧柏炭 12g,山药 15g,白术 10g,茯苓 10g。14 剂。

十二诊:2014 年 3 月 22 日。近日基础体温上升后稳定,舌嫩暗,有齿痕,脉沉弦滑。2014 年 3 月 20 日激素水平检查:HCG 4086.00mU/ml,PRL 401.10mU/L,P 112.09mol/L。处方:覆盆子 15g,白术 10g,川续断 15g,苎麻根 6g,百合 12g,荷叶 10g,茯苓 10g,枸杞子 15g,菟丝子 15g,山药 15g,地骨皮 10g,金银花 128g。14 剂。

十三诊:2014 年 4 月 5 日。基础体温稳定,近日感冒,舌肥淡,脉沉滑。2014 年 4 月 2 日 B 超检查:宫内胎囊 1.9cm×1.8cm×2.6cm,胎芽 0.3cm,可见胎心。2014 年 3 月 31 日查:血 HCG 49870.60mU/ml,PRL 959.51mU/L,P 115.71nmol/L。处方:覆盆子 15g,山药 15g,白术 10g,茯苓 10g,苎麻根 10g,侧柏炭 15g,枸杞子 15g,菟丝子 15g,百合 10g,荷叶 10g,椿树皮 5g,莲子心 3g。14 剂。

辨证要素:月经初潮后即月经量少,有 2 次不良妊娠史;经查 PRL 值高于正常值;首诊见舌嫩暗,脉细滑;激素水平检查:PRL 1299.56mU/L。

诊疗思路:结合初潮后即月经量少、舌、脉及激素水平检查,诊断为高泌乳素血症脾肾阳虚、心神失养之证。施以健脾补肾之法，药用太子参、茯苓、白术健脾益气；药用菟丝子、杜仲、川续断、桑寄生、枸杞子补肾。施以养血填冲之法为辅，药用当归、何首乌、龙眼肉。辨病治疗，药用菊花、钩藤、葛根、浙贝母、桂枝、夏枯草清热平肝、软坚散结、调理气机。

治疗结果：经治患者妊娠。

【诊疗述评】 高催乳素血症是引起不孕的常见原因之一，临床诊断主要依靠实验室对PRL的检测。首先要系统查体排除器质性病变，针对病因治疗，对于没有发现器质性病变者，也要定期观察。

中医药治疗本病具有一定效果，特别对特发性高催乳素血症疗效较好。在辨证治疗的前提下，务要重视"肝"在正常"月经"与"孕育"中的重要地位，重视疏肝理气药的应用。

【预防与调护】

(1)科学养生，增强体质。

(2)注意调节情志，保持乐观。

(3)尽量避免使用消耗下丘脑多巴胺或阻滞多巴胺药物。

【现代研究进展】

**(一)西医研究进展**

研究证实，导致高催乳素血症的常见原因有：①垂体疾病：如催乳素瘤、蝶鞍内肿瘤、蝶鞍内囊肿致垂体促性腺激素分泌下降使催乳素分泌增加。②下丘脑与垂体柄疾病：切断了催乳素抑制因子对催乳素的抑制作用，如肉芽肿性疾病，包括肉样瘤病、结核；颅咽管瘤、错构瘤；头颅照射或垂体柄切除。③原发或继发性甲状腺功能减退症：促甲状腺激素释放激素、促甲状腺激素水平升高致催乳素水平升高。④肝、肾功能不全：前者由于肝降解催乳素异常，后者则由于肾脏代谢减慢所致。

**(二)中医研究进展**

中医治疗该病有极大的优势，现将新中国成立后，著名中医学家治疗高催乳素血症的研究综述如下。

**1. 病因病机**

徐福松，莫蕙等认为，肝经郁热、肝肾不足、脾虚痰阻是主要病机。贾金英等提出，肝郁肾虚血瘀为其主要病机。张越林等主张，肾虚精亏，肝失条达，气血失和，瘀血内阻是本病的基本病因。哈荔田指出，引起不孕的原因不一，月水不调是要因，脏腑当求肝、脾、肾。吕春英强调，肾阳虚肝郁、肾阴虚肝郁、肝郁脾虚是其主要病机。孙跃农等认为，主要病机是肝郁气滞、肾阳虚肝郁、肾阴虚肝郁、脾肾阳虚痰湿阻滞、脾虚血瘀。李祥云认为，肝郁气滞、肾亏肝旺、气血两虚、痰瘀交阻为主要病机。

**2. 中医治疗**

(1)辨证论治

①韩百灵对肾阴亏损用百灵育阴汤：熟地黄15g，山药15g，川续断15g，桑寄生15g，怀牛膝15g，山茱萸15g，白芍15g，牡蛎20g，杜仲15g，海螵蛸20g，菟丝子15g，龟甲20g；血虚用育阴补血汤：熟地黄15g，山药15g，当归15g，白芍15g，枸杞子15g，炙甘草10g，山茱萸15g，牡丹皮15g，龟甲20g，鳖甲20g；肾阳虚用渗湿汤：熟地黄15g，山药15g，白术15g，茯苓15g，泽泻10g，枸杞子15g，巴戟天15g，菟丝子15g，肉桂10g，附子10g，鹿角胶15g，补骨脂15g，陈皮10g，甘草10g；肝郁气滞用调肝理气汤：当归15g，白芍15g，柴胡10g，茯苓15g，白术10g，牡丹

皮 15g,香附 15g,瓜蒌 15g,怀牛膝 15g,川楝子 15g,王不留行 15g,通草 15g,甘草 10g(皆为韩百灵临床经验方)。

②哈荔田认为,治疗不孕症应重视肝、脾、肾三脏的调治,分为肝肾亏损、脾肾两虚、肾虚肝热、气滞血瘀、湿热瘀阻、寒湿凝滞 6 种证型辨证施治。

③罗元恺认为,可分为脾肾阳虚、肝脾郁结两大类型。用肾气丸加白术、炒麦芽(可用至 100g 左右)及逍遥散加郁金、素馨花、鸡内金、生麦芽(用量 100g 左右)、生薏苡仁等,获良效。

④吕春英治疗高泌乳素血症性不孕 65 例,分为肾阳虚肝郁、肾阴虚肝郁、肝郁脾虚 3 型,方用妇孕 1 号、妇孕 2 号、逍遥散加减效佳。

⑤徐福松、莫蕙等分为 3 型:肝经郁热证用丹栀逍遥散(《内科摘要》)加减;肝肾不足证用归肾丸(《景岳全书》)加减;脾虚痰阻证用苍附导痰丸(《叶天士女科诊治秘方》)。

⑥孙跃农等分 5 型:肝郁气滞型,药用柴胡、当归、白芍、川芎、白术、茯苓、牛膝、鸡血藤、山楂、麦芽、生甘草;肾阳虚肝郁型,药用柴胡、白芍、枳壳、生甘草、当归、仙茅、淫羊藿、鹿角胶、巴戟天、菟丝子、肉苁蓉;肾阴虚肝郁型,药用柴胡、白芍、枳壳、生甘草、山楂、熟地黄、枣皮、怀山药、牡丹皮、地骨皮、女贞子、墨旱莲、龟甲;脾肾阳虚痰湿阻滞型,药用白术、茯苓、生甘草、陈皮、半夏、苍术、香附、石菖蒲、木香、砂仁、菟丝子、补骨脂、鹿角霜;脾虚血瘀型,药用党参、白术、茯苓、生甘草、丹参、当归、白芍、川芎、鸡血藤、牛膝、卷柏。结果:显效 14 例,有效 16 例,无效 6 例,总有效率为 83.33%。

⑦杨桂芹等从肝肾论治,药用淫羊藿 30g,枸杞子 20g,山茱萸 15g,柴胡 10g,杭白芍 20g,醋香附 12g,生麦芽 60g,当归 15g,牡丹皮 12g,怀牛膝 30g,甘草 6g。腰膝软者加桑寄生、川续断各 20g;烦躁易怒者加郁金、合欢皮各 15g;失眠者加炒酸枣仁、夜交藤各 30g。治疗 30 例,痊愈 14 例,显效 8 例,有效 5 例,无效 3 例,总有效率为 90%。

⑧翁雪松等对辨证属痰浊内蕴的高催乳素血症,采用化痰泄浊法,同时停服溴隐亭等其他治疗 HP 的药物。药用茯苓(带皮) 12g,猪苓 12g,瞿麦 15g,泽泻 12g,车前子 12g,枳实 9g,生大黄 9g,番泻叶 6g,大腹皮 12g,远志 6g,青皮 4.5g,生麦芽 60g(泻下药以患者日排稀软便 2～3 次为度)。结果治疗 62 例,治愈 25 例,显效 20 例,有效 12 例,无效 5 例,总有效率 91.94%。

⑨何贵翔对高催乳素血症分三型:肝肾亏损、肝失条达、肝气上逆,药用熟地黄 10g,怀山药 12g,柴胡 6g,川郁金 10g,制香附 10g,青陈皮 10g,当归 10g,丹参 15g,赤芍 12g,白芍 12g,川牛膝 10g,王不留行 12g,炙甘草 6g,炒麦芽 60g;脾肾不足、气血两亏,药用党参 15g,黄芪 15g,炒白术 10g,炒山药 10g,鹿角片 10g,巴戟天 10g,肉桂 5g,熟地黄 12g,枸杞子 10g,当归身 12g,白芍 15g,炙甘草 6g,川芎 10g,鸡血藤 30g,炒麦芽 60g;阴虚肝旺、气血不足,药用干地黄 10g,怀山药 10g,山茱萸 10g,牡丹皮 10g,丹参 10g,茯苓 10g,泽泻 12g,当归 10g,赤芍 10g,白芍 10g,山栀子 10g,钩藤 10g,党参 12g,白术 10g,炙甘草 6g,炒麦芽 60g。

⑩刘云鹏认为,求子之道,莫如调经,经病所致的不孕分 10 型进行论治,10 型之中以肝气郁结为多,该型以自拟调经Ⅰ号方(柴胡 9g,当归 9g,白芍 9g,益母草 15g,香附 12g,郁金 9g,川芎 9g,甘草 3g)加减;酌情辨证调经,分期治疗:经前以理气为主,用自拟调经Ⅰ号方;经期以活血为主,用自拟益母生化汤(当归 24g,川芎 9g,桃仁 9g,甘草 6g,姜炭 6g,益母草 15g);经后以补虚为主,亦随胞脉气血的盛衰,按法调制,常用自拟益五合方(益母草 15g,熟地黄 15g,当归 12g,丹参 15g,茺蔚子 12g,香附 12g,川芎 9g,白芍 9g,枸杞子 15g,覆盆子 9g,五味子 9g,白术 9g,菟丝子 15g,车前子 9g)。

⑪李祥云分 4 型，肝郁气滞用疏肝调经抑乳方（经验方）（柴胡、当归、白术、白芍、茯苓、川楝子、赤芍、川芎、丹参、生麦芽、炙甘草）；肾亏肝旺用补肾调经抑乳方（经验方）（生地黄、熟地黄、当归、白芍、川芎、淫羊藿、巴戟天、山药、川楝子、肉苁蓉、菟丝子、紫石英、何首乌、香附）；气血两虚用益气调经抑乳方（经验方）（党参、黄芪、白术、白芍、熟地黄、当归、茯苓、枸杞子、陈皮、炙甘草）；痰瘀交阻用健脾调经抑乳方（经验方）（苍术、白术、天南星、当归、赤芍、茯苓、陈皮、香附、桃仁、红花、柴胡）。

（2）专病专方

①张秀霞治疗高泌乳素血症 40 例，服用自拟方（炒麦芽 90g，白芍、茯苓、莲须各 30g，当归、柴胡各 12g，石菖蒲 10g）加减，可降催乳素。

②张思佳自制仙甲冲剂（柴胡、白芍、当归、淫羊藿、穿山甲、牡丹皮、麦芽、茯苓、夏枯草、牛膝等 15 味中药）与西药对照组比较，两组总有效率比较无统计学意义，两组血清 PRL 值自身比较均有极显著性差异（$P<0.01$），治疗组不良反应发生率明显低于对照组（$P<0.01$）。

③张越林应用中药抑乳胶囊（由鹿角胶、肉苁蓉、威灵仙、郁金等药制成胶囊），通过补肾益精，行气活血，化瘀通经对 40 例垂体微腺瘤患者进行临床对比观察。结果中药抑乳胶囊与瑞士进口药溴隐亭临床疗效基本相同，但中药制剂价格低廉，长期服用未见不良反应，停药后复发率较低。

④董协栋等用滋肾解郁丸（柴胡 9g，白芍 6g，枳壳 9g，山楂 15g，麦芽 30g，生地黄 90g，山茱萸 9g，枸杞子 10g，巴戟天 10g，菟丝子 12g，生甘草 6g，郁金 9g，丹参 12g，淫羊藿 15g，仙茅 10g）治疗高催乳素血症 2180 例，对照组 1060 例服用溴隐亭片，每日 2 次，早晚各 1/2 片，与饭同服，连服 5 个月。治疗组中治愈 1853 例，显效 185 例，有效 41 例，无效 101 例，总有效率为 95.36%。对照组中治愈 879 例，显效 91 例，有效 26 例，无效 64 例，总有效率为 93.97%。两组疗效比较 $P>0.05$，说明两组疗效基本相当。对照组不良反应明显大于治疗组（$P<0.01$）。对照组的复发率明显高于治疗组（$P<0.01$）。

⑤王为向采用乙癸宝口服液（柴胡、当归、白芍、熟地黄、紫河车）治疗高催乳素血症 26 例，于月经周期第五天开始服药，连续服用 15 天后停药，在下一个月经周期再用药，连续治疗 2 个月经周期，结果显效 23 例，好转 1 例，无效 2 例，总有效率为 92.3%。

⑥吴新华等以清肝袋泡剂（柴胡、当归、白芍、牡丹皮、栀子、麦芽）治疗 120 例高催乳素血症，每次 1 袋（15g）；对照组服溴隐亭（瑞士产），初次剂量 1.25mg，每天 2 次，饭后 30 分钟服，7 天后加至每天 5mg。均连服 3 个月。治疗组痊愈、好转、无效分别为 89、22、9 例，对照组分别为 32、6、2 例，总有效率前者为 92.5%，后者为 95.0%（$P>0.05$）。对肝气郁结证的改善治疗组较优（$P<0.01$）。

⑦单志群等用坤安丸（菟丝子 20g，仙茅、五味子、淫羊藿各 10g，麦芽 50g）治疗高催乳素血症 64 例，对照组 15 例服用溴隐亭，1 个月为 1 个疗程，观察 3 个疗程。治疗组和对照组显效分别为 18、7 例，好转 37、6 例，无效 9、2 例。总有效率分别为 86.4% 和 87.0%，两组比较无显著性差异（$P>0.05$）。

⑧李广文石英毓麟汤：紫石英 15～30g，川椒 1.5g，川芎 6g，川续断、川牛膝、淫羊藿各 12～15g，菟丝子、枸杞子、香附各 9g，当归 12～15g，赤、白芍各 9g，桂心 6g，牡丹皮 9g。

⑨朱小南善用峻补冲任之品，如鹿角霜、紫河车、巴戟天、仙灵脾等；对气滞不孕善用娑罗子与路路通，认为二药通气功效卓越，认为经前有胸闷乳胀等症者，十有六七兼有不孕症，治宜

疏解,选方香附 15g,郁金 15g,白术 10g,当归 15g,白芍 10g,陈皮 15g,茯苓 15g,合欢皮 15g,娑罗子 15g,路路通 15g,柴胡 7.5g,于经前感觉胸闷乳胀时服用,至经末 1～2 日止。

⑩裘笑梅对肾阳不足、子宫虚寒者用桂仙汤:淫羊藿 15,仙茅 9g,肉桂末(吞)1.5g,肉苁蓉 9g,巴戟天 9g,紫石英 15g;对肝郁者用蒺麦散:白蒺藜 9g,预知子(八月扎)9g,大麦芽 12g,青皮 3g,橘核 3g,橘络 3g,蒲公英 9g。

⑪王渭川育麟珠:当归 60g,枸杞子 30g,鹿角胶 30g,川芎 30g,白芍 60g,党参 30g,杜仲 30g,巴戟天 30g,淫羊藿 30g,桑寄生 30g,菟丝子 30g,胎盘 60g,鸡血藤膏 120g,共研细末,炼蜜为丸,每日早、中、晚各服 9g。

⑫王渭川种子方:鹿角胶 15g,肉苁蓉 12g,枸杞 12g,巴戟天 12g,柏子仁 9g,杜仲 9g,牛膝 3g,小茴香 9g,桑寄生 15g,菟丝子 15g,覆盆子 24g,淫羊藿 24g。

(3)人工周期:程泾认为,月经失调有狭义、广义之分。主张以中医周期疗法治疗功能性月经失调,将治疗功能性月经失调常用的调制奇经基本治则,归纳为补肾填精调冲、滋肾养阴调冲等十四法;认为治疗妇科病尤其是功能失调疾病,必须重视调理冲任(督带);常用的奇经药物有:紫石英、当归、紫河车、鳖甲、肉苁蓉、枸杞子、杜仲、山药、丹参、巴戟天、白术、莲子、川芎、附子、香附、甘草、木香、吴茱萸、黄芩、黄柏、鹿衔草、鹿茸、郁金、小茴香、川乌、黄芪、三棱、莪术、龙骨、牡蛎等入冲脉;龟甲、紫河车、覆盆子、丹参、鹿茸、白果等入任脉;鹿茸、肉桂、黄芪、枸杞子、羊肾等入督脉;较具代表性的奇经方有:《千金要方》小牛角䚡;《济阴纲目》茸附汤;王孟英温养奇经方;吴鞠通通补奇经方;张锡纯治冲四汤,即理冲汤、安冲汤、固冲汤、温冲汤等。

**(三)中西医结合治疗**

(1)魏莫愁将 57 例高催乳素血症分为中西医结合治疗组 27 例,在服用溴隐亭的同时辨证加用中药;对照组 30 例仅服溴隐亭而不用中药。治疗组根据中医辨证分型施治,肾阳亏虚者(9 例)用金匮肾气丸;脾肾阳虚者(8 例)用健妇丸;肝郁气滞者(7 例)用舒肝冲剂;气滞血瘀者(3 例)用桂枝茯苓胶囊。结果治疗组 6 个月内治愈 19 例,其余 8 例临床症状消失,PRL 降至正常。对照组 6 个月内治愈 9 例,有效 20 例,无效 1 例。两组治愈率有非常显著性差异($P<$ 0.01),但两组总有效率无显著性差异性($P>0.05$)。

(2)袁惠霞等以中西医结合方法治疗高催乳素血症 32 例,中医辨证对肝郁化热型用柴胡疏肝散加味,肾虚肝旺型用知柏地黄丸加味,配合乌鸡白凤丸每次 1 丸,每天 2 次,于周期第 10 天开始,共服 10 天;当归丸每次 10 粒,每天 3 次,于周期第 24 天服至月经来潮。西药采用维生素 $B_6$,每次 100mg,每天 3 次,连服 10 天。结果痊愈 23 例,好转 6 例,无效 3 例,总有效率 91%。

(3)齐玲玲等用中西医结合治疗高泌乳素血症 62 例,治疗组予口服自拟中药降乳汤(生麦芽 60g,牡丹皮 15g,白芍 15g,枸杞子 15g,甘草 10g),月经周期第五天开始服用,服 18～20 剂为 1 个疗程,酌情加服溴隐亭。血清泌乳素在 30～70$\mu g/L$ 者只服中药,血清泌乳素 70～100$\mu g/L$ 者,每日服溴隐亭 2.5mg,血清泌乳素≥100$\mu g/L$ 者,每日服用溴隐亭 3.25mg,服至月经来潮为 1 个疗程,治疗 1 个疗程后复查血清泌乳素,定期做 CT 检查,血清泌乳素≤70$\mu g/L$ 后加服促排卵药。对照组口服溴隐亭。两组结果进行比较,其总有效率无显著性差异($P>0.05$);显效率治疗组为 50.0%～65.6%,对照组为 16.6%～43.8%;受孕率治疗组为 46.74%,对照组为 17.74%;两组显效率、受孕率比较均有显著性差异(均 $P<0.05$)。

**（四）实验研究**

（1）刘菊芳用甲氧氯普胺造成高催乳素血症模型，观察补肾调肝敛乳方、单味麦芽及溴隐亭的作用，结果表明，补肾调肝敛乳方和单味麦芽可拮抗甲氧氯普胺导致的小鼠血清 PRL 升高、子宫减重、受孕率下降及性周期紊乱，上述作用与溴隐亭相似，同时补肾敛乳方还可促使未成熟雌鼠阴道上皮细胞角化。发现以上 3 种药物还可以剂量相关形式抑制离体垂体 PRL 的分泌。

（2）日本福岛峰子等研究芍药甘草汤对高泌乳素血症无排卵大鼠的作用，发现该汤可降低血清 PRL 水平。

（3）邝安堃研究认为，生麦芽中含有麦角类化合物，麦角（ergot）为寄生在黑麦或其他禾本科植物上的一种霉菌的干燥菌核，主要包括麦角胺和麦角毒，后者是 Ergokryptine、Ergocornine、Ergocristine 的混合物，有拟多巴胺抑制 PRL 分泌的作用。

**（五）小结**

高催乳素血症不孕的诊断，必须借助现代医学检测，治疗必须辨证论治，应采用统一的诊断与疗效评定标准，以利于深入研究与广泛交流。

# 第三节　子宫内膜异位症

子宫内膜异位症（endometriosis，EMT）是指子宫内膜组织（腺体和间质）在子宫腔被覆内膜及子宫肌层以外的部位出现、生长、浸润，反复出血，继而引发疼痛、不孕及结节包块等。子宫内膜异位症患者合并不孕症风险明显高于一般育龄女性，约 80% 的不孕症患者存在子宫内膜异位症，而子宫内膜异位症患者不孕率可高达 40%。Semm 教授于 1991 年报道万例因各种指征的腹腔镜术中，子宫内膜异位症见于 24% 的患者，而因不孕行腹腔镜术的 861 例患者中，51% 患者存在子宫内膜异位症。

子宫内膜异位症属中医学"不孕""痛经""月经不调""癥瘕"等范畴。

**【发病机制】**

**（一）中医病因病机**

**1. 气滞血瘀**

多因平素抑郁或恚怒伤感，致肝气郁结，气机不畅，冲任失和，以致经脉瘀阻。

**2. 寒凝血瘀**

多因经期产后，血室正开，余血未净，摄生不慎，感受寒邪，血遇寒则凝，导致寒凝血瘀。

**3. 痰湿血瘀**

素体脾虚痰盛，或饮食不洁，劳倦过度，思虑过度，损伤脾气，脾虚生湿，湿聚成痰，痰湿下注冲任胞脉，阻碍血行，导致痰瘀互结。

**4. 湿热血瘀**

素体脾虚，水湿内停，蕴久化热；或肝郁脾虚，湿热内生；或经期产后，胞脉空虚，感受湿热之邪。湿热稽留于冲任，蕴结于胞宫胞脉，阻止气血运行，导致血瘀。

**5. 气虚血瘀**

饮食不节，劳倦过度，思虑过极，或大病久病，损伤脾气，导致气虚运血无力，血行迟滞，冲任瘀阻。

#### 6. 肾虚血瘀

先天不足,或后天损伤,大病久病,房劳多产,损伤肾气。肾阳不足则阴寒内盛,冲任虚寒,血失温煦推动而致血瘀;肾阴不足,虚火内生,内热灼血亦可致瘀;而肾水不足,不能涵木,则肝失条达,疏泄失常,气血不和而致冲任瘀阻。

#### (二)西医病因病理

内异症造成不孕的可能原因如下。

#### 1. 盆腔解剖结构与功能改变

严重的盆腔粘连可明显破坏盆腔的解剖结构与功能,影响卵子从卵巢的排出,且可对输卵管上皮纤毛的摆动与输卵管自身蠕动及受精卵的运输产生影响。

#### 2. 卵巢功能与卵子质量受累

子宫内膜异位症可引起内分泌与排卵异常,包括黄素化未破裂卵泡综合征(LUFS)、黄体功能不全、卵泡发育异常等。子宫内膜异位症患者腹腔液中高水平 IL-6 抑制雌激素的分泌进而引起卵泡发育不良。基质金属蛋白酶(matrix metalloproteinasc,MMP)的 $MMP_2$ 通过参与降解基膜的骨架成分而参与排卵与卵泡的黄体的转化,子宫内膜异位症患者腹腔液中 $MMP_2$ 高水平表达,可能与其排卵障碍有关。子宫内膜异位症患者芳香化酶活性下降,使黄体细胞分泌孕激素能力减弱,可造成黄体功能不足。

#### 3. 对精子的影响

子宫内膜异位症患者盆腔液中前列腺素、蛋白酶、细胞因子包括炎症因子等浓度增加,致精子直线前向运动与总运动量明显降低,且可对卵子、胚胎与输卵管功能造成不利的影响。子宫内膜异位症患者卵泡液对精子和透明带结合有较强的抑制作用。

#### 4. 影响胚胎种植

子宫内膜异位症患者相关的生殖微环境中,包括在位子宫内膜中的各种细胞因子、各种抗体等体液免疫与细胞免疫皆存在不同程度的紊乱,这可能造成患者子宫内膜容受性及胚胎种植的异常。其中,有研究证实了子宫内膜异位症腹腔液具有胚胎毒性作用。

#### 5. 表观遗传学的异常

近年来,随着对基因表达及其调控的深入研究,大量文献已证实子宫内膜异位症和许多肿瘤一样是一种表观遗传学疾病。甲基化有关蛋白的下降和子宫内膜异位症生育能力下降有关,提示表观遗传学修饰可能参与了子宫内膜异位症不孕的发生。

【诊断】　中华医学会妇产科学分会子宫内膜异位症协作组,《子宫内膜异位症的诊治指南》。

(1)临床症状和体征。

(2)影像学检查,如彩超检查主要对卵巢子宫内膜异位囊肿的诊断有价值,典型的卵巢子宫内膜异位囊肿的超声影像为无回声区内有密集光点,经阴道或直肠超声、CT 及 MRI 检查对浸润直肠或阴道直肠隔的深部病变的诊断和评估有一定意义。

(3)目前,子宫内膜异位症诊断的通行手段是腹腔镜下对病灶形态的观察,术中要仔细观察盆腔,特别是宫骶韧带、卵巢窝这些部位。确诊需要病理检查;病理诊断标准:病灶中可见子宫内膜腺体和间质,伴有炎症反应及纤维化。

(4)$CA_{125}$ 水平检测对早期子宫内膜异位症的诊断意义不大。$CA_{125}$ 水平升高更多见于重度子宫内膜异位症、盆腔有明显炎症反应、合并子宫内膜异位囊肿破裂或子宫腺肌病者。

(5)可疑膀胱子宫内膜异位症或肠道子宫内膜异位症,术前应行膀胱镜或肠镜检查并行活检,以除外器官本身的病变特别是恶性肿瘤。活检诊断子宫内膜异位症的概率为 10%～15%。

**【鉴别诊断】**

**1. 子宫腺肌病**

二者均出现痛经,但子宫腺肌病的痛经以下腹正中疼痛剧烈,并伴随子宫均匀性增大,质硬。本病可与子宫内膜异位症并存。此外,子宫腺肌病的疼痛在行经期间,或经行期甚至月经停止后的一段时间,而子宫内膜异位症痛经多发生在经前 1～2 日和行经初期。

**2. 盆腔炎性包块**

一般有盆腔感染史,本病疼痛无明显周期,非经期亦可出现疼痛,且抗感染治疗有效。

**3. 卵巢恶性肿瘤**

早期无明显症状,疼痛持续不绝,与月经周期无关联,有腹胀、腹水等严重症状,病情发展迅速。必要时腹腔镜或剖腹探查可鉴别。

**【治疗】**

**(一)中医辨证论治**

**1. 气滞血瘀证**

主症:婚久不孕,经前或经期少腹胀痛、拒按,痛引腰骶,或会阴、肛门下坠,或伴胸胁乳房胀痛,或经量少,或经行不畅,经色紫暗有块,块出痛减,舌质紫暗,或有瘀点、瘀斑、苔薄白、脉弦滑。妇科检查:子宫略大,较固定,后穹、子宫骶骨韧带等处有触痛性结节,或附件粘连包块,月经前后肿块有明显大小之变化。子宫内膜异位症不孕患者表现高催乳素血症者临床辨证以气滞血瘀型多见。

治法:理气活血,化瘀消癥。

方药:香棱克异汤(庞保珍《不孕不育中医治疗学》)。制香附、三棱、莪术、炮穿山甲、制乳香、制没药、水蛭、川芎、血竭、黄芪、菟丝子。

中成药:血府逐瘀胶囊每次 6 粒,每日 2 次,口服;或桂枝茯苓胶囊每次 3 粒,每日 3 次,口服。

**2. 寒凝血瘀证**

主症:婚久不孕,经前或经期下腹冷痛,痛引腰骶、会阴及肛门,得热痛减,经量少,经色暗有块,形寒肢冷,苔薄白,边有瘀点,脉沉细。妇科检查:后穹、子宫骶韧带等处触及痛性结节。

治法:温经散寒,活血祛瘀。

方药:桂莪消异汤(庞保珍《不孕不育中医治疗学》)。桂枝、莪术、三棱、炮穿山甲、制附子、小茴香、当归、川芎、制香附、血竭、巴戟天、肉苁蓉。

中成药:艾附暖宫小蜜丸每次 9 克,大蜜丸每次 1 丸,每日 2～3 次,口服。或少腹逐瘀丸每次 1 丸,每日 2～3 次,口服。

**3. 痰湿血瘀证**

主症:婚久不孕,经前或经期小腹掣痛,经色紫黯,而质稀,带下量多,形体肥盛,头晕沉重,或呕恶痰多,胸闷纳呆,或有泄泻,苔多厚腻,脉沉涩。

治法:化痰利湿,活血逐瘀。

方药:半棱逐异汤(庞保珍方,选自庞保珍主编《不孕不育中医治疗学》)。半夏、三棱、苍术、白术、茯苓、滑石、香附、莪术、当归、昆布、水蛭、穿山甲。

中成药:丹黄祛瘀胶囊每次 2～4 粒,每日 2～3 次,口服。

### 4. 湿热血瘀证

主症:婚久不孕,平时少腹时痛,经前或经期少腹疼痛加重,经行腹痛灼热拒按,或痛引腰骶、会阴及肛门,经血量多,经色深红,质稠有块,低热起伏,带下黄稠,小便短黄,大便有时干结,舌质红,舌尖有瘀点或瘀斑,苔黄而腻,脉弦数。该证型以子宫内膜异位症合并感染而致不孕者多见。

治法:清热利湿,活血祛瘀。

方药:薏竭涤异汤(庞保珍《不孕不育中医治疗学》)。薏苡仁、血竭、红藤、萆薢、黄柏、炮穿山甲、鳖甲、昆布、牡丹皮、制香附、茯苓。

中成药:花红胶囊每次 4～5 粒,每日 3 次,口服。

### 5. 气虚血瘀证

主症:婚久不孕,痛经,以经期及经后为甚,伴肛门坠胀,里急后重,月经量多,色淡,神疲肢倦,纳呆便溏,面色白,舌质淡胖,有瘀点瘀斑,苔薄白,脉细涩。

治法:益气化瘀。

方药:芪棱理异汤(庞保珍方,选自庞保珍主编《不孕不育中医治疗学》)。黄芪、三棱、人参、白术、山药、莪术、生鸡内金、水蛭、柴胡。

中成药:止痛化癥胶囊每次 4～6 粒,每日 2～3 次,口服。

### 6. 肾虚血瘀证

主症:婚久不孕,盆腔结节包块,经行腹痛,腰脊酸软,月经先后不定期,量或多或少,神疲,头晕,面部色素沉着,性欲减退,舌淡黯,苔薄白,脉沉细。子宫内膜异位症不孕以黄素化不破裂卵泡综合征、黄体功能不全等表现排卵内分泌障碍的患者临床辨证以该证型相对多见。

治法:益肾调经,活血祛瘀。

方药:菟棱治异汤(庞保珍方,选自庞保珍主编《不孕不育中医治疗学》)。菟丝子、三棱、熟地黄、山药、山茱萸、杜仲、枸杞子、当归、川芎、延胡索、莪术、柴胡。

中成药:定坤丹每次 1 丸,每日 2 次(每丸重 10.8 克),口服。

### (二)西医治疗

宫腹腔镜手术适用于子宫内膜异位症合并不孕排除其他不孕因素者。手术目的:全面探查盆腔情况,评估子宫内膜异位症的病变类型、分期及 EFI 评分,并做相应处理。腹腔镜手术后应同时积极给予辨证治疗。

### 【名家经验】

### 1. 罗元恺经验

罗元恺通过长期临床研究认为,气滞血瘀是子宫内膜异位症的重要病机,并研制了以益母草、土鳖虫、桃仁、蒲黄、五灵脂等为主要成分的罗氏内异方口服液,效果显著。

### 2. 朱南孙经验

朱南孙根据妇女以血为本,以气为用,脏腑功能完备,血海充盈由满而溢,胞脉的满溢和胞宫的藏泻有度,而形成和维持正常月经的中医理论认为,经血属"离经之血",经血排出以通顺、畅行为贵。提出"离经之血"逆行,留聚下焦,瘀滞日久,脉道不通,瘀积成癥是形成子宫内膜异位症的病理基础。认为其主要病机为冲任气滞,胞脉瘀阻。医治该病应以活血化瘀、行气散结为主要法则。将本病分为3个类型,即气滞血瘀型、血热互结型、邪恋正虚型。临证运用"加味没竭汤"加减治疗,常获良效。方药:生蒲黄(包)24g,炒五灵脂(包)15g,三棱12g,莪术12g,炙乳香、没药各3g,生山楂12g,青皮6g,血竭粉(冲服)2g。炙乳没、蒲黄、血竭粉、五灵脂、三棱、莪术为活血化瘀之要药,佐以山楂、青皮行滞散结,有行气活血、通滞化瘀之意。该方特点在于行气与活血兼顾,从而使气机调畅,瘀血得除,新血自生,癥瘕消失。

【诊疗述评】 子宫内膜异位症是一种难治性疾病,临床以痛经、不孕、盆腔痛、盆腔结节或包块为特征。中医治疗本病有其独特的优势,但必须用中医的思维,针对中医的病机,进行组方用药,疗效才好。

【预防与调护】

(1)禁止经期性生活。

(2)防止经血倒流,对宫颈闭锁或狭窄、阴道横隔等,要及时治疗。在月经前期或月经期间,尽可能避免不必要的盆腔检查或手术等。

(3)做好避孕措施,尽量避免人工流产。

【古代文献精选】

《证治准绳》:"血瘀之聚,腰痛不可俯仰,小腹里急苦痛,背膂疼,深达腰腹,此病令人无子。"

《景岳全书·妇人规》:"经行腹痛,病有虚实。实者或因寒滞,或因血滞,或因气滞,或因热滞;虚者有因血虚,有因气虚。然实痛者多痛于未行之前,经通而痛自减;虚痛者于既行之后,血去而痛未止,或血去而痛益甚。大都可按可柔者为虚,拒按拒揉者为实。有滞无滞,于此可察。但实中有虚,虚中亦有实,此当以形气秉质兼而辨之。"

《医学衷中参西录·医论·论女子癥瘕治法》:"女子癥瘕,多因产后恶露未净,凝结于冲任之中,而流走之新血,又日凝滞其上,以附益之,逐渐积而为癥瘕矣。"

【现代研究进展】 中药具有明显改善临床症状和体征、提高受孕率、不良反应小、复发率低等优点,现将国内一些著名中医学家对于子宫内膜异位症的治疗与研究归纳如下。

(一)病因病机

韩冰教授较早提出治疗子宫内膜异位症的辨证规律,以"气、血、痰"立论,提出"瘀久挟痰,渐成癥瘕"的病机特点,制定了"活血化瘀,软坚散结"的治疗大法。韩冰主持完成的"活血化瘀、软坚散结法治疗子宫内膜异位症临床与实验研究"科研课题,获1995年度国家中医药管理局中医药科技进步二等奖。由于异位的子宫内膜周期性脱落、出血,使局部产生粘连,可导致输卵管阻塞;异位病灶能产生大量前列腺素,影响输卵管的蠕动,使卵子运行受阻;子宫内膜异位可导致血清催乳素增高,从而影响卵巢功能,导致排卵障碍或出现黄素化未破裂卵泡综合征;异位内膜脱落出血,腹腔液中含大量巨噬细胞,可进入输卵管吞噬精子和干扰精子的正常活动,从而导致不孕。多数中医学者认为,肾虚血瘀是其病理实质。如许润三认为,异位内膜的出血是瘀血,久而聚积成癥瘕,或导致胞脉瘀滞不通,使排卵、运卵受碍,精、卵不能结合而致不孕。潘芳、肖承悰等认为,本病症以寒凝血瘀最为常见。连方认为,病机属血瘀无疑,究其血瘀的形成,或因素多抑郁,血为气滞,或经期产后,瘀血未净,房事不慎,阻止胞宫,或外感、内伤导致宿血停滞,或寒客胞中,血为寒凝而瘀滞,因而导致月经失调,积于胞中,精难纳入,难以受孕。尤昭玲等认为,本病病机是气虚、血瘀、因虚致瘀。夏桂成认为,主要机制是肾虚气弱,正气不足,经产余血浊液流注于胞脉胞络之中,泛溢于子宫之外,并随着肾阴阳的消长转化而发作。总之,本病属本虚标实,虚实夹杂,气滞血瘀、寒凝血瘀、痰湿血瘀、湿热血瘀、气虚血瘀、肾虚血瘀是其主要病机,"瘀久挟痰,渐成癥瘕"。

**(二)中医治疗**

**1. 辨证论治**

(1)韩冰根据其发病特点,临床上以气滞血瘀、寒凝血瘀、痰湿血瘀、热郁血瘀、肾虚血瘀等5 型进行辨证施治,该法对治疗子宫内膜异位症等疾病疗效显著。

(2)尤昭玲等分 6 型论治:气滞血瘀方用膈下逐瘀汤加减;寒凝血瘀方用少腹逐瘀汤加减;湿热瘀结用清热调血汤加减;痰瘀互结用丹溪痰湿方合桃红四物汤加减;气虚血瘀方用理冲汤加减;肾虚血瘀方用归肾丸合桃红四物汤加减。

(3)徐福松、莫蕙等将其分为 5 型:气滞血瘀证方用膈下逐瘀汤;寒凝血瘀证方用少腹逐瘀汤;瘀热蕴结证方用血府逐瘀汤;气虚血瘀证方用理冲汤(《医学衷中参西录》);肾虚血瘀证方用归肾丸(《景岳全书》)合桃红四物汤(《医宗金鉴》)。

(4)韩冰、常暖分 5 型:气滞血瘀证,方用膈下逐瘀汤(《医林改错》)加血竭等;寒凝血瘀证,方用少腹逐瘀汤(《医林改错》)等;痰湿血瘀证,方用妇痛宁等;热郁血瘀证,方用小柴胡汤合桃核承气汤(《伤寒论》)加味等;肾虚血瘀证,方用仙蓉合剂(经验方)等。

(5)张旭宾等辨证分 6 型:气滞血瘀型以金铃子散合四逆散加减;寒凝血瘀型以少腹逐瘀汤加减;痰瘀互结型以桂枝茯苓丸合橘核丸加减;气虚血瘀型以血府逐瘀汤合补中益气汤加减;阴虚血瘀型以桃红四物汤合二至丸加减;阳虚血瘀型以少腹逐瘀汤合二仙汤加减。

(6)许润三虽以活血化瘀法贯穿始终,但不忘扶正:善用生黄芪;对月经提前、量多、形体消瘦者,用消瘰丸加味;若体胖、体质虚寒者用桂枝茯苓丸加三棱、莪术;对于卵巢巧克力囊肿者,在上述辨证的基础上加王不留行、穿山甲、路路通等;若年龄接近绝经,则以知柏地黄丸与上几方合用,认为知柏地黄丸能抑制卵巢功能,促进早日绝经。

(7)夏桂成主张肾虚瘀结证用琥珀散加减;兼气滞证用血府逐瘀汤加减;兼气虚证用补中益气汤加减;痰瘀互结用苍附导痰汤合血府逐瘀汤加减。

(8)刘云鹏以理气活血消癥为主,活血之中兼用化痰之法;或伴久病气虚,兼以益气,攻补兼施,内外合治。

(9)李祥云分 6 型:寒凝瘀阻用少腹逐瘀汤加减;瘀热阻滞用清热调血汤加减;气滞血瘀用理气破瘀汤(经验方)加减;气虚血瘀用理冲汤加减;肾虚血瘀用补肾祛瘀方(经验方)加减。

(10)张玉珍等分 5 型:气滞血瘀用膈下逐瘀汤加味;寒凝血瘀用少腹逐瘀汤;肾虚血瘀用仙蓉合剂(经验方);气虚血瘀用举元煎合桃红四物汤;热灼血瘀用小柴胡汤合桃核承气汤加味。

**2. 专病专方**

(1)韩冰研制的妇痛宁颗粒冲剂,临床疗效突出,总有效率达 91.6%,其中愈显率 62.01%。

(2)李估等采用益气活血、化瘀通腑法治疗本病,内异Ⅰ号方(党参、黄芪、大黄、鳖甲)每次5 片,每日 3 次,连续服用 6 个月,30 例患者中显效 9 例,总有效率为 90%。

(3)刘键等以补肾化瘀为法,方用内异消口服液(三棱、莪术、水蛭、蛰虫、穿山甲、菟丝子、淫羊藿)每次 35ml,每日 2 次,3 个月为 1 个疗程,经期停服。治疗 36 例,痊愈 17 例(47.2%)。

(4)张丽君、姜惠中采用补肾化瘀法治疗 30 例患者,补肾化瘀方为丹参、川芎、菟丝子、三棱、莪术、血竭、青皮、生牡蛎、延胡索、黄芪、枸杞子、续断、茺蔚子等,水煎服,3 个月为 1 个疗程。经 1～3 个疗程治疗,治愈 5 例(17％),总有效率 87％,显效率 57％。

(5)黄淑贞等拟定中药内异汤(桂枝、茯苓、桃仁、赤芍、牡丹皮、蒲黄、炒五灵脂、三棱、莪术、香附、延胡索、甘草)加减,效佳。

(6)司徒仪以莪棱合剂(三棱、莪术、丹参、郁金、赤芍、鸡内金、浙贝母、当归、枳壳、鳖甲、水蛭)治疗 58 例患者,痊愈 2 例,显效 11 例,有效 34 例,无效 11 例,总有效率为 81.0％。

(7)连方等研究认为,祛瘀解毒法可有效改善子宫内膜异位症血瘀蕴毒症候,其作用机制与调节机体免疫状态、促进异位病灶细胞凋亡有关。提示祛瘀解毒方(由红藤 30g,玫瑰花 30g,金银花 15g,连翘 15g,丹参 15g,赤芍 15g,牡丹皮 12g 等组成)是治疗血瘀蕴毒型子宫内膜异位症的有效方药。

(8)潘芳、肖承悰等用温通汤(乌药 15g,肉桂 6g,吴茱萸 10g,肉苁蓉 10g,姜黄 15g,鬼箭羽 15g,马鞭草 15g,延胡索 10 g)治疗子宫内膜异位症痛经 32 例,取得较好疗效。

(9)许润三治疗本病常以桂枝茯苓丸为主,活血化瘀消癥,再根据内膜异位的不同部位配伍加减。

(10)夏桂成主张经前 1 天至经净用内异止痛汤:钩藤 15g,牡丹皮、紫贝齿(先煎)、丹参、赤芍、川断、肉桂、广木香、五灵脂、胡延索各 12g,全蝎粉 1.5g,蜈蚣粉(另吞)1.5g。

### 3. 周期治疗

(1)蔡小荪对经痛剧烈者用内异Ⅰ方:炒当归 9g,丹参 12g,川芎 4.5g,川牛膝 9g,制香附 9g,延胡索 9g,赤芍 9g,血竭 3g,制没药 6g,苏木 9g,失笑散(包煎)15g,经前 3 天起连服 7 剂;月经过多者用内异Ⅱ方:炒当归 9g,丹参 6g,赤白芍各 9g,生蒲黄(包煎)30g,血竭 3g,三七末(吞)1.5g,怀牛膝 9g,制香附 9g,震灵丹(包煎)12g,临经前 3 天起连服 7 剂;经净后服用 10 剂内异Ⅲ方:炒当归 9g,丹参 12g,制香附 9g,桃仁泥 9g,干漆 4.5g,血竭 3g,莪术 12g,炙甲片 9g,桂枝 2.5g,皂角刺 30g,地鳖虫 9g,川牛膝 9g。

(2)马志治疗不孕症经期用少腹逐瘀汤加味,非经期用血府逐瘀汤加味。

(3)高巍等采用治疗组在非经期服用内异消丸(丹参、赤芍、三棱、莪术、水蛭、蜈蚣等),从月经干净后 1 天开始,每次 10g,服至月经前 1 天止;在经期服用痛经丸(五灵脂、蒲黄、琥珀、血竭等),从月经来时开始,每次 10g,每天 3 次,服至月经干净为止,连服 3 个月经周期为 1 个疗程,有效率 67.3％。

(4)张俐等非经期予以自拟通经活络汤(莪术、三棱、益母草、当归、川芎、炮姜、半夏、枳壳、黄芪、党参、甘草);月经期予以自拟通经止痛汤(莪术、三棱、益母草、当归、川芎、柴胡、炮姜、肉桂、枳壳、延胡索、黄芪、党参、甘草),总有效率 89.66％。

### 4. 单味药治疗

(1)汪少娟等的研究表明,雷公藤甲素能有效抑制小鼠腹腔液中巨噬细胞杀伤活性和一氧化氮(NO)的生成,从而为临床服用雷公藤制剂治疗子宫内膜异位症,减少患者腹腔内子宫内膜的增殖提供了有效依据。

(2)王梅等的研究发现,石见穿促进了异位内膜组织细胞的凋亡,进一步使细胞固缩、腺体萎缩而达到治疗目的。

### 5. 中药贴敷

庞保珍以自拟消异种子丹(水蛭 30g,炒穿山甲 30g,蜈蚣 4 条,延胡索 30g,制没药 30g,制乳香 30g,生大黄 35g,炒桃仁 30g,红花 20g,川芎 25g,木香 25g,肉桂 20g,淫羊藿 30g,菟丝子 30g。上药共为细末,装瓶备用,临用时取药末 10g,以温开水调和成团涂以神阙穴,外盖纱布,胶布固定,3 日换药 1 次。)治疗 113 例,结果临床痊愈 40 例,显效 45 例,有效 22 例,无效 6 例,总有效率 94.69％。

#### 6. 内外兼治

沈洪沁等在卵泡期用补肾促孕方(熟地黄、山药、枸杞子、菟丝子、桑寄生、鸡血藤、川楝子),排卵期加桃仁、红花、黄芪、石菖蒲等,同时配合活血散结栓(蒲黄、五灵脂、大黄、三棱、莪术)塞肛。

### (三)中西医结合疗法

朱文新对巧克力囊肿剥离术后、全子宫切除术后、剖宫产术后复发的患者,口服活血化瘀中药:丹参、牡丹皮、赤芍、蒲黄、五灵脂、延胡索、桃仁、夏枯草、红藤、水蛭,水煎服。另加用清热解毒的中药:白花蛇舌草、败酱草、紫草根、丹参、黄柏煎成 100 ml 灌肠,并每晚将达那唑 100 mg 纳入阴道,治疗 31 例。总有效率 90.32％,治疗囊肿有效率 88.89％。汪明德用复方雷公藤糖浆(雷公藤、半枝莲、白花蛇舌草、藤梨根、薏苡仁、天葵子、石见穿、夏枯草、三棱、莪术、山慈姑、鬼箭羽)每次 10ml,每日 3 次,加三苯氧胺每次 20mg,每日 2 次,治疗 55 例,较单服复方雷公藤糖浆组及单服三苯氧胺组效佳。

### (四)实验研究

张丽君等研究结果表明:补肾化瘀方可使造模组动物血清 EMAb 显性率明显降低,PRL水平显著下降($P<0.05$),同时能抑制异位子宫内膜的增生。韩冰实验结果表明,妇痛宁(由血竭、穿山甲、鳖甲、皂角刺、海藻、薏苡仁等组成)能抑制异位内膜细胞,尤其是上皮细胞的代谢活动而使异位内膜萎缩,其作用具有高度的选择性。妇痛宁煎剂(由血竭、三棱、莪术、丹参、细辛、延胡索、川楝子、皂角刺、鳖甲、薏苡仁、海藻等组成)联合 LAK 细胞治疗子宫内膜异位症较单独应用妇痛宁或 LAK 细胞更有效地调节内异症紊乱的免疫机制,提示中西医结合治疗子宫内膜异位症具有诱人的前景,中药妇痛宁可通过神经内分泌整体调节作用,达到治疗子宫内膜异位症的目的。妇痛宁中剂量治疗 EMT 能够降低患者血清 CA125 含量。

### (五)小结

中医治疗子宫内膜异位症有较好的疗效与优势,但必须辨证论治,必须应用标准的诊断与疗效判断标准,以利于深入研究与广泛交流。

## 第四节　子宫腺肌病

子宫腺肌病是指子宫内膜异位于子宫肌层,并形成弥散性或局限性病变,常伴随有周围肌细胞肥大及结缔组织增生,也可形成子宫腺肌瘤。本病属中医"痛经""癥瘕""月经不调""不孕"等范畴。

### 【发病机制】

#### (一)中医病因病机

#### 1. 气滞血瘀

多因平素抑郁或恚怒伤肝,致肝气郁结,气机不畅,冲任失和,以致经脉瘀阻。

### 2. 寒凝血瘀

多因经期产后,血室正开,余血未净,摄生不慎,感受寒邪,血遇寒则凝,导致寒凝血瘀。

### 3. 痰湿血瘀

素体脾虚痰盛,或饮食不洁,劳倦过度,思虑过度,损伤脾气,脾虚生湿,湿聚成痰,痰湿下注冲任胞脉,阻碍血行,导致痰瘀互结。

### 4. 湿热血瘀

素体脾虚,水湿内停,蕴久化热;或肝郁脾虚,湿热内生;或经期产后,胞脉空虚,感受湿热之邪。湿热稽留于冲任,蕴结于胞宫胞脉,阻止气血运行,导致血瘀。

### 5. 气虚血瘀

饮食不节,劳倦过度,思虑过极,或大病久病,损伤脾气,导致气虚运血无力,血行迟滞,冲任瘀阻。

### 6. 肾虚血瘀

先天不足,或后天损伤,大病久病,房劳多产,损伤肾气。肾阳不足则阴寒内盛,冲任虚寒,血失温煦推动而致血瘀;肾阴不足,虚火内生,内热灼血亦可致瘀;肾水不足,不能涵木,则肝失调达,疏泄失常,气血不和而致冲任瘀阻。

### (二)西医病因病理

目前子宫腺肌病的病因与发病机制不清。当子宫内膜受到损伤时,基底层内膜可直接侵入子宫肌层内生长。故一般认为,可能和子宫内膜基底层损伤有关。妊娠、刮宫术、人工流产手术与分娩可能是损伤子宫内膜基底层的主要原因。当子宫内膜受到损伤时,子宫内膜-肌层结合带被破坏,造成子宫内膜基底层防御功能减退,由此引发了本病。另外,多种体内激素(如雌激素、孕激素与催乳素)的作用可能也与本病有关。有关子宫腺肌病发病机制还有血管淋巴管播散、上皮化生学说等。

到目前为止,子宫腺肌病和不孕症之间的关系尚不明确。子宫腺肌病影响女性生育功能的机制可能有以下几个方面:影响子宫内膜的结构与功能;改变子宫蠕动功能;影响胚胎植入;影响子宫内膜蜕膜化;宫内自由基水平异常。

### 【诊断】

### 1. 临床表现

(1)痛经:50%以上患者有继发性痛经,并呈渐进性加重。部分患者还伴有恶心、呕吐、腹泻、肛门坠胀、胃痛、腰痛、性交痛与慢性盆腔痛等。子宫腺肌病的痛经一般较严重。

(2)月经异常:多以月经过多、经期延长或不规则出血为主,因月经异常可引起患者有不同程度的贫血。

(3)不孕:部分女性不孕症患者的直接发病原因即子宫腺肌病。中、重度子宫腺肌病还可造成流产、早产等。

(4)子宫增大:子宫多为均匀性增大,呈球形,质地硬,有压痛,有时也表现为子宫表面突起不平,与子宫肌瘤相似。也可同时发现有子宫内膜异位症、子宫肌瘤。若合并有子宫内膜异位症则可扪及附件包块、子宫直肠窝痛性结节、子宫活动度受限等。

### 2. 临床辅助诊断

(1)超声检查:超声测量子宫各径线增宽,体积增大,肌层增厚,回声不均。因病变多累及后壁,故常见子宫内膜线前移。病变部位和周围无明显界限,声像图表现为等回声或回声增强,内可见点状或条索状低回声。

(2)磁共振:当 T1 加权可见子宫肌层内界限不清、信号强度低的病灶,而 T2 加权像为高信号强度的病灶。因为病变信号的强度与结合带很接近,子宫内膜、肌层结合带变宽,厚度＞12mm 时,高度疑诊子宫腺肌病;厚度＜12mm 时,若存在其他表现,如高信号斑点或子宫内膜-肌层结合带边界不规则,也可诊断子宫腺肌病。

(3)血清学检测:肿瘤标志物糖类抗原 CA125 水平多数可升高。临床上也可见 CA125 水平正常的子宫腺肌病患者。这种 CA125 水平的非特异性改变,仅为临床诊断提供参考。

(4)宫腔镜检查:近来有研究者提出宫腔镜检查可以比超声、磁共振更早发现子宫腺肌病的征象。宫腔镜检查的另一好处是同时可发现并处理子宫内膜异位病灶,有利于术后妊娠。

(5)病理检查:组织病理学诊断是诊断本病的“金标准”。特征为子宫切面病灶呈明显的漩涡状结构,与肌层无清楚界限。镜下表现为子宫内膜腺体与间质位于肌层内,周围的平滑肌纤维呈增生肥大改变。

【鉴别诊断】

**1. 子宫内膜异位症**

子宫内膜异位症除痛经及月经失调与子宫腺肌病相同外,多有不孕,性交痛,经期肛门坠胀,妇科检查时子宫正常大小,常后倾固定,宫颈后上方或骶韧带处扪及一个或数个米粒至蚕豆大小不等的硬结,触痛明显。若合并子宫腺肌病时则不易鉴别。

**2. 子宫肌瘤**

子宫肌瘤往往无痛经,只有浆膜下肌瘤发生蒂扭转或肌瘤红色变性时可出现剧烈腹痛,但与月经周期无关,已往可有子宫肌瘤病史。若合并子宫腺肌病时则鉴别较困难。

**3. 原发性痛经**

原发性痛经多发于未婚,未产妇女,常于婚后或产后显著好转或自愈,妇查子宫大小正常。

【治疗】

**(一)中医辨证论治**

**1. 气滞血瘀证**

主症:婚久不孕,经前或经期少腹胀痛、拒按,痛引腰骶,或会阴、肛门下坠,或伴胸胁乳房胀痛,或经量少,或经行不畅,经色紫暗有块,块出痛减,舌质紫暗,或有瘀点、瘀斑、苔薄白、脉弦滑。妇科检查子宫略大,较固定,后穹、子宫骶骨韧带等处有触痛性结节,或附件粘连包块,月经前后肿块有明显大小之变化。

治法:理气活血,化瘀消癥。

方药:香棱克异汤(庞保珍《不孕不育中医治疗学》)。制香附、三棱、莪术、炮穿山甲、制乳香、制没药、水蛭、川芎、血竭、黄芪、菟丝子。

中成药:血府逐瘀口服液每次 2 支,每日 3 次,口服。

**2. 寒凝血瘀证**

主症:婚久不孕,经前或经期下腹冷痛,痛引腰骶、会阴及肛门,得热痛减,经量少,经色暗有块,形寒肢冷,苔薄白,边有瘀点,脉沉细。妇科检查后穹、子宫骶韧带等处触及痛性结节。

治法:温经散寒,活血祛瘀。

方药:桂莪消异汤(庞保珍《不孕不育中医治疗学》)。桂枝、莪术、三棱、炮穿山甲、制附子、小茴香、当归、川芎、制香附、血竭、巴戟天、肉苁蓉。

中成药:少腹逐瘀丸每次 1 丸,每日 2～3 次,口服。

### 3. 痰湿血瘀证

主症:婚久不孕,经前或经期小腹掣痛,经色紫黯,而质稀,带下量多,形体肥盛,头晕沉重,或呕恶痰多,胸闷纳呆,或有泄泻,苔多厚腻,脉沉涩。

治法:化痰利湿,活血逐瘀。

方药:半棱逐异汤(庞保珍方,选自庞保珍主编《不孕不育中医治疗学》)。半夏、三棱、苍术、白术、茯苓、滑石、香附、莪术、当归、昆布、水蛭、穿山甲。

中成药:散结镇痛胶囊每次 4 粒,每日 3 次,口服。

### 4. 湿热血瘀证

主症:婚久不孕,平时少腹时痛,经前或经期少腹疼痛加重,经行腹痛灼热拒按,或痛引腰骶、会阴及肛门,经血量多,经色深红,质稠有块,低热起伏,带下黄稠,小便短黄,大便有时干结,舌质红,舌尖有瘀点或瘀斑,苔黄而腻,脉弦数。

治法:清热利湿,活血祛瘀。

方药:薏竭涤异汤(庞保珍《不孕不育中医治疗学》)。薏苡仁、血竭、红藤、草薢、黄柏、炮穿山甲、鳖甲、昆布、牡丹皮、制香附、茯苓。

中成药:花红胶囊每次 4～5 粒,每日 3 次,口服。

### 5. 气虚血瘀证

主症:婚久不孕,痛经,以经期及经后为甚,伴肛门坠胀,里急后重,月经量多,色淡,神疲肢倦,纳呆便溏,面色白,舌质淡胖,有瘀点瘀斑,苔薄白,脉细涩。

治法:益气化瘀。

方药:芪棱理异汤(庞保珍方,选自庞保珍主编《不孕不育中医治疗学》)。黄芪、三棱、人参、白术、山药、莪术、生鸡内金、水蛭、柴胡。

中成药:止痛化癥胶囊每次 4～6 粒,每日 2～3 次,口服。

### 6. 肾虚血瘀证

主症:婚久不孕,盆腔结节包块,经行腹痛,腰脊酸软,月经先后不定期,量或多或少,神疲,头晕,面部色素沉着,性欲减退,舌淡黯,苔薄白,脉沉细。

治法:益肾调经,活血祛瘀。

方药:菟棱治异汤(庞保珍方,选自庞保珍主编《不孕不育中医治疗学》)。菟丝子、三棱、熟地黄、山药、山茱萸、杜仲、枸杞子、当归、川芎、延胡索、莪术、柴胡。

中成药:定坤丹每次 1 丸,每日 2 次(每丸重 10.8g),口服。

## (二)西医治疗

### 1. 治疗原则

子宫腺肌病的治疗原则需要根据患病程度的轻重、患者所处年龄段和有无生育要求而定。

### 2. 期待治疗

用于无症状、无生育要求患者。

### 3. 药物治疗

不同的药物有不同的治疗疗效,不良反应也不同。药物治疗应根据患者的病情、病变范围、主要症状而制订个体化方案,并结合患者本人意愿与经济条件进行全面考虑,进行综合、个体化的治疗。

子宫腺肌病的治疗药物与子宫内膜异位症类似,可酌情应用非甾体类抗炎药(NSAID)抑制疼痛的对症治疗、促性腺激素释放激素激动剂(GnRH-a)、口服避孕药(COC)、雄激素类衍生物、高效孕激素、左炔诺孕酮宫内节育器(LNG-IUS)、孕激素受体拮抗药等。

### 4. 手术治疗

药物治疗无效者可酌情进行适当的手术治疗。

【名家经验】

### 1. 何任经验

何任教授认为,癥瘕最主要是寒凝、气滞、血瘀所致。治则上主张以行气活血并重,佐以温经通脉,散结消癥为治疗大法,在此原则上随症加减。以附桂消癥汤为基本方:制香附、川楝子、预知子(八月扎)、桂枝各9g,丹参、藤梨根、鳖甲各15g,夏枯草、桃仁各12g。气虚加党参、黄芪各15g;血虚加阿胶珠9g,干地黄18g;月经过多加蒲黄炭、血余炭各9g,茜草根15g;腹痛加延胡索、五灵脂各9g;带白加白术、淮山药各15~30g;腰酸加杜仲、续断各9g;不孕加枳实、娑罗子各9g,路路通12g。

### 2. 夏桂成经验

夏桂成认为,本病病机关键为本虚标实,本虚者肾阳虚是其发病的根本,标实者血瘀是其病理基础。肾阳不足,温煦失司,影响冲任气血的调畅,从而导致气滞血瘀发为痛经。根据急则治标,缓则治本的原则,痛经剧烈发作时,从标论治,控制疼痛,主要体现在解痉止痛、温阳利湿、宁心安神三个方面。平时宜治本求因,即补肾调周,尤其重视经间排卵期的温肾助阳,并注重患者生活起居、情志饮食方面的配合,每获佳效。具体分期治法如下:行经期重阳转阴,是新旧交替时期,化瘀才能生新,留得一分瘀,就影响一分新生,治以活血化瘀为主,佐以补肾助阳,因为补肾助阳药物有溶解子宫内膜和使其松软的作用,并增强阳长的水平,阳长至重,有利于转化顺利,方选膈下逐瘀汤加减,药用炒当归、赤芍、白芍、五灵脂、香附、延胡索、益母草、全蝎、莪术、肉桂。经后期阴长阳消,血海空虚,治以滋阴养血、化瘀消癥,方选归芍地黄汤加减,药用丹参、赤芍、白芍、山茱萸、淮山药、熟地黄、牡丹皮、茯苓、川续断、菟丝子、五灵脂。经间排卵期重阴转阳,氤氲乐育之气血活动,排出精卵,治以补肾调气血,辅以活血消癥,方选补肾促排卵汤加减,药用丹参、赤芍、白芍、山茱萸、淮山药、熟地黄、牡丹皮、茯苓、川续断、菟丝子、黄芪、紫石英、五灵脂。经前期阳长阴消,阳旺则血脉流通,治以补肾助阳、化瘀消癥,方选夏老验方补阳消癥汤加减,药用炒当归、赤芍、白芍、淮山药、川续断、丹参、五灵脂、石见穿、骨碎补。临证时需结合患者全身及局部症状,随症加减,以奏良效。如伴经行量多者,可酌加蒲黄炭、五灵脂、马鞭草、茜草、仙鹤草等以化瘀止血;伴经行量少者,可加桃仁、红花、川芎、川牛膝以活血通经;伴经前乳房胀痛明显者,可加醋柴胡、香附、枳壳、丝瓜络以理气通络止痛;伴小腹冷痛喜温、畏寒肢冷者,加桂枝、乌药、艾叶以温经散寒等。

【诊疗述评】　诊治本病首先必须系统查体,排除器质性病变,明确病因,酌情治疗。中医治疗本病有其强大的优势,但必须用中医的思维,针对病机组方用药,疗效才好。

【预防与调护】

(1)禁止经期性交,注意经期卫生。

(2)防止经血倒流,对宫颈闭锁或狭窄、阴道横隔等,要及时科学治疗。在月经前期或月经期间,尽可能避免不必要的盆腔检查或手术等。

(3)尽量避免人工流产。

【现代研究进展】 子宫腺肌病的治疗西医已从开腹手术发展到经阴道、经腹腔镜的微创治疗方式,进一步发展到介入治疗,直至近年的无任何器械进入人体内的高强度聚焦超声治疗。陈红坚等的研究表明,高强度聚焦超声治疗子宫腺肌瘤的近期临床疗效显著,且无明显并发症及不良反应,但其远期疗效还有待进一步观察确定。

中医治疗本病有较好的疗效,但必须用中医的思维,辨证论治。

# 第五节　闭　经

闭经是妇科疾病常见症状,通常将闭经分为原发性和继发性两类。原发性闭经是指16岁第二性征已发育,但月经还未来潮者;或14岁尚无第二性征发育者。继发性闭经是指月经建立后又停止,停经持续时间相当于既往3个月经周期以上的总时间或月经停止6个月者。原发性闭经多为遗传因素或先天发育缺陷引起。继发性闭经的发生率较原发性闭经至少高10倍,其病因复杂,以下丘脑闭经最常见,依次为垂体、卵巢及子宫性闭经。本病属中医学闭经范畴。

【发病机制】

(一)中医病因病机

1. 肝肾不足

先天禀赋不足,素体肝肾不足,精亏血少;或早婚多产,或房事不节等致肾精亏损,肝血耗伤,冲任不足,血海空虚,胞宫无血可下导致血枯闭经。

2. 气血亏虚

饮食不节,或忧思伤脾,或大病久病等损伤气血,气血虚弱,化源不足,冲任空虚,胞宫无血可下导致闭经。

3. 阴虚血燥

嗜食辛辣香燥,或久病伤阴,或素体阴虚等致血海干枯,无血可下而至闭经。

4. 气滞血瘀

所愿不遂,肝气郁结,气滞则血瘀,气血瘀滞,冲任气机不畅,胞脉阻止,经血不得下行而致血隔闭经。

5. 寒凝血瘀

经期、产时血室正开,风冷寒邪客于胞宫,或经期涉水,或过食生冷等以致血为寒凝,胞脉阻隔,经水不得下行而成闭经。

6. 痰湿阻滞

先天禀赋不足,素体脾肾阳虚,或久病等致脾肾阳虚,运化失职,水湿内停,聚而成痰、脂膜,痰湿、脂膜阻滞壅塞胞宫、胞脉,致经水不行。

(二)西医病因病理

闭经病因复杂,可发生于下丘脑-垂体-卵巢轴及其靶器官中的任一环节。2011年,中华医学会妇产科学分会内分泌学组在《闭经诊断与治疗指南(试行)》中,根据生殖轴病变与功能失调的部位将闭经病因分为五类:下丘脑性闭经、垂体性闭经、卵巢性闭经、子宫性闭经及下生殖道发育异常性闭经。

### 1. 下丘脑性闭经

主要包括功能性、遗传性、器质性与药物性,其中较常见的为中枢-下丘脑功能异常。

### 2. 垂体性闭经

是指由于垂体病变导致的促性腺激素分泌低下引起的闭经,常见病因包括垂体肿瘤、空蝶鞍综合征、Sheehan 综合征和先天垂体病变。

### 3. 卵巢性闭经

指卵巢发育异常或功能衰退引起的闭经,属于高促性腺激素性闭经,包括先天性性腺发育不全、酶缺陷、卵巢抵抗综合征和卵巢早衰。

### 4. 子宫性闭经

可分为先天性子宫畸形(包括苗勒管发育异常与雄激素不敏感综合征)和获得性子宫内膜损伤。

### 5. 下生殖道发育异常性闭经

下生殖道发育异常包括处女膜闭锁、阴道横隔与先天性阴道或宫颈缺如。患者多存在周期性腹痛伴梗阻部位上方积血,可继发子宫内膜炎及盆腔粘连。

### 6. 其他

除以上 5 种类型外,其他雄激素过量性疾病与自身免疫性甲状腺疾病,包括多囊卵巢综合征、先天性肾上腺皮质增生症、卵泡膜细胞增殖症、分泌雄激素肿瘤、桥本甲状腺炎与 Graves 病等,也可影响排卵功能,造成闭经。雄激素过量性疾病患者可表现出不同程度的高雄激素症状,如多毛、男性化等。多囊卵巢综合征与先天性肾上腺皮质增生症临床表现相近,基础状态及促肾上腺皮质激素兴奋后,17-羟孕酮测定可协助鉴别诊断。分泌雄激素肿瘤患者血清雄激素水平显著升高,总睾酮可>200ng/dl 或高于正常上限值 2.5 倍,并呈进行性增加。卵巢与肾上腺影像学检查可明确诊断。

【诊断】

### 1. 询问病史

应详细询问其月经史、婚育史、子宫手术史、用药史、家族史及发病可能诱因与伴随症状,如精神心理创伤、环境变化、运动性职业或高强度运动、营养状况及有无头痛、溢乳等;原发性闭经者还应了解其青春期生长与发育进程。

### 2. 体格检查

体格检查应记录其身高、体重、有无体格发育畸形、皮肤色泽与毛发分布、第二性征发育情况、甲状腺有无肿大、乳房有无溢乳、视野有无改变。原发性闭经性征幼稚者还应检查嗅觉有无缺失。

### 3. 妇科检查

通过妇科检查了解患者内、外生殖器发育情况与有无畸形。已婚女性阴道及宫颈黏液可以反映其体内雌激素的水平。

### 4. 辅助检查

辅助检查可进一步确定诊断。需注意,有性生活史的患者应首先排除妊娠。

(1)激素测定:包括血清 FSH、LH、PRL 与 TSH 的测定。FSH>12U/L,提示卵巢功能减退;>40U/L 提示卵巢功能衰竭。LH<5U/L 提示促性腺激素水平低下,病变在下丘脑或者垂体水平。血 PRL>25mg/L 可诊断为高 PRL 血症;>100mg/L 提示垂体分泌 PRL 腺瘤可能性大,应进行影像学检查确诊。

此外,对于有临床高雄激素体征或肥胖患者,还应测定睾酮、硫酸脱氢表雄酮、黄体酮与17-羟孕酮、胰岛素等,以确定是否存在高雄激素血症、先天性21-羟化酶缺乏、多囊卵巢综合征或胰岛素抵抗等疾病。

(2)孕激素与雌激素试验:对于妇科检查确定无内外生殖器发育畸形的患者可行孕激素试验判断内源性雌激素水平。若孕激素撤退后有流血说明体内有一定水平的内源性雌激素,若停药后无流血可进一步行雌激素试验。雌激素试验有撤退性流血说明患者内源性雌激素水平低下,停药后仍无流血者可证实为子宫病变所致闭经。孕激素与雌激素试验具体方法如下。

①孕激素试验:黄体酮注射液肌内注射,每天 20mg,连用 3～5 天;或口服醋酸甲羟孕酮,每天 10mg,连用 8～10 天;或口服地屈孕酮,每天 10～20mg,连用 10 天;或口服微粒化黄体酮,每天 200mg,连用 10 天。

②雌激素试验:先给予足量雌激素,如戊酸雌二醇每天 2～4mg,连用 20～30 天,后加用孕激素(药物种类与用法同孕激素试验)。

(3)其他辅助检查:盆腔超声可观察子宫形态、内膜厚度、卵巢大小及储备,并可明确有无盆腔占位性病变与卵巢肿瘤。高促性腺激素性闭经与性腺发育异常患者应进行染色体核型检查。子宫性闭经患者可行子宫输卵管造影或宫腔镜检查确定有无宫腔粘连。对于有高 PRL 血症,尤其是伴有头痛、溢乳或视野改变者应行颅脑 MRI 或 CT 检查以确诊。有明显男性化体征的患者还应行肾上腺与卵巢的超声或 MRI 检查以排除肿瘤。

【鉴别诊断】

(1)原发性闭经应排除生殖器发育不良与先天畸形。

(2)继发性闭经应根据患者具体情况进行鉴别,如患者为青春期少女,应考虑多囊卵巢综合征的可能;年轻女性,应与结核性盆腔炎鉴别;已有生产经历的女性,应考虑子宫腔与子宫颈粘连所致的闭经。还应排除妊娠、哺乳等生理性闭经。

(3)应与一些罕见病鉴别,如暗经(个别育龄妇女,虽有卵巢与子宫内膜的周期变化,但无经血流出,仍能生育,这种情况称暗经)、避年(指育龄妇女在身体正常情况下,月经频率为每年1 次的情况)等。

【治疗】

(一)中医辨证论治

1. 肝肾不足证

主症:年满 16 周岁月经尚未来潮,或初潮较晚,月经量少,经期延后,渐至闭经,腰酸腿软,头晕耳鸣,舌淡红,苔少,脉沉弱。

治法:滋肾柔肝,调补冲任。

方药:肾癸续嗣丹(庞保珍方,选自庞保珍主编《不孕不育中医治疗学》)。人参、白术、茯苓、白芍、当归、川芎、熟地黄、炙甘草、菟丝子、巴戟天、鹿茸、紫石英。

中成药:杞菊地黄大蜜丸每次 1 丸,每日 2 次,口服。

2. 气血亏虚证

主症:月经后期,量少,色淡,质稀,渐至闭经,或头晕眼花,心悸气短,神疲肢倦,或食欲缺乏,毛发不华,或易脱落,羸瘦微黄,唇色淡红,舌淡,苔薄白,脉沉细。

治法:补气养血,调补冲任。

方药：八珍益宫丹（庞保珍方，选自庞保珍主编《不孕不育中医治疗学》）。人参、白术、茯苓、当归、白芍、熟地黄、川芎、炙甘草、紫河车、紫石英、巴戟天。

中成药：复方阿胶浆每次 20 毫升，每日 3 次，口服。

### 3. 阴虚血燥证

主症：月经量少，渐至闭经，五心烦热，潮热汗出，两颧潮红，或骨蒸劳热，或咳嗽，咯血，舌质红，苔少，脉细数。

治法：滋阴清热，凉血调经。

方药：左归螽斯丹（庞保珍方，选自庞保珍主编《不孕不育中医治疗学》）。当归、白芍、熟地黄、山茱萸、龟甲、鳖甲、紫河车、肉苁蓉、菟丝子、牡丹皮。

中成药：百合固金水蜜丸每次 6 克，大蜜丸每次 1 丸，每日 2 次，口服。

### 4. 气滞血瘀证

主症：月经数月不行，精神抑郁，烦躁易怒，善太息，胸胁胀满，少腹胀痛或拒按，舌边紫黯，或有瘀点瘀斑，脉沉弦或沉涩。

治法：疏肝理气，活血调经。

方药：香蛭赞孕丹（庞保珍方，选自庞保珍主编《不孕不育中医治疗学》）。香附、水蛭、当归、川芎、枳壳、延胡索、三棱、莪术、菟丝子、甘草。

中成药：血府逐瘀口服液每次 2 支，每日 3 次，口服。

### 5. 寒凝血瘀证

主症：以往月经正常，突然经闭，数月不行，小腹冷痛拒按，得热痛减，四肢不温，或带下量多，色白，舌质淡或紫黯，或边有瘀点瘀斑，脉沉涩。

治法：温经祛寒，活血调经。

方药：暖宫毓麟丹（庞保珍方，选自庞保珍主编《不孕不育中医治疗学》）。紫石英、肉桂、吴茱萸、淫羊藿、菟丝子、麻黄、炮姜、熟地黄、当归、鹿角胶、炙甘草。

中成药：少腹逐瘀丸每次 1 丸，每日 2～3 次，口服。

### 6. 痰湿阻止证

主症：月经停闭，胸胁胀满，呕恶痰多，神疲乏力，或面浮肢肿，或带下量多，色白，质黏稠，大便溏或完谷不化，舌体胖，苔白腻，脉沉缓或滑。

治法：温补脾肾，燥湿化痰。

方药：涤痰祈嗣丹（庞保珍方，选自庞保珍主编《不孕不育中医治疗学》）。半夏、茯苓、陈皮、甘草、苍术、胆南星、枳壳、生姜、柴胡、人参、黄芪、淫羊藿、巴戟天。

中成药：二陈丸每次 9～15 克，每日 2 次，口服。

### (二)西医治疗

#### 1. 药物治疗

(1)雌激素人工周期替代疗法：适用于内源性雌激素水平低下患者，可根据患者治疗目的选择合适剂量。

(2)单纯孕激素治疗：适用于有一定内源性雌激素水平的患者。

(3)其他药物治疗：对于高 PRL 血症患者应采用溴隐亭治疗，无垂体肿瘤的功能性高 PRL 血症者，治疗剂量为每日 2.5～5mg，一般 5～6 周多可恢复月经；垂体腺瘤患者应每日口服 5～7.5mg，一般 3 个月即可发现肿瘤缩小。开始用药时应注意小剂量起始，逐渐增至治疗剂量,以避免或减轻药物不良反应。对于多囊卵巢综合征患者,可应用口服避孕药,同时达到降雄激素与调整月经周期的双重目的。对于甲状腺功能减低者,可应用甲状腺素治疗。

**2. 手术治疗**

适用于有器质性病变的患者。

**【名家经验】**

**1. 罗元恺经验**

罗元恺认为,闭经的原因很多,临床治疗时应首先滋肾养血,到一定时期后佐以活血行气通经,先补后攻,因势利导,才能收效,可选用集灵膏(生地黄、熟地黄、枸杞子、川牛膝、淫羊藿、党参、麦冬、天冬)合四物汤加减运用。至有月经周期的征兆(如小腹胀、乳房胀、阴道分泌物增多等)或服 20 余剂后,则适当加入行气活血通经之药,如红花、桃仁、香附等,连服几剂,予以利导,往往获得疗效。这种先补后攻之法,一次不效,可反复三四次。

**2. 蔡小荪经验**

蔡小荪治疗原发性闭经以育肾养血为主,参血肉有情之品,使肾气旺盛,冲任充盈,月事得以时下。其基本方为:炒当归、生地黄、熟地黄、女贞子、淫羊藿、肉苁蓉、山茱萸、制黄精、河车大造丸(吞)。大便不实者,去生地黄、肉苁蓉,加炒怀山药、菟丝子。每服 10 剂,1 个月为 1 个疗程,通常观察 3 个月。蔡小荪认为,本类型闭经,基础体温多呈单相,经过治疗,基础体温呈双相,预示病情好转,可改用调经方。其基本方为:炒当归、熟地黄、川芎、白芍、怀牛膝、丹参、制香附、桂枝、红花、泽兰。经水通行后,仍需继续治疗,直至停药 3 个月,经水仍能按时来潮,方为痊愈。

**【诊疗述评】** 其实闭经并不是一个独立的疾病,是其他疾病的一个症状。诊断时首先要明确是原发性闭经还是继发性闭经。要通过详细询问病史与进行相关检查,确定导致闭经的原因,从而制订相应的治疗方案。对因垂体或卵巢肿瘤引起者,应首先采用手术治疗;因卵巢早衰引起的卵巢性闭经、产后大出血引起的垂体性闭经及人工流产术造成的子宫性闭经等,采用中西医结合疗法效果较好。

中医治疗该病的原则为虚者补而充之,实者泻而通之,切忌急功近利,滥用攻伐,以通经见血为宜。此外,女子多郁,在治疗上应重视患者的心理疏导,方中酌情加入理气疏肝的香附、玫瑰花、郁金等可不同程度的增强疗效。

本病属疑难性疾病,疗程较长,一般 3 个月为 1 个疗程。

**【预防与调护】**

(1)对孕产妇做好评估,科学处理,尽量避免产后大出血。

(2)积极科学治疗造成闭经的原发性疾病,如甲状腺功能亢进症、甲状腺功能减退症等。

(3)合理膳食,营养得当。切忌因减肥而吃得过少,或膳食搭配不合理导致闭经。

(4)科学锻炼,增强体质。切忌因减肥而运动过度导致闭经。

(5)吃动平衡,保持健康体重。

**【古代文献精选】**

《素问·阴阳别论》:"二阳之病发心脾,有不得隐曲,女子不月。"

《素问·腹中论》:"有病胸胁支满者,妨于食,病至则先闻腥臊臭,出清液,先唾血,四支清,目眩,时时前后大脱血……病名血枯,此得之年少时,有所大脱血,若醉入房,中气竭,肝伤,故月事不来也。"

《素问·评热病论》:"月事不来者,胞脉闭也。胞脉者属心而络于胞中,今气上迫肺,心气不得下通,故月事不来也。"

《类经·疾病类·血枯》:"血枯一证,与血膈相似,皆经闭不通之候。然枯之与膈,则相反有如冰炭。夫枯者,枯竭之谓,血虚之极也。膈者,阻隔之谓,血本不虚,而或气或寒或积有所逆也。"

《金匮要略·妇人杂病脉证并治》:"妇人经水不利下,抵当汤主之。"

《诸病源候论·妇人杂病诸候·月水不通候》:"醉以入房……劳伤过度""先经唾血及吐血、下血。""妇人月水不通者,由劳损血气,致令体虚受风冷。风冷邪气客于胞内,伤损冲任之脉,并手太阳少阴经,致胞络内绝,血气不通,故也。"

《医学正传·妇人科》:"月经全借肾水施化,肾水既乏,则经血日以干涸……渐而至于闭塞不通。"

《景岳全书·妇人规·血枯经闭》:"血枯之与血膈,本自不同……凡妇女病损,至旬月半载之后,未有不闭经者。正因阴竭,所以血枯。枯之为义,无血而然,故或以羸弱,或以困倦,或以咳嗽,或以夜热,或以食饮减少,或以亡血失血,及一切无胀无痛,无阻无隔,而经有久不至者,即无非血枯经闭之候。欲其不枯,无如养营,欲其通之,无如充之。但使雪消则春水自来,血盈则经脉自至,源泉混混,又孰有能阻之者?奈何今之为治者,不论有滞无滞,多兼开导之药,其有甚者,则专以桃仁、红花之类,通利为事,岂知血滞者可通,血枯者不可通也。血既枯矣,而复通之,则枯者愈枯,其与榨干汁者何异?为不知枯字之义耳,为害不小,无或蹈此弊也。"

《女科撮要》:"夫经水阴血也,属冲任二脉,主上为乳汁,下为月水。其为患,有因脾虚而不能生血者,有因脾郁伤而血耗损者,有因胃火而血消烁者,有因脾胃损而血少者,有因劳伤心而血少者,有因怒伤肝而血少者,有因肾水不能生肝而血少者,有因肺气虚不能行血而闭者。治疗之法,若脾虚而不行者,调而补之;脾郁而不行者,解而补之;胃火而不行者,清而补之;脾胃损而不行者,温而补之;劳伤心血而不行者,静而补之;怒伤肝而不行者,和而补之;肺气虚而不行者,补脾胃;肾虚而不行者,补脾肺。经云:损其肺者,益其气;损其心者,调其荣卫;损其脾者,调其饮食,适其寒温;损其肝者,缓其中;损其肾者,益其精。审而治之,庶无误矣。"

《万病回春·经闭》:"妇人壮盛经闭者,此血实气滞,宜专攻也。妇人虚弱经闭者,此血脉枯竭,宜补,经自通也。妇人半虚半实经闭者,宜攻补兼施也。妇女经闭有积块者,宜养血破积也。妇人经通之后,宜调理之剂也。"

《傅青主女科·调经·经水先后无定期》:"经水出诸肾。"

《傅青主女科·调经·年未老经水断》:"经原非血也,乃天一之水,出自肾中。"

【现代研究进展】　现代研究发现,许多导致闭经的原发性疾病多涉及基因或染色体变异,但遗传病或具有遗传倾向的疾病,病因复杂,既有遗传因素的决定性作用,也有非遗传因素的影响。

中医研究认为闭经虚实夹杂者较多。

# 第六节　黄体功能不全

黄体功能不全(LPD)是指排卵后卵泡形成的黄体发育不全,分泌黄体酮不足,或黄体过早退化,以致子宫内膜分泌反应性降低引起的月经失调和生育缺陷综合征。黄体功能不全主要表现为月经量少、经期提前、经前点滴出血,或经前乳胀、溢乳,月经周期先后不定或反复自然流产等。伴发的西医病种有:月经失调、子宫内膜异位症、高催乳素血症、早期流产或反复早期自然流产等病。本病属中医学月经先期、月经过少、经行乳胀、暗产、滑胎、不孕症等范畴。

## 【发病机制】

### (一)中医病因病机

#### 1. 肾虚

肾藏精,精化气,肾中精气的盛衰主宰着人体的生长、发育与生殖。先天禀赋不足,或素体肾阳虚或寒湿伤肾,肾阳亏虚,命门火衰,阳虚气弱,则生化失期,不能触发氤氲乐育之气,致令黄体功能不全;或素体肾阴亏虚,或房劳多产、久病失血,耗损真阴,天癸乏源,冲任血海空虚;或阴虚生内热,热扰冲任血海,皆可影响黄体功能,导致不孕或反复早期自然流产。

#### 2. 肝郁

若素性忧郁,或七情内伤,情怀不畅;或由久不受孕,继发肝气不舒,导致情绪低落、忧郁寡欢,气机不畅。二者互为因果,肝气郁结益甚,以致冲任不能相资,则黄体功能不全。

#### 3. 脾虚

思虑过度,或饮食劳倦等损伤脾气,脾虚则运化失职,化源不足,则黄体功能不全。

#### 4. 痰湿

素体脾肾阳虚或劳倦思虑过度,饮食不节伤脾或肝木犯脾,或肾阳虚不能温脾,脾虚则健运失司,水湿内停,肾阳虚则不能化气行水,湿聚成痰;或嗜食膏粱厚味,痰湿内生,躯脂满溢,遮盖子宫,壅塞冲任,影响黄体功能;或痰阻气机,气滞血瘀,痰瘀互结,即不能启动氤氲乐育之气,又影响黄体功能而致不孕或反复早期流产。

### (二)西医病因病理

#### 1. 下丘脑促性腺激素释放激素-垂体促性腺激素(GnRH-Gn)分泌异常

各种原因引起的下丘脑 GnRH 释放节律异常或垂体 GnRH 受体(GnRH-R)减少,或垂体功能失调,皆可能导致卵泡期促卵泡素(FSH)或排卵期 LH 高峰降低,黄体期 LH 分泌不足,从而影响卵泡的发育、黄体的生成或黄体酮的分泌。

#### 2. 高催乳素(PRL)血症

垂体释放的 PRL 在生理量可与 LH 共同维持黄体的发育与黄体酮的分泌,而高水平的 PRL 可通过旁分泌方式抑制下丘脑 GnRH 脉冲式释放,减少 FSH、LH 分泌,并抑制 FSH、LH 的功能。

#### 3. 卵巢自身病变

如卵巢纤维化、卵巢功能衰退、卵巢及周围组织炎症等,可引起卵巢对垂体 Gn 的反应降低,影响正常卵泡发育或排卵。

#### 4. 高雄激素血症

在一些常见的可引起雄激素升高的疾病中,如多囊卵巢综合征(PCOS)、多毛症,过高的雄激素可抑制 GnRH-Gn 的分泌,从而造成 LPD 发生。

#### 5. 医源性因素

如促性腺激素、氯米芬、合成孕激素、前列腺素、雄激素等,可通过影响垂体或卵巢功能,或促进黄体溶解而形成 LPD。辅助生殖技术抽吸取卵时,可能同时吸出颗粒细胞而引起颗粒细胞不足。在控制性卵巢刺激周期,由于多个黄体同时发育,合成并分泌超生理量的雌、孕激素,负反馈抑制下丘脑-垂体轴,抑制 LH 分泌,从而造成黄体功能不全,其发生率几乎 100%。

### 6. 其他因素

甲状腺功能异常,子宫内膜异位症,前列腺素分泌异常,血液中低密度脂蛋白(LDL)不足,微量元素锌、铜等缺乏,皆可直接或间接导致 LPD。

【诊断】

### 1. 临床表现

月经周期缩短,月经频发,不孕或流产,流产多发生在孕早期。

### 2. 实验室检查

在月经第 18～28 天测血清孕激素＜10ng/ml。

### 3. 基础体温测定

每天晨起测口温,显示体温上升缓慢,或升高温度＜0.3℃,或高温波动＞0.1℃,或高温维持时间＜12 天。

### 4. 子宫内膜活检

子宫内膜活检是诊断黄体功能不全的金标准。在月经来潮前 3 天内进行子宫内膜取材,内膜腺体或间质发育时间晚于正常月经周期中子宫内膜发育时间 3 天以上者,为黄体功能不全。2 次以上的子宫内膜活检均提示异常者,可诊断为黄体功能不全。

【鉴别诊断】

### 1. 排卵功能障碍

表现为月经周期紊乱,经期长短不一,经量时多时少,甚至大出血;基础体温显示无双相改变;B 超监测排卵未见优势卵泡;诊刮内膜组织学测定显示增生期改变。

### 2. 黄体萎缩不全

表现为月经周期正常,但经期延长,出血量较多;基础体温测定显示体温下降缓慢;月经第 5 天行诊断性刮宫,仍显示有分泌期改变。

【治疗】

#### (一)中医辨证论治

### 1. 肾虚证

(1)肾阳虚证

主症:婚久不孕,或反复早期自然流产,黄体功能不全,月经迟发,或月经后推,或经闭,经色淡暗,性欲低下,小腹冷,带下量多,清稀如水,或子宫发育不良,头晕耳鸣,腰酸膝软,夜尿多;眼眶黯,面部黯斑,或环唇黯,舌质淡黯,苔白,脉沉细尺弱。

治法:温肾暖宫,调补冲任。

方药:右归广嗣丹(庞保珍方,选自庞保珍主编《不孕不育中医治疗学》)。熟地黄、附子、龟甲、鹿茸、巴戟天、补骨脂、菟丝子、肉桂、杜仲、白术、山药、芡实、人参。

中成药:定坤丹每次 1 丸,每日 2 次(每丸重 10.8g),口服;或佳蓉片每次 4～5 片,每日 3 次,口服。

(2)肾阴虚证

主症:婚久不孕,或反复早期自然流产,黄体功能不全,月经常提前,经量少或停经,经色鲜红。或经期延长,甚则崩中或漏下不止,形体消瘦,头晕耳鸣,腰酸膝软,五心烦热,失眠多梦,眼花心悸,肌肤失润,阴中干涩,性交痛,舌质稍红略干,苔少,脉细或细数。

治法:滋肾养血,调补冲任。

方药:左归毓斯丹(庞保珍方,选自庞保珍主编《不孕不育中医治疗学》)。当归、白芍、熟地黄、山茱萸、龟甲、鳖甲、紫河车、肉苁蓉、菟丝子、牡丹皮。

中成药:六味地黄丸大蜜丸每次1丸,每日2次,口服。

### 2. 肝郁证

主症:婚久不孕,或反复早期自然流产,黄体功能不全,月经或先或后,经量时多时少,或经来腹痛,或经前烦躁易怒,胸胁乳房胀痛,精神抑郁,善太息,舌黯红或舌边有瘀斑,脉弦细。

治法:疏肝解郁,理血调冲。

方药:开郁毓麟丹(庞保珍方,选自庞保珍主编《不孕不育中医治疗学》)。当归、白芍、白术、茯苓、牡丹皮、香附、川楝子、王不留行、瓜蒌、牛膝。

逍遥丸每次6～9g,每日2次,口服。

### 3. 脾虚证

主症:婚久不孕,或反复早期自然流产,黄体功能不全,神疲乏力,纳呆,头晕心悸,面黄或体瘦,大便或溏,舌质淡,苔白,脉细弱。

治法:补脾益气,调理冲任。

方药:济脾育嗣丹(庞保珍方,选自庞保珍主编《不孕不育中医治疗学》)。人参、黄芪、白术、茯苓、山药、大枣、当归、柴胡、菟丝子、巴戟天、甘草。

中成药:人参归脾丸每次1丸,每日2次,口服。

### 4. 血瘀证

主症:婚久不孕,或反复早期自然流产,黄体功能不全,月经多延后,或周期正常,经来腹痛,甚或成进行性加剧,经量多少不一,经色紫黯,有血块,块下痛减,时经行不畅,淋漓难净,或经间出血,或肛门坠胀不适,性交痛,舌质紫黯或舌边有瘀点,苔薄白,脉弦或弦细涩。

治法:逐瘀荡胞,调冲助孕。

方药:逐瘀衍嗣丹(庞保珍方,选自庞保珍主编《不孕不育中医治疗学》)。桃仁、红花、牡丹皮、赤芍、当归、延胡索、枳壳、三棱、莪术、昆布、香附。

中成药:血府逐瘀口服液每次1支,日每3次,口服。

### 5. 痰湿证

主症:婚久不孕,或反复早期自然流产,黄体功能不全,多自青春期始即形体肥胖,月经常推后、稀发,甚则停经,带下量多,色白质黏无臭,头晕心悸,胸闷泛恶,面目虚浮,舌淡胖,苔白腻,脉滑。

治法:燥湿化痰,行滞调冲。

方药:涤痰祈嗣丹(庞保珍方,选自庞保珍主编《不孕不育中医治疗学》)。半夏、茯苓、陈皮、甘草、苍术、胆南星、枳壳、生姜、柴胡、人参、黄芪、淫羊藿、巴戟天。

中成药:苍附导痰丸每次1丸,每日2次,口服。

### (二)西药治疗

### 1. 黄体酮的补充

合成孕激素多为黄体酮或睾酮衍生物,具有雄激素样作用,可能增加子代出生缺陷风险。无生育要求者于排卵后口服醋酸甲羟孕酮(安宫黄体酮)每天6～10mg,共10～14天。对于有生育要求者,可于排卵后予黄体酮20mg肌内注射,每日1次;或予天然黄体酮胶丸口服,每次

100mg,每天 2 次;或口服地屈孕酮每次 10mg,每天 2 次,14 天后查尿 HCG,若提示妊娠,可继续用药至孕 12 周,若未受孕,则停药等待月经来潮。

在 ART 黄体支持中,黄体酮经阴道途径给药是目前唯一可替代肌内注射黄体酮的制剂。主要有黄体酮缓释凝胶与微粒化黄体酮胶囊,推荐剂量:黄体酮缓释凝胶每天 90mg,每天 1 次;微粒化黄体酮胶囊每天 300～800mg,分 3 或 4 次纳入阴道。经阴道途径给予黄体酮,由于靶向作用于子宫,子宫局部黄体酮浓度高,使用方便,可减少全身的不良反应,在一些国家已成为 ART 黄体支持的首选治疗方式。

### 2. 促排卵药物

对于卵泡发育欠佳者适用,目前常用的药物有氯米芬、促性腺激素如 FSH 或 HMG 等。于月经来潮第 5 天起口服氯米芬,从小剂量 50mg 开始,最大剂量可至 150mg,每天 1 次,共 5 日,停药第一天开始口服戊酸雌二醇(补佳乐)每次 1mg,每天 1 次,5 天后停药;或于月经第 5 天开始,应用 FSH 或 HMG 75～150U 肌内注射,用药期间检测卵泡,卵泡直径≥18mm 停药。应用促排卵药物应注意检测卵泡,避免卵巢过度刺激,由于多卵泡生长或排卵,体内高固醇激素状态,也会影响黄体功能,因此排卵后可辅助应用黄体酮维持黄体。

雌激素的黄体支持作用存在争议,对于高龄患者有血栓形成风险,大剂量使用有肝功能异常的报道。

### 3. hCG 疗法

超声检测卵泡成熟(直径≥18mm)后,一次性注射 hCG 5000～10 000U,以加强月经中期 LH 排卵峰;或于排卵后每 2 天注射 hCG 2000U,共注射 5 次,可以刺激黄体持续分泌黄体酮,并刺激黄体分泌雌激素,延长黄体寿命。若妊娠,则应继续应用黄体酮,至孕 12 周。

在 ART 黄体支持中,应用 hCG 有导致或加重卵巢过度刺激的风险,而且可能对判断早孕有所影响,需至少停药 5～7 天后进行妊娠试验。因此,hCG 不再推荐作为 ART 控制性卵巢刺激周期中黄体支持的常规用药。

### 4. 其他

对于黄体功能不全合并高催乳素血症,应用溴隐亭每天 2.5～5mg,可使泌乳素水平下降,并促进垂体分泌促性腺激素与增加卵巢雌、孕激素分泌,从而改善黄体功能。

对于甲状腺、肾上腺功能异常等患者,需对症治疗,祛除病因。

【名家经验】

### 1. 夏桂成经验

夏桂成认为,黄体功能不全在病理变化上主要是肾阳虚为主,阳虚在演变过程中常或兼夹心肝郁火、血瘀、痰湿等,治疗可以毓麟珠配合归芍地黄汤。至于诸多兼夹证型,可根据兼夹证型的程度范围而调治,有时甚则急则治标,先从标证论治。

### 2. 郭志强经验

郭志强认为,黄体功能不足多为脾肾阳气不足,胞宫虚寒之故,亦多夹郁夹瘀,强调妇人以血为用,血得热则流畅,得寒则凝滞,以及阳气的重要性。临床上用中药序贯法以补脾肾之阳,可以达到经调而孕育自成的目的。

此外,郭志强在临床上发现很多患者经期有膜样组织排出,并伴有轻至中度的腹痛,经过多年的经验总结发现此为黄体功能不全导致的子宫内膜分泌不均,内膜致密脱落所致。

【诊疗述评】 在辅助生殖技术中,黄体功能不全成为胚胎移植后妊娠成功率低的一个重要原因。中医辨证论治黄体功能不全有较好的疗效。在辅助生殖技术中,胚胎移植后,用中医的思维,找到病机,针对病机组方用药,可提高辅助生殖技术的临床妊娠率。

【预防与调护】

(1)黄体功能不全的女性怀孕后,在孕早期应尽量提早保胎治疗。

(2)调节情志,放松心情。

(3)合理膳食,适量运动,吃动平衡,维持正常体重。

【古代文献精选】

《景岳全书·妇人规·经脉类》云:"凡阳气不足,血寒经迟者,色多不鲜,或色见沉黑,或涩滞而少。其脉或微,或细,或沉、迟、弦、涩。其脏气形气必恶寒喜暖。凡此者,皆无火之证。治宜温养血气,以大营煎、理阴煎之类加减主之。大约寒则多滞,宜加姜、桂、吴茱萸、荜茇之类,甚者须加附子。"

《傅青主女科·调经》云:"夫经水出诸肾,而肝为肾之子,肝郁则肾亦郁矣;肾郁而气必不宣,前后之或断或续,正肾之或通或闭耳;或曰肝气郁而肾之不应,未必至于如此。殊不知子母关切,子病而母必有顾复之情,肝郁而肾不无缱绻之谊。"

【现代研究进展】 现代研究发现,补肾药具有内分泌激素样作用,能够使下丘脑-垂体-卵巢轴的调节功能得以改善,促进黄体发育。菟丝子具有雌激素类样作用,可增加下丘脑-垂体的促黄体功能,提高卵巢对促黄体生成素的反应性,从而改善黄体功能不全。值得注意的是,应用中药治疗黄体功能不全必须辨证论治,疗效才好。

# 第七节　卵巢早衰

卵巢早衰(POF)是指月经初潮年龄正常或青春期延迟、第二性征发育正常的女性在40岁以前出现持续闭经和性器官萎缩,并伴有卵泡刺激素(FSH)和黄体生成素(LH)升高,而雌激素($E_2$)降低的综合征。表现为继发闭经,常伴有潮热、出汗等绝经期症状。POF是由于卵巢合成性激素功能低下,或不能合成,降低了对下丘脑-垂体轴的负反馈作用,使得促性腺激素升高,雌激素降低的一种状态。一般人群中发病率为1‰～3‰,在闭经者中占2%～10%。本病属中医学闭经、不孕、妇人脏躁、绝经前后诸症等范畴。《傅青主女科》所提出的年未老经水断是对本病的专题论述。

【发病机制】

(一)中医病因病机

肾藏精,精化气,肾中精气的盛衰主宰着人体的生长、发育与生殖。若女子未到七七即肾气衰,天癸竭,冲任虚衰,阴阳失衡,发为本病,故本病的主要病机为肾虚。

1. **肾阴虚**

先天禀赋不足,素体肾阴亏虚,或房劳多产,久病失血,耗损真阴;或阴虚生内热,热扰冲任血海等皆可致肾阴不足,精亏血少,冲任血虚,肾-天癸-冲任-胞宫轴缺乏物质基础,致天癸不足,冲脉精血亏虚,任脉之气衰竭,胞宫胞脉失养,经水渐断。

2. **肾阳虚**

先天禀赋不足,素体肾阳虚或寒湿伤肾,肾阳亏虚,命门火衰,阳虚气弱,则生化失期,不能温化肾精以生天癸,通达冲任,温养胞宫,不能触发氤氲乐育之气,肾-天癸-冲任-胞宫轴的功能低下,月水难生。

### 3. 阴阳两虚

先天禀赋不足,素体阴阳两虚,或阴虚及阳等致肾之阴阳两虚,则天癸竭,冲任不足,发为本病。

### 4. 肝郁肾虚

肾阴亏虚,则肝血不足,而气(肝)郁者,与肝有关,肝体阴用阳,用阳不及,气机不得舒达升散,故致气郁。用阳不及,还在于肝之体阴不足。另外,长期强烈不能有效排解的情志变化,会严重影响人的身心健康,对女性而言还会严重干扰肾-天癸-冲任-胞宫轴的功能活动。情志不舒,肝失疏泄,气机郁结,郁久化火,暗耗气血,气血不足,不能荣肾添精滋润冲任,下养胞宫,且肝失条达,影响中焦升降纳运之功,纳谷运化功能低下,精微不生,气血亏虚,先天失充,天癸匮源,冲脉精血竭,任脉之气衰,胞宫胞脉失养,肾-天癸-冲任-胞宫轴不能维系正常功能,经血无主,血海空虚,渐致本病。

### (二)西医病因病理

卵巢早衰病因复杂,目前尚不明确,可由遗传因素、免疫因素、医源性因素、心理因素、环境因素与感染因素等造成。

### 1. 遗传与先天性因素

约 10% 的卵巢早衰患者有家族史。若 X 染色体数量或结构异常,如染色体重组、易位或单体性变化,均可造成先天性卵巢发育不全或卵巢早衰。

### 2. 免疫学因素

约 20% 的卵巢早衰患者伴有自身免疫性疾病,如甲状旁腺功能减低、自身免疫性甲状腺炎、系统性红斑狼疮、类风湿关节炎、1 型糖尿病、突发性血小板减少性紫癜等。卵巢早衰常被认为是全身多腺体缺陷综合征的一部分。

### 3. 促性腺激素功能障碍性因素

部分卵巢早衰患者卵巢内卵泡未完全耗竭,但其对内源性高促性腺激素缺乏反应等因素。

### 4. 医源性因素

卵巢周围组织的任何手术皆可损伤卵巢的血液供应,或该区域引起炎症,造成卵巢早衰的发生。如子宫切除、输卵管结扎或切除、子宫内膜异位症的半根治术、卵巢楔形切除或打孔术、卵巢囊肿剥除术或术中损伤较大血管等,皆可能破坏卵巢的皮质结构或血液供应,导致卵巢功能的不可逆性损伤,造成卵巢早衰。

放疗与化疗对卵巢功能有严重的损害,可造成急性卵巢功能衰竭。因工作、疾病或意外事故接受大剂量或长时期的放射线,可使卵巢卵泡丧失、间质纤维化与玻璃样变、血管硬化等。研究发现,当卵巢受到直接照射剂量超过 8.0Gy 时,几乎所有年龄阶段妇女的卵巢功能均发生不可逆损害。化疗药物特别是烷化剂可造成卵巢早衰。

### 5. 代谢因素

研究证实,$17\alpha$ 羟化酶或 17,20 碳链裂解酶等甾体激素的合成关键酶缺乏,以及调节半乳糖代谢的基因突变,可造成性激素水平低下,促性腺激素反馈性增高。黏多糖病患者也易发生卵巢早衰,可能和代谢产物对卵巢细胞的毒性作用有关。

### 6. 环境与感染因素

使用大剂量的杀虫剂与镉、汞等均可损伤卵巢组织,破坏卵泡,造成卵巢早衰。装修后有毒物质亦对女性生殖系统有一定损害。吸烟可以减少颗粒细胞芳香化酶与影响雌激素合成关键酶的生成,降低雌激素的生物活性,且有特异性抗雌激素活性的作用,对下丘脑-垂体功能有影响。大量流行病学调查显示,不同人群中吸烟皆影响自然绝经年龄,吸烟女性绝经年龄较非吸烟人群提前 1~2 年。

腮腺炎、风疹等病毒感染可引发卵巢炎,使卵巢功能部分或全部丧失,导致卵巢早衰。严重的盆腔结核、淋菌性或化脓性盆腔炎等疾病也可导致卵巢功能损害,最终造成卵巢早衰。

### 7. 生活因素

长时间睡眠不足、睡眠质量不佳会影响生殖内分泌功能;长期不当的节食减肥也是导致卵巢早衰的原因之一,长期不当的节食与药物减肥致使营养不良,缺乏蛋白质,体内 β-内啡肽水平改变,导致下丘脑促性腺激素分泌异常,造成卵巢早衰。

### 8. 心理因素

临床研究证明,经常有抑郁或郁闷感,与家人相处不融洽,尤其夫妻不和,可对下丘脑-垂体-卵巢轴产生刺激,形成不良的负性条件反射,进一步引起下丘脑的 FSH、LH 与卵巢 $E_2$ 分泌异常。强烈精神刺激、巨大精神创伤可引起卵巢早衰。

【诊断】　卵巢早衰的诊断标准是 40 岁以前出现至少 4 个月以上的闭经,并有 2 次以上 FSH>40U/L(2 次检查间隔 1 个月以上),雌二醇水平<73.2pmol/L。病史、临床表现与辅助检查有助于本病的诊断。

### 1. 询问病史

病史采集,包括初潮年龄、月经情况、闭经的年限,有无诱因,有无药物使用史,有无家族史,有无放化疗、卵巢手术史等。

### 2. 临床表现

闭经是卵巢早衰的主要临床表现,常可并见烘热汗出、记忆力减退、烦躁失眠等表现。

### 3. 辅助检查

血清激素水平测定显示 FSH 水平升高、雌激素水平下降是卵巢早衰患者最主要的特征与诊断依据。一般 FSH>40U/L,雌二醇($E_2$)水平<73.2pmol/L。

多数卵巢早衰患者盆腔超声检查,可显示卵巢中无卵泡,卵巢与子宫体积缩小。

【鉴别诊断】

### 1. 卵巢储备功能不足

本病有月经稀发,偶有闭经表现。实验室检查中血清激素水平测定显示 FSH 升高,但 FSH 多>10U/L 而<40U/L;而超声检查子宫与卵巢体积正常,卵巢中可见卵泡,但窦卵泡数<5 个。

### 2. 高催乳素血症

本病常表现为月经量少,稀发,甚至闭经,偶伴有乳头溢液。实验室检查中血清激素水平显示 PRL 高于正常范围,$E_2$ 常较低,而 FSH、LH 多在正常范围内;超声检查子宫、附件未见异常。

### 3. 多囊卵巢综合征

本病有月经稀发,甚至闭经,临床表现中可见肥胖、痤疮、毛发重等,实验室检查血清激素水平测定显示雄激素水平升高或正常,FSH 多在正常范围,LH/FSH>2.5;超声检查可显示双侧卵巢多囊样改变,直径<1cm 的卵泡数在 12 个以上。

【治疗】

(一)中医辨证论治

**1. 肾阴虚证**

主症:继发闭经,或月经后期,量少,渐至闭经,头晕头昏,腰酸腿软,面部潮红,烘热出汗,烦躁失眠,心情抑郁,或急躁易怒,神疲乏力,带下甚少或无,阴道干涩,性交困难,手足心热,舌质红或中剥少津,苔薄而黄白干燥,脉细弦数。

治法:滋肾柔肝,育阴潜阳。

方药:左归螽斯丹(庞保珍方,选自庞保珍主编《不孕不育中医治疗学》)。当归、白芍、熟地黄、山茱萸、龟甲、鳖甲、紫河车、肉苁蓉、菟丝子、牡丹皮。

中成药:六味地黄颗粒每次 5 克,每日 2 次,开水冲服。

**2. 肾阳虚证**

主症:继发闭经,或月经后期量少,渐至闭经,阴道干涩,性交疼痛,神情淡漠,懒言气短,畏寒怕冷,腰背尤甚,纳谷不香,大便溏薄,小溲清长,面色白,舌质偏胖,边有齿痕,苔薄白,脉细弱。

治法:温补肾阳,调补冲任。

方药:右归广嗣丹(庞保珍方,选自庞保珍主编《不孕不育中医治疗学》)。熟地黄、附子、龟甲、鹿茸、巴戟天、补骨脂、菟丝子、肉桂、杜仲、白术、山药、芡实、人参。

中成药:定坤丹每次 1 丸,每日 2 次(每丸重 10.8g),口服;或海龙胶口服液每次 40ml,每日 1～2 次,口服。

**3. 阴阳两虚证**

主症:继发闭经,或月经后期量少,渐至闭经,阴道干涩,性交疼痛,时而烘热汗出,烦躁不安,时而畏寒怕冷,纳谷不香,腰背酸痛,神疲乏力,舌苔薄,脉沉细。

治法:调补阴阳,理经赞孕。

方药:地淫毓麟丹(庞保珍方,选自庞保珍主编《不孕不育中医治疗学》)。熟地黄、淫羊藿、山药、山茱萸、巴戟天、菟丝子、紫石英、仙茅、紫河车、当归、知母、黄柏。

中成药:佳蓉片每次 4～5 片,每日 3 次,口服;或龟芪参口服液每次 10ml,每日 2 次,口服;或二仙口服液每次 30ml,每日 2 次,口服。

**4. 肝郁肾虚证**

主症:继发闭经,头晕腰酸,面部潮红,烘热汗出,烦热失眠,胸闷气窒,心情抑郁,频欲太息,神疲乏力,乳房萎缩,带下甚少,阴道干涩,性交疼痛,舌淡红,少苔,脉细弦。

治法:滋阴养血,解郁宁神。

方药:滋水疏木丹(庞保珍方,选自庞保珍主编《不孕不育中医治疗学》)。熟地黄、山药、枸杞子、五味子、沙参、当归、白芍、牡丹皮、郁金、炒柴胡、川楝子、炙远志。

中成药:妇科调经片每次 4 片,每日 4 次,口服。

(二)西药治疗

目前西医学治疗主要采取激素替代疗法,但停药后复发率高,且长期使用会增加乳腺癌、子宫内膜癌的危险性。

**【名家经验】**

**1. 夏桂成经验**

夏桂成提出了"心-肾-子宫轴"理论,认为肾虚心气不足为此病的病机,提出了月经周期调理法。夏桂成运用滋肾调周法,先予滋阴养血、补肾填精方药恢复患者阴精水平,当患者出现蛋清样白带时,则以滋补肾阳、调气和血之法,改善黄体功能。

**2. 金哲经验**

金哲认为,七情、六淫致病因素是卵巢早衰的诱因之一,肾虚是卵巢早衰的主要病机,脉络瘀阻是卵巢早衰的病理状态,肝、心、脾的功能与女性生殖关系密切;提出了以补肾填精、调理冲任气血为主,结合心、肝、脾三经郁滞及功能失调情况再予临证加减化裁。

**【诊疗述评】** 诊断方面,卵巢早衰需与正常围绝经期鉴别,其重要区别点在于年龄。>40岁以后若出现闭经、低雌激素、高促性腺激素等表现,则以围绝经期论,不作为卵巢早衰。

卵巢早衰在临床治疗上多从肾论治,肾气盛则天癸至,月事以时下。另外,治疗时应高度重视让患者调节情志,并应重视疏肝理气药的应用,肝肾同治。

**【预防与调护】**

(1)若有卵巢早衰家族史的患者,应尽量早妊娠。

(2)合理饮食,保持合理营养。

(3)调节情志,保持心情舒畅。

(4)适量运动,增强体质。

**【古代文献精选】**

《素问·阴阳别论》云:"二阳之病发心脾,有不得隐曲,女子不月;其传为风消,其传为息贲者,死不治。"

《素问·评热病论》曰:"月事不来者,胞脉闭也。胞脉者属心而络于胞中,今气上迫肺,心气不得下通,故月事不来也"。

《沈氏女科辑要笺正·月事不来》云:"《金匮》言妇人经水不来之证,分三大纲。积冷、结气两者,皆血滞不行,于法宜通,冷者温经行血,《金匮》归芎胶艾汤,即为此证之鼻祖,而《千金》妇人门中,方药最多,皆含温辛逐瘀之法,亦皆为此而设。尧封只言肉桂一味,尚嫌未备,惟又言瘀通之后,必以养荣调之,则确是善后良图,最不可少。若气结者,自须先疏气分之滞,逍遥所以疏肝络,香附、乌药等,皆通气分而不失于燥,固是正宗"。

《傅青主女科》云:"经水早断,似乎肾水衰涸,吾以为心肝脾气之郁者……肾气本虚,又何能满盈而化经水外泄耶。"

**【现代研究进展】** 目前西医治疗,主要采用激素替代治疗,对于有生育要求的促排卵治疗等是常用治疗方法,辅助生育也逐渐成为获得妊娠的方案之一。近年来,在以基因治疗、免疫抑制药治疗、干细胞移植与中西医结合治疗等方面也做了一些探讨。

中医治疗本病有一定的优势,但必须辨证论治,坚持治疗疗效才好,疗程较长,切忌过早攻伐。

# 第八节　黄素化未破裂卵泡综合征

黄素化未破裂卵泡综合征(简称 LUFS),是指卵泡发育未成熟或成熟后但不破裂,卵细胞未排出而原位黄素化,形成黄体并分泌孕激素,体效应器官发生一系列类似排卵周期的改变。即月经周期有规律,而实际月经中期卵泡未破裂、无排卵的一组症候群。中医古籍无此病名,属中医学不孕症范畴。

黄素化未破裂卵泡综合征的主要临床特点是月经周期、经期规则,有正常的周期性变化的宫颈黏液,基础体温(BBT)双相和排卵后的黄体酮水平升高,子宫内膜活检呈分泌期改变等一系列酷似正常排卵周期的征象,但卵泡未破裂,卵细胞未排出,在临床易被漏诊。LUFS 在正常生育年龄妇女中的发病率为 5%～10%,在不孕症妇女中发生率为 25%～43%。由 Jewelewicz 第一次报道并命名。

**【发病机制】**

**(一)中医病因病机**

**1. 肾虚**

肾藏精,精化气,肾中精气的盛衰主宰着人体的生长、发育与生殖。先天肾气不足,或房事不节、大病旧病、反复流产损伤肾气,或高龄,肾气渐虚。肾气虚,则冲任虚衰,致卵泡发育不良或无排卵,不能摄精成孕;或素体肾阳虚或寒湿伤肾,肾阳亏虚,命门火衰,阳虚气弱,则生化失期,有碍卵子的发育或排出,且不能触发氤氲乐育之气,致令不能摄精成孕;或素体肾阴亏虚,或房劳多产、久病失血,耗损真阴,天癸乏源,冲任血海空虚;或阴虚生内热,热扰冲任血海,皆影响卵子的发育与排出,不能摄精成孕。

**2. 肝郁**

若素性忧郁,或七情内伤,情怀不畅;或由久不受孕,继发肝气不舒,导致情绪低落、忧郁寡欢,气机不畅。二者互为因果,肝气郁结益甚,以致冲任不能相资,则卵子发育不良或无排卵,卵子的生长与排出与肝的疏泄功能有密切关系,卵子的排出必须借助肝的疏泄功能,只有肝的疏泄功能正常,卵子才能有规律的排出,肝气郁结,则无排卵。

**3. 血瘀**

素体脾肾阳虚或劳倦思虑过度,饮食不节伤脾或肝木反脾,或肾阳虚不能温脾,脾虚则健运失司,水湿内停,肾阳虚则不能化气行水,湿聚成痰;或嗜食膏粱厚味,痰湿内生,躯脂满溢,遮盖子宫,壅塞冲任,影响卵子的发育与排出;或痰阻气机,气滞血瘀,痰瘀互结,即不能启动氤氲乐育之气,又影响卵子的排出而致不孕。

**(二)西医病因病理**

目前西医学对 LUFS 的病因与发生机制尚未完全清楚,认为生殖轴功能失调与卵巢局部因素是其主要发病机制。

**1. 中枢神经内分泌调节紊乱**

(1)促性腺激素释放激素(GnRH)无正常的脉冲式释放频率与振幅,造成 LH 峰无法形成或过早形成 LH 峰影响正常排卵;LH 分泌不足,可影响卵巢内环磷酸腺苷的增加,使黄体酮分泌减少,局部纤维蛋白溶酶原激活剂活性降低,降低纤维蛋白的溶解和卵泡壁自身的消化作用,使卵泡的破裂与卵子的排出受到阻碍。

(2)高泌乳素血症。

(3)医源性因素,如因枸橼酸氯米芬(CC)导致颗粒细胞过早黄素化或尿促性腺激素(HMG)中 LH 含量较高,造成卵泡提前黄素化,黄体酮过早上升反馈性引起轴调节失衡,而不能排卵。促排卵药物过早或过晚使用,皆可能发生 LUFS,辅助生育技术中诱导排卵(ovulation induction,OI)与控制性卵巢刺激(controlled ovarian stimulation,COS)药物的应用造成LUFS的发生率增加。

### 2. 卵巢局部因素

(1)卵巢膜增厚:因盆腔子宫内膜异位症或盆腔炎症、卵巢手术后,组织发生粘连、增厚等形态学变化,阻碍卵泡破裂与卵子排出。

(2)酶或激酶不足、缺陷或前列腺素缺乏:卵泡的破裂需在酶的作用下完成,若酶或激酶不足、缺陷或前列腺素缺乏造成卵泡液凝集或卵泡壁不破裂。

(3)卵巢局部调控因子异常:卵巢局部有许多调控因子如激活素、抑制素、甾体激素、血管内皮生长因子(VEGF)、肿瘤坏死因子(TNF)与白细胞介素(IL)等,一旦这些生长因子出现异常,就可能导致颗粒细胞、膜细胞分裂能力下降,造成LUFS。

(4)其他:相关基因的表达改变与突变,卵巢血流动力改变。

### 【诊断】

#### 1. 临床表现

虽然LUFS患者的卵未能排出发生原位黄素化,但仍然可以分泌雌激素与孕激素,因此患者基础体温呈双相,子宫内膜呈分泌期改变,具有规律的月经周期,在临床表现上难与正常排卵区分。

#### 2. B超诊断

目前主要通过超声动态观察卵泡的发育过程来诊断LUFS。

(1)发育正常的卵泡不破裂而持续增大。

(2)包膜逐渐增厚,界限模糊,张力降低。

(3)囊泡内由无回声暗区逐渐变成少许细弱光点。

(4)直到下次月经囊泡才逐渐萎缩消失。

以上情况反复发生3个周期及以上即确诊为LUFS。

#### 3. 腹腔镜诊断

在预测排卵日后4~7天,腹腔镜检查卵巢表面未发现排卵孔,腹腔液量较少,迅速凝固。

腹腔镜检查的准确性受腹腔结构与排卵后时间等原因而影响。而且因其花费较大,操作复杂,一般不作为单独LUFS的诊断或治疗手段。

### 【鉴别诊断】

#### 1. 正常黄体或黄体血肿、黄体囊肿

正常排卵过程中,卵泡膜血管破裂,引起出血,形成血体,血体进一步发展为黄体,正常黄体直径10~20mm。若出血较多,血液潴留在卵泡或黄体腔内则形成黄体血肿,黄体血肿多为单侧,一般直径为40mm,偶可达100mm,黄体血肿被吸收后可造成黄体囊肿。超声下黄体血肿与血肿包膜较厚,内壁粗糙,囊内多呈杂乱不均质低回声或呈细网状、粗网状结构,和未破裂卵泡黄素化非常相似,鉴别的首要特征是前者不能见到排卵征象,后两者可见正常排卵征象,即正常黄体或黄体血肿是在排卵后几天形成的,成熟卵泡直径明显缩小或消失后又增大,而未破裂卵泡黄素化的卵泡直径迅速增大是一个持续增大无缩小的过程,在临近排卵期时每日做B超有助于区别LUFS与黄体血肿、黄体囊肿,在LH峰后偶尔做一次B超是不能区别LUFS和黄体囊肿的。

### 2. 卵巢子宫内膜异位囊肿

子宫内膜组织异位到卵巢上,随卵巢激素变化而发生周期性出血,造成周围纤维组织增生与囊肿形成。其与未破裂卵泡黄素化的超声鉴别诊断首先在于密切随访,前者图像回声偏低,囊内为密集细点状回声,不随月经周期改变;后者图像内回声多为絮状、点状、团状高回声,短期内可有明显变化,1~3 个月后可自行消失,可在月经干净后复查 B 超确诊。

### 3. 卵泡囊肿或卵泡血肿

并不是所有不破裂的卵泡均发生黄素化,如在生长发育过程中,卵泡发生闭锁或不破裂,致卵泡液积聚,形成卵泡扩张,>25mm 则称卵泡囊肿也称滤泡囊肿,多由卵泡上皮变性、卵泡壁结缔组织增生变厚、卵细胞死亡、卵泡液未被吸收或者增多而形成,常为单发,亦可为多发,囊壁平滑有光泽,壁薄而透明,囊腔内充满清澈或草黄色水样液体,一般直径为 25~30mm 大小,偶亦可达 50~60mm。其超声表现为:一侧卵巢内探及圆形或类圆形囊性暗区,壁薄光滑,内透声好。结合基础体温(BBT)单相、宫颈黏液无月经周期性改变、血清雌激素低、无 LH 峰等有利于鉴别,部分患者伴有至少这一周期的月经紊乱。

**【治疗】**

**(一)中医辨证论治**

**1. 肾虚证**

(1)肾气虚证

主症:婚久不孕,测 BBT 均呈双相型,黄体期正常或较短,B 超监测提示未破裂卵泡黄体化,月经周期尚正常,经量或多或少,色黯,腰膝酸软,精神疲倦,头晕耳鸣,小便清长,舌淡、苔薄,脉沉细,两尺尤甚。

治法:补肾益气,温养冲任。

方药:肾癸续嗣丹(庞保珍方,选自庞保珍主编《不孕不育中医治疗学》)。人参、白术、茯苓、白芍、当归、川芎、熟地黄、炙甘草、菟丝子、巴戟天、鹿茸、紫石英。

中成药:五子衍宗丸水蜜丸每次 6g,小蜜丸每次 9g,大蜜丸每次 1 丸,每日 2 次;片剂每次 6 片,每日 3 次,口服。或滋肾育胎丸每次 5g,每日 3 次,淡盐水或蜂蜜水送服。

(2)肾阳虚证

主症:婚久不孕,测 BBT 均呈双相型,黄体期正常或较短,B 超监测提示未破裂卵泡黄体化,月经周期尚正常,经色淡暗,性欲低下,小腹冷,带下量多,清稀如水,或子宫发育不良,头晕耳鸣,腰酸膝软,夜尿多,眼眶黯,面部黯斑,或环唇黯,舌质淡黯,苔白,脉沉细尺弱。

治法:温肾暖宫,调补冲任。

方药:右归广嗣丹(庞保珍方,选自庞保珍主编《不孕不育中医治疗学》)。熟地黄、附子、龟甲、鹿茸、巴戟天、补骨脂、菟丝子、肉桂、杜仲、白术、山药、芡实、人参。

中成药:定坤丹每次 1 丸,每日 2 次(每丸重 10.8g)。或佳蓉片每次 4~5 片,每日 3 次;或海龙胶口服液每次 40ml,每日 1~2 次。

(3)肾阴虚证

主症:婚久不孕,测 BBT 均呈双相型,黄体期正常或较短,B 超监测提示未破裂卵泡黄体化,月经周期尚正常,经色鲜红,或经期延长,形体消瘦,头晕耳鸣,腰酸膝软,五心烦热,失眠多梦,眼花心悸,肌肤失润,阴中干涩,性交痛,舌质稍红略干,苔少,脉细或细数。

治法:滋肾养血,调补冲任。

方药:左归毓斯丹(庞保珍方,选自庞保珍主编《不孕不育中医治疗学》)。当归、白芍、熟地黄、山茱萸、龟甲、鳖甲、紫河车、肉苁蓉、菟丝子、牡丹皮。

中成药:六味地黄颗粒每次 5g,每日 2 次,开水冲服。

**2. 肝郁证**

主症:婚久不孕,测 BBT 均呈双相型,黄体期正常或较短,B 超监测提示未破裂卵泡黄体化,月经周期尚正常,经量时多时少,或经来腹痛,或经前烦躁易怒,胸胁乳房胀痛,精神抑郁,善太息;舌黯红或舌边有瘀斑,脉弦细。

治法:疏肝解郁,理血调冲。

方药:开郁毓麟丹(庞保珍方,选自庞保珍主编《不孕不育中医治疗学》)。当归、白芍、白术、茯苓、牡丹皮、香附、川楝子、王不留行、瓜蒌、牛膝。

中成药:逍遥丸每次 6~9g,每日 2 次,口服。

**3. 血瘀证**

主症:婚久不孕,测 BBT 均呈双相型,黄体期正常或较短,B 超监测提示未破裂卵泡黄体化,月经周期尚正常,经来腹痛,甚或成进行性加剧,经量多少不一,经色紫黯,有血块,块下痛减,或肛门坠胀不适,性交痛,舌质紫黯或舌边有瘀点,苔薄白,脉弦或弦细涩。

治法:逐瘀荡胞,调冲助孕。

方药:逐瘀衍嗣丹(庞保珍方,选自庞保珍主编《不孕不育中医治疗学》)。桃仁、红花、牡丹皮、赤芍、当归、延胡索、枳壳、三棱、莪术、昆布、香附。

中成药:血府逐瘀口服液每次 2 支,每日 3 次,口服。

**(二)西医治疗**

**1. 原发病治疗**

积极治疗可能造成 LUFS 发生的原发病,如慢性盆腔炎、子宫内膜异位症、盆腔粘连等。

**2. 西药治疗**

(1)枸橼酸氯米芬(CC):自月经周期第 2~6 天开始,推荐起始剂量为每天 50mg,连用 5 天;若卵巢无反应,第二周期酌情逐渐增加剂量(递增剂量每天 50mg),最大剂量为每天 7.5mg,在卵泡发育成熟至 18~24mm,酌情 hCG 5000~10 000U 肌内注射或注射用重组人绒促性素 250μg 皮下注射,模拟内源性 LH 峰值,促进卵泡排出。

(2)芳香化酶抑制药:来曲唑自月经周期第 2~6 天开始,推荐起始剂量为每天 2.5mg,连用 5 天;若卵巢无反应,第二周期酌情逐渐增加剂量(递增剂量每天 2.5mg),最大剂量为每天 7.5mg,在卵泡发育成熟至 18~24mm,酌情 hCG 5000~10 000U 肌内注射或注射用重组人绒促性素 250μg 皮下注射,模拟内源性 LH 峰值,促进卵泡排出。

(3)促性腺激素(Gn):包括 HMG、FSH 等自月经周期第 2~6 日开始,推荐 HMG 或 FSH 起始剂量每天不超过 75U,隔天或每天肌内注射;若应用 7~14 天卵巢无反应,酌情逐渐增加剂量(递增剂量为原剂量 50%或 100%),若有优势卵泡发育,保持该剂量不变,如应用 7 天仍无优势卵泡,酌情继续递增剂量,最大应用剂量为每天 225U,卵泡发育成熟至 18~24mm,酌情 hCG 5000~10 000U 肌内注射或注射用重组人绒促性素 250μg 皮下注射,模拟内源性 LH 峰值,促进卵泡排出。

**3. 穿刺治疗**

在 B 超引导下经阴道刺破卵泡,行人工授精或指导同房受孕。

### 4. 手术治疗

可通过腹腔镜手术改善盆腔环境,恢复正常解剖结构。

### 5. 体外受精,胚胎移植(IVF-ET)

对于难治性的 LUFS 患者,多种方法治疗皆无效,可考虑 IVF-ET 治疗。

【名家经验】

### 夏桂成经验

夏桂成认为,整个月经周期在肾气-天癸-冲任生殖轴影响下形成由阴长阳消-重阴转化为阳-阳长阴消-重阳转阴的 4 个时期,即相当于卵泡期、排卵期、黄体期、行经期。夏桂成认为,氤氲之期阳气水平不足和经后期肾阴不足、癸水欠实有关,而 LUFS 之后的经前期必出现肾阳不足、黄体不良,因此 LUFS 的治疗需结合整个月经周期治疗,采用奠基汤、促排卵汤、助黄汤、五味调经散四方协同作用,燮理肾中阴阳。

【诊疗述评】　LUFS 是一种特殊类型的排卵障碍,具有一系列伪排卵现象,极易忽视、漏诊。因此,如不孕患者具备 LUFS 高危因素,应当连续 B 超监测排卵,判定是否存在 LUFS。

中西医治疗该病,各有其优势。绝大部分患者用中医的思维辨证组方,疗效较好。但对于局部机械因素特别是术后瘢痕形成的膜状粘连而致的 LUFS,单纯的中药治疗效果差,建议采用中西医结合的多种综合治疗方法,即西医腹腔镜下行内膜症病灶烧灼或粘连松解,去除导致卵泡无法破裂的膜样粘连,再配合中药治疗,从而提高排卵率、妊娠率。

【古代文献精选】

《景岳全书·妇人规·子嗣》:"产育由于气血,气血由于情怀,情怀不畅则冲任不充,冲任不充则胎孕不受。"

【预防与调护】

(1)注意经期卫生,避免经期性交。

(2)科学避孕,尽量减少流产。

(3)调节情志,保持乐观。

【现代研究进展】　中医近年来对本病的研究取得了较大的进展,现将国内著名中医学家关于本病的治疗研究归纳如下。

### (一)病因病机

程泾等认为,本病的发生与肾、血气及冲任失调密切相关,肾气盛,天癸至,气血调和,任通冲盛,男女两精适时相搏,则胎孕乃成。若肾气亏损,血瘀气滞,冲任胞脉失和,即使经水按期而至,亦不能摄精成孕。李祥云、庞保珍(见本书)认为,肾虚、肝郁、血瘀是其主要病机。夏桂成认为,本病多与先天肾虚及经间排卵期的气血活动有关,排卵是经间氤氲状气血活动的特征性表现,若肾气亏损、血瘀气滞,冲任胞脉失和,即使经水按期而至,亦不能摄精成孕。

### (二)中医治疗

### 1. 辨证论治

(1)韩百灵对肾阴亏损用百灵育阴汤:熟地黄 15g,山药 15g,川续断 15g,桑寄生 15g,怀牛膝 15g,山茱萸 15g,白芍 15g,牡蛎 20g,杜仲 15g,海螵蛸 20g,菟丝子 15g,龟甲 20g;血虚用育阴补血汤:熟地黄 15g,山药 15g,当归 15g,白芍 15g,枸杞子 15g,炙甘草 10g,山茱萸 15g,牡丹皮 15g,龟甲 20g,鳖甲 20g;肾阳虚用渗湿汤:熟地黄 15g,山药 15g,白术 15g,茯苓 15g,泽泻 10g,枸杞子 15g,巴戟天 15g,菟丝子 15g,肉桂 10g,附子 10g,鹿角胶 15g,补骨脂 15g,陈皮

10g,甘草10g;肝郁气滞用调肝理气汤:当归15g,白芍15g,柴胡10g,茯苓15g,白术10g,牡丹皮15g,香附15g,瓜蒌15g,怀牛膝15g,川楝子15g,王不留行15g,通草15g,甘草10g(皆为韩百灵临床经验方)。

(2)任青玲、谈勇分为4型:肝肾阴亏型、肾虚肝郁型、肾阳亏虚型、肾虚血瘀型,并认为肾虚肝郁是LUFS的中心证候,肝肾同治是治愈本综合征的关键。

(3)李祥云分3型:肾虚用毓麟珠加减、血瘀阻滞用膈下逐瘀汤加减、肝气郁结用开郁种玉汤加减。

### 2. 专病专方

(1)程泾等以临床验方益肾活血排卵汤[熟地黄15g,当归12g,赤芍、白芍各12g,菟丝子18g,枸杞子15g,制香附10g,丹参18g,淫羊藿12g,肉苁蓉15g,女贞子15g,鹿角片(先煎)10g,泽兰10g,红花6g,川续断15g,茺蔚子12g]加减。

(2)朱小南善用峻补冲任之品,如鹿角霜、紫河车、巴戟天、淫羊藿等;对气滞不孕善用娑罗子与路路通,二药通气功效卓越,认为经前有胸闷乳胀等症者,十有六七兼有不孕症,治宜疏解,选方香附15g,郁金15g,白术10g,当归15g,白芍10g,陈皮15g,茯苓15g,合欢皮15g,娑罗子15g,路路通15g,柴胡7.5g,于经前感觉胸闷乳胀时服用,至经末1~2日止。

(3)裘笑梅对肾阳不足,子宫虚寒者用桂仙汤:淫羊藿15g,仙茅9g,肉桂末(吞)1.5g,肉苁蓉9g,巴戟天9g,紫石英15g;对肝郁者用蒺麦散:白蒺藜9g,八月札9g,大麦芽12g,青皮3g,橘核3g,橘络3g,蒲公英9g。

(4)王渭川育麟珠:当归60g,枸杞子30g,鹿角胶30g,川芎30g,白芍60g,党参30g,杜仲30g,巴戟天30g,淫羊藿30g,桑寄生30g,菟丝子30g,胎盘60g,鸡血藤膏120g,共研细末,炼蜜为丸,每日早、中、晚各服9g。

(5)王渭川种子方:鹿角胶15g,肉苁蓉12g,枸杞子12g,巴戟天12g,柏子仁9g,杜仲9g,牛膝3g,小茴香9g,桑寄生15g,菟丝子15g,覆盆子24g,淫羊藿24g。

(6)邓高丕认为,无排卵患者多属肾阳虚为主,而兼肾阴不足,治宜温肾为主兼滋阴,可予经净后服自拟促排卵汤促其排卵。

### 3. 针灸推拿

连方等研究认为,电针治疗未破裂卵泡黄素化综合征有较好的疗效,其机制可能与改善卵巢动脉血供和调节内分泌水平有关,其方法为:取穴关元、中极、子宫(双)、三阴交(双),针刺得气后,接电极线(关元、中极为一对正负极;双侧子宫和三阴交分别为一对正负极),用D 8605电针仪,疏密波,频率0.3Hz,电流输出1~2挡,电针30分钟,每日1次,从B超监测卵泡直径≥18 mm时开始,连续1~3次(排卵后终止)。同时B超监测排卵情况和卵巢血流搏动指数(PI)和阻力指数(RI),至B超监测卵泡排出日则停。

### 4. 中药人工周期疗法

(1)黄逸玲以中药人工周期法治疗LUFS 40例,于月经开始用熟地黄、枸杞子、覆盆子、菟丝子、何首乌、益母草;月经第五天用促卵泡汤:柴胡、桃仁、红花、制香附、当归、女贞子、菟丝子、赤芍、仙茅、淫羊藿、川续断,月经第10~16天用促卵泡汤加炙山甲、覆盆子、鸡血藤、川牛膝、泽兰,效佳。

(2)雍半医采用月经后期(卵泡发育期,月经周期第5~10天)以滋补肾阴(血)而养冲任为主,方用左归汤加减;排卵前期(卵泡渐趋成熟至排卵,一般为月经周期的第11~14天)方用二仙汤加减；排卵后期（黄体生成期，一般是月经周期的第 15～24 天），方用右归汤加减。经临床观察 36 例，少则 1 个周期治愈，多则 6 个周期治愈。

（3）郝兰枝运用超声监测，根据月经周期阴阳消长变化的规律，采用两步法治疗本病 72 例，效佳。治疗方法：促卵泡发育汤（熟地黄 30g，山药 15g，山茱萸 15g，当归 20g，白芍 10g，枸杞子 15g，菟丝子 20g，淫羊藿 15g，鸡内金 10g）从月经周期第 6 天起连续服 6 剂，每日 1 剂。促卵泡破裂汤（熟地黄 30g，山药 15g，枸杞子 15g，当归 30g，菟丝子 30g，淫羊藿 30g，桂枝 15g，赤芍 30g，桃仁 10g，鸡血藤 30g，鸡内金 15g）从月经周期第 11 天起，连服 6 剂，每日 1 剂。若兼经前乳胀，心烦易怒者，加柴胡 15g，制香附 15g。若兼口干、手足心发热者，加牡丹皮 15g。若卵泡发育成熟而不易破裂，或持续长大者，加穿山甲 15g。

**（三）实验研究**

目前通过临床及动物实验证实，补肾药物对下丘脑、垂体与卵巢作用是多元性，对下丘脑的调节可能是有弱雌激素样作用，争夺 ER（雌激素受体），调节 GN-RH（促性腺激素释放激素）的分泌对垂体的作用可提高对 GN-RH 的反应性，对卵巢的作用可能是提高促性激素受体（如 LH 受体、FSH 受体），提高卵巢对垂体的反应性，健全性腺轴各级腺体功能。促其进行正常的正负反馈作用，健全生殖生理周期。通过实验证明，活血化瘀类药可调节血液循环，改善子宫内膜营养状况，促进子宫内膜慢性炎症的吸收，加速陈旧性子宫内膜脱落，并能促进卵巢排卵功能的恢复，从而为孕育创造良好条件。

**（四）小结**

本病的诊断必须借助现代医学的 B 超检测等确诊，治疗必须辨证论治，其诊断、疗效判定标准仍需进一步研究、统一，以利于深入研究与广泛交流。

# 第九节　功能失调性子宫出血

功能失调性子宫出血是指由生殖内分泌轴功能紊乱造成的异常子宫出血，而全身及内外生殖器官无器质性病变存在。功能失调性子宫出血可分无排卵性功能失调性子宫出血与排卵性功能失调性子宫出血两类。约 80％病例属无排卵性功能失调性子宫出血，多发生于青春期及绝经过渡期；排卵性功能失调性子宫出血约占 20％，多发于育龄期。本病属中医学"崩漏"范畴。

**【发病机制】**

**（一）中医病因病机**

**1. 血热**

（1）虚热：久病、失血过多，或素体阴虚等致阴伤，阴虚水亏，虚火内炽，扰动血海，故经血非时忘行。血崩则阴愈亏，冲任更伤，以致崩漏病反复难愈。

（2）实热：素体阳盛，肝火易动；或素性抑郁，久郁化火；或外感热邪；或嗜食辛辣等酿成实热。热扰冲任，扰动血海，迫血妄行，导致崩漏。

**2. 肾虚**

先天禀赋不足，天癸初至，肾气不足；或绝经前后肾气渐衰；或多产房劳等损伤肾气，以致封藏失职，冲任失摄，经血妄行。若偏于肾阴虚者，为元阴不足，虚火妄动，血不守舍；偏于肾阳虚者，为命门火衰，不能固摄冲任，致成崩漏。

### 3. 脾虚

思虑过度，或饮食劳倦等损伤脾气，气虚下陷，统摄无权，冲任不固，而为崩漏。

### 4. 血瘀

经期产后，余血未尽，又感寒、热、湿邪等致瘀血内阻，恶血不去，新血不得归经，发为崩漏。

### (二)西医病因病理

#### 1. 无排卵性功能失调性子宫出血

(1)青春期：青春期无排卵功能失调性子宫出血的主要病因是雌激素对下丘脑-垂体的正反馈机制建立不完善，不能诱导 LH 峰形成，从而造成不排卵。在青春期当机体受内部或外界各种因素，如精神紧张、忧伤、恐惧、过度劳累、营养失调、贫血、代谢紊乱、慢性疾病、环境与气候骤变、饮食紊乱、过度运动、酗酒及其他药物影响时，可通过大脑皮质与中枢神经系统，引起下丘脑-垂体-卵巢轴功能调节或靶细胞效应异常而造成月经失调。

(2)绝经过渡期：绝经过渡期女性卵泡储备低，对促性腺激素的敏感性降低，或下丘脑-垂体对性激素正反馈的反应性降低，因而可先出现黄体功能不足，间断或不规则排卵，造成月经失调。

(3)育龄期：育龄期妇女也可因内、外环境某种刺激，如应激、劳累、流产、手术或疾病引起短暂的无排卵；或者因肥胖、多囊卵巢综合征、高催乳素血症等长期存在的因素，引起持续无排卵而造成月经失调。

#### 2. 排卵性功能失调性子宫出血

(1)黄体功能不足。

(2)黄体萎缩不全。

### 【诊断】

#### (一)无排卵性功能失调性子宫出血

功能失调性子宫出血的诊断是病因性诊断，主要依据病史、体格检查与辅助检查排除全身性或生殖系统器质性因素做出功能失调性子宫出血诊断。需要排除妊娠相关出血(流产、宫外孕等)、非生殖道(泌尿道、直肠、肛门)与生殖道其他部位(宫颈、阴道)的出血、生殖器官肿瘤、感染、血液系统及肝肾重要脏器疾病、甲状腺疾病、生殖系统发育畸形、外源性激素和医源性原因造成的异常子宫出血等。

#### 1. 询问病史

目前流血情况、子宫出血的类型、发病时间、病程经过、流血前有无停经史与以往治疗经过。注意患者的年龄、月经史、婚育史与避孕措施，全身有无相关疾病，特别是肝病、血液病、糖尿病、甲状腺病、肾上腺或垂体疾病等，有无精神紧张、情绪打击等影响正常月经的因素，近期有无服用干扰排卵的药物或抗凝药物等；了解已做过的检查与治疗情况。

#### 2. 临床表现

子宫不规则出血，表现为月经周期紊乱，经期长短不一，经量不定或增多，甚至大量出血。出血期间一般无腹痛或其他不适，出血量多或时间长时，常出现头晕、乏力、心悸等贫血症状，大量出血可造成休克。出血的类型决定于血清雌激素的水平与下降的速度、雌激素对子宫内膜持续作用的时间和内膜厚度。异常子宫出血根据出血的特点分为：①月经过多：周期规则，经期延长(＞7 日)或者经量过多(＞80ml)。②子宫不规则过多出血：周期不规则，经期延长，经量过多。③子宫不规则出血：周期不规则，经期延长而经量正常。④月经过频：月经频发，周期缩短(＜21 日)。

### 3. 体格检查

包括全身检查、妇科检查。妇科检查首先要明确出血来自宫腔,以排除宫颈疾病或阴道疾病导致的出血。

### 4. 辅助检查

(1)子宫内膜取样

①诊断性刮宫:目的是止血与明确子宫内膜病理诊断。年龄＞35 岁,药物治疗无效或存在子宫内膜癌高危因素的异常子宫出血患者,应行诊刮明确子宫内膜病变。可在经前期或月经来潮 6 小时内诊刮,以明确卵巢排卵与黄体功能。不规则阴道流血或大量出血时可随时诊刮。注意诊刮时必须进行全面搔刮整个宫腔,特别是两侧宫角。诊刮时应注意宫腔大小、形态,宫壁是否平滑,刮出物的性质与量。疑有子宫内膜癌时,应进行分段诊刮。青春期或无性生活史患者,如严重出血经药物治疗失败或疑有器质性病变,应经患者或其家属知情同意后再考虑诊刮。

②子宫内膜活组织检查:可以提供重要诊断依据。应根据实际情况,结合几种检测方法与器械进行活检。目前,国外推荐使用 Karman 套管或小刮匙等进行内膜取样,其优点是创伤小,能获得足够组织标本用于组织学诊断。

(2)超声检查:阴道超声检查,可检查出部分黏膜下肌瘤、子宫内膜息肉等生殖系统器质性病变,并可根据内膜超声相特征判断体内雌、孕激素水平。

(3)宫腔镜检查:是鉴别子宫出血原因的有效手段。在宫腔镜直视下选择病变区进行活检,可提高宫腔病变,如子宫黏膜下肌瘤、子宫内膜息肉、子宫内膜癌的早期诊断率。

(4)基础体温测定:基础体温呈单相型,提示无排卵。

(5)激素测定:雌激素、孕激素测定无周期性波动,尤其是孕激素始终停留在增殖期水平。测定血睾酮、催乳素水平,以排除其他内分泌疾病。

(6)宫颈细胞学检查:排除宫颈病变。

(7)妊娠试验:尿或血 hCG 测定,排除妊娠与妊娠相关疾病。

(8)宫颈黏液结晶检查:经前出现羊齿植物叶状结晶,提示无排卵。

(9)阴道脱落细胞涂片检查:无排卵患者涂片一般表现为中、高度雌激素影响,无周期性变化。

(10)血常规检查与血凝功能测定:查血红细胞计数与血细胞比容、血小板计数、出血凝血时间、凝血酶原时间,以了解贫血情况及有无凝血功能异常。

(11)感染病原体监测:对年轻性活跃者,应检测淋病双球菌、解脲支原体、人型支原体与沙眼衣原体。

(12)其他检查:常规检测甲状腺、肾上腺及肝功能,以排除由这些疾病所引起的异常子宫出血。

### (二)排卵性功能失调性子宫出血

### 1. 临床表现

排卵性功能失调性子宫出血多发生在生育年龄的女性,部分见于青春期少女与绝经过渡期女性。临床上以出血时间与 BBT 曲线对照,分为月经量多与经间出血两类。经间出血又进一步分为经前出血、月经期长、围排卵期出血三种情况。

黄体功能不足一般表现为月经频发,周期缩短。有时月经周期虽在正常范围内,但卵泡期延长,黄体期缩短。部分表现为经前出血与月经过多,合并不孕及早期流产。

黄体萎缩不全表现为月经周期正常,但经期延长,可长达10余日,且出血量多。围排卵期出血为月经中期的少量出血(≤7日),可能和排卵前雌激素高峰后的激素水平波动有关。

### 2. 黄体功能不足引起的排卵性功血

根据月经周期缩短、不孕或早孕时流产,无引起子宫异常出血的生殖器官器质性病变,基础体温双相型但高温相<11日,子宫内膜显示分泌反应至少落后2日,可做出诊断。

### 3. 黄体萎缩不全引起的排卵性功血

根据经期延长、基础体温双相型但下降缓慢、月经第5～6日子宫内膜显示分泌反应,可做出诊断。

【鉴别诊断】

### 1. 无排卵性功能失调性子宫出血鉴别诊断

在诊断功能失调性子宫出血前,必须排除生殖器官病变或全身性疾病所造成的生殖器官出血。鉴别诊断需依据详细的月经与出血史、全身体检与盆腔检查、常规全血象检查、凝血功能检查,血绒毛膜促性腺激素(hCG)、黄体生成素(LH)、卵泡刺激素(FSH)、催乳素(PRL)、雌二醇($E_2$)、睾酮(T)、黄体酮(P)测定,甲状腺功能、诊刮或子宫内膜活检病理、宫颈刮片、宫腔镜等手段。需注意鉴别的疾病如下。

(1)与妊娠有关的各种子宫出血:包括异常妊娠或妊娠并发症,如各种流产、葡萄胎、异位妊娠、子宫复旧不良、胎盘残留、胎盘息肉等。

(2)生殖器官肿瘤:如子宫肌瘤、子宫内膜癌或肉瘤、宫颈癌、滋养细胞肿瘤、卵巢肿瘤、输卵管癌等。

(3)生殖器官感染:如急性或慢性子宫内膜炎、子宫肌炎和生殖道淋病双球菌、支原体和衣原体感染等。

(4)子宫其他病变:如子宫腺肌症、子宫内膜息肉、子宫动静脉瘘、子宫内膜血管瘤。

(5)全身疾病:如血液病、肝疾病、肾上腺皮质功能失调、甲状腺功能亢进症或减退症、红斑狼疮等。

(6)其他:宫内节育器或异物,生殖道创伤造成的子宫不规则出血;激素类药物使用不当、服抗凝药或抗纤溶药不当等引起的子宫不规则出血等。

### 2. 排卵性功能失调性子宫出血鉴别诊断

在诊断排卵性功能失调性子宫出血前,必须排除生殖器官病变或全身性疾病所导致的生殖器官出血,并与无排卵性功能失调性子宫出血相鉴别。根据月经类型、性激素检测、基础体温、超声影像检查鉴别有无排卵,了解卵泡发育与黄体功能是否正常。

【治疗】

(一)中医辨证论治

### 1. 血热证

(1)虚热证

主症:经血非时突然而下,量多势急,或量少淋漓不净,血色鲜红而质稠,心烦潮热,或小便量少,或大便干结,舌质红,苔薄黄,脉细数。

治法:滋阴清热,止血调经。

方药:济阴理血汤(庞保珍方,选自庞保珍主编《不孕不育中医治疗学》)。熟地黄、生地黄、白芍、山药、龟甲胶、麦冬、沙参、五味子、黄芩、地骨皮、甘草。

中成药:葆宫止血颗粒每次 1 袋,每日 2 次,开水冲服。

(2)实热证

主症:经血非时大下或忽然暴下,或淋漓日久不净,忽又增多,色深红或深紫,质稠,夹少量血块,口干喜饮,便秘尿赤,舌红,苔黄,脉洪数。

治法:清热凉血,止血调经。

方药:清热理经汤(庞保珍方,选自庞保珍主编《不孕不育中医治疗学》)。黄芩、栀子、牡丹皮、黄柏、生地黄、阿胶、龟甲、生藕节、地榆。

中成药:宫血宁胶囊每次 2 粒,每日 3 次,口服。

### 2. 肾虚证

(1)肾阳虚证

主症:经乱无期,出血量或多或少,或停经数月又暴下不止,色淡质清,畏寒肢冷,面色晦暗,腰腿酸软,小便清长,夜尿多,舌质淡,苔薄白,脉沉细而无力,尺脉尤甚。

治法:温肾固冲,止血调经。

方药:鹿胶固冲汤(庞保珍方,选自庞保珍主编《不孕不育中医治疗学》)。鹿角胶、熟地黄、山药、山茱萸、枸杞子、肉苁蓉、巴戟天、杜仲、仙茅、人参。

中成药:定坤丹每次 1 丸,每日 2 次(每丸重 10.8g),口服;或海龙胶口服液每次 40ml,每日 1～2 次,口服。

(2)肾阴虚证

主症:经乱无期,出血量少,或淋漓不净,血色鲜红,质稍稠,头晕耳鸣,腰膝酸软,五心烦热,夜寐不宁,舌红或有裂纹,苔少或无苔,脉细数,尺脉尤甚。

治法:滋补肝肾,止血调经。

方药:熟地断流汤(庞保珍方,选自庞保珍主编《不孕不育中医治疗学》)。熟地黄、山药、山茱萸、枸杞子、菟丝子、鹿角胶、龟甲胶、女贞子、墨旱莲、马齿苋。

中成药:六味地黄颗粒每次 5g,每日 2 次,口服。

### 3. 脾虚证

主症:经血非时暴下,继而淋漓不止,色淡,质稀,神倦懒言,面色萎黄,心悸头晕,纳呆便溏,舌淡,苔白,脉缓而无力。

治法:补气摄血,固冲调经。

方药:济脾止崩汤(庞保珍方,选自庞保珍主编《不孕不育中医治疗学》)。人参、黄芪、白术、熟地黄、炮姜、当归、炙甘草、升麻、马齿苋。

中成药:人参归脾丸每次 1 丸,每日 2 次,口服。

### 4. 血瘀证

主症:经血非时而下,淋漓不断,或时下时止,或停闭日久而又突然暴下,色暗质稠,夹有血块,小腹疼痛拒按,块下痛减,舌紫暗或有瘀点瘀斑,脉涩。

治法:活血化瘀,止血调经。

方药:三七定血汤(庞保珍方,选自庞保珍主编《不孕不育中医治疗学》)。三七、马齿苋、熟地黄、白芍、当归、川芎、蒲黄、五灵脂。

中成药:云南白药胶囊每次 1～2 粒,每日 4 次,口服。

**(二)西医治疗**

通常使用性激素止血和调整月经周期。经各种治疗效果不佳,持久不愈,无生育要求者酌情手术治疗。

**【名家经验】**

**班秀文经验**

班秀文认为,功能失调性子宫出血是血证,虚热瘀湿是导致该病的主因,临证时应四诊合参,辨明病位病性。在治疗上班秀文强调,三因治宜,标本兼治,调周重视脾胃,处方药简功专。同时班秀文强调,治血不忘气,论气必须及血,而妇女以肝为先天,以血为本,由于有月经、妊娠、分娩、哺乳等生理过程,常处于有足于气,不足于血的状态,故治之常用平和调养之剂为佳。故班秀文在用药上多选甘平、甘凉、甘温之品,主张药以和为贵。

**【诊疗述评】** 功能失调性子宫出血可属于中医学"崩漏"范畴,是下丘脑-垂体-卵巢轴功能失调引起的异常子宫出血。临证时首先要系统查体,明确诊断,明辨无排卵性功能失调性子宫出血还是排卵性功能失调性子宫出血。中医治疗本病有其独特的优势与疗效,但必须用中医的思维辨证论治,方可取得理想疗效。切忌盲目见血止血、滥用收敛止血药,导致固涩太过,离经之血无法畅行而瘀血不去。由此而知,临证中必须时刻贯穿辨证求因思想,灵活运用治崩三法,即根据急则治标,缓则治本的理论,出血期以辨证止血为主;非出血期则重在补肾,以调整月经周期为主。

**【预防与调护】**

(1)重视经期卫生,避免经期性交,尽量避免或减少宫腔手术。

(2)早期科学治疗月经后期、经期延长等月经病,以防发展成为功能失调性子宫出血。

(3)合理膳食,少食辛辣温燥或生冷之品。

(4)适量运动,避免劳累。

(5)重视外阴护理,及时清洗外阴、卫生巾及内裤,防止感染。

**【古代文献精选】**

《丹溪心法·崩漏》云:"夫妇人崩中者,由脏腑伤损,冲任二脉气血俱虚故也。二脉为经脉之海,血气之行,外循经络,内荣脏腑,若气血调适,经下依时;若劳动过极,脏腑俱伤,冲任之气虚,不能制约其经血,故忽然而下,谓之崩中暴下。治宜大补气血之药,养养脾胃,微加镇坠心火之药,治其心,补阴泻阳,经自止矣。"

《古今医鉴》曰:"治崩漏初不问虚实,先用四物汤加荆芥穗、防风、升麻煎服,如不止,加蒲黄、白术、升麻并诸止血药止之。"

《医学入门·妇人门》:"凡非时血行,淋漓不净,谓之漏下;忽然暴下,若山崩然,谓之崩中。"

《景岳全书·妇人规·崩淋经漏不止》:"崩漏不止,经乱之甚者也。盖乱则或前或后,漏则不时妄行。""阴虚假热之脉,尤当用参、地、归、术甘温之属,以峻补培源。"

《傅青主女科·血崩昏暗》:"止崩之药不可独用,必须于补阴之中行止崩之法。"

《傅青主女科·郁结血崩》:"妇人有怀抱甚郁,口干舌渴,呕吐吞酸,而血下崩者,人皆以火治之,时而效,时而不效,其故何也?是不识为肝气之郁结也。夫肝主藏血,气结而血亦结,何以反至崩漏?盖肝之性急,气结则其急更甚,更急则血不能藏,故崩不免也。治法宜以开郁为主……方用平肝开郁止血汤。"

《医宗金鉴·妇科心法要诀·崩漏门》:"妇人经行之后,淋漓不止,名曰经漏。经血忽然大下不止,名为经崩。""若血多有块,色紫稠黏,乃内有瘀血,用四物汤加桃仁、红花破之……先期血少浅淡,乃气虚不能摄血也,用当归补血汤补之……若血涩少,其色赤者,乃热盛滞血,用四物汤加姜黄、黄芩、牡丹皮、香附、延胡通之。"

《妇科玉尺·崩漏》:"崩漏,究其源,则有六大端:一由火热,二由虚寒,三由劳伤,四由气陷,五由血瘀,六由虚弱。"

《女科辑要笺正·血崩》:"崩中一证,因火者多,因寒者少,然即使是火,亦是虚火,非实火可比。"

《血证论·崩带》:"崩漏者,非经期而下血之谓也。""示人治崩,必治中州也。"

【现代研究进展】　近年来,国内外相继有学者研究报道,左炔诺孕酮用于治疗顽固性反复发作的功能失调性子宫出血,效果良好。左炔诺孕酮对于增生过长的子宫内膜的转化作用好,优于口服避孕药。左炔诺孕酮通过局部高浓度孕激素达到治疗作用,对卵巢功能影响小,全身不良反应轻微,具有依从性好、使用方便、无手术创伤等优势。

# 第十节　席汉综合征

席汉综合征,又称垂体前叶功能减退症。常见的是在产后大出血或产褥感染伴休克或昏厥,随之出现垂体功能减退闭经等一系列症候群。临床表现为极度体力衰竭、产后无乳、贫血、感染,渐进出现性征退化、闭经、毛发脱落、性器官和乳房萎缩等性功能减退等。严重者每有晕厥,甚至无明显诱因突然死亡。中医古籍无此病名,属中医学虚劳、血枯经闭、不孕症等范畴。

【发病机制】

(一)中医病因病机

1. 肾虚

肾藏精,精化气,肾中精气的盛衰主宰着人体的生长、发育与生殖。产后大出血,阴损及阳,或先天禀赋不足,素体肾阳虚或寒湿伤肾,肾阳亏虚,命门火衰,阳虚气弱,则生化失期,有碍卵子的发育或排出,且不能触发氤氲乐育之气,致令不能摄精成孕;或素体肾阴亏虚,或房劳多产,尤其是产后大出血,耗损真阴,天癸乏源,冲任血海空虚;或阴虚生内热,热扰冲任血海,皆影响卵子的发育与排出,不能摄精成孕。

2. 气血亏虚

产后大出血,或饮食不节,或忧思伤脾,或大病久病等损伤气血,气血虚弱,化源不足,冲任空虚,胞宫无血可下导致闭经。

3. 血瘀

瘀血既是病理产物,又是致病因素。经期、产后大出血、余血未经,房事不节,或寒、热、虚、实、外伤等均可导致瘀滞冲任,胞宫、胞脉阻滞不通而不孕。

(二)西医病因病理

产后大出血(如胎盘滞留、前置胎盘)、产褥感染、羊水栓塞或感染性休克等,引起垂体的血管痉挛或弥散性血管内凝血(DIC),因垂体-门静脉系统缺血导致垂体组织细胞变性坏死,造成席汉综合征。妊娠时,由于雌激素刺激垂体分泌较多催乳素,垂体体积明显增大,体积较孕前增长 2～3 倍,对氧的需求也同时增加。因此,对缺氧特别敏感,因而极易发生缺血性坏死。增生肥大的垂体由于受到蝶鞍的骨性限制,在急性缺血肿胀时极易损伤,加以垂体门脉血管无交叉重叠,缺血时不易建立侧支循环,更使增生肥大的垂体容易发生缺血性坏死,而导致垂体功能低下,累及全身多器官,尤其是引起内分泌系统功能障碍。主要表现为性腺(如闭经、第二性征退化)、甲状腺(如表情淡漠、皮肤干燥、眼睑水肿)与肾上腺功能低下(疲劳、低血压、应激和感染缺乏耐受力)。据文献报道,其发生率至少占产后失血性休克患者的 25%。垂体危象是席汉综合征最严重的并发症。

【诊断】 符合席汉综合征的诊断标准:①有产后大出血病史;②产后无泌乳、乏力、闭经、怕冷、皮肤干燥、反应迟钝、性欲减退等垂体前叶功能减退症状;③实验室检查示血清垂体激素分泌呈先后不足,生长激素(GH)、血清泌乳素(PRL)、黄体生成素(LH)、卵泡刺激素(FSH)、促甲状腺激素(TSH)、促肾上腺皮质激素(ACTH)等水平部分或全部低下;④排除其他原因所致腺垂体功能减退(如头部外伤、头部肿瘤手术或放疗术后、淋巴细胞性垂体炎、感染、垂体卒中、原发性空泡蝶鞍等)。

### 1. 病史

有产后大出血,休克病史,当时补充血容量不足。

### 2. 临床表现

产后无泌乳、表情淡漠、容颜憔悴、毛发枯黄脱落、肌肤不荣、四肢乏力、头晕目眩、腰膝酸软、形寒怕冷,渐至月经停闭、性欲减退或丧失、生殖器萎缩。

### 3. 检查

(1)全身检查:可见毛发稀而焦枯、容颜憔悴、形体羸瘦等。

(2)妇科检查:阴毛脱落,甚至消失。阴道干涩,子宫小于正常。

(3)辅助检查:实验室检查示血清垂体激素分泌呈先后不足,生长激素(GH)、血清泌乳素(PRL)、黄体生成素(LH)、卵泡刺激素(FSH)、促甲状腺激素(TSH)、促肾上腺皮质激素(ACTH)等水平部分或全部低下。

(4)排除其他原因所致腺垂体功能减退:如头部外伤、头部肿瘤手术或放疗术后、淋巴细胞性垂体炎、感染、垂体卒中、原发性空泡蝶鞍等。

诊断时必具产时或产后大出血的病史,其余不必诸症悉具,但见部分主要症状,结合检查,即可诊断。

【鉴别诊断】 需注意与其他因素引起的闭经、性功能减退鉴别。后两者多无产时及产后大失血史,与分娩无明显关系。

注意与其他原因所致腺垂体功能减退(如头部外伤、头部肿瘤手术或放疗术后、淋巴细胞性垂体炎、感染、垂体卒中、原发性空泡蝶鞍等)鉴别。

【治疗】

(一)中医辨证论治

### 1. 肾阳虚证

主症:原发或继发不孕,无排卵,经闭,性欲低下,毛发脱落,面色白,形寒肢冷,腰膝冷痛,小腹冷,带下量多,清稀如水,小便不利,夜尿多,舌质淡黯,苔白,脉沉细尺弱。

治法:温肾暖宫,调补冲任。

方药:右归广嗣丹(庞保珍方,选自庞保珍主编《不孕不育中医治疗学》)。熟地黄、附子、龟甲、鹿茸、巴戟天、补骨脂、菟丝子、肉桂、杜仲、白术、山药、芡实、人参。

中成药：定坤丹每次 1 丸，每日 2 次（每丸重 10.8g），口服；或佳蓉片每次 4～5 片，每日 3 次，口服；或海龙胶口服液每次 40ml，每日 1～2 次，口服。

### 2. 肾阴虚证

主症：原发或继发不孕，无排卵，经闭，形体消瘦，毛发稀疏，头晕耳鸣，腰酸膝软，五心烦热，失眠多梦，眼花心悸，肌肤失润，阴中干涩，性欲低下，性交痛，舌质稍红略干，苔少，脉细或细数。

治法：滋肾养血，调补冲任。

方药：左归螽斯丹（庞保珍方，选自庞保珍主编《不孕不育中医治疗学》）。当归、白芍、熟地黄、山茱萸、龟甲、鳖甲、紫河车、肉苁蓉、菟丝子、牡丹皮。

中成药：六味地黄丸大蜜丸每次 1 丸，每日 2 次，口服。

### 3. 气血亏虚证

主症：原发或继发不孕，闭经，性欲低下，面色萎黄，头晕眼花，心悸气短，神疲肢倦，食欲缺乏，毛发不华而稀疏，赢瘦，唇色淡红，舌淡，苔薄白，脉细弱。

治法：补气养血，调补冲任。

方药：八珍益宫丹（庞保珍方，选自庞保珍主编《不孕不育中医治疗学》）。人参、白术、茯苓、当归、白芍、熟地黄、川芎、炙甘草、紫河车、紫石英、巴戟天。

中成药：复方阿胶浆每次 20ml，每日 3 次，口服。

### 4. 血瘀证

主症：原发或继发不孕，闭经，性欲低下，形体消瘦，毛发稀疏，或肛门坠胀不适，性交痛，舌质紫黯或舌边有瘀点，苔薄白，脉弦或弦细涩。

治法：逐瘀荡胞，调经助孕。

方药：逐瘀衍嗣丹（庞保珍方，选自庞保珍主编《不孕不育中医治疗学》）。桃仁、红花、牡丹皮、赤芍、当归、延胡索、枳壳、三棱、莪术、昆布、香附。

中成药：血府逐瘀口服液每次 2 支，每日 3 次，口服。

### （二）西药治疗

主要采用靶腺激素替代治疗。

### 【名家经验】

### 1. 柴嵩岩经验

柴嵩岩认为，本病病机为产后失血过多，精血大亏，脏腑气血亏损，五脏之伤，穷必及肾，故日久则肾虚，血海空虚，冲任瘀滞不畅，月事不来。肾阳虚不能温煦脾阳，亦致脾肾阳虚，脾不生血，肾不藏精，精亏血少，冲任虚衰，又终致经闭不来。因阴血不足是此证之主要矛盾，故治疗切不可急于温肾助阳，而须以养阴清热为一般原则。

### 2. 哈荔田经验

哈荔田认为，其因产后去血过多，经血亏损，以致冲任虚衰，无血可下，经闭不行，又因精不化气，命门不运，下元虚冷，髓海不充，故见性欲衰退，子宫萎缩，带下清稀，四肢厥冷，腰酸神疲，倦怠乏力等。发为血余，其根在肾；卫源水谷，而出下焦。今肾气不足，化源匮乏，以致发失所养而脱落，卫失固护而自汗。总之本病症结所在为肾阳虚衰、精血亏损，故温肾填精、调补冲任之法，始终不移。

### 3. 刘奉五经验

刘奉五认为,气血虚极、肾气亏耗是其病机实质,主张用四二五合方治疗。

【诊疗评述】 席汉综合征是因产时血崩、失血过多所引起的一种脏腑、冲任功能衰退的妇科疑难病之一。临证应针对病因病机,组方用药。尤其要注意调理脾肾,这是由于脾为后天之本、主运化、为气血生化之源,肾藏精、主生殖、为先天之本等生理特点所决定的。

席汉综合征临床症状较复杂,易误诊。当临床遇有分娩史的患者出现与垂体功能减退相关的某一突出症状时,要认真询问病史,详细查体,以助诊断。注意排除其他原因所致腺垂体功能减退(如头部外伤、头部肿瘤手术或放疗术后、淋巴细胞性垂体炎、感染、垂体卒中、原发性空泡蝶鞍等)。

【预防与调护】

(1)产前注意系统围产保健,尤其对有高危发生产后出血人群进行及早预防,并做好产时抢救措施。

(2)产时尽力消除孕妇分娩时的紧张心态,密切关注产程进展,尽量防止出现软产道损伤,胎盘娩出后,必须仔细检查胎盘、胎膜是否完整。

(3)产时、产后注意观察,及早发现出血或休克。

(4)产后注意适当休息,定期产后检查,了解产妇健康状况与哺乳情况。

【古代文献精选】

《妇人大全良方·产后虚羸方论》:"产后虚羸者,因产伤损脏腑,劳侵气血。轻者,将养满日即瘥;重者,日月虽满,气血犹不调和,故患虚羸也。夫产后气血虚竭,脏腑劳伤,若人年齿少盛,能节慎将养,满月便得平复。如产后多因血气虚弱,虽逾日月,犹常疲乏,或因饮食不节,调适失宜,或风冷邪气所侵,搏于气血,留注于五脏六腑,则令肌肤不荣,颜容萎悴,故曰虚羸。脾胃乏弱,四肢无力,全不知饮食,心腹胀脏满,人参散。"

《妇人大全良方·产后褥劳方论》:"夫产后褥劳者……气血虚羸,将养所失而风冷客之。风冷搏于血气,则不能温于肌肤,使人疲乏劳倦,乍卧乍起,颜容憔悴,食欲不消。"

《景岳全书》云:"产后气血俱去,诚多虚证,然有虚者,有不虚者,有全实者。凡此三者,但随证随人辨其虚实,此常法治疗,不得执有诚心概行大补,以致助邪。"

【现代研究进展】

(一)西医研究进展

曹卫娟等研究认为,席汉综合征的病情轻重不一,临床表现存在多样性,早期正确诊断至关重要。一方面诊断后及时靶腺激素替代治疗可避免垂体危象、骨质疏松症等的发生;另一方面病情轻者有可能再孕,再孕后病情可改善或缓解。王丽满等研究认为,席汉综合征患者确诊后,根据症状的不同给予相应靶腺激素替代治疗,先糖皮质激素,次甲状腺激素,最后性激素。

(二)中医研究进展

中医治疗本病有极大的优势,现将著名中医学家关于席汉综合征的治疗与研究归纳如下。

### 1. 病因病机

陈少春认为,产后大出血,气随血脱,血少而不生精,精血亏损,冲任虚衰,血海不充,胞宫失养,是其主要病因,气血亏损、脾肾阳虚、肝肾亏损是其主要病机,尤以肾虚为发病关键。张梅兰认为,肝肾不足、脾肾亏虚、心脾两虚为病因病机。哈荔田认为,与肝肾亏损、精血虚衰的病理相关,尤以肾虚为发病关键。刘奉五认为,气血虚极,肾气亏耗是其病理实质。

### 2. 中医治疗

(1)辨证论治

①韩百灵对肾阴亏损用百灵育阴汤:熟地黄 15g,山药 15g,川续断 15g,桑寄生 15g,怀牛膝 15g,山茱萸 15g,白芍 15g,牡蛎 20g,杜仲 15g,海螵蛸 20g,菟丝子 15g,龟甲 20g;血虚用育阴补血汤:熟地黄 15g,山药 15g,当归 15g,白芍 15g,枸杞子 15g,炙甘草 10g,山茱萸 15g,牡丹皮 15g,龟甲 20g,鳖甲 20g;肾阳虚用渗湿汤:熟地黄 15g,山药 15g,白术 15g,茯苓 15g,泽泻 10g,枸杞子 15g,巴戟天 15g,菟丝子 15g,肉桂 10g,附子 10g,鹿角胶 15g,补骨脂 15g,陈皮 10g,甘草 10g;肝郁气滞用调肝理气汤:当归 15g,白芍 15g,柴胡 10g,茯苓 15g,白术 10g,牡丹皮 15g,香附 15g,瓜蒌 15g,怀牛膝 15g,川楝子 15g,王不留行 15g,通草 15g,甘草 10g(皆为韩百灵临床经验方)。

②胡仲英等认为,席汉综合征的临床症状复杂多变,气血津液,五脏六腑,多有涉及。又因为它在垂体 50% 以上破坏时,出现临床症状;75% 破坏时,症状较明显;95% 破坏时,症状典型,病情已很严重。这种病情变化规律为辨证分型提供了帮助。

③陈少春分 3 型:气血虚衰,精亏血乏用十全大补汤加减;脾肾阳虚,精枯血竭用右归饮加减;肝肾阴亏,冲任衰竭用集灵膏(《张氏医通》)加减。哈荔田主张治肾为主燮阴阳,调脾为辅化源昌。

(2)专病专方

①李颖报道贺永清以人参养荣汤加减[炙黄芪、米炒党参、炒白术、酒白芍、酒当归、五味子、茯苓、制黄精、制龟甲、熟地黄、川芎、陈皮、远志、酸枣仁、肉桂(另包后下)、炙甘草]滋肝肾,补气血,复阴阳,治愈本征 1 例。

②李志文采用生地黄、女贞子、墨旱莲、玄参、山茱萸、石斛、麦冬、黄精、白芍、五味子,治疗席汉综合征获效,并每日服六味地黄丸以善其后。

③刘春煦用左归丸加味(熟地黄、山茱萸、枸杞子、白芍、当归、龟甲胶、菟丝子、山药、白术、牛膝)治疗 2 例患者,疗效满意。

④张新华等采用当归补血汤合二仙汤,四物汤加减(黄芪、当归、川芎、熟地黄、白芍、仙茅、淫羊藿、鹿角胶、紫石英、补骨脂、熟附子、益母草)治疗 1 例,效佳。

⑤藤玉莲等用地黄饮子加减(熟地黄、巴戟天、山茱萸、石斛、肉苁蓉、五味子、肉桂、炮附子、茯苓、葛根、远志、焦白术、生姜、大枣、薄荷)治疗 1 例,获显效。

⑥李林凤等采用右归丸加味[熟地黄、山药、山茱萸、枸杞子、杜仲、巴戟天、仙茅、黄芪、当归、附子、人参、白术、白芍、川芎、柴胡、肉桂(后下)、炙甘草]治愈 1 例因精神刺激而致产后大出血者。

⑦张仁秀等采用当归、川芎、生地黄、鹿角胶、沙参、麦冬、枸杞子、百合、生麦芽、鸡内金、川楝子、菟丝子、淫羊藿、仙茅、胡芦巴为基本方,治疗席汉综合征 18 例,效佳。

⑧袁支霞以刘奉五之四二五合方,治疗 1 例,疗效显著。

⑨张梅兰等惯用鹿角胶血肉有情之品,直入奇经,培补气血,以水蛭贯穿始终,因虫蚁之类最善走络剔邪,采用酸枣仁、鹿角胶、补骨脂、巴戟天、淫羊藿、白术、党参、水蛭为基本方,效佳。

⑩郭镜智用下乳涌泉散加减(当归、白芍、川芎、熟地黄、柴胡、青皮、白芷、穿山甲、鹿角胶、干姜)温补阳气、养血润燥,疗效较好。

⑪李相中等以右归丸(熟地黄、山药、山茱萸、枸杞子、鹿角胶、菟丝子、杜仲、当归、川附子、

女贞子、墨旱莲、肉桂、炙甘草)与通窍活血汤(赤芍、川芎、桃仁、红花、老葱、生姜、红枣、麝香、黄酒、艾叶、益母草)交替应用,效佳。

⑫王蒿志以紫鹿椒鳖丸[紫河车(洗净,焙干)1具、鹿茸片、人参、黄芪、白术、川椒、醋制鳖甲、地鳖虫]为主,治疗席汉综合征16例,治愈14例。

⑬秦齐介绍李积敏经验:方用熟地黄、菟丝子、山药、枸杞子、五味子、山茱萸、淫羊藿、补骨脂、牡丹皮、茯苓、当归、香附、覆盆子、白芍、肉桂、制附子,疗程3个月,可收效。

⑭黄兆铨以大营煎加味(熟地黄、当归、枸杞子、杜仲、制附子、鹿角胶、牛膝、巴戟天、淫羊藿、补骨脂、阿胶)治疗2例效佳。强调用药切忌单用纯阳之品,治宜阴阳兼顾,于补阳剂中酌加益精血、补冲任之血肉有情之品。

⑮叶敦敏认为,补肾中药有类似激素样作用,可以提高体内激素水平;活血化瘀药则能改善微循环,增加盆腔脏器血流量。通过补肾活血法能调整肾-天癸-冲任-胞宫的平衡关系,而收效。故采用张氏归肾活血调经汤(菟丝子、山茱萸、怀山药、枸杞子、丹参、熟地黄、当归、杜仲、桃仁、赤芍、川芎、香附)治之,效佳。

⑯杨灵生仿刘奉五先生四二五合方,创三四五合剂(仙鹤草、仙茅、淫羊藿、人参、炮附子、炮姜、炙甘草、五味子、菟丝子、枸杞、覆盆子、车前子),治疗席汉综合征12例,痊愈10例,显效2例。

⑰刘永等以八珍二仙汤(党参、白术、茯苓、熟地黄、川芎、当归、白芍、淫羊藿、仙茅、甘草)治疗席汉综合征48例,效佳。

⑱轩秀清以自拟健脾补肾汤(人参、黄芪、白术、山药、甘草、鹿角胶、仙茅、巴戟天、枸杞子、干地黄、紫河车粉、淫羊藿、菟丝子、当归)煎服,并配合炒食胎盘,治疗本病疗效显著。认为,人胎盘为血肉有情之品,有返本还原之功,调补阴阳,治虚劳有特效,并能促进萎缩的性腺发育。

⑲戴德英等以自拟温肾通经方(肉苁蓉、巴戟天、黄芪、熟地黄、当归、川芎、鸡血藤、芍药、磁石、阿胶、鹿角片、泽泻、紫河车粉)治疗本病35例,治愈19例,好转及无效者各8例。

(三)中西医结合

(1)唐瑞秀以金匮肾气丸、八珍汤合方(党参、当归、熟地黄、山茱萸、泽泻、牡丹皮、肉桂、制附子、赤芍、炒白术、炙甘草、山药、茯苓、川芎)结合:人工呼吸;呼吸兴奋药;氢化可的松每日200mg,静脉滴注;抗生素控制感染;纠正水电解质紊乱。抢救1例席汉综合征且垂体危象患者。

(2)孙昌茂用仙茅、当归、川芎、山茱萸、香附、橘皮、橘叶、黄芪、白芍、甘草为基本方。西药:每晚服己烯雌酚1mg,服20天,第16天起,加黄体酮10mg,肌内注射,1个月为1个疗程,3~6个疗程判断疗效。结果总有效率为94.1%。认为单纯人工月经,虽然月经来潮,但全身症状难以改善。纯用中医治疗,月经周期恢复不易,两者结合相得益彰。

(3)徐永正治疗本病6例,其治法为:保暖、供氧,补充热量、维生素。泼尼松每日10~30mg,甲状腺素片每日20~60mg。3例年轻者,予短期人工月经周期治疗。抗感染、纠正酸中毒,水、电解质紊乱。中药以制附子、白芍、党参、黄芪、丹参、熟地黄、白术、甘草为基础方,结果6例患者病情持续稳定,好转出院。随访中,6例患者激素用量大为减少或已停用。

(4)毕良研采用绒毛膜促性腺激素,肌内注射,每天1次;泼尼松10mg,每天3次;甲状腺素片每次40mg,口服,一天2次,并同服八珍汤合右归饮加减,治疗1例席汉综合征患者,疗程2月余,病情明显好转。

（5）柴志凤以补脾益肾汤（党参、白术、炙甘草、当归、熟地黄、黄芪、山茱萸、肉桂、附子、菟丝子、巴戟天）加甲状腺素片40mg，口服，每日2次，苯丙酸诺龙25mg，肌内注射，隔日1次，泼尼松10mg，口服，每日3次，共5次；己烯雌酚0.5mg，口服，睡前服，共20日；右旋糖苷铁100mg，肌内注射，每日1次，共10日。治愈2例该病患者。

**（四）小结**

中医药治疗席汉综合征多系个案报道，以临床分型系统的辨证论治较少，诊断、疗效判断标准不一，更缺乏系统的前瞻性研究、实验研究，缺乏标准的诊断、疗效评价标准。本病单一证型较少，且多虚实夹杂。庞保珍认为，研究席汉综合征，首先应确定标准的诊断、疗效判定标准，以利于深入研究与广泛交流；辨证分型应规范化；重视本病的早期诊断，避免误诊、漏诊。本病发现越早，疗效越好。由于本病早期症状不明显，且与产后某些生理现象难以区别，所以当分娩大出血后，出现少乳或者无乳可泌等，即应高度怀疑本病。

## 参 考 文 献

[1]　庞保珍,赵焕云.不孕不育中医治疗学[M].北京:人民军医出版社,2008.

[2]　庞保珍,庞清洋,赵焕云.不孕不育中医外治法[M].北京:人民军医出版社,2009.

[3]　庞保珍.不孕不育名方精选[M].北京:人民军医出版社,2011.

[4]　庞保珍.饮食养生之道[M].北京:中医古籍出版社,2012.

[5]　庞保珍.男性健康之道[M].北京:中医古籍出版社,2012.

[6]　庞保珍.放松心情之道[M].北京:中医古籍出版社,2012.

[7]　庞保珍.性功能障碍防治精华[M].北京:人民军医出版社,2012.

[8]　李淑玲,庞保珍.中西医临床生殖医学[M].北京:中医古籍出版社,2013.

[9]　曹开镛,庞保珍.中医男科病证诊断与疗效评价标准[M].北京:人民卫生出版社,2013.

[10]　庞保珍,庞清洋.健康长寿之路[M].北京:中医古籍出版社,2015.

[11]　庞保珍,庞清洋.女性健康漂亮的智慧[M].北京:中医古籍出版社,2015.

[12]　庞保珍,庞清洋.战胜不孕不育的智慧[M].北京:中医古籍出版社,2015.

[13]　庞保珍.生活起居中的健康科学——远离癌症、糖尿病、心脑血管疾病[M].北京:人民卫生出版社,2015.

[14]　庞保珍.不孕不育治疗名方验方[M].北京:人民卫生出版社,2015.

[15]　庞保珍.优生优育——生男生女好方法[M].北京:中医古籍出版社,2016.

[16]　庞保珍,庞清洋.健康之路——《国家基本公共卫生服务规范》健康教育解读[M].郑州:河南科学技术出版社,2017.

[17]　孙自学,庞保珍.中医生殖医学[M].北京:人民卫生出版社,2017.

[18]　罗颂平,等.中医妇科名家医著医案导读[M].北京:人民军医出版社,2006.

[19]　罗元恺.罗元恺论医集[M].北京:人民卫生出版社,1990.

[20]　张玉珍.中医妇科学.2版[M].北京:中国中医药出版社,2007.

[21]　陈如钧,江鱼.不孕不育治疗学[M].上海:上海科学技术出版社,1995.

[22]　侯丽辉,王耀廷.今日中医妇科.2版[M].北京:人民卫生出版社,2011.

[23]　刘敏如,谭万信.中医妇产科学.[M].北京:人民卫生出版社,2001.

[24]　刘敏如,欧阳惠卿.实用中医妇科学.2版[M].上海:上海科学技术出版社,2010.

[25]　尤昭玲.中西医结合妇产科学[M].北京:中国中医药出版社,2006.

[26] 司徒仪,杨家林. 妇科专病中医临床诊治. 2版[M]. 北京:人民卫生出版社,2007.

[27] 夏桂成. 夏桂成实用中医妇科学[M]. 北京:中国中医药出版社,2009.

[28] 夏桂成. 妇科方药临证心得十五讲[M]. 北京:人民卫生出版社,2006.

[29] 肖承悰. 中医妇科临床研究[M]. 北京:人民卫生出版社,2009.

[30] 中华中医药学会(肖承悰等主要起草). 中医妇科常见病诊疗指南[M]. 北京:中国中医药出版社,2012.

[31] 连方,齐聪. 中西医结合妇产科学[M]. 北京:人民卫生出版社,2012.

[32] 廖爱华. 女性不育症[M]. 北京:人民卫生出版社,2012.

[33] 周作民. 生殖病理学[M]. 北京:人民卫生出版社,2007.

[34] 哈荔田,罗元恺. 中医妇科验方选[M]. 天津:天津科学技术出版社,1989.

[35] 程泾. 月经失调与中医周期疗法[M]. 杭州:浙江科学技术出版社,1984.

[36] 程泾. 实用中西医结合不孕不育诊疗学. [M]北京:中国中医药出版社,2000.

[37] 北京中医医院,北京市中医学校. 刘奉五妇科经验[M]. 北京:人民卫生出版社,1982.

[38] 朱南孙,朱荣达. 朱小南妇科经验选[M]. 北京:人民卫生出版社,1981.

[39] 裘笑梅. 裘笑梅妇科临床经验选[M]. 杭州:浙江科学技术出版社,1981.

[40] 郑守谦遗著,郑兆炽整理. 女科综要[M]. 长沙:湖南科学技术出版社,1985.

[41] 王渭川,何焕霞整理. 王渭川临床经验选[M]. 西安:陕西人民出版社,1979.

[42] 韩延华,韩延博. 百灵妇科传真[M]. 北京:中国中医药出版社,2007.

[43] 李祥云工作室. 李祥云治疗不孕不育经验集[M]. 上海:上海科学技术出版社,2007.

[44] 梅乾茵. 黄绳武妇科经验集[M]. 北京:人民卫生出版社,2004.

[45] 丛春雨. 近现代25位中医名家妇科经验[M]. 北京:中国中医药出版社,1998.

[46] 张玉珍. 中医妇科学. 2版[M]. 北京:中国中医药出版社,2007.

[47] 陈如钧,江鱼. 不孕不育治疗学[M]. 上海:上海科学技术出版社,1995.

[48] 王永炎,王耀廷. 今日中医妇科[M]. 北京:人民卫生出版社,2000.

[49] 侯丽辉,王耀廷. 今日中医妇科. 2版[M]. 北京:人民卫生出版社,2011.

[50] 史宇广,单书健. 当代名医临证精华·不孕专辑[M]. 北京:中医古籍出版社,1992.

[51] 何清湖,周慎. 中华医书集成[M]. 北京:中医古籍出版社,1999.

[52] 河北医学院. 灵枢经校释. 2版[M]. 北京:人民卫生出版社,2009.

[53] 山东中医学院,河北医学院. 黄帝内经素问校释(上册. 2版)[M]. 北京:人民卫生出版社,2009.

[54] 王洪图. 黄帝内经素问白话解[M]. 北京:人民卫生出版社,2004.

[55] 山东中医学院,河北医学院. 黄帝内经素问校释(下册,2版)[M]. 北京:人民卫生出版社,2009.

[56] 王心如,周作民. 生殖医学[M]. 北京:人民卫生出版社,2004.

[57] 窦肇华. 生殖生物学[M]. 北京:人民卫生出版社,2007.

[58] 乔杰. 生殖工程学[M]. 北京:人民卫生出版社,2007.

[59] 朱长虹. 生殖药理学[M]. 北京:人民卫生出版社,2007.

[60] 王应雄. 生殖健康学[M]. 北京:人民卫生出版社,2007.

[61] 熊承良. 临床生殖医学[M]. 北京:人民卫生出版社,2007.

[62] 徐晓阳. 性医学[M]. 北京:人民卫生出版社,2007.

[63] 张滨. 性医学[M]. 广州:广东教育出版社,2008.

[64] 腾秀香. 柴嵩岩妇科思辨经验录[M]. 北京:人民军医出版社,2009.

[65] 金维新. 不孕症的诊断与中医治疗[M]. 北京:科学出版社,1992.

[66] 中华医学会. 临床诊疗指南·辅助生殖技术与精子库分册[M]. 北京:人民卫生出版社,2009.

[67] 罗丽兰. 不孕与不育. 2版[M]. 北京:人民卫生出版社,2009.

[68] 乔杰,主译. 临床生殖医学与手术[M]. 北京:北京大学医学出版社,2009.

［69］中华医学会．临床技术操作规范·辅助生殖技术和精子库分册［M］．北京：人民军医出版社，2012.

［70］李蓉，乔杰．生殖内分泌疾病诊断与治疗［M］．北京：北京大学医学出版社，2012.

［71］李力，乔杰．实用生殖医学［M］．北京：人民卫生出版社，2012.

［72］［英］瑞兹克．孙鲲，主译．不孕症与辅助生殖［M］．北京：人民卫生出版社，2013.

［73］刘平，乔杰．生殖医学实验室技术［M］．北京：北京大学医学出版社，2013.

［74］乔杰．生育力保护与生殖储备［M］．北京：北京大学医学出版社，2013.

［75］乔杰．生殖医学临床诊疗常规［M］．北京：人民军医出版社，2013.

［76］左伋．医学遗传学［M］．6 版．北京：人民卫生出版社，2013.

［77］乔杰．生殖医学临床指南与专家解读［M］．北京：人民军医出版社，2014.

［78］连方．中西医结合生殖医学［M］．北京：人民卫生出版社，2017.

［79］陈子江．生殖内分泌学［M］．北京：人民卫生出版社，2017.

［80］徐福松，莫蕙．不孕不育症诊治［M］．上海：上海科学技术出版社，2006.

［81］世界卫生组织，性传播感染、生殖道感染医疗和预防实践指南［M］．曾光主译．北京：中国协和医科大学出版社，2005.

［82］中国性科学百科全书编辑委员会，中国大百科全书出版社科技编辑部编．中国性科学百科全书［M］．北京：中国大百科全书出版社，1998.

［83］国家中医药管理局．中华人民共和国中医药行业标准·中医病证诊断疗效标准［S］．南京：南京大学出版社，1994.

［84］中华人民共和国卫生部．中药新药临床研究指导原则［S］．第一集．北京：1993.

［85］施小墨，陆寿康．施今墨［M］．北京：中国中医药出版社，2001.

［86］李广文．男女性疾病与不孕症［M］．济南：山东科学技术出版社，1991.

［87］腾秀香．卵巢早衰治验（柴嵩松岩中医妇科精粹丛书）［M］．北京：中国中医药出版社，2016.

［88］柴嵩岩，腾秀香．柴嵩岩治闭经［M］．北京：北京科学技术出版社，2016.

［89］庞保珍，郭兴萍，庞清洋.实用中西医生殖医学［M］.北京：中医古籍出版社，2019.

# 辅助生殖篇

# 第 19 章　中医对辅助生殖的理论研究

目前体外受精-胚胎移植(IVF-ET)已成为治疗女性不孕症的重要方法之一,中医药在体外受精-胚胎移植的理论研究中积累了丰富经验,为更好地让其理论指导临床与科研,发挥中医药在体外受精-胚胎移植方面的独特优势,现将近年来的理论研究进展综述如下。

## 一、对体外受精-胚胎移植基础理论的研究

### 1. 对中医生殖脏象的研究

(1)对卵巢的研究:连方认为,卵巢为奇恒之脏,其功能分藏泄两方面,受肝的疏泄和肾的封藏调节,藏泄失常与卵巢排卵障碍有密切关系。

(2)对卵子的研究

①卵子的生成与排出:中医学认为,肾藏精,主生殖。庞保珍认为,肾为产生卵子之本,女子肾气盛,则天癸至,任脉通,太冲脉盛,在肝气条达,疏泄正常的协调下,卵子得以肾精的濡养,逐渐发育成熟,阳主动,卵子发育到一定程度,在肾阳达到一定的推动力、肝的疏泄开合、经络通畅之际顺利排出。

②卵泡发育异常的病因病机

a.肾虚:傅友丰认为,肾虚血瘀是本病的基本病机。张玉芬认为,肾虚可引起卵泡发育异常。即肾虚血亏为其本,血瘀、湿热、痰浊等为其标。孙红等认为,本病肾虚为主。蔡竞等认为,卵泡发育成熟、排出是以肾精充盛而滋养、肾气旺盛而推动为前提条件的。

b.肝郁:庞保珍认为,卵子的生长与排出与肝的疏泄功能有密切关系,卵子的排出必须借助肝的疏泄功能才能有规律的排出。马月香认为,肝失疏泄,肝气郁结,气机失调,血脉不畅,是阻碍卵子排出的重要病机。

c.血瘀:庞保珍认为,活血可促进卵子的生长、促进排卵、促进精卵的结合。

d.痰湿:庞保珍认为,痰湿可影响卵子的生长和排出。闫宁认为,肾虚血瘀为本病的重要病机。

近代医家对于本病的病因分析归纳起来,关键在于肾虚,以肾虚血瘀、肝郁肾虚、脾肾两虚、痰湿阻滞等证型多见。

③对卵子的辨证:庞保珍认为,根据阴阳学说的分属规律,就精子与卵子而言,精子为阳,卵子为阴;卵泡液为阴中之阴,卵子则为阴中之阳;卵子本身又可分为阴阳,即卵体为阴-阳中

之阴;卵子活动力为阳-阳中之阳。根据阳化气、阴成形的理论,卵子数量的多少,发育的大小,多责之于肾阴的盈亏;卵子活力的强弱,排卵与否,取决于肾阳的盛衰。

④对卵子的施治:庞保珍认为,治疗卵子数量少,发育小,主要以滋肾阴为主;治疗卵子活动力差,排出障碍,则以壮肾阳为主。总之卵子异常所致的不孕,治疗即应该以辨卵施治,又要与整体辨证施治相结合,这样方可取得事半功倍的效果。

（3）对精子的研究

①精子的生成与排出:中医学认为,肾藏精,主生殖。庞保珍认为,肾气盛,则天癸泌至,冲任二脉充盛,在肝气条达,疏泄正常的协调下,任脉等经络通畅的条件下,精气由此到达肾子（睾丸与附睾）,肾子得以蓄积人之元精,精子得以肾精的濡养,逐渐发育成熟,阳主动,精子发育到一定程度,在肾阳达到一定的推动力、肝的疏泄开合适度、经络通畅之际交合顺利排出。总之,庞保珍认为,精子是在"肾-天癸-冲任-肾子"之中医生殖轴的调控下生成的。

②对精子的辨证:庞保珍研究认为,精液是由前列腺液、精囊液、附睾液、尿道球腺和尿道旁腺液组成。根据精气属火为阳,精液属水为阴的阴阳学说,精液为阴中之阴,精子则为阴中之阳,精子本身又可分为阴阳,即精体为阴-阳中之阴;精子存活率及活动力为阳-阳中之阳。根据阳化气、阴成形的理论,精子数量的多少,多责之于肾阴的盈亏;精子活力的强弱,取决于肾阳的盛衰。

③精液异常的施治:庞保珍研究认为,治疗精子数量少,主要以滋肾阴为主;治疗精子存活率低、精子活动力差,则以壮肾阳为主,又由于阴阳之间互相依存、互相制约的特点,往往阴损及阳,阳损及阴,临床出现阴阳两虚的表现,即精子数量少合并精子存活率低、精子活动力差,此时则应该阴阳双补,酌情辨证用药,总之精液异常所致的不育,治疗应该以辨精施治为主,又要与辨证施治相结合,这样方可取得事半功倍的效果。

**2. 对中医生殖调控的研究**

（1）女性生殖调控体系研究:中医学认为,人体是一个以五脏为中心的整体,且天人合一,人体的各种功能互相协调,共同完成人体的各种生理功能。就中医的生殖调节而言,侯丽辉等认为,中医女性生殖调控体系应包括:肾（脏腑）-天癸-冲任-胞宫,其中肾为生殖之本,天癸为生殖之源,冲任调控生殖,胞宫为生殖之脏（器）。经、孕、产、乳为女性生殖之象,即女性在"肾（脏腑）-天癸-冲任-胞宫"生殖调控体系作用下产生的生理特点。女子生殖生理的整个过程,主要以肾为中心。

（2）中医妇科调周理论体系研究:中医学认为,在整个月经周期中,在"肾-天癸-冲任-胞宫"是在生殖轴的调控下完成的。庞保珍认为,切忌机械地套用调周方法,必须在各期辨证施用。谈勇认为,在 IVF-ET 前期,尤其对 35 岁以上不孕或 IVF-ET 多次失败患者,加以应用。连方认为,一般在助孕前 3 个月开始调理。研究提示:补肾调周中药可改善卵巢储备提高患者对促性腺激素的敏感性,增加获卵数,改善卵子质量,提高辅助生殖技术的种植率和妊娠率,并促进再次 IVF-ET 成功。

## 二、对体外受精-胚胎移植过程中理论的研究

### 1. 中医对垂体降调节的认识

（1）垂体降调节时的病因病机:由于垂体降调节时外源性激素的应用,打破生理常规,募集多量成熟卵泡,大量卵泡的发育,消耗大量的肾阴,导致肾阴亏虚的特殊生理变化,阴虚太甚,

伤及肾阳,故此时的病因病机为肾阴虚为主,兼有肾阳不足。

(2)垂体降调节后机体表现证候——肾虚证:连方研究认为,接受 IVF/ICSI- ET 的不孕患者尽管初始病因各异,证候表现不同,但应用垂体降调节后,机体特殊生理状态的证候为肾虚证,以肾阴虚证为主,兼有肾阳虚证。

(3)垂体降调节时的治则——补肾滋阴助阳:连方研究认为,以补肾滋阴助阳为治则。

### 2. 中医对超排卵的认识

(1)超排卵时病因病机:超排卵要求多个卵细胞共同发育,卵泡期由于短时间内天癸大量分泌,大量耗损肾之阴精,已经超过了正常机体的调控能力,使得肾阴极度匮乏,卵子缺乏形成的物质基础,导致肾阴虚为主,兼肾精亏虚的病因病机。连方认为,病位在冲任,病机为肾阴、肾精亏虚难以化卵,兼见有肝失疏泄,藏泄失衡。

(2)超排卵时机体主要证候——肾阴虚:连方研究认为,超排卵时机体特殊生理状态的中医证候特点以肾阴虚为主,兼肾精亏虚。

(3)超排卵时治则

①补肾益阴养精:连方研究认为,超排卵治疗的同时,着重补肾益阴养精;卵泡成熟时,加用补肾助阳。

②绒毛膜促性腺激素(hCG)日温肾活血、促卵泡排出:连方研究认为,在排卵期,应用温肾活血法可起到一种激发卵子顺利排出,种子育胎的"扳机"作用。

(4)体外受精－胚胎移植中控制性超排卵后的中医证候:连方等研究 IVF-ET 中 COH 后临床上所出现中医证型按出现频率由高到低依次为肾气阴两虚证,脾肾阳虚证,肝郁气滞兼血瘀证,其他证型。

### 3. 中医对体外受精—胚胎移植妊娠黄体的研究

降调节使垂体处于脱敏状态,促性腺激素分泌处于低水平,卵巢自身的内分泌功能处于抑制状态,从而影响取卵后黄体功能的正常,造成临床妊娠率下降。中医学认为,"肾主生殖""胞络者系于肾""胎荃系于脾""气以载胎""血以养胎"。因此,滋肾补肾为主辅以健脾而调气血是促进体外受精-胚胎移植中妊娠黄体功能正常的重要手段。杜莹等报道,补肾药有健全黄体与提高 $P$、$E_2$ 激素水平的作用。刘显磊等研究提示,补肾健脾的助孕 3 号方和补肾方均可增强黄体功能,提高血清 P 含量,增加子宫蜕膜孕激素受体 mRNA 的表达,从而降低肾虚黄体抑制动物流产模型的流产率,单纯健脾方无此作用。

## 三、对体外受精-胚胎移植重要并发症——卵巢过度刺激综合征(OHSS)的认识

### 1. 中医对病症名称与定义

OHSS 是辅助生殖技术药物控制性超排卵后引起的严重医源性并发症。连方认为,根据其临床表现:胸腔积液、腹腔积液、全身水肿、卵巢增大等,OHSS 可归于中医学"子肿""臌胀""癥瘕"等病症范畴。

### 2. 病因病机研究

连方研究认为,OHSS 为脏腑功能失常,气血失调所致。具体病理机制可归纳为 3 个方面:肝气郁结、气滞血瘀;脾肾阳虚、水湿停滞;病延日久,元阳衰退,气阴两竭,形成危象。

### 3. 辨证用药研究

连方认为,临床分型多见肝郁气滞血瘀型、脾肾阳虚型、水湿停滞型、肾阴虚型、脾肾两虚

型、水湿内停型、气阴衰竭型七型。

### 四、对如何提高体外受精-胚胎移植疗效理论的研究

#### 1. 中医对体外受精-胚胎移植中改善卵巢反应与提高卵泡质量的研究

(1)助孕前补肾调周法整体调节 3 个月：连方研究认为，助孕前进行中医整体调理，可明显改善妊娠率。一般在助孕前 3 个月开始调理，主要使用补肾调周法。

(2)补肾为主：中医学认为，肾主生殖，肾气盛可以促使天癸成熟，从而改善卵巢反应性，提高卵巢储备，提高卵细胞质量。同时卵子的发育和排出与肝的疏泄功能密切相关，后天养先天，后天脾胃功能正常则气血充盛，从而促进肾精的充盛。因此，酌情科学辨证补肾为主，佐以健脾益气养血、疏肝、活血等治法。刘芳等研究提示，加味左归丸方治疗可以改善卵巢功能，提高 COH 中卵巢反应性，提升获卵数量和质量。连方等研究，补肾调冲二至天癸方能提高卵细胞质量。许小凤等研究认为，补肾活血中药干预卵巢储备功能下降(DOS)疗效确切，可改善卵巢储备功能、提高辅助生育技术(ART)的成功率、预防及延缓卵巢早衰(POF)的发生。

#### 2. 中医对体外受精-胚胎移植子宫内膜容受性的研究

子宫内膜容受性是保证孕卵着床、胎儿与胎盘发育的重要环节。良好子宫内膜容受性的建立是提高辅助生殖技术临床妊娠率的关键措施之一。中医学认为，肾气盛可以促进天癸成熟，促进冲任通盛，促进胞宫生殖功能正常。因此，酌情辨证科学补肾是提高子宫内膜容受性的重要手段。

(1)补肾中药对子宫内膜血流的影响：张奕民与张明敏等的研究发现，补肾活血是改善子宫内膜血流，提高体外受精-胚胎移植成功率的重要手段之一。

(2)补肾中药对子宫内膜组织形态学的影响：子宫内膜的形态是影响子宫内膜容受性的重要因素。研究表明，通过补肾可改善子宫内膜组织形态学指标，提高子宫内膜成熟度，改善子宫内膜的容受性。

(3)补肾中药对子宫内膜容受性相关因子、基因的影响：研究表明，通过补肾可改变子宫内膜容受性相关因子的表达，说明补肾可以改变子宫内膜的容受性。陈阳等研究提示，中药五子衍宗丸可上调因 GnRHa 长方案 COH 所致下降的 S100A11 基因的表达，提高子宫内膜容受性，改善小鼠妊娠率和胚胎着床率。

### 五、讨论

中医药在体外受精-胚胎移植应用中取得了令世人瞩目的成就，尤其中医药对生殖脏象的认识、生殖内分泌轴、体外受精-胚胎移植中卵巢反应与卵细胞质量、子宫内膜容受性、妊娠黄体等方面的研究积累了丰富经验，均有其独特而强大的优势，但目前的理论研究中仍存在一些不足之处：由于治疗方案不规范，缺乏统一、客观的诊疗标准，更缺乏循证医学的研究，导致理论可重复性差，理论深度不够；受西医的理论框架约束，有以西医的思维指导中医用药的倾向；缺乏用中医的思维指导体外受精-胚胎移植的科研与临床。为了进一步发挥中医药在辅助生殖技术中强大优势，提高体外受精-胚胎移植水平，有必要在中医理论思维的指导下，制定全国统一的体外受精-胚胎移植临床与实验标准及方案；且在体外受精-胚胎移植中必须男女同时就诊，酌情男女同治，精子与卵子均优质，才能优生，才能提高其体外受精-胚胎移植的成功率；读经典，做临床，以中医的思维指导体外受精-胚胎移植的理论研究，以辨证论治为前提，衷中

参西,针对目前辅助生殖技术中的"瓶颈"问题,进行中医药的理论研究,做到中西医,取长补短,相互促进,提高辅助生殖技术的临床妊娠率与出生率。

## 参 考 文 献

[1]　侯丽辉,王耀廷.今日中医妇科.2版[M].北京:人民卫生出版社,2011.

[2]　陆葳,卢苏,傅友丰.傅友丰教授治疗卵泡发育不良经验[J].长春中医药大学学报,2012,28(5):807-809.

[3]　张淑芬,张玉芬.张玉芬辨治卵泡发育不良性不孕症验案举隅[J].山西中医,2011,27(4):44-45.

[4]　孙红,王祖龙.褚玉霞诊治排卵障碍的经验[J].光明中医,2010,25(9):1571-1573.

[5]　蔡竞,吴克明.补肾活血法治疗卵泡发育障碍性病症[J].长春中医药大学学报,2012,28(6):1050.

[6]　庞保珍.不孕不育中医治疗学[M].北京:人民军医出版社,2008.

[7]　马月香.从疏肝论治多囊卵巢综合征排卵障碍思路探讨[J].山东中医药大学学报,2010,34(5):407-408.

[8]　庞保珍,赵焕云.活血促排卵的前瞻性研究——附活血胤嗣丹治疗无排卵性不孕症65例[J].中国性科学,2007,16(12):29-31.

[9]　庞保珍,庞清洋,庞慧卿,等.排卵障碍性不孕辨治体会[J].中国中医药信息杂志,2011,18(1):94-95.

[10]　闫宁.补肾活血调经汤治疗排卵障碍性不孕症的临床研究[D].山东中医药大学学报.2007.

[11]　谈勇.中医药在辅助生殖技术中应用的优势与思路[J].江苏中医药,2002,23(1):7-11.

[12]　连方,王瑞霞.辅助生殖技术在治疗不孕症中的问题与中医药干预策略[J].中国中西医结合杂志,2010,30(7):677-681.

[13]　李东,郭佳,补肾调周法改善卵巢储备功能在辅助生殖技术中运用的临床研究[J].北京中医药大学学报,2008,31(2):131-134.

[14]　连方,王琳,张建伟,等.二至天癸方对高龄不孕妇女卵巢反应性的影响[J].中国中西医结合杂志,2006,26(8):685-688.

[15]　单志群,曾勇,胡晓东,等.补肾调冲法在试管婴儿助孕技术中的运用-附96例临床报告[J].中医药学报,2002,30(6):10-11.

[16]　连方,梁静雅.体外受精-胚胎移植中控制性超排卵后的中医证候分布[J].中医杂志,2012,53(6):485-487.

[17]　谈勇,夏桂成.卵巢过度刺激综合征的中医证治探讨[J].山西中医学院学报,2005,6(4):24-26.

[18]　刘芳,唐雪莲,范媛媛.加味左归丸方预治疗对控制性超排卵治疗中卵巢低反应患者临床结局的影响[J].广州中医药大学学报,2013,30(6):824-827.

[19]　连方,孙振高,张建伟,等.二至天癸方对小鼠卵细胞质量影响的实验研究[J].中国中西医结合杂志,2004,24(7):625-627.

[20]　许小凤,谈勇,陈秀玲,等.补肾活血中药对卵巢储备功能的影响[J].江苏中医药,2007,39(2):18-23.

[21]　张奕民.肾虚型不孕症和宫内灌注不良的相关性研究[J].江苏中医,1999,20(1):14-15.

[22]　张明敏,黄光英,陆付耳,等.补肾益气活血汤对多次助孕技术失败患者结局的影响[J].微循环学杂志,2002,12(2):10-12.

[23]　罗颂平.中医临床家·罗元恺[M].北京:中国中医药出版社,2001:86.

[24]　张树成,张志洲,刘效群,等,补肾调经方药促进人着床期子宫内膜同步化的组织形态学观察[J].中国中医基础医学杂志,2002,8(4):48-49.

[25]　张树成,张志洲,刘彬,等,补肾调经方调经促排卵健内膜作用的临床实验研究[J].中医药学刊,2002,

20(6):720-721.

[26] 张树成,沈明秀,吴志奎.补肾生血和补肾调经方药对老龄雌性金黄地鼠生殖器官组织形态的影响[J].中国民间疗法,1998,6(5):56-57.

[27] 宋殿荣,刘亚琴,张崴,等.补肾活血方中药对妊娠大鼠子宫内膜容受性的影响[J].国际妇产科学杂志,2009,36(2):161-163.

[28] 张明敏,黄玉琴,程亮亮,等.补肾安胎方对胚泡着床障碍小鼠子宫内膜 HI3-EGF 及其受体 EGFR 表达的影响[J].华中科技大学学报:医学版,2008,37(1):85-88.

[29] 陈阳,付正英,张引国.五子衍宗丸对 GnRHa 控制性超促排卵小鼠着床期 S100A11 基因的调控[J].中医药导报,2014(20):8:14-17.

[30] 杜莹,张玉珍.黄体功能不全的中医治疗概述[J].新中医,2006,38(3):22-23.

[31] 刘显磊,罗颂平,梁国珍,等.助孕 3 号方及拆方防治肾虚黄体抑制动物流产模型的实验研究[J].生殖与避孕,2003,23(1):17-22.

# 第20章　中医药在辅助生殖技术中的临床应用

## 第一节　助孕前中医整体调节

不孕症是指婚后夫妇同居,性生活正常,配偶生殖功能正常,未避孕未孕1年者;或曾孕育过,未避孕又1年以上未再受孕者。前者称为"原发性不孕症",古称"全不产";后者称为"继发性不孕症",古称"断绪"。不孕症在古代尚有"无子""绝产""绝嗣"之称。

不孕是一个涉及多学科的疑难杂症,其实不孕症不是一个独立的疾病,而是多种妇科疾病造成的一种后遗症或结局。病因涵盖女性的排卵障碍、盆腔病理、男性不育、免疫因素和不明原因等。对于经过系统查体、科学检测确实需要进行辅助生殖的患者,应酌情在施行助孕前采用中医药科学调理3～6个月为宜。

【发病机制】

### 1. 肾虚

先天禀赋不良,肾气不足,阳虚不能温养子宫,令子宫发育不良,或冲任、胞宫虚寒;或房事不节、反复流产、大病久病,穷必及肾;或年事已高,肾气渐衰;或寒湿伤肾。若肾气虚,则冲任虚衰;肾阳亏虚,命门火衰,或阴寒内滞于冲任、胞宫,均不能摄精成孕;若肾阴亏虚,精亏血少,天癸乏源,冲任亏虚,子宫干涩;或阴虚生内热,热扰冲任、胞宫,亦不能摄精成孕。尤其是导致肾-天癸-冲任-胞宫生殖轴失调,发生闭经或崩漏而造成不孕。

### 2. 肝气郁结

若素性忧郁,性格内向,或七情内伤,情怀不畅;或由于婚久不孕,受到家庭、社会与自身的心理压力导致情绪低落、忧郁寡欢,气机不畅,互为因果,加重肝气郁结,以致冲任不能相资,不能摄精成孕;又肝郁克伐脾土,脾伤不能通任脉而达带脉,任、带损伤,胎孕不受。

### 3. 瘀滞胞宫

瘀血既是病理产物,又是致病因素。寒、热、虚、实、外伤均可发生瘀滞胞宫,造成不孕。

### 4. 痰湿内阻

素体脾虚或劳倦思虑过度,饮食不节伤脾或肝木犯脾,或肾阳虚不能温脾,脾虚则健运失司,水湿内停,湿聚成痰;或嗜食膏粱厚味,痰湿内生,躯脂满溢,闭塞胞门,不能摄精成孕。

上述各病机既可独立发病,又常因脏腑相生相克,气血、脏腑、经络间的有机联系而兼夹发病,更由于不孕病程长,以年为计,病因往往并非单一,病机涉及多脏受损,往往脏腑、气血、经络同病。病情单一者少,虚实夹杂者多,如肾虚肝郁、肾虚血瘀、肾虚痰湿或瘀痰互结、气滞血瘀、瘀阻冲任胞脉等。

【中医辨证调理】

临床一般在助孕前3～6个月开始进行中医整体调理。

### 1. 肾气虚证

主症:婚久不孕,或月经不调,量或多或少,色淡暗,质稀,腰膝酸软,头晕耳鸣,精神疲倦,小便清长,面色晦暗,夜尿频多,舌淡,苔薄白,脉沉细。

治法:补益肾气,调补冲任。

方药:肾癸续嗣丹(庞保珍编著《不孕不育中医治疗学》)。人参、白术、茯苓、白芍、当归、川芎、熟地黄、炙甘草、菟丝子、巴戟天、鹿茸、紫石英。

中成药:五子衍宗片每次 6 片,每日 3 次,口服;或滋肾育胎丸每次 5g,每日 3 次,淡盐水或蜂蜜水送服。

### 2. 肾阳虚证

主症:婚久不孕,或月经不调,量或多或少,色淡暗,质清稀,腰膝酸软,夜尿频多,性欲淡漠,小腹冷,头晕耳鸣,面色晦暗,带下量多,眼眶暗,舌质淡暗,苔薄白,脉沉细弱。

治法:温肾暖宫,调补冲任。

方药:右归广嗣丹(庞保珍编著《不孕不育中医治疗学》)。熟地黄、附子、龟甲、鹿茸、巴戟天、补骨脂、菟丝子、肉桂、杜仲、白术、山药、芡实、人参。

中成药:定坤丹每次 1 丸,每日 2 次(每丸重 10.8g,口服);或佳蓉片每次 4～5 片,每日 3 次,口服。

### 3. 肾阴虚证

主症:婚久不孕,或月经不调,量少,色鲜红,质稠,五心烦热,腰膝酸软,头晕耳鸣,形体消瘦,阴中干涩,失眠多梦,眼花心悸,舌质红,苔少,脉沉细。

治法:养血,调补冲任。

方药:左归蟊斯丹(庞保珍编著《不孕不育中医治疗学》)。当归、白芍、熟地黄、山茱萸、龟甲、鳖甲、紫河车、肉苁蓉、菟丝子、牡丹皮。

中成药:六味地黄丸大蜜丸每次 1 丸,每日 2 次,口服。

### 4. 肝气郁结证

主症:婚久不孕,或月经不调,色暗红,量多少不一,有血块,经前少腹胀痛,乳房胀痛;精神抑郁,善太息,烦躁易怒,胁肋胀满,舌暗红,苔薄白,脉弦。

治法:疏肝解郁,理血调经。

方药:开郁毓麟丹(庞保珍编著《不孕不育中医治疗学》)。当归、白芍、白术、茯苓、牡丹皮、香附、川楝子、王不留行、瓜蒌、牛膝。

中成药:逍遥丸每次 6～9g,每日 2 次,口服。

### 5. 痰湿内阻证

主症:婚久不孕,或月经不调,量多少不一,色淡,青春期始形体肥胖,胸闷泛恶,带下质黏,神疲乏力,面目虚浮或白,舌淡胖,苔白腻,脉滑。

治法:燥湿化痰,调理冲任。

方药:涤痰祈嗣丹(庞保珍编著《不孕不育中医治疗学》)。半夏、茯苓、陈皮、甘草、苍术、胆南星、枳壳、生姜、柴胡、人参、黄芪、淫羊藿、巴戟天。

中成药:三仁合剂每次 20～30ml,每日 3 次,口服;或二陈合剂每次 10～15ml,每日 3 次,用时摇匀。

### 6. 瘀滞胞宫证

主症:婚久不孕,或月经不调,量多少不一,色紫暗,有血块,经行不畅,小腹疼痛或胀痛,痛有定处,拒按,腹内包块,质硬,推之不移,性交痛,情志抑郁,胸闷不舒,舌质紫暗,有瘀斑、瘀点,苔白,脉弦涩。

治法:活血化瘀,调理冲任。

方药:逐瘀衍嗣丹(庞保珍编著《不孕不育中医治疗学》)。桃仁、红花、牡丹皮、赤芍、当归、延胡索、枳壳、三棱、莪术、昆布、香附。

中成药:血府逐瘀口服液每次2支,每日3次,口服;或少腹逐瘀丸每次1丸,每日2～3次,口服。

【助孕前中医整体调节的优势】　实施辅助生殖技术前酌情给予中药整体调节3～6个周期,可以减少盆腔慢性炎症环境对输卵管解剖及功能的不良影响,避免炎症因子释放影响卵子质量,纠正免疫因素导致的不孕;有助于获得更多高质量的卵子,有助于创造有利的生殖内环境,还能为胚胎移植营造一个较理想的内分泌环境,改善子宫内膜容受性,提高妊娠率。在IVF-ET助孕中的启动阶段运用中药可减少促性腺激素(Gn)的使用量,提高卵母细胞的质量,减少早发的LH峰出现,增加优质胚胎的数量。

【名家经验】

1. 夏桂成经验

夏桂成认为,月经周期的循环受阴阳消长规律支配,每一次循环,不是简单的重复,而是发展和提高。助孕前中医整体治疗调整女性周期节律可以提高女性自身阴阳水平,顺利完成阴阳转化,改善心-肾-胞宫轴的整体功能,对于助孕时卵子质量、子宫内膜容受性,以及胚胎在母体内生长均有帮助。夏桂成提出了将女性生殖周期分为7期。行经期以"通调"为要,排除陈旧之应泄经血,通过排泄经血,使重阳的极限状态随经血下泄,达到新的相对性平衡,制订了五味调经汤,药用丹参、赤芍、五灵脂、艾叶、益母草,加入助阳药帮助溶解内膜组织及水液湿浊,如川续断、肉桂、紫石英;加入利湿化浊的茯苓、薏苡仁、泽兰叶等。经后期"补虚"固本,养血以养阴,养阴而养精(卵),按调周法应用归芍地黄汤,药用炒当归、白芍、山药、山茱萸、熟地黄、牡丹皮、茯苓、泽泻,阴虚程度较重选用二甲地黄汤,即再加入制龟甲、制鳖甲。经后中末期加入一定量的助阳药以阳中求阴,常选用归芍地黄汤合菟蓉散或五子补肾丸。经间期"促排"为关键,方法包括活血化瘀、滋阴宁神、养血补肾稍佐活血等,拟排卵汤,药用当归、丹参、赤芍、泽兰叶、茺蔚子、红花、香附等,加入滋肾养阴宁心之品从心肾子宫生殖轴的阴分论治,选择补阴而有流动性者,如柏子仁、鳖甲等味。经前期标本需兼治,在助阳的前提下兼用理气。理气一是为行经期做准备,在于调畅血行,使月经来潮顺畅;二是缓解经前期心肝气郁的反应。而助阳可以保证重阳,以帮助顺利转化,排出经血,方法有以下3种:阴中求阳,临床上常选用右归丸加减,药用熟地、当归、赤芍、白芍、山药、山茱萸、牡丹皮、茯苓、续断、菟丝子、鹿角片、巴戟天等;血中补阳,选用毓麟珠,药用当归、赤芍、白芍、山药、牡丹皮、茯苓、白术、太子参、续断、菟丝子等;气中扶阳,即脾肾双补的方法,选用健固汤、温土毓麟汤加减,药用党参、炒白术、怀山药、神曲、茯苓、巴戟天、覆盆子、菟丝子、鹿角片等。

2. 班秀文经验

班秀文认为,"种子贵先调经,调经不忘治带",其调经之法常从肝脾肾着眼,提出调经要补益肾气,以固气血之根基。多用左归饮、右归饮、五子衍宗丸等方,喜用柴胡、合欢花、素馨花等舒肝顺气之品,还要健脾和胃,以助气血之生化,使经源充足,每用归脾汤、人参养荣汤化裁,经带并治之方选用当归芍药散。不孕症为慢性病症,班秀文注重调补肝肾,认为应以平补阴阳为原则,常用五子衍宗丸、归芍地黄汤出入治之,适当加入温化通行之品,如路路通、淫羊藿、巴戟天、香附、川芎、红花等。对于输卵管通而不畅在选用人工授精等助孕技术之前,可选用班秀文常用的方药,如鸡血藤、当归、川芎、桂枝、制附子、刘寄奴、路路通、皂角刺、王不留行、穿破石、猫爪草等活血通络,软坚散结,以提高妊娠率,降低异位妊娠的发生率。促排卵治疗前从调补肝肾着眼,或温肝肾之阳,或滋肝肾之阴,或益肾填精养血,使肝肾阴平阳秘,精充血足,以助排卵。若合并子宫肌瘤或子宫内膜异位症,加用莪术、益母草、苏木、泽兰、鸡血藤、牡丹皮、赤芍、刘寄奴等。

【诊疗述评】 对于确实需要施行辅助生殖的患者,应进行系统查体、科学检测,酌情在助孕前采用中药科学整体调理3～6个月,确实可提高治愈率,否则,患者盼子心切,盲目采用助孕技术,容易失败。

【预防与调护】

(1)积极预防和治疗月经失调。

(2)月经期避免性生活与不必要的生殖道检查。

(3)避免婚前与计划外妊娠,尽量防止人工流产。

(4)注意外生殖器卫生,积极治疗阴道炎、盆腔炎等原发病。

(5)合理膳食,营养均衡,避免不科学的节食减肥。

(6)适当运动,劳逸结合。

(7)调畅情志,避免精神刺激。

(8)避免滥用抗生素,防止体内菌群失调与肝肾功能受损。

【古代文献精选】

《素问·上古天真论》:"七七,任脉虚,太冲脉衰少,天癸竭,地道不通,故形坏而无子也。"

《证治准绳·胎前》:"所谓天地生物,必有氤氲之时,妇人一月经行一度,必有一日氤氲之候,必乘此时阴阳交合方能有子。"

《石室秘录·论子嗣》:"女子不能生子有十病……一胞胎冷也,一脾胃寒也,一带脉急也,一肝气郁也,一痰气盛也,一相火旺也,一肾水衰也,一任督病也,一膀胱气化不行也,一气血虚而不能摄也。"

《景岳全书·妇人规》:"情怀不畅则冲任不充,冲任不充则胎孕不受。可治以养精种玉汤,肝肾同治、精血同补。"

【现代研究进展】 西医学研究认为,不孕症病因主要有阴道因素、宫颈因素、子宫因素、输卵管因素、排卵因素、免疫性因素,以及社会、心理、精神因素等。对于排卵障碍性疾病多采用促排卵结合改善黄体功能治疗;对于输卵管阻塞、生殖器官畸形等,可采用宫腹腔镜等手术治疗。辅助生殖技术(ART)包括宫内人工授精(IUI)、体外受精-胚胎移植(IVF-ET)、卵母细胞胞质内单精子注射(ICSI)、植入前遗传学筛查(PGS)、生殖细胞与胚胎玻璃化冷冻等。对于由于疾病或宫腔内操作导致子宫内膜破坏不可修复者,最新研究,可采用干细胞移植人造子宫内膜的方法以助孕。

# 第二节 中医药在改善卵巢储备中的应用

卵巢储备功能是指卵巢皮质区卵泡生长、发育形成健康卵子的能力,反映了卵巢内留存卵泡的数量与质量,决定了女性的生育潜能。女性卵巢储备是一个动态变化过程,女性一生中,卵巢储备呈现的趋势是：在胎儿发育中期，卵子数量峰值为 600 万，随即大批量闭锁；在初生时，下降为 100 万～200 万；至青春期启动时，仅为 30 万～50 万；在 51 岁绝经后，仅为 1000 左右。中医古籍《素问·上古天真论》早已对此生理变化做出了精辟论述："女子七岁，肾气盛，齿更发长；二七而天癸至，任脉通，太冲脉盛，月事以时下，故有子……七七任脉虚，太冲脉衰少，天癸竭，地道不通，故形坏而无子也。"

卵巢储备功能减退（diminished ovarian reserve，DOR），又称卵巢功能减退，是指卵巢产生卵子能力减弱，卵母细胞质量下降，从而导致女性生育力下降与卵巢产生性激素的缺乏，常指早卵泡期的血清卵泡刺激素（FSH）水平在 10U/L 以上或两侧窦卵泡数（antral follicle count，AFC）＜5 个。若不及早及时科学治疗，病情将进一步发展，形成卵巢早衰（premature ovarian failure，POF），即如《素问·阴阳应象大论》所言："能知七损八益，则两者可调，不知用此，则早衰之节也"，严重影响女性的生育能力。

卵巢储备功能下降与卵巢早衰常见于 18—40 岁的女性，是月经不调和不孕的临床常见病因，且近年来发病率逐渐提高。从西医学来看，具有盆腔手术史、放化疗史、卵巢早衰家族史、高强度工作、吸烟等的女性，是本病的高危人群。但其目前发病机制尚不明确，认为主要和遗传基因、环境情绪、免疫等多种因素相关，西医主要采取激素补充治疗。在现代辅助生殖技术中，卵泡的耗竭与质量的下降会导致卵巢对促性腺激素的反应低下，自然周期妊娠率与接受体外受精-胚胎移植治疗妊娠率下降，因此卵巢储备功能是该领域研究的难点与热点。中医学文献中并无本病的记载，但根据其临床表现，可将其归属于"月经过少""月经后期""血枯""闭经""绝经前后诸证""不孕症"等范畴。

【病因病机】　中医学认为，肾藏精，主生殖，肾中精气的盛衰，天癸的至竭，影响月经的盈亏，决定子嗣的有无，肾虚是本病的根本病机。后天将息失养、房劳多产，或因卵巢手术、放疗化疗、盆腔感染、接触环境毒物等原因造成肾虚，或他病及肾，肾气未盛，天癸乏源，冲任血虚，胞宫失于濡养，以致月经后期、量少，甚至闭经、不孕。肾阳虚衰，难以化气生血，胞宫失于温煦，导致闭经、不孕。阴虚日久必将演变，或为阴虚火旺，最终导致天癸竭；或阴虚及阳，久而阳衰，两者病情发展终至卵巢储备功能下降的终末阶段，即卵巢早衰。另外，肾衰阴阳平衡失调，又会影响到心、肝、脾。心、肝、脾失和又可造成气血虚弱、血瘀、气郁、心肾不交等证。

总之，本病之病位在肾，病机为肾虚阴阳失调，心、肝、脾三脏亦受损，病性属虚实夹杂，虚多实少，临床常兼夹为患，故临证必须辨证论治。

【临床表现】　卵巢储备功能下降患者多见于 18—40 岁，其年龄跨度较大，临床表现多种多样，但主要表现有以下几方面。

### 1. 月经不调

月经不调是卵巢储备功能下降患者的主要临床症状之一，但月经不调的表现不一，主要为月经量的减少，月经周期的延长，甚或闭经，但有的表现为月经周期提前，或月经经期延长、淋漓不尽，或月经经期缩短，或月经周期长短不一，同时或伴有腰骶酸痛、经期或经前乳房胀痛、疲倦乏力、头晕、失眠等症状。

### 2. 不孕或流产

此类患者常无明显不适症状，有的是原发性不孕，有的是继发性不孕，患者孕前检查常无异常发现。但在辅助生殖周期中可表现为卵巢对促性腺激素的反应降低、用药量增加、周期时间延长、取卵数目减少、卵子质量下降、内膜容受性降低等。此类患者应用辅助生殖技术成功率低、流产率高。

### 3. 围绝经期症状

此类症状以卵巢早衰患者为主,因雌激素的波动与下降出现失眠多梦、抑郁健忘、水肿便溏、皮肤感觉异常、腰膝酸软、潮热盗汗、烦躁易怒、性欲下降、性交疼痛等绝经前后诸证表现。

### 4. 远期并发症

主要由卵巢衰竭导致雌激素下降所引发的骨质疏松、脂代谢异常、心血管疾病、内分泌疾病、肿瘤等方面的风险。

【诊断标准及预测指标】 卵巢储备功能减退的诊断目前尚无统一标准,在临床中患者常表现为正常的月经及生育史,然后出现月经量少,月经稀发,甚至闭经、不孕,伴有不同程度的围绝经期症状,如面部潮热,烦躁易怒,心悸失眠,胸闷头痛,性欲减退,阴道干涩,记忆力减退,血压波动,腰腿酸痛等。

目前在临床上应用的评估卵巢储备的主要指标有:年龄、基础卵泡刺激素(FSH)、黄体生成素(LH)、基础抗苗勒管激素(AMH)、基础抑制素 B(INHB)、基础雌二醇($E_2$)、基础窦卵泡数、卵巢体积和卵巢间质动脉血流等。

【辨证论治】

### 1. 肾虚证

主症:月经后期而至,经来量少色淡,闭经,婚久不孕,腰膝酸软,头晕耳鸣,带下稀少,性欲冷淡,舌淡苔少,脉沉细。

治法:补肾填精,调补冲任。

方药:济肾续嗣丹(庞保珍方,选自庞保珍主编《不孕不育中医治疗学》)。熟地黄、山药、山茱萸、鹿角胶(烊化)、紫石英、杜仲、菟丝子、巴戟天、柴胡、当归、三棱。

中成药:佳蓉片每次 4~5 片,每日 3 次,口服。或五子衍宗丸水蜜丸每次 6g,小蜜丸每次 9g,大蜜丸每次 1 丸,每日 2 次,口服;片剂每次 6 片,每日 3 次,口服。

### 2. 肝郁气滞证

主症:经闭,或经量较少,有小血块,精神抑郁,烦躁易怒,胸胁胀满,少腹胀痛或拒按,或情怀不畅,默默不欲饮食,或烦渴,喜饮凉水,状如消渴,大便秘结,舌边紫,苔黄白腻,脉细弦或沉涩。

治法:理气疏肝,化瘀通经。

方药:开郁毓麟丹(庞保珍编著《不孕不育中医治疗学》)。当归、白芍、白术、茯苓、牡丹皮、香附、川楝子、王不留行、瓜蒌、牛膝。

中成药:逍遥丸每次 10 丸,每日 3 次,口服。

### 3. 血瘀证

主症:婚久不孕,月经后期而至,经来涩少,色紫黑,有血块或闭绝不行,或少腹胀痛拒按,口渴不欲饮,舌紫黯边有瘀斑,脉沉涩。

治法:理气活血,调理冲任。

方药:逐瘀衍嗣丹(庞保珍编著《不孕不育中医治疗学》)。桃仁、红花、牡丹皮、赤芍、当归、延胡索、枳壳、三棱、莪术、昆布、香附。

中成药:血府逐瘀口服液每次 2 支,每日 3 次,口服。

### 4. 气血虚弱证

主症:婚久不孕,月经后期量少,心悸怔忡,神疲肢软,面色苍白或萎黄,头晕目眩或纳少便溏,带下量少,舌质淡红,脉细弦或细弱。

治法:益气养血调经。

方药:八珍种子丸(庞保珍方,选自庞保珍主编《不孕不育中医治疗学》)。熟地黄、当归、白芍、川芎、人参、白术、茯苓、甘草、川断、淫羊藿、菟丝子。

中成药:复方阿胶浆每次 20ml,每日 3 次,口服。

### 5. 肾虚痰实证

主症:婚久不孕。月经稀少或闭经,腰酸腿软,乏力怕冷,肥胖多毛,胸闷泛恶,或大便溏薄,舌质淡胖,苔薄腻,脉滑细。

治法:补肾化痰。

方药:济肾涤痰丹(庞保珍方,选自庞保珍主编《不孕不育中医治疗学》)。菟丝子、补骨脂、淫羊藿、山茱萸、鹿角霜、紫石英、白术、黄芪、昆布、白芥子、茯苓。

中成药:五苓散每次 9g,每日 2 次,口服。

### 6. 肾亏血瘀证

主症:婚久不孕,月经稀少或闭经,或经来淋漓不尽,色淡暗,或有血块,畏寒怕冷,腰酸腿软,头晕耳鸣,舌暗红,舌边有瘀点,脉沉细或沉滑。

治法:补肾祛瘀。

方药:济肾逐瘀丹(庞保珍方,选自庞保珍主编《不孕不育中医治疗学》)。熟地黄、山茱萸、巴戟天、菟丝子、肉苁蓉、淫羊藿、三棱、莪术、当归、柴胡、益母草、昆布。

中成药:定坤丹每次 1 丸,每日 2 次(每丸重 10.8g),口服。

【名家经验】

### 1. 夏桂成经验

本病病机为肾中阴阳失调,以肾虚偏阴、癸水不足为主,心肝郁火为发病之标,耗伤阴液、津液亏少、血海空虚,神魂失于安宁而表现出相关临床症状。发作时在“心”,而前提在于“肾”,关乎肝脾,在较长的病变过程中,有夹痰夹瘀的区别。在治疗上以补肾宁心调周为基本,独重滋阴降火、宁心安神,兼以疏肝解郁,分清虚实,不忘顾护阴液,健脾助阳,滋阴养水,不忘顾护脾胃之大法。

### 2. 罗元恺经验

罗元恺自 20 世纪 70 年代开始就对“肾主生殖”和补肾法开展了系统研究,并率先提出肾-天癸-冲任-子宫生殖轴是妇女性周期调节的核心。对于本病,罗元恺提出卵巢功能减退的本质是气血精尤以精血虚所致,原因复杂,病多顽固,属慢性疾患。病虽有虚实,但以虚证为多。治疗上以大补气血精,肾肝脾同调为法。

【诊疗述评】

(1)肾虚为本,是卵巢储备功能下降的基本病理改变;血瘀为标。肾虚血瘀为本病的主要病机。

(2)用中医的思维辨证组方,方可取得较好的疗效。

(3)辨证酌情应用血肉有情之品可不同程度的提高疗效。

(4)注重调节情志,情志对卵巢功能的影响极大,科学调节情志可提高疗效。

(5)在促排卵或辅助生殖周期前辨证应用中药进行调理3～6个月,再酌情辅助生殖可有效提高卵巢反应性、子宫内膜厚度、患者妊娠率等。其机制可能为改善卵巢储备及卵子质量、提高子宫内膜容受性及孕卵着床率、健全黄体功能、预防卵巢过度刺激综合征等,特别是对于那些已经在西医院尝试过各种方案取卵或移植失败的患者,营造一个重建卵巢功能的良好体内环境尤为重要。

【预防与调护】

(1)调节情志,保持乐观。保持心情愉悦,避免不良刺激对女性生殖内分泌的影响。

(2)适量运动,合理膳食,勿过度减肥,尽量做到吃动平衡,保持适当体重。

(3)房事有节。

【古代文献精选】

《素问·腹中论》:"病名血枯,此得之年少时,有所大脱血。若醉入房中,气竭肝伤,故月事衰少不来也。"

《石室秘录》:"肾水衰者,子宫燥涸,禾苗无雨露之润,亦成萎黄……"

《景岳全书》:"凡妇女病损,至旬月半载之后,则未有不闭经者。正因阴竭,所以血枯,枯之为义,无血而然。故或以羸弱,或以困倦,或以咳嗽,或以夜热,或以食饮减少,或以亡血失血及一切无胀、无痛、无阻、无隔,而经有久不至者,即无非血枯经闭之候。"

【现代研究进展】 目前研究认为,卵巢储备功能下降发病机制复杂,主要原因除了卵巢功能的衰退外,与遗传、卵巢损伤、免疫、环境心理等因素有关。目前西医治疗主要有以下几方面。

### 1. 病因治疗

尽早使患者脱离有害的环境或毒物;不酗酒,不吸毒,戒烟或尽量减少被动吸烟,不用或减少染发剂等的使用。

### 2. 基因治疗

对可疑基因异常的患者,可行基因检测,如发现相关基因缺陷尚未发病者,尽量采取尽快妊娠,或者采集卵子并低温保存,保护其生育功能。

### 3. 免疫治疗

对有自身免疫系统疾病或卵巢自身抗体阳性的患者,可酌情应用糖皮质激素(如泼尼松或地塞米松);抗心磷脂抗体阳性者,可酌情应用阿司匹林。

### 4. 激素补充治疗

不论对于有无生育要求者都可酌情采用,能明显改善患者低雌激素的症状,但其使用具有严格的适应证。

### 5. 辅助生殖治疗

卵巢储备功能下降的患者约占不孕症的10%,且不断上升,目前体外受精-胚胎移植已成为治疗此类不孕症患者的重要方法。对于卵巢早衰患者,可行供卵、自体或异体卵巢移植术治疗。

### 6. 卵巢保护

对放化疗的卵巢保护治疗,手术时可将卵巢移位,或放疗时对卵巢进行遮挡保护,也可酌情应用口服避孕药、GnRH-a抑制下丘脑-垂体-卵巢轴(H-P-O轴),从而降低化疗药物对卵巢的敏感性。化疗前为了保存生育功能,也可酌情应用卵母细胞冷冻技术、胚胎冷冻或卵巢移植。手术时为了保护卵巢功能应避免不必要的子宫切除,在切断卵巢固有韧带时要尽量靠近宫体以保留子宫动脉上行支与输卵管系膜中的卵巢供血;卵巢囊肿剥除术应尽量多保留正常卵巢组织,避免长时间电凝对卵巢的热损伤等,以保护卵巢功能。

# 第三节　中医药对体外受精-胚胎移植失败后的调理

在体外受精-胚胎移植(IVF-ET)的过程中,控制性超促排卵与胚胎移植后均运用大量的外源性激素,从而造成一系列医源性并发症,如超促排卵药物引起的卵巢过度刺激综合征,与妊娠相关的并发症多胎妊娠、异位妊娠等。这些均可以得到及时处理。但 IVF-ET 失败后继发的月经失调、闭经等,西医治疗方案是多采取等待或自然恢复疗法,这样不但时间推延给患者造成严重的身心困扰,而且即使应用西药治疗,亦是西药对此疗效不佳,不良反应大等。通过辨证应用中药调理,不但可改善患者症状,缓解患者的精神心理压力,而且可整体调理,疗效颇著。

【病因病机】　肾为生殖之本,月经之源。在 IVF-ET 过程中,大量应用外源性 Gn 的刺激,造成短时间内大批卵泡被募集、发育并成熟,如此短时间突然耗损肾之阴阳,极易造成月经失调或闭经。而反复移植的失败、家庭与社会的压力、高额的医疗费用皆可对患者造成较大的精神压力,导致肝气郁滞,气血失和,或肝郁化火,以致月经失调。又因乙癸同源,肝肾二者的病变亦可相互影响,从而使肝肾失调,冲任损伤,月经失调。

【临床表现】　在体外受精-胚胎移植(IVF-ET)失败后主要造成月经先期、月经后期、月经过少与继发性闭经。

【辨证论治】

（一）月经先期

1. 肝郁血热证

主症:月经先期,经量偏多,偶有减少,色紫红,有血块,心烦易怒,胸闷嗳气,乳房作胀,夜寐甚差,口苦咽干,舌质红,苔薄黄,脉弦数。

治法:疏肝清热调经。

方药:清热理经汤(庞保珍方,选自庞保珍主编《不孕不育中医治疗学》)。黄芩,栀子,牡丹皮,黄柏,生地黄,阿胶,龟甲,生藕节,地榆。

2. 阴虚血热证

主症:月经先期,经量多或少,头晕,心悸,腰膝酸软,失眠,手足心热,舌红,苔少或无苔,脉细数。

治法:养阴清热调经。

方药:济阴理血汤(庞保珍方,选自庞保珍主编《不孕不育中医治疗学》)。熟地黄,生地黄,白芍,山药,龟甲胶,麦冬,沙参,五味子,黄芩,地骨皮,甘草。

3. 脾气虚证

主症:月经先期,量多,色淡红,质清稀无血块,头昏,神疲乏力,懒言,纳食较少,大便或溏,小腹空坠,舌质淡,苔薄而润,脉虚大无力。

治法:健脾益气,固冲摄血。

方药:归脾锁精汤(庞保珍方,选自庞保珍主编《不孕不育中医治疗学》)。黄芪,党参,当归,龙眼肉,白术,柴胡,茯神,远志,酸枣仁,炙甘草,山药,芡实。

### (二)月经后期

#### 1.阴血亏虚证

主症:月经后期,经量偏少,色淡红,质稀,无血块,伴有头昏腰酸,心悸,失眠,平素带下甚少,舌淡红,少苔,脉虚细。

治法:滋阴养血。

方药:滋奠螽斯汤(庞保珍方,选自庞保珍主编《不孕不育中医治疗学》)。熟地黄,紫河车,山药,龟甲胶,白芍,当归,川芎,女贞子,枸杞子,川续断,菟丝子,柴胡。

#### 2.血瘀证

主症:月经后期,量少,色紫黯,有血块,小腹胀痛,胸闷烦躁,乳房作胀,舌质黯红或有瘀点,苔薄,脉弦或细弦。

治法:理气行滞,活血调经。

方药:逐瘀衍嗣丹(庞保珍方,选自庞保珍主编《不孕不育中医治疗学》)。桃仁,红花,牡丹皮,赤芍,当归,延胡索,枳壳,三棱,莪术,昆布,香附。

### (三)月经过少

#### 1.阴血虚证

主症:月经后期,经量逐渐减少,甚则点滴即净,色淡红,质清稀,伴头昏眼花,腰背酸楚,或有耳鸣,平素带下甚少,苔薄白,脉细弦。

治法:滋阴养血调经。

方药:滋奠螽斯汤(庞保珍方,选自庞保珍主编《不孕不育中医治疗学》)。熟地黄,紫河车,山药,龟甲胶,白芍,当归,川芎,女贞子,枸杞子,川续断,菟丝子,柴胡。

#### 2.肝郁证

主症:月经后期,经水涩少,行而不畅,色紫红或黯黑有块,心烦易怒,小腹胀痛,胁肋作胀,经前乳胀,苔薄白,脉弦或涩。

治法:疏肝理气,活血调经。

方药:开郁毓麟丹(庞保珍方,选自庞保珍主编《不孕不育中医治疗学》)。当归,白芍,白术,茯苓,牡丹皮,香附,川楝子,王不留行,瓜蒌,牛膝。

### (四)继发性闭经

#### 1.阴血虚证

主症:闭经,形体清瘦,头晕心悸,腰膝酸软,夜寐多梦,或胸闷烦躁,潮热出汗,午后尤甚,舌质偏红,或舌红少苔,有裂纹,脉弦细。

治法:滋阴养血,佐以调经。

方药:滋奠螽斯汤(庞保珍方,选自庞保珍主编《不孕不育中医治疗学》)。熟地黄,紫河车,山药,龟甲胶,白芍,当归,川芎,女贞子,枸杞子,川续断,菟丝子,柴胡。

#### 2.气阳虚衰证

主症:闭经较久,头晕腰酸腹胀,尿频清长,形体水肿,畏寒,性欲缺乏,小腹坠胀,大便溏,舌质淡,苔白,脉细。

治法:补肾助阳,温调月经。

方药:右归广嗣丹(庞保珍方,选自庞保珍主编《不孕不育中医治疗学》)。熟地黄,附子,龟甲,鹿茸,巴戟天,补骨脂,菟丝子,肉桂,杜仲,白术,山药,芡实,人参。

### 3. 气血虚弱证

主症:月经后期量少,心悸,神疲肢软,面色苍白或萎黄,头晕目眩或纳少便溏,舌质淡红,脉细弱。

治法:益气养血调经。

方药:八珍益宫丹(庞保珍方,选自庞保珍主编《不孕不育中医治疗学》)。人参,白术,茯苓,当归,白芍,熟地黄,川芎,炙甘草,紫河车,紫石英,巴戟天。

### 4. 气滞证

主症:经闭,精神抑郁,烦躁易怒,胸胁胀满,少腹胀痛,默默不欲饮食,舌质淡,苔白,脉细弦。

治法:理气疏肝,化瘀通经。

方药:开郁毓麟丹(庞保珍方,选自庞保珍主编《不孕不育中医治疗学》)。当归,白芍,白术,茯苓,牡丹皮,香附,川楝子,王不留行,瓜蒌,牛膝。

### 5. 血瘀证

主症:闭经,小腹或有酸痛感,烦躁口渴,不欲饮,或则有少量出血,色紫黯,有如经行之状,小腹作胀。舌质有瘀紫点,脉象细涩。

治法:活血化瘀,通调经血。

方药:逐瘀衍嗣丹(庞保珍方,选自庞保珍主编《不孕不育中医治疗学》)。桃仁,红花,牡丹皮,赤芍,当归,延胡索,枳壳,三棱,莪术,昆布,香附。

【诊疗述评】 本病应当治本调经。而治本调经之法则重在辨证补肾为主,酌情调肝、健脾和胃、调理冲任气血。肾为天癸之源,冲任之本,月经的产生与调节以肾为主导,因此调经助孕以补肾为首要治法。肝藏血,主疏泄,女子以肝为先天,脾胃为后天之本,气血生化之源,气机升降之枢,脾主统血,冲任气血充盛调顺,血海按期满盈,胞宫定时藏泻,月经信而有期,故调经必须酌情调肝、健脾、理冲任。

另外,IVF-ET 失败后,患者承担着很大的精神压力,因此在酌情加以疏肝理气药物治疗的同时,应对患者进行心理疏导,帮助他们建立信心,更好地配合治疗。

# 第四节　中医药在体外受精-胚胎移植中的临床应用研究进展

目前以中医药辅助生殖治疗特征的体外受精-胚胎移植(In Vitro Fertilization and Embryo Transfer,IVF-ET)模式正在世界范围内逐步发展,取得了可喜成果,现代科技与传统中医药的不断融汇,中医辅助生殖源于传统中医,拓展中医治疗范畴,使得中医辅助生殖不断呈现新的气息,中西医结合生殖医学前景广阔。近 18 年中医药在体外受精-胚胎移植中的临床研究成果,主要有以下几个方面:肾虚是不孕症与 IVF-ET 中的主要病机;IVF-ET 中应以辨证补肾为主线;IVF-ET 中应重视男方的调理等。现分述如下。

### 1. 不孕症的主要病机

中医学认为,肾藏精,主生殖,肾为产生卵子之本,女子肾气盛,则天癸至,任脉通,太冲脉盛,卵子得以肾精的濡养,逐渐发育成熟,阳主动,卵子发育到一定程度,在肾阳达到一定的推动力则顺利排出。不孕症虽可辨证分为肾虚型、肝郁型、脾虚型、痰湿型、血瘀型,但女性不孕症患者以肾虚型最多,且行 IVF-E 中肾虚型的临床妊娠率低于其他证型,肾虚是不孕症的主要病机。

### 2. IVF-ET 前应辨证补肾

由于肾虚是不孕症患者的主要病机,因此在 IVF-ET 前应以中医的思维辨证补肾治其本,酌情辨证调理 3～6 个月为宜。对于肾气虚证宜用五子衍宗丸,肾阳虚证或肾阳虚血瘀证宜用定坤丹,肾阴虚证宜用六味地黄丸;可辨证应用中药调周疗法。连方认为,一般在助孕前 3 个月开始调理:卵泡期(月经周期 5～11 天),补益肝肾;排卵期(月经周期 12～16 天),补肾活血通络;黄体期(月经周期 17～24 天),温肾助阳;行经期(月经周期 25 天到行经),活血调经。谈勇认为,尤其对 35 岁以上不孕或 IVF-ET 多次失败患者,在 IVF-ET 前期采用中药调周法。研究证明:补肾调周中药可改善卵巢储备功能。提高患者对促性腺激素的敏感性,改善卵子质量,增加获卵数,提高辅助生殖技术的种植率与妊娠率,且能促进再次 IVF-ET 成功率。

### 3. 中医药对 IVF-ET 前相关"基础疾病"的治疗

(1)辨证治疗多囊卵巢综合征:章勤认为,对于 PCOS 患者,IVF-ET 术前的体质调理尤为关键,体型偏瘦患者多属气郁质或阴虚质,气郁质患者常兼见心烦易怒或精神抑郁,经前乳胀等症,治疗应疏肝解郁,多以开郁种玉汤化裁;阴虚质患者常兼见腰酸少寐,口干烦热舌红等症,治疗宜滋养肝肾,多以养精种玉汤化裁;体型偏胖患者多属痰湿质,常兼见喉中有痰,体重倦怠等症,治疗应温肾化痰,多以苍附导痰丸化裁。黄日亮研究认为,排卵障碍性不孕症患者临床应用定坤丹治疗,可以增大子宫内膜厚度,提高患者的妊娠率,具有重要的应用价值。卫爱武等研究认为,定坤丹联合氯米芬能明显改善多囊卵巢综合征伴不孕患者的临床疗效。

(2)补肾活血法治疗子宫内膜异位症:章勤认为,子宫内膜异位症反复发作而需行 IVF-ET 者,其病机多为肾虚夹瘀。平时以补肾活血,化瘀消癥为主,经前期以补肾温通为主,行经期以活血化瘀止痛为主。如此急则治其标,缓则治其本,攻补兼施,补肾以促进卵泡的发育,提高子宫内膜的容受性,活血即可消癥,又利于卵子的生长与排出。安向荣研究结论对子宫内膜异位症性不孕症患者使用腹腔镜手术和中药定坤丹进行治疗安全、有效。

(3)驱邪与扶正并用治疗盆腔炎:章勤认为,由于盆腔炎迁延日久,正气渐衰,邪热余毒残留,与冲任之气血相搏结,日久难愈,耗伤气血而致,治宜驱邪与扶正并用,多以黄芪建中汤合血竭化癥汤化裁。此外,在输卵管炎性不孕症术前调理时,章勤尚配合驱邪与扶正的中药保留灌肠。

对于盆腔炎的治疗必须用中医的思维辨证用药,不要被西医的"炎"束缚治疗的思维,如肾阳虚血瘀证,适用于定坤丹;气虚血瘀,痰湿凝滞证,适用于丹黄祛瘀胶囊。

(4)补肾养血填精治疗卵巢储备功能下降:章勤认为,卵巢储备功能下降主要责之于"天癸早枯",治宜养血填精为大法,多以河车大造丸合四物汤化裁。女子常不足于血,顾护精血为女子之要。女子只有在精血充足的前提下才能月事以时下,卵巢的储备功能才能好,特别是在体外受精-胚胎移植中更要顾护精血。谈珍瑜等研究认为,定坤丹对肾虚型月经后期卵巢储备功能下降(DOR)患者治疗效果好,能有效改善患者性激素水平,增大平均卵巢体积,增加窦卵泡计数,促进月经来潮,进而恢复和改善卵巢储备功能。

(5)"滋肝、柔肝"治疗 IVF-ET 反复失败:章勤认为,IVF-ET 反复失败患者以肝虚为主,而非肝气横逆,故治疗以"滋肝、柔肝"为主,而非"疏肝、泄肝",临床常用温养肝肾之药,酌加轻灵之品以顺肝木曲直之性,从而春生阳回,雨露自滋,经水渐复,常用药物:鹿角霜、石决明、龟甲、绿梅花、玫瑰花、炒白芍、王不留行子、酸枣仁。

### 4. 肾虚是 IVF-ET 中的主要病机

IVF-ET 失败后女性的常见中医证候为肾虚及肝郁证,常见证型为肾虚肝郁血瘀、肾虚肝郁、肾虚肝郁血瘀夹湿热,且肾虚肝郁血瘀的发生率随不孕病程、流产次数的增加而升高。

### 5. 中医药在 IVF-ET 中各期的作用

(1)施术前期宜益肾填精,佐以疏肝解郁,宁心安神:施术前期,即口服避孕药治疗 21 日期间。宜辨证应用益肾填精,佐以疏肝解郁,宁心安神之法。其疏肝解郁,宁心安神可选用柴胡、桑叶、绿萼梅、淡竹叶等,随口服避孕药服用 20 日。其益肾填精傅萍主张遣用毓麟珠加减;蔡小荪经验:促排卵前育肾调经:经后期即卵泡期,为经净后至排卵前,方药为茯苓 12g,生地黄 10g,牛膝 10g,路路通 10g,公丁香 2.5g,制黄精 12g,麦冬 10g,淫羊藿 12g,石楠叶 10g。经间期和经前期,即排卵期和黄体期,方药为茯苓 12g,生地黄 10g,熟地黄 10g,仙茅 10g,淫羊藿 12g,鹿角霜 10g,女贞子 10g,紫石英 12g,巴戟天 10g,麦冬 12g,山茱萸 10g。蔡小荪特别强调,在促排卵前需辨证加减用药。李小英研究在 IVF-ET 中以补肾疏肝为调养基方能够改善临床症状,减少 Gn 用量,降低促卵泡生成素水平,有利于提高优质胚胎率和临床妊娠率。

(2)降调期第一步宜辨证滋肾阴为主,佐以温阳:降调期第一步,即使用 GnRH-a 控制性超促排卵期第 1～9 日。GnRH-a 在短期内募集多个卵母细胞,极大地打破了正常的生理状态,超越了正常的调控能力。中医学认为,肾主生殖,此期造成肾气聚伤,阳化气,阴成形,因此此期特殊生理状态下,以肾阴虚为主,兼有肾阳虚之征。故尤昭玲选用生地黄、熟地黄、桑椹、鹿角片、覆盆子、沙参、石斛等组成的 2 号方,随用 GnRH-a 第 1～9 日服药。连方主张,滋肾助阳—调节整体状态。蔡小荪主张,围种植期健肾柔肝,方药:党参 10g,茯苓 10g,麸炒白术 10g,黄芩 6g,苎麻根 10g,白芍 10g,续断 10g,杜仲 10g,桑寄生 10g。

(3)降调期第二步治宜酌情补肾益精为主,佐以理气活血:降调期第二步,即使用 GnRH-a＋Gn 控制性超促排卵期。在进行垂体降调节的第一步,本已出现医源性肾阴亏虚为主的病机;此期超排卵要求多个卵细胞共同发育,卵泡期由于短时间内天癸大量泌至,突然耗损肾之阴阳,使得肾阴更加匮乏,难以聚而为精,导致缺乏卵子形成的物质基础,极易造成卵泡不能充分发育成熟。此外,阴虚容易导致阴虚血瘀,故此期以肾阴虚极,兼有血瘀、肝郁为主要病机。故治宜酌情补肾益精为主,佐以理气活血。尤昭玲在 2 号方的基础上加减,选用西洋参、大腹皮、黄精、荔枝核、赤小豆、薏苡仁等组成的 3 号方,接 2 号方用至注射 hCG 前 2 日服用。连方主张,超排卵时补肾滋阴—促卵泡发育。傅萍选用养精种玉汤合二至丸加味。梁莹等分别联合补肾调经方、逍遥散方。刘芳等研究应用加味左归丸方。张建伟研究二至天癸颗粒能明显提高 IVF 周期卵巢对超促排卵药物的反应性,而未增加 OHSS 发生的危险性。连方等研究 IVF-ET 中 COH 后临床上所出现中医证型按出现频率由高到低依次为肾气阴两虚证,脾肾阳虚证,肝郁气滞兼血瘀证,其他证型。

(4)取卵前期宜酌情辨证采用温肾助阳,佐以活血排卵之法:取卵前期,即使用 hCG 促卵泡成熟期。中医学认为,阳化气,肾之阳气充足,鼓动有力,经络畅通,卵子才能顺利排出。故此期宜酌情辨证采用温肾助阳,佐以活血排卵之法。尤昭玲选用菟丝子、桑椹、覆盆子、紫石英等药组成的 4 号方,随 hCG 注射前 1 天至取卵前 1 天服药,连服 3 天。连方经验:绒毛膜促性腺激素(hCG)日温肾活血—促卵泡排出。连方等报道在辅助生殖中当优势卵泡直径达到 18mm 时,每日 1 剂桃红四物汤加味,服至卵泡排出或取卵日。

(5)取卵后期治宜酌情补肾健脾为主,佐以活血:取卵后期,即取卵后 1~5 天。此期由于抽吸卵泡,引起颗粒细胞过多丢失,导致颗粒黄体细胞数下降,影响黄体的生成,不利于胚胎的种植发育。中医学认为,此期由于上述超促排卵、取卵等措施已导致机体成为肾虚为主,兼有血瘀等情况的状况,脾为后天之本,后天养先天,脾肾功能正常,则为胚胎种植提供充足的物质基础,而血瘀不利于精微物资的生成与吸收,故治宜酌情补肾健脾为主,佐以活血。尤昭玲用麦冬、山茱萸、炙龟甲等组成的 5 号方,从取卵之日起,连服 5 天。连方在常规应用黄体酮维持黄体基础上,辅以补肾健脾、固冲安胎中药。有研究从取卵当日起在 hCG 健黄体的基础上加服滋肾育胎丸。张建伟研究提示,二至天癸颗粒改善控制性超排卵周期卵子质量与子宫内膜容受性。傅萍主张移植前疏补为要,选用毓麟珠,酌加路路通、皂角刺等活血通络之品。蔡小苏经验:移植前后健肾助孕,设健肾助孕方:党参 12g,茯苓 12g,白术 10g,黄芩 10g,续断10g,杜仲 10g,桑寄生 12g,苎麻根 12g,白芍 10g。从胚胎植入前 7 天至胚胎植入后 14 天,即从鲜胚周期取卵后服用至确诊生化妊娠时。

(6)移植后期宜酌情健脾益肾,助胎长养:移植后期,即胚胎移植后 1~12 天。超排卵本身导致黄体功能异常等,影响胚胎的发育。中医学认为,肾主生殖,后天养先天,故此期宜酌情健脾益肾,助胎长养。尤昭玲选用西洋参、紫苏梗、白术、莲心、寄生等组成的 6 号方,从胚胎移植后第 3 天起,连服 12 天。傅萍多用寿胎丸加减,用药宜轻、性味宜平。蔡小苏主张,种植后固肾安胎,方药:黄芩 6g,麸炒白术 10g,党参 10g,苎麻根 10g,续断 10g,杜仲 10g,桑寄生 10g,紫苏梗 10g。

(7)妊娠期治宜酌情采用健脾补肾法、清肝养胎法、化瘀止血法等:妊娠期,即胚胎种植后11~13 天查 hCG 确诊妊娠后。虽然健脾补肾是固系胎元之大法,但孕后常兼有肝热、血瘀的情况,故治宜酌情采用健脾补肾法、清肝养胎法、化瘀止血法等。尤昭玲一般用西洋参、白术、菟丝子、苎麻根等组成的 7 号方,从确认妊娠后服药,至 B 超看到胎儿心率时酌情停药。蔡小苏设健肾安胎方:杜仲 12g,川断 12g,狗脊 12g,桑寄生 12g,党参 12g,炒白术 12g,黄芩 10g,紫苏梗 10g,白芍 10g,生地黄 10g,苎麻根 12g。傅萍辨证酌情采用补肾健脾法,方用泰山磐石散,酌加阿胶珠、熟地黄、山茱萸等;凉血滋阴法,当用保阴煎加苎麻根,可入桑叶、生白芍、墨旱莲;化瘀止血法,于胎元饮基础上,辨证遣入牡丹皮、制大黄、参三七等止血不留瘀、化瘀不伤胎之品。叶敦敏教授强调,阶段性用药,确认妊娠阶段主张健脾补肾养心以安胎。

### 6. IVF-ET 中应重视辨病辨证结合

(1)补肾健脾法治疗 IVF-ET 中的卵巢低反应:基于"补肾健脾法治疗 IVF-ET 中的卵巢低反应的研究",突破了中医学关于"肾主生殖"的传统病机的认识,依据"脾胃为后天之本,气血生化之源"的理论,只有在脾胃运化的水谷精微及气血充足的基础上,卵泡才能在肾气及天癸的作用下正常发育成长,先天后天相互滋生。认为卵巢低反应的主要中医病机在于"脾肾亏虚",同时研究认为补肾健脾法可改善 IVF-ET 中卵巢低反应(POR),提高卵巢储备功能。益气养阴方可改善 POR 患者 IVF-ET 过程中的卵巢反应性,提高获卵数并增加患者妊娠率,其作用机制可能与调控卵巢颗粒 GDF-9、BMP-15 表达有关。

(2)调肾为主,兼调心肝脾治疗 IVF-ET 的多囊卵巢综合征:肾主生殖,阳主动,阴主静,心主神明,肝主疏泄,人的情志与心肝的关系最为密切。肾为先天之本,脾胃为后天之本,后天养先天。因此,要辨证的科学应用调肾为主,兼调心肝脾治疗 IVF-ET 的多囊卵巢综合征。尤昭玲对于中医辅助治疗 IVF-ET 助孕的 PCOS 患者,创造性提出多泡、少泡二型;从 IVF-ET 的

3 个过程降调期、促排期、移植后期介入,环环相扣,互为基础。降调期勿动,清心静候,抚卵静养;促排期多泡型敛泡固泡,少泡型益肾增泡,且调泡不忘调膜;移植后期,健脾助膜,益肾固胎,安胎前移;并辅以耳穴、食疗等多种方法综合治疗,提高了 PCOS 患者着床率及临床妊娠率。

（3）活血解毒法治疗 IVF-ET 的子宫内膜异位症:叶敦敏认为,子宫内膜异位症的中医病机是瘀毒,治宜活血解毒,并主张在确认患者胚胎着床、早期妊娠阶段,可酌情使用活血化瘀之品,增加子宫内膜容受性,降低试管流产率,常用活血之力较平缓之品,如丹参、赤芍、牡丹皮等,并遣方用药时加上清热解毒之品,如猫爪草、半枝莲、毛冬青等。

### 7. 补肾活血治疗反复 IVF-ET 失败的子宫内膜容受性差

反复体外受精-胚胎移植失败（RIF）属中医学"滑胎"范畴,其主要病机是肾虚血瘀,杨维等研究以补肾活血为治则,从月经第 5 天开始服用温肾养血颗粒,连服 5 天,月经第 10 天开始服用培育颗粒,连服 15 天,疗程结束后进入生殖医学中心的体外受精（IVF）周期。其研究结果提示,可改善 RIF 患者的中医证候及子宫内膜容受性,提高临床妊娠率。刘瑞芬在整个辅助治疗中,补肾气的同时,强调瘀血作为病理产物,阻滞胞宫胞脉,是影响妊娠成功不可忽视的因素,所以在明确宫内妊娠前 3 个时期（调理期、移植前期、移植后）要兼顾活血化瘀,临床效果显著。卫爱武认为,肾虚血瘀是 IVF-ET 患者的主要病机,补肾活血是治疗的关键。马大正将补肾填精,养血活血作为改善胞宫功能的重要方向,创制补胞汤来改善子宫内膜容受性,移植后应用补肾填精、养血活血为治法的补胞汤及着床后应用温补肾阳、安养胎儿为治法的温肾安胎汤能提高体外受精-胚胎移植的着床率,降低临床妊娠患者先兆流产症候群积分,改善妊娠结局。尤昭玲认为,脾肾两虚是子宫内膜容受性低的主要病机,治宜健脾补肾。徐玲丽等认为,子宫内膜血供丰富者可在一定程度上促进子宫内膜生长并促进胚胎着床,中药方面应在辨证论治的基础上增加疏肝理气养血药物和健脾益气生血药物共同作用改善内膜血流状态辨证施治,不可千篇一律而丢失中医特色;针灸方面可探寻有益的穴位靶点借助三维超声及其衍生技术对针灸的影响机制进行更深层次的探索。范波等研究认为,定坤丹治疗子宫内膜发育不良性不孕症临床疗效确切,可有效增加患者子宫内膜厚度,提高临床妊娠率。总之,对于反复 IVF-ET 失败的子宫内膜容受性差,只有按中医的思维辨证组方用药,才能有好的疗效,且单一证型少,复杂类型多,如对于辨证属于肾阳虚血瘀证者适用于定坤丹。

### 8. 辨证应用电针与益肾健脾利水法预防 OHSS 发生

（1）辨证应用电针防治 IVF 中 OHSS 发生:谈勇等认为,OHSS 的发生是肾虚基础上,加之受到医源性因素的侵袭之后,妨碍或破坏了正常的生理机转,导致脏腑功能失常,气血失调,从而影响到冲任、子宫、胞脉、胞络,而且这种病变所产生的病理产物可作为第二致病因素,再度妨碍脏腑气机的升降调节,导致脏腑气血的严重紊乱。本研究取穴足三里、关元、中枢,具有疏通气机,导滞止痛之功;配合子宫穴、三阴交补益肾气,理气化瘀;血海穴则补血行气,活血祛瘀;气海穴则可以调理一身气机运行。从中医角度不难看出,针刺干预通过调理全身气血运行,达到行气活血,以利水液运行,缓解患者症状的作用。洪艳丽等对行 IVF-ET 的患者取穴:足三里、血海、关元、三阴交、子宫穴、气海、中极;肾虚型加太溪穴,痰湿内滞型加丰隆穴,肝郁气滞型加太冲穴、合谷穴。采用华佗牌针灸针,在所选的穴位上针刺定位,有酸、胀、重、麻感后用 G6805-1 型电针治疗仪,频率 40～60Hz,幅度 15～30V,输出脉冲疏密波,连于针灸针,每日 1 次,1 次 30 分钟,于注射 Gn 第 1 日开始至 ET 日接受电针治疗。电针辅助能有效防治 IVF

过程中 OHSS 发生,且不降低 IVF 优胚率及妊娠率,可能与其降低患者卵巢局部血管通透性有关。

(2)益肾健脾利水法预防 OHSS 发生:赵芳研究认为,脾肾两虚是 OHSS 的主要病机,并用五皮饮加减益肾健脾利水治疗体外受精-胚胎移植过程中 OHSS 倾向患者,减少了盆腔积液量,改善了 OHSS 症状,不仅对 OHSS 倾向患者有较好的预防作用,而且有效提高了移植周期的妊娠率。

### 9. IVF-ET 中应重视男方的调理

男方生殖之精壮,女方生殖之精强,是优生的关键,是 IVF-ET 成功的关键。因此,在 IVF-ET 之前应高度重视男方精子的科学检测与调理,只重视女方卵子质量,不重视男方精子状况是不对的。叶敦敏认为,在女方进入 IVF-ET 周期的同时,男方也可服用中药辅助调理,以提高精子的活力、质量及受精卵质量,从而提高 IVF-ET 的成功率,主张以补肾活血为原则,使用熟地黄、黄精等滋养肝肾的同时,常配合运用毛冬青、车前子、路路通、丹参、浙贝母、王不留行等活血通经散结之品,在提高男方精子活力及质量、改善生育能力方面取得满意疗效。郭军等研究认为,龟龄集对勃起功能障碍患者有显著疗效,可改善其伴随症状,且未见明显不良反应。郭军等研究认为,龟龄集能提高少弱精子症精液质量且安全性良好。

### 10. 展望

不孕症是影响育龄夫妇双方与夫妇双方家庭身心健康的世界性问题。目前体外受精-胚胎移植(IVF-ET)已成为治疗女性不孕症的重要方法之一,但目前国际上 IVF-ET 妊娠率仍在 30%～40%。存在由于卵巢反应功能低下而取消促排卵周期、子宫内膜接受能力差引起着床障碍,卵巢过度刺激综合征(OHSS),自然流产率高(18.4%～30%),婴儿出生率低等并发症,与费用昂贵等不足。但中医药在增强整体体质、促进卵巢自身功能正常、诱导排卵、提高优质卵泡数量、改善子宫内膜容受性、提高妊娠率与试管婴儿出生率、降低西药的不良反应等方面有其独特而强大的优势,因此有更多的家庭在 IVF-ET 的同时,寻求中医药辅治而取得满意的疗效。

中医药在体外受精-胚胎移植应用中取得了令世人瞩目的成就,越来越多的研究报道证实,中医辅助治疗能有效提高 ART 妊娠成功率,尤其中医药在身体整体调节,特别是调节自身卵巢功能,诱导排卵与提高优质卵泡数,改善子宫内膜容受性,提高妊娠成功率与试管婴儿出生率,并有效降低西药的不良反应等方面成绩显著。目前的研究中仍存在一些不足之处:能够做辅助生殖技术的中西医结合医师少,治疗方案不规范,缺少不同中西医结合治疗方案间的对比;对现有文献资料整理不全面,缺乏统一、客观的诊疗标准。存在缺乏用中医的思维指导体外受精-胚胎移植的诊疗的现象,存在用西医的思维开中药的现象,存在个别过度应用的现象。有些患者应用多次 IVF-ET 无效,但应用中医辨证调理而自然怀孕,因此应严格掌握 IVF-ET 的适应证。中医辅治过程中,一定要注意密切观察 IVF-ET 并发症 OHSS 的发生。特别是年龄＜35 岁、瘦弱、PCOS 患者或 B 超下卵巢皮质内呈项链状表现的患者、用 hCG 诱导排卵、用 hCG 支持黄体的敏感人群等。此外,尚应警惕 IVF-ET 妊娠不良结局流产和宫外孕的发生。为了进一步发挥中医药在辅助生殖技术中强大优势,提高体外受精-胚胎移植临床治疗效果,有必要制定全国统一的体外受精-胚胎移植辨证论治标准及施治方案。读经典,做临床,以中医的思维指导体外受精-胚胎移植的治疗,以辨证论治为前提,衷中参西,针对目前辅助生殖技术中的"瓶颈"问题,进行中医药的科学研究,做到中西医取长补短,相互促进,提高辅助生殖技术的临床妊娠率与出生率。

## 参 考 文 献

[1]　邵玉,梁欣娟,张金玉,等.不同中医证型患者体外受精-胚胎移植妊娠率的比较[J].广州中医药大学学报,2014,31(2):189-191.

[2]　连方,王瑞霞.辅助生殖技术在治疗不孕症中的问题与中医药干预策略[J].中国中西医结合杂志,2010,30(7):677-681.

[3]　谈勇.中医药在辅助生殖技术中应用的优势与思路[J].江苏中医药,2002,23(1):7-11.

[4]　李东,郭佳,补肾调周法改善卵巢储备功能在辅助生殖技术中运用的临床研究[J].北京中医药大学学报,2008,31(2):131-134.

[5]　连方,王琳,张建伟,等.二至天癸方对高龄不孕妇女卵巢反应性的影响[J].中国中西医结合杂志,2006,26(8):685-688.

[6]　单志群,曾勇,胡晓东,等.补肾调冲法在试管婴儿助孕技术中的运用——附 96 例临床报告[J].中医药学报,2002,30(6):10-11.

[7]　何易,章勤.章勤对体外受精-胚胎移植术前调理的思路[J].江西中医药大学学报,2015,27(1):23-28.

[8]　黄日亮.定坤丹治疗排卵障碍性不孕症的临床观察[J].中国中医药现代远程教育,2018,16(12):120-122.

[9]　卫爱武,肖惠冬子,宋艳丽.定坤丹联合氯米芬治疗多囊卵巢综合征伴不孕疗效观察[J].中国实用妇科与产科杂志,2018,34(4):444-447.

[10]　安向荣.中药定坤丹配合腹腔镜治疗子宫内膜异位症性不孕症 128 例分析[J].中国现代药物应用,2016,10(20):270-271.

[11]　谈珍瑜,游卉,尤昭玲.定坤丹治疗卵巢储备功能下降致月经后期肾虚证的临床观察[J].中华生殖与避孕杂志,2018,38(5):406-409.

[12]　方晓红,高涛,马景,等.体外受精-胚胎移植失败患者中医辨证分型及相关因素的分析[J].中国中医药科技,2015,22(3):326-327.

[13]　尤昭玲,王若光,谈珍瑜,等.体外受精-胚胎移植中医辅治方案的构建[J].湖南中医药大学学报,2009,29(5):3-5.

[14]　傅萍,楼毅云.中医药在体外受精-胚胎移植技术中的辨治思路[J].中华中医药学刊,2009,27(9):1870-1873.

[15]　金毓莉,张婷婷,翁雪松.蔡小荪三步助孕法在体外受精-胚胎移植技术中的应用[J].中医杂志,2014,55(18):1547-1550.

[16]　李小英.以补肾疏肝为调养基方在提升体外受精-胚胎移植成功率的应用研究[J].四川中医,2015,33(7):94-96.

[17]　NandedkarTD,KelkarRL.PotentialresearehableareasinARTs—ooeytematuration and embryo develop-ment[J].IndianJExpBiol,2001,39(1):1-10.

[18]　许江虹,陈旦平.蔡小荪中药干预体外受精-胚胎移植术经验[J].中医杂志,2014,55(6):461-463.

[19]　梁莹,杜惠兰,赵胜男.体外受精-胚胎移植术联合补肾、疏肝对不孕症患者活化素受体样激酶 5 的影响[J].中医杂志,2014,55(1):34-37.

[20]　刘芳,唐雪莲,范媛媛.加味左归丸方预治疗对控制性超排卵治疗中卵巢低反应者临床结局的影响[J].广州中医药大学学报,2013,30(6):824-827.

[21]　张建伟.补肾对控制性超排卵周期 HCG 日 $E_2$、$E_2$/卵子水平及 OHSS 的影响[J].辽宁中医药大学学

报,2013,15(1):32-33.

[22] 连方,梁静雅. 体外受精-胚胎移植中控制性超排卵后的中医证候分布[J]. 中医杂志,2012,53(6):485-487.

[23] 连方,滕依丽,孙振高. 中药调周法在辅助生育技术中的应用(下)[J]. 山东卫生,2006(3):63-64.

[24] 曹泽毅. 中华妇产科学(下册)[M]. 北京:人民卫生出版社,2004:2626-2628.

[25] 刘蓝笛(指导:叶敦敏). 运用中医药辅助体外受精-胚胎移植思路探讨[J]. 广州中医药大学学报,2015(32):765-771.

[26] 沈明洁,齐聪,匡延平. 补肾健脾法治疗体外受精-胚胎移植中卵巢低反应临床研究[J]. 上海中医药杂志,2014,48(3):57-59.

[27] 洪艳丽,谈勇,施艳秋. 益气养阴方联合体外受精-胚胎移植对卵巢低反应患者卵细胞质量及妊娠结局的影响[J]. 中医杂志,2015(56):115-119.

[28] 王肖,尤昭玲. 多囊卵巢综合征患者行体外受精-胚胎移植的中医辅治方案[J]. 中华中医药杂志,2015,30(8):2817-2819.

[29] 杨维,郭春雨,李玛健. 滋肾调周法对反复体外受精-胚胎移植失败者子宫内膜容受性的影响[J]. 北京中医药,2015,34(4):267-271.

[30] 王亚荣. 刘瑞芬教授体外受精-胚胎移植辅助治疗辨治经验[J]. 河北中医,2015,37(8):1132-1134.

[31] 郭燕京. 卫爱武教授将中药运用于体外受精-胚胎移植的经验[J]. 中医学报,2015,30(5):716-718.

[32] 胡欣欣,孙云,马大正等. 移植后应用补胞汤及着床后应用温肾安胎对体外受精-胚胎移植妊娠结局的研究[J]. 浙江中医药大学学报,2014,38(8):970-975.

[33] 李俊敏,尤昭玲. 尤昭玲"安胎前移法"在体外受精-胚胎移植技术中的应用[J]. 中医杂志,2015,56(9):737-739.

[34] 徐玲丽,连方. 改变子宫内膜血流状态以提高体外受精—胚胎移植成功率的中西医研究进展[J]. 湖南中医杂志,2014,30(9):157-158.

[35] 范波,冉伟,张凤. 定坤丹对子宫内膜发育不良所致不孕症患者妊娠率的影响[J]. 河南中医,2016,36(7):1242-1244.

[36] 谈勇,夏桂成. 卵巢过度刺激综合征的中医证治探讨. 山西中医学院学报,2005,4(6):24-26.

[37] 洪艳丽,谈勇,殷燕云,等. 电针对体外受精-胚胎移植结局及卵巢过度刺激综合征发生的影响[J]. 中华中医药杂志,2015,30(6):2110-2113.

[38] 赵芳. 五皮饮加减对体外受精-胚胎移植过程中 OHSS 倾向结局的影响[J]. 河南中医,2015,35(3):600-601.

[39] 郭军,张春影,王瑞. 龟龄集胶囊治疗勃起功能障碍的疗效观察[J]. 中国性科学,2010,19(17).

[40] 郭军,张春影. 龟龄集胶囊治疗少弱精子症的疗效观察[J]. 中国男科学杂志,2009,23(7):48-50.

[41] 杨永琴,尤昭玲,游卉. 浅谈尤昭玲教授体外受精-胚胎移植中医调治诊疗框架与策略[J]. 中华中医药杂志,2017,32(1):198-201.

# 第21章　中医辅助生殖实验研究

从目前治疗不孕症的情况看体外受精-胚胎移植(IVF-ET)已成为其治疗的主要手段之一,中医药在体外受精-胚胎移植的实验研究中积累了丰富经验,为更好地发挥中医药在体外受精-胚胎移植方面的独特优势,现将近年来的实验研究进展综述如下。

## 1. 中医药对生殖内分泌轴的调整

中医学认为,女性生殖调控体系为:"肾-天癸-冲任-胞宫"之生殖轴,其肾主生殖,为生殖之本,天癸为生殖之源,冲任调控生殖,胞宫为生殖之脏,而经、孕、产、乳为生殖之象。肾为女性生殖的核心,"女子……肾气盛……天癸至,任脉通,太冲脉盛,月事以时下,故有子"。(《素问·上古天真论》)其中生殖调控中任何一个环节失常均可影响女性生理功能而产生疾病,尤其是肾的功能失常最为严重,故在体外受精-胚胎移植中必须以辨证科学补肾为主,兼顾它脏。在体外受精-胚胎移植的治疗中,外源性性激素将影响人体自然生殖周期的生殖内分泌平衡,中药具有对人体的整体调节之优势,可以重建生殖内分泌环境的平衡。葛明晓等研究益气血补肝肾中药能适当提高垂体降调节后 hCG 和 LH 水平,减少 Gn 用量和使用天数,增加胚胎种植率。申可佳等研究护卵汤能改善 GnRHa 超排卵大鼠的生殖内分泌环境,增强卵巢功能,增加血清 $E_2$ 的含量。

## 2. 中医药对体外受精-胚胎移植中卵巢反应与卵细胞质量的影响

通过超促排卵获得数量适中的优质卵子,是体外受精-胚胎移植能否成功的关键环节之一,优质卵子的数目是获得可移植胚胎的前提,卵子的成熟度及卵子的质量是获得妊娠成功的关键。但临床观察一些患者特别是大龄不孕症患者因其卵巢反应低下,不能募集出足够数量之优质卵子,甚至无法继续治疗而被迫取消该次促排卵周期。对于由于卵巢反应功能低下而取消促排卵周期者,人们以往采用加大促卵泡激素剂量之手段,但经临床观察若过多地应用促卵泡激素又可导致内源性激素的紊乱从而影响着床。中医学认为,肾主生殖,肾气盛可以促使天癸成熟,从而改善卵巢反应性,提高卵巢储备,提高卵细胞质量。同时卵子的发育与排出与肝的疏泄功能密切相关,后天养先天,后天脾胃功能正常则气血充盛,从而促进肾精的充盛。因此,酌情科学辨证补肾为主,佐以健脾补肾,益气养血是改善卵巢反应与提高卵细胞质量的重要手段。连方等研究二至天癸方能提高卵细胞质量。进一步研究二至天癸方提高颗粒细胞 IGF-1R mRNA 的表达量。郭新宇等研究中药益气血方可促进超促排卵小鼠卵巢 GDF-9 与 GDF-9B 的表达。张树成等研究补肾生血胶囊具有增加年青 GH 超排卵能力的作用,对卵巢排卵功能有明显促进作用,促进老龄 GH 卵巢排卵功能恢复,使超排卵能力显著增加。杨丽芸等研究补肾法、疏肝法对超促排卵小鼠可增加小鼠卵母细胞数量、提生优质的卵泡率、促进卵子的正常排出,其机制可能和调控卵母细胞 GDF-9 表达相关。申可佳等研究护卵汤能改善 GnRHa 超排卵大鼠的卵泡发育及卵子质量;护卵汤能改善 GnRHa 超排卵大鼠卵巢微环境,从而有利于卵泡发育及卵子质量;护卵汤能减少 GnRHa 超排卵大鼠卵巢体细胞凋亡;护卵汤能改善 GnRHa 超排卵大鼠卵巢 FSHR 和 LHR 的蛋白表达,从而改善卵泡发育及卵巢反应性。

### 3. 中医药对体外受精-胚胎移植中子宫内膜容受性的作用

子宫内膜容受性正常是提高孕卵着床率、胎儿与胎盘发育正常的重要环节之一。较好的子宫内膜容受性的建立是体外受精-胚胎移植的临床妊娠率提高的关键一环。中医学认为,肾气盛可以促进天癸成熟,促进冲任通盛,促进胞宫生殖功能正常,因此酌情辨证科学补肾是提高子宫内膜容受性的重要手段。陈阳等研究提示,中药五子衍宗丸可上调因 GnRHa 长方案 COH 所致下降的 S100A11 基因的表达,提高子宫内膜容受性,改善小鼠妊娠率和胚胎着床率。张建伟研究二至天癸颗粒可明显改善 HMG 促排卵周期子宫内膜组织形态学指标,提高子宫内膜成熟度。王素霞等研究认为,可能是通过应用中药安胎合剂改善了 GnRHa 长周期辅助超排卵小鼠的子宫内膜间质、腺体与血管等组织结构、胞饮突的发育,来提高其子宫内膜的容受性。王素霞等研究认为,可能通过应用中药安胎合剂促进了 GnRHa 长周期超排卵小鼠子宫内膜整合素 $\beta_3$、白血病抑制因子及腺上皮细胞雌孕激素受体的表达,以改善其子宫内膜容受性,提高妊娠率。

### 4. 中医药对体外受精-胚胎移植中妊娠黄体的作用

降调节使垂体处于脱敏状态,促性腺激素分泌处于低水平,卵巢自身的内分泌功能处于抑制状态,从而影响取卵后黄体功能的正常,造成临床妊娠率下降。中医学认为,"肾主生殖""胞络者系于肾""胎荃系于脾""气以载胎""血以养胎"。因此,滋肾补肾为主,辅以健脾而调气血是促进体外受精-胚胎移植中妊娠黄体功能正常的重要手段。如此,使肾与脾、先天与后天相互支持,相互促进,以促进黄体功能,巩固胎元。杜莹等报道,补肾药不但有雌激素的作用,而且具有通过性腺轴促进卵泡发育成熟,健全黄体与提生 P、$E_2$ 激素水平的功能。王玲等研究提示,功血宁能够提高假孕大鼠血清 P 水平,在假孕大鼠黄体功能旺盛期可提高及支持黄体功能,且研究认为不干扰黄体生理性的退化。

### 5. 中医药对体外受精-胚胎移植中免疫系统的作用

中医学认为"正气存内,邪不可干""邪之所凑,其气必虚"。在正气不足的情况下,邪气乘虚而入,导致免疫功能异常。因此,扶正(补肾为主)祛邪(尤其是瘀血、湿、热之邪)是促进体外受精-胚胎移植中免疫功能正常的重要手段。在体外受精-胚胎移植的过程中,免疫因素可影响卵细胞质量与抑制胚胎着床,因此,降低试管婴儿的成功率。罗硕平等研究证实,助孕 1 号丸、2 号丸具有抑制抗体形成的作用。赖安妮的实验研究提示,补肾活血作用的胎宝冲剂(当归、菟丝子等)对生殖免疫有调节功能,且能抑制精子细胞毒抗体,提高免疫性不育小鼠的生育力。

### 6. 关于体外受精-胚胎移植动物模型的构建及针灸治疗的实验研究

体外受精-胚胎移植动物模型构建的科学与否是决定实验研究成败的关键。张树成等研究认为,雌性金黄地鼠(Golden Hamster,GH)是观察排卵与超排卵疗效很好的实验动物,若观察动情周期、排卵功能和卵巢功能等指标,可选用金黄地鼠作为实验动物。沈宗姬等研究体外受精-胚胎移植模型的建立方法:小白鼠超排卵方法:每只雌鼠腹腔内注射人绝经期促性腺激素(hMG,75U/支)10U,48 小时后腹腔内注射绒毛膜促性腺激素(hCG,500U/支)10U,与雄鼠(1B1)合笼交配,将雌鼠放入雄鼠笼中。金春兰等研究提示,通过针刺三阴交穴,具有显著增加动物排卵数目,增加倍数达到 1.5 倍左右,且将成熟卵泡全部经排卵的方式排出体外。

### 7. 关于体外受精-胚胎移植中标志物的研究

(1)子宫内膜容受性标志物:王素霞等研究认为,整合素 $\beta_3$ 与白血病抑制因子是目前医学界公认的衡量子宫内膜容受性的分子生物学指标。王素霞等研究提示,子宫内膜厚度不能作为评价是否有利于胚泡着床的可靠指标,胞饮突是子宫内膜容受性或着床窗的特异性形态标记,而且可能直接参与囊胚与子宫内膜的黏附。张建伟研究中以子宫内膜动脉血流参数为评估子宫内膜容受性的指标。陈阳等研究认为,S100A11 已经成为子宫内膜容受性的标志性因子之一。

(2)卵巢反应性及卵泡发育标志物:杨丽芸研究中认为,GDF-9 是卵母细胞来源的生长因子,是最主要的 OSFs(卵母细胞分泌因子)之一,主要表达于人与哺乳动物卵母细胞。张建伟研究中依据卵泡膜血流作为评估卵泡生长发育、成熟与排卵的有效参数。申可佳研究认为,卵巢 FSHR 和 LHR 蛋白是卵巢反应性及卵泡发育的指标。申可佳研究增加大鼠卵巢体细胞凋亡,对卵泡的正常发育不利,减少 GnRHa 超排卵大鼠卵巢体细胞的凋亡,可促进卵泡发育与提高卵母细胞的质量。申可佳等研究认为,卵巢微环境是卵泡发育及卵子质量指标。郭新宇等研究采用 GDF-9、GDF-9B 作为评价卵母细胞质量和发育潜能的标志物。

(3)预测妊娠成功指标:谭丽等研究种植窗期子宫内膜 PR 和 VEGF 的表达可作为预测妊娠是否成功的指标。

### 8. 讨论

目前国际上 IVF-ET 妊娠率仍在 30%～40%。虽然初始阶段(如诱导排卵与受精)的成功率较高,但试管婴儿出生率却低到 15%～20%。中医药在体外受精-胚胎移植应用中取得了令世人瞩目的成就,尤其中医药对生殖内分泌轴、体外受精-胚胎移植中卵巢反应与卵细胞质量、子宫内膜容受性、妊娠黄体、免疫系统等方面的调治、动物模型的构建及针灸治疗的实验研究均有其独特而强大的优势,但目前的体外受精-胚胎移植的实验研究中仍存在一定的不足之处:能够熟练做辅助生殖技术实验的中西医结合的医师较少,实验方案不够规范,缺乏统一、客观的实验标准,缺乏体外受精-胚胎移植的中医证候模型的研究,缺乏用中医的思维指导体外受精-胚胎移植的实验研究。为了进一步发挥中医药在辅助生殖技术中强大优势,提高体外受精-胚胎移植实验水平,有必要制定全国统一的体外受精-胚胎移植实验标准及实验方案。

## 参 考 文 献

[1] 侯丽辉,王耀廷. 今日中医妇科[M]. 2 版. 北京:人民卫生出版社,2011.

[2] 葛明晓,赵彦鹏,张金玉. 益气血补肝肾法对垂体降调节超促排卵周期性激素水平及临床结局的影响[J]. 广州中医药大学学报,2010,5(27):457-460.

[3] 申可佳,熊桀,尤昭玲. 护卵汤对 GnRHa 超排卵大鼠血清生殖激素的影响[J]. 湖南中医药大学学报,2012,32(12):55-57.

[4] 连方,孙振高,张建伟,等. 二至天癸方对小鼠卵细胞质量影响的实验研究[J]. 中国中西医结合杂志,2004,24(7):625-627.

[5] 连方,孙振高,穆琳,等,二至天癸颗粒提高卵细胞质量与小鼠卵巢内 IGF-1RmRNA 表达量关系的研究[J]. 中国中西医结合杂志,2006,26(5):431-434.

[6] 郭新宇,张金玉,李海霞,等. 中药益气血方对超促排卵小鼠卵巢生长分化因子表达的影响[J]. 广州中医药大学学报,2012,29(6):679-682.

[7] 张树成,郭海洲,吴志奎. 补肾生血胶囊对雌性金黄地鼠性周期和超排卵效果的影响[J]. 中国中医基础医学杂志,1999,5(7):24-25.

[8]  杨丽芸,杜惠兰,白静. 补肾法、疏肝法对超促排卵小鼠卵母细胞数量及 GDF－9 表达的影响[J]. 中医杂志,54(7):597-604.

[9]  申可佳,尤昭玲,熊桀. 护卵汤对 GnRHa 超排卵大鼠卵巢形态的影响[J]. 湖南中医药大学学报,2012,32(9):25-28.

[10]  申可佳,尤昭玲,熊桀. 护卵汤对 GnRHa 超排卵大鼠卵巢细胞因子及受体的影响[J]. 湖南中医药大学学报,2013,33(2):8-10.

[11]  申可佳,熊桀,尤昭玲. 护卵汤对 GnRHa 超排卵大鼠卵巢细胞凋亡及活胎率的影响[J]. 湖南中医药大学学报,2013,33(1):99-117.

[12]  申可佳,熊桀,尤昭玲. 护卵汤对 GnRHa 超排卵大鼠卵巢 FSHR 和 LHR 蛋白表达的影响[J]. 湖南中医药大学学报,2013,33(7):26-29.

[13]  陈阳,付正英,张引国. 五子衍宗丸对 GnRHa 控制性超促排卵小鼠着床期 S100A11 基因的调控[J]. 中医药导报,2014(20):8:14-17.

[14]  张建伟. 补肾中药对超促排卵小鼠着床期子宫内膜组织形态学的影响[J]. 中华中医药学刊,2009,27(11):2320-2322.

[15]  王素霞,孙玉英. 安胎合剂对 GnRHa 超排卵小鼠子宫内膜形态学的影响[J]. 中医药学报,2006,34(5):45-47.

[16]  王素霞,赵红丽,孙玉英. 安胎合剂对 GnRHa 超排卵小鼠子宫内膜容受性的影响[J]. 中华中医药学刊,2009,27(2):344-346.

[17]  杜莹,张玉珍. 黄体功能不全的中医治疗概述[J]. 新中医,2006,38(3):22-23.

[18]  王玲,哈孝贤,张远,等. 功血宁对假孕大鼠黄体功能的影响[J]. 天津中医,2001,18(4):31-33.

[19]  田秀珠,张丽珠,杨池苏,等. 血清抗精子抗体对体外受精-胚胎移植结局的影响[J]. 中华妇产科杂志,1998,33(6):366-367.

[20]  罗硕平,张玉珍,梁国珍. 免疫性自然流产与免疫性不孕的床与实验研究[J]. 中医杂志,1997,38(6):351-354.

[21]  赖安妮. 免疫性不孕症的实验研究[J]. 中国中西医结合杂志,2000,20(7):491.

[22]  沈宗姬,徐文新,华月琴. 体外受精-胚胎移植模型的建立[J]. 苏州医学院学报,2000,20(9):811-812.

[23]  金春兰,木村通郎,平尾幸久. 针刺对超排卵小鼠卵巢反应及卵巢组织 FSH-R 表达的影响[J]. 北京中医药,2012,31(8):620-623.

[24]  张建伟. 补肾对控制性超排卵周期卵泡膜及子宫内膜血流的影响[J]. 世界中医药,2009,4(5):248-250.

[25]  谭丽,董方莉,郑英. 种植窗期预测体外受精-胚胎移植结局指标的研究[J]. 中国实用妇科与产科杂志,2006,22(12):918-920.

[26]  连方,王瑞霞. 辅助生殖技术在治疗不孕症中的问题与中医药干预策略[J]. 中国中西医结合杂志,2010,30(7):677-681.

[27]  Nandedkar TD, Kelkar RL. Potentialresearehableareasin ARTs—ooeytematuration and embryo development[J]. IndianJExpBiol,2001,39(1):1-10.

# 生殖健康篇

## 第 22 章　青春期养生

### 第一节　男性青春期养生

#### 一、青春期概念

通常把 10－20 岁这段时间统称为青春期。青春期是指中小学生生理发育与心理发展急剧变化的时期,是逐渐成熟的过渡时期,也是人生观与世界观逐步形成的关键时期。

青春期是人体成长发育的第二个高峰期,在生理上发生巨大的变化,如身高、体重会迅速增长,身体各器官(如心脏、肺、肝等)功能也开始日趋成熟,各项指标都可达到或接近成人的标准。一般来讲,女性的青春期比男性要早,女性从 10－12 岁开始,而男性则从 12－14 岁才开始。这一时期,女性从乳房开始发育至第一次来月经,需要 2～3 年的时间,然后开始出现腋毛、阴毛,骨盆发育变大,全身皮下脂肪增多,形成女性所特有的丰满体态。男性则开始长胡须,喉结变得突出,继而出现声音变质,肌肉骨骼发育坚实,逐渐形成男性特征性的魁伟体格。这期间最明显的变化就是性开始成熟。对于男性而言,性成熟的标志是开始出现遗精;女性性成熟的标志是月经初潮,即第一次来月经的时间。

#### 二、预防青少年抑郁症

##### 1. 学会自我调节心理

抑郁症的最显著的特点就是心理压力大,心理承受能力低。因此,青少年学生要学会自我调节与释放压力,预防抑郁症的发生。

##### 2. 树立积极的心态

要树立积极的心态,遇到挫折要想法子走出阴霾,重新塑造一个良好的人格。让自己变得更加开朗、开阔,更加阳光与乐观。人的心态好,心胸大,大事也是小事。若心态不好,心胸狭小,小事也是大事。

##### 3. 与家人朋友适当交流

家人与朋友的情感支持与良好的人际关系很重要,青少年遇到挫折、感到压抑时,多和亲朋好友倾诉,敞开心扉,不要自己憋在心里,若得到家人的关心与劝导,会很快走出心情的低谷。

### 4. 适当培养自己的兴趣爱好

广泛适当的兴趣爱好能驱赶压抑的情绪,有益于心情调节与情感释放,如适当的绘画、书法、音乐、运动、旅游等,尤其要加强适量运动。

### 5. 客观的定位目标

青少年要客观的定位自己的目标,不要把自己的期望抬得太高,要坦然面对一切。人的负面情绪,很多时候均是由于现实与自己所期望的目标背道而驰或差距甚远造成的,越达不到自己所追求的目标,越想得到,就会无形中给了自己太大压力,影响心理健康。

### 6. 及时向心理医师咨询

若试用了很多方法都没有使自己好转,要及时主动地向心理医师寻求帮助。要想想很多名人都经历过抑郁症,最后均度过了心理抑郁期,从而走向成功,自己还怕什么呢?

## 三、不良习惯影响脑发育

### 1. 不吃早餐

一些青春期学生经常早晨不吃早餐,饿着肚子就去上学,结果到学校后就会出现头晕、恶心、无力等不适表现。因为大脑营养的来源是由血糖供给的,若不吃早餐,血糖供应不足,就会影响大脑的功能,就会出现以上情况,所以早餐和大脑发育有着密切的关系。调查显示,经常适量吃早餐的学生上课注意力集中时间较长,思考能力强,精力充沛。

### 2. 长期饱食

若长期饱食,就可能造成肥胖,肥胖与负责体重控制的脑部区域所发生的损伤的确存在关联。同时,长期饱餐不但会导致高血压、糖尿病、高血脂,还有可能直接引起胰岛素代谢变化,造成大脑损伤。因此,中小学生要合理膳食。既不要挑食、节食,但也不要饮食过量,毫无节制。应在保证营养全面的前提下,吃七八分饱,两餐之间可酌情适量加餐,这样不仅不会感到饥饿,而且对大脑发育有好处。

### 3. 甜食过多

大脑发育需要充足的蛋白质与维生素等,若长期食用过多甜食,就会降低食欲,自然就会减少其他食物的摄入,蛋白质、维生素等的摄入也会减少。大脑得不到及时合理的营养补充,就会影响大脑的发育,因此中小学生不要食用过多甜食。

### 4. 蒙头睡觉

有些学生睡觉时喜欢用被子蒙住头,这是个不好的习惯。被子蒙住头之后,呼吸的空间变得狭小,空气不能流通,被子内的氧气就会越来越少;而呼出的二氧化碳就会逐渐增多,又难以挥散出去。蒙头睡觉由于无法完成气体交换,导致大脑供氧量不足,自然就会影响到大脑的发育与功能。

### 5. 懒于用脑

勤于适量用脑的人会变得越来越聪明;反之,懒于用脑,大脑就会退化。

### 6. 睡眠不足

大脑消除疲劳、得到放松的最直接方式就是充足的睡眠。若睡眠不足或者睡眠质量不高会加速大脑细胞老化,降低脑神经的活性,使思考能力下降。如果长期睡眠不足,就会影响大脑的发育与思维能力。

### 7. 烟酒刺激

有的中小学生有吸烟喝酒的不良习惯,或者常常生活在烟雾缭绕的环境中,而被动吸烟。烟酒强烈的刺激性会损害大脑皮质,抑制大脑活动,若长期的烟酒刺激,最后造成记忆力衰退、智力下降、大脑发育迟缓的不良后果。

### 8. 带病用脑

当患病时,还进行努力学习,不仅学习效率会降低,而且带病用脑还会损害大脑。

## 四、染发、烫发的危害

### 1. 皮肤过敏

皮肤过敏是染发最常见的一种不良反应。有的人在染发的当时,皮肤就出现了过敏反应,有些人是在经过几次染发以后,发生过敏反应。

### 2. 发质改变

染发与烫发的过程中容易使头发中的水分、蛋白质与其他一些营养物质损失掉。从而可导致一些人发质变差,头发失去原有的光泽与韧度,变得又黄又脆,易断裂。染发、烫发次数越多,对发质损伤越大。

### 3. 掉发、脱发

一些染发剂具有强烈的刺激性气味,说明其本身就具有刺激作用,容易造成头皮与毛囊产生炎症,导致毛囊萎缩,头发由粗变细,最后造成头发大量脱落。

### 4. 损伤身体

一些染发剂中含有多种化学物质,如苯、硝酸银、酚、铅等,这些化学物质会随着头皮毛囊进入人体,通过血液流向身体器官,对人的肝、肾等产生危害。

### 5. 引发癌症

一些染发剂是由石油等化学产品合成而来的,虽然染发剂颜色动人,但是确实存在着巨大的健康隐患。特别是一些染发剂含对人体有害的重金属铅、汞、镍等,这些重金属元素会通过头皮毛囊进入人体。染发剂势必会接触到头皮,在给头发加热时,就会加快头皮血管内的血流速度,使染发剂中的毒素渗透到皮肤内,随着血液流向全身。因此,一些含有对人体有害物质的染发剂有可能导致人体患上血液病,引发的最严重的血液病(白血病),还有其他癌症;如果头皮有伤口或者皮肤病,更容易吸收染发剂中的有毒物质。

除了以上危害之外,对处在发育阶段的学生来说,还可影响到神经系统的正常发育。为了健康,建议青春期不要染发与烫发,只有自然美才是最美丽的。

## 五、青春期不宜穿紧身裤

### 1. 穿紧身裤对男生的影响

对于男同学来讲,经常穿紧身衣裤,会压迫臀部与会阴部,妨碍生殖器官的发育。男性的生殖器官只有在一定的温度下才能正常发育。过紧的衣裤,会堵塞毛孔,使汗液排泄不畅,使下身温度升高,影响男性生殖器官的发育,严重者还可影响生精,导致不育症等。

### 2. 穿紧身裤对女生的影响

对女同学来说,尤其是不宜穿紧身的内裤。因为紧身裤透气性差,而少女生殖器官的皮肤比较细嫩,且有大量的褶皱,由生殖器产生的分泌物容易在此滋生繁殖。而经常穿紧身裤、紧身内裤、健美裤、牛仔裤,会造成下身环境空气不流通,增加了会阴部的湿度,细菌与病毒就会容易大量繁殖,进入生殖器内部。这不仅会引起皮肤瘙痒,还容易患妇科疾病,月经期间更是如此。

女性穿紧身衣会影响胸部的发育。穿过紧的衣服时胸部血液循环减慢,压迫胸部使其不能向外扩张,长此以往,就会造成胸部发育不良。同时,紧身衣还可使肺部发育受到影响,降低肺活量等。

青春期是学生生长发育的第二高峰,身体发育迅速,在穿着上,尽量多穿宽松、舒适的衣裤,不宜穿紧身衣裤。

## 六、男性的胡须不能乱拔

男性进入青春期后,随着身体的发育,口唇周围渐渐长出了胡须,这是正常的生理现象,是男性特有的标志。

胡须起初很细软,颜色比较淡,以后会逐渐变得稠密粗硬。有不少男性认为,影响美观,就用手或镊子拔胡须或拔鼻毛。以为这样拔掉,胡须不再长出来了,其实这是一种不科学的做法。

胡须不可乱拔。胡须属于毛发的一种,结构上与身体其他部位的毛发一样,分为三部分:露在皮肤表面的叫毛干,埋皮肤里面的部分叫毛根,毛根末端有毛球,毛球下端的部分叫毛乳头。毛根周围的结构叫毛囊,与周围的皮脂腺相通。只要毛囊、毛球与毛乳头存在,毛发就能生长,因为拔胡子只是拔掉了毛干与毛根,并没有拔掉毛囊、毛球及毛乳头。所以,拔胡子不仅疼痛,而且还会再长出来,还可引起毛囊炎。当拔掉一根胡须时,就会形成一个创口,若此时有大量的细菌乘虚而入,就会导致感染,形成毛囊炎,还会损伤周围的神经组织,引起疼痛。若炎症没有得到及时处理,会引起更严重的后果,容易患上脓毒血症、败血症,甚至危及生命。

胡须处在危险三角区。拔胡须的时候,若不小心,就会危及面部三角区。从医学上讲,从人的鼻上端的中点至口唇两端的点,构成了一个三角形,其中包括鼻梁、鼻翼、嘴唇与一部分面部。而胡须与鼻毛恰恰处在这个三角区内,是不能乱拔的,即使长痘痘也不能乱挤。否则容易引起面部感染,甚至引起颅内感染。

人体口唇周围的血管十分丰富,且与颅内的毛细血管相通。但是面部的静脉血管没有静脉瓣,而静脉瓣的作用是防止血液倒流。因此,一旦面部发炎,细菌就容易沿着面部静脉快速进入颅内,造成脑部感染,如脑炎。因此,拔胡须看似个小动作,若不注意,就可能严重损害人体健康,危及生命。

青春期的男性不要拔胡子,要科学地修饰自己的"门面",胡子长出后应该用剃须刀刮去。

## 七、预防青春期驼背

### 1. 端正身体姿势

中小学生无论是站立还是行走,均要时刻注意挺直胸部,两肩向后舒展,腰背自然挺直;坐着时背部挺直,肩膀端平。看书、写作业时眼睛不要离书本太近,身体不要倾斜,更不能趴在桌子上。

青春期是身体发育的快速期,骨骼与肌肉均生长迅速,而骨骼发育还未定型,因此骨骼容易受到外力的影响而变形;学生伏案学习时间长,不注意坐姿,很容易导致驼背;个别女生因为胸部发育而感到害羞,于是经常采用俯首含胸,渐渐形成驼背。因此。学生要注意养成良好的站姿与坐姿。

### 2. 适量参加体育锻炼

不要错过每次课间操与体育课的锻炼机会,认真做好体操与适量跑步运动等,加强骨骼与肌肉力量。适当做一些专门矫正驼背的运动,增强背部肌肉,挺拔身姿。

### 3. 不睡软床

正在发育期的中小学生不适合睡软床,最好睡硬床板。这样在睡眠时,能使脊椎保持自然平直。

## 八、矫正青春期驼背

### 1. 俯卧撑

俯卧撑锻炼时面部朝下,将两手与两脚同时接触地面,支撑起身体。运动时,胳膊弯曲向下推,身体保持平直不着地,酌情反复运动 10~20 次。

### 2. 贴墙站立法

身体站直贴墙,两脚并拢,双腿夹紧,膝盖不能向前弯,自然挺胸、抬头,小腹收起,双臂自然下垂,紧贴身体两侧,两肩向后自然舒展。练习时要保证脚跟、臀部、肩部、头部贴到墙壁,最少坚持 30 分钟。

### 3. 向后振臂法

身体站直,两臂向前伸直,然后向后甩动,稍微用力一点儿;或者两臂向两侧身体平举,然后由前向后运动,同时头部向后仰。动作要标准有规律,每次酌情 10~20 分钟。

这几种矫正方式简单易学,中小学生可以根据自身情况,酌情选做,坚持训练,多会有明显的效果。

## 九、正确认识性自慰对青春期学生的影响

对于中小学生而言,正确了解"性"知识,明确性的实质,正确对待"性"的产生,是很有必要的。

当中小学生进入青春期之后,性器官发育成熟时,由于性激素的正常分泌,性欲自然就会增强,自控力较差的同学就会出现性自慰现象,就是通常说的手淫。

通常认为,青春期男生手淫现象频繁,其实处于青春期的女生手淫也是频繁的,因为青春期男生、女生均在性器官与第二性征发育成熟的同时,心理上也开始发生着一定的变化。儿童时期的稚气渐渐消失,开始对异性产生好奇,并对性开始有一定的要求。伴随着性器官的逐渐成熟,青春期男生、女生均会对性的需求不断增加,从而导致部分男生、女生开始出现手淫现象。

对于手淫,青春期的学生一定要有正确的认识。就医学角度而言,适当手淫本质上并没有错,且对身体也没什么危害,偶尔手淫一回,或适当手淫对身体也不会产生什么影响,且适当手淫可放松精神压力。但如果出现过度手淫以至成瘾,对青春期男生、女生来说,无论从生理上还是心理上都有不良影响,甚至产生疾病。一旦出现过度手淫,必须及时到正规医院治疗。

就青春期的学生性自慰本身而言,是没有错的,适当手淫对身体也没有影响,但要注意自慰的程度。当自慰过度,就会出现不利于青春期发育的状况,还会影响到身体的健康、正常生

活与学习成绩。因此,建议进入青春期的中小学生最好不要手淫。若手淫的话,对一般青春期学生来讲,一周手淫次数不要超过 1 次为好。为了健康与学习,应该集中精力认真学习,转移对"性"的过度迷恋与好奇。

## 十、青春期远离性病

### 1. 学习性病的科学知识

中小学生应通过正规的科普书籍等,了解性病的传染源、临床表现、传播途径、危害性、治疗及预防措施等,从而预防性病的发生。

### 2. 遵守法律规范与道德

做到自尊、自重和自爱,中小学生不应早恋,更不应有性行为,洁身自好是预防性病的最佳方法。性交是性病传染的重要途径之一,淋病、疱疹、梅毒、非淋菌性尿道炎与艾滋病等均可能经由性交感染。因此,处于青春期的中小学生,应禁止与他人发生性行为。安全套虽然是预防性病的方法,但是并不是万无一失,因为安全套使用不当或安全套品质不佳,在性交中途破裂等,均有感染性病的机会。

### 3. 注意生殖器卫生

处于青春期的中小学生应讲究生殖器卫生,应经常保持生殖器的清洁卫生,避免使用不清洁的卫生用品,以防病原体乘虚而入,侵袭人体。

### 4. 抵制色情文化的侵蚀

由于个别色情文化宣传品,如色情影碟、录像、杂志等的泛滥,对中小学生危害较大。因此,中小学生应当对这些色情文化的宣传品加以抵制,健康成长。

### 5. 其他

(1)不要与别人共用毛巾、洗脚布、浴巾或共用澡盆、脸盆、脚盆。

(2)不要穿用他人的游泳衣、裤或内衣、内裤。

(3)去公共浴室要自备毛巾,洗淋浴,不洗盆浴,不下浴池,不赤身坐在浴室的凳子上。

(4)应避免使用公共厕所的坐式马桶,因为马桶坐圈上,可能会沾有性病患者的分泌物。

(5)不要到不消毒或消毒不彻底的理发店去理发。最好在家庭里自备理发工具,家庭成员之间互相理发。

(6)牙刷、剃须刀、刮脸刀均应每人自备,不应互相借用。

(7)不应因好奇而文身,在皮肤上刺绣或刺字。

(8)穿耳或文眉等用的针具,必须进行正规规范消毒。

(9)注射、拔牙、针灸治疗均要到正规消毒的医院与正规消毒的正规诊所里进行。

(10)中小学生绝不要因好奇而尝试吸毒,因为静脉注射毒品有可能传染多种性病等。

(11)预防接种必须一人一针一管。每一副彻底消毒的注射器针管与针头只能用于一个人。

## 十一、防治粉刺

中医学认为,粉刺又名肺风粉刺,因肺风、胃热或肝郁所致。以面及背部见黑头或白头粉刺、丘疹、脓疱、结节、囊肿及瘢痕为主要表现的皮肤疾病。西医认为,粉刺一种毛囊皮脂腺的慢性炎症性皮肤病。以皮肤出现散在性粉刺、丘疹、脓疱、结节、囊肿及瘢痕等损害,且常伴皮脂溢出为临床特征。多发生于青春期男女,但也可见于青春期以后或成年人发病者。粉刺相当于西医的痤疮。

### 1. 导致粉刺的原因

西医认为,本病的发生与雄激素及其代谢产物增多,使皮脂分泌增加;痤疮丙酸杆菌增多;毛囊漏斗部导管角化,皮脂排出受阻有关;遗传也可能是本病发生的重要因素。

中医学认为,粉刺总由内热炽盛,外受风邪所致。肺经感受风邪,或内热炽盛,致肺热熏蒸,蕴阻肌肤而发;过食辛辣、油腻之品,生湿生热,结于肠腑,不能下达反蒸于上,阻于肌肤而成;青年人本阳热偏盛,复外感风热毒邪,蕴结于肌肤所致;脾虚生痰,郁而化热,阻滞经络,气血运行不畅而成瘀,痰瘀互结,凝滞肌肤所致。

### 2. 临床表现

本病多见于 15-30 岁的男女青年。损害主要发生于面部,特别是前额、双颊部、颏部,其次是胸部、背部与肩部。初起为粉刺,可分白头粉刺与黑头粉刺两种。黑头粉刺为明显扩大毛孔中的小黑点,略高于皮面,较易挤出黄白色脂栓;白头粉刺为皮肤色或暗红色小丘疹,无黑头,不易挤出脂栓。粉刺在发生过程中可演变为炎性丘疹、脓疱、结节、脓肿及囊肿,最后形成瘢痕等。往往数种同时存在,并以其中一二种较为显著,常伴有皮脂溢出。临床上常根据皮损的主要表现分为丘疹性肺风粉刺、脓疱性肺风粉刺、囊肿性肺风粉刺或结节性肺风粉刺等。

病情时轻时重,常持续数年或到中年时期逐渐缓解而痊愈,留下萎缩性瘢痕或疙瘩性损害。

组织病理:粉刺含有角化细胞、皮脂与某些微生物,阻塞在毛囊口内。丘疹是毛囊周围以淋巴细胞为主的炎症浸润,同时可见一小部分毛囊壁开始碎裂。脓疱是毛囊壁破裂后在毛囊内形成的,内含较多的中性粒细胞。结节发生于毛囊破裂部位,是由皮脂、游离脂肪酸、细菌和角化细胞自毛囊进入真皮而成。毛囊周围的浸润可发展成囊肿,其中有很多中性粒细胞、单核细胞、浆细胞和少数异物巨细胞浸润。在痊愈过程中,炎症浸润被纤维化所取代而形成瘢痕。

### 3. 鉴别诊断

(1)酒渣鼻:多于中年时期发病,好发于颜面中部,损害为弥漫性红斑、丘疹、脓疱及毛细血管扩张。

(2)职业性肺风粉刺:常发于经常接触焦油、机油、石蜡、石油等的工作人员,可导致痤疮样疹,损害较密集,可伴毛囊角化;除面部外,尚可见于手背、前臂、肘部等接触矿油部位。

(3)颜面扩散性粟粒狼疮:损害为棕黄色或暗红色半球状或略扁平的丘疹,对称分布于眼睑、鼻唇沟与额部,在下眼睑往往融合成堤状,病程慢性。

### 4. 预防与保健

(1)应适量少吃富含脂肪、糖类食物与刺激性饮食,适量多吃蔬菜水果,适量多饮水,保持大便通畅。宜用温热水洗涤患处,尤其注意避免挤压。

(2)避免长期服用碘化物、溴化物及糖皮质激素等药物。

(3)保持生活规律,避免精神紧张。

# 第二节 女性青春期养生

女性青春期是指从月经来潮到生殖器官逐渐发育成熟的时期,一般为 13-18 岁。这个时期的生理特点是身体与生殖器官发育很快,第二性征形成开始出现月经。此期的发育可分为:①全身发育:随着青春期的到来,全身成长迅速逐步向成熟过渡。②生殖器官的发育:随着卵巢发育与性激素分泌的逐步增加,生殖器各部也有明显的变化,称为第一性征。外生殖器从幼稚型变为成人型,阴阜隆起,大阴唇变肥厚,小阴唇变大且有色素沉着,阴道的长度与宽度增加,阴道黏膜变厚出现皱襞;子宫增大特别是子宫体明显增大,使子宫体占子宫全长的2/3;输卵管变粗弯曲度减少;卵巢增大,皮质内有不同发育阶段的卵泡,使表面稍有不平。③第二性征:是指除生殖器官以外,女性所特有的征象。此时女性的音调变高,乳房丰满而隆起,出现腋毛及阴毛,骨盆横径的发育大于前后径的发育,胸、肩部的皮下脂肪更多,显现了女性特有的体态。④月经来潮:月经初潮是青春期开始的一个重要标志。由于卵巢功能尚不健全,因此初潮后一段时间月经周期可无一定规律,而后逐渐正常。女性青春期生理变化很大,思想情绪也常不稳定,家庭与学校应注意其身心健康。

## 一、经期保健

经期是关键期,是多事之秋,因此经期要科学保健。

### 1. 保持外阴局部清洁卫生

平时女性阴道内是偏酸性环境,可有效抑制细菌生长。但经期阴道会偏碱性,对细菌的抵抗力降低,易受感染,且经期阴部容易产生异味。因此,经期保持外阴清洁十分重要,每晚可淋浴,用温开水擦洗外阴,但不宜盆浴或坐浴。在洗澡时顺便用沐浴液适当清洁阴部即可,若用热水反复清洗会导致阴部碱性增加,反而容易引发阴部感染,引起瘙痒等病症。清洗阴部需要选择专业的酸性阴部清洗液,尤其在经期。经期清洁品主要依据女性的外阴环境进行配方,在清洁的同时,可除菌止痒,并防止女性阴部受到感染,能够有效维护女性的外阴健康。除了清洗阴部,还要注意卫生巾、纸要柔软清洁,透气性好。月经带与内裤要勤换勤洗,以减轻血垢对外阴及大腿内侧的刺激,洗后用开水烫一下,并在太阳下晒干后备用。排便后要从前向后擦拭,以免将脏物带入阴道,导致阴道炎、子宫炎与盆腔炎等。患有手足癣的女性一旦用过的浴巾、内裤等均应煮沸消毒后才能再次使用。

### 2. 正确使用卫生巾、卫生棉条与卫生护垫

女性经血中有丰富的营养物质,极易成为细菌大肆滋生的培养基,因此经期一定要勤更换卫生巾。尤其夏天因湿气在外阴局部聚集容易发生过敏,更要注意常常更换。建议每两小时更换一次,拆开卫生巾前务必洗手,慎用药物卫生巾,谨防卫生巾过敏。更换卫生巾时,要注意由前方向后方放入,避免把肛门周围的病菌带入阴道。当一种卫生巾使外阴产生发痒、不适或异味时,应立即停止使用,另选其他品牌。皮肤敏感的人最好少用干爽网面而多用棉质网面,干爽网面吸收快,但棉质网面更柔软舒服,对皮肤的刺激小。已经有性生活的女性较适合使用卫生棉条,但爱好游泳的少女也可尝试使用。使用卫生棉条时一定要定时更换,使用时间不要超过8小时。只要在睡前换上新的卫生棉条,不必更换,待起床后再进行更换即可。在月经的前后两天与旅行、出差等洗浴不便的情况下,卫生护垫是一种方便、实用与清洁的选择措施,但卫生护垫不宜频繁使用,且要注意选择透气性能好的产品。

### 3. 不宜穿紧身内衣裤

女性在经期最好选择松紧适中、透气性好的棉质内衣裤。若女性在月经期常穿紧身内衣裤,易使经血流出不畅;紧身衣裤能够使会阴局部毛细血管受压而影响血液循环,并增加会阴

摩擦,容易导致会阴充血水肿,甚至还会引起泌尿生殖系统感染等疾病。穿脱内衣裤时会使盆腹腔压力突变,容易造成经血逆流,可能出现经期腰痛、腹痛等表现,甚至导致不孕症。月经期腰、腹部会大量出汗,加上大量经血流出,紧身内衣裤会使女性会阴部的透气性不好,潮湿的环境极易造成某些微生物滋生,引起阴道炎,甚至盆腔炎的发生。紧身内衣裤容易使女性会阴部的汗腺分泌受阻,在月经期则更加明显,如清洁不够可导致细菌大量繁殖,会出现毛囊腺炎症、阴部疏松结缔组织炎等疾病。

### 4. 月经期宜科学洗澡

月经期可以洗澡,但采用的洗澡方式关系到女性日常健康与否,因此月经期一定要注意洗澡的科学性,采用适当的方式洗澡。一般认为,可采用淋浴或擦浴,应避免坐浴或盆浴。月经期女性子宫内膜脱落,宫腔留有创面;宫颈黏液被经血冲出,宫颈口微微张开;阴道内停留的经血是细菌的良好培养基,以上因素造成女性局部的保护性屏障作用暂时遭到破坏或降低,再加上月经期全身抵抗力下降,坐浴或盆浴极易使污染的水与阴道中的细菌上行进入子宫腔内,从而引起生殖器官发炎。女性经期身体会有异味,要加强清洁,采用淋浴或擦浴是可行的,可避免感染。若在公共浴室洗澡,要注意衣服摆放,不乱放衣物以免交叉感染,不要与其他人换穿与混放衣服,特别是内衣。清洗阴部的盆、毛巾一定要专用,毛巾要定期煮沸消毒,防止发生感染。经期尽量不要洗头,若洗尽量在中午洗,洗完后一定立即吹干。另外,应当特别提醒的是经期一定要避免洗冷水澡。洗冷水澡时水温过低,人体会感到寒冷,产生一系列应激反应,如心跳加快、血压升高、肌肉收缩、神经紧张等,不但不能消除疲劳,且易引起感冒、痛经等。女性因其特殊的生理原因,尤其在经期、哺乳期与怀孕期间,遇到冷水的刺激会导致女性内分泌失调、闭经与腹痛,且许多细菌会进入阴道引发阴道炎等妇科疾病,严重的可影响女性怀孕与生理健康。特别是对于身体体质较差的女性,经期更不能用冷水洗澡,否则冷的刺激会导致抵抗力本来就较差的身体发生感冒、发热等疾病。但长期坚持用冷水洗脸可促进血液循环,起到预防感冒、鼻炎的作用,还可使女性皮肤变得更有光泽,更有弹性。

### 5. 科学采用足疗调理

女性经期一般都比较烦躁,特别是患有痛经的人,经常会影响工作、学习与休息,可科学的足疗调理。如辨证选用中药泡脚,所有的适龄女性均可采用中药泡脚的方法调理身体。有的女性经期有腰痛、痛经,也可用热水泡脚来增加血液循环,同时可转移注意力以减轻腰痛、痛经的不适。中药加入约2000ml水,大火煮开后再用小火煎煮30分钟,等药冷却至50℃时连渣倒入盆中,煎煮过的中药可反复利用几次。泡脚之前可先用热气熏蒸一会儿脚部,等水温适合时开始泡脚,盆中药液量应该浸没踝关节,如果药液不足量,可加适量温水。泡洗过程中可适当加热水,最好是能泡至全身微微渗汗。每次泡脚最好坚持30分钟以上。除此之外,要合理选择泡脚中药。不同体质或者不同的辨证类型,在用药方面会有不同的选择。寒湿凝滞型表现为下腹冷痛,热敷痛减,手脚发冷,泡脚所选药物应该适当多选入足少阴肾经的药物为主,可用肉桂、乌药、当归、川芎各15g,干姜、小茴、吴茱萸、艾叶各6g,延胡索12g,食盐少许;气滞血瘀型表现为经前或经期小腹胀痛,经血色暗而带有血块等情况,泡脚所选药物适当多选入足厥阴肝经的药物,并加入适量的引经药物,可采用青皮、乌药、益母草、鸡血藤各30g,川芎、红花各10g;气血虚弱型表现为经期或经后小腹隐隐作痛,用手按腹部也会有轻微的疼痛感,月经量少、色淡等,宜补气养血调经,泡脚所选药物应该适当多选入足太阴脾经的药物,可用白芍、当归、川芎、熟地黄、白术、杜仲、黄芪、党参各15g。

### 6. 经期科学护肤

女性的皮肤变化与其特有的月经周期有关,女性护肤要遵循生理周期的规律。由于月经期体内的激素发生了改变,皮肤随之发生较大变化,主要表现为皮肤油腻,毛孔粗大,出现散在的粉刺与毛囊炎,皮肤毛细血管明显,皮肤的敏感性增强而容易出现过敏反应,皮肤易受紫外线影响,经常出现黑眼圈等,但通常在经期过后可自然消失。在经期前1~2天,皮脂腺的分泌比较旺盛,导致油脂过多,头油较重,肌肤失去透明感,且容易长粉刺,此时的护肤程序与护肤品要减少一些。月经期间每日用温水清洁皮肤2~3次,避免使用过多的化妆品,尽量适量使用不易导致过敏反应的,或平时使用过而无过敏反应的化妆品,适当按摩皮肤改善眼圈周围皮肤的血液循环以消除黑眼圈。经期结束后的10天,是体内雌性激素分泌的旺盛期,也是肌肤新陈代谢快速、易吸收养分的好时机,可给予肌肤更深层的滋润,可适当使用合格的营养品,以增加肌肤的滋润与光滑。

### 7. 适量运动

经期可以选择一些不是很激烈的体育活动,如健身操、羽毛球等。

### 8. 调节情志,学会控制情绪

经前期紧张症如烦躁、失眠、头痛等,甚至出现面部水肿、腹胀腹泻等表现,这种现象是性激素的比例不正常与体内水和钠滞留过多所导致的。要学会控制情绪,避免精神紧张,转移注意力,少吃盐即可减轻症状。严重时可在医师指导下合理用药。

## 二、乳房保健

注意保护乳房免受撞击或挤压。宜正确佩戴乳罩,选择大小合适的,及时佩戴有利于乳腺组织正常发育,但不宜束胸。束胸会影响肋骨、胸骨与膈肌的运动,影响正常呼吸与胸部的正常发育,使胸廓狭小,肺活量降低,且会影响乳房发育与产后的哺乳(乳头内陷),严重者会引起乳房良性浅表血栓及静脉炎等疾病。若少女乳房已经发育很大仍不戴乳罩,时间长了乳房就容易松弛下垂,妨碍乳腺内正常的血液循环导致部分的血液瘀滞,引起乳房疾病。另外,剧烈运动也易使乳房受到创伤而导致乳腺炎。部分少女嫌乳房小而服用雌激素促使乳房发育,虽有暂时作用,但时间一长会使乳腺、阴道、宫颈、子宫体、卵巢患癌症的可能性增加。滥用雌激素不仅容易引起恶心、呕吐、厌食,还会导致子宫出血、子宫肥大、月经紊乱与肝、肾功能损害。部分少女嫌乳房发育差涂抹健美丰乳膏,促使乳房丰满、增大,长期使用可引起月经不调、色素沉着、皮肤萎缩变薄,还可使肝的酶系统紊乱,胆汁酸合成减少,容易形成胆固醇结石。可酌情辨证应用中药调理。

## 三、青春期心理健康与营养

### 1. 青春期心理健康

(1)学习基本哲理与道德的理论,树立正确的人生观与远大的理想,使自己变成一个高尚的人。做到心胸开阔、知足常乐,不患得患失,不自寻烦恼。具有正确的思想方法与道德观。

(2)科学地、客观地、勇敢地面对现实、适应现实。人生的道路不都是平坦的,常有阻碍与曲折。当受到挫折时不悲观、不失望,而能从中找到光明与温暖及令人鼓舞的一面,同样在胜利与成功的面前也不可忘乎所以。

(3)一个心理健康的人要培养与他人保持良好关系的能力。在学习生活与工作中逐渐学会以诚恳、平等、谦虚、宽厚的态度对待别人,学会尊重别人的权益与容忍他人的缺点。在与人交往中处处与人为善,并信任尊重他人,不要轻易对人表示愤怒或怨恨的态度。这样才有更多的朋友,不使自己陷入落落寡合的孤独之中。

(4)在日常生活、学习和工作中能恰如其分地表现自己,并能理智地避免去做那些自己力所不及的事,这样才能少失败也少烦恼。过高估计自己,好高骛远,结果却不随所愿。过低估计自己却又常常错过了近在眼前的有利机遇,使自己终生一事无成,并经常处于自苦、自危等不良心态的困扰之中,甚至走上自毁的道路。要善于控制自己的情绪,要能经受起悲痛、欢乐、失望等刺激。心理健康的少女必须有较强的自制力,培养自我疏导、自我超脱的精神。

(5)学习、工作适度,业余生活丰富多彩,才能保护大脑与神经系统的健康。

### 2. 青春期营养

青春期是生长发育的第二高峰。青春期引人注目的特点是:身体长高、体重增加、第二性征出现、智力发展。良好的生长与发育需要丰富而足够的营养作为基础。进入青春期,身体的生长发育加速,因此要摄入充足的营养物质以保证身体需要。这个时期是人的一生中生长发育最快的时期,身体对各种营养的需要大大增加。

女性进入青春期后生理上将会发生巨大的变化,尤其是12—17岁的少女正值青春期的初期,此时身体变化极大,体重也会增加,其外观也有很大程度的改变。因此,青春期要合理膳食,提高营养素的利用率。

## 四、青春期性教育

青春期的中学生正处于长身体、长知识的重要阶段,同时又会在性发育、性心理、性关系等方面遇到很多困难与问题。中学生随着第二性征的出现与日益明显开始朦胧地感受到两性关系,特别是内分泌系统的逐渐成熟,产生对于异性的好感、爱慕等。对与性有关的问题很敏感,性意识具有幼稚与盲目性,心理承受力与情绪控制力差,开始出现性冲动。要根据他们这一年龄阶段的身心变化特征,让男女学生进一步了解自己的身体,认识性的正常发育,以科学的态度让学生正确认识与对待性冲动等问题,不要形成不良习性,以免导致身心损害。

### 1. 性健康教育

性健康教育系通过有计划、有组织、有目标的系统教育活动,进行关于性知识与性道德的教育,使受教育者具有科学的性知识、正确的性观念、高尚的性道德与健康的性行为。

### 2. 目的

无论是青少年或是成人的性健康教育,均应该达到如下的目的:①普及性心理和性心理知识,消除性神秘、性愚昧和性无知。②树立对性的正确态度,既要改变谈性色变,又要防止性庸俗化。③确立科学的性观念,认识性道德的科学内涵,以及与人类生存发展和个人生活的重要关系。重视性道德的价值,继承和发扬中华民族优良的性文明传统,既消除历史遗留下来的错误观念,又要抵制西方性自由的侵袭。认识色情淫秽出版物对个人和社会的危害,视性乱和卖淫、嫖娼为社会丑恶现象,明确性商品化和权色交易是社会腐败的产物。④培育健康的生活方式,选择健康的性行为。防止儿童过早的性唤醒和性心理变态;避免青少年早恋;倡导男女对等的保持婚前童贞,理解婚前禁欲对个人身心健康和社会安定的重要价值;正确对待婚恋,重视婚姻稳定的价值,夫妻互相忠诚,促使婚后性生活和谐美满,防止纵欲和性功能障碍,不要有非婚性行为;洁身自爱,不受色情诱惑,不参与性乱和卖淫嫖娼。⑤遵守男女平等的社会公德。

男性要尊重妇女,唾弃大男子主义,女性应自尊自重,自强自立。⑥防止性病、艾滋病的流行。⑦防止性罪错,消除性犯罪。中国进行性健康教育最终目的是建设中华民族现代的性文明。

### 3. 内容

性健康教育,在普及性科学知识的同时,必须自始至终地将性价值观与性道德教育贯穿于每一个具体教育内容之中。性健康教育应包括以下内容。

(1)性别分化对于生物进化的意义:重视生命价值;接近1:1的婴儿男女性别比例是一夫一妻制度的生物学基础;同性恋行为违背生命进化规律。

(2)两性生殖器官解剖结构,第一性征和第二性征:男女之别既不神秘,也不庸俗。男性的骨骼和肌肉都较女性强壮,因此男性应该从多方面照顾女性。

(3)生殖系统生理功能。月经和遗精,经期卫生;精子和卵子的形成,受精过程,怀孕和分娩。怀孕是女性承担性行为的最直接后果,因此应格外自尊自重;男性要从道义上对性行为后果承担责任,只为发泄性欲而不准备承担社会责任的性行为是不道德的。

(4)性心理适应与保健:性别角色养成教育;性欲是正常的生理心理过程;正确认识和对待手淫,消除心理压力;婚前禁欲无害和性冲动时的自制力培养;婚恋的排他心理,婚后夫妻的心理调适和性和谐;性功能障碍防治;已婚者在暂时分居独处时的心理适应和禁欲;离婚、再婚的心理适应;中老年的性心理。鳏寡心理;残疾人性心理;女性受性骚扰后的心理。

(5)计划生育与人口教育:避孕节育的技能,遗传与优生知识。

(6)性病的预防教育:洁身自爱最重要的选择。

(7)性道德教育:形成性道德的历史和现实原因,性道德的科学内涵。

(8)性法制教育:与性有关的法律知识的普及。

### 4. 性道德与性法学知识

(1)性道德:①恋爱道德,男女在恋爱过程中的关系是平等的,应互相尊重,保持专一,双方均要保持童贞,婚前不应有性行为等。②婚姻道德,婚姻双方均不得强迫对方接受结婚,婚后不应有婚外性交,要保持对配偶的忠贞,夫妻之间也不应有强迫的性行为。在日常和社交场合,男女之间的交往必须符合社会规范,非礼勿言,非礼勿动,非礼勿视,非礼勿听,这就是不应有带性色彩的粗俗和猥亵性言行举止,不用挑逗的目光盯视异性,不把目光较长时间地停留在异性身上的特定部位,不窃听恋人之间的交谈,以及不看不听色情淫秽的文字和音像出版物等。③不轻视和歧视异性,主要是女性。

(2)性法律:是维护社会两性秩序的强制性规范,如调戏妇女是流氓行为,强奸是犯法行为,均要受到有关法律的制裁。另外,如乱伦、纳妾也触犯法律。

# 第 23 章　中医房事养生

## 一、房事养生概念

房事即性生活,古人称房事为行周公之礼、床笫之乐、交媾、房中。房事养生,亦称之为性保健,是根据人体生命活动的生理规律与心理特点,采取健康适度的性行为,或通过必要而科学的保健方法,调节男女房事活动,和谐性生活,以强身健体、祛病延寿的养生方法。

房事养生,在我国历史悠久,源远流长,内容广博,丰富多彩,学术精湛,是我国文化园圃中的瑰宝。房事养生与中国传统文化有着密切联系,是随着传统文化的产生、衍变而发生、发展的。在中国传统的养生术中,房事养生往往又被称之为"房中术"。中医学形成后,为房事养生提供了医学理论依据,房事养生才逐渐走上了医学的轨道。《黄帝内经》堪称中国古代房事养生的奠基著作,不仅阐述了男女性器官的解剖、性生理、性功能、性保健等方面的理论,且总结了男女性疾病的病因、病机与治疗原则,提出了房事养生的许多科学方法。此外,《汉书·艺文志·方技类》所载的医家类 36 家中,房中就占有 8 家,共著述 168 卷。20 世纪 70 年代,我国长沙马王堆出土的一批竹简医书中,也有大量的内容涉及房事养生。古代所盛行的房中术中,强调房事生活本乎自然之道,是养生延寿的重要内容之一,是健康长寿的基础,但是确有一些糟粕的内容,值得注意。在现代生活中,性生活仍然是夫妻生活的重要方面,和谐适度的性生活,可使双方的性欲得到满足,彼此身心健康,延年益寿。故研究、应用古代科学的房中术仍有其重要的现实意义。

## 二、房事养生基本知识

### 1. 性科学的基本知识

性科学是以人类的性行为为研究对象的综合性学科。性科学是以性医学、性心理学和性社会科学组成的一个综合的、全面的、多学科的理论体系。

性医学是以保护与增进人类性健康,治疗与预防性功能障碍、性器官疾患和性传播疾病的学科,由性生物学、性临床医学与性药学等组成。性医学则是性科学的基础和重要支干。

性生物学包括研究生殖系统和性敏感区解剖部位的性解剖学;从生理功能的角度研究两性之间的性欲、性行为及性反应的性生理学;研究由卵细胞受精开始,发育为胚胎,由胎儿降生至青春期,至中年、老年的性发生和发育、衰老的性发生学和性发育学;主要研究性激素的性化学;以及通过动物实验从神经生物学角度来研究"性"的性神经生物学。

性临床医学包括妇科、男科、性病(又称性传播疾病)科与性器皮肤病科等。

性药学是研究治疗性功能障碍和疾患的药物,以及研究治疗性传播疾病和性器皮肤病的药物的学科,也是研究各种药物对性功能影响的学科。

生育调节和生育保健也是性医学的一个重要方面。

性心理学是研究人类的性心理活动及其规律的学科,也是心理学的一个分支。

性社会科学是研究与性有关的社会现象和观念的科学。

性科学所研究的对象不仅是人类的性生理和性疾患,还包括了人类的性心理、性观念、性行为、性关系等各方面。因此,需要与生物学、医学、心理学、社会学、美学、人类学、历史学、伦理学、法学、教育学、文学等科学相互配合、渗透,才能更好地促进作为综合学科的性科学的建设与发展。

性,关系着人类的繁衍,关系着人的健康,是构成人生欢乐的源泉,必然关系着家庭和社会的稳定,关系着精神文明的进步和社会的发展。

### 2. 女性性感区

女性性感区是指在接受躯体性刺激后能导致出现性兴奋现象的女性体表区域。这些性兴奋现象包括出现盆部发热和发胀、阴道分泌物增多、全身快感与性交要求等。

女性性感区比男性分布广,男性主要集中在外生殖器。而女性体表的任何部位,经反复刺激并与性交活动产生联系后,形成条件反射,均可变为性感区。相反,体表刺激与性交活动的结合长期中断后,已建立的性感区亦可能消失。S.K.海伦指出,女性乳房、乳头、大腿内侧、唇部、颈部、面颊及背部等非生殖器部位为第一类性感区。而生殖器官,如阴道、外阴、阴阜及宫颈为第二类性感区。性感区对女性性行为与性能力起重要作用。

1993 年,中国刘凤文研究了 200 例正常育龄妇女的性感区,其中感受到自身有性感区者173 例,占 86.5%;未感受到者 27 例,占 13.5%。在感受到性感区者中,以阴蒂、乳头出现率最高,最敏感。其次为唇部、大腿内侧、阴道、宫颈、颈部、耳垂、大阴唇、小阴唇、耳后、眼睑及背部等。研究还报道了性感区在接受性刺激后,并非均出现性兴奋现象,亦有不出现反应或出现不良反应者。在 200 例中性感区的反应分为 3 种类型:①积极反应,此类妇女接受刺激后出现阴道排液,盆部胀热及性交欲望等动情反应,共 167 例,占 83.5%。②阴性反应,在接受性刺激后无任何反应,或感到多余、乏味、想睡者 27 例,占 13.5%。③负反应,在极少数情况下,女性对爱抚充满了焦虑,她们拒绝配偶的亲昵及感官刺激,避免产生情欲,有时表示愤怒和怨恨,这种情况是产生性功能障碍的基础,在 200 例中有 6 例,占 3%。

G 点是女性重要的性感区,1980-1982 年 A.K.拉德斯、B.惠普尔等指出,他们所检查的妇女中都有 G 点,刺激 G 点时局部逐渐隆起,相继出现性高潮。刘凤文资料中阴道敏感者 6例,占 3%;宫颈敏感者 4 例,占 2%。但此两种情况是否与 G 点有关,还需进一步研究、探讨。

### 3. 男性性感区

男性性感区是指男性体表能引起性反应或性兴奋的部位或器官。男性性感区与女性不同,主要集中在外生殖器,其中以阴茎头近冠状沟膨大部分、冠状沟、阴茎腹侧沿尿道海绵体的皮肤、阴茎根耻骨联合深部等最为敏感。此外,唇、口、舌、肛周、会阴、大腿内侧、臀部、前胸等皮肤和头皮也是有性感的区域。

在性成熟后,对视(形象)、听(语言)、嗅(气味)触(手)等刺激,借性意识、性想象、性幻想等心理活动或凭过去的性经验也可唤起性兴奋。因而广义的性感区还应包括上述诸器官。有人认为,大脑中枢是最重要的性感区。

### 4. 性欲释放

性的兴奋,男性为冲动型,来得快,去得也快;而女性却与男性相反,性欲是逐步唤起的,来得缓慢,去得也缓慢。这是影响夫妻性生活和谐的主要障碍。

### 5. 健康性生活的条件

健康的性生活条件大致有 7 个方面:①有健康的生殖器官。②有足够的性激素。③有健全的神经系统。④有健康的身体。⑤有健康的性心理。⑥有丰富的性知识。⑦有适当的性刺激。

### 6. 性交的时机

多数人都有一种习惯,即认为入睡前 20 分钟是性交最好时机。但生理上,男性的性激素值早晨最高。这是因为体力经一夜的恢复,阴茎会频频勃起,因此早晨性能力最强。

女性性欲在排卵后一周最高。性爱约会是性信息的一种方式;有浓厚的自然发展情调,女方常常会投之以桃,男方会报之以李。由于女性性欲的周期性增强,在排卵后一周性交可以致性高潮迭起,男性应当掌握这一有利时机。

人的性生活受着自然界季节变化规律的影响,不论古今中外,对这种变化均认为是人体养生保健的重要因素。

季节变化的自然规律虽然对性生活有影响,但性生活因人而异,有主动随意性,能够随环境变化而进行调节。由于个人健康条件、性欲强弱、夫妻感情,心理状态和生活习惯的不同,也不必拘泥于某些规定,不必完全为季节所限制,只要在"天气晴朗""情绪清宁"和"精神充裕"的心态下均可过性生活。

### 7. 性交频率

性交频率指一定时期内性交的次数。并无严格的正常范围,次数多的人平均每天一次,次数少者数月一次。只要双方感到合适,均属正常。情绪、健康、工作、娱乐及居住条件等因素,均可影响夫妇间的性交频度。一般而言,随年龄增高而频度下降。

根据 A.C.金西的调查研究,现代人的性交次数与年龄基本成反比,即年龄越大,性生活次数越少。20—30 岁的夫妇,周平均次数为 3。31—40 岁周性生活次数为 2。41—50 岁的夫妇,周平均次数为 1~2。51—55 岁的夫妇,周平均次数为 1。这里需要指出的是,金西列出的这些数据只反映了美国在 20 世纪 50 年代的一般情况。

20 世纪 90 年代美国资料介绍,从 20—40 岁平均每周性交次数:体力劳动者是 3.7 次,脑力劳动者为 2.8 次。日本人每周平均为 2 次左右(没有年龄与次数的关系数据)。性生活到底每周多少次数为益,没有一定标准,根据年龄大小,体力强弱,健康水平,精神状况,经济条件,和性伴性欲水平而决定。只要双方体力能够负荷,而且事后没有不适感,双方工作精力充沛,心情舒畅,则任何次数都是合适的。

性交的次数在不同的夫妇之间可能相差很大。即使是同一对夫妇,受到气候、环境、工作、疾病等因素的影响,其性要求也常常会发生变化。

### 8. 性反应周期

性反应周期指由性刺激引起的性生理、性心理,性行为的阶段性变化模式。性反应的基本形式是一种神经反射行为。

人类的性生活是一种极其复杂的生理活动,且受各种因素的影响。性生活不仅是繁衍后代的需要,也是夫妻爱情的一种体现。处理好性生活是建立美满幸福家庭的重要条件。性生活是夫妻双方的协调活动,只有双方都有正常的性反应,才能使性生活相互满足。W.H.马斯特斯和 V.E.约翰逊提出,性反应周期的概念有助于理解性活动期间所发生的解剖生理变化。

人类的性反应,从性兴奋开始到高潮的平复,遵循着一个"规律程序"。这个"程序"划分为四个阶段,分别为性兴奋期、性持续期、性高潮期和性消退期。兴奋期,是指性欲被唤起,身体开始呈现紧张活跃的阶段。持续期是一个短促的,更强烈的身体快感到来之前的兴奋阶段。

高潮期在持续期的基础上,迅速产生身体的极度快感及紧迫的射精。消退期包括身体紧张逐步松弛和恢复的过程。在每个阶段内,身体均出现规律的生理变化。心理、疲劳、药物、内分泌紊乱及疾病等因素可影响性反应周期。

性反应取决于三个因素:一是外在刺激强度;二是受刺激的敏感程度;三是性生理反应强度。

## 三、房事养生作用

男女之间的房事活动,不仅具有原始的、必要的生殖繁衍功能,也是人们生活娱乐、健康保养的重要内容之一。特别是目前,以生殖为目的的性生活在人们的生活中所占比重越来越小,而以生活娱乐、健康保养为目的的性行为则成为人类生活的重要内容。人类性行为既合乎天地自然之道,也合乎社会伦理,因此在中医养生理论指导下进行和谐适度的房事,养生作用巨大。

### 1. 强体益智,延年益寿

从某种角度讲,性功能是衡量一个人健康与否的一杆秤,性功能正常则身心健康,性欲旺盛,是肾中精气充盈的表现。肾中精气可生髓、化血、滋养全身脏腑组织官窍,具有维持人体各种生理功能稳定及延年益寿等功能。生殖之精适量而有节制的外泄,能使肾中精气保持更新与充盈的状态,对人的体力、智力、抗病力的提高与衰老的延缓都十分有利。不正常的性生活往往会导致意动神摇,精失闭藏,精亏寿损。而正常的性生活能使肾中精气藏泄有度,精气充盈,从而达到强体益智,延年益寿之目的。

(1)房事与阴阳之道:阴阳者,天地之道也。房事活动体现了一个阴阳整体的观念。东方哲学认为,男女、阴阳、天地,统成一体。所谓阴阳之道,乃是性爱的真髓、核心,这一基本理论和法则是研究人类生活的一大需要。孔子认为,男女关系是"人伦之始""五代之基"。《孟子·告子》谓:"食色,性也。"元代李鹏飞在《三元参赞延寿书》中说:"男女居室,人之大伦,独阳不生,独阴不成,人道有不可废者"。一阴一阳之谓道,偏阴偏阳之为疾。男女相需好比是天地相合,若男女两者不和,则违背阴阳之道。犹"若春无秋,若冬无夏。因而合之,是谓圣度,圣人不绝和合之道"。《玉房秘诀》曰:"男女相成,犹天地相生,天地得交会之道,故无终竟之限。人失交接之道,故有夭折之渐,能避渐伤之事而得阴阳之道也。"由此可见,房事生活本乎自然之道,这是养生延寿的重要内容之一,是健康长寿的基础。

(2)房事是人类生理之需:性与呼吸、心跳、消化、排泄一样,正常的房事生活是人类天性和生理之需,也是生活情趣上不可缺少的。禁欲既是违反自然规律的,也是违背人类天性和生理规律的。《素女经》谓:"天地有开合,阴阳有施化,人法阴阳,随四时。今欲不交接,神气不宣布,阴阳闭膈,何以自补?"又指出:"阴阳不交,则生痈疥之疾,故幽、闲、怨、旷多病而不寿。"《千金要方》亦说:"男不可无女,女不可无男,无女则意动,意动则神劳,神劳则损寿,若念真正无可思者,则大佳长生也,然而万无一有,强抑闲之,难持易失,使人漏精尿浊以致鬼交之病,损一而当百也"。

(3)夫妻性生活不和谐影响健康和寿命:男方虽然已经达到性高潮,但女方尚无任何性快感的感受,或者射精时间早于女方达到性高潮之前,称为"性不和谐"。

性生活是所有动物延续后代的本能,也是人类生存的重要条件,生命过程与性生活有着密切关系和直接影响,没有性生活不仅容易得病,而且影响健康与寿命。因男女性成熟后,性腺的排泄欲和两性接触欲始终存在着,性生活不仅密切夫妻关系,给家庭带来和睦幸福,还能预防疾病,促进身心健康。

许多疾病的产生与不良心理因素的影响有直接关系。而在心理因素中,夫妻关系引起的情绪变化占极其重要地位。科学家在已婚的神经官能症患者的调查中发现,夫妻婚姻不满,感情(含性生活)不和者占 60%;在对癌症患者的调查中发现,有一半以上患者的婚姻生活不美满。大量资料表明,夫妻关系不好而引起的不良心理因素可导致胃肠癌、哮喘、高血压、冠心病、神经官能症等各种身心疾病。可见家庭生活的健康愉快是身心健康的基础。

在专家们归纳的"影响人类长寿"的因素中,缺乏和谐的婚姻生活(40 岁以上仍然独居或离婚后未再婚,以及 40 岁以下丧偶)位于排序之首。

离婚会使人减寿。韩国一专家经过多年调查发现,韩国离婚男女的平均寿命比有配偶者短 8~10 年。

(4)和谐适度的性生活增强免疫:在一份对乳腺癌患者的研究中专家发现,满足于性爱的妇女,其血液中有更多的 T 细胞——即免疫功能中起主要作用的白细胞,而且她们活得更长久。

(5)和谐适度的性生活维护心脏:专家认为,性不能满足是心脏病的诱发因素之一。在一次对 100 名接受治疗的心脏病妇女研究中,65 名在住院前对性不满足;在另一次对 133 名男子心脏病患者研究中,其中 2/3 在发病前存在着严重的性生活问题。

### 2. 升华感情,调畅气机

和谐适度的性生活是夫妻双方的纽带,通过适度的身体接触,可以使双方获得满足,使夫妻感情获得升华。男女双方在和谐的房事之后,往往都会有一种无限的和谐怡悦,幸福愉快,充实满足的感受,有助于爱情的巩固与升华,使美满的婚姻历久弥新,富有魅力。《素问·举痛论》提出"百病生于气也",说明人体许多疾病的发生是由于脏腑气机失调所致。因此,如果人的正常性欲受抑,房事不和,则七情内伤,气血失调,脏腑功能失常,发为疾病。若房事养生得法,则可使夫妻心情欢乐愉悦,情志舒缓,气血调和,脏腑自安,疾病自去。

松弛紧张,增强活力,精神健康:当情绪不能自制时,性爱可以缓解;当心理压力使人紧张时,性爱有意想不到的松弛效果。此外,性爱可以促进代谢和活力,使精神抖擞,神采奕奕。美满的性生活能产生良好的精神状态。旧金山一研究所曾对 37 500 名成年人的性生活作了分析研究,发现性生活美满的人较少有忧虑、暴力观念和敌对情绪。这样美满的感情会互相扩展到配偶之间,并融入夫妇的关系中。温柔的生活可帮助人显示出最佳的心境和性情。所以,夫妻性爱是值得高度重视的。正常有规律的性生活,对身心健康极有帮助。

### 3. 解除失眠,香甜入睡

当性欲无法适当排解,或遇事不如意时,极容易失眠。如果夫妻间有甜蜜的性爱与枕边细语,双方均可带着好梦香甜入睡。性爱也是一种镇静药,能抚慰躯体,消除失眠。性生活愈美满,就愈易入睡。

### 4. 缓解疼痛,养颜美容

中医学认为,由于正常性生活能通畅脉络,调气行血,故能缓解以"不通"为机制的疼痛,尤其是关节痛、胃痛、项背部疼痛、头痛及牙痛等。同时,体内脉络气血运行不畅,壅滞不通,会导致皮肤粗糙、暗斑、疔疖、疮疡等皮肤病。而适度的性生活会加速气血运行、调和脏腑,让皮肤光洁细嫩,起到一定的防治皮肤病和美容养颜的作用。

现代医学认为,性爱的兴奋会刺激大脑,性高潮是一种天然镇痛药,兴奋高潮可明显提高疼痛的阈值。专家发现,性高潮时,所谓活的内啡肽到达全身感受器官,产生类似吗啡的作用,所以能缓解多种伤痛。

青春痘非常烦人,血液循环不良是导致的原因之一。除了饮食必须节制糖、脂肪、高蛋白的摄取外,性爱也是可行的措施,性兴奋可加快血液循环,均衡新陈代谢,改善皮肤状况。

### 5. 疏通脉络,调气活血

和谐适度的性生活是健康运动。

性生活不仅是全身心的高强度运动,对健康有着多方面的其他任何锻炼均不可取代的妙用。正如《合阴阳》所云:"吾精以养女精,前脉皆动,皮肤气血皆作,故能发闭通塞,中府受输而盈"。

夫妻过性生活其实是一种特效的健身方式。可在欢乐中使上下肢、腰臀部肌肉获得大幅度锻炼。对男性来讲,由于睾酮分泌增多,使肌肉发达有力;对女性来讲则可使卵巢功能增强,推迟更年期的到来,此乃健体效应。因此,正常性生活能通畅脉络,调气行血,安和五脏六腑。

## 四、房事养生术

通过房事养生以延年益寿是古往今来人们所追求的目标,其关键在于掌握性生活的科学要领,科学安排性生活。房事养生的措施,历代养生家与医家非常重视,且多有论述,内容丰富多彩,包含了许多科学与至今仍然可实用、易于施行的有效房中术,但也难免存在一些糟粕。

### 1. 欲不可纵,欲不可绝

性生活是人的本能,人至成年,随着男女性器官发育成熟,自然会产生对性生活的要求,但"欲不可纵",纵欲过度,损伤肾精,耗散元气。因此,性生活纵欲不节,为劳倦内伤的重要原因。"欲不可绝",性生活是成年健康人正常的生理,健康的成年男女如果禁绝性生活,非但于身体无益,反而会导致各种疾病,甚至会影响寿命。禁欲,阴阳不相交合,就会造成精神情绪的抑郁不畅、精道闭塞不通、气滞血瘀、脏腑功能失调而生病变。因此,性行为作为人的一种本能,既不能禁,也不可纵,而应适欲,即顺从自然的生理欲望,适当安排性生活次数。

(1)房事频度,因人而异:性欲的强弱各人不同,即使同一个人,也受年龄、体质、性格、职业、气候、环境、情绪等多种因素的影响,而应当适当调整房事次数。故房事频度不能机械地规定,而要根据双方年龄与体质情况进行科学安排。一般而言,每周房事2~3次是大多数人可接受的频度。随着年龄的增长,特别是进入中年之后,当根据双方的身心状况,适当降低频度。新婚期间,性欲比较强,房事次数可多些;婚后头几个月,视身体状况,可以每天都有性生活,但之后应当回归正常。体质弱的人,房事次数应少一些。夫妻久别重逢,往往房事较频,这是人之常情,但也要适当节制。唐代孙思邈在《备急千金要方·养性·房中补益》中明确提出"人年二十者四日一泄;三十者八日一泄;四十者十六日一泄;五十者二十日一泄;六十者闭精勿泄,若体力犹壮者,一月一泄",该频度至今仍较为符合我国人的身心特点。

(2)适欲准则:①性欲是自然而然激起的,而且强烈到愿意性交的程度,任何勉强或应付式的性交都不是适欲;②性生活的全过程是自然而然地进行而完成的,房事中没有出现身体上和心理上的不舒适感觉;③房事后,不影响睡眠及次日的精神状态。如果双方在房事次日不觉疲劳,而感到精神饱满,工作有劲,这就表明性生活适度;倘若房事后出现精种萎靡、头重脚轻、食欲下降、头昏心慌等现象,则说明房事过度,应加以节制。有少数性欲旺盛的夫妇,可能向来房事频繁,但如果双方仍能保持心神爽悦、精力充沛,也应该认为是适当的。因此,性生活的频率应当根据不同的年龄、体质和健康状况来定。《玉房秘诀》认为"人有强弱,年有老壮",房事的安排只能"各随其气力",因人而异,不能也不应当强求一致。

至于老年人的性生活,应根据个人的具体条件来安排。前述孙思邈的观点可参,即六十岁以上的中国老年人,尤其是患病体弱者,一般可以考虑断欲;如果身体条件尚可,自身也有性要求的话,也可适当安排房事,以每个月 1 次为好,应因人而异。

老年人不应禁欲。社会上,对老年人追求"性爱"常常存在一些偏见,认为老年人不会再有"性爱"的追求,好像性爱只是年轻人的"专利",老年人追求"性爱",是老不正经等,这些看法均是不正确的。从国内外大量研究证明,人类的性欲并不因年龄的增长而消失。

美国消费者协会曾对 4246 名 50—93 岁的男女进行调查,分析得出老年人的性生活仍很活跃,并可持续到 70 岁或更长时间。资料分析显示,美国 60 岁以上的妇女中,75％仍对性生活感兴趣;75 岁以上老年夫妇有 60％还能过正常的性生活。

据报道,我国学者调查了上海 514 名男女老年人,结果表明,60—90 岁仍有性欲要求的男性为 74％,女性为 47％。

人类性科学研究的权威玛斯特斯与约翰逊从他们多年的工作中得出结论:"如果从早年起就维持较高水平的性活动,只要不出现急性和慢性的生理残疾,高龄男子经常能将某种方式的性活动保持到 70 岁,甚至 80 岁。"

主观上,人为地阻挠或控制正常的性生活,尤其是老年人自我压抑,均将造成老年夫妇双方心理与生理的伤害,甚至导致疾病,如老年充血性前列腺炎与性心理障碍等疾患。所以,老年夫妇分居不利健康。

### 2. 房前嬉戏,悦后而乐

性生活是一种心身高度协调的生理心理活动过程,既有肉体的密切接触,又有精神情感的相互交融。因此,男女双方只有在彼此感情高度和谐统一的情况下交合,才能享受到性生活带来的无限美好快乐,且如此时受孕,利于优生。

古代养生家非常强调,男女在交合之前,先应互相嬉戏娱乐,以增进彼此感情,要等到双方都产生了强烈的性欲时再行交合。如果一方不同意或性欲未强烈到希望交合的程度,另一方不能强行交合。强行交合,古人称之为"绝",即使人陷入绝境,这样做非常有害。值得注意的是,男女双方在性心理、性生理方面存在着较大的差异,女方的性冲动产生和积蓄较慢,必须采用激发、引导等科学方式取得相对的同步,以期达到两情相悦的境界。性交前的准备活动,古人称之为"戏道"。《马王堆汉墓竹简医书》详尽介绍了性交前男方如何激发女方性欲之方法,所谓"五欲之征":一是"气上面热,徐呴";二是"乳坚鼻汗,徐抱";三是"舌薄而滑,徐屯";四是"下汐股湿,徐操";五是"嗌干咽唾,徐撼"。女方有了以上的"五欲之征",男方阴茎表现为"怒、大、坚、热"的"四至"之候,即说明性兴奋已激发,性欲望已高涨,遂可进行交合。此时交合方能气血舒畅,情绪和谐,性欲满足。故只有重视并做好性生活前的准备,才有可能使双方都达到健康、和谐、愉悦、舒畅的欢乐境界,享受性生活给男女双方带来的美好快感。对于患有性冷淡、性感缺乏的男女而言,采用性交前的怡畅情志方法可能使他们获得正常的性快感与性高潮,从而达到较好的房事养生作用。

### 3. 房中愉悦,把握技巧

房事应选择合适的体位。适当的性交体位不仅可以获得满意的性快感,保证性生活的质量,而且可以纠治一些性功能障碍的疾患。

男女协调,共赴高潮。性生活是全身整体生命活动高度协调统一的过程。男女双方需专心体察,心身融合。若心神外驰,配合不当,不仅影响性生活的质量,而且对身体会产生损害。古代养生家对此特别指出,在性生活中要注重把握性交过程中男女双方的心身变化反应,以相互配合、渐次深入、和谐统一。

把握好交合的深浅和泄精的时机。古代养生家认为,交合当以浅入为主,深入不宜过多,提倡"九浅一深"之法。

(1)达到性和谐的方法:性生活和谐是配偶双方在性生活时达到彼此愉悦美满的境地,同时亦是夫妻双方的美好愿望。

从性欲释放看,性的性奋,男性为冲动型,来得快,去得也快;而女性却与男性相反,性欲是逐步唤起的,来得缓慢,去得也缓慢。这是影响夫妻性生活和谐的主要障碍。因此,在性交之前,男方应先做一些启示、诱导和爱抚等准备动作,如亲吻:一个吻,能使脉搏跳动频率从70次/分,增加到150次/分,从而加强人体血液循环,使细胞吸收大量氧。一个吻,能把人体大量的激素激发出来,其作用高于一剂吗啡。一个吻,可以使面部的27块肌肉都运动起来,有助于消除脸部的皱纹。一个吻,可以消耗人体12卡路里的热能,使人变得更苗条。亲吻是一种简易的保健操,爱做这种保健操的人不易患循环系统疾病、胃病和失眠症。德国《图片报》称亲吻是一位"保护天使",如果丈夫离家上班时接受妻子一个吻,就不易出交通事故。等女方出现了性兴奋的信号(如阴道分泌物增多等)和要求时再开始进行,这样就能使双方的高潮同时出现,达到满意的境地。如果男方突然性起,强制而行,并且急迫射精,草率收兵,然后鼾然大睡;而女方则兴奋始发,没有得到性的满足,辗转难眠,满腹委屈,无法诉说,天长日久就会直接影响夫妻感情。

促进性高潮的技巧:性高潮是夫妻性兴奋的顶点,是夫妻双方性交流的高峰体验,是一种超越自我境界的意识,故夫妻在性生活中都希望达到性高潮。如何才能享受性高潮的幸福呢?其方法是:①实行爱肌训练,即锻炼女性耻骨尾骨肌的收缩力,方法是将阴道括约肌及肛门括约肌收缩一下,然后松一下,算一次,早晚各做60次,锻炼一个月,然后将这种动作用于性生活中去,可加强阴道对阴茎的紧握作用,有利于提高快感。②适当变换性交体位,如女方经过性学医生检测发现阴道前壁有G点,则建议采用女上位性交,有利于阴茎更有效地刺激G点,促进女性性高潮的早降临,对夫妻双方也可协调性快感。③学会将性幻想和身体的性刺激结合起来。④重视性事前的前奏活动。⑤加强夫妻间的性感交流。⑥要充分利用性敏感区,强调夫妻双方积极主动参与性活动。

我国古代房中术,对性交艺术与方法进行了高度的概括;内容有"十动""十节""十修""八动""十已"。所谓"十动",指的是交合时阴茎抽送的次数,每一动都有它的养生效果。所谓"十节",即模仿十种动物的姿势进行性交,是仿生学在房事生活的具体运用。所谓"十修"指的是性交中阴茎抽送的方向、速度、频率、深浅。所谓"八动",指的是性交中的姿势变化及其表现的心理。所谓"十已",描写的是交合中每一个回合的特征。此外,还论及女子在性交中的快感反应及男女互补的观点。

(2)推迟性功能衰退的方法:人的衰老可以推迟,性功能的衰退同样可以推迟。其常用方法如下。

①保持适当性生活:夫妻应保持适当的性生活,尤其进入老年期,不要自以为老之将至,对

性生活视为畏途。克服封建意识，与老伴还要耳鬓厮磨、体肤接触，并保持有规律的性生活，使内分泌调节达到平衡。激素的稳定分泌，是性生活的源泉，"自我淘汰"会产生性的惰性反应。性生活必须有规律而不过度，如过度，老年人、中年人均会引起功能衰退。

②注意营养与体育锻炼：讲究卫生，加强营养，进食高蛋白、易消化的食物，注意补充维生素和矿物质，蔬菜和水果，对老年人提倡少食多餐，适当服用维生素和抗衰老的药品；还要注意适当的体育锻炼，如太极拳、散步、游泳等，但要量力而为，选择适合自己的运动，一次体育锻炼时间不要太长，防止过累，保证睡眠充足。营养好，体质壮，性功能就会保持不衰。要戒除恶习，如酗酒、吸烟。酗酒容易使性腺中毒、睾丸萎缩与血中睾酮水平降低，使性欲减退，精子畸形和阳痿。但偶尔饮少量酒，低度酒无大碍。吸烟会导致人体末端血管栓塞，严重者会产生闭塞性脉管炎，且可致阴茎血管供血不足而阳痿。目前认为，阳痿有四个因素易于诱发：吸烟、糖尿病、胆固醇过高与高血压，吸烟居首位。

③防患于未然：要学会自我保健，多学点卫生常识，对老年人多发病常见病要有所认识。这样在发生某种病时能及早发现，做到无病早防，有病早治，防患于未然。要保持精神愉快、情绪乐观，控制住大喜大悲，保持内心平衡。过分的思考、过劳才休息、过饥才进食、病重才就医，均是不智之举，均不利于健康长寿与推迟性功能衰退。

④节制房事："节欲"则是辩证地提出性生活的适度、节制，于人体有着重要养生意义。正如古人所云"房中之事，能生人，能煞人，如水火，知用者，可以养生；不能用之者，立可尸矣。"这些话告诫世人，房事应有所节制。

节欲保精：节欲保精不但利于健康长寿、保持正常性功能，而且是优生优育的首要保证。

切忌房事不节：房事不节，一指不节制，纵欲无度；二指不懂房事宜忌，房事不谨慎。中医历来认为房事不节，劳倦内伤是导致疾病的重要因素。

⑤房事保健原则：行房卫生；行房有度；晚婚少育（中国古代养生家历来主张"欲不可早"）。

#### 4. 七损八益，合理应用

"七损八益"是古人总结出来的房事养生经验。古代养生家认为，在房事生活中，有八种做法能补益人的精气，有七种做法能损伤人的精气，如果不能运用八种补益精气的方法，避免七种损伤精气的方法，就会影响人的健康，加速衰老。"七损八益"是在综合性心理保健、性生理保健、性行为规范等多方面知识的基础上总结出来的房事养生方法。最早提及"七损八益"的著作是《黄帝内经》，但书中并没有说明七损八益的具体内容。直到长沙马王堆古墓出土的帛书竹简《马王堆医书·天下至道谈》中才有了"七损""八益"房中养生术的具体内容。虽然"七损八益"是古人房事遵循的法则，但在现代人的性生活过程中，仍可合理运用"七损八益"的方法来调摄性生活，以达到养生益寿之目的。

①八益："八益"，是指八种有益于身心健康的男女和合之道，这八种养生观念的性生活方法有益于保精、惜精、护精、固精。"八益"："一曰治气，二曰致沫，三曰知时，四曰蓄气，五曰和沫，六曰积气，七曰待盈，八曰定倾。"其意：一是在交合之前，双方可先练习房中养生功导引术，使其周身气血流畅，达到精气充沛，为"治气"。二是吞咽口中津液，垂直臀部端坐如骑马势，伸直脊骨，提肛导气，使气通至前阴，使阴液不断产生，为"致沫"。三是男女双方在交合前应相互嬉戏，相互爱抚，以激发性兴奋，到彼此情深意浓，双方性欲亢奋时，开始性交，为"知时"。四是在行房过程中，放松背部肌肉，提肛敛气，导气下行，使阴部充满精气，为"蓄气"。五是在交合时不要急躁粗暴，不要图快，不要频繁过快地抽动阴茎，阴茎抽送出入时宜轻柔、舒缓、和顺，以

激发女方的性兴奋,使阴部分泌物增多而滑润,为"和沫"。六是行房过程中可存适当时候中断片刻,静卧或起坐,平息一下精神,以积蓄精气,为"积气"。七是行房即将结束时,不要再抽动阴茎,可放松脊背,深呼吸,吸入清气,用意念引内气下行,静待不动,并配合吐纳运气,使其精气持盈而不泄,安静休息,以待精力的恢复,为"待盈"。八是性高潮出现时射出精液,在阴茎还没有完全萎软时就从阴道中抽出阴茎,"为定倾"。即要调治精气、致其津液、掌握适宜的交接时机、蓄养精气、调和阴液、聚积精气、保持盈满、防止阳痿。

②七损:"七损",是指在性生活中有损人体健康长寿的七种做法,是男女在房事中应注意避免的不利于保精、惜精、护精、固精养生的做法。《马王堆医书·天下至道谈》明确指出:"七损,一曰闭,二曰泄,三曰竭,四曰弗(勿),五曰烦,六曰绝,七曰费。"所谓"闭",是指行房时动作粗暴、鲁莽而产生阴部疼痛或性器官疼痛,精道闭塞,乃至无精施泄;"泄",指房事中汗出淋漓不止,精气走泄;"竭",指房事不节,恣情纵欲,行房无度,耗绝精气;"弗",指虽然有强烈的性欲冲动,行房时却因阳痿不举,或举而不坚,不能交合或勉强交合;"烦",指行房时神烦意乱,心中不安,呼吸喘促;"绝",指女方没有性欲的时候,男方强行交合,汗泄气少,这对男女双方特别是对女方的身心健康非常不利,犹如陷入绝境;"费",指行房过于急速,既不愉悦情志,对身体又无益,徒然浪费精力。

古人用非常形象的语言指明在房事养生中于身心有害的七种做法,如果有上述七种情况,则往往事与愿违,适得其反,且招致疾病,这在今天仍有极为重要的科学意义和参考价值。

### 5. 房后静养,注意保暖

和谐高质量的性生活,是在人体百脏六腑与筋、骨、肉及气、血、精、神等共同参与下完成的。房事激情刚过,则气血未平,五脏未定,此时可采用吸气提肛,收腹缩阴,手护丹田,安神定志等方法以静养神气,安和五脏气血。房事后,一定要注意保暖,切忌开空调、电扇,尤其是空调温度过低;切忌房事一结束就起床活动。另外,由于房事过程体力消耗较大,房事之后身体短时间内处于精亏气耗的状态,男女双方均会有疲乏感,这是正常的,此时需要休息以恢复之。因此,要使房事发挥其养生作用,应当重视房事后的适时静养。性交时间的安排应以临睡前为最妥,这样能保证在性生活结束后有充足的时间护养、恢复体力。

### 6. 讲究卫生,阴部保洁

房事必须注意保洁,讲究卫生,这对男女双方的健康至关重要。不论男女,平时均要保持外阴与生殖器清洁。因为女子外生殖器的阴蒂与大小阴唇之间,以及男子外生殖器的龟头与包皮下面常会堆积分泌物,容易藏污纳垢。男女性生活如果不注意卫生和不注意保洁,会引起许多疾病,如女性疾病有月经不调、慢性阴道炎、宫颈炎、子宫内膜炎、阴道黏膜溃疡等;男性疾病有前列腺炎、泌尿系感染等。故在房事前、后,男女双方都要做清洁,尤其是注意清洗外阴及肛门部,日常生活中也要经常保持外阴部清洁卫生。

### 7. 房事有节,独宿颐养

适当节欲利于优生优育,《广嗣纪要·寡欲》说:"须当修省积精,以养天真,寡欲情而益眉寿。如此则惜精爱身,有子有寿。"独宿又称独卧,是古人提倡节制房事、蓄养精气的重要措施之一。孙思邈在《千金翼方·养性》中引用古代寿星彭祖的话:"上士别床,中士异被,服药百裹,不如独卧"。独卧的意义在于能使神清气定,耳目不染,易于控制情欲,不仅利于提高性生活质量、增加性愉悦和快感,而且能有效地保持正常性功能,使人精力旺盛,避免因纵欲而精神萎靡、意志衰退,影响工作和学习。尤其对于情欲旺盛的青壮年、正值经期孕期的女子、高年肾亏的老年人及患有慢性疾病或病后康复期间的患者,适当改变既往夫妻同床的生活常规,分室颐养,以清心寡欲,养精固正,更具有一定的养生意义。

**8. 适时婚育,守法合规**

人类的性行为虽然是一种本能的生理心理活动,但必须受到社会道德观念与法律规范的制约。只有夫妻之间的性行为才合乎法律及伦理道德规范。尤其恋爱中的青年男女应理性地把握感情的闸门,避免婚前性行为的发生。否则不仅给十分纯洁健康的爱情蒙上阴影,而且容易给双方带来沉重的心理压力或疾病。特别会给女方的生理和心理造成伤害或困惑,对青年的身心健康不利。遵守法律,倡性健康。人们一定要认真学习有关性的法律知识,充分了解国家的法律、法令和有关政策的规定,自觉地树立守法意识,并遵守国家法律规定,在法律许可的范围内调整或约束自己的性行为,更有效地保护自己,使人们的性行为合法化。提高性道德观念、防止性罪错的发生,有利于社会的安定、家庭的稳固。

适时婚育:古代养生家主张推迟初次性生活年龄,主张男女婚育不宜过早。《论语·季氏》明确提出:"少之时,血气未定,戒之在色。"认为青少年正处在身心发育的重要阶段,不可近欲。《寿世保元·老人》引褚澄语"男子破阳太早,则伤其精气;女子破阴太早,则伤其血脉"。可见,适时的婚育,利于健康长寿。目前我国法律规定,结婚年龄,男不得早于 22 周岁,女不得早于 20 周岁;晚婚年龄为男子 25 岁,女子 23 岁。该年龄阶段,人的身体盛壮,心理已较为成熟,身心两方面都足以承担婚育给个人生活带来的改变,所以是最佳婚育年龄段。

**9. 性病预防**

我国重点防治的性病有 8 种:梅毒、艾滋病与淋病是中华人民共和国传染病防治法中所规定的乙类传染病,其他 5 种是非淋菌性尿道炎(或宫颈炎)、尖锐湿疣、生殖器疱疹、软下疳及性病性淋巴肉芽肿。患了性病必须到正规医院或性病防治所去就诊,医师完全为患者保密。为防止误诊误治,私人诊所不允许治性病。街头的治性病广告将使你受骗上当,花了钱还治不好病。

(1)性病危害。性病危害较大,应积极预防。

①淋病、非淋菌性尿道炎、梅毒等只要及时治疗,可以治愈。

②梅毒如果不彻底治愈可以损害脑和心脏危及生命。

③尖锐湿疣、生殖器疱疹目前还不能彻底治愈,容易复发,远期还有可能引起癌症。

④性病患者更容易染上艾滋病病毒。

(2)预防艾滋病健康教育处方:艾滋病(AIDS)全称为获得性免疫缺陷综合征。它是由艾滋病病毒(HIV)引起的一种目前尚无预防疫苗,又无有效治愈办法且病死率极高的传染病。艾滋病病毒(HIV)通过严重破坏人体免疫功能,造成人们的抵抗力极度低下,最终致全身衰竭而死。

①艾滋病传播途径:艾滋病(AIDS)主要通过血液、精液、阴道分泌物、乳汁等体液传播。已证实的传播途径有 3 种。

性传播:通过异性或同性性行为传播。

血液传播:通过共用不消毒的注射器和针头注射毒品,输入含有艾滋病病毒的血液或血液制品、使用未经消毒或消毒不严的各种医疗器械(如针头、针灸针、牙科器械、美容器械等)、共用剃须(刮脸)刀及牙刷等传播。

母婴传播:通过胎盘、产道和哺乳传播。

艾滋病（AIDS）不会通过空气、饮食（水）传播，不会通过公共场所的一般性日常接触（如握手、公共场所座椅、马桶、浴缸等）传播，不会通过纸币、硬币、票证及蚊蝇叮咬而传播，游泳池也不会传播。

②预防艾滋病：虽然艾滋病是一种极其危险的传染病，但对于个人来讲是完全可以预防的，其主要预防措施如下：遵守法律和道德、洁身自爱、反对婚前性行为、反对性乱。不搞卖淫、嫖娼等违法活动。不以任何方式吸毒，远离毒品。不使用未经检验的血液制品，减少不必要的输血。不去消毒不严格的医疗机构注射、拔牙、针灸、美容或手术。不共用牙刷、剃须（刮脸）刀。避免在日常工作、生活中沾上伤者的血液。根据国外经验正确使用安全套有助于避免感染艾滋病。

## 五、房事禁忌

中国房中养生非常重视入房禁忌，强调"欲有所忌""欲有所避"。所谓禁忌，就是在某些情况下要禁止房事。若犯禁忌，则可损害身心健康，引起很多疾病。

陶弘景《养性延命录·御女损益篇》指出："房中之事，能生人，能煞人，譬如水火，知用之者，可以养生，不能用之者，立可死矣。"性生活是心身高度合一的体验，十分强调在男女双方房事时的身心状态与房事环境，在良好的心情与合适的环境下，双方才能享受到性生活带来的乐趣，起到养生作用。因此，在某些特定的情况下，不宜进行房事，以免造成不良后果，即"房事禁忌"。

### 1. 行房人忌

阴阳合气，要讲究"人和"。选择双方最佳状态。

（1）醉莫入房：醉酒入房不但不利于优生，而且害处无穷。醉酒入房，房事大忌。醉酒入房，是指大量饮酒之后过性生活。醉酒同房是古今养生家谆谆教诫的"养生人忌"。《素问·上古天真论》明确指出："醉以入房，以欲竭其精，以耗散其真……故半百而衰也"。古人认为酒性大热，既能灼耗津液，又能煽动性欲之火。由于醉酒者处于高度兴奋与情绪失控的状态，往往任意放纵情欲，施泄无度，不但损伤身体，而且会造成其他多种危害。

①醉酒入房极易造成房劳损伤，招致多种疾病，甚至使人早衰短命。《史记·扁鹊仓公列传》记载了西汉医家淳于意的二十五个"诊籍"，有八例是性功能疾病患者，其中两例"病得之饮酒且内"，也就是由于经常醉酒入房而致病。唐代名医孙思邈在《备急千金要方》中谈到，经常醉酒入房，长期伤阴损精，易患"消渴病"。

②醉酒同房必然降低性生活质量。性生活是男女双方身心的交融，性生活过程中男女双方感情和谐是享受性生活快乐的必要条件。然而在醉酒状态下进行性生活，头脑昏昏沉沉，很难进行充分的精神情感交流。况且醉酒行房者情绪过于亢奋，行为不能自控，动作粗暴，易造成房劳损伤，女方所受伤害尤重。故为提高性生活的质量、为健康，应戒除醉酒纵欲的恶习。

③醉酒入房有害于胎孕，对优生优育不利，这一点正是历代诸医家反对醉酒入房的重要原因之一。《玉房秘诀》曰："大醉之子必痴狂，劳倦之子必夭伤"。认为在醉酒或疲倦的情况下交合成孕，其所生子女必然不佳。由于醉酒行房者的精子，已被酒精损伤，酒可乱性，也可乱精，故易使胎儿智力低下，甚至会产生痴呆或肢体残障的畸形儿等。

④经常醉酒入房最易损伤男子的性功能，可造成阳痿、早泄或精子稀少，导致不育症。醉酒入房者往往纵欲无度，使性器官受累或造成损伤，容易出现阳痿不举、早泄等。

（2）七情太过禁欲：性生活本是男女双方精神情志的相互交融，必须在双方精神愉悦、情投意合的状态下才能和谐完美，有益于身心健康。若在男女双方心情不佳，或气愤恼怒，或惊吓恐惧，或忧愁悲伤，或抑郁思虑等情况下，勉强进行性交，不但起不到愉悦性情、养护健康的作用，反而会招致损伤。如果仅是男女某一方情志不遂，而另一方强意为之，则非但自身得不到满意的快感，而且会造成对方的强烈反感，其结果将会导致男女双方在生理和心理的伤害，造成性欲下降、性冷淡、性交疼痛等性功能障碍。中医学认为，情志过激可导致气机失常，脏腑功能紊乱，精气闭塞。此时性交则气血更加逆乱壅滞，而导致内伤病变的产生，若受孕则会影响到胎儿的身心发育。故历代养生家强调，只有在双方精神愉快、情绪和畅的情况下，性生活才能完美和谐，才益于身心健康。

（3）切忌强合：只有在男女双方心情愉悦、情愿的前提下交合，才利于养生、优生，才能达到性生活的无限美好。

（4）劳倦病期慎欲：劳倦病中，慎行房事。劳倦过度，体力精力下降，人体正气虚弱，抵抗力低下，此时应及时休息调养，不宜急于性生活。若犯此忌，势必耗伤精血，导致脏腑虚损，而灾害丛生。

患病期间，正邪交争，若病中行房，必然损伤正气，加重病情。病中交合而受孕，不仅对母体健康不利，甚者对胎儿的发育可能产生较大的危害。母体患病，再同房受孕，可能母病及子，对母体及胎儿的发育均有危害。病后康复阶段，精气尚弱，正气尚未完全恢复，此时需要静心调养。若不顾元气未复，强行性生活，则精气更耗，正气难以复元，恐致旧病复发，甚或危及生命。对于一些慢性疾病，虽不完全禁欲，但应注意把握适度，切不可施泄太过。

总之，性生活当视个体体质强弱、疾病之进退而慎重把握，病情较重，体质较弱者，应严格禁止性生活。

（5）妇女房事禁忌

①经期禁欲：月经期要绝对禁止房事。《备急千金要方·养性·服食法》指出"妇人月事未绝而与交合，令人成病"。《诸病源候论·妇人杂病诸候》引《养生方》云："月水未绝，以合阴阳，精气入内，令月水不节，内生积聚，令绝子，不复产乳。"根据临床实际，妇女经期房事，易引起痛经、月经不调、带下异常、小孕症、癥瘕等多种妇科疾病。

②孕期早晚阶段禁欲：妇女在怀孕期，必须谨慎对待房事。妊娠期妇女，需集全身精力养育胎儿，此时如不善养，不适宜的性生活，会引起母体生病，损及胎儿。尤其是在妊娠的早晚阶段，即妊娠期前三个月和后三个月内要避免性生活。妊娠早期不节制性生活，则相火内动，阴气外泄，易引起胎毒、胎漏流产；妊娠晚期不节制性生活，则易导致胎动早产、难产和感染，影响母子健康。

③产期百日内禁欲：产后百日禁房事。妇女产后，百脉空虚，体质虚弱，急需补益调理，恢复健康。若不加摄养，恣意交合，则动耗精血，不仅元气得不到恢复，邪气亦乘虚而入，衍生多种疾病，诸如月经不调、崩漏、少腹拘急胀满、胸胁肩背引痛、腹中积聚，甚至神志昏迷恍惚，寒热时作。因此，古代养生家再三告诫，妇女产后百日内当禁绝房事。

④哺乳期内当节欲：哺乳期由于女性相对负担较重，精力常不足，应适当节欲。

**2. 行房天忌**

"天忌"，系指在自然界某些异常变化的情况下应禁止房事活动。中医学认为，人体与周围环境是一个整体，天人合一。自然界与人体是相通相应的，自然界有什么变化，人体也就有相应的变化。正如《灵枢·岁露论》所讲："人与大地相参也,与日月相应也。"天地相交而生万物,男女相交而生子女。如果气候变化急剧,超过了人体的调节能力,就会打破人体阴阳平衡,气血运行失常,此时行房事对身体不利,若此时受孕则不利于男女双方及婴儿。反之,气候平和,温度适宜,身心舒畅,则有利于房事养生。因此,古代养生家强调,当自然界发生急剧变化,如狂风暴雨,雷电霹雳,奇寒异热,日食月食,山崩地裂之时,应当禁绝性生活。

### 3. 行房地忌

"地忌"系指要避免不利于房事活动的不良环境,如《千金要方·房中补益》指出："日月星辰火光之下,神庙佛寺之中,井灶圊厕之侧,冢墓尸柩之傍"等,在不良的环境中,如山峦瘴气之处、井灶圊厕之侧、冢墓尸柩之旁、脏乱秽浊之屋等,应禁止进行性生活。此外,在一些庄严的场所,如神庙佛寺之中,礼堂展厅之处,都不宜性生活。

# 第 24 章　孕前与孕期养生

## 第一节　孕前养生

### 1. 准爸爸孕前准备

婴儿出生缺陷绝不仅与女性的孕前、孕期保健有关,与男性也有着同等重要的关系。因此,在孕前、孕期值得每一位准备做父亲的男性高度重视优生保健。

(1)至少在孕前 3 个月之前开始优生保健:因为,精子的数量与质量对能否生育一个聪明健康的宝宝至关重要,而精子成熟需要近 3 个月的时间,所以男方的准备也至少在 3 个月之前开始。

(2)科学治疗生殖系统疾病:在男性生殖器官中,睾丸、附睾、输精管、精索动脉、精索静脉、前列腺液中任何一个部位出现问题,均会影响精子的产生与运输。

(3)适当的性生活:性生活过频繁则精液稀少,精子的数量与质量也会相应减少与降低。一般 2～3 天性交一次即可,并注意在排卵期性交。

(4)防止睾丸局部温度升高:睾丸必须在 34～35℃环境中才能正常产生精子,温度过高可以杀死精子,或不利于精子生长,甚至会使精子活力下降而造成不育。因此,要尽量避免久坐不动、避免长时间骑车、穿紧身牛仔裤、洗桑拿、用过热的水洗澡或洗澡时间太长等,以免导致睾丸温度升高,不利于产生正常的精子。

(5)避免接触有害物质:许多化学、物理、生物因素均可引起精子畸形或染色体异常,如铅、苯、二甲苯、汽油、聚氯乙烯、X 线及其他放射性物质、麻醉药、农药、除草剂等。

若接触农药、杀虫剂、二氧化硫、铜、镉、汞、锌等有害物质过久,体内残留量一般在停止接触后 6 个月至 1 年才能基本消除,因此在此期间不宜受孕。

(6)避免应用影响精子质量的药物:不要应用氯丙嗪、利血平及含雌激素的护肤脂等,因为这些物质都会不同程度地影响精子的生存能力,并可造成畸形精子的数目大量增加。

(7)改变不健康的生活方式:男性需在孕前至少 3 个月戒除烟酒,因为酒精可使精子发生形态与活动度的改变,甚至会杀死精子,从而影响受孕与胚胎发育,导致先天智力低下与畸形儿发生率增高;而烟中含有多种有害物质,也会影响精子的质量与性功能。生活方式应有规律,劳逸结合,适当运动,改掉一些不良习惯,如熬夜等。

(8)合理膳食:精子的生存需要优质蛋白质、钙与锌等矿物质及微量元素、精氨酸及多种维生素等。每种食物均有其营养价值与特色,食谱尽可能多样,且要荤素搭配。如果偏食,饮食中缺少这些营养素,精子的生成会受到影响,或造成少精症、弱精症等。

(9)心理平衡:若经常忧郁、脾气暴躁等,会使大脑皮质功能紊乱,造成神经系统、内分泌功能、睾丸生精功能及性功能障碍,也会影响精子的质量。

### 2. 准妈妈孕前检查

生一个健康聪明的宝宝,孕前检查极为重要。孕前检查主要是对与孕育相关的因素进行有针对性的系统的规范的检查,是保证优生后代的必要条件之一。

准妈妈的疾病若没有在孕前诊断治疗,等到怀孕时才发现,不但对胎儿健康有损,更会影响母体。生命的诞生需要精子与卵子的结合,男性无精子症等疾病自身并不一定有不适感觉,因此,男女双方均需做孕前检查,以确保正常怀孕与生育健康聪明的宝宝。

(1)孕前一般检查

① 体格检查,测量血压:对全身做一次全面的、系统的检查。如果曾患有某种疾病,就应当请专业医师检查一下,是否已痊愈,或者已好转。当医师说适合怀孕时,方可受孕。

②妇科检查:一些生殖道致病微生物,如滴虫、真菌、淋球菌、沙眼衣原体、梅毒螺旋体等,可以导致胎儿宫内或产道内感染,影响受孕、影响胎儿的正常发育,还会造成流产、早产等危险。如有感染,应推迟受孕时间,先进行科学治疗。

③口腔检查:若孕期牙痛用药或拔牙等手术对妊娠有一定的影响,因此孕期牙病治疗起来很棘手。特别当牙龈等软组织发生炎症时,细菌容易进入体内,引起胎盘血管内膜炎,从而影响胎盘功能,造成早产。因此,孕前应进行口腔检查,发现牙病,宜及早科学治疗。

④血常规与血型:了解血红蛋白的高低等,若有贫血可以先治疗,再怀孕;了解凝血情况,若有异常可先治疗,避免在分娩时发生大出血等意外情况;了解自己的血型,万一分娩时大出血,可及时输血治疗。

⑤尿常规:了解与之相关的病变。

⑥粪常规:查虫卵、潜血试验等,排除肠炎、痔疮、息肉等疾病。

⑦肝、肾功能检测:检查肝、肾功能的各项指标,诊断肝与肾有无疾病。

(2)孕前特殊检测

①乙肝病毒抗原抗体检测:乙肝病毒能通过胎盘导致宫内感染或通过产道感染,造成胎儿出生后成为乙肝病毒携带者。因此,需了解自己是否携带乙肝病毒。

②性病检测:梅毒、艾滋病是性传染病,严重影响胎儿健康。如果夫妻双方怀疑患有性病或曾患性病者,应进行性病检测。检测结果异常时,应及时科学治疗。

③ABO溶血检查:包括血型与抗A、抗B抗体滴度的检测。如女性有不明原因的流产史或其血型为O型,而丈夫血型为A型、B型时,应检测此项,以免宝宝发生溶血症。

④血糖检测:包括空腹血糖检测与葡萄糖耐量实验。妊娠会加重胰岛的负担,常常使糖尿病症状更加明显,或发生妊娠期糖尿病,甚至出现严重的并发症。因此,原来患有糖尿病的女性,必须先请医师检查评估后,再决定怀孕与否。若经专业医师确定可以怀孕的话,必须在专业医师指导下,严密地监测与科学治疗。

⑤宫颈刮片检查:宫颈刮片检查能及早发现宫颈癌,一个简单的宫颈刮片检查就可以让准妈妈们在怀孕时更安心,毕竟一个好的子宫环境才能孕育出健康聪明的宝宝来。

⑥TORCH检测:检查的一些特殊病原体是弓形体、风疹病毒、巨细胞病毒与单纯疱疹病毒,简称TORCH。这些特殊的病原体是引起胎儿宫内感染,造成新生儿出生缺陷的重要原因之一。虽然孕妇感染大多无典型的临床表现,但胎儿感染后常可发生死胎或严重后遗症,严重危害新生儿健康。

⑦其他:还有些特殊的检查,主要是针对各种不同的遗传疾病,需找专业医师分别咨询。若曾有异常孕产史,如自然流产、死胎、胎儿发育畸形或新生儿不明原因死亡等,在下次怀孕前,应到医院遗传优生咨询门诊进行咨询,并做相应的检查项目。

### 3. 准爸爸的孕前检查

（1）准爸爸的检查项目有体格检查,血、尿、粪常规及肝肾功能、性病检测。如接触放射线、农药、化学物质等,可影响生殖细胞,应做精液检查等。

（2）男性泌尿生殖系统的检查也是必不可少的。另外,肝炎、梅毒、艾滋病等传染病检查也是很有必要的。

### 4. 孕前遗传咨询

遗传咨询的目的是确定遗传病基因携带者,并对其生育患病后代的危险率进行预测,并采取相应的预防措施,减少遗传病患儿的出生,降低遗传病的发病率,从而提高人群遗传素质与人口质量。因此,有以下情况之一者更须进行遗传咨询。

资料表明,染色体偶然错误的概率在接近生殖年龄后期明显增高。因此,父亲年龄超过45 岁,母亲年龄超过 35 岁者,卵子与精子就相对老化,发生染色体错误的机会随之增加,生育染色体异常患儿的可能性也就增加。据统计资料显示,这种可能性约为 4.5%。

由于染色体异常的胎儿容易发生流产,故有习惯性流产史的妇女应有所警惕,在再次妊娠前应进行男女双方详细的体格检查与遗传咨询。

已生育过先天愚型孩子的孕妇,其第二个孩子为先天愚型的概率为 2%～3%。

近亲结婚的夫妇所生婴儿出现遗传缺陷的危险性大大增加。

家族成员中或本人有遗传病或先天性智力低下者。

经常接触化学药剂或放射线的工作人员。

染色体平衡异位携带者,以及其他遗传病基因携带者。

羊水多、胎儿宫内发育迟缓者。

性器官发育异常,须经专业医师确定性别,决定能否结婚与生育。

妊娠早期（10 周内）有高热、服药、接受过 X 线、患风疹史,对胎儿不利者。

孕早期病毒感染的孕妇与经常接触猫、狗的孕妇。

对上述有出生遗传病与先天畸形胎儿风险的父母,应到正规医院找专业医师,做好遗传咨询与产前诊断,对异常胎儿应采取选择性流产的办法避免患儿出生。对那些有出生严重遗传病患儿风险的父母来说,应采取积极的避孕措施。如果夫妇均是罕见隐性致病基因携带者,则应采取绝育手术,从根本上阻断遗传病的出现。

### 5. 孕前居室环境

当夫妇决定生育宝宝时,应为孕妇、产妇、婴儿提供一个舒适温暖,利于优生优育的"窝",才会使孕妇顺利度过妊娠、分娩的过程。

（1）阳光照射和室内保温合适:若没有阳光的屋子,孕妇与将来问世的孩子得不到阳光的照射,身体中的钙吸收就会受影响,也将影响孕、产妇与孩子的骨骼发育,且会增加产妇的产后疾病,如关节疾患等。

（2）房屋要适当通风、保温:不然夏季室内潮湿高温,冬季寒冷,不利于孕妇与婴儿的健康。室内应经常打扫,不留死角,保持清洁。

（3）装修与家具尽量选用合格对人体无害或危害较小的材料:装修与家具中使用的各种人造板,从中释放出的甲醛不仅是可疑致癌物,而且还有可能造成女性月经紊乱与月经异常。各种油漆、涂料与胶黏剂释放的苯,甚至能够直接影响胎儿发育。一定要在受孕之前维修好房屋,按需要增设取暖设施。

（4）一般新居应在装修完至少 3 个月或半年后方可入住。如果想在新居室怀宝宝，可以请专业人员检测房中有无装饰涂料等化学毒物的污染、石材的放射线是否超标等。准备婴儿用的房间时，使用的装修、装饰材料都应选择无毒、容易清洗的。装修完毕，尤其是孩子放置衣物、玩具的柜子等搬进房间以后，要提前开窗通风，让有害物质充分挥发出来，散发出去。

### 6. 孕前戒烟

香烟在燃烧过程中会产生多种有害物质，尤其所产生的苯并芘有致细胞突变的作用，对生殖细胞有损害，卵细胞与精子在遗传因子方面的突变，会导致胎儿畸形与智力低下。因此，夫妇在怀孕前夫妇双方一定都要戒烟。对妇女怀孕影响最大的首推香烟。香烟中的尼古丁有致血管收缩的作用，妇女子宫血管收缩，不利于精子着床等。应特别警惕的是不吸烟的妇女若与吸烟的人在一起，也会受到影响，二手烟危害极大。妻子若和吸烟的丈夫在一起，便会吸入飘浮在空气中的焦油与尼古丁。因此，如夫妇计划生孩子，就应该在怀孕前至少 3 个月或半年夫妇双方同时戒烟，如怀孕后再戒烟就为时过晚了。

### 7. 孕前戒酒

酒的主要成分是乙醇。乙醇可使生殖细胞受到损害，使受精卵不健全，因此喝酒肯定会对胎儿的大脑造成损伤。孕妇无论什么时候饮酒均会对胎儿的神经系统造成损伤。尤其孕妇在怀孕头 3 个月与怀孕 6 个月后要注意戒酒。由于怀孕最初 3 个月，正是胎儿形成的重要阶段，如妊娠早期饮酒，胎儿的大脑细胞分裂受阻，易导致中枢神经系统发育障碍，造成胎儿智力低下。胎儿生长的高峰是在妊娠的 6 个月以后，如果这时还坚持饮酒，将会给胎儿带来更严重的损害。

此外，酒精也会影响男性精子的质量，从而增大胎儿致畸的危险性。因此，准备要孩子的夫妇应该至少提前 3 个月戒酒。

### 8. 孕前后应远离化妆品

爱美之心，人皆有之。化妆本来并非禁止之事，可当怀孕之后，须警惕某些化妆品中包含的有害化学成分影响优生。因此，孕妇应该远离下列化妆品。

（1）染发剂：据国外医学专家调查，染发剂不仅会引起皮肤癌，而且还会引起乳腺癌，导致胎儿畸形。因此，孕妇不宜使用染发剂。

（2）冷烫精：据法国医学专家多年研究，孕妇不但头发非常脆弱，且极易脱落。若是再用化学冷烫精烫发，更会加剧头发脱落。此外，化学冷烫精还会影响孕妇体内胎儿的正常生长发育，少数妇女还会对其产生过敏反应。因此，孕妇不宜使用化学冷烫精。

（3）指甲油：目前市场上销售的指甲油大多是以硝化纤维为基料，配以丙酮、乙酯、丁酯、苯二甲酸等化学溶剂与增塑剂及各色染料制成。这些化学物质对人体有一定的毒害作用。孕妇用手拿东西吃时，指甲油中的有毒化学物质极容易随食物进入体内，并能通过胎盘与血液进入胎儿体内，日积月累，就会影响优生。此外，有的孕妇指甲脆而易折断，往往也是涂指甲油造成的。因此，孕妇则不应涂指甲油，以免对胎儿造成损害。

（4）口红：口红是由各种油脂、蜡质、颜料及香料等成分组成，其中油脂通常采用羊毛脂。羊毛脂除了会吸附空气中各种对人体有害的重金属、微量元素，还可能吸附大肠埃希菌进入胎儿体内，且还有一定的渗透性。孕妇涂抹口红以后，空气中的一些有害物质就极容易被吸附在嘴唇上，并随着唾液侵入体内，导致孕妇腹中的胎儿受害。因此，孕妇最好不涂口红，特别是不要长期抹口红。

### 9. 孕前孕期远离小宠物

时下许多人喜爱猫猫狗狗,猫与狗是弓形虫常见的携带体,其中又以猫最为突出。弓形虫是一种肉眼看不见的小原虫。这种原虫寄生到人与动物体内就会造成弓形虫病。一旦妇女不慎感染,就极有可能将弓形虫传染给腹中的宝宝,甚至造成早产、流产畸形等。研究表明,猫与其他猫科动物是弓形虫的终宿主。一只猫的粪便中每天可以排泄数以万计的弓形虫卵囊。如果被人或动物食入,就会经胃肠壁进入血液组织,导致病毒感染。若接触了猫的唾液或饮用受污染的水与食用受污染的食物,均有被感染的危险。因此,应在孕前至少 3 个月就应该远离宠物,且应做相应的体检,如优生优育 4 项检测等。若感染了弓形虫应该彻底治愈后再考虑怀孕。

### 10. 孕前适量补充叶酸

叶酸是一种水溶性 B 族维生素,参与人体新陈代谢的全过程,是合成人体重要物质 DNA 的必需维生素。它的缺乏除了可以导致胎儿神经管畸形外,还可使眼、口唇、腭、胃肠道、心血管、肾、骨骼等器官的畸形率增加。在绿叶蔬菜、水果与动物肝中叶酸含量丰富,可适量食之。

从怀孕前 1 个月到怀孕 3 个月,每天服用 0.4mg 叶酸增补剂可预防胎儿大部分神经管畸形的发生。服用叶酸应在医师指导下进行,且应注意以下几点。

(1)从孕前一个月开始服用:强调孕前开始服用的目的是为使妇女体内的叶酸维持在一定的水平,以保证胚胎早期有一个较好的叶酸营养状态。据研究,妇女在服用叶酸后要经过 4 周的时间,体内叶酸缺乏的状态才能得以纠正。因此,只有在孕前 1 个月开始服用叶酸,才能在怀孕早期胎儿神经管形成的敏感期中,保证足够的叶酸,才能满足神经系统发育的需要,且要在孕后的前三个月敏感期中坚持适量服用才能达到最好的预防效果。

(2)不应用"叶酸片"代替"小剂量叶酸增剂":叶酸增补剂每片中仅含 0.4mg 叶酸,是国家批准的唯一预防药品(商标名称为"斯利安")。而市场上有一种供治疗贫血用的"叶酸片",每片含叶酸 5mg,相当于"斯利安"片的 12.5 倍。孕妇在孕早期切忌服用这种大剂量的叶酸片,因为长期服用大剂量的叶酸片对孕妇与胎儿均会有不良影响,因此提醒孕妇要听从医师和保健人员的指导,切忌自己滥服药。

(3)我国神经管畸形低发区的妇女也要适量增补叶酸:目前我国神经管畸形的发病情况是北方高于南方,农村高于城市。据调查在低发区的育龄妇女中,仍有相当一部分人体内缺乏叶酸。因此,低发区的妇女在孕前也绝不能掉以轻心,仍应适量适时服用叶酸。

另外,需要说明的是,叶酸缺乏是神经管畸形发生的主要原因之一,但不是唯一的原因,家庭遗传因素与其他环境因素等也可以造成神经管畸形的发生。

# 第二节　孕期养生

### 1. 判断是否怀孕

(1)从临床表现与体征上判定

①月经停止:若月经一直规律,一旦超过 7 天以上不来月经,应首先想到可能是怀孕。哺乳期妇女虽然月经尚未恢复,也可再次怀孕。

②早孕反应:停经后出现的一些不适现象叫早孕反应,多发生在停经 6 周左右。最先出现的反应是畏冷,并逐渐出现早起恶心,甚至呕吐、疲乏、嗜睡、食欲缺乏、挑食、喜酸、怕闻油腻味

等现象,严重时还会出现头晕、乏力,甚至见到别人吃饭就剧烈呕吐,滴水不进等。

③乳房变化:怀孕后,乳房在雌激素与孕激素的刺激下增大,可出现乳房胀痛、乳头可有刺痛感、乳晕颜色变深等,初次妊娠者比较明显。哺乳期妇女自觉乳汁分泌减少。

④尿频:怀孕后由于子宫增大,会压迫膀胱而导致排尿次数增多,这种现象多在夜间出现。每次排尿量通常不多,一些孕妇甚至需要每小时一次排尿。排尿频繁的现象最早开始于受孕后一星期,然后持续到分娩之后才恢复正常。

⑤体征:妇科检查时,阴道壁及宫颈因充血变软,呈蓝色;子宫饱满,前后径增宽可呈球形;子宫颈峡部极软,双合诊时感到宫体和宫颈似不相连,乳房于妊娠8周后胀大,乳头、乳晕着色加深,乳头周围有深褐色小结节。

(2)依据基础体温判断:经过较长时间(至少6～8小时)睡眠,醒后尚未进行任何活动之前所测得的体温称为基础体温。基础体温呈双相型的妇女,闭经后高温相仍持续不下降者表示体内持续有孕激素的作用,故早期妊娠的可能性大;若高温相持续超过3周,则基本可断定为早孕。这主要是妊娠后卵巢黄体不萎缩,一直分泌孕激素所致。

(3)超声波检查:妊娠8周后可有胎心与胎动波形。

(4)妊娠试验:由于妊娠后绒毛的滋养层细胞分泌绒毛膜促性腺激素,经孕妇尿中排出,故可应用生物或免疫反应测定尿中绒毛膜促性腺激素,以诊断是否妊娠。

早孕试纸:在普通药店就能买到早孕试纸,可用来测试尿液,最好是早上的第一次尿液,如出现两条红线,就预示着可能怀孕了。

若怀疑自己怀孕了,应该请医师加以证实,排除一些异常情况,切不可自行诊断。

值得提醒的是,不应将妊娠试验作为唯一的诊断依据,该试验有时可以出现假阳性或假阴性,应结合症状、体征、妇科检查、辅助检查等全面分析判断。

### 2. 产前检查

产前检查不仅包括对孕妇的检查,还包括对胎儿的监测及对孕妇的既往与家族史的了解和有关的检查,其基本内容如下。

(1)询问姓名、年龄、职业、结婚年龄、胎产次、末次月经及怀孕经过,还应询问孕早期有无病毒感染,其他感染,用药,接触放射线史,胎动时间及既往患病史、手术史与家族的遗传病史等。

(2)全身系统检查,特别应注意孕期血压、注意体重增长是否过多及水肿情况。

(3)观察腹部形态、大小、有无水肿,并测量腹围与宫高;触摸胎位,孕30周以上异常胎位应积极矫正;多普勒听胎心,胎心率120～160次/分为正常;孕7个月时做骨盆测量,以估计胎儿分娩方式。

(4)血常规与血型、尿常规、肝肾功能,空腹血糖、艾滋病、梅毒等传染病的筛查、各种肝炎病毒的筛查,酌情做某些特殊检查。

(5)一般在孕22～26周常规畸形筛查,至足月普通B超检查胎儿是否成熟与胎盘成熟度,孕期如有异常可酌情复查。

(6)对高危妊娠者应做胎儿监护,如妊娠高血压疾病、过期妊娠、糖尿病合并妊娠等。若无并发症,孕36周后常规监测。

### 3. 孕期科学护理乳房

为了保证产后婴儿能顺利地吸吮乳汁,孕期应特别注意乳房的护理。

（1）戴合适胸罩：妊娠后乳房发育较快,重量不断增加,易变成垂乳,为了不影响乳房发育,防止乳房下垂,不要穿过紧的上衣,应佩戴合适的胸罩,以减少对乳头的刺激,保证乳房健美。最好选择哺乳用胸罩,但不宜过紧。

（2）擦洗乳头：妊娠 4～5 个月或 5～6 个月后,应每日用毛巾蘸中性肥皂水或香皂水与温水擦洗乳头,然后在乳头乳晕上涂一层油脂,提倡用橄榄油,以防乳头皲裂。妊娠晚期开始,每日至少应认真擦洗乳头 2 次,以保持乳头皮肤清洁,避免细菌侵入与哺乳期乳头易皲裂或引发乳腺炎。

（3）外拉乳头：为防止乳头内陷,避免产后哺乳困难,对于乳头内陷者更应注意适当科学向外提拉乳头。

①乳头伸展练习：对内陷的乳头清洗干净后,将两指平行地放在乳头两侧,慢慢地将乳头向两侧外方拉开,牵拉乳晕皮肤与皮下组织,尽量使乳头向外突出,重复多次;随后再将两指分别放在乳头上、下两侧,使乳头向上、下纵行拉开,重复多次。每日 2 次,每次 5 分钟。

②乳头牵拉练习：乳头短小或扁平者,可用一手托住乳房,另一只手的拇指与中、示指抓住乳头将乳头轻轻向外牵拉,或将两拇指放在乳头两侧,左右挤动,再上下挤动,将乳头挤出。每日 2 次,每次重复 10～20 下,或酌情适当增多。

③佩戴乳头罩：从妊娠 7 个月开始佩戴,通过乳头罩对乳头周围组织的恒定、柔和压力促使内陷乳头外翻,其中央小孔持续突起,以纠正乳头内陷,有利于产后哺乳。

（4）按摩乳房：在妊娠 7 个月后,孕妇自己可进行乳房按摩。按摩时,从乳房周围到中心,轻轻地揉搓。具体方法是：露出乳头,用手掌侧面围绕乳房均匀按摩,每日 1 次,每次约 5 分钟,以增加乳房血液循环,促进发育。

（5）尽力保持两乳房大小一致：为防止出现大小乳房,睡觉时尽可能做到不要常固定侧向一边;若发现两个乳房大小不一,可适当多按摩小的乳房,促进其增大。

（6）忌过多刺激乳房：在整个孕期对乳房的刺激不宜过多,特别是在妊娠末期,刺激乳房可诱发子宫收缩,有引产与催产作用。因此,凡有流产、早产史,曾发生过胎膜早破、死胎,有过多次人工流产、引产史且合并有宫颈内口功能不全的孕妇,在孕期均不能过多地刺激乳房与乳头。

### 4. 孕妇不宜用的化妆品

（1）染发剂：染发剂不但会引起皮肤癌,而且还可能引起乳腺癌,导致胎儿畸形等。

（2）祛斑霜：孕期脸上会出现不同程度的色斑加深现象,是正常的生理现象而非病理现象。孕期祛斑不但效果不好,还由于很多祛斑霜均含有铅、汞等化学物及某些激素,若长期应用会影响胎儿发育,有致畸的可能。

（3）冷烫精：孕后,不仅头发非常脆弱,且极易脱落。如是再用化学冷烫精烫发,更会加剧头发脱落。且冷烫精中常含一种含硫基的有机酸,属有毒化学物质,影响体内胎儿的正常生长发育。少数妇女还会对冷烫精产生过敏反应。

（4）口红：口红是由各种油脂、蜡质、颜料与香料等成分组成,其中油脂通常采用羊毛脂。羊毛脂除了会吸附空气中各种对人体有害的重金属微量元素,还可吸附大肠埃希菌进入胎儿体内。若孕妇涂抹口红之后,空气中的一些有害物质就极易被吸附在嘴唇上,随着唾液侵入体内,使孕妇腹中的胎儿受害。

（5）脱毛剂：脱毛剂是化学制品,会影响胎儿健康;而电针脱毛不但效果不理想,且电流刺激还会影响胎儿。

(6)洗涤剂:洗涤剂中一些含有腐蚀性的物质,通过皮肤吸入人体,当达到一定的浓度时,就会造成受精卵的死亡,导致妊娠中止。

### 5. 孕后不宜从事的工作

原则上孕后应避免从事可能对胎儿造成危害的工作。孕后不宜从事的工作主要有以下几类。

(1)受放射线辐射危险的工作:如医院的放射科、计算机房、飞机场的安检部门等。因为X线对孕早期的影响最大,会引起胎儿发育障碍或畸形。

(2)接触刺激性物质或有毒化学物品的工作:如农药厂、油漆工、石油化工厂、施洒农药等。因为这些对人体有害的刺激性气体被孕妇吸入体内,会造成流产或早产。

(3)接触传染病人的工作:若在孕期的抵抗力较低时,接触到传染病毒时,就有可能被感染,从而引起胎儿畸形。

(4)接触动物的工作:动物常携带有病菌,可通过孕妇感染胎儿,造成胎儿发育异常,如猫携带的弓形体病菌可以侵入胎儿的中枢神经,形成脑积水、无脑儿或出现视网膜异常。

(5)高强度的流水线工作:过度的疲劳易造成流产。

(6)伴有强烈的全身与局部震动的工作:如拖拉机驾驶员、摩托车手等。

(7)其他:野外作业工作。高噪声、高温环境的工作。需频繁做上下攀高、弯腰下蹲、推拉提拽、扭曲旋转等动作的工作,这些工作不仅会有摔伤的危险,且易会导致流产与早产。

在孕期中,这些工作有可能对胎儿和孕妈妈本身产生伤害,应酌情暂时转岗等。

### 6. 预防早产

早产是在妊娠28～37足周前这一阶段提前分娩。孕后应谨防早产,主要注意如下几个方面。

(1)注意不要过度劳累,尤其要避免剧烈活动。

(2)节制性生活,尤其是曾有流产或早产史的孕妇,尤应在孕早期与晚期禁止性生活。

(3)预防便秘与腹泻,以免因此引起子宫收缩,早产流产或早产。

(4)适量控制饮食中的盐分摄入,以免体内水分过多而引起妊娠高血压疾病,从而造成早产。

(5)不做长时间压迫腹部的家务活,避免撞击腹部。

(6)定期做产前检查,一旦发现胎位异常,应及时在医师指导下积极纠正。

(7)走路与起坐时要小心,避免摔倒。孕后期避免开车,也不宜乘机出行或搭乘震动较大的交通工具出行。

(8)一旦出现早产征兆就应尽快去正规医院,不可延误时机。

### 7. 中国居民膳食指南(2007)

(1)食物多样,谷类为主,粗细搭配。

(2)多吃蔬菜水果和薯类。

(3)每天吃奶类、大豆或其制品。

(4)常吃适量的鱼、禽、蛋和瘦肉。

(5)减少烹调油用量,吃清淡少盐膳食。

(6)食不过量,天天运动,保持健康体重。

(7)三餐分配要合理,零食要适当。

(8)每天足量饮水,合理选择饮料。

(9)如饮酒应限量。

(10)吃新鲜卫生的食物。

## 8. 中国孕期妇女膳食指南(2010)

在《中国居民膳食指南》(2007)一般人群膳食指南 10 条基础上增加。

(1)孕前期妇女膳食指南增加以下 4 条:

①多摄入富含叶酸的食物或补充叶酸。

②常吃含铁丰富的食物。

③保证摄入加碘食盐,适当增加海产品的摄入。

④戒烟、禁酒。

(2)孕早期妇女膳食指南增加以下 5 条。

①膳食清淡、适口。

②少食多餐。

③保证摄入足量的富含糖类的食物。

④多摄入富含叶酸的食物并补充叶酸。

⑤戒烟、禁酒。

(3)孕中期、孕晚期妇女膳食指南增加以下 5 条。

①适当增加鱼、禽、蛋、瘦肉及海产品的摄入。

②适当增加奶类的摄入。

③常吃含铁丰富的食物。

④适量身体活动,维持体重的适宜增长。

⑤戒烟、禁酒,少吃刺激性食物。

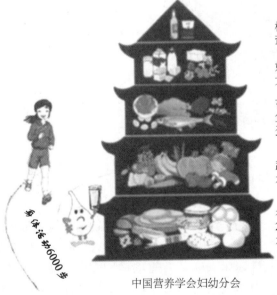

植物油25～30g
盐6g

奶类及奶制品300g
大豆类及坚果30～50g

畜禽肉类50～75g
鱼虾类50～100g
蛋类25～50g

蔬菜类300～500g
水果类200～400g

谷类、薯类及杂豆
250～400g
水1200ml

中国营养学会妇幼分会

**孕前期妇女平衡膳食宝塔**

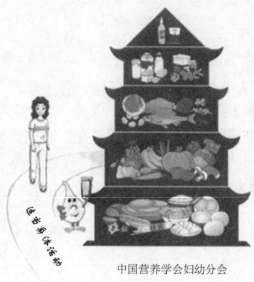

植物油15～20g
盐6g

奶类及奶制品
200～250g
大豆类及坚果50g

鱼、禽、蛋、肉类
(含动物内脏) 150～200g
(其中鱼类、禽类、蛋类各
50g)

蔬菜类300～500g
(以绿叶菜为主)
水果类100～200g

谷类、薯类及杂豆
200～300g(杂粮不
少于1/5)
水1200ml

中国营养学会妇幼分会

**孕早期妇女平衡膳食宝塔**

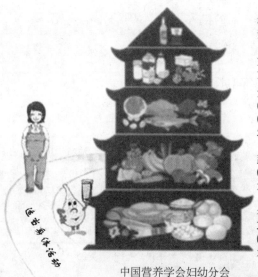

植物油25～30g
盐6g

奶类及奶制品300～500g
大豆类及坚果40～60g

鱼、禽、蛋、肉类
(含动物内脏) 200～250g
(其中鱼类、禽类、蛋类各
50g)

蔬菜类400～500g
(绿叶蔬菜占2/3)
水果类200～400g

谷类、薯类及杂豆
300～400g
(杂粮不少于1/5)
水1200ml

中国营养学会妇幼分会

**孕中期、孕晚期平衡膳食宝塔**

### 9. 孕前期(孕前 3～6 个月至怀孕)应多摄入富含叶酸的食物或适量补充叶酸

妊娠的最初 4 周是胎儿神经管分化与形成的关键时期,若这个阶段叶酸缺乏可增加胎儿神经管畸形与早产的危险。最好从计划怀孕开始,尽可能早地适当多摄入富含叶酸的动物肝脏、深绿色蔬菜与豆类。建议最迟应从孕前 3 个月开始每日服用 $400\mu g$ 叶酸补充剂,并持续至整个孕期,使体内叶酸维持在适宜水平,以确保胚胎早期有一个较好的叶酸营养环境,预防胎儿神经管及其他器官畸形的发生。应当提醒的是,不要超量服用。叶酸除了有助于预防胎儿神经管畸形外,也有利于降低妊娠高脂血症发生的危险。

### 10. 孕前期宜常吃适量含铁丰富的食物

孕前期良好的铁营养是成功妊娠的必要条件,若怀孕前缺铁易造成早产、孕期母体体重增长不足及新生儿低出生体重,因此孕前期妇女应储备足够的铁以备孕期利用。建议孕前期妇女适当多摄入含铁丰富的食物,如动物血、肝、瘦肉等动物性食物,以及黑木耳、大枣、黄花菜等植物性食物。缺铁或贫血的育龄妇女可适量摄入铁强化食品,或在医师的指导下补充小剂量的铁剂(每日 10～20mg),同时摄入适量富含维生素 C 的蔬菜、水果,或在补充铁剂的同时补充维生素 C,维生素 C 可以增加机体对铁的吸收和利用。待缺铁或贫血得到纠正后,再计划怀孕。

### 11. 孕前期应保证适量摄入加碘食盐,适当增加海产品的摄入

碘参与甲状腺激素的合成,对胎儿的生长发育极为重要。若孕前期与孕早期的碘缺乏,均可增加新生儿将来发生克汀病的危险性。由于孕前与孕期对碘的需要相对较多,因此应坚持食用适量加碘食盐,以保证碘的摄入量。建议有条件者至少每周适量摄入 1～2 次富含碘的海产品,如海带、紫菜、黄鲅鱼、鲜鲅鱼、干鱼肚、带鱼、海蜇、扇贝、牡蛎、海虾等。

### 12. 孕前期应戒烟、禁酒

若夫妻一方或双方经常吸烟或饮酒,不仅会影响精子或卵子的发育,造成精子或卵子畸形,且影响受精卵在子宫内顺利着床与胚胎发育,造成流产。酒精可以通过胎盘进入胎儿血液,造成胎儿宫内发育不良、中枢神经系统发育异常、智力低下等。因此,建议夫妻双方从计划怀孕前的 3～6 个月开始,即应戒烟、禁酒;同时,计划怀孕的妇女要远离吸烟环境,减少被动吸烟的伤害。另外,应当注意的是无醇啤酒也含酒精(一般低于 0.5%)。

### 13. 孕早期(孕 1～12 周)膳食宜清淡、适口

清淡、适口的膳食不仅能增进食欲,易于消化,且有利于减轻孕早期妊娠反应,使孕妇尽可能摄取更多食物,满足其营养需要。清淡、适口的食物包括各种新鲜蔬菜与水果、大豆制品、鱼、禽、蛋及各种谷类制品。可根据孕妇的喜好,适宜地安排膳食。

### 14. 孕早期应少食多餐

孕早期反应较重的孕妇,不必像常人那样强调饮食的规律性,更不可强制进食,进食的餐次、数量、种类与时间应依据孕妇的食欲和反应的轻重及时灵活调整,采取少食多餐的办法,尽可能增加孕妇的进食量。

### 15. 孕早期应保证摄入足量的富含糖类的食物

稻谷类、薯类与水果富含糖类。谷类中糖类的含量约 75%、薯类为 15%～30%、水果约10%,其中水果中的糖类多为果糖、葡萄糖与蔗糖,可直接被机体吸收,能较快地通过胎盘为胎儿利用。

孕早期应尽量多摄入富含糖类的谷类或水果,保证每天至少摄入 150g 糖类(约合谷类200g)。妊娠反应严重而完全不能进食的孕妇,应及时就医,以避免因脂肪分解产生酮体对胎儿早期脑发育造成不良影响。

### 16. 孕早期宜摄入富含叶酸的食物并适量补充叶酸

若孕早期叶酸缺乏可增加胎儿神经管畸形与早产的发生。因此,建议妇女应从计划妊娠开始(尽可能早)多摄取富含叶酸的食物,如动物肝、深绿色蔬菜与豆类。由于叶酸补充剂中的叶酸比食物中的叶酸能更好地被机体吸收利用,因此,建议怀孕后每日应继续适量补充叶酸

400$\mu g$，直至整个孕期。

### 17. 孕早期应戒烟、禁酒

若孕期尤其是孕早期吸烟或经常被动吸烟，烟草中的尼古丁与烟雾中的氰化物、一氧化碳可造成胎儿缺氧、营养不良与发育迟缓。孕妇饮酒后，进入体内的酒精可以通过胎盘进入胎儿血液，造成胎儿发生酒精中毒综合征（宫内发育不良、智力低下、中枢神经系统发育异常等）。为了生育健康的婴儿，孕妇应戒烟、禁酒，并远离吸烟环境。

### 18. 孕中期（孕13～27周）、孕晚期（孕28周至分娩）宜适当增加鱼、禽、蛋、瘦肉及海产品的摄入

鱼、禽、蛋、瘦肉是优质蛋白质的良好来源。其中，鱼类除了可以提供优质蛋白质外，还可以提供$\omega$-3多不饱和脂肪酸（如二十二碳六烯酸），这对孕20周后胎儿脑与视网膜的功能发育极为重要。蛋类尤其是蛋黄，是卵磷脂、维生素A与维生素$B_2$的良好来源。因此，建议从孕中期开始，每日增加总计为50～100g的鱼、禽、蛋、瘦肉；首选的动物性食物为鱼类，每周最好能摄入2～3次，鱼类肉质细嫩，易于消化，蛋白质含量丰富，是$\omega$-3多不饱和脂肪酸的重要来源，对胎儿的大脑发育非常重要，建议适当多吃鱼；每天还应摄入1个鸡蛋。除食用加碘盐外，每周至少进食一次海产品，以满足孕期碘的需要。

### 19. 孕中期、孕晚期宜适当增加奶类的摄入

奶或奶制品富含蛋白质，对孕期补充蛋白质具有极其重要意义，同时也是钙的良好来源。由于目前中国的膳食不含或少有奶制品，每日膳食钙的摄入量仅400mg左右，远低于建议的钙适宜摄入量。因此，从孕中期开始，每日应至少食用300ml牛奶或相当量的奶制品，同时补充300mg钙，或饮用500ml低脂牛奶，以满足钙的需要。

### 20. 孕中期、孕晚期宜吃适量含铁丰富的食物

从孕中期开始，血容量迅速增加，而血液红细胞增加相对缓慢，因此孕妇成为缺铁性贫血的高危人群。此外，基于胎儿铁储备的需要，从孕中期开始也需要增加铁的摄入量。建议常摄入适量含铁丰富的食物，如动物血、瘦肉、肝等，必要时可在医师的指导下适当补充小剂量的铁剂。同时，注意多摄入适量富含维生素C的蔬菜、水果，或在补充铁剂的同时补充维生素C制剂，以促进铁的吸收与利用。

### 21. 孕早期、孕晚期应适量身体活动，维持体重的适宜增量

孕期虽对多种微量营养素需要的量增加，但如果盲目地过量补充，极有可能引起体重过多增长，并导致发生妊娠糖尿病与出生巨大儿（出生体重大于4000g的新生儿称为巨大儿）的风险增加。因此，孕妇应适时监测自身的体重，并根据体重增长的速率适当调节食物摄入量。应酌情每天进行不少于30分钟的低强度身体活动，最好是1～2小时的户外活动，如散步等，最好的运动是步行。适当的活动有利于维持体重的适宜增长与自然分娩；且户外活动还有助于改善维生素D的营养状况，以促进胎儿骨骼的发育与母体的骨骼健康。

### 22. 孕中期、孕晚期应戒烟、禁酒，少吃刺激性食物

烟草、酒精对胚胎发育的各个阶段均有明显的毒性作用，容易引起流产、早产、胎儿畸形等。有吸烟、饮酒习惯的妇女，孕期必须戒烟禁酒，并要远离吸烟环境，最好在未孕之前戒烟。应尽量避免浓茶、咖啡，其他刺激性食物也应尽量少吃，以免引起胃肠道不适、便秘等。

### 23. 孕前用药注意事项

孕妇看病就诊时，应告诉医师自己已怀孕与妊娠时间，而任何一位医师在对育龄妇女问病

时均应询问末次月经与受孕情况。

（1）既不能病情不明滥用药物，也不能有病不用。有病不用，疾病同样会影响胎儿。

（2）药物有相同或相似的疗效时，就考虑选用对胎儿危害较小的药物。

（3）能单独用药就避免联合用药，能用结论比较肯定的药物就不用比较新的药。试验性用药，包括妊娠试验用药，就更要谨慎。口服药有效的尽量少注射。

（4）对已肯定的致畸药物应禁止使用。但若孕妇病情危重，则慎重权衡利弊和风险后，方可考虑使用。

（5）用药必须注意孕周，严格掌握剂量、持续时间。尽量缩短用药疗程。切忌自选自用。

（6）服用药物时，应注意包装上的"孕妇慎用、忌用、禁用"字样。

（7）若孕妇误服致畸或可能致畸的药物后，应到正规医院找医师根据自己的妊娠时间、用药量及用药时间长短，结合自己的年龄及胎次等问题综合考虑是否需要终止妊娠。

### 24. 孕期运动注意事项

（1）孕期在运动时，脉搏不要超过 140 次/分，体温不要超过 38℃，时间以 30～40 分钟为宜。运动开始时应根据自己感觉的舒适程度及时调整，找到适合自己孕期一系列的运动。

（2）跳跃、扭曲、快速旋转、收腹或扭腰等运动均不能进行，骑车更应当避免，以免引起流产。

（3）孕期运动时，要注意衣服样式应宽松，穿合脚的平底鞋。

（4）注意保暖，避免着凉。运动后宜采用沐浴。

（5）患有心脏病等则不适于运动。有些疾病应在医师的指导下科学运动。

（6）尽可能到花草茂盛、绿树成荫的地方运动，这些地方空气清新、氧气浓度高、尘土与噪声均较少，对母体与胎儿的身心健康大有裨益。

### 25. 科学胎教

胎教是调节孕期母体的内外环境，促进胚胎发育，改善胎儿素质的科学方法。胎教一方面指孕妇自我调控身心的健康与欢愉，为胎儿提供良好的生存环境；另一方面指给生长到一定时期的胎儿以合适的刺激，通过这些刺激，促进胎儿的生长。

直接胎教（又称狭义胎教）就是直接产生效果的胎教，即直接针对胎儿的教育，指用音乐语言等直接科学刺激胎儿，以促使胎儿在音乐、语言与身心各方面得到更好的发展。如在胎儿听力发育的关键时期，通过经常给胎儿听优美的音乐，来提高胎儿的音乐反应能力、接受能力与辨别能力，在胎儿有语言感受能力的时候，给他读优美的散文诗歌等情调性美文，来提高胎儿的语言感受能力。直接效果胎教的要点是增加对胎儿的智力、情感方面的良性刺激。

直接胎教主要包括科学的音乐胎教、光照胎教、抚摸胎教、语言胎教、夫妻共同做的胎教等方法，目的是给胎儿提供积极的科学刺激，尽可能消除不经意的消极刺激。

间接胎教（又称广义胎教）是从广义上理解的"胎教"一词的意义，指的是关注给胎儿提供更好的内部与外部环境。胎儿成长必须有好的内部与外部环境，既然胎儿是在母亲腹腔中成长的，他与母亲的机体健康、心理状况、感情，以及生活方式、生活环境就会有必然的联系，因此，胎教就有了广义上的内容，也就是环境胎教、情绪胎教、智力胎教、品格胎教，以及源自中国古代的气血胎教，所有这些胎教方法关注点不是教育胎儿本身，而是教育与胎儿有着千丝万缕联系的母亲，包括母亲自身的科学调理与修养，以此来影响胎儿的身体、感情、智力与性格。因此，科学地进行广义上的胎儿教育，对整体提高胎儿素质、培养胎儿良好的先天禀赋、性格非常有利。

（1）胎教的主要内容：包括听音乐、练"体操"、与胎儿对话、抚摩胎儿。

①听音乐：怀孕5个月之后，胎儿对声音就相当敏感了；怀孕6～7个月，大脑沟回增多，且基本定型，这为音乐胎教奠定了基础。此时胎儿对音乐十分敏感，且喜欢轻松愉快的乐曲，这些音乐可以使胎儿烦躁的心情稳定，心率正常；相反，摇滚乐与噪声可使胎儿焦虑不安，心跳加快。可每天播放音乐数次，每次15～30分钟，注意声音不要太大。在音乐胎教中长大的胎儿大多聪明伶俐。

②练"体操"：练"体操"能帮助胎儿锻炼身体，其具体做法是由父亲与母亲用手轻轻触摸胎儿。每次可以触摸20分钟左右，最好在晚上睡前进行。

③与胎儿对话：与胎儿对话是沟通父母和胎儿之间感情的有利桥梁，可以与触摸胎儿同时进行。父母一边摸胎儿，一面轻声与胎儿"交谈"，这样胎儿可以熟悉自己的父母。

④抚摩胎儿：胎儿的触觉发育较早，目前研究发现，2个月的胎儿即可对细、尖的刺激产生反应活动。适当的皮肤刺激可以促进胎儿的成长。孕妇本人或者丈夫用手在孕妇的腹壁轻轻地抚摩胎儿，以引起胎儿触觉上的刺激，从而达到促进胎儿感觉神经与大脑发育的目的。

（2）准爸爸在胎教中的作用：准爸爸应充分认识到，胎教不只是准妈妈的事，妊娠期间妻子与胎儿的身心健康，以及胎儿的发育过程，均与丈夫的全力支持、积极参与分不开。协助妻子作好胎教也是丈夫分内的事。

丈夫在制造有益的胎教氛围、创造良好的胎教环境及调节孕妇的胎教情绪等方面起着十分重要的作用。同时，丈夫一定要千方百计地做好后勤，以保证母子身心健康。

在妊娠早期，丈夫要多引导妻子接触一些美好的事物，多有一些美好的想法，多进行一些有益的活动。特别是妻子因妊娠反应，难免忧郁烦恼，丈夫千万不能计较妻子的"无名之火"，应在精神上多安抚与宽慰妻子，逗妻子开心，使胎儿在一片爱心中茁壮成长。

妊娠中期，丈夫除了让妻子多看一些能激发母子情感的正能量书籍或影视片外，还要多与妻子谈谈胎儿的情况，以增进胎儿和父母的情感交流，从而更利于胎儿健康地成长。

妊娠晚期，有些孕妇可能忙着准备宝宝将要使用的物品，放松了胎教训练。这时丈夫要提醒孕妇坚持科学胎教，告诉胎儿外面的大千世界，给胎儿以信心，使胎儿愉快地降生。

总之，丈夫应充分意识到自己的责任与积极作用，及时、准确地进入角色，夫妇共同的科学胎教，用博大深厚的父爱滋润、培育未来的小宝宝。

（3）科学进行胎教音乐

①孕早期：宜听轻松愉快、和谐有趣、优美动听的音乐，力求将孕妈妈的忧郁与疲乏消除在音乐之中。可酌情选听《春江花月夜》《假日的海滩》《锦上添花》《矫健的步伐》等曲子。其中特别值得一提的是《春江花月夜》，这支和谐、优美、明朗、愉快的古典著名乐曲使人仿佛置身于春光明媚、鸟语花香的大自然中，构成了诱人探寻追求的艺术境界。

②孕中期：孕妈妈开始感觉到胎动了，胎儿也已开始有了听觉，这时的胎教音乐从内容上可以更丰富一些。通过音乐的欣赏，不仅可陶冶孕妈妈的情操，调节孕妈妈的情绪，同时对胎宝宝也将产生潜移默化的影响。由于这时孕妈妈的身子还不是太笨，尚能从事各种家务，完全可以边干家务边听音乐。孕中期除了可继续听孕早期的乐曲外，还可以再增添些乐曲，如柴可夫斯基的《B小调第一钢琴协奏曲》《喜洋洋》《春天来了》等乐曲。

③孕晚期：孕妇心理上难免有些紧张，况且这时胎儿发育逐渐成熟，体重已达3000～

4000g,会使孕妈妈感到笨重。这时应选择既柔和而又充满希望的乐曲。如《梦幻曲》《让世界充满爱》《我将来到人间》及奥地利作曲家海顿的乐曲《水上音乐》等。

(4)科学进行抚摸胎教:抚摸胎教宜在怀孕 24 周后进行,一般每天可进行 3 次,每次约 5 分钟,起床后与睡觉前是进行抚摸胎教的好时机,应避免在饱食后进行。进行抚摸前,准妈妈应先排空尿液,平卧床上,下肢膝关节向腹部弯曲,双足平放于床上,全身放松。抚摸可由妈妈进行,也可爸爸进行,也可轮流进行。先用手在腹部轻轻抚摸片刻,再用手指在胎儿的体部轻压一下,可交替进行。有的胎儿在刚开始进行抚摸或按压时就会做出反应。随着孕周的增加,胎儿的反应会越来越明显。当胎儿对刺激感到不舒服时会不耐烦地踢蹬,习惯指压后,胎儿会主动迎上来。

孕 28 周之后,轻轻地触摸配合轻轻地指压可区别出胎儿圆而硬的头部、平坦的背部、圆而软的臀部及不规则且经常移动的四肢。当轻拍胎儿背部时胎儿有时会翻身,手足转动,此时可以用手轻轻抚摸以安抚之。在用手轻轻触摸胎儿的时候,同时还应轻轻地、充满柔情地对胎儿说话,让胎儿更强烈地感受到父母的爱意。父母也可以在触摸胎儿的时候谈谈心,交流交流感情。

(5)情绪胎教:是通过对孕妈妈的情绪进行科学调节,使之忘掉烦恼与忧虑,创造清新的氛围与和谐的心境,通过孕妈妈的神经递质作用,促使胎儿的大脑得以良好发育。

孕妈妈的情绪对胎儿的影响极大,若孕早期孕妈妈长时间处于紧张、恐惧不安等状态中,会导致胎儿发生腭裂或流产;若孕中、晚期孕妈妈长时间处于不良情绪环境中会导致早产及未成熟儿,巨大的恐惧还可导致死胎,或足月胎儿体重过低。若临产孕妈妈过度不安,会导致肾上腺素分泌增加,可能发生滞产或产后大出血、难产率增高,因此,孕妈妈的情绪、修养、仪表、心态,决定着胎儿的身心健康。

(6)光照胎教:是指通过光源对胎儿进行科学刺激,以科学训练胎儿视觉功能的胎教法。尽管胎儿在妊娠 25 周前和 32 周后,从不愿睁开眼睛,总是把小眼睛紧紧地闭着,好像是因为看不到任何东西。其实,胎儿的视觉在怀孕 13 周就已经形成了,虽然胎儿不愿去看东西,但对光却很敏感。

一般来说,胎儿在妊娠 8 个月时才尝试睁开眼睛。这时他能看到的是母体内一片红色的光芒,橘黄的阴影下母亲体浆在运动。因此,光照胎教最好从孕 24 周开始实施,早期可适度刺激。孕妇每天可定时在胎儿觉醒时用手电筒(弱光)作为光源,照在自己腹部胎头的方向,每次 5 分钟左右。为了让胎儿适应光的变化,结束前可连续关闭、开启手电筒数次,以利胎儿的视觉健康发育。光照胎教时一定要注意光源不能太强,照射时间也不宜过长。

(7)斯瑟蒂克胎教:美国一位身为机械工人的父亲与平凡的母亲所生下的 4 个女儿智商均超过了 160,均被列入了仅占全美 5% 的高智商者的行列。这一惊人的事实一时之间几乎震惊了整个美国,它意味着有某一因素能够超越遗传,对人类的智商起到决定性的作用。依据这对夫妇的名字,她们实施的胎教办法,被称为斯瑟蒂克胎教法。斯瑟蒂克胎教法的中心思想是,只要以父母对孩子的爱为基础制订完全的怀孕计划,并积极地将其付诸实践,无论是谁均可以生下聪明伶俐的小孩。

①经常用悦耳、快乐的声音唱歌给胎儿听。

②多播放旋律优美节奏明快的音乐或歌曲,将幸福与爱的感觉传递给胎儿。

③随时与胎儿交谈,由早上到晚上就寝,一天里在做着什么,想着什么,都跟胎儿说。如早

上起床,跟胎儿说早安,告诉他现在是上午,可以将当天的天气告诉胎儿。

④讲故事给胎儿听,自己必须先了解故事的内容,然后用丰富的想象力,把故事说给胎儿听。说故事时,声调要富感情,不要单调乏味。

⑤出外散步,无论是看到什么,如行人、车辆、商品、植物,均可以将它们变成有趣的话题,细致地描绘给胎儿听。如路上遇见邮差,便告诉胎儿邮差穿怎样的制服,帮我们传递信件等。

⑥在白色的纸上,利用各种色彩来描绘文字或数字,加强视觉效果。教导文字时,除反复念之外,还要用手描绘字形,并牢牢记住文字的形状与颜色,而且要有形象化的解说。以 A 为例,可以对胎儿说,A 好像是一顶高尖的帽子,然后选出一个以 A 为首的单词教给胎儿,如 A-pron,并跟胎儿说,这是妈妈在厨房烹饪时要穿的,今天这件的图案很大。此外,妈妈还有好多件。以后,妈妈会穿着它做饭给你吃。教导数学时,也要用形象的教导法,如告诉胎儿 1 加 1 等于 2 时,不妨说妈妈有一个苹果,如果爸爸给我一个苹果,那么,我们有 2 个苹果。

⑦最好把胎教所用过的东西,放在婴儿的面前,如此一来,婴儿可能会慢慢回忆起以前学过的东西。

# 第25章　男性更年期养生

## 1. 男性更年期综合征概念

男性更年期综合征是指男性从中年向老年期过渡阶段时,由于机体逐渐衰老,内分泌功能特别是性腺功能减退,男性激素调节紊乱而出现的以精神症状、自主神经功能紊乱与性功能障碍等为主要表现的一组临床证候群。中医学虽无相应病名记载,但本病与"虚劳""阳痿""郁证""脏躁""心悸""不寐"等的临床表现相似。中医学认为,本病虽与肝肾心脾有关,但以肾虚为主,其中脏腑功能衰退、气血阴阳失调是病机关键。

## 2. 更年期综合征的病因病机

本病的基本病机是肾精亏损,肝郁气滞;而心脾两虚,阴血亏虚,阴阳失衡是男性更年期综合征的次要病机。故目前对男性更年期综合征的研究也多围绕肾、肝进行。本病多发生在中老年男性,而中老年男性随着年龄的增长天癸日渐枯竭,肾气逐渐衰少,真水枯竭,阴不制阳,脏腑功能失调,最终导致肾精亏虚及阴阳失调。同时,男性更年期综合征多表现为虚实夹杂,本虚而标实;其本在肾,其标在肝,并与心脾密切相关;肝郁气滞贯穿男性更年期综合征发展的全过程,同时兼加脾虚、血虚、郁热等。

## 3. 男性更年期综合征临床表现

(1)情绪和认知功能的症状:严重焦虑、抑郁、思维减慢、记忆力明显下降,甚至智力减退,自我感觉不良、缺乏自我认同感、严重质疑现有生活状态、缺乏自信心、缺乏安全感。

(2)性功能明显下降:性欲明显降低、晨勃明显减少或消失、勃起功能障碍、射精无力、射精无快感。

(3)精力体力下降:肌肉减少、肌力降低、脂肪增加、平时容易疲劳、精神萎靡、周身乏力、嗜睡、潮热、盗汗、失眠。

## 4. 男性更年期综合征的诊断

目前,男性更年期综合征的诊断主要依据以下几个方面。

(1)对患者进行症状评估:目前,多采用症候量表对患者的症状进行评估,公开发表的症状量表有欧洲制定的 AMS 和美国制定的 ADAM 问卷。

(2)男性激素水平检测:通过测定生物可利用的睾酮或游离睾酮,即可有效提示诊断。

(3)试验性雄激素补充治疗的反应:单纯有症状或单纯检测睾酮水平偏低或两者都有者,都不能武断地诊断为男性更年期综合征,只有通过试验治疗证明有效时,才能最终确定为男性更年期综合征,尽可能排除其他诸如药物等不利因素的影响。

## 5. 男性更年期综合征的中医辨证论治

(1)肾阴虚证

主症:形体消瘦,潮热盗汗,咽干颧红,手足心热,溲黄便秘,耳鸣,耳聋,头晕,健忘,腰膝酸软,性功能减退,舌质红,少苔,脉细数。

治法:滋养肾阴,佐以潜阳。

方药:六味地黄丸。熟地黄,山药,山茱萸,泽泻,茯苓,牡丹皮。

中成药:六味地黄丸每次 1 丸,每日 2 次,口服。

(2)肾阳虚证

主症:精神萎靡,畏寒肢冷,腰膝酸软,阴茎及睾丸发凉,或阴汗时出,性欲减退,阳痿,早泄,小便清长或大便稀溏,舌淡质胖,脉沉弱。

治法:补肾壮阳。

方药:金匮肾气丸。熟地黄,山药,山茱萸,泽泻,茯苓,牡丹皮,附子,桂枝。

中成药:佳蓉片每次 4～5 片,每日 3 次;或右归丸每次 1 丸,每日 3 次;或海龙胶口服液每次 40ml,每日 1～2 次。或龟龄集每次 2 粒,每日 1 次,早饭前 2 小时用淡盐水送服。

(3)肾阴阳两虚证

主症:头晕耳鸣,失眠健忘,悲喜无常,烘热汗出,畏寒怕冷,水肿便溏,腰膝酸软,性功能减退,舌质淡,苔薄,脉细弱。

治法:阴阳双补。

方药:二仙汤。仙茅,淫羊藿,巴戟天,黄柏,知母,当归。

中成药:龟芪参口服液每次 10ml,每日 2 次;或佳蓉片每次 4～5 片,每日 3 次;或二仙口服液每次 30ml,每日 2 次。

### 6. 男性更年期综合征饮食疗法

《备急千金要方·食治》指出:"君夫有疾,期先命食以疗之;食疗不愈,然后命药。"主张食治与药治同样重要,而且推荐首选食疗药膳。中医的精髓就是整体观念,辨证论治。同样食疗药膳亦应辨证施膳。

(1)肾阴虚证

主症:形体消瘦,潮热盗汗,咽干颧红,手足心热,溲黄便秘,耳鸣,耳聋,头晕,健忘,腰膝酸软,性功能减退等,舌质红,少苔,脉细数。

治法:滋养肾阴,佐以潜阳。

药膳配方

①蒸杞甲鱼(《中医药膳与食疗》)

原料:甲鱼 1 只,枸杞子 15g,葱、姜、蒜、食盐、白糖各适量。

做法:先将甲鱼去内脏,洗净,再将枸杞子放入甲鱼腹内,加葱、姜、蒜、盐、白糖等调料少许,放锅上清蒸,待熟后食肉喝汤。

功能:滋补肝肾。甲鱼益气补虚,滋阴养血;枸杞子性味甘平,滋肝益肾。故凡肝肾亏损,阴虚内热,虚劳骨蒸等,可作为补虚食疗之品。

②枸杞子炒肉丝(《中医药膳与食疗》)

原料:枸杞子 30g,猪瘦肉 100g,青笋 30g,猪油、食盐、味精、酱油、淀粉各适量。

做法:先将肉、笋切成丝,枸杞子洗净,将锅烘热,放入猪油烧热,投入肉丝和青笋爆炒至熟,放入其他佐料即可。每日 1 料。

功能:滋补肝肾。枸杞子滋肝益肾;青笋味苦寒平,利五脏,补筋骨,开膈热,通经脉,明眼目,利小便。故凡肝肾阴虚,头晕耳鸣,胸膈烦热,小便不利者,皆可作为辅助食疗。

③生地黄精粥(《中医药膳与食疗》)

原料:生地黄 30g,黄精(制)30g,粳米 30g。

做法:先将前 2 味水煎去渣取汁,用药汁煮粳米为粥,早晚食用。食时可加糖少许。

功能:滋阴清热,补气养血。生地黄甘寒,滋阴清热;黄精甘平,补中益气,润心肺,安五脏,填精髓,助筋骨。凡诸因所致阴阳气血不足者,都可食用。

④鲜百合汤(《中医药膳与食疗》)

原料:鲜百合 50g,酸枣仁 15g。

做法:先将百合用清水浸一昼夜,酸枣仁水煎去渣取汁,将百合煮熟,连汤食用。睡前服之为宜。

功能:清心滋阴安神。百合清心安神,养脏益智;酸枣仁养心安神。本品补益而兼清润,补无助火,清不伤正。内有虚火之人宜食之。

⑤燕窝汤(《中医药膳与食疗》)

原料:燕窝 3g,冰糖 30g。

做法:取燕窝放入盅内,用 50℃的温水浸泡至燕窝松软时,出盆沥干水分,撕成细条,放入干净的碗中待用。锅中加入清水约 250g,下冰糖,置文火上烧开溶化,撇去浮沫,用纱布滤除杂质,倒入净锅中,下燕窝,再置文火上加热至沸后,倒入碗中即成。

功能:生津养血。燕窝甘平,养阴滋液,润燥泽枯,生津益血,与冰糖煮汤,为养阴益血补虚之佳品。

(2)肾阳虚证

主症:精神萎靡,畏寒肢冷,腰膝酸软,阴茎及睾丸发凉,或阴汗时出,性欲减退,阳痿,早泄,小便清长或大便稀溏,舌淡质胖,脉沉弱。

治法:温肾扶阳。

药膳配方

①附片鲤鱼汤(《中医药膳与食疗》)

原料:制附片 15g,鲤鱼(约 500g)1 条,姜末、葱花、食盐、味精各适量。

做法:将鲤鱼去鳞杂,洗净待用。用清水煎煮附片 1~2 小时,取汁去渣,再用药汁煮鲤鱼,待鱼熟时,加入姜末、葱花、食盐、味精等食之。

功能:温肾利水。鲤鱼甘平,能利小便治诸水肿;附片温肾阳,祛寒止痛。故凡肾阳虚弱,腰膝酸冷,大便溏薄,面目水肿者,皆可用之。

②二仙烧羊肉(《中医药膳与食疗》)

原料:仙茅 15g,淫羊藿 15g,生姜 15g,羊肉 250g,食盐、植物油、味精各适量。

做法:先将羊肉切片,放砂锅内入清水适量,再将仙茅、淫羊藿、生姜用纱布裹好,放入锅中,文火烧羊肉烂熟,入佐料即成。食时去药包,食肉饮汤。

功能:温补肾阳。二仙温肾阳;羊肉性甘温,有补益精气的作用。全方既能温阳散寒,又健脾益气。凡下焦虚寒者即可服食之。

③枸杞羊肾粥(《中医药膳与食疗》)

原料:枸杞子 30g,羊肾 2 对,羊肉 250g,葱 1 茎,粳米 50g,调味料适量。

做法:将羊肾去膜洗净,羊肉切块。枸杞子、羊肾、羊肉、调味料,放入锅中同煮汤;或下米成粥。晨起作早餐食用。

功能:补肾助阳,填精益髓。枸杞子滋肾填精,羊肉甘热,补虚劳,益气血,加入羊肾旨在补肾助阳。凡大病、久病、五劳七伤而引起的腰膝酸软、神疲乏力者,即可食此粥,以促其早日康复。

④虫草全鸭(《中医药膳与食疗》)

原料:冬虫夏草 10g,老雄鸭 1 只,绍酒 15g,生姜 5g,葱白 10g,胡椒粉 3g,食盐 3g。

做法:将一部分冬虫夏草纳入鸭嘴内,再用棉线缠紧,余下的冬虫夏草同姜、葱等一起装入鸭腹内,放入盘子中,再注入清汤,加食盐、胡椒粉、绍酒调好味,用湿绵纸封严盘子口,上笼蒸约 1.5 小时至鸭熟即可。

功能:温补肾阳。对肾阳不足,又兼肺气不足,症见腰膝酸软,神疲体弱者,有增加营养和辅助治疗的作用。

(3)肾阴阳俱虚证

主症:头晕耳鸣,失眠健忘,悲喜无常,烘热汗出,畏寒怕冷,水肿便溏,腰膝酸软,性功能减退,舌质淡,苔薄,脉细弱。

治法:阴阳双补。

药膳配方

二仙炖羊肉

原料:仙茅 15g,淫羊藿 15g,巴戟天 15g,枸杞子 15g,当归 15g,盐黄柏 5g,盐知母 5g,生姜 15g,葱 15g,胡椒粉 3g,羊肉 250g,食盐、食油、黄酒、味精各适量。

做法:先将羊肉切片,放砂锅内入清水适量,再将仙茅、淫羊藿、当归、盐黄柏、盐知母纱布裹好,放入锅中,文火烧羊肉烂熟,入调料即成。食时去药包,食肉饮汤。

功能:温补肾阳。仙茅、淫羊藿、巴戟天、枸杞子温肾阳;当归养血和血;知母、黄柏滋肾坚阴;羊肉性甘温,有补益精气的作用。全方共奏阴阳双补之功。

## 参 考 文 献

[1] 李宏军. 男性更年期综合征的研究现状[J]. 现代泌尿外科杂志,2008,13(3):157-159.

[2] 张春和,李焱风. 中医药治疗男性更年期综合征述评[J]. 云南中医中药杂志,2006,27(6):52-54.

[3] 王一飞. 男性更年期健康:争议与展望[J]. 国际生殖健康/计划生育杂志,2011,30(1):1-4.

[4] 黄奉献,崔云. 男性更年期综合征中医药治疗进展[J]. 江苏中医药,2011,43(12):83-84.

[5] 李元文,刘春英. 中医性学[M]. 北京:北京科学技术出版社,2013.

# 第 26 章 女性围绝经期养生

## 一、围绝经期与围绝经期综合征

世界卫生组织人类生殖特别规划委员会于 1994 年废除长期应用的"更年期"这一术语；推荐用"围绝经期"一词，并对下述各词作了阐述。

绝经：指妇女一生中的最后一次月经。只能回顾性地确定。绝经是卵巢功能的真正衰竭，以至月经最终停止。

绝经前期：指卵巢有活动的时期，包括自青春发育至绝经，也就是绝经前的整个生育期。绝经过渡期（menopausal transition）：指绝经前的一段时期，即从生育期走向绝经的一段过渡时期，包括从临床特征、内分泌学及生物学开始出现绝经趋势的迹象（即卵巢功能开始衰退的征兆）一直到最后一次月经。

围绝经期：指妇女绝经前后的一段时期，包括临床特征、内分泌学及生物学开始出现绝经趋势的迹象（40 岁左右），也就是卵巢功能衰退的征兆，一直持续到最后一次月经后一年。此期起点模糊，不易确定；终点明确。

绝经后期：指自人生中最后一次月经以后一直到生命终止这一整个时期。

分类：有自然绝经和人工绝经。自然绝经指卵巢内卵泡生理性耗竭所致绝经。自然绝经的卵巢功能丧失是逐步过程。90％妇女先经历月经不规则的绝经过渡期，然后月经停止；仅 10％无不规则月经的经历而突然月经停止。多数国家调查表明，妇女绝经的平均年龄为 50 岁左右；卵巢功能衰退开始于 39－51 岁（平均 46 岁），绝经过渡期经历 2～8 年（平均 5 年）。人工绝经包括手术切除双侧卵巢或放射疗法使卵巢功能永久性丧失所致绝经。人工绝经将引起卵巢功能的急性丧失。

围绝经期妇女只有少部分能通过神经、内分泌的自我调节达到新的平衡而无自觉症状。

围绝经期综合征是指妇女在绝经前后的一段时期内出现月经紊乱、烘热汗出、五心烦热、头晕耳鸣、心悸失眠、烦躁易怒、腰酸骨楚、皮肤麻木刺痒或有蚁爬感、记忆力下降、水肿便溏，甚或情志异常等与绝经有关的症状。是因为女性绝经前后性腺发生退行性改变（包括绝经前因手术切除双侧卵巢或放射治疗后破坏双侧卵巢），使下丘脑-垂体-性腺轴之间的平衡制约关系紊乱，进而导致机体自主神经功能紊乱、性功能障碍的病理改变所致。

围绝经期综合征是围绝经期妇女的常见病，其发病率为 85％左右，其中 60％的患者有潮红潮热感，70％～80％的患者有月经不调，并伴有不同程度自主神经系统功能紊乱为主的症状，但症状较轻，一般不影响日常生活和工作，只有 10％～30％的人可出现严重症状，不能坚持正常的工作和生活，生活质量明显降低，需要积极治疗。以上患者有的症状持续时间较短，可以自我控制，有些则反复出现症状长达 5～10 余年。围绝经期是女性由成年进入老年的转折点，也是妇女易发病的"多事之秋"。

中医学历代医籍中原无围绝经期综合征相应的病名，未见有关本病的专题论述，但对绝经的年龄界限及本病的病因病机、临床表现等亦多见记述。如《素问·上古天真论》曰："七七任脉虚,太冲脉衰少,天癸竭,地道不通,故形坏而无子也"。东汉·张仲景《金匮要略·妇人杂病脉证并治》谓:"妇人脏躁,喜悲伤欲哭,像如神灵所作,数欠伸……"《女科百问》云:"妇人卦数已尽""七七则卦数以终,终则经水绝止,任脉虚衰,天癸绝。"《妇人良方》言:"况男子六十四岁而精绝,女子四十九岁而断精。"明确指出了女子四十九岁是肾气由盛至衰,天癸由至到竭一个分界线。明代《景岳全书·妇人规》:"妇人于四旬外经期将断之年……当此之际,最易防察。"张景岳认为:"渐见阻隔经期不至者,若气血平和,素无他疾,此因渐止而然,无足虑也,若素多忧郁不调之患,而见过期阻隔,便有崩决之兆。"认为此期因肾气渐衰,冲任脉虚,天癸将绝,若妇女禀赋虚弱,不能耐受这一过渡阶段,则必然导致诸多疾病之发生,因而此期是疾病的高发阶段,故"最易防察"。《傅青主女科》指出:"夫妇人至五十岁之外,天癸匮乏,原易闭关守寨不宜出阵战争,苟或适与不适,草草了事,尚不致肾火大动,倘与酣浪战机如少年之好合鲜,血室大开,崩决而坠矣。"更立有"年老血崩"这一专节,强调妇女在此期调摄房室,固护肾气的重要性。竹林寺僧人在《萧山竹林寺女科》中分别论述了"四十四五经证""四六四七经证""四九五十经证"等绝经前后的相关症状。对妇女在绝经前后出现的诸类症状,依其临床表现的侧重不同,将其归属于中医学的"心悸""失眠""眩晕""头痛""脏躁""水肿""崩漏""月经过多"等范畴进行辨证施治。但直到1963年,著名中医妇科专家、原成都中医学院妇科教研组组长、附属医院副院长卓雨农根据历代医籍述说,结合临床实践,临终前献出《经断前后诸症》一文,得到同行公认,于1964年纳入全国高等中医院校《中医妇科学》第2版教材中,并改名为"绝经前后诸证"这一病名。以后又有不同的医家对此做过相关论述。如现代妇科专著《哈荔田妇科医案医话选》《裘笑梅妇科临床经验选》《百灵妇科》等对本病均有专篇论述。围绝经期综合征属于中医学"经断前后诸证"的范畴。

## 二、围绝经期综合征的中医病因病机

中医学认为,月经、生殖与肾关系极为密切。《素问·上古天真论》曰:"女子七岁,肾气盛,齿更发长。二七天癸至,任脉通,太冲脉盛,月事以时下,故有子……七七任脉虚,太冲脉衰少,天癸竭,地道不通,故形坏而无子也。"明确指出肾通过冲任二脉司调月经与生殖,肾气主宰着人体的生长、发育、衰老过程。女性到了青春期,体内会产生一种促进人体生长发育和生殖作用的物质"天癸",继而月经潮之有时,而有生育功能。进入绝经前后,肾精亏虚,冲任二脉逐渐亏少,天癸将竭,精气、精血不足,月经渐少以至停止,生殖能力降低以至消失,这是妇女正常生理的衰退过程。在这种特殊的生理状态下,导致围绝经期综合征的发病机制常与下列因素有关。

### 1. 肾虚是根本病机

肾为先天之本,藏元阴而寓元阳,静顺润下,为"五脏六腑之本、十二经脉之根"。《景岳全书》强调:"五脏之阴气非此不能滋,五脏之阳气非此不能发。"说明肾气对人体各脏腑、组织、经络的濡养和温煦作用是十分重要的。妇女在绝经前后,机体由健康均衡逐步向衰老过渡,随着肾气日衰,天癸将竭,冲任二脉逐渐亏虚,精血日趋不足,肾的阴阳易于失调,进而导致脏腑功能失调。部分妇女通过脏腑之间的调节能顺利渡过这段时期。不少妇女由于体质较弱,以及产育、疾病、营养、劳逸、手术创伤、社会环境、精神因素等方面的差异,不能适应与调节这一生理变化,导致肾气衰退过早、过快、过甚,出现一系列脏腑功能紊乱、阴阳平衡失调的证候。如肾阴不足,阴虚内热,则出现潮热面红、烘热汗出、五心烦热等;肾阴虚精亏则出现头晕耳鸣、腰膝酸软、脚跟作痛;阴虚血燥则肌肤失润,阴部干涩失荣,血燥生风则皮肤感觉异常,或麻木,或瘙痒,或如虫爬;肾气不足,冲任失固则月经紊乱,或提前量多,或崩中漏下;肾与膀胱相表里,肾气虚故可导致膀胱不约而见小便频数清长,甚则不禁。肾阳衰微,脏腑经脉失养,气化失常,水液泛滥,则见水肿、泻下、带下量多、腰背冷痛等。亦可由肾阴损及肾阳或肾阳损及肾阴,出现阴阳俱虚之证。

综上所述,本病的病因病机主要责之于肾,肾虚为致病之本。肾虚又分肾阴虚或肾阳虚,日久则致阴阳两虚。本病以肾虚为主,但临床以肾阴虚或肾阴阳两虚居多。姚寓晨在综述诸多医家的论点后提出,本病肾虚特点有三:一则以肾虚为主,本病以阴阳为纲进行辨证,阴虚型较阴虚兼阳虚型明显为多,此可能与其经、孕、产、乳以血为用而数脱于血的生理特点有关;二则阴虚、阳虚且有偏颇侧重,然常同时并存,此源于肾为阴阳水火之宅;三则此期阴阳极易失衡,其临床特征表现为烘热、畏寒相继出现,以及对药性寒温尤为敏感,此为其阴虚阳虚同时并存的特点所决定的。

### 2. 肾虚导致多脏病理改变

人体的自然盛衰过程由肾气所主,肾气为五脏六腑之本,也是维持阴阳之根本。"五脏之阴气非此不能滋,五脏之阳气非此不能发"。(《景岳全书·命门余义》)肾主生殖,对"精髓、骨、脑、齿、腰脊、前后二阴、髋股、足跟、足心所生病"(《医方类聚》)均有影响。罗元恺主编《实用中医妇科学》认为本病的核心病机是肾衰阴虚,兼及心、肝、脾失调。妇女在围绝经期,生理上随着肾气的衰减,天癸衰少,精血日趋不足,肾的阴阳失衡,故在此年龄阶段或早或迟地出现某些与肾生理变化有关的现象,如月经紊乱至绝止,颜面憔悴,头发开始斑白,牙齿易碎裂,易倦怠乏力,情绪易波动,健忘少寐等,体质健康的妇女常可自身调节逐渐适应,但部分体弱妇女则易受到内外因素的影响,以致肾的阴阳失衡,或偏于肾阴虚,或为肾阳虚,甚则阴阳俱虚。肾气既乏,无以济心、养肝、资脾、益肺、聪耳、壮骨、健髓、营脑,又可引起心肾不交,肝阳上亢,脾肾两虚,清窍失养,以致出现骨质疏松、反应迟钝、胸闷心悸等病变,导致一系列相关的围绝经期诸症。

(1)心肾不交:肾藏精主水,心属火主血脉,心血畅旺,肾精充沛,心肾相交,水火互济,阴阳平衡,则身心健康。如果出现肾阴精亏虚,则一切病因均可进一步导致心肾两脏的阴虚;肾水虚不能上济心火,心火独亢,导致心火亢甚的证候。

(2)肝肾阴虚:肾主藏精,肝主藏血,精血同源,相互滋生,肝肾乙癸同源。若肾阴不足,精亏不能化血,水不涵木,导致水亏肝旺,肝肾阴虚,肝失柔养,肝阳上亢,出现肝火旺盛诸证候。

(3)肾虚肝郁:女子以血为主,以气为用,月经、带下直接或间接地损耗血液,故前有"女子不足于血有余于气,以其数脱血也"之谓。由于不同于男子的"血少气多"的生理病理特点,故"气郁"发病甚为多见。气(肝)郁者,与肝有关,肝体阴用阳,用阳不及,气机不得舒达升散,故致气郁。用阳不及,还在于肝之体阴不足。肾阴不足,水不涵木则导致肝之体阴不足。《刘奉五妇科经验》中直接指出肝脏是生老病死调节的枢纽,妇女围绝经期综合征属肝脏病变。

(4)脾肾阳虚:肾藏精,为先天之根,脾化血,为后天之本。先天滋后天,肾精靠脾化生的水谷之精以滋养;后天养先天,脾气赖肾中阳气以温煦。若肾虚阳衰,温煦不足,火不暖土,可出现脾肾阳虚诸证。

### 3. 肾虚夹湿痰瘀

围绝经期妇女肾气日衰、正气不足,易受环境、饮食、情绪等因素影响,损伤脾阳,导致脾失健运、湿邪停聚。围绝经期妇女肾气逐渐衰退而易致阴阳平衡失调,肾阳不足则蒸化无力、水不化气、停蓄为痰饮,阴液不足则精亏血耗、津液留滞、瘀滞为瘀血,肾虚夹"湿""痰""瘀"互结,终成本病。

围绝经期综合征主要临床表现以虚证多见,即使有实证出现,也是本虚标实。根据妇女"阴常不足,阳常有余"的特点,又以肾阴虚居多。

### 三、围绝经期综合征西医病因病理

#### 1. 卵巢功能减退是引起本病的主要原因

围绝经期综合征其基本病理是卵泡功能明显衰退。首先表现为卵泡发育不全不能排卵,黄体不能形成或形成不良,孕激素分泌减少。孕激素的不足,可导致雌激素失去拮抗影响,从而可引起子宫内膜增殖,导致功能失调性子宫出血。若血液中雌激素含量锐减,直至减少到不能刺激子宫内膜时,则月经由稀发到停止。绝经前后妇女的低雌激素血症几乎是围绝经期症状的基础。

由于雌激素与孕激素锐减,血中含量降低,使正常的下丘脑-垂体卵巢轴之间平衡关系发生变化,雌激素对垂体的反馈抑制作用减弱,引起下丘脑和垂体功能亢进,表现为促性腺激素——促卵泡激素(FSH)与促黄体生成激素(LH)分泌增多。这种内分泌变化影响了自主神经中枢,涉及下丘脑释放激素和神经递质(如抑制素、催乳素、儿茶酚胺激素等),干扰大脑皮质及影响其支配下的各脏器功能,而出现一系列自主神经功能失调症状。现代研究认为,每一个妇女全身有400多个部位的组织与器官的细胞膜上有雌激素受体,当雌激素减少时,这些组织与器官就会发生退行性变或代谢上的变化。最近的资料证实,性腺甾体激素与许多神经多肽及神经递质之间复杂的相互作用是导致自主神经系统症状和精神症状发生的基础。

#### 2. 体质、健康状况、社会环境与精神神经因素

围绝经期综合征的症状是否发生及其轻重程度,除与内分泌功能状态有密切关系外,还与个人体质、目前健康状况及社会家庭环境变化、精神神经因素等密切相关。近年来,在神经递质(血清素、多巴胺等)方面的研究,提示大脑皮质通过神经递质,对下丘脑活动起重要的调节作用,而且对机体的行为活动与情绪均有显著的影响。故围绝经期综合征的发病是生理变化、神经内分泌、社会文化因素互相作用的结果。

### 四、围绝经期综合征临床表现

#### 1. 血管缩舒功能失调

自觉症状为潮热。有85%左右的绝经前后妇女主诉有潮热感,常突然发作,开始多在睡眠将醒时发作,以后可在白天的任何时间出现,每次持续几秒钟或几分钟,一般持续1～3年,10%～20%的妇女甚至可持续终身。

#### 2. 心血管系统表现

围绝经期妇女心血管功能有明显的改变,绝经期前后妇女动脉粥样硬化的进程明显比男性加快,常表现为心悸、头晕、头痛、耳鸣等。

#### 3. 神经系统表现

从绝经前期开始,妇女情绪变化很大,常易激动,焦虑,烦躁,多泪,过度自信或自卑,不能摆脱烦恼,消沉,多疑,失眠,头痛,记忆力减退,注意力不集中,重者对生活失去信心和兴趣,甚

至可产生轻生念头。

**4. 月经及生殖系统变化**

月经周期紊乱,周期延长,经期缩短,经量减少;或经期延长,经量增多;或过早绝经等。性器官逐渐萎缩,第二性征逐渐消失,性功能减退,阴道分泌物减少,性交不适或疼痛,外阴瘙痒。

**5. 骨质疏松**

骨质疏松的临床表现:肌肉痛,腰腿痛,颈背痛,夜间抽筋,身高减低,关节变形,脊柱弯曲,驼背等。

**6. 泌尿系统表现**

应力性尿失禁,尿频尿急或尿痛,或感下腹部不适等。

**7. 皮肤、乳房的变化**

皮肤干燥、瘙痒、弹性减退,搔后易患神经性皮炎;皮肤感觉异常,如麻木、温度低、蚁走感、针刺感、虫爬感;色素沉着亢进,出现老年色素斑;口鼻腔黏膜干燥及眼结膜干涩。乳腺萎缩、松懈等。

本病无特异性体征。随着年龄的增长,第二性征可有不同程度的变化,并出现一系列老龄化体征。

## 五、围绝经期综合征的并发症

围绝经期综合征常见的并发症主要有冠心病、骨质疏松性骨折、精神病。

## 六、围绝经期综合征实验室和其他辅助检查

**1. 血清促卵泡激素(FSH)与促黄体生成激素(LH)测定**

正常月经周期血浆中 FSH 为 5～10mU/ml,LH 为 5～25mU/ml。绝经后 FSH 增加 20 倍,LH 增加 5～10 倍,故绝经后 FSH/LH>1,绝经前<1。

**2. 血清雌二醇、雌三醇测定**

正常月经周期中,血清雌二醇在卵泡早期为 50ng/ml,高峰达 350ng/ml。绝经后周期性变化消失,雌二醇平均水平为 13～25ng/ml;雌三醇水平不低于 20ng/ml。若雌二醇、雌三醇低于上述水平即可考虑为绝经期。

**3. 心电图和血脂检查**

绝经期前后的妇女动脉粥样硬化的进程比男性明显加快,血胆固醇增高,主要是 β-脂蛋白、前 p 脂蛋白比例更大,但 α-脂蛋白无明显改变,血压升高;心电图有类似缺血表现,常见 ST 段下降和(或)T 波低平或倒置;可出现二联律、三联律。

**4. B 超检查**

有阴道不规则出血的围绝经期妇女,应进行 B 超检查,以排除生殖系统器质性病变。

**5. 骨密度检查**

对伴有腰痛、骨骼酸痛、骨折的围绝经期妇女应做骨密度检测,包括双能 X 线骨密度检测(DEXA)、定量超声骨密度检测(BUA)、单光子骨密度检测(SPA)等,以骨密度仪所检测的骨密度值为主要依据。

**6. 妇科特殊检查**

(1)宫颈刮片检查:对每一个围绝经期综合征患者,均常规进行宫颈刮片的防癌涂片检查,

以早期诊断恶性病变。

（2）阴道细胞学检查：了解体内雌激素水平。一般用成熟指数表示（底层/中层/表层）。绝经后，阴道细胞学检查连续显示高的雌激素水平（成熟指数 5/80/15），则提示可兼有其他病变（如子宫肿瘤、乳腺肿瘤等）。

（3）子宫内膜活检或分段诊断性刮宫：围绝经期综合征患者因不规则阴道流血、流液就诊时，应做分段诊断性刮宫，所得标本送病理科检查。

（4）宫腔镜检查：对反复不规则阴道流血的妇女，可通过宫腔镜检查，以排除子宫内膜炎、子宫黏膜下肌瘤、子宫内膜息肉、子宫内膜癌及宫颈癌等。

## 七、围绝经期综合征诊断要点

### 1. 病史

发病年龄多在 45－55 岁，若 40 岁以前发病者，应考虑卵巢早衰。注意发病前有无工作、生活的特殊改变，有无精神创伤，放射治疗或双侧卵巢切除手术等。

### 2. 临床表现

烘热、汗出、情绪变化是最早出现的典型特异性症状。阵发性烘热常常从胸部开始，潮水般的热流涌向胸、颈至头部，脸颊潮红，随后额部、胸部可渗出冷汗，汗出热退，这个过程持续时间长短不一，短者数秒，长者数分钟，每日发作次数没有规律性；情绪改变表现为烦躁易怒，易激动，或无故悲伤啼哭，不能自我控制；此外，尚有头晕头痛、腰背酸痛、心悸失眠、月经紊乱等。晚期症状则有阴道干燥灼热、阴痒、尿频急或尿失禁、皮肤瘙痒等症状。

### 3. 检查

（1）实验室检查：阴道脱落细胞检查显示雌激素水平不同程度地低落，血清垂体促卵泡激素（FSH）水平增高而雌二醇（$E_2$）水平下降对本病的诊断有参考价值。

（2）诊断性刮宫：出现月经紊乱，应做诊断性分段刮宫组织物送病检，以排除器质性病变。

（3）妇科检查：绝经后可有阴道、子宫不同程度的萎缩，宫颈及阴道分泌物减少。

（4）骨密度检测：围绝经期或绝经后妇女表现腰背疼痛、骨骼酸痛需做骨密度检测，骨密度值降低（与当地同性别的峰值骨密度相比，减少 25％以上为骨质疏松症）。

（5）心电图检查：出现心血管症状者应做心电图或彩色 B 超等检查，注意排除心血管系统的器质性病变。

## 八、围绝经期综合征的鉴别诊断

围绝经期亦是高血压、动脉硬化、冠心病、颈椎病、肿瘤等疾病的高发期。除了有围绝经期综合征症状外，往往会并见其他老年病，临证时应详细了解病情，以免误诊或漏诊他疾。如有内科疾患等，应分别处理，勿延误病情。

### 1. 不规则子宫出血

对不规则子宫出血的患者，当按阴道出血症状鉴别诊断处理，尤其要排除妇科肿瘤引起的出血，必要时可采用子宫内膜活检或分段诊断性刮宫、B 超检查等以明确诊断。

### 2. 眩晕、耳鸣

严重者当与梅尼埃病鉴别。该病的特点是：突然发作的剧烈眩晕，伴恶心、呕吐、视力减退与耳鸣；发作时有规律性、水平性的眼球震颤，并有明显的缓解期。前庭功能试验减弱或迟钝，电测听力可有重震现象。

**3. 围绝经期高血压应与下列疾病鉴别**

（1）皮质醇增多症（库欣综合征）：本病以青壮年多见，可出现高血压，月经紊乱，骨质疏松，肥胖等症状。实验室检查：24 小时尿 17-酮类固醇、17-羟皮质类固醇增高。

（2）原发性高血压鉴别：围绝经期综合征高血压多不稳定，波动明显，主要为收缩压增高明显，而原发性高血压多持续升高，一般在围绝经期前有高血压史。

（3）假心绞痛：围绝经期可出现"假性心绞痛"症状，应和心绞痛鉴别，而实际上鉴别较为困难。心绞痛发作时可有心电图描记异常，典型者 ST 段下降或 T 波倒置，用硝酸甘油含化症状可缓解。而围绝经期综合征患者胸闷、胸痛时服用硝酸甘油无效。

（4）甲状腺功能亢进：潮热、汗出等应和甲状腺功能亢进患者所出现的类似症状鉴别。

（5）骨质疏松症：围绝经期骨质疏松症当与发生在围绝经期的皮质醇增多症、蛋白质缺乏性骨质疏松症鉴别。一般通过病史和实验室检查可协助诊断。

（6）关节与肌肉痛

① 增殖性关节炎（又称肥大性关节炎）：此病好发于 40 岁以上，经绝期尤易罹患。受累关节多为负重大关节，患病关节活动不灵、关节酸胀作痛，活动时出现摩擦音，触诊时可发现关节边缘有增生的骨质凸起。病变累及脊椎者，X 线检查见关节边缘呈唇状增生或骨刺形成。

②晚发型类风湿关节炎：常发生于 45－60 岁，主要表现为全身关节受累，尤以小关节明显，类风湿因子检查为阳性。

③腰肌劳损：有外伤史或长期劳动史，休息后好转，活动后疼痛加重。

④风湿性多发性肌痛症：多发生于 50 岁以上，颈、背、肩胛、骨盆等处肌肉疼痛，僵硬，血沉加快，可有不同程度的贫血。

（7）精神、神经症状：主要当与围绝经期精神病鉴别。临床上要鉴别围绝经期精神病或与围绝经期综合征的精神、神经症状亦是容易的。如有用雌激素治疗做观察，若症状明显改善，多属围绝经期综合征的症状。

（8）尿道感染：在围绝经期出现尿道症状，主要应与尿道感染鉴别。

由于绝经前后诸症表现多端，加之"异病同症"现象，很难做出鉴别，因此临床对年过 40 岁的患者主诉某些症状时，不可贸然诊断为"围绝经期综合征"或其他疾病，当详细了解病史，分析症状，辅以必要的检查，进行本病的诊断与鉴别诊断，从而辨病辨证论治。

## 九、围绝经期综合征的中医养生保健原则

目前，我国进入围绝经期妇女的人数逐渐增多，故做好围绝经期妇女的养生保健工作，使她们顺利地渡过围绝经期，有其重要意义。本病除中医辨证施治外，对生活起居、精神情志等方面的自我调节等养生保健十分重要。为此，从"治未病"角度提出如下养生保健原则，可望达到围绝经期妇女避免出现本病而在无症状中顺利渡过围绝经期，或已出现围绝经期综合征者使其症状较轻、少有或无变证。

**1. 未病先防**

（1）补肾延衰：女性进入围绝经期，肾气渐衰、冲任亏损、天癸将竭、精血不足，阴阳失去平衡，故出现肾阴不足、阳失潜藏，或肾阳虚衰、经脉失于温养等阴阳失调之象。虽然人的最终天癸竭绝、精血不足是一种不可逆转的生理现象，但通过"治未病"，以补肾、调理阴阳为主，使患

者延衰与安然度过这一特殊生理时期是其目的,也是行之有效的。

(2)精神内守:人一旦进入围绝经期,或欲将进入围绝经期,由于肾气渐衰,体内雌激素水平在下降、有规律的月经已停止或是发生紊乱、女性特征逐渐减少,各种应激能力减弱,社会地位可能改变,凡此一系列的变化将带来情绪不稳定,甚至产生悲观、失望情绪。对此,每个妇女在将进入围绝经期必须有足够的精神准备,家庭、社会、医师均应鼓励她们,重新调整精神状态,对未来充满希望和憧憬,保持心情舒畅,顺利地渡过围绝经期。

### 2. 病后调养

(1)节欲避劳:中医学认为,妇女进入围绝经期产生一系列症状皆由肾气虚损所致,故平素避免房劳过度、恬淡虚无,有助于固秘肾精、保护肾气,从而减轻围绝经期综合征的症状。

(2)因型施养:轻型围绝经期综合征患者,注意适当休息,合理安排起居、饮食,保持心情舒畅,避免情志太过,即能渡过此特殊生理时期。重型围绝经期综合征患者,首先要对患者耐心解释,使其树立克服疾病的信心;其次是积极配合治疗,坚持系统治疗,不能症状稍减,即停止治疗,特别是要交代其家属,要督促患者主动配合医疗;对于患者出现的焦虑、抑郁、偏执状态,医师及家属均应采取同情及宽容态度,要劝解开导患者,并给予心理安慰,并配合药膳食疗等,使病情趋于缓解。

### 3. 既病防变

积极治疗围绝经期综合征,并定期体检,预防与治疗和围绝经期密切相关的骨质疏松、高血压、冠心病等慢性病。

补肾固本为主要治法,补后天以养先天;调心、调肝为标;化瘀利湿祛痰相辅。

## 十、围绝经期的生活起居养生保健

针对围绝经期妇女日常生活中各个方面进行科学安排及采取一系列养生保健措施,达到延衰或平稳过渡的目的。

### 1. 起居有常

《素问·上古天真论》指出:"饮食有节,起居有常,不妄作劳,故能形与神俱,而尽终其天年,度百岁乃去。"故围绝经期妇女保健需要注意劳逸结合,避免精神过度紧张与不良刺激;加强体育锻炼,如步行、练太极拳与养生功等,改进全身血液循环与神经系统的调节;饮食要选容易消化的富于营养的食物,多吃蔬菜水果,少吃含动物脂肪,防治发胖。养成良好的生活习惯,可安排一个一周作息表,包括睡眠、活动、吃饭、工作、运动、娱乐、学习等。只要身体状况好,就应从事正常的工作;居住环境安静舒适,室内适当通风,保持空气清新,房间整洁有序,这些有利于心情舒畅,增进健康;居室床的高度要适当,以方便上下床,避免跌倒。楼梯、地板均勿太滑,酌情用防滑地毯,楼梯要有坚固扶手。楼梯的照明要好,楼梯或通道上不要放置妨碍行动的物品。浴室内放置防滑垫子。冲洗外阴及洗脚设备要考虑适合性。夜间外出应携带可发出荧光的物品或照明灯,过街要注意红绿灯。养成规律排便的习惯。

### 2. 劳逸结合

唐·孙思邈《备急千金要方·道林养性》云:"养生之道,常欲小劳,但莫疲及强所不能堪耳"。古人主张劳逸"中和",有常有节。实践证明,劳逸适度对围绝经期妇女养生保健起着重要作用。故在工作上要有张有弛,不可过劳;要根据个人体质、居住环境、性格爱好等,选择适合自己的锻炼项目;在体育锻炼中,做到循序渐进、量力而行、持之以恒。注意劳逸结合,保证充足的睡眠,中午最好有半小时的午睡;适当参加体育活动,如步行、打太极拳、跳扇子舞等;家务活可选择整理房间、清洗小件衣服等劳动量较小的事。这些均有增进气血流通、舒筋活络、增强抗病能力的功效,并可减轻围绝经期综合征症状。

### 3. 衣着适体

清·曹庭栋《老老恒言·衣》曰:"惟长短宽窄,期于适体。"围绝经期妇女衣着宜宽松合体,可使气血流畅。如棉布类衣服透气性好,利于皮肤的健康,应常穿,尤其内衣最好采用棉布。关注天气预报,根据季节天气变化及时增减衣服。元·丘处机《摄生消息论·春季摄生消息论》云:"春季天气寒暄不一,不可顿去棉衣。老人气弱骨疏体怯,风冷易伤腠理,时备夹衣,温暖易之。"《老老恒言·燕居》亦谓:"棉衣不顿加,少暖又须暂脱。"故穿衣不宜过暖过寒,否则反倒容易受邪致病。因为衣服过暖或过寒,则机体缺乏耐受风寒的能力,而使抗邪防病之力减弱。对于部分对寒热的反应过于敏感的围绝经期妇女,又当尽量注意添减脱着,以免风寒暑湿之侵,小心调摄。鞋底不要太光滑,最好有防滑的条纹。

## 十一、围绝经期的精神情志养生保健

对于围绝经期的妇女,有一部分通过实验室检查表明并无器质性病变,但激素水平的变化可造成心理变化,引起心理不适与情绪容易变动。围绝经期综合征患者雌激素减少只是基础,很多围绝经期妇女由于社会竞争日益激烈、不良的工作环境及家庭关系紧张等因素而导致精神压力和心理负担过重,情绪的变化会伴随一系列生理、生化的改变。故对于围绝经期妇女、围绝经期综合征患者,应采取精神情志养生保健方法,或心理咨询,或心理治疗,及时消除不良情志情绪,使其以乐观的态度对待生理上的变化或是症状,提高心理健康水平和生存质量,安全顺利渡过围绝经期。如徐侠应用中药更年方结合心理干预治疗更年期焦虑患者 80 例,随机分为两组,综合治疗组(中药更年方结合心理干预治疗组)40 例,总有效率 97.1%;中药更年方组 40 例,总有效率 88.6%,两组比较有显著性差异($P<0.01$),提示心理干预应得到足够的重视。

### 1. 喜乐平和

《管子·内业》云:"凡人之生也,必以其欢。忧则失纪,怒则失端。忧喜悲怒,道乃无处。"故妇女进入围绝经期,应根据自己的具体情况,自行选择兴趣爱好,寻找乐趣。元·邹铉《寿亲养老新书》曰:"养老之法,凡人平生为性,各有所嗜之事,见即喜之。""读义理学,学法贴字,澄心静坐,益友清谈,小酌半盅,浇花种竹,听琴玩鹤,焚香煎茶,登城观山,寓意弈棋。"或者居家整理房间,祖孙同乐等。通过这些方法,寻求自己的快乐,培养开朗的性格,这对妇女顺利渡过围绝经期或延缓衰老是非常有益的。

### 2. 忌怒避惊

《老老恒言·戒怒》云:"人借气以充身,故平日在于善养。所忌最是怒。怒气一发,则气逆而不顺,窒而不舒,伤我气,即足以伤我身。"怒伤肝,怒气填胸还可伤心、伤胃、伤脑、伤脾。故应尽力戒怒。部分妇女对于围绝经期综合征一系列症状惊恐万分,害怕自己患有绝症。剧烈的惊恐,可使人体的气机逆乱、心神失守、阴阳离散,轻则患病,重则危及生命,故应尽力戒惊。

### 3. 知足常乐

围绝经期综合征所表现的忧愁、悲哀,多来自于自身的生理功能衰退、环境与地位的改变,以及享受方面贪欲太多等。此时生理改变应顺其自然,对于地位的高低、生活享受等应该知足，知足才能乐。不知足则妄想，妄想不成则悲哀忧愁、郁郁不乐，久则成疾。《灵枢·本神》说："忧愁者，气闭塞而不行。"《道藏·彭祖摄生养性论》道："积忧不已，则魂神伤矣。"忧悲不仅耗气，且伤神，故当去除。尤其围绝经期妇女必须培养"知足者常乐"的思想，足而生乐，乐而生喜，喜则气和，和则养人，焕发精神，则身心健康。

### 4. 恬淡虚无

"恬淡虚无"乃《黄帝内经》养生经典。摒弃杂念、少思虑，宁静淡泊，心神平安，则真气内存，可预防疾病、延年益寿。围绝经期是妇女不可逾越的生理阶段、人衰老的必然生理过程，不必忧心忡忡，而应保持思想清静、愉快地顺应其自然的生理变化。《素问·上古天真论》曰："处天地之和，从八风之理，适嗜欲于世俗之间，无恚嗔之心，行不欲离于世，举不欲观于俗，外不劳形于事，内无思想之患，以恬愉为务，以自得为功，形体不敝，精神不散，亦可以百数。"发挥人的意志作用，重视精神的调养，既是养生防病、预防早衰的重要原则，也是内因为主的学术思想在养生学说中的体现。俄国著名生理学家巴甫洛夫云："一切顽固沉重的忧郁和焦虑，足以给各种疾病大开方便之门。"

## 十二、围绝经期的食疗药膳养生保健

食疗药膳，既可养生，又可治病，对围绝经期妇女顺利渡过特殊生理时期和减轻围绝经期综合征症状，均有益处。宋·陈直《养老奉亲书》曰："高年之人真气耗竭，五脏衰弱，全仰饮食以资气血。"

### 1. 合理搭配

研究表明，我国大多数围绝经期妇女的饮食结构不够合理，尤其是缺乏奶制品和豆类食品的摄入。应以《素问·脏气法时论》之"五谷为养，五果为助，五畜为益，五菜为充，气味和而服之"，才能"补益精气"，确保人体的需要。

妇女围绝经期阶段身体器官开始走向衰老、免疫能力下降，这时一定要帮助患者调整饮食结构、制订营养食谱，以满足患者身体所需，以高蛋白、高维生素、高钙、低脂肪、低糖、低热能食物为宜。围绝经期妇女初期可能出现月经不调、月经量时多时少，再加上女性本身的生理特点，可能会出现贫血现象，间或会出现思考能力和记忆力下降的现象。此时尤其要注意多食用一些含铁丰富的食物如猪肝、海带、黑木耳、鸡、鱼、牛肉、蛋、紫菜、菠菜、芝麻、大枣、山药、豆类等；同时要注意多食用一些含维生素 C 丰富的蔬菜与水果，将有利于提高铁的吸收率。另外，女性围绝经期很容易出现缺钙，因此在平常饮食中要多食用一些含钙丰富的食物如乳类及其制品、豆类及其制品及虾皮、海带、核桃仁、香菜、菠菜等食物；为了提高钙的吸收率，可适当补充维生素 D。可多配些薯类食品，以防便秘。每天不能超过 6g 盐，避免高盐饮食，注意补充钾和钙，可每天早晨或睡前饮一杯热鲜牛奶。多吃绿色或黄色的各种蔬菜、水果。

值得一提的是，现代植物性雌激素研究发现可用大豆异黄酮缓解妇女围绝经期综合征。有学者认为，西方妇女的围绝经期发生的时间较东方女性早，其主要原因是东方女性所吃的大豆中含丰富的具有雌激素样作用的物质——大豆黄酮类植物性雌激素，可以补充体内分泌不足的雌激素，从而延缓围绝经期综合征的发生与减轻症状。

### 2. 食饮有节

《内经》提出"食饮有节"的养生保健方法，以维护脾胃纳运功能正常，保证气血生化有源。孙思邈强调"食不过饱"，认为合理的饮食是保持健康的必要条件，"安身之本，必资于食"，食物合理搭配,才能使人体得到各种不同的营养、满足各种生理功能的基本要求。由于基础代谢率随着年龄上升而下降,停经后代谢下降的速率会更快,加之围绝经期后妇女活动量大大减少,故进入围绝经期后容易出现热能摄入过剩而影响健康的问题。摄入热能过多势必导致肥胖与高血脂而诱发冠心病。《吕氏春秋·尽数》之"食能以时,身必无灾,凡食之道,无饥无饱,是之谓五脏之葆"说的就是这个意思。

### 3. 食疗药膳方

《备急千金要方·食治》指出:"君父有疾,期先命食以疗之;食疗不愈,然后命药"。提出食治与药治同样重要,而且推荐首选食疗药膳。

中医的精髓就是整体观念,辨证论治。同样食疗药膳亦应辨证施膳。

(1)肾阴虚证

主症:绝经前后,月经紊乱,月经提前量少或量多,或崩或漏,经色鲜红,头晕目眩,耳鸣,头部面颊阵发性烘热汗出,五心烦热,腰膝酸痛,足跟疼痛,或皮肤干燥、瘙痒,口干便结,尿少色黄,舌红少苔;脉细数。

治法:滋养肾阴,佐以潜阳。

药膳配方

①蒸杞甲鱼(《中医药膳与食疗》)

原料:甲鱼1只,枸杞子15g,葱、姜、蒜、食盐、白糖各适量。

做法:先将甲鱼去内脏洗净,再将枸杞子放入甲鱼腹内,加葱、姜、蒜、盐、糖等,放锅上清蒸,待熟后食肉喝汤。

功能:滋补肝肾。甲鱼益气补虚,滋阴养血;枸杞子性味甘平,滋肝益肾。故凡肝肾亏损,阴虚内热,虚劳骨蒸等,可作补虚食疗之品。

②枸杞炒肉丝(《中医药膳与食疗》)

原料:枸杞子30g,猪瘦肉100g,青笋30g,猪油、食盐、味精、酱油、淀粉各适量。

做法:先将猪肉、笋切成丝;枸杞子洗净。将锅烘热,放入猪油烧热,投入肉丝和青笋爆炒至熟,放入其他作料即可。每日1料。

功能:滋补肝肾。枸杞子滋肝益肾;青笋味苦寒平,利五脏,补筋骨,开膈热,通经脉,明眼目,利小便。故凡肝肾阴虚,头晕耳鸣,胸膈烦热,小便不利者,皆可作为辅助食疗。

③生地黄精粥(《中医药膳与食疗》)

原料:生地黄30g,黄精(制)30g,粳米30g,白糖适量。

做法:先将前中药水煎去渣取汁,用药汁煮粳米为粥,早晚食用。食时可加糖少许。

功能:滋阴清热,补气养血。生地黄甘寒,滋阴清热;黄精甘平,补中益气,润心肺,安五脏,填精髓,助筋骨。凡诸因所致阴阳气血不足者,都可食用。

④鲜百合汤(《中医药膳与食疗》)

原料:鲜百合50g,酸枣仁15g。

做法:先将百合用清水浸一昼夜,酸枣仁水煎去渣取汁,将百合煮熟,连汤食用。睡前服之为宜。

功能:清心滋阴安神。百合清心安神,养脏益智;酸枣仁养心安神。本品补益而兼清润,补无助火,清不伤正。内有虚火之人宜食之。

⑤燕窝汤(《中医药膳与食疗》)

原料:燕窝 3g,冰糖 30g。

做法,取燕窝放入盅内,用 50℃的水浸泡至燕窝松软时,出盆沥干水分,撕成细条,放入干净的碗中待用。锅中加入清水,下冰糖,置文火上烧开溶化,撇去浮沫,用纱布滤除杂质,倒入净锅中,下燕窝,再置文火上加热至沸后,倒入碗中即成。

功能:生津养血。燕窝甘平,养阴滋液,润燥泽枯,生津益血,与冰糖煮汤,为养阴益血补虚之佳品。

(2)肾阳虚证

主症:经断前后,经行量多,经色淡黯,或崩中漏下,精神萎靡,面色晦暗,腰背冷痛,小便清长,夜尿频数,或面浮肢肿,舌淡或胖边有齿印,苔薄白,脉沉细弱。

治法:温肾扶阳。

药膳配方

①附片鲤鱼汤(《中医药膳与食疗》)

原料:制附片 15g,鲤鱼(500g)1 条,姜末、葱花、食盐、味精各适量。

做法:将鲤鱼去鳞杂,洗净待用。用清水煎煮附片 1~2 小时,取汁去渣,再用药汁煮鲤鱼,待鱼熟时,加入姜末、葱花、食盐、味精等调味品食之。

功能:温肾利水。鲤鱼甘平,能利小便治诸水肿;附片温肾阳,祛寒止痛。故凡肾阳虚弱,腰膝酸冷,大便溏薄,面目水肿者,皆可用之。

②二仙烧羊肉(《中医药膳与食疗》)

原料:仙茅 15g,淫羊藿 15g,生姜 15g,羊肉 250g,食盐、植物油、味精各适量。

做法:先将羊肉切片,放砂锅内入清水适量,再将仙茅、淫羊藿、生姜用纱布裹好,放入锅中,文火烧羊肉烂熟,入作料即成。食时去药包,食肉饮汤。

功能:温补肾阳。仙茅、淫羊藿温肾阳;羊肉性甘温,有补益精气的作用。全方既能温阳散寒,又健脾益气。凡下焦虚寒者即可服食之。

③枸杞子羊肾粥(《中医药膳与食疗》)

原料:枸杞子 30g,羊肾 2 对,羊肉 250g,葱 1 茎,粳米 50g,调味料适量。

做法:将羊肾去膜洗净,羊肉切块。枸杞子、羊肾、羊肉和调味料放入锅中同煮汤;或下米成粥。晨起作早餐食用。

功能:补肾助阳,填精益髓。枸杞子滋肾填精,羊肉甘热,补虚劳,益气血,加入羊肾旨在补肾助阳。凡大病、久病、五劳七伤而引起的腰膝酸软、神疲乏力者,即可服食此粥,以促其早日康复。

④虫草全鸭(《中医药膳与食疗》)

原料:冬虫夏草 10g,老雄鸭 1 只,绍酒 15g,生姜 5g,葱白 10g,胡椒粉 3g,食盐 3g。

做法:将一部分冬虫夏草纳入鸭嘴内,再用棉线缠紧,余下的虫草同姜、葱等一起装入鸭腹内,放入盘子中,再注入清汤,加食盐、胡椒粉、绍酒调好味,用湿绵纸封严盘子口,上笼蒸约 1.5 小时至鸭熟即可。

功能:温补肾阳。对肾阳不足,又兼肺气不足,症见腰膝酸软,神疲体弱者,有增加营养和辅助治疗的作用。

(3)肾阴阳俱虚证

主症:经短前后,月经紊乱,量少或多,乍寒乍热,烘热汗出,头晕耳鸣,健忘,腰背冷痛,舌淡,苔薄,脉沉弱。

治法:阴阳双补。

药膳配方

二仙炖羊肉

原料:仙茅15g,淫羊藿15g,巴戟天15g,枸杞子15g,当归15g,盐黄柏5g,盐知母5g,生姜15g,葱15g,胡椒粉3g,羊肉250g,食盐、植物油、黄酒、味精各少许。

做法:先将羊肉切片,放砂锅内入清水适量,再将仙茅、淫羊藿、当归、盐黄柏、盐知母纱布裹好,放入锅中,文火烧羊肉烂熟,入作料即成。食时去药包,食肉喝汤。

功能:温补肾阳。仙茅、淫羊藿、巴戟天、枸杞子温肾阳;当归养血和血;知母、黄柏滋肾坚阴;羊肉性甘温,有补益精气的作用。全方共奏阴阳双补之功。

## 十三、围绝经期的按摩养生保健

养生保健按摩疗法多以自我按摩为主,简便易行、行之有效。常见的较有代表性的保健按摩如干沐浴法(洗头揉法)、眼保健功(熨目)、摩耳、按双眉、捶打、摩腹、捏脊、摩涌泉等。现仅举捏脊法予以介绍。

捏脊法最早见于晋·葛洪《肘后备急方》:"拈取其脊骨皮,深取痛引之,从龟尾至顶乃止,未愈更为之。"文中的捏脊骨皮即后世之捏脊法,同时从文中可知捏脊法的最早运用是治疗成人腹痛。背部之督脉"上贯心""入属于脑",而心主神志,脑为元神之府,故督脉与神志关系密切;各脏腑的背俞穴均分布在背部膀胱经上。捏脊法通过对督脉及五脏背俞穴的刺激,可达到调整阴阳、调和气血、恢复脏腑功能的作用,从而使"阴平阳秘,精神乃治"。围绝经期综合征初期多为肝肾不足,日久累及心脾胃,表现为多脏腑功能失调。故采用捏脊法上下捏拿,通过双向良性调节作用,有平衡调理脏腑功能,能很快改善围绝经期综合征患者的睡眠质量等。

## 十四、围绝经期的运动养生保健

围绝经期妇女除体内激素水平下降及家庭自身原因外,运动不足也是引起围绝经期综合征的原因之一。江雪芳等研究得出结论:治疗围绝经期综合征除药物治疗外,改变生活方式(如增加体育运动)可降低或减轻围绝经期综合征的发生、降低骨关节疼痛,从而提高围绝经期妇女的生活质量。国内外学者对运动疗法进行了大量研究和观察,发现有氧运动可以促进激素分泌、促进钙吸收、促进骨的形成。如陈衡等将围绝经期妇女120人随机分为康复组与对照组各60人,康复组给予有氧运动、补钙、饮食调节等综合康复治疗,对照组给予补钙及饮食调节,疗程2年,观察两组治疗前后腰椎骨密度的变化。结果康复组治疗后腰椎骨密度比治疗前增高,康复组腰椎骨密度比对照组显著增高,对照组腰椎骨密度比治疗前明显降低。得出结论:运动疗法能有效地防治更年期妇女骨质疏松症。故围绝经期妇女应在可能的条件下多参加一些适当的体育和文娱活动,如散步、打太极拳、练健美操、跳迪斯科、跳交谊舞、短途旅游,或唱歌,或戏曲表演,或抚琴、下棋、书法、绘画等多种形式。

## 十五、围绝经期的房室养生保健

### 1. 节欲保精

中医学认为,肾为先天之本、主藏精。明·虞抟《医学正传》曰:"肾气盛则寿延,肾气衰则寿夭。"对女性而言,肾精还是产生月经和孕育胎儿的根本,肾对生殖功能的调节是通过肾-天癸-冲任-胞宫轴来进行的,肾主宰着"肾-天癸-冲任-胞宫"之间的协调。故通过保养肾精的方法可以增强机体的性功能,延缓性衰老,治疗包括围绝经期综合征在内的性功能障碍。《内经》强调"慎房事"。孙思邈则曰:"人年二十者,四日一泄,三十者,八日一泄,四十者,十六日一泄,五十者,二十日一泄,六十者,闭精不泄,若体力犹壮者,一月一泄,凡人气力超过人者,亦不可抑忍,久而不泄,致生痈疽。"故行房次数应根据年龄、体质、精力和性的要求不同而有所差异。现代研究认为,女性的衰老与性关系密切,老年人体内性激素分泌的减少是引起衰老的一个重要因素,性激素水平的正常与否直接关系到衰老进程的发展。日本东京大学医学博士朝辰正德的研究表明,性激素的旺盛是延缓衰老的物质基础。适度和谐的性生活,不仅有助于防止脑老化,而且可以减少其身心疾病发生的可能,能够促使机体内巨噬细胞和抗干扰素的活力增强,避免和防止某些癌症的发生,如减少女性乳腺癌、男性前列腺癌的发病率。

### 2. 和谐适度

和谐、适度的性生活能够增进夫妻间的情爱,能巩固婚姻关系,促进家庭和睦,有利于夫妻的身心健康,也有利于减轻围绝经期综合征的症状。女性到了多事之秋的围绝经期后,生理上往往要发生一种根本性的转变,即内分泌腺-卵巢的功能日益衰退,卵巢分泌的雌激素逐渐减少,阴道分泌物减少而变得干燥萎缩,容易发生萎缩性阴道炎、外阴炎、外阴瘙痒、性交疼痛等现象。故不少围绝经期女性对性生活发生厌恶。为了顺利渡过围绝经期、为了减轻围绝经期综合征的症状,妇女还应有适当的性生活,绝不能禁欲。当然,出现性冷淡、性欲减退和性交疼痛有关,应及时积极治疗,尤其中医治疗性功能障碍疗效卓著,且无不良反应。

## 十六、围绝经期的足疗养生保健

### 1. 肾阴虚证

治法:滋养肾阴,佐以潜阳。

方药:熟地黄30g,山药20g,山茱萸10g,菟丝子12g,鹿角霜30g,龟甲10g,川牛膝10g,女贞子10g,墨旱莲12g,鸡血藤30g,夜交藤30g。

用法:布包上药,水煎取汁泡脚。

### 2. 肾阳虚证

治法:温肾扶阳。

方药:制附子15g,肉桂10g,熟地黄12g,山药10g,山茱萸10g,枸杞子10g,菟丝子10g,鹿角霜30g,当归15g,杜仲10g,艾叶30g,川椒15g。

用法:布包上药,水煎取汁泡脚。

### 3. 肾阴阳俱虚证

治法:阴阳双补。

方药:仙茅10g,淫羊藿15g,巴戟天10g,当归10g,盐知母5g,盐黄柏5g,女贞子10g,墨旱莲10g,夜交藤30g,鸡血藤30g。

用法:布包上药,水煎取汁泡脚。

### 十七、围绝经期的脐疗养生保健

#### 1. 肾阴虚证

治法:滋养肾阴,佐以潜阳。

方药:熟地黄 30g,山药 20g,山茱萸 10g,菟丝子 12g,淫羊藿 10g,龟甲 10g,川牛膝 10g,女贞子 10g,桑寄生 12g,鸡血藤 30g,夜交藤 30g。

用法:布包上药,蒸热暖脐。

#### 2. 肾阳虚证

治法:温肾扶阳。

方药:制附子 15g,肉桂 10g,熟地黄 12g,山药 10g,山茱萸 10g,枸杞子 10g,菟丝子 10g,仙茅 10g,当归 15g,杜仲 10g,艾叶 30g,川椒 15g。

用法:布包上药,蒸热暖脐。

#### 3. 肾阴阳俱虚证

治法:阴阳双补。

方药:仙茅 10g,淫羊藿 15g,巴戟天 10g,当归 10g,盐知母 5g,盐黄柏 5g,女贞子 10g,伸筋草 30g,夜交藤 30g,鸡血藤 30g。

用法:布包上药,蒸热暖脐。

### 十八、围绝经期的药枕养生保健

#### 1. 肾阴虚证

治法:滋养肾阴,佐以潜阳。

方药:熟地黄 30g,山药 20g,山茱萸 10g,菟丝子 12g,鹿角霜 30g,龟甲 10g,钩藤 10g,鸡血藤 30g,夜交藤 30g,薄荷 10g,菊花 10g。

用法:按以上比例,将上述药物研成粗末(20 目筛),装入纯棉白布袋内即成药枕,作日常睡枕使用。枕高以稍低于肩到同侧颈部距离为宜,枕的长度应够睡眠翻一个身后的位置,一般要长于头横断位的周长。枕头不宜过宽,以 15～20cm 为好。

#### 2. 肾阳虚证

治法:温肾扶阳。

方药:制附子 15g,肉桂 10g,熟地黄 12g,山药 10g,山茱萸 10g,枸杞子 10g,菟丝子 10g,当归 15g,杜仲 10g,艾叶 30g,川椒 15g,木香 15g,乌药 15g。

用法:按以上比例,将上述药物研成粗末(20 目筛),装入纯棉白布袋内即成药枕,作日常睡枕使用。枕高以稍低于肩到同侧颈部距离为宜,枕的长度应够睡眠翻一个身后的位置,一般要长于头横断位的周长。枕头不宜过宽,以 15～20cm 为好。

#### 3. 肾阴阳俱虚证

治法:阴阳双补。

方药:仙茅 10g,淫羊藿 15g,巴戟天 10g,当归 10g,盐知母 5g,盐黄柏 5g,夜交藤 30g,鸡血藤 30g,木香 15g,川芎 10g。

用法:按以上比例,将上述药物研成粗末(20 目筛),装入纯棉白布袋内即成药枕,作日常睡枕使用。枕高以稍低于肩到同侧颈部距离为宜,枕的长度应够睡眠翻一个身后的位置,一般要长于头横断位的周长。枕头不宜过宽,以 15～20cm 为好。

## 十九、围绝经期综合征的中医辨证论治

### 1.肾阴虚证

主症:绝经前后,月经紊乱,月经提前,量少或量多,或崩或漏,经色鲜红,头晕目眩,耳鸣,头部面颊阵发性烘热汗出,五心烦热,腰膝酸痛,足跟疼痛,或皮肤干燥、瘙痒,口干便结,尿少色黄,舌红少苔,脉细数。

治法:滋养肾阴,佐以潜阳。

方药:六味地黄丸。熟地黄,山药,山茱萸,泽泻,茯苓,牡丹皮。

### 2.肾阳虚证

主症:经短前后,经行量多,经色淡黯,或崩中漏下,精神萎靡,面色晦暗,腰背冷痛,小便清长,夜尿频数,或面浮肢肿,舌淡或胖边有齿印,苔薄白,脉沉细弱。

治法:温肾扶阳。

方药:金匮肾气丸。熟地黄,山药,山茱萸,泽泻,茯苓,牡丹皮,附子,桂枝。

### 3.肾阴阳俱虚证

主症:经短前后,月经紊乱,量少或多,乍寒乍热,烘热汗出,头晕耳鸣,健忘,腰背冷痛,舌淡,苔薄,脉沉弱。

治法:阴阳双补。

方药:二仙汤。仙茅,淫羊藿,巴戟天,黄柏,知母,当归。

## 二十、围绝经期综合征的中成药治疗

### 1.肾阴虚证

主症:绝经前后,月经紊乱,月经提前量少或量多,或崩或漏,经色鲜红,头晕目眩,耳鸣,头部面颊阵发性烘热汗出,五心烦热,腰膝酸痛,足跟疼痛,或皮肤干燥、瘙痒,口干便结,尿少色黄,舌红少苔;脉细数。

治法:滋养肾阴,佐以潜阳。

中成药:杞菊地黄丸每次 1 丸,每日 2 次,口服。或坤宝丸每次 50 粒,每日 2 次,口服;或坤泰胶囊每次 4 粒,每日 3 次,口服。

### 2.肾阳虚证

主症:经短前后,经行量多,经色淡黯,或崩中漏下,精神萎靡,面色晦暗,腰背冷痛,小便清长,夜尿频数,或面浮肢肿,舌淡或胖边有齿印,苔薄白,脉沉细弱。

治法:温肾扶阳。

中成药:海龙胶口服液每次 40ml,每日 1～2 次,口服;或定坤丹每次 1 丸,每日 2 次(每丸重 10.8g),口服。

### 3.肾阴阳俱虚证

主症:经短前后,月经紊乱,量少或多,乍寒乍热,烘热汗出,头晕耳鸣,健忘,腰背冷痛,舌淡,苔薄,脉沉弱。

治法:阴阳双补。

中成药:龟芪参口服液每次 10ml,每日 2 次,口服;或佳蓉片每次 5 片,每日 3 次,口服;或

二仙口服液每次 30ml,每日 2 次,口服。

## 二十一、围绝经期综合征的预后

围绝经期综合征的持续时间长短不定,除少数严重者可达十余年外,一般 5～6 年,顺利步入老年期。若长期失治或误治,则可能导致以下病症的发生。

### 1. 高血压、冠心病

由于雌激素减退与垂体分泌促性腺激素增多,且若不注意饮食结构,到老年期后就可导致冠状动脉粥样硬化及心肌梗死、高血压的发病率增高。西方有文献报道:绝经后妇女冠心病和心肌梗死发病率明显增加,是老年妇女死亡的主要原因之一,占死因的 55%。

### 2. 骨质疏松

骨质疏松症是指单位体积内骨量减少,致使皮质骨变薄,骨小梁变稀疏,空隙增大,造成严重的骨质疏松。表现为脊柱变形,腰背酸痛,骨脆性增加,骨折危险性增加,可持续到 70 岁,其以脊椎体、腕骨、股骨颈骨折等较常见。

### 3. 贫血

食物内缺乏铁质或造血因子者可引起贫血。

### 4. 肥胖症

围绝经期脂肪积聚重新分布,以臀部为常见。

### 5. 其他

人体衰老后抵抗力变弱,易致感染,如肾盂肾炎、肺炎、老年性阴道炎、细菌性阴道炎等,且围绝经期后妇女患盆腔脓肿的亦较多。

## 二十二、围绝经期综合征的疗效评定标准

中华人民共和国卫生部颁布的中药新药临床研究指导原则(第三辑)。

痊愈:临床症状消失,理化检查结果恢复相应水平。

显效:症状明显好转,理化检查结果基本恢复相应水平。

有效:症状有所好转,理化检查结果有所改善。

无效:症状、体征、理化指标均无好转或恶化。

## 参 考 文 献

[1] 何清湖,周慎. 中华医书集成[M]. 北京:中医古籍出版社,1999.

[2] 河北医学院. 灵枢经校释.2 版[M]. 北京:人民卫生出版社,2009.

[3] 山东中医学院,河北医学院. 黄帝内经素问校释(上册,2 版)[M]. 北京:人民卫生出版社,2009.

[4] 王洪图. 黄帝内经素问白话解[M]. 北京:人民卫生出版社,2004.

[5] 山东中医学院,河北医学院. 黄帝内经素问校释(下册,2 版)[M]. 北京:人民卫生出版社,2009.

[6] 谷翊群,等,译. 世界卫生组织人类精液及精子-宫颈黏液相互作用实验室检验手册.4 版[M]. 北京:人民卫生出版社,2001.

[7] 李曰庆. 中医外科学[M]. 北京:中国中医药出版社,2002.

[8] 王心如,周作民. 生殖医学[M]. 北京:人民卫生出版社,2004.

[9] 尤昭玲. 中西医结合妇产科学[M]. 北京:中国中医药出版社,2006.

[10] 曹开镛. 中医男科诊断治疗学[M]. 北京:中国医药科技出版社,2007.

[11] 王琦. 王琦男科学. 2版[M]. 郑州:河南科学技术出版社,2007.

[12] 窦肇华. 生殖生物学[M]. 北京:人民卫生出版社,2007.

[13] 乔杰. 生殖工程学[M]. 北京:人民卫生出版社,2007.

[14] 周作民. 生殖病理学[M]. 北京:人民卫生出版社,2007.

[15] 朱长虹. 生殖药理学[M]. 北京:人民卫生出版社,2007.

[16] 王应雄. 生殖健康学[M]. 北京:人民卫生出版社,2007.

[17] 熊承良. 临床生殖医学[M]. 北京:人民卫生出版社,2007.

[18] 徐晓阳. 性医学[M]. 北京:人民卫生出版社,2007.

[19] 李铮,等,译. 世界卫生组织男性不育标准化检查与诊疗手册[M]. 北京:人民卫生出版社,2007.

[20] 张滨. 性医学[M]. 广州:广东教育出版社,2008.

[21] 庞保珍,赵焕云. 不孕不育中医治疗学[M]. 北京:人民军医出版社,2008.

[22] 庞保珍,庞清洋,赵焕云. 不孕不育中医外治法[M]. 北京:人民军医出版社,2009.

[23] 夏桂成. 夏桂成实用中医妇科学[M]. 北京:中国中医药出版社,2009.

[24] 徐福松. 徐福松实用中医男科学[M]. 北京:中国中医药出版社,2009.

[25] 中华医学会. 临床诊疗指南·辅助生殖技术与精子库分册[M]. 北京:人民卫生出版社,2009.

[26] 罗丽兰. 不孕与不育. 2版[M]. 北京:人民卫生出版社,2009.

[27] 乔杰. 多囊卵巢综合征[M]. 北京:北京大学医学出版社,2009.

[28] 乔杰,主译. 临床生殖医学与手术[M]. 北京:北京大学医学出版社,2009.

[29] 肖承悰. 中医妇科临床研究[M]. 北京:人民卫生出版社,2009.

[30] 侯丽辉,王耀庭. 今日中医妇科. 2版[M]. 北京:人民卫生出版社,2011.

[31] 庞保珍. 不孕不育名方精选[M]. 北京:人民军医出版社,2011.

[32] 谷翊群,等,译. 世界卫生组织人类精液检查与处理实验室手册. 5版[M]. 北京:人民卫生出版社,2011.

[33] 中华医学会. 临床技术操作规范·辅助生殖技术和精子库分册[M]. 北京:人民军医出版社,2012.

[34] 李蓉,乔杰. 生殖内分泌疾病诊断与治疗[M]. 北京:北京大学医学出版社,2012.

[35] 李力,乔杰. 实用生殖医学[M]. 北京:人民卫生出版社,2012.

[36] 庞保珍. 饮食养生之道[M]. 北京:中医古籍出版社,2012.

[37] 庞保珍. 男性健康之道[M]. 北京:中医古籍出版社,2012.

[38] 庞保珍. 放松心情之道[M]. 北京:中医古籍出版社,2012.

[39] 庞保珍. 性功能障碍防治精华[M]. 北京:人民军医出版社,2012.

[40] [英]瑞兹克. 孙鲲,主译. 不孕症与辅助生殖[M]. 北京:人民卫生出版社,2013.

[41] 刘平,乔杰. 生殖医学实验室技术[M]. 北京:北京大学医学出版社,2013.

[42] 乔杰. 生育力保护与生殖储备[M]. 北京:北京大学医学出版社,2013.

[43] 李淑玲,庞保珍. 中西医临床生殖医学[M]. 北京:中医古籍出版社,2013.

[44] 乔杰. 生殖医学临床诊疗常规[M]. 北京:人民军医出版社,2013.

[45] 曹开镛,庞保珍. 中医男科病证诊断与疗效评价标准[M]. 北京:人民卫生出版社,2013.

[46] 左伋. 医学遗传学. 6版[M]. 北京:人民卫生出版社,2013.

[47] 乔杰. 生殖医学临床指南与专家解读[M]. 北京:人民军医出版社,2014.

[48] 庞保珍,庞清洋. 健康长寿之路[M]. 北京:中医古籍出版社,2015.

[49] 庞保珍,庞清洋. 女性健康漂亮的智慧[M]. 北京:中医古籍出版社,2015.

[50] 庞保珍,庞清洋. 战胜不孕不育的智慧[M]. 北京:中医古籍出版社,2015.

[51] 庞保珍. 生活起居中的健康科学——远离癌症、糖尿病、心脑血管疾病[M]. 北京:人民卫生出版

社,2015.

[52] 庞保珍 . 不孕不育治疗名方验方[M]. 北京:人民卫生出版社,2015.

[53] 庞保珍 . 优生优育——生男生女好方法[M]. 北京:中医古籍出版社,2016.

[54] 郭应禄,辛钟成,金杰 . 男性生殖医学[M]. 北京:北京大学医学出版社,2016.

[55] 王劲松,王心恒,王晓虎 . 王劲松中医精室论[M]. 南京:东南大学出版社,2016.

[56] 庞保珍,庞清洋 . 健康之路——《国家基本公共卫生服务规范》健康教育解读[M]. 郑州:河南科学技术
出版社,2017.

[57] 孙自学,庞保珍 . 中医生殖医学[M]. 北京:人民卫生出版社,2017.

[58] 连方 . 中西医结合生殖医学[M]. 北京:人民卫生出版社,2017.

[59] 庞保珍,郭兴萍,庞清洋 . 实用中西医生殖医学[M]. 北京:中医古籍出版社,2019.

[60] 庞保珍,庞清洋 . 不孕不育名方精选.2 版[M]. 郑州:河南科学技术出版社,2019.

[61] 庞保珍,庞清洋 . 不孕不育中医治疗学.2 版[M]. 郑州:河南科学技术出版社,2019.

[62] 玄绪军,庞保珍 . 男性健康指南[M]. 北京:人民卫生出版社,2019.

[63] 腾秀香 . 卵巢早衰治验(柴嵩岩中医妇科精粹丛书)[M]. 北京:中国中医药出版社,2016.

[64] 柴嵩岩,腾秀香 . 柴嵩岩治闭经[M]. 北京:北京科学技术出版社,2016.

[65] 腾秀香 . 柴嵩岩妇科思辨经验录[M]. 北京:人民军医出版社,2009.

[66] 马烈光,蒋力生 . 中医养生学.3 版[M]. 北京:中国中医药出版社,2016.

[67] 陈子江 . 生殖内分泌学[M]. 北京:人民卫生出版社,2017.

[68] 姜辉,邓春华 . 中国男科疾病诊断治疗指南与专家共识[M]. 北京:人民卫生出版社,2017.

[69] 宋民宪,杨明 . 新编国家中成药.2 版[M]. 北京:人民卫生出版社,2011.

[70] 李曰庆,李海松 . 新编实用中医男科学[M]. 北京:人民卫生出版社,2018.

[71] 戚广崇 . 实用中医男科学[M]. 上海:上海科学技术出版社,2018.

[72] 许济群 . 中医方剂学[M]. 上海:上海科学技术出版社,1985.

[73] 高学敏 . 中药学.2 版[M]. 北京:中国中医药出版社,2007.

[74] 秦国政 . 中医男科学[M]. 北京:中国中医药出版社,2012.

[75] 秦国政 . 中医男科学[M]. 北京:科学出版社,2017.

[76] 中国营养学会妇幼分会 . 中国孕期、哺乳期妇女和0—6 岁儿童膳食指南(简要本)[M]. 北京:人民卫生
出版社,2010.

# 优生优育篇

# 第 27 章　优生概述

## 1. 优生的概念

优生是指生育健康、聪明高素质的后代。一般把优生学分为"消极优生学"和"积极优生学"两种。前者又称负优生学或预防性优生学,是用产前诊断,遗传咨询等手段,减少有遗传性疾病的孩子出生,降低先天性畸形或遗传性疾病的患病率,即劣质的消除,但不是对劣质的遗传因素个体的消灭;后者又称正优生学或演进性优生学,是通过人为的因素,减少或消除不利的遗传基因,增加或移植优良的等位基因,来培育优生婴儿,增加优秀人才的数量,即优良遗传因素的扩展。两者说法不同,目的则一:消除劣质的遗传因素,扩展优良的遗传因素,提高人类的素质。

英国科学家高尔顿 1883 年提出"优生"这一概念。我国马王堆帛书《胎产方》有"内象成子"的论述,此为胎教和优生的最早萌芽。南北朝《褚氏遗书》所说的"孕而育,育而子坚壮强寿",即寓有优生优育之意。据《中国通史简编》考证,我国早在公元前 12 世纪便提出了同姓不婚,认为"男女同姓,其生不蕃"。历代均有所发展。

人才是最宝贵的具有决定意义的财富,关系到国家的盛衰,民族的兴亡。人才的培养,应从优生做起。优生优育,利国利民。

## 2. 优生最佳年龄

(1)女性:随着女性性器官与心理的成熟,女性受孕的最佳年龄为 24—25 岁,在 25—26 岁时生育第一胎最为理想,如因上学等原因做不到,在 30 岁前生育也是比较理想的。若 30 岁以后生育,会使分娩难度加大。

(2)男性:据科学研究表明,对中国男性来说,25—40 岁是最佳的生育年龄。从 20 岁开始,男性的身体发育已经基本达到成熟。到了 25 岁,男性的生理、心理两方面达到完全成熟。到了 40 岁以后,男性生育能力才开始明显下降。

## 3. 优生最佳季节

中医学认为,万物均遵循着春生、夏长、秋收、冬藏的规律,其中春天与秋天是最温和的季节,象征着生长和丰收。春末与秋初是人类生活与自然最和谐的季节,也是受孕的最佳季节。此时气候温和适宜,呼吸道传染病与风疹病毒感染流行较少。此时孕妈妈的饮食起居容易调节,这样可使最初阶段的胎宝宝有一个安定良好的发育环境,对于胚胎的发育、优生非常有利。

## 4. 最佳受孕时刻

目前科学家根据生物钟的研究表明,人体的生理现象与功能状态在一天 24 小时内是不断变化的,7:00—12:00,人的身体功能状态呈上升趋势;13:00—14:00,是白天里人体功能的最低时刻;17:00再度上升,23:00后又急剧下降。而最佳受孕时刻,则普遍认为21:00—22:00时性交是最佳时刻。

### 5. 最易受孕的性交频率

一些夫妻在想要宝宝的一段时间,就会有意识增加性交的次数,认为这样可以尽快怀孕,但结果往往适得其反。

准备受孕之时,既不要性交过频,也不要性生活过疏,因为夫妻性交频率过高,就会导致精液量减少与精子密度降低,使精子活动率及生存率显著下降,精子并没有完全发育成熟,与卵细胞相会的"后劲"大大减弱,受孕的机会自然降低;性交过疏会使精子老化,活力欠佳。因此,若想要宝宝,夫妻的性生活以每周1~2次为适中,并注意在女性排卵期性交。

### 6. 人工流产是优生的大敌且伤害身体

临床发现,头胎做人工流产手术,可能引发反复流产、早产、大出血、婴儿体弱多病等多种危险,且头胎做人工流产手术的人,许多发生了严重的妇科病,如乳腺病,甚至癌症。

头胎做人工流产的妇女,由于子宫会发生损伤,胎儿的红细胞Rh抗原易从子宫损伤处进入母体。这种情况一旦出现,就会造成母体产生抗丈夫Rh血型的抗体。它可在女方再次怀孕后通过胎盘进入胎儿体内,然后对胎儿的红细胞起到凝集与溶解的作用,这种情况一旦发生,不仅可造成孕妇发生流产、早产,且可导致胎儿患重病致残,甚至死亡。

人工流产经有菌的阴道进行,如器械消毒不严、术后不卫生等,将增加细菌感染的机会,导致子宫内膜炎、宫颈炎等。若原来生殖系统有炎症,还可引起炎症扩散,疾病加重。

人工流产打乱了原有的内分泌状态,干扰了正常妊娠过程,可引起内分泌失调而造成月经紊乱。

人工流产是个创伤,可引起子宫收缩不良,造成术后出血不止与贫血。

若妊娠时间短、子宫倾屈度过甚等,可导致人工流产不全,也可引起术后出血不止。如再进行刮宫止血,还可造成子宫壁创面愈合粘连。人工流产若造成子宫内膜与肌层发生损伤,子宫变薄,日后再次妊娠时,由于胎盘血液循环障碍,胎盘功能不全或胎盘发生粘连,不仅容易发生出血性休克,还会造成死胎与新生儿死亡。尤其是完全植入性胎盘,由于胎盘粘连不易剥离,出血量大,需立即进行子宫切除,方可挽救患者生命。

人工流产为强行中断妊娠,此时由于体内激素水平骤降,内分泌功能发生紊乱,迫使迅速生长发育的生殖系统、乳腺等器官停止生长,这对生殖器官、乳腺等器官将造成损伤。这些损伤可使女性在以后发生生殖系统疾病与乳腺疾病。因此,头胎人流是育龄妇女及优生的大敌,且可伤害身体。

### 7. 流产后再孕利于优生的时机

流产后,人的体力需要恢复,子宫与卵巢需要"休整",在流产刮宫或吸宫以清除宫腔内残留组织的同时,子宫内膜受到了不同程度的损伤,子宫内膜等要恢复正常就需要一定的时间。因此,流产后要经过一定时间的身体的恢复,再受孕才利于优生,犹如庄稼收割后总得进行翻土、耕耘、施肥,然后再栽苗的道理是一样的。受精卵是种植在子宫内膜上的,流产后的子宫内膜受到损伤,若新的子宫内膜尚未长好又怀孕了,不但不利于优生,且会导致流产。若是药物流产后,间隔的时间短而再次受孕,原来药物中的雌激素还在起着杀伤精子的作用,那么第二次怀孕时的受精卵发育就会受到影响,很有可能会异常发育,从而造成再次流产或胎儿畸形。

一般认为,流产后至少隔半年,最好一年再怀孕较适宜。因为人体经过半年到一年的休息后,无论是体力、内分泌,还是生殖器官的功能均基本恢复到正常了。再说,如果第一次流产是因为受精卵异常所致的话,那么,两次妊娠期相隔的时间越远,则再次发生异常情况的机会也就越少。

### 8. 口服避孕药与优生

在应用口服避孕药进行避孕的过程中,若漏服、不按规定服,均有可能造成避孕失败而在不知不觉中受孕。那么,口服避孕药是否影响胎儿发育呢?孕期用药,主要是通过母婴物质交换的重要器官——胎盘影响胎儿。已知性激素对胎儿与新生儿皆有不良影响与毒性,可致畸、致癌。雄激素与合成孕激素(如甲地孕酮、氯地孕酮)尤其是由睾酮衍化而来的合成孕激素(炔诺酮),均可导致女胎男性化,表现为外生殖器的异常,如阴蒂肥大、阴唇融合粘连等。雌激素不仅会引起男胎女性化,也会通过刺激肾上腺增加雄激素产量而使女胎男性化。子代先天性心脏病发生率也增加 2~3 倍。

有人认为,口服避孕药会增加染色体畸变率,特别是染色体断裂率会显著增高。连续服药或停药几个月内受孕者的自然流产率增高,且这些流产儿的染色体畸变率高。不过也有资料显示,孕前或孕时曾服用过避孕药者与未用药者的畸胎率比较,两组无明显差别。关于口服避孕药对子代的影响,尚有争论。鉴于目前中国广泛采用的短效避孕剂量仅为原始剂量的 1/4,一般认为还是相当安全的。

有资料表明,服用避孕药 6 个月的妇女,在停药后的第 1 个月经周期就能恢复排卵的功能,有的体内激素水平还高于过去正常的水平,往往更容易怀孕;服用避孕药在 1 年以上的妇女,在停药后的 1~2 个月开始排卵;服用避孕药的男子不管时间多久,在停药 3 个月后精液就恢复正常。

但停止服用避孕药多长时间后怀孕比较合适呢?据观察,停药后立即受孕,双胎的发生率可增高 1 倍,主要为双卵双胎。最近英国对 5500 名服药妇女进行观察,未发现口服避孕药对下一代有不良影响。其畸变率、流产率无明显差别。有的科学工作者进行研究,并没有发现口服避孕药者的生殖细胞内染色体有什么异常改变。可见,用口服避孕药不会造成遗传病。因此认为,从停药到再次受孕的时间长短,似乎并没有什么关系,其对排卵功能的抑制一般在停药 5 周左右就已经解除。但由于目前对长期服药对胎儿的远期影响还没有足够的把握,为了慎重起见,绝大多数学者主张以停服避孕药半年之后再受孕为宜。

### 9. 电磁污染与优生

电视、电脑、音响、打印机、复印机、电冰箱、吸尘器、微波炉、无线电台、移动电话、无绳电话、输电线路等,所有通电设备均会产生电磁波,而操作这些电器的孕妇或者是准备怀孕的育龄女性,应如何科学保护自己与宝宝,是一个值得关注的问题。

据有关资料报道,从 1990－2020 年,中国、美国、加拿大、日本、波兰、瑞士、荷兰等,先后对接触电脑显示终端的孕妇(含孕前 3 个月)与未接触的对照组孕妇相比,流产率为 14.5%~29.0%,而对照组为 5.5%~21.3%。大部分报告均得出“流产异常发生率显著高于对照组”的结论,但对子代出生缺陷增加未有结论。学术界与世界卫生组织专家一致认为:“电脑显示终端工作环境中有些因素可能影响妊娠结果,最有可能的因素是低频电磁场。” 在这之前,科学家进行的一些动物实验表明,各种不同的电磁辐射场可导致哺乳动物生殖细胞染色体畸变与基因调控失衡。因此,孕妇或准备怀孕的育龄女性还是尽量少接触电器为好。

# 第28章　实现优生

### 1. 择优婚配,预防遗传疾病

婚姻匹配是优生的第一关键。所谓匹配,是指年龄相当,血缘不亲,身体健康的男女双方结合。

适龄结婚,切忌早婚。

近亲不婚,减少残疾。三代以内有共同祖先的男女结婚称为近亲结婚。从遗传学上来说:"近亲"指的是较近血缘亲属。成书于春秋战国时期的《左传》提出:"男女同姓,其生不蕃"。"内官不及同姓,其生不殖,美先尽矣,则相生疾。"1980年,我国《新婚姻法》中明确规定:"直系血亲和三代以内的旁系血亲禁止结婚"是有科学道理的。

婚前体检,疾愈而婚。婚前体检,可发现生殖器官的发育缺陷或不利于生育的疾病,尤其是通过婚前检查和家族调查,可以发现遗传病或遗传方面的问题。目前已发现有3000多种疾病与遗传有关。

### 2. 注意交合避忌

不良地利不宜交合。

不良天时不宜交合:由于恶劣的气候超过了人体的自身调节功能,使人体阴阳失去平衡,发生气血逆乱,达不到神交的和谐程度,自然易病,影响优生。

情绪不佳不宜交合:现代研究认为,精神愉快,心情舒畅之际交合,利于优生。临证发现一些注意在心情舒畅之际交合,性生活美满者,后代多聪明,反之则差。

醉不交合:现代研究证明,"酒可乱性,亦可乱精"的结论是有科学道理的。饮酒尤其是长期饮酒可使血中睾酮水平降低。特别是平时不饮酒的男性,即使多饮一次烈性酒,也可能引起睾酮水平降低,24小时以后才可恢复正常。临证所见死精子症、畸形精子症等,咨询发现多数都有饮酒的嗜好。若酒后受孕,极易导致胎儿智力低下、畸形、死胎等。古代著名文人李白、陶渊明的后代却多智力低下可为例证。

吸烟不交合:现代研究,一支香烟可以产生2000ml的烟雾,内含尼古丁、烟焦油、一氧化碳等多种有害物质。这些有害物质不但危害人体健康,而且会引起性功能障碍、精子畸形、染色体异常等。可导致胎儿发育异常。吸烟量越大,吸烟时间越长,则精液中畸形精子比例和胎儿致畸率也越高。孕妇吸烟可导致胎盘血管痉挛,胎儿缺氧而造成大脑发育迟缓,体质过低,先天性心脏病等。被动抽烟,同样有害。故为了健康与优生提倡戒烟。

病不交合:有病者不应怀孕,应积极调治,待病愈之后再孕,以利优生。

劳不交合:凡是日常工作过于劳累,均可损伤血气,进而影响精液的化生。因此,平时要注意避免过度劳累,利于养精。血充精旺,就为优孕创造了良好的物质基础。

怒不交合:怒为肝志,如果过怒、多怒则相火随之而动,疏泄太过,肾的闭藏作用失职,虽然没有进行男女交合,精血亦因之而暗耗。精血亏损,一旦受孕,影响优生。且多怒影响性高潮的到来,影响优生。孕后多怒等情志不畅,则影响胎儿的身心发育,不利优生。

### 3. 节欲惜精,的候交合

节欲保精,的候(排卵期)同房。性交过频,不但精子的质量不好,而且性交的快感较差,影响优生。俗语"小小离别似新婚",适当的节欲,精子的质量,性交的快感均可增强,利于优生。

### 4. 性和谐

先戏两乐,利于达到性高潮,达到性高潮时阴道内发生一系列的变化,利于受孕与优生。

### 5. 孕期保健

胎儿的正常发育,靠先天精血养育,与孕期的摄生优劣关系密切。提倡孕期保健,是保证优生的重要因素,故孕期应注意做好以下事项。

(1)合理营养:胎儿在子宫内生长发育,主要依靠来自母体供应的营养,孕母既要负担胎儿营养又要保证自身的营养,因此必须增加营养,并要合理搭配,注意全面营养,防止偏食。例如,长期维生素 D 和钙磷不足,不但会影响胎儿的骨骼发育,而且孕母自身也会引起骨软化症;缺少铁,将会引起胎儿生长发育不良,孕母身体会贫血;锌营养不足,将会影响胎儿正常发育,或引起胎儿畸形。根据对人脑发育的研究得知,在怀孕第 10~18 周,是胎儿脑细胞生长的第一个高峰,出生后第 3 个月是婴儿脑生长的第二个高峰。孕期及产后 3 个月尤应注意食鸡蛋和鱼,以利于优生。

(2)孕期卫生:慎起居,适寒温,衣着要宽大舒适,对乳房不宜束缚过紧,以免限制乳房的增大和腹中日益增长的胎儿活动。

(3)孕期慎忌:①病毒感染,如风疹、带状疱疹、麻疹、脊髓灰质炎、单纯疱疹、流感、肝炎等病毒,可通过胎盘屏障,进入胎儿体内,导致胎儿出现心脏畸形、聋、白内障、肝脾大、小头症、紫斑病、智能障碍,甚或使胎儿宫内死亡、流产或早产等。②慎用药物:某些药物可通过胎盘进入胎儿体内,导致胚胎基因和染色体突变,引起胎儿畸形、死胎、流产,如反应停(致海豹儿)、氯氮䓬(致唇腭裂)、阿司匹林(致骨骼、神经系统、肾畸形)、巴比妥类[致指(趾)短小]、雌激素(致男婴女性化)、安宫黄体酮(致女婴男性化、男婴尿道下裂)、氯霉素(抑制骨髓、致灰婴综合征)、四环素(使牙釉质发育不全、先天性白内障)、卡那霉素(损害听神经,引起先天性耳聋、肾损害)、磺胺类(引起新生儿黄疸、核黄疸)等。因此,妊娠期不能滥用药物,若因治病服药,必须在医师指导下使用,以确保孕妇和胎儿不受损害。③忌房劳:妊娠期性生活应有所节制,尤其在妊娠3 个月内及妊娠晚期应禁止性生活。④勿烟酒过量,不仅危害母体,也必然损及胎儿:大量资料表明,酒精分解后形成的某些有毒物质,能通过胎盘屏障进入胎儿体内,导致"胎儿酒精中毒",导致胎儿发育迟缓,出生后子女多有生长停滞,智力低下,性格异常,甚或发生畸形。故孕期应戒酒。据检测,烟草中有 1200 多种有毒物质。这些有毒物质可使子宫及胎盘血管收缩,血流量减少,使胎儿得不到足够的养料和氧气,致使胎儿处于缺氧状态,影响胎儿的生长发育,导致流产、早产及死胎等。且所生孩子也多体弱多病,智力低下。另外,烟草中的有毒物质,还能引起遗传物质发生突变,引起胎儿发生先天性心脏病,以及发育畸形。因此,为了母子健康,孕妇不仅自身不吸烟,而且要避免被动吸烟的危害。

### 6. 胎教

胎教不是指胎儿直接从母亲的心理活动接受教育,而是指母亲在怀孕期间的多种活动,尤其是精神修养能够影响胎儿发育。

事实证明,中医学的胎教之说,是有学术价值的科学理论。多普勒测定仪监测和子宫内镜观测证实,孕 3 个月以后,胎儿的大多数器官已逐步发育完善,其耳目和感觉对外界的声音、动作,皆有反应。故孕妇长时间的恐惧、愤怒、烦躁、悲哀等,可导致身体功能和各种内分泌激素发生明显变化,并诱使子宫内环境改变而影响优生。

由于孕妇的情绪与修养对胎儿的健康和智力发育有很大的影响,所以避免有害孕妇身心健康的精神刺激非常重要。同时,其家庭成员也应给予孕妇更多的关心,让孕妇常听悦耳的琴瑟之音,多看优美的画景,使其情绪安定、舒畅,有益于胎儿出生后健康、聪慧、长寿。

### 7. 产前诊断

产前诊断,又称"出生前诊断"或"宫内诊断",是预防出生有严重先天性、遗传性疾病的患儿的有效方法,是为积极性治疗和选择性流产提供科学依据。

(1)产前筛查

产前筛查就是用比较经济、简便、对胎儿与孕妇无损伤的检测方法,在外表正常的孕妇中查找出怀有唐氏综合征等严重先天性缺陷儿的高危个体。包括超声筛查与血清学筛查。

通俗地讲,就是根据孕妇的基本信息,通过血液与超声检查结果,综合计算出可能分娩唐氏儿的风险,是从低危孕妇中找出具有分娩唐氏儿等高风险者,这是一种可能性的估计,因此筛查结果并不能确切"判断"出胎儿"是"与"不是"唐氏儿。

(2)出生前诊断

出生前诊断,又称为宫内诊断或产前诊断,它应用现代医学技术手段与遗传学方法,在胎儿出生前就可及早了解胎儿在宫内的发育状况,对胎儿先天性缺陷与遗传性疾病做出诊断,以便进行相应的干预措施。

出生前诊断是通过一些有创的手段,如绒毛活检、羊膜腔穿刺、脐带穿刺等获得胎儿的细胞,并对胎儿染色体、基因等进行分析,得到一个明确的诊断。

出生前诊断是一门基础医学与临床紧密结合的边缘学科,涉及细胞遗传学、分子遗传学、生物化学、影像学、免疫学、产科学等内容。因此,产前诊断具有"三高"的特点:①高科技性;②高不确定性;③高风险性。

(3)我国目前应用的产前筛查指标:

我国目前应用的产前筛查为中孕期筛查。中孕期筛查是指在怀孕 $14\sim20$ 周进行唐氏综合征筛查。主要是抽取孕妇静脉血检查,这种筛查方法是结合了孕妇年龄、体重、孕周及生化指标进行综合评估,是我国中孕期筛查的常用方法。

甲胎蛋白(AFP),β游离绒毛膜促性腺激素(hCG),非结合性雌三醇(uE$_3$),抑制素 A。

以上指标联合应用,可提高唐氏综合征的检出率,联合方案有二联、三联与四联。筛查阳性比例为 5%,中孕期母亲血清筛查可检出 50%~70% 的唐氏综合征患儿。

(4)唐氏综合征

唐氏综合征(Down's syndrome,DS),即 21-三体综合征,在染色体检查中可以看到 21 号染色体由一对变成了三个,因此,称为 21-三体,是新生儿中最多见的染色体病,在 1/800~1/1000 活产儿或 11 150 次妊娠中即有一次发生机会,占小儿染色体病的 70%~80%,其发病率随母亲年龄的增高而增高。目前此病尚无治疗手段,唯一预防的手段就是通过产前筛查和产前诊断检出患病胎儿后终止妊娠,防止唐氏儿的出生,减轻家庭和社会的负担。

(5)超声检查对胎儿是否有损伤:以目前超声检查的设计,并没有数据显示超声波检查会对胎儿产生重大不良的影响与致胎儿明显畸形。但有部分研究报道,利用阴道及腹部超声检查,对早孕妇女胚胎的安全性进行了对照研究,认为经阴道检查超过 10 分钟可导致胚胎超微结构损伤与生化反应异常。因此提出,对早孕胚胎应尽量不用阴道超声检查或尽量缩短检查时间。国外有人对超声安全性方面进行了回顾性分析,认为 M 型超声与二维超声肯定对胎儿没有危害。但对于在孕早期的超声检查仍应保持谨慎,而对于孕早期时使用高能多普勒检查时应慎重选择。

### 8. 治疗母疾、祛除劣胎

为了优生,及时治疗母亲的疾病非常重要。积极治疗孕期疾病,以保证胎儿的正常发育。对孕妇因患严重疾病不宜生育者,当主张堕胎。从优生的角度看,对孕妇患严重疾病,导致胎儿发育障碍,出生后无生活能力的孩子,如无脑儿、血友病母亲所怀男性胎儿、孕早期患过风疹等病毒性疾病或用过大量可致畸药物者,有选择性的堕胎,是一个积极有效的措施。

## 参 考 文 献

[1] 何清湖,周慎. 中华医书集成[M]. 北京:中医古籍出版社,1999.

[2] 河北医学院. 灵枢经校释.2 版[M]. 北京:人民卫生出版社,2009.

[3] 山东中医学院,河北医学院. 黄帝内经素问校释(上册,2 版)[M]. 北京:人民卫生出版社,2009.

[4] 王洪图. 黄帝内经素问白话解[M]. 北京:人民卫生出版社,2004.

[5] 山东中医学院 河北医学院. 黄帝内经素问校释(下册,2 版)[M]. 北京:人民卫生出版社,2009.

[6] 谷翊群,等,译. 世界卫生组织人类精液及精子-宫颈黏液相互作用实验室检验手册.4 版[M]. 北京:人民卫生出版社,2001.

[7] 李曰庆. 中医外科学[M]. 北京:中国中医药出版社,2002.

[8] 王心如,周作民. 生殖医学[M]. 北京:人民卫生出版社,2004.

[9] 尤昭玲. 中西医结合妇产科学[M]. 北京:中国中医药出版社,2006.

[10] 曹开镛. 中医男科诊断治疗学[M]. 北京:中国医药科技出版社,2007.

[11] 王琦. 王琦男科学.2 版[M]. 郑州:河南科学技术出版社,2007.

[12] 窦肇华. 生殖生物学[M]. 北京:人民卫生出版社,2007.

[13] 乔杰. 生殖工程学[M]. 北京:人民卫生出版社,2007.

[14] 周作民. 生殖病理学[M]. 北京:人民卫生出版社,2007.

[15] 朱长虹. 生殖药理学[M]. 北京:人民卫生出版社,2007.

[16] 王应雄. 生殖健康学[M]. 北京:人民卫生出版社,2007.

[17] 熊承良. 临床生殖医学[M]. 北京:人民卫生出版社,2007.

[18] 徐晓阳. 性医学[M]. 北京:人民卫生出版社,2007.

[19] 李铮,等,译. 世界卫生组织男性不育标准化检查与诊疗手册[M]. 北京:人民卫生出版社,2007.

[20] 张滨. 性医学[M]. 广州:广东教育出版社,2008.

[21] 庞保珍,赵焕云. 不孕不育中医治疗学[M]. 北京:人民军医出版社,2008.

[22] 庞保珍,庞清洋,赵焕云. 不孕不育中医外治法[M]. 北京:人民军医出版社,2009.

[23] 夏桂成. 夏桂成实用中医妇科学[M]. 北京:中国中医药出版社,2009.

[24] 徐福松. 徐福松实用中医男科学[M]. 北京:中国中医药出版社,2009.

[25] 中华医学会. 临床诊疗指南·辅助生殖技术与精子库分册[M]. 北京:人民卫生出版社,2009.

[26] 罗丽兰. 不孕与不育.2 版[M]. 北京:人民卫生出版社,2009.

[27] 乔杰. 多囊卵巢综合征[M]. 北京:北京大学医学出版社,2009.

[28] 乔杰,主译. 临床生殖医学与手术[M]. 北京:北京大学医学出版社,2009.

［29］肖承悰．中医妇科临床研究［M］．北京：人民卫生出版社，2009．

［30］侯丽辉，王耀庭．今日中医妇科．2版［M］．北京：人民卫生出版社，2011．

［31］庞保珍．不孕不育名方精选［M］．北京：人民军医出版社，2011．

［32］谷翊群，等，译．世界卫生组织人类精液检查与处理实验室手册．5版［M］．北京：人民卫生出版社，2011．

［33］中华医学会．临床技术操作规范·辅助生殖技术和精子库分册［M］．北京：人民军医出版社，2012．

［34］李蓉，乔杰．生殖内分泌疾病诊断与治疗［M］．北京：北京大学医学出版社，2012．

［35］李力，乔杰．实用生殖医学［M］．北京：人民卫生出版社，2012．

［36］庞保珍．饮食养生之道［M］．北京：中医古籍出版社，2012．

［37］庞保珍．男性健康之道［M］．北京：中医古籍出版社，2012．

［38］庞保珍．放松心情之道［M］．北京：中医古籍出版社，2012．

［39］庞保珍．性功能障碍防治精华［M］．北京：人民军医出版社，2012．

［40］［英］瑞兹克．孙鲲，主译．不孕症与辅助生殖［M］．北京：人民卫生出版社，2013．

［41］刘平，乔杰．生殖医学实验室技术［M］．北京：北京大学医学出版社，2013．

［42］乔杰．生育力保护与生殖储备［M］．北京：北京大学医学出版社，2013．

［43］李淑玲，庞保珍．中西医临床生殖医学［M］．北京：中医古籍出版社，2013．

［44］乔杰．生殖医学临床诊疗常规［M］．北京：人民军医出版社，2013．

［45］曹开镛，庞保珍．中医男科病证诊断与疗效评价标准［M］．北京：人民卫生出版社，2013．

［46］左伋．医学遗传学．6版［M］．北京：人民卫生出版社，2013．

［47］乔杰．生殖医学临床指南与专家解读［M］．北京：人民军医出版社，2014．

［48］庞保珍，庞清洋．健康长寿之路［M］．北京：中医古籍出版社，2015．

［49］庞保珍，庞清洋．女性健康漂亮的智慧［M］．北京：中医古籍出版社，2015．

［50］庞保珍，庞清洋．战胜不孕不育的智慧［M］．北京：中医古籍出版社，2015．

［51］庞保珍．生活起居中的健康科学——远离癌症、糖尿病、心脑血管疾病［M］．北京：人民卫生出版社，2015．

［52］庞保珍．不孕不育治疗名方验方［M］．北京：人民卫生出版社，2015．

［53］庞保珍．优生优育——生男生女好方法［M］．北京：中医古籍出版社，2016．

［54］郭应禄，辛钟成，金杰．男性生殖医学［M］．北京：北京大学医学出版社，2016．

［55］王劲松，王心恒，王晓虎．王劲松中医精室论［M］．南京：东南大学出版社，2016．

［56］庞保珍，庞清洋．健康之路——《国家基本公共卫生服务规范》健康教育解读［M］．郑州：河南科学技术出版社，2017．

［57］孙自学，庞保珍．中医生殖医学［M］．北京：人民卫生出版社，2017．

［58］连方．中西医结合生殖医学［M］．北京：人民卫生出版社，2017．

［59］庞保珍，郭兴萍，庞清洋．实用中西医生殖医学［M］．北京：中医古籍出版社，2019．

［60］庞保珍，庞清洋．不孕不育名方精选．2版［M］．郑州：河南科学技术出版社，2019．

［61］庞保珍，庞清洋．不孕不育中医治疗学．2版［M］．郑州：河南科学技术出版社，2019．

［62］玄绪军，庞保珍．男性健康指南［M］．北京：人民卫生出版社，2019．

［63］腾秀香．卵巢早衰治验（柴嵩岩中医妇科精粹丛书）［M］．北京：中国中医药出版社，2016．

［64］柴嵩岩，腾秀香．柴嵩岩治闭经［M］．北京：北京科学技术出版社，2016．

［65］腾秀香．柴嵩岩妇科思辨经验录［M］．北京：人民军医出版社，2009．

［66］马烈光，蒋力生．中医养生学．3版［M］．北京：中国中医药出版社，2016．

［67］陈子江．生殖内分泌学［M］．北京：人民卫生出版社，2017．

［68］姜辉，邓春华．中国男科疾病诊断治疗指南与专家共识［M］．北京：人民卫生出版社，2017．

[69] 宋民宪,杨明 . 新编国家中成药 . 2 版[M]. 北京:人民卫生出版社,2011.

[70] 李曰庆,李海松 . 新编实用中医男科学[M]. 北京:人民卫生出版社,2018.

[71] 戚广崇 . 实用中医男科学[M]. 上海:上海科学技术出版社,2018.

[72] 孙自学 . 男科病诊疗与康复[M]. 北京:中国协和医科大学出版社,2018.

[73] 许济群 . 中医方剂学[M]. 上海:上海科学技术出版社,1985.

[74] 高学敏 . 中药学 . 2 版[M]. 北京:中国中医药出版社,2007.

[75] 秦国政 . 中医男科学[M]. 北京:中国中医药出版社,2012.

[76] 秦国政 . 中医男科学[M]. 北京:科学出版社,2017.

[77] 李宏军,黄宇烽 . 实用男科学 . 2 版[M]. 北京:科学出版社,2015.

[78] 中国营养学会妇幼分会编著 . 中国孕期、哺乳期妇女和 0—6 岁儿童膳食指南(简要本)[M]. 北京:人民卫生出版社,2010.

[79] 张敏建 . 中西医结合男科学 . 2 版[M]. 北京:科学出版社,2017.